藥用動物學

代表著者

서 울 대 교 수 전서울대공원 동물원장	오창영
장춘중의학원종신교수 중국동물약학회장	등명노
동국대 한의대교수 한 의 학 박 사	강병수
원광대 한의대교수 한 의 학 박 사	신민교
상지대 한의대교수 한 의 학 박 사	이장천

도서출판 醫聖堂

한의학계 공동편저자

경산대학교 한의대교수	한의학박사	서 부 일
	한의학박사	김 상 찬
경원대학교 한의대교수	한의학박사	이 영 종
대전대학교 한의대교수	한의학박사	서 영 배
동국대학교 한의대교수	한의학박사	강 병 수
동신대학교 한의대교수	한의학박사	조 수 인
상지대학교 한의대교수	한의학박사	이 장 천
	한의학박사	국 윤 범
원광대학교 한의대교수	한의학박사	신 민 교
	한의학박사	윤 용 갑
長春中醫學院 終身敎授	中國動物藥學會長	鄧 明 魯
長春中醫學院 中藥學科敎授		姜 大 成
長春中醫學院 中藥學科敎授		徐 莉
長春中醫學院 中藥學科敎授		李 建 平

생물학계 공동편저자

연체동물 (패류)	성균관대교수 이학박사 (칼라사진제공)	최병래
	한국해양연구원 이학박사	제종길
해 삼	이화여대교수 이학박사	노분조
환형동물 (갯지렁이)	이화여대교수 이학박사	이종위
해면동물	한 남 대교수 이학박사	심정자
자포동물 (해파리, 시드라)	수 원 대교수 이학박사	박정희

생물학계 공동편저자		
절지동물 (대하, 거북손)	서울대교수　이학박사	김　원
지주류(거미류)	동국대교수　이학박사	김주필
참　게(투구게)	조선대교수　이학박사	윤성명
어　괴	인제대교수　이학박사	권도헌
해　연(불가사리)	삼육대교수　이학박사	신　숙
태형동물(이끼벌레)	우석대교수　이학박사	서지은
곤 충 류	성신여대교수　이학박사	김진일
어　류(담수어)	전북대교수　이학박사 (칼라사진제공)	김익수
어　류(해수어)	군산대교수　이학박사 (칼라사진제공)	최　윤
양 서 류	서 울 대 교 수 전서울대공원 동물원장	오창영
	한국양서·파충류생태연구소 이학박사	심재한
파 충 류	서 울 대 교 수 전서울대공원 동물원장	오창영
	한국양서·파충류생태연구소 이학박사	심재한
조　　류	경희대교수　이학박사 (칼라사진제공)	윤무부
포 유 류	서 울 대 교 수 전서울대공원 동물원장	오창영

서 언

　동물성약은 중·한 의약학의 중요한 구성부분이며 응용역사는 유구하다. 약으로 사용하는 동물의 종류는 다양하다. 일찍이 漢代의 《神農本草經》에는 벌써 동물약을 65종이나 기재하였으며 明代의 李時珍은 그의 《本草綱目》에서 1,892종의 약재 중에 동물성약을 461종이나 기재하였다. 우리의 통계에 근거하면 현재 각종 의약학 서적과 간행물 및 민간에 널리 유전되어 사용하고 있는 동물성약이 1,850여종에 달하고 자원도 상당히 풍부하다.

　동물성약은 비교적 높은 의료 가치를 지니며 민간에 널리 응용되고 있지만 과거 사람들의 관심이 부족하였으므로 많은 분야에서 개발되지 못하였고 진귀하고 희소한 약용동물이 보호를 받지 못하여 자원이 파괴를 당하였다. 동물성약의 개발과 자연보호가 함께 잘 이루어지게 하기 위하여 중국정부는 일련의 정령, 법규를 제정, 공표, 실시하고 있다. 이러한 좋은 형세에 각지의 약용동물 육성사업은 활기있는 기세로 발전하여 진귀하고 희소한 품종의 수량이 크게 늘고 있다. 이리하여 보건의료의 수요에 필요한 양의 약재자원을 공급하여 왔다. 양녹업(養鹿業)이 바로 뚜렷한 사례이다.

　동물성약의 치료 효과가 높고 활성이 강하며 자원이 넓고 많은 특성에 따라 한약 동물성약의 발굴, 사용, 향상에 적극적으로 부합하기 위하여 우리는 민간에 묻혀 있는 동물성약을 발굴하고 국내외에서 동물성약을 이용하여 병을 예방하고 치료하는 경험에 비추어 관련된 많은 문헌을 참조하여 여러 사람이 공동 노력으로 본서《약용동물학(藥用動物學)》을 편찬하게 되었다.

　본서는 동물성약의 본초학적 고증과 임상응용의 두 개 방면을 중점적으로 기술하였다. 또한 화학, 약리 방면의 연구결과도 함께 수록하였다. 합계 동물약 490종, 약용동물 434종을 수록하였으며 단일처방, 험방, 편방 802건과 흑백삽화 528장, 칼라사진 498장을 첨부하였다. 책의 뒤에는 한국어, 중국어, 라틴어 명칭 색인과 주요참고문헌을 첨부하였다.

　본서의 매개 품종은 약명, 학명(또는 소속명), 한국명, 중문명, 이명, 원동물의 분류, 약재, 성분 및 약리, 성미 및 귀경, 응용과 주의 순서로 수록하였다. 약명 아래에는 본초고증을 함께 기술하였으며, 한가지 약재가 두 가지 이상의 원동물 근원이 있고 임상에서 같은 약으로 사용하는 것은 함께 수록하였다. 본문 중에 열거한 동물성 약의 유효성분 및 일반성분은 부분적으로 영문명과 분자식을 표기하여 참고하였다. 근연동물에 속하는 동물의 화학성분이 참고가치가 있는 것은 주석을 가하여 설명하였다. 길이의 단위는 m, cm, mm로 표기하고, 무게의 단위는 g로 표기했다.

  본서는 중·한 양국학자들이 공동으로 편저한 것이다. 잘못된 곳은 지도와 편달이 있으시기 바란다.

2000. 8. 30.

著者代表 鄧 明 魯

序 文

　약용자원에서 동물은 식물, 광물과 함께 매우 소중한 가치를 가지고 있다.

　그동안 한의학에서는 각종 약용식물에 대한 관심이나 연구는 대단히 활발하였으나, 상대적으로 동물과 광물에 대한 연구, 정리가 미흡하였다. 민간에서는 각종 속설을 믿고, 동물성 약재를 마구 남용, 오용하고, 산업화로 인한 개발에 밀려 환경의 파괴까지 가속화되면서, 어떤 종들은 멸종되거나 멸종위기까지 맞게 되었다.

　동물을 식용 또는 약용으로 활용할 때 그 성질을 알고 활용하면, 최소의 자원으로 최대의 효과를 거둘 수 있을 것이다.

　사람의 생명도 소중하지만, 작은 미물일지라도 소중하지 않은 생명이 어디 있겠는가? 사람을 위해 각종 생명체가 존재해야 하는 것은 아니다. 그렇기 때문에 약용동물에 대한 관심과 연구가 활발히 이루어져 자원의 낭비를 막고, 생명의 소중함도 일깨워야 한다.

　근년에 들어 중국의 자연자원학회인 동물약학회를 이끌고 있는 장춘 중의학원 종신교수 鄧明魯교수와 교류하면서, 동물학과 한의학의 접목을 시도하였다. 준비한지 어언 5년의 세월이 흘렀지만 원체 짧은 식견인지라 매끄럽지 못한 점이 많다.

　선후배 제현의 지도편달을 받아 향후 수정, 보강할 생각이다.

　본서 《약용동물학》은 鄧明魯교수의 《중국동물약》을 중심으로 서울대학교 오창명 교수님을 비롯한 생물과 교수님 20여분이 전공분야별로 직접 참여하셨고 원광대학교 신민교교수님을 비롯한 한의과 교수님 10분이 본초학, 방제학적인 면에 수고를 해주셨으며, 사진은 최병래, 윤무부, 김익수, 최윤교수가 일부 제공하였으며 중국산 부문은 李建平교수와 그 외 몇분의 교수님이 수고하셨는데, 실물이 없는 것은 표본을 촬영했다. 장비와 여건이 좋지 않아 미흡한 부분이 많다. 앞으로 계속 보완할 생각이다.

　한의학적인 내용은 《중약대사전》을 주로 참고하였다. 동물학자와 일반인의 이해를 돕기위해 가급적 한글화하려 노력하였으나 이 역시 아쉬운 점이 많다.

　여러모로 어려운 가운데 출판에 응해 주신 도서출판 의성당 김택수 사장님께 깊이

감사드리며, 출판을 독려해 주신 강순수교수님(원광대 명예교수), 정우열교수님(원광대), 이준무교수님(상지대), 안창범교수님(동의대)께도 정중히 감사를 드립니다.

2002. 8. 30.

著者代表 李 長 泉

【 출판에 도움주신 분 】

길림대학교 엄수학 교수	카톨릭대(부산) 정 문 교수
부산대 대학원 최금자 선생	노승택, 이윤철을 비롯한 수요회원
김철성 선생	조한의원장 조기용 박사
대전대 대학원 이영철 선생	
상지대학교 김용기 교수	

일 러 두 기

1. 학명은 원동물의 이름을 학명으로 했다.
   즉 우황은 「소과동물 황우」의 학명에서 그에 속한 부속약재이다.
   그러므로 약재 이름은 꼭 학명과 일치되지는 않는다.
   예) 우담즙, 우각, 우각새, 우골, 우초결, 황명교 등은 우황과 같은 부속약재이며 속명이다.

2. 학명은 원동물의 명을 사용하는 것을 원칙으로 하였고 동물에 속해 있는 이름은 소속명으로 처리하였다.

3. 원동물의 분류는 생물학적 분류를 원칙으로 하였다.

4. 2차분류는 처방에 나오는 약이름이 한약명과 일치하므로 한문으로 기재하였다.

5. 대부분 동물의 이름과 한약명은 일치하고 있다.

6. 한국명은 국내에서 일상적으로 사용하고 있는 이름으로 하였다.

7. 같은 동물중에도 지역에 따라 변형종이 있을 수 있음으로 삽화는 약간 다를수도 있다.

8. 칼라사진의 번호는 본서 2차분류 약이름의 번호와 같고 그림번호(그림 1-1)는 본문 삽화번호(그림 1-1)와 일치하며 그림번호가 없는 것은 참고로 첨부한 것이다.

목 차

第1章 無脊椎類 ... 1

1. 자초화(紫梢花) ... 3
2. 해부석(海浮石) ... 4
3. 산호(珊瑚) ... 5
4. 해국화(海菊花) ... 7
5. 해철(海蜇) ... 9
6. 지룡(地龍) ... 11
7. 수질(水蛭) ... 14
8. 해구인(海蚯蚓) ... 17
9. 사장자(沙腸子) ... 19
10. 해분(海粉) ... 21
11. 활유(蛞蝓) ... 22
12. 와우(蝸牛) ... 24
13. 해석별(海石鱉) ... 26
14. 석결명(石決明) ... 28
15. 마제라(馬蹄螺) ... 31
16. 갑향(甲香) ... 33
17. 백라사각(白螺螄殼) ... 35
18. 전라(田螺) ... 36
19. 추자라(錐子螺) ... 38
20. 패치(貝齒) ... 39
21. 해라(海螺) ... 42
22. 날라(辣螺) ... 44
23. 골라(骨螺) ... 45
24. 동풍라(東風螺) ... 46
25. 향라염(響螺厴) ... 47
26. 홍라탑(紅螺塔) ... 49
27. 토철(吐鐵) ... 50
28. 와릉자(瓦楞子) ... 51
29. 담채(淡菜) ... 54
30. 진주(珍珠) ... 57
31. 진주모(珍珠母) ... 62
32. 해월(海月) ... 63
33. 모려(牡蠣) ... 64
34. 현각(蜆殼) ... 68
35. 해선(海扇) ... 69
36. 합각(蛤殼) ... 70
37. 합자(蛤仔) ... 73
38. 합라(蛤蜊) ... 74
39. 마도(馬刀) ... 76
40. 액정(螠蟶) ... 77
41. 해표초(海螵蛸) ... 79
42. 장어(章魚) ... 81
43. 곤산충(滾山蟲) ... 84
44. 탄자충(揮子蟲) ... 85
45. 오공(蜈蚣) ... 87
46. 전갈(全蝎) ... 90
47. 대하(對蝦) ... 92
48. 용하(龍蝦) ... 94
49. 청하(青蝦) ... 95
50. 날고석(蝲蛄石) ... 98

51. 기거충(寄居蟲) ············ 100	9. 실솔(蟋蟀) ················ 153
52. 추모(蝤蛑) ·················· 101	10. 누고(螻蛄) ················ 155
53. 해(蟹) ······················ 102	11. 백의(白蟻) ················ 158
54. 삼우사자해(三疣梭子蟹) ··· 104	12. 수민(水黽) ················ 159
55. 석겁(石蛣) ·················· 105	13. 선태(蟬蛻) ················ 161
56. 만두해(饅頭蟹) ············ 107	14. 홍낭자(紅娘子) ············ 163
57. 청해(青蟹) ·················· 109	15. 오배자(五倍子) ············ 165
58. 석방해(石螃蟹) ············ 111	16. 자초용(紫草茸) ············ 168
59. 지주(蜘蛛) ·················· 112	17. 충백랍(蟲白蠟) ············ 170
60. 벽전(壁錢) ·················· 113	18. 구향충(九香蟲) ············ 173
61. 초지주(草蜘蛛) ············ 115	19. 지고우(地牯牛) ············ 174
62. 화지주(花蜘蛛) ············ 116	20. 작옹(雀甕) ················ 176
63. 해삼(海蔘) ·················· 118	21. 찬간충(鑽稈蟲) ············ 178
64. 해연(海燕) ·················· 121	22. 백강잠(白殭蠶) ············ 179
65. 해성(海星) ·················· 123	23. 강용(殭蛹) ················ 182
66. 해담(海膽) ·················· 124	24. 잠사(蠶砂) ················ 184
67. 후육(鱟肉) ·················· 128	25. 작잠용(柞蠶蛹) ············ 185
68. 어괴(魚怪) ·················· 130	26. 동충하초(冬蟲夏草) ······ 187
69. 서부(鼠婦) ·················· 132	27. 회향충(茴香蟲) ············ 189
	28. 대자충(袋子蟲) ············ 191
第2章 昆蟲類 ················ 135	29. 오곡충(五穀蟲) ············ 192
1. 의어(衣魚) ·················· 137	30. 맹충(虻蟲) ················ 194
2. 청정(蜻蜓) ·················· 138	31. 용슬(龍蝨) ················ 196
3. 비렴(蜚蠊) ·················· 140	32. 화의충(花蟻蟲) ············ 198
4. 토별충(土鱉蟲) ············ 142	33. 반모(斑蝥) ················ 200
5. 상표초(桑螵蛸) ············ 145	34. 갈상정장(葛上亭長) ······ 204
6. 책맹(蚱蜢) ·················· 147	35. 완청(芫青) ················ 206
7. 곽곽(蟈蟈) ·················· 150	36. 지담(地膽) ················ 207
8. 규고고(叫姑姑) ············ 151	37. 고두충(叩頭蟲) ············ 209
	38. 양충(洋蟲) ················ 210

39. 천우(天牛) ·············· 211
40. 강랑(蜣螂) ·············· 214
41. 제조(蠐螬) ·············· 217
42. 봉밀(蜂蜜) ·············· 220
43. 봉독(蜂毒) ·············· 223
44. 봉교(蜂膠) ·············· 226
45. 봉유(蜂乳) ·············· 227
46. 밀봉자(蜜蜂子) ·············· 231
47. 밀봉방(蜜蜂房) ·············· 232
48. 봉랍(蜂蠟) ·············· 233
49. 열옹(蠮螉) ·············· 234
50. 죽봉(竹蜂) ·············· 235
51. 노봉방(露蜂房) ·············· 236
52. 대흑마의(大黑螞蟻) ······ 240

第3章 魚 類 ·············· 243

1. 칠성어(七星魚) ·············· 245
2. 어표(魚鰾) ·············· 246
3. 심어육(鱘魚肉) ·············· 249
4. 청린어(青鱗魚) ·············· 250
5. 늑어(鰳魚) ·············· 252
6. 도제(刀鱭) ·············· 253
7. 대마합어(大馬哈魚) ······ 255
8. 만려어(鰻鱺魚) ·············· 256
9. 초어(草魚) ·············· 258
10. 용어(鱅魚) ·············· 260
11. 이어(鯉魚) ·············· 262
12. 즉어(鯽魚) ·············· 265
13. 금어(金魚) ·············· 266

14. 소백어(小白魚) ·············· 269
15. 중순어(重脣魚) ·············· 270
16. 종어(鯮魚) ·············· 271
17. 산즉어(山鯽魚) ·············· 273
18. 공어(公魚) ·············· 274
19. 장조(藏鯈) ·············· 275
20. 알아자(嘎牙子) ·············· 277
21. 염어(鯰魚) ·············· 279
22. 이추어(泥鰍魚) ·············· 280
23. 침어(針魚) ·············· 282
24. 치어(鯔魚) ·············· 283
25. 선어혈(鱔魚血) ·············· 285
26. 노어(鱸魚) ·············· 286
27. 금자화(金仔花) ·············· 288
28. 흑어(黑魚) ·············· 289
29. 비목어(比目魚) ·············· 291
30. 하돈(河豚) ·············· 293
31. 자돈(刺魨) ·············· 296
32. 번차어(翻車魚) ·············· 298
33. 자하호어(刺鰕虎魚) ······ 300
34. 당슬어(塘蝨魚) ·············· 301
35. 사어육(鯊魚肉) ·············· 303
36. 어간유(魚肝油) ·············· 305
37. 거어담(鋸魚膽) ·············· 307
38. 해요어(海鷂魚) ·············· 309
39. 팽어새(鯳魚鰓) ·············· 311
40. 비어(鯡魚) ·············· 313
41. 청어담(青魚膽) ·············· 314
42. 시어(鰣魚) ·············· 317
43. 구곤(狗棍) ·············· 318

44. 낭아선(狼牙鱔)	320		9. 청와(靑蛙)	369
45. 비어(飛魚)	322		10. 청와담(靑蛙膽)	372
46. 설어(鱈魚)	324		11. 극흉와(棘胸蛙)	373
47. 마편어(馬鞭魚)	325		12. 합마유(哈蟆油)	374
48. 해마(海馬)	326		13. 화희와(花姬蛙)	377
49. 해룡(海龍)	328		14. 사뇨괴(射尿蚖)	378
50. 횡대자조(橫帶髭鯛)	330		15. 동방령섬(東方鈴蟾)	380
51. 어뇌석(魚腦石)	331			
52. 황어상(黃魚鯗)	334		**第5章 爬蟲類**	383
53. 금전어(金錢魚)	335		1. 평흉귀(平胸龜)	385
54. 대어(帶魚)	336		2. 귀판(龜板)	386
55. 태어(鮐魚)	338		3. 귀판교(龜板膠)	389
56. 창어(鯧魚)	339		4. 섭귀(攝龜)	390
57. 노호어(老虎魚)	341		5. 휴귀(蠵龜)	392
58. 합마어(哈蟆魚)	342		6. 대모(玳瑁)	394
59. 해마작(海麻雀)	344		7. 별갑(鱉甲)	396
60. 홍갑어(紅甲魚)	346		8. 별수(鱉首)	398
61. 나흉선(裸胸鱔)	347		9. 별갑교(鱉甲膠)	399
62. 백단인(白短鮣)	348		10. 마종사(馬鬃蛇)	400
			11. 초록룡석(草綠龍蜥)	402
第4章 兩棲類	351		12. 수궁(守宮)	403
1. 강활어(羌活魚)	353		13. 합개(蛤蚧)	407
2. 대예(大鯢)	354		14. 석룡자(石龍子)	409
3. 동방영원(東方蠑螈)	356		15. 석척(蜥蜴)	410
4. 섬소(蟾酥)	358		16. 취사(脆蛇)	413
5. 건섬(乾蟾)	362		17. 망사(蟒蛇)	414
6. 우와(雨蛙)	364		18. 백선사(白線蛇)	416
7. 금합마(金蛤蟆)	366		19. 화적련사(火赤鏈蛇)	418
8. 과두(蝌蚪)	367		20. 백화금사(百花錦蛇)	419

21. 호반유사(虎斑游蛇) 421
22. 회서사(灰鼠蛇) 422
23. 오초사(烏梢蛇) 424
24. 금환사(金環蛇) 426
25. 금전백화사(金錢白花蛇) ... 428
26. 안경사(眼鏡蛇) 429
27. 해사(海蛇) 431
28. 백화사(白花蛇) 432
29. 복사(蝮蛇) 435
30. 사태(蛇蛻) 437
31. 사담(蛇膽) 441
32. 사독(蛇毒) 442
33. 장합개(藏蛤蚧) 444
34. 비룡(飛龍) 446
35. 납피석(蠟皮蜥) 447
36. 초원사석(草原沙蜥) 449
37. 타갑(鼉甲) 451

第6章 鳥 類 453

1. 유압(油鴨) 455
2. 제호(鵜鶘) 456
3. 노자육(鸕鷀肉) 457
4. 노육(鷺肉) 459
5. 관골(鸛骨) 460
6. 안지(雁脂) 462
7. 천아모(天鵝毛) 463
8. 황압(黃鴨) 464
9. 수압모(水鴨毛) 466
10. 어압자(魚鴨子) 467
11. 원앙(鴛鴦) 468
12. 백아고(白鵝膏) 470
13. 압혈(鴨血) 471
14. 연뇌(鳶腦) 473
15. 응골(鷹骨) 474
16. 조골(鵰骨) 476
17. 좌산조(坐山鵰) 477
18. 대호자조(大鵟子鵰) 478
19. 어응골(魚鷹骨) 480
20. 설계(雪鷄) 481
21. 화계(花鷄) 482
22. 암순(鵪鶉) 483
23. 죽계(竹鷄) 485
24. 백한(白鷴) 486
25. 산계(山鷄) 487
26. 야계육(野鷄肉) 488
27. 적치(鸐雉) 490
28. 금계(金鷄) 491
29. 공작미(孔雀尾) 492
30. 계(鷄) 494
31. 계내금(鷄內金) 496
32. 봉황의(鳳凰衣) 498
33. 계단청(鷄蛋淸) 499
34. 오골계(烏骨鷄) 500
35. 수암순(水鵪鶉) 501
36. 학골(鶴骨) 503
37. 흑두학골(黑頭鶴骨) 504
38. 추계(秋鷄) 505
39. 홍골정(紅骨頂) 506
40. 보유(鴇油) 507

41. 휼육(鷸肉) ………… 509	71. 마작(麻雀) ………… 548
42. 조어랑(釣魚郎) ……… 510	72. 백정향(白丁香) ……… 549
43. 사반계(沙半鷄) ……… 511	73. 납취(蠟嘴) ………… 550
44. 합자육(鴿子肉) ……… 513	74. 화화작(禾花雀) ……… 552
45. 반구(斑鳩) ………… 514	75. 청두작(靑頭雀) ……… 553
46. 앵무(鸚鵡) ………… 515	76. 대광(大鵟) ………… 554
47. 포곡조(布穀鳥) ……… 517	77. 홍취산아(紅嘴山鴉) …… 556
48. 두견(杜鵑) ………… 518	
49. 홍모계(紅毛鷄) ……… 519	**第7章 哺乳類** ………… 559
50. 치휴(鴟鵂) ………… 521	1. 자위피(刺猬皮) ……… 561
51. 묘두응(貓頭鷹) ……… 522	2. 자위담(刺猬膽) ……… 563
52. 산효(山鴞) ………… 523	3. 언서(鼴鼠) ………… 564
53. 연와(燕窩) ………… 524	4. 야명사(夜明砂) ……… 566
54. 토연와(土燕窩) ……… 526	5. 편복분(蝙蝠粉) ……… 569
55. 어구(魚狗) ………… 527	6. 미후골(獼猴骨) ……… 570
56. 시고고(屎咕咕) ……… 529	7. 오원골(烏猿骨) ……… 572
57. 사피조(蛇皮鳥) ……… 530	8. 천산갑(穿山甲) ……… 574
58. 탁목조(啄木鳥) ……… 531	9. 초령지(草靈脂) ……… 576
59. 운작(雲雀) ………… 533	10. 동북서토(東北鼠兔) …… 578
60. 토연(土燕) ………… 534	11. 망월사(望月砂) ……… 579
61. 연와니(燕窩泥) ……… 535	12. 오령지(五靈脂) ……… 583
62. 황앵(黃鶯) ………… 537	13. 송서(松鼠) ………… 586
63. 팔가(八哥) ………… 538	14. 암송서골(岩松鼠骨) …… 588
64. 희작(喜鵲) ………… 539	15. 화서뇌(花鼠腦) ……… 589
65. 자오(慈烏) ………… 541	16. 호저극자(豪猪棘刺) …… 590
66. 오아(烏鴉) ………… 542	17. 죽류유(竹鼬油) ……… 592
67. 지아(地鴉) ………… 543	18. 갈가서(褐家鼠) ……… 593
68. 수로괄(水老鴰) ……… 544	19. 분서(鼢鼠) ………… 594
69. 초료(鷦鷯) ………… 545	20. 용연향(龍涎香) ……… 596
70. 백설조(百舌鳥) ……… 547	

21. 낭유(狼油)	598
22. 구보(狗寶)	599
23. 구신(狗腎)	601
24. 구골(狗骨)	602
25. 호심(狐心)	604
26. 학육(貉肉)	605
27. 웅담(熊膽)	606
28. 웅지(熊脂)	609
29. 황유분(黃鼬粉)	610
30. 환유(獾油)	611
31. 단골(猯骨)	613
32. 달간(獺肝)	614
33. 영묘향(靈猫香)	616
34. 이골(狸骨)	619
35. 묘육(猫肉)	620
36. 표골(豹骨)	621
37. 호골(虎骨)	624
38. 호골교(虎骨膠)	626
39. 해구신(海狗腎)	628
40. 상피(象皮)	630
41. 마보(馬寶)	632
42. 여신(驢腎)	634
43. 아교(阿膠)	636
44. 야저담(野猪膽)	638
45. 야저분(野猪糞)	639
46. 저담즙(猪膽汁)	640
47. 신정자(腎精子)	642
48. 사향(麝香)	643
49. 녹용(鹿茸)	648
50. 녹신(鹿腎)	653
51. 녹각(鹿角)	654
52. 우황(牛黃)	657
53. 우담즙(牛膽汁)	659
54. 우각(牛角)	661
55. 우각새(牛角䚡)	662
56. 우골(牛骨)	663
57. 우초결(牛草結)	664
58. 황명교(黃明膠)	665
59. 수우각(水牛角)	666
60. 황양각(黃羊角)	668
61. 영양각(羚羊角)	670
62. 엽령골(鬣羚骨)	673
63. 청양각(青羊角)	674
64. 양골(羊骨)	675
65. 양간(羊肝)	678
66. 산양혈(山羊血)	679
67. 백기돈(白鱀豚)	681
68. 진해돈(眞海豚)	682
69. 애호(艾虎)	684
70. 유간(儒艮)	685
71. 낙타지(駱駝脂)	687
72. 포각(狍角)	688
73. 모우염(牦牛魘)	689
74. 설저(雪猪)	691

第8章 其他類 ········ 693

1. 자하거(紫河車) 695
2. 혈여탄(血餘炭) 696
3. 지갑(指甲) 698

  4. 동변(童便) 698

■ 칼라사진모음
 무척추류 701
 곤충류 723
 어　류 739
 양서류 753
 파충류 759
 조　류 771
 포유류 783
 기타류 801

■ 찾아보기 803

제 1 장
무척추류

1. 자초화(紫梢花)

【학 명】 *Eunapius fragilis* Leidy
【중문명】 紫梢花 zi shao hua
【영문명】
【이 명】

　자초화(紫梢花)는 《본초습유(本草拾遺)》에서 조항(弔項)에 처음으로 기술하였으며 《도경본초(圖經本草)》에 의하면 "용란길조(龍卵吉弔)의 유뇨(遺尿; 遺溺)가 나무 지팡이에 붙어 그 모양이 부들 방망이 같고 그 색이 희미한 청 황색으로 회색이 덮어 씌어져 있다. 이것을 자초화(紫梢花)라고 한다…"라고 하였다. 위 서술에 의하면 그 형태는 현재 시중에서 판매하고 있는 자초화(紫梢花)와 일치하며 실제는 담수해면군체(淡水海綿群體)의 하나다.

　【원동물】 단골해면목(Haplosclenna), 담수해면과(*Spongillidae*) 해면동물 자초화(淡水海綿科動物 紫梢花; *Eunapius fragilis* Leidy). 이 종류의 동물은 보통 나무가지를 둘러싸고 살아 방망이 모양의 군체를 이루며 표면은 울퉁불퉁하고 출수공(出水孔)이 많아 쉽게 발견할 수 있다. 색은 보통 회색이거나 갈색이다(그림 1—1).

　맑게 흐르는 물이나 혹은 유수(游水)에서 서식하며 돌덩이, 나뭇가지 혹은 수초 등에 착생한다. 두께는 약 1cm이며 때때로 같은 속의 다른 여러종과 함께 서식한다.

　우리나라에는 분포가 불확실하며 중국에는 분포가 매우 넓으나 주로 강소(江蘇), 하남(河南) 등 지역에 분포한다.

　【약 재】 건조한 자초화(紫梢花)의 군체를 약으로 사용한다. 가을과 겨울철에 강변이나 호숫가에서 채집하여 양끝의 나무 가지와 불순물을 제거하고 햇볕에 말린다.

　약재는 불규칙적인 덩어리 모양이거나 방망이 모양으로 크기가 일정하지 않고 가운데에는 항상 수초나 나무 가지가 붙어 있으며 표면은 회백색이나 회 황색으로 작은 구멍이 많이 있어 해면상(海綿狀)을 이룬다. 몸체는 가볍고 질

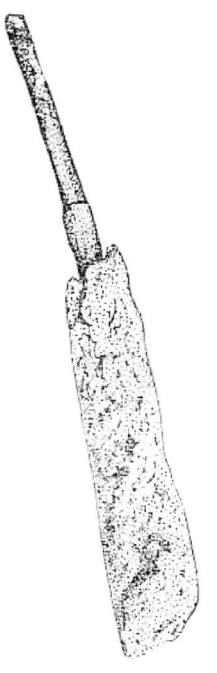

그림 1—1
자초화(중국명)

이 푸석푸석하다. 단면은 방사망상(放射網狀)을 이루며 그물눈 안에는 회황색으로 된 원형의 소과립이 있어 흔들면 쉽게 탈락한다. 냄새는 약하고 맛은 담담하다.

【성 분】 해면경단백(海綿硬蛋白; spongin), 해면이경단백(海綿異硬蛋白; sponginin)을 함유하고 있으며 이 외에 인산염(燐酸鹽)과 탄산염(炭酸鹽) 등도 함유하고 있다.

【성미 및 귀경】 甘, 溫, 無毒. 肝, 肺二經에 들어간다.

【응 용】 보신(補腎), 익정(益精), 조양(助陽) 효능이 있다. 음위(陰痿), 유정(遺精), 대하(帶下) 및 소변불금(小便不禁) 등을 치료한다. 2~5g을 사용한다.

음위(陰痿)에 대한 치료: 자초화(紫梢花), 생용골(生龍骨)을 같은 양으로 하고 사향(麝香) 약간을 함께 가루로 만들고 꿀로 환을 만들어 매일 2회 3g씩을 복용한다.

2. 해부석(海浮石)

【학 명】 *Costazia aculeata* Canu et Bassler
【중문명】 海浮石 hai fu shi
【영문명】 Seafoam
【이 명】 부석(浮石)

해부석(海浮石)의 원명은 "부석(浮石)"으로 《일화제가본초(日華諸家本草)》에서 처음으로 기술하였다. 중국 시중에서 현재 판매되고 있는 해부석(海浮石)은 두 가지로 한 가지는 화산에서 분출된 암석이고 다른 한 가지는 태충류(苔蟲類)의 골격이다.

【원동물】 포공태충과동물 척돌태충(胞孔苔蟲科動物 脊突苔蟲; *Costazia aculeata* Canu et Bassler). 고착 생활하는 수생군체(水生群體) 동물로 자웅동체(雌雄同體)이다. 군체(群體)는 보통 수지상(樹枝狀)으로 개체는 매우 작으며 낭상(囊狀)을 이룬다. 몸 밖으로 석회질과 교질(膠質)상태

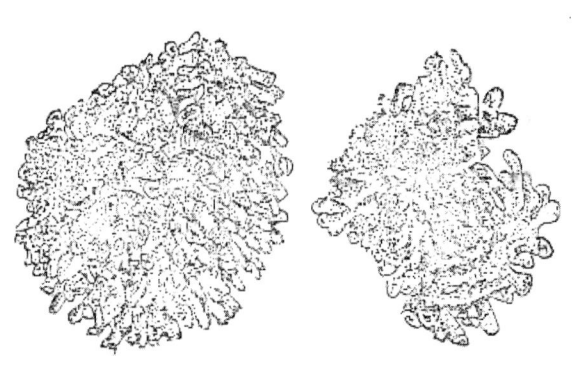

그림 1-2 척돌태충(脊突苔蟲)의 골격

의 물질을 분비하여 군체의 골격을 이룬다. 몸체의 앞 끝에 입이 있고 입 주위에는 말발굽 모양의 돌기가 있고 그 위에 많은 촉수(觸手)가 나 있다. 소화관(消化管)은 U자 모양으로 굴곡되었으며 항문(肛門)도 몸의 앞 끝에 있다(그림 1—2).

해변가 암초에 항상 부착되어 있다.

중국에는 남방 연해 각지에 분포되어 있다.

【약 재】 해부석(海浮石)의 골격을 약으로 사용한다. 6~10월에 바다에서 채집하여 맑은 물로 씻어 염분과 모래를 제거하고 햇볕에 말린다.

【성 분】 주요성분은 탄산칼슘으로 소량의 마그네슘과 철 및 산불용성(酸不溶性) 물질을 함유하고 있다.

【성미 및 귀경】 鹹, 寒. 肺, 腎經에 들어간다.

【응 용】 청열 화염(淸熱化炎), 연견 산결(軟堅散結), 통림(通淋) 효능이 있다. 폐열성해수(肺熱性咳嗽), 노염적괴(老炎積塊), 영류(癭瘤), 나력(瘰癧), 임병(淋病), 산기(疝氣), 창종(瘡腫), 목예(目翳) 등을 치료한다. 양은 9~15g으로 하며 외용은 적당한 양을 사용한다.

1. 폐열성해수(肺熱性咳嗽)에 대한 치료: 해부석(海浮石), 청대(靑黛), 괄루(栝樓), 치자(梔子), 가자(訶子)를 각각 같은 양을 취하여 함께 가루로 만들어 달인 꿀로 반죽하여 5g 무게의 환을 만들어 매일 2회 1개씩을 복용한다.

2. 갑상선종대(甲狀腺腫大)에 대한 치료: 해부석(海浮石) 15g을 물에 달여 매일 2회 복용한다.

주: 또 다른 종류인 유태충(瘤苔蟲; Costazia costazii Audouin)도 그 골격을 해부석(海浮石)으로 대체하여 약으로 사용할 수 있다.

3. 산 호(珊瑚)

【학 명】 *Melitodos Corallium rubrum*　　　　【한국명】 산 호
【중문명】 珊瑚 shan hu
【영문명】 Coral
【이 명】

산호(珊瑚)는 《당본초(唐本草)》에서 처음으로 기술하였으며 《본초강목(本草

綱目)》에서는 금석부 옥류(金石部玉類)에 열거하였다. 이시진(李時珍)은 "산호(珊瑚)는 해저(海底)에서 생성하며 5~7 그루가 모여 수풀을 이루어 산호림(珊瑚林)이라고 한다. 물 속에 있을 때에는 곧고 연하지만 바람과 햇빛을 만나면 구부러지고 굳어진다. 붉은 색으로 변하는 것이 상품(上品)이다."라고 하였다. 위의 서술에 의하면 산호류는 동물임이 틀림없다. 현재 시중에서 판매되는 산호류도 역시 여러가지 동물이다.

【원동물】 반화과동물 도색산호(攀花科動物 桃色珊瑚; *Corallium japonicum* Kishinoye). 수생군서강장동물(水生群棲腔腸動物)이다. 군체는 수지상(樹枝狀)으로 분지(分枝)는 부채처럼 퍼져 있고 가지는 가늘게 갈라져 있다. 그 표면에는 많은 히드라(Hydra) 개체가 나 있어 이를 산호충(珊瑚蟲)이라고 하며 충체(蟲體)는 반구(半球) 모양으로 위에는 깃털 모양의 여덟 갈래의 촉수(觸手)가 있으며 촉수 가운데에 입이 있다. 충체는 석회질을 분비하여 골격을 형성하며 이것이 바로 보통 말하는 "산호(珊瑚)"골격의 표면은 붉은 색으로 투명하고 윤택이 나며 중축(中軸)은 백색이다. 질은 단단하며 아름답다(그림 1—3).

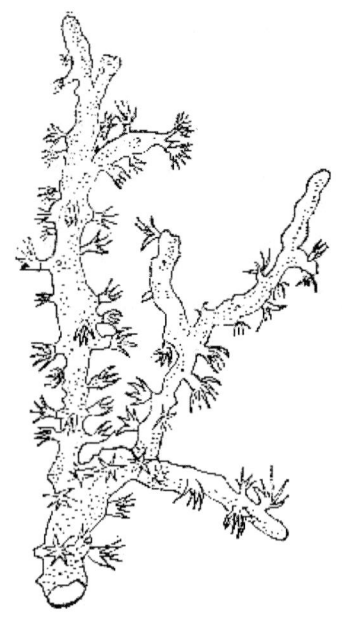

그림 1—3 도색산호(桃色珊瑚)

해저의 암초에 착생한다. 각 히드라(Hydra)의 개체는 항상 촉수로 미생물이나 생물의 잔편(殘片)을 잡아먹는다. 무성(無性)생식과 유성(有性)생식을 하지만 유성(有性)생식하는 경우가 많다.

중국에는 대만(臺灣)과 남부 연해 지방에 분포되어 있다.

【약 재】 산호류의 석회질 골격을 약으로 사용한다. 그물을 해저에 드리워 채취하여 깨끗이 씻어 햇볕에 말린다.

형체가 온전한 약재는 작은 나무와 같지만 대개 방망이 모양으로 부서져 있고 길이

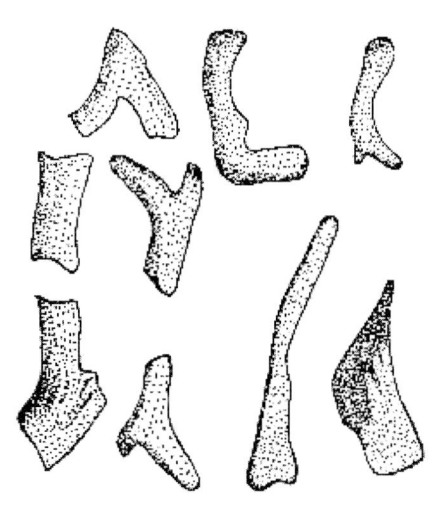

그림 1—4 산호(珊瑚)약재

는 2~3cm, 직경은 3~5mm이며 분지(分枝)나 작은 돌기가 있다. 주위에는 작은 구멍이 많이 있으며 붉은 색이다. 재질은 자기(瓷器)처럼 단단하며 쉽게 끊어지지 않는다(그림 1—4).

【성 분】 탄산칼슘 등을 함유하고 있다.

【성미 및 귀경】 甘, 平, 無毒. 肝, 脾, 胃經에 들어간다.

【응 용】 진경(鎭驚), 안신(安神), 명목(明目) 등 효능이 있다. 목생예막(目生翳膜), 경간(驚癎), 토뉵(吐衄) 등을 치료한다. 양은 0.3~0.6g으로 하며 외용은 적당한 양으로 한다.

심폐울열(心肺鬱熱), 토뉵(吐衄)에 대한 치료: 산호(珊瑚)를 고운 가루로 만들어 0.6g씩을 백합(百合) 10g에 넣어 풀처럼 달여 복용한다.

주: 산호 종류는 매우 많으며 약으로 사용할 수 있는 것도 여러 가지 있지만 여기서는 이 한 가지를 대표로 예시하였다.

4. 해국화(海菊花)

【학 명】 *Actiniaria* 　　　　【한국명】 말미잘
【중문명】 海菊花 hai ju hua
【영문명】 sea anemone
【이 명】

해국화(海菊花)는 약으로 사용할 수 있는 중요한 해산 동물의 하나로서 중국의 민간에서는 이것으로 치질을 치료하며 효과도 좋다. 해국화(海菊花)는 중국의 연해 지역에는 널리 분포되어 있으며 자원도 풍부하여 개발 응용할 준비를 하고 있다.

【원동물】 해규과동물 황해규(海葵科動物 黃海葵; *Anthopleura xanthogrammica* Berkiy). 전체는 원통형으로 몸 위의 끝에는 유리(遊離)된 구반(口盤)이 있고 입은 길게 균열된 모양으로 구반(口盤) 중앙에 있다. 구반(口盤) 가장자리에는 몇 둘레의 촉수(觸手)가 에워싸고 나 있으며 그 수는 6의 배수(倍數)이다. 제1, 제2 열은 각기 6개이고 제3 열은 12개 제4 열은 24개 제5 열은 48개로 총수는 96개이다. 각 촉수의 길이는 대략 비슷하나 다만 제1, 2 열이 조금 길어 뻗으면 몸 높이와 거의 같다. 체벽(體壁) 위에는 사마귀 모양의 흡판(吸盤)이 있다. 보통 전체는 회황녹색

으로 구반(口盤)은 청갈색이며 막질(膜質)의 입 주위에는 방사형 줄무늬가 있다. 가장자리에 있는 사마귀 모양의 돌기는 보통 백색이다(그림 1—5).

저조선(低潮線) 이상에서 서식하며 기반(基盤)으로 펄(泥沙) 중의 패각(貝殼)이나 돌덩이에 고착되어 매서(埋棲) 생활을 한다. 조수가 밀려 난 후면 촉수를 뻗어 펄 표면에서 미끄러지듯 움직이며 만약 건드리면 곧 펄 속으로 숨어 든다.

중국에는 발해(渤海), 황해(黃海) 및 동해(東海)에 분포되어 있다.

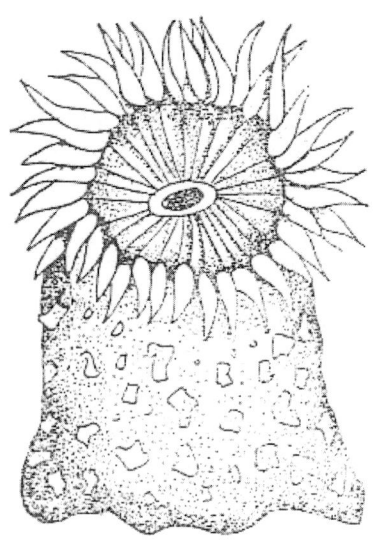

그림 1—5 황해규(黃海葵)

【성분 및 약리】 전체에는 황해규강심(黃海葵强心) 펩티드 A, B, C(anthopleurin A, B, C)가 함유되어 있다. 그중 강심(强心) 펩티드 A는 49개의 아미노산 잔기(殘基)로 구성되었으며 3개의 Cystine 잔기(殘基)가 함유되어 있다. 강심(强心) 펩티드 C는 47개의 아미노산 잔기(殘基)로 구성되었으며 2—amino ethylphosphate, N—methyl—2—aminoeth—ylphosphate등이 함유되어 있다. 이 밖에 또 Phosphocholine 지질의 인산류 화합물과 peridinin이 함유되어 있다.

약리(藥理) 실험에서 황해규강심(黃海葵强心)펩티드는 강심(强心) 작용이 뚜렷하다는 것이 표명되었으며 그중 강심(强心) 펩티드 A는 돈서(豚鼠)의 이체심방(離體心房)에 대한 반수의 유효량(ED50)은 4.4×10^{-9}g분자이다. 포유동물의 심장에 대하여 모두 수축력을 증강할 수 있지만 심장 박동은 증가하지 않는다. Na^+/K^+아데노신 삼린산 효소, monoaminoxidase adenosine—3.5—phosphodiesterase에 대해서는 작용하지 않으며 강심(强心) 역할은 ouabain에 비하여 200~1000배 더 강하다. 황해규강심(黃海葵强心) 펩티드 C는 대백서(大白鼠) 이체심방(離體心房)의 반수에 대한 유효량은 3.0×10^{-9}g분자이다. 황해규강심(黃海葵强心) 펩티드 A의 반수 치사량(致死量; LD50)은 0.3~0.4mg/kg이다.

【약 재】 황해규(黃海葵)를 해국화(海菊花)라고 하며 전체를 약으로 사용한다. 사계절 언제나 채취할 수 있으며 펄을 씻고 선용한다.

【성미 및 귀경】 鹹, 溫. 腎, 脾經에 들어간다.

【응 용】 수렴고삽(收斂固澁), 조습살충(燥濕殺蟲) 효능이 있다. 치질(痔疾),

탈항(脫肛), 백대과다(白帶過多), 요충(蟯蟲) 등을 치료한다. 양은 1~2g으로 외용한다.

치질(痔疾)에 대한 치료: 신선한 해국화(海菊花) 1개에 빙편(氷片) 약간을 더하여 그릇에 넣고 좀 지난 후에 그 수액(水液)을 하루에 여러 번 환처에 바른다.

주: 녹해규(綠海葵; *Anthopleura stella* Verrill)는 널리 분포되어 있으며 그 주요한 특징으로는 구반(口盤) 변두리가 갈색이고 촉수 기부는 적갈색이며 독성 물질을 함유하고 있어 절대로 내복하여서는 안된다. 또 종조기해규(縱條肌海葵; *Haliplanella luciae* Verrill)가 있으며 이 것은 황해규(黃海葵)와 똑 같이 약으로 사용할 수 있다.

5. 해 철(海蜇)

【학 명】 *Rhopilema esculenta* Kishinouye 【한국명】 식용곤봉근구해파리
【중문명】 海蜇 hai zhe
【영문명】
【이 명】 해차(海蛇); 수모(水母); 해월(海月)

해철(海蜇)은 당(唐)대의 《본초습유(本草拾遺)》에서 처음으로 원명을 "해차(海蛇)" 또는 "수모(水母)"라고 기술하였다. 진장기(陳藏器)는 "차(蛇)는 동해에서 나며 모양이 선지와 같고 큰 것은 상(床, 침대)과 같고 작은 것도 두(斗, 말)와 같으며 안목 복위(眼目腹胃)가 없다…"라고 하였다. 《본초강목(本草綱目)에서는 인부(鱗部) 무인어류(无鱗魚類)에 열거하였다. 이시진(李時珍)은 "수모(水母)는 완전히 응결된 모양으로 그 색은 적 자색이며 입, 눈, 배가 없으며 아래쪽에는 솜이 드리워져 있는 것 같다…"라고 하였다. 위 서술에 의하면 현재 사용하고 있는 해철(海蜇)과 같다.

【원동물】 근구해파리과동물 해파리(根口水母科動物 海蜇; *Rhopilema esculenta* Kishinouye) 우산은 반구형이다. 수축시 산경은 300~450㎜이고 산고는 약 330㎜이며 큰 것은 직경이 1,000㎜에 이른 것도 있다. 중교층은 견고하고 두꺼우며 중앙부분의 두께는 약 50㎜에 달한다. 산연은 홈에 의해 8개의 팔분원(octant)으로 나뉘고 각 팔분원은 14~20개의 난형의 연판(lappet)을 가진다. 8개의

감각기(rhopalium)가 외산연의 감각공에 위치하고 있다. 내산에는 환상근과 16개의 방사관(radial canals)이 잘 발달되어 있다. 구완반(arm-disk)은 두껍고 기둥모양이다. 입기둥과 같은 넓이의 4개의 생식공이 있다. 생식강(genital cavities)은 4개이다. 4개의 입기둥은 정방형이고 거친 가시가 난 돌기가 내산의 바닥에 생식공과 마주보며 배열되어 있다. 구완반에는 8쌍(16개)의 초승달모양의 견판이 방사배열되어 있다. 견판의 위쪽면은 볼록하고 주름장식을 가진 입들을 가지며 견판 길이의 약 2/3 정

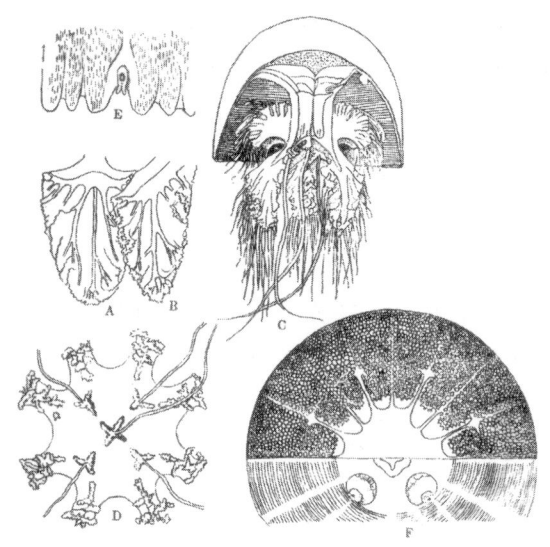

그림 1—6 식용곤봉근구해파리
A. 구완의 측면　　　B. 구완의 전면
C. 해파리의 시상면　D. 구완반의 구부
E. 감각기관　　　　F. 수관계(위)와 근육(아래)을 보여주는 내산

도되는 수많은 실모양(filaments)의 부속지를 가진다. 견판의 아래는 오목하며 부속지와 입이 없다. 구완(oral arm)은 8개이고 삼각형이다. 구완의 약 1/2 위쪽은 합쳐져 있고 입이 없으며 견판과 같은 길이이다. 구완의 아래부분은 위부분의 2배 길이이고 많은 주름장식을 가진 입들과 100개 이상의 부속지를 가진다. 부속지는 실모양과 방추형의 2종류가 있다. 방추형의 부속지는 실모양 부속지보다 더 길고 우산 직경의 약 3/4의 길이이며 중앙에 5개의 가장 긴 방추형의 부속지가 있다. 실모양의 부속지는 방추형의 부속지보다 훨씬 많다. 구완의 끝에는 뚜렷한 곤봉이 없다. 위(胃)는 중앙에 위치하고 16개의 방사관을 낸다. 해파리의 색깔은 항상 푸른색이나 때때로 짙은 붉은 색을 띄기도 한다. 입의 주름장식은 갈색이고 구완의 부속지는 우유 빛이거나 또는 투명하다. 중국과 일본에 널리 분포한다(그림 1—6).

【약　재】 건조한 해철(海蜇) 전체를 약으로 사용한다. 여름과 가을철에 바다에서 포획하여 삿자리에 널어놓고 소량의 백반(白礬)을 뿌린 후 햇볕에 말리면 된다. 사용할 때는 맑은 물에 2~3일 담궈 두고 매일 물을 갈아야 하며 맑게 표백되면 건져 내어 잘게 썰어 사용한다.

【성분 및 약리】 해철 500g에는 단백질 61.5g, 지방 0.5g, 탄수화물 19g, 회분 93.5g, 칼슘 910mg, 철 47.5g, 비타민 B_1 0.05mg, 니코틴산(nicotine) 1mg을 함유하고 있다. 열량은 325칼로리이며 이밖에도 무기염, 인, 요오드가 함유되어 있다.

동물 실험에서 강압(降壓)작용이 증명되었다. 해철(海蜇)의 제제(製劑)를 토끼 정맥에 주사하면 혈압을 낮출 수 있을 뿐만 아니라 체표면(體表面)의 혈관을 확장할 수 있으며 또한 개구리에 있어서는 전신의 혈관을 확장하였다.

【성미 및 귀경】 鹹, 平. 肝, 腎經에 들어간다.

【응 용】 청열화염(淸熱化炎), 소종해독(消腫解毒), 연견산결(軟堅散結), 강압(降壓) 등 효능이 있다. 열담(熱痰), 구조인건(口燥咽乾), 음허 변비(陰虛便秘), 임파선결핵(淋巴腺結核), 고혈압(高血壓), 규폐증(珪肺症) 등을 치료한다. 단독(丹毒), 화상(火傷)은 외용으로 치료한다. 양은 50~100g이고 외용은 적당한 양으로 한다.

1. 고혈압에 대한 치료: 해철 200g, 발제(荸薺; 올방개) 600g을 물에 달여 매일 2회 복용한다.

2. 음허(陰虛), 대변조결(大便燥結)에 대한 치료: 해철(海蜇) 50g, 발제(荸薺) 100g, 생지(生地) 100g을 물에 달여 매일 3회 복용한다.

3. 만성 기관지염(慢性氣管支炎)에 대한 치료: 해철(海蜇) 50g(엑스트랙트(浸膏)로 달인 후 말려 가루로 만든다), 하모려(煆牡蠣) 8g, 하합각(煆蛤殼) 8g을 함께 가루로 만들어 꿀 5g을 넣고 편제(片劑)를 만들어 3등분으로 나누어 하루 3회 1회 분씩을 식후에 복용하며 10일을 한 치료 기간으로 한다.

주 : 중국 광동(廣東), 광서(廣西)의 연해 일대에서는 또 다른 종류의 황반해철(黃斑海蜇; *Rhopilema hispidium* Vanhöeffen)이 산출되며 이것도 같은 효능의 약으로 사용한다.

6. 지 룡(地龍)

【학 명】 *Lumbricus* 　　　　　　【한국명】 지렁이
【중문명】 地龍 di long
【영문명】 Earthworm
【이 명】 백경구인(白頸蚯蚓)

지룡(地龍)의 원명은 백경구인(白頸蚯蚓)으로 《신농본초경(神農本草經)》에서 중품(中品)에 열거하였으며 지룡(地龍)이라는 명칭은 《도경본초(圖經本草)》에서 처음으로 나타나 있다. 《본초강목(本草綱目)》에서는 충부(蟲部)의 습생류(濕生

類)에 열거하였다. 현재 중국 시중에서 판매하고 있는 지룡은 광지룡(廣地龍)과 토지룡(土地龍) 두 가지 종류이다. 광지룡의 원동물은 삼환모인(參環毛蚓)으로서 토지룡과 종류가 다르며 흔히 볼 수 있는 것은 호구인(縞蚯蚓)이다.

【원동물】 1. 거인과동물 삼환모인(鉅蚓科動物 參環毛蚓; *Pheretima asiatica* Michaelsen). 몸은 비교적 크며 길이는 110~380mm이고 너비는 5~12mm이다. 배공(背孔)은 11~12 체절(體節)에서 시작된다. 등은 회 자색으로 후부(後部)는 색이 조금 엷다. 강모권(剛毛圈)은 조금 희고 환대(環帶)는 제14~16의 3개 체절을 점하며 환대(環帶)에는 배공(背孔)과 강모(剛毛)가 없고 환대 앞쪽의 각 체절의 강모권은 실하고도 견고하다. 웅성(雄性)의 생식공(生殖孔)은 제14 체절의 배 한가운데 단 하나뿐이다. 자성(雌性)의 생식공은 제18 체절의 복면 양 옆에 있으며 외연(外緣)에는 얕은 피습(皮褶)이 있다. 수정낭공(受精囊孔)은 3쌍으로 6~7, 7~8, 8~9 체절 사이에 있다. 제6 체절부터 제9 체절까지 각 체절 사이에는 격막(膈膜)이 없고 언제나 유두상(乳頭狀) 돌기가 있다. 수정낭(受精囊)은 구형(球形)으로 관(管)은 비교적 짧으며 맹관(盲管)도 짧고 여러 차례로 만곡(彎曲)되어 납정낭(納精囊)이 된다(그림 1—7).

축축하고 푸석푸석한 토양에서 서식하며 행동이 느리다.

중국에는 광서(廣西), 광동(廣東), 복건(福建) 등에 분포되어 있다.

2. 정인과동물 호구인(正蚓科動物 縞蚯蚓; *Allolobophora cariginosa trapezoides* Duges). 몸길이는 100~270mm이고 너비는 3~6mm이며 체절 수는 118~170개이다. 배공(背孔)은 8/9 체절에서 시작된다. 색은 회갈색이며 환대(環帶)는 적갈색의 말안장 모양으로 제26~34 체절상에 있다(30~33 체절상의 배 양 옆에는 세로로 융기가 각기 하나씩 있음). 체절마다 강모(剛毛)가 4쌍 있다. 웅성(雄性)의 생식공은 1쌍으로 비교적 크고 횡열상(橫列狀)으로 제15 체절에 있다. 자성(雌性)의 생식공은 제14 체절에 있으며 수정낭공(受精囊孔)은 2쌍으로 작고 둥글며 관(管)은 극히 짧고 9/10, 10/11 체절 사이에 있다(그림 1—8).

축축하고 유기질이 많은 토양에서 서식한다.

중국에는 각 지방에 모두 분포되어 있다.

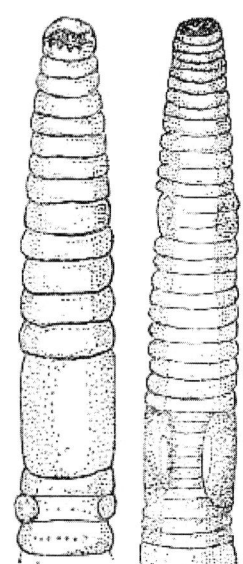

그림 1—7
삼환모인
(參環毛蚓)
-전단복면관
(前端腹面)

그림 1—8
호구인
(縞蚯蚓)
-(전단복면)

【약　재】 건조한 지룡(地龍) 전체 혹은 내장을 제거한 전체를 약으로 사용한다. 봄과 가을에 채집하여 점액(粘液)을 씻어 버리고 뜨거운 소회(小灰)에 넣고 버무려 햇볕에 말린다. 또 해부하여 내장과 흙과 같은 불순물을 제거한 후 햇볕에 말려도 된다.

중국의 북방 각 지방에서 생산되는 지룡(地龍)은 일반적으로 내장을 제거하지 않아 이를 토지룡(土地龍)이라 하며 그 모양은 원주형(圓柱形)이다. 외피(外皮)는 회갈색이거나 토 회색으로 항상 비틀려 있다. 몸체의 환절(環節)이 선명하며 그 속에는 흙이 있어 육질(肉質)이 얇다.

중국 광동에서 생산되는 것은 일반적으로 내장을 제거한 것으로 광지룡(廣地龍)이라고 한다. 형태는 좁고 긴 박편상(薄片狀)으로 몸의 앞 끝과 뒤끝은 여전히 원래의 형태를 이루고 있으며 몸 전체는 만곡(彎曲)되어 곧지 않다. 몸의 앞 끝은 약간 뾰족하고 뒤 끝은 무디고 둥글다. 몸체는 회갈색 혹은 회적색이다. 체벽(體壁)은 비교적 두터우며 쉽게 절단되지 않고 단면은 황백색이다. 비린 냄새가 나며 맛은 약간 짜다(그림 1—9).

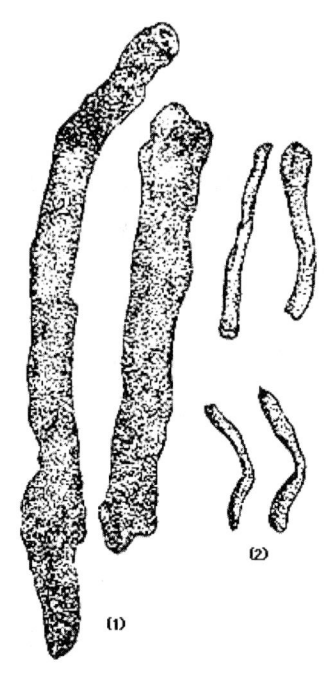

그림 1—9 지룡약재(地龍藥材)
(1) 광지룡(廣地龍)
(2) 토지룡(土地龍)

【성분 및 약리】 각종 구인(蚯蚓)은 Lumbrofebrine Lumbritin Terrestrolumbrolysin를 함유하고 있다. 광지룡(廣地龍)은 Hypoxanthini 등 성분을 함유하고 있다.

시험 결과 지룡(地龍)은 해열(解熱), 진정(鎭靜), 평천(平喘), 강압(降壓), 항히스타민(hgstamin) 및 항경궐(抗驚厥) 효력이 있다는 것이 증명되었다. 많은 동물에 대한 강압(降壓) 작용은 느리고 오래 지속된다. 이 밖에도 이체와심(離體蛙心; 몸체에서 떼어 낸 개구리 심장)의 심장 박동을 증강시켰으며 이체동물(離體動物) 소장(小腸)의 긴장성을 낮출 뿐만 아니라 이뇨(利尿), 용혈(溶血) 및 항결핵균(抗結核菌) 등의 효능도 있다.

【성미 및 귀경】 鹹, 寒, 無毒. 肝, 脾, 肺經에 들어간다.

【응　용】 청열(淸熱), 이뇨(利尿), 통경(通經), 평천(平喘), 강압(降壓) 등 효능이 있다. 열결뇨폐(熱結尿閉), 고열번조(高熱煩躁), 추휵(抽搐), 경폐(經閉), 반신불수(半身不遂), 해수천급(咳嗽喘急), 소아의 급만경풍(急慢驚風), 전간(癲癎), 고혈압

(高血壓), 비증(痺症) 등을 치료한다. 양은 3~12g으로 한다. 외용은 적당한 양으로 한다.

1. 기관지 천식(氣管支喘息)에 대한 치료: 지룡(地龍)을 말려 곱게 가루로 만들어 캡슐에 넣어 매일 2회 3개씩을 더운 물로 마신다.

2. 급성결막염(急性結膜炎), 유행성이하염(流行性耳下炎), 화상(火傷)에 대한 치료: 신선한 지룡(地龍)을 물에 넣어 체내의 흙을 깨끗이 배출하게 한 후 다시 꺼내어 용기에 넣고 적당한 양의 설탕을 넣어 용해된 후 국부외용(局部外用) 한다.

3. 중풍 반신불수(中風半身不遂)에 대한 치료: 지룡(地龍) 9g, 전갈(全蝎) 6g, 적작(赤芍) 12g, 홍화(紅花) 9g, 우슬(牛膝) 12g을 물에 달여 매일 2회에 복용한다.

주: 약용할 수 있는 구인(蚯蚓)의 종류는 많지만 흔히 사용하는 것으로는 병씨환모인(秉氏環毛蚓; *Pheretima carnosa* Goto et Hatui), 환모인(環毛蚓; *Pheretima tschiliensis* Michaelsen) 등이 있다.

7. 수 질(水蛭)

【학 명】 *Hirudo whitmania pigra* whitman   【한국명】 거머리
【중문명】 水蛭 shui zhi
【영문명】 Leech
【이 명】 마기(馬蜞)

수질(水蛭)은 《신농본초경(神農本草經)》에서 처음으로 기술하였으며 하품(下品)에 열거하였다. 《본초강목(本草綱目)》에서는 충부(蟲部) 난생류(卵生類)에 열거하였다. 그 서술에 의하면 수질(水蛭)은 한 종류가 아니며 현재 중국에서 약으로 사용하는 수질(水蛭) 역시 한 종류가 아니지만 모두 같은 효능의 약으로 사용한다.

【원동물】 1. 의질과동물 관체금선질(醫蛭科動物 寬體金線蛭; *Whitmania pigra* Whitman). 몸체가 대형으로 몸길이는 60~120mm이고 너비는 13~14mm이다. 등은 암녹색으로 5 갈래의 세로 무늬가 있으며 이 무늬는 흑색과 황색 2 가지의 얼룩무늬가 교차되면서 배열되었다. 배 양 옆에는 각각 1 갈래의 엷은 황색 세로 무늬가 있으며 나머지 부분은 회백색으로 다갈색 반점이 섞여 있다. 107개의 체절(體

節)로 전흡반(前吸盤)은 작다. 악치(顎齒)는 발달하지 못하여 흡혈(吸血)하지 못한다. 웅성(雄性)과 자성(雌性)의 생식공은 각각 33/34, 38/39 환구(環溝) 사이에 있다(그림 1—10).

수전(水田)이나 호소중(湖沼中)에서 서식하면서 부유생물, 소형 곤충, 연체동물과 부식질을 빨아먹는다. 겨울에는 토양 속에 칩복(蟄伏)한다.

중국에는 하북(河北), 산동(山東), 안휘(安徽), 강소(江蘇), 절강(浙江), 강서(江西), 호북(湖北), 호남(湖南) 및 동북 각지에 분포되어 있다.

2. 의질과동물 일본의질(醫蛭科動物 日本醫蛭; *Hirudo nipponica* Whitman). 몸의 길이는 30~50mm 이며 너비는 4~6mm이다. 등은 황록색이거나 황갈색으로 5 갈래의 황백색의 세로 무늬가 있으나 이 무늬와 등의 색은 광택 변화가 매우 크며 배중선(背中線)의 1 줄기의 세로 무늬는 뒤끝의 흡반(吸盤)까지 뻗어 있다. 배는 회색으로 얼룩무늬가 없다. 103개의 체절이 있다. 웅성과 자성의 생식공은 각각 31/32, 36/37

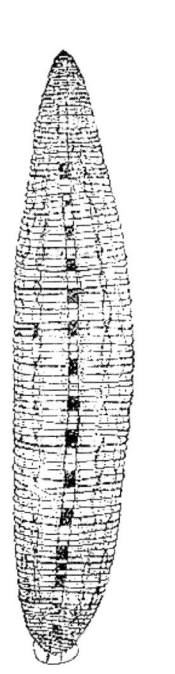

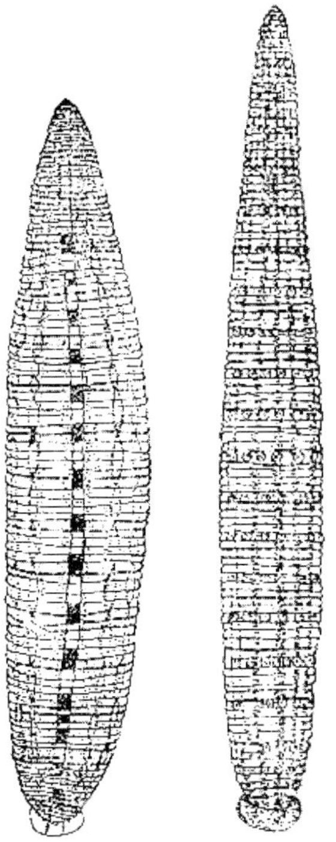

그림 1—10
관체금선질
(寬體金線蛭)

그림 1—11
일본의질
(日本醫蛭)

환구(環溝)에 있으며 2개 공(孔) 사이는 5개 체절이 있다. 음경(陰莖)이 노출될 때에는 가는 실 모양이다. 눈은 5쌍으로 말발굽 모양으로 배열되어 있다. 앞의 흡반(吸盤)은 비교적 크고 입 속에는 잇몸이 3개 있으며 악척(齶脊)에는 가는 이가 한 줄 있다. 뒤의 흡반(吸盤)은 사발 모양으로 배를 향하였다(그림 1—11).

논밭이나 도랑에서 서식하며 사람이나 짐승들의 혈액을 빨아먹는다.

널리 분포되어 있으며 중국에는 남, 북방에 모두 분포되어 있다.

【약 재】 건조한 수질(水蛭) 전체를 약으로 사용한다. 여름, 가을철에 포획하여 깨끗이 씻어 나무 재에 버무려 햇볕에 말린다.

수질(水蛭)의 종류에 따라 약재의 형태와 특성도 다르다. 대개 편평한 기둥 모양이나 막대기 모양으로 크기가 다르며 흔히 비틀리고 구부러졌으며 흑갈색으로 배는 약간의 황갈색을 띤다. 몸 전체에는 체절 모양의 환문(環紋)이 있다. 질은 취약하고 쉽게 절단되며 비린 냄새가 난다(그림 1—12).

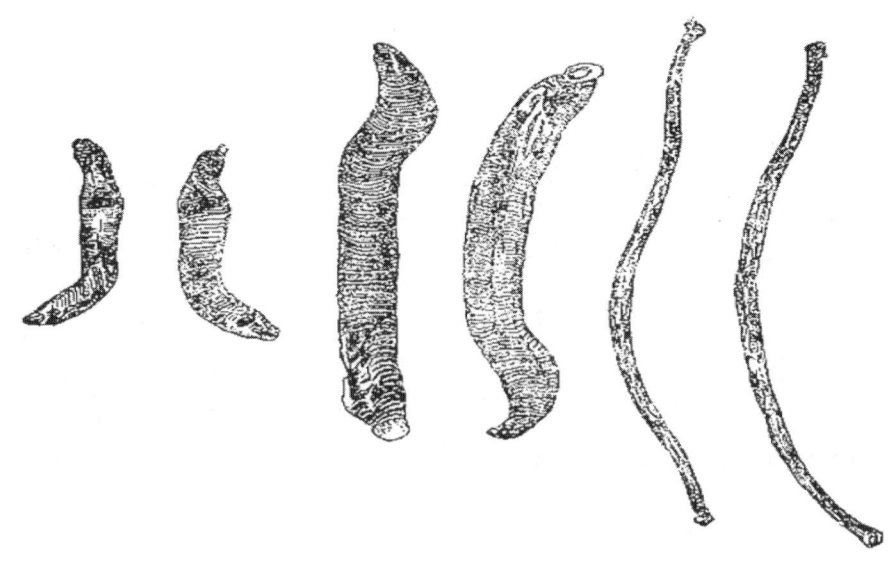

그림 1-12 수질약재(水蛭藥材)

사용할 때에는 포제(炮製) 하여야 한다. 먼저 적당한 양의 활석분(滑石粉)을 가마에 넣고 뜨겁게 볶은 후 절단한 수질(水蛭)을 넣고 약간 부풀 때까지 다시 볶은 후 꺼내어 활석분(滑石粉)을 체로 쳐 제거한다.

【성분 및 약리】 건조된 수질(水蛭)은 주로 단백질을 함유하고 있다. 신선한 수질(水蛭)의 타액(唾液) 속에는 일종의 항응혈(抗凝血) 물질을 함유하고 있어 이를 수질소(水蛭素; Hirudin)라고 한다. 수질소는 탄소, 수소, 질소, 유황 등의 원소로 조성된 산성 물질로 물, 생리 식염수, 피리딘(Pyridine)에 쉽게 용해되고 알콜, 에테르, 아세톤(acetone) 및 벤젠에는 용해되지 않으며 공기 중에서 열을 받거나 희박(稀薄)한 산성 물질에서는 쉽게 파괴되지만 건조된 수질 속에 있는 수질소(水蛭素)는 이미 파괴되어 있다. 이 밖에 수질(水蛭)의 분비물은 일종의 히스타민류를 함유하고 있으며 또 헤파린(Heparin), 안티롬빈(Antithrombin) 등도 함유하고 있다.

수질소(水蛭素)는 섬유단백원(纖維蛋白元)에 대한 응혈(凝血) 효소의 작용을 저애(阻礙)하여 혈액의 응고를 방지하는 작용이 있다. 히스타민 류의 물질은 모세혈관(毛細血管)을 확장할 수 있어 출혈을 증가시킨다. 혈액 응고를 억제하는 작용이 맹충(虻蟲), 자충(蟅蟲), 도인(桃仁)에서 알콜로 추출한 물질 보다도 강하며 알콜제제의 효력이 물제제(水製劑) 효력보다 강하다. 20mg의 수질소(水蛭素)는 사람의 혈액 100g의 응고를 억제한다.

【성미 및 귀경】 鹹, 苦, 不, 有毒. 肝, 膀胱經에 들어간다.

【응　용】 파혈통경(破血通經), 소적산징(消積散癥), 소종(消腫), 해독(解毒), 타태(墮胎) 효능이 있다. 경폐복통(經閉腹痛), 산후오로부진(産後惡露不盡), 징가적취(癥瘕積聚), 질박손상(跌撲損傷), 무명종독(無名腫毒), 간경화(肝硬化)등을 치료한다. 옹종단독(癰腫丹毒)을 외용으로 치료할 수 있다. 양은 1~3g이며 외용은 적당한 양을 사용한다.

1. 급성 결막염(急性結膜炎)에 대한 치료: 산 수질(活水蛭) 3 마리를 6㎖의 꿀에 넣어 6 시간 가량 지난 후에 침액(浸液)을 깨끗한 병에 넣어 두고 매일 1회 1~2 방울씩 눈에 넣는다.

2. 무명종독(無名腫毒)에 대한 치료: 수질(水蛭) 3g, 망초(芒硝) 15g, 대황(大黃) 15g을 함께 가루로 만들어 식초로 반죽하여 환부에 바른다.

주1: 최근에 중국에서는 산 수질(活水蛭)에 순수한 꿀을 넣어 외용 물약과 주사액을 제조하고 있으며 이를 결막 주사하면 각막반예(角膜斑翳), 초발기(初發期)와 팽창기(膨脹期)의 노년 백내장(老年白內障)을 치료하여 혼탁체(混濁體)를 점차적으로 투명하게 할 수 있다.

주2: 수질(水蛭)을 다른 활혈해독약(活血解毒藥)과 배합하여 종류(腫瘤)에 시험적으로 사용할 수 있다.

주3: 상술한 두 종류의 수질(水蛭) 이외에 중국에는 또 다른 첨세금선질(尖細金線蛭; *Whitmania acranulcta* Whitman), 광윤금선질(光潤金線蛭; *Whitmania laevis* Baird) 등도 있으며 모두 약으로 사용할 수 있다.

8. 해구인(海蚯蚓)

【소　속】 *Arenicola cristata* Stimpson 의 소속　　【한국명】 갯지렁이
【중문명】 海蚯蚓 hai qiu yin
【영문명】 lug worm
【이　명】 사촉(沙蠋)

해구인(海蚯蚓)는 중국의 연해 지역에서 흔히 볼 수 있는 것으로 민간에서는 청열 해독약(淸熱解毒藥)의 하나로 사용하며 《중국약용동물지(中國藥用動物誌)》

에도 기술되어 있다. 약용 자원으로 더욱 깊이 있게 개발할 필요가 있다.

【원동물】 사촉과동물 해구인(沙蠋科動物 海蚯蚓; *Arenicola cristata* Stimpson). 사촉(沙蠋)이라고도 한다. 전체는 원추 모양으로 앞쪽은 실하고 뒤쪽은 가늘고 형태가 지렁이와 비슷하며 바다에서 살고 있으므로 이와 같이 불리고 있다. 몸 전체는 어두운 녹색으로 갈색 줄무늬를 가지고 있다. 입은 앞쪽에 있으며 입 안에는 드러낼 수 있는 육질 주둥이가 있다. 제5 절부터 시작하여 모두 17개의 강모절(剛毛節)이 있으며 강모는 황금색으로 그 중 제7 절부터 제17 절까지의 마디마다 모두 빨간 깃 모양의 새사(鰓絲)가 있다. 제3 강모절(剛毛節)에서 시작하여 마디마다 모두 5개의 둥근 고리가 있으며 5절 이후의 강모절(剛毛節)은 그 둥근 고리(環輪) 수가 순차적으로 감소된다. 우족(疣足)은 퇴화되었으며 배지(背肢)는 원추 모양으로 돌기되어 가늘고 긴 가시 모양의 강모(剛毛)가 한 묶음 있다. 복지(腹肢)는 가로 베개 모양 돌출되었으며 굵고 짧은 갈고리 모양의 강모(剛毛)가 한 줄 있다.

조간대(潮間帶)의 모래 질 땅에서 흔히 서식하며 보통 40~50cm 깊이에서 매서(埋棲) 생활을 한다. 굴 입구에는 항상 원형 진흙 모양의 퇴적물이 많이 있다. 9월에 산란하며 난군(卵群)은 원형으로 한 쪽 끝은 가는 실에 의해 흙 속에 꽂혀 있다.

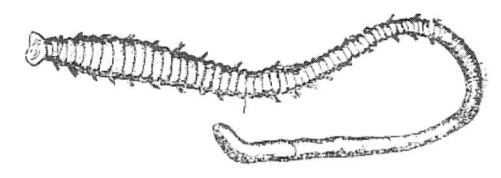

그림 1—13 해구인(海蚯蚓)

중국에는 발해(渤海), 황해(黃海) 연안 일대에 분포되어 있다(그림 1—13).

【성 분】 전체에는 Taurine, Methionine, Cysteine, Cystine, Serine, Glycine, Alanine, Glutamic acid, Valine, Leucine, Threonine, Arganine 등 다종의 아미노산이 함유되어 있다.

【약 재】 건조한 해구인(海蚯蚓) 전체를 약으로 사용한다. 사계절 언제나 채취할 수 있으며 채취한 것은 깨끗이 씻은 후 말려 비축한다.

【성미 및 귀경】 鹹, 微凉. 腎, 脾, 胃經에 들어간다.

【응 용】 청열해독(淸熱解毒), 소종지통(消腫止痛) 효능이 있다. 옹창종독(癰瘡腫毒)을 치료한다.

창종(瘡腫)과 홍종열통(紅腫熱痛)에 대한 치료: 적당한 양의 해구인(海蚯蚓)을 취하여 가루로 만들어 참기름에 반죽하여 풀 모양으로 만들어 환처에 바른다.

주: 해구인(海蚯蚓)에 속하는 다종 동물의 내장에는 구아니딘기 파생 물질을 함유하고 있다. 피부에는 수용성 황색과 녹색 형광 물질을 함유하고 있다. 각피

(角皮)에는 콜라겐을 함유하고 있다. 근육에는 paromyosin, Adeninnucleotides, phosphotaurocyamine, Dimerictauro cyamine kilase 등을 함유하고 있다. 이 밖에 또 지방산, 스테롤, 콜레스테롤, lysozyme 등도 함유되어 있다.

9. 사장자(沙腸子)

【소 속】 Sipunculus nudus Linnaeus 의 소속　　【한국명】 별벌레
【중문명】 沙腸子 sha chang zi
【영문명】 Phengodid beetle starworm
【이 명】 광라성충(光裸星蟲); 해장자(海腸子); 사충(沙蟲)

사장자(沙腸子)는 자보강장(滋補强壯)하는 약의 하나로 중국의 민간에서는 이를 이용하여 음허발열(陰虛發熱) 치료에 효과가 있다.

【원동물】 성충과동물 방격성충(星蟲科動物 方格星蟲; Sipunculus nudus Linnaeus). 몸체는 거의 지렁이와 비슷하고 체벽(體壁)의 종주근(縱走筋)은 다발을 이루어 환상근(環狀筋)과 교착하여 배열함으로써 격자 모양의 무늬를 이루었다. 체벽의 종주근은 30~31 갈래이다.

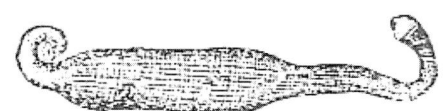

그림 1—14 방격성충(方格星蟲)

입의 기부에는 고리 갈구리가 하나 있고 입의 앞 끝 주변에는 촉수들이 나 있어 촉수를 뻗으면 별 모양으로 되고 수축하면 주름 모양이다. 몸의 뒤끝은 뭉툭하고 항문은 가로로 균열되여 있다. 항문의 복면(腹面) 앞 양옆에는 각각 하나의 신공(腎孔)이 있고 소화관은 몸길이의 약 2배로 꼬여져 나선형을 이루어져 있다. 몸은 붉은 색에 약간의 유 백색을 띤다(그림 1—14).

조간(潮間) 지역 바닷가의 개펄에서 서식하며 저조선(低潮線)에 가장 많으며 펄 속에 구멍을 뚫고 혈거(穴居)한다. 밀물 때는 펄을 뚫고 나오고 썰물 때는 다시 펄 속에 들어간다. 물 속에서 뱀 모양으로 유영할 수 있다. 유기질을 먹이로 한다.

중국에는 발해(渤海), 황해(黃海), 동해(東海), 남해(南海) 등에 분포되어 있다.

【성 분】 근육 속에는 Arginine phosphoric acid, Phosphoric acid, Lactic acid, Cytochromes, Larginine kinase, Octopine dehydrogenese 등 성분이 함유되

어 있다. 신선한 근육 중에는 또 근육 글로불린이 함유되어 있다. 가죽에는 Cholineesters가 함유되어 있다. Cuticular eollagen은 다모강(多毛剛)의 환형동물 Cuticular eollagen의 아미노산 구성과 매우 유사하며 폴리펩티드 복합물 중에는 Glycine와 Tyrosine의 함량이 높다. 비단백 부분에는 중성mucopolysaccharide 카르복실산화 및 황산화 mucopolysaccharide가 함유되어 있다.

피하 결합조직에는 무정형 분말(無定形粉末)을 이루는 녹색소를 함유한 Bilatrienes의 성질을 갖고 있으며 bilirubin 류에 속한다.

체벽(體壁)과 내장에는 Bsito sterol과 콜레스테롤이 함유되어 있다. 체액 중에는 Na, K, Ca, Mg, P, S, Cu, I, 포도당, 요소, 요산, 헤모글로빈, 산성 및 알칼리성의 인산효소와 산화효소 등이 함유되어 있다. 체강액(體腔液)에는 alantoic acid, oxyhemerythrin, hemerythrin 등이 함유되어 있다.

【약 재】 건조한 사장자(沙腸子) 전체를 약으로 사용한다. 사계절 언제나 채취할 수 있으며 3~5월과 9~11월에 가장 많다. 썰물 때 개펄에 작은 구멍을 찾아 특별히 만든 사충(沙蟲) 호미로 지면을 파고 구멍에서 작은 물거품이 솟아 나오도록 진행하면서 채취한다. 채취한 것은 대나무 꼬챙이로 반전(反轉)시켜 흙과 모래를 깨끗이 씻은 후 물을 넣고 충체(蟲體)가 붉은 색이 흰색으로 변할 때까지 찐 후에 건져내어 말린다. 일반적으로 마른 모래를 덮어 보존하면 일년 내에 맛과 색이 변하지 않는다.

건조한 약재는 길고 납작한 형태로 길이는 약 7~8cm이고 황백색이며 전체는 수십 갈래의 세로의 홈이 있으며 체벽(體壁)은 얇고 속은 비어 있으며 인성(靭性)이 강하고 비린내가 난다. 튀긴 후의 질은 바삭바삭하여 쉽게 끊어지며 냄새가 향기롭다.

【성미 및 귀경】 辛, 甘, 溫. 肺, 脾經에 들어간다.

【응 용】 자음강화(滋陰降火), 청폐거담(淸肺祛痰), 건비리습(健脾利濕) 효능이 있다. 골증조열(骨蒸潮熱), 음허도한(陰虛盜汗), 흉민불서(胸悶不舒), 폐로해수(肺癆咳嗽), 담다(痰多), 치은종통(齒齦腫痛) 등을 치료한다. 양은 3~9g으로 한다.

1. 골증조열(骨蒸潮熱), 도한(盜汗)에 대한 치료: 사장자(沙腸子) 5g, 청호(菁蒿) 5g, 지골피(地骨皮) 3g을 물에 달여 하루에 2회 복용한다.

2. 담천해담흉민(痰喘咳痰胸悶)에 대한 치료: 사장자(沙腸子) 5g, 귤경(橘梗) 5g, 선복화(旋覆花) 3g을 물에 달여 먹는다.

10. 해 분(海粉)

【학 명】 Ovum Notarchi　　　【한국명】 군노의 알
【중문명】 海粉 hai fen
【영문명】 Egg sac of sea hare
【이 명】 해토난군(海兎卵群); 홍해분(紅海粉)

해분(海粉)은 《의학입문(醫學入門)》에서 "폐조울창해수(肺燥鬱脹咳嗽)를 치료하고 열담(熱痰)을 내리게 하며 습담(濕痰)을 건조하게 하며 괴담(塊痰)을 연하게 하며 완담(頑痰)을 소거한다."라고 기술하였다. 《본경봉원(本經逢原)》에서는 "영류(瘿瘤)를 없애고 열독(熱毒)을 풀어준다."라고 하였다. 《본초강목습유(本草綱目拾遺)》에서는 "적리(赤痢)와 풍담(風痰)을 치료한다."라고 하였다. 현재 국내외에서 이 품종에 대한 연구가 이미 깊이 있게 진행되고 있어 의약계에서는 매우 중요시하고 있다.

【원동물】 군노라 털군노(海兎科動物 藍斑背肛海兎; *Notarchus leachii freeri* Griffin). 몸길이는 100mm 가량으로 몸통은 몹시 팽대되어 앞뒤 양끝을 향해 점차 뽀족하게 되어 있어 대개 방추 모양으로 되어 있다. 두경부는 선명하고 꼬리 부분은 선명하지 않으며 배렬공(背裂孔)은 체장(體長)의 중부에 위치하여 있다. 머리의 촉각은 굵고 크며 외측에는 깊은 홈이 하나 있어 귀 모양을 이루며 표면에는 나무 가지 모양으로 분기(分岐)된 융모 돌기가 나 있다. 몸은 크기가 다른 돌기가 많이 덮여 있다. 전체는 황갈색 내지 청록색을 띠고 있으며 등에는 흑색의 세점(細點)이 많이 있다(그림 1—15).

조간대(潮間帶)와 조하대 얕은 곳의 암반지대나 해조군락(海藻體)에서 서식하며 봄철에 알집을 낳는다.

우리나라의 남해안에 서식하며 군노, 말군소등 4종이 있다. 중국에는 동해(東海)와 남해(南海)에 분포되어 있다.

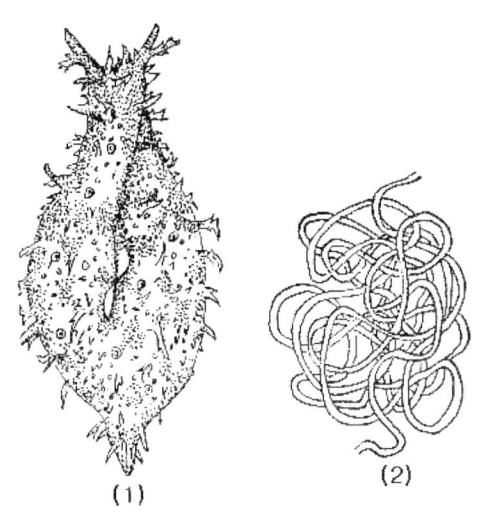

그림 1—15 털군노(藍斑背肛海兎)
(1) 동물(動物)　　(2) 난군(卵群)

【약　재】 해토(海兎)의 알집덩어리(卵群)를 해분(海粉)이라고 하며 약으로 사용한다. 2~3월 혹은 9~10월에 바다에 돌덩이를 던져 넣거나 대나무 대를 꽂아 넣어 알집덩어리(卵群)를 수집한다. 채집한 것은 깨끗이 씻어 햇볕에 말린다.

【성분 및 약리】 신선한 해토(海兎)는 100g당 수분이 95.17%, 단백질 2.4%, 지방 0.96%, 비타민 A_{3456}국제 단위, 비타민 D_{346}국제 단위를 함유하고 있다. 건해분(乾海粉)은 단백질 31.67%, 지방 9.27%, 회분 33.71%, 염분 11.56%를 함유하고 있다. 이 밖에 소량의 비타민도 함유하고 있다.

해토(海兎)의 피부가 함유하고 있는 휘발유는 신경계통을 마비시키는 작용을 하며 또 해토를 대량으로 식용하면 두통(頭痛)을 일으킬 수 있다.

해토소(海兎素; Aplysin)는 개에게는 강압(降壓) 작용이 있으며 개구리는 근육을 수축하고 심장 박동을 정지시키는 역할을 한다. 서류(鼠類)가 구복(口服)하면 급속하게 타액분비과다(唾液分泌過多), 경련, 운동실조, 호흡마비를 일으켜 죽기까지 한다.

【성미 및 귀경】 甘, 鹹, 寒. 肝, 肺經에 들어간다.

【응　용】 자음(滋陰), 청열(淸熱), 연견(軟堅), 지해(止咳) 효능이 있다. 폐조해수(肺燥咳嗽), 영류라력(癭瘤瘰癧), 비뉵(鼻衄) 등을 치료한다. 양은 50~100g로 한다.

1. 음허발열(陰虛發熱), 해수(咳嗽)에 대한 치료: 적당한 양의 해분(海粉)을 침담(浸淡)한 후 얼음 사탕을 넣고 삶아 복용한다.

2. 비뉵(鼻衄)에 대한 치료: 적당한 양의 해분(海粉)을 물에 달여 매일 2회 복용한다.

11. 활 유(蛞蝓)

【학　명】 *Limax, Agriolimax*　【한국명】 뾰족민달팽이, 알달팽이, 괄태충(括胎蟲)
【중문명】 蛞蝓 kuo yu
【영문명】 Slug
【이　명】 비체충(鼻涕蟲)

활유(蛞蝓)는 《신농본초경(神農本草經)》에서 처음으로 "주로 적풍괘벽(賊風喎

僻), 질근(軼筋) 및 탈항(脫肛), 경간련축(驚癎攣縮) 등을 치료한다."라고 기술하였다. 《본초강목(本草綱目)》에서는 비체충(鼻涕蟲)이라고 하여 "종독혼열(腫毒焮熱), 열창종통(熱瘡腫痛)을 치료한다."라고 하였다. 《득배본초(得配本草)》에서는 "담핵(痰核)을 제거한다."라고 하였다. 이 종류의 동물은 비교적 종류가 많으며 중국 각 지방에서는 그 지방에서 나는 것을 약으로 사용하며 분포가 넓고 수량이 많은 종류를 다음에 소개한다.

【원동물】 1. 뾰족민달팽이과 노랑뾰족민달팽이(蛞蝓科動物 黃蛞蝓; *Limax fravus* Linnaeus). 몸은 유연하고 불규칙적인 원주형으로 몸의 앞부분은 넓고 뒷부분은 협소(狹小)하며 꼬리 부분에는 짧은 미척(尾脊)이 있다. 머리 부분에는 엷은 남색의 촉각(觸角)이 2쌍 있으며 큰 촉각의 정단(頂端)에는 안점(眼點)이 있다. 몸의 등 앞 끝의 1/3되는 곳에는 타원형의 외투막(外套膜)이 하나 있으며 그 전반부는 유리상태로 등에는 동심원의 주름이 있다. 몸은 황갈색이거나 짙은 오렌지색으로 엷은 황색 반점(斑點)이 산재한다. 패각은 퇴화되어 얇고 투명한 타원형의 석회질판의 내각(內殼)으로 되어 외투막(外套膜) 내에 싸여 있다. 등에는 선명한 생장문이 있다. 각의 정수리는 뒤쪽 우측(右側)에 있으며 약간 돌출하였다(그림 1—16).

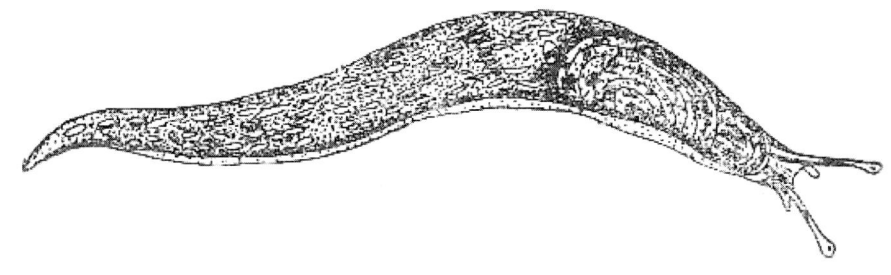

그림 1—16 노랑뾰족민달팽이(가칭)(黃蛞蝓)

어둡고 축축하며 유기질이 많은 곳에서 서식하며 빛과 열을 두려워하며 낮에는 숨어 있고 밤이나 흐리고 비 오는 날에 나와 활동한다. 잡식성으로 야채, 과일, 식물의 잎과 어린 싹을 즐겨 먹으며 사람들의 음식물 찌꺼기도 먹는다. 농업에 해를 끼친다.

현재 중국에는 길림(吉林), 북경(北京), 강소(江蘇) 및 절강(浙江) 등에 분포되어 있다. 외래종으로 유럽이 원산지이며 제주도 등지에 산다.

2. 뾰족민달팽이과 들민달팽이(가칭)(蛞蝓科動物 野蛞蝓; *Agriolimax agrestis* Linnaeus). 몸은 유연하고 매끄러우며 불규칙적인 원주형을 이루며 꼬리 부분은 가늘고 길며 둔한 미척(尾脊)을 갖고 있다. 이 동물은 활동 시에는 몸의 길이는

30~60mm, 내각(內殼)의 각장(殼長)은 4mm, 너비는 2mm 이다. 몸은 회색이나 황갈색 혹은 암갈색으로 어떤 것은 연하거나 선명하지 않은 어두운 띠무늬(帶紋)나 혹은 반점(斑點)이 있다(그림 1—17).

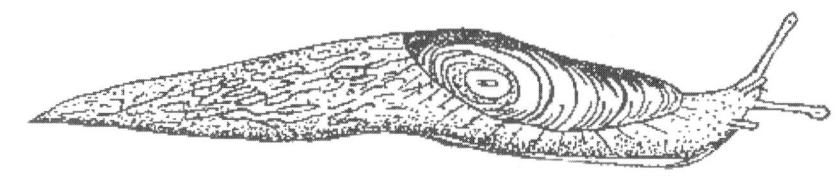

그림 1—17 야활유(野蛞蝓)

습하고 어두운 농전(農田), 야지(野地)에서 서식하며 즙(汁)이 많은 어린 식물을 즐겨 먹는다. 농업의 해충(害蟲)이다.

중국에는 하북(河北), 섬서(陝西), 산서(山西), 신강(新疆), 산동(山東), 강소(江蘇), 절강(浙江), 호북(湖北), 호남(湖南) 및 사천(四川) 등에 분포되어 있다.

【약 재】 활유(蛞蝓) 전체를 약으로 사용한다. 수시로 채취할 수 있으며 특히 겨울철에는 실내의 마루 밑 혹은 온실의 목제나 화분 밑에서 채취할 수 있다. 신선한 것을 사용한다.

【성미 및 귀경】 鹹, 寒, 無毒. 肝, 肺, 脾經에 들어간다.

【응 용】 소풍(疏風), 진정(鎭靜), 평천(平喘), 고탈(固脫), 해독(解毒) 효능이 있다. 열창종독(熱瘡腫毒), 기관지천식(氣管支喘息), 치질종통(痔疾腫痛), 탈항(脫肛) 등을 치료한다. 양은 5~10 마리로 한다.

1. 기관지천식(氣管支喘息)에 대한 치료: 활유(蛞蝓) 10 마리를 맑은 물에 깨끗이 씻은 후 적당한 양의 설탕을 넣고 찧어 계란 흰자위 모양과 같이 되면 단번에 복용하며 매일 2회 복용한다.

2. 염창(臁瘡)에 대한 치료: 활유(蛞蝓)를 약한 불에 말리어 가루로 만들어 참기름으로 반죽하여 바른다.

12. 와 우(蝸牛)

【학　명】 *Brabybaena, Cathaica*　　　　【한국명】 달팽이, 배꼽달팽이
【중문명】 蝸牛 wo niu
【영문명】 Snail
【이　명】 연유영(蜒蚰蠃); 토우아(土牛兒); 해양(海羊)

　와우(蝸牛)는 《명의별록(名醫別彔)》에서 처음으로 "적풍괘벽원질(賊風喎僻踠跌), 대장탈항(大腸脫肛), 근급(筋急)과 경련(痙攣) 등을 치료한다."라고 기술하였다. 《본초강목(本草綱目)》에서는 연유영(蜒蚰蠃), 토우아(土牛兒)라고 하여 "소아의 제풍촬구(臍風撮口)를 치료하며 소변(小便)을 통하며 후비(喉痺)를 소거하며 비뉵(鼻衄)을 멈추며 이롱(耳聾)을 통하며 여러 가지 종독치루(腫毒痔漏)를 치료하며 오공독(蜈蚣毒), 갈독(蝎毒), 채독(蠆毒)을 제어한다."라고 하였다. 현재 중국 시중에서 판매하는 종류는 다양하지만 모두 청열해독약(淸熱解毒藥)으로 사용한다.

　【원동물】 1. 달팽이과 둥근달팽이(蝸牛科 同型巴蝸牛; *Bradybaena similaris* Terussae). 패각은 중등 크기로 각질(殼質)은 비교적 두껍고 견고하며 전체는 편구형(扁口形)이다. 나층(螺層)은 5~6개로 체나층(體螺層)은 팽대되었으며 그 높이는 각(殼) 전체 높이의 약 3/4이다. 각면(殼面)은 매끄러우며 황갈색이나 적갈색 혹은 엷은 회색을 이룬다. 체나층(體螺層)의 가장자리와 봉합선(縫合線)에는 보통 2 줄기의 갈색 띠가 있다 (그림 1—18).

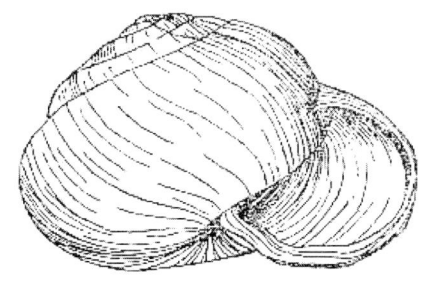

그림 1—18
둥근달팽이(가칭)(同型巴蝸牛)

　관목숲, 풀숲, 농경지와 주택 부근의 어둡고 축축한 곳에서 서식하며 주로 식물의 줄기, 잎, 열매, 뿌리를 먹이로 한다. 농업에는 해충(害蟲)의 하나이다. 또 가축, 가금에게 일부 기생충을 옮겨 주는 중간 숙주이다.

　우리나라에는 이와 유사종으로 달팽이와 큰삼방달팽이가 있다.

　중국에는 내몽고(內蒙古), 신강(新疆), 청해(靑海), 감숙(甘肅), 섬서(陝西), 산서(山西), 하북(河北), 하남(河南), 산동(山東), 절강(浙江), 호북(湖北), 호남(湖南), 광동(廣東), 광서(廣西) 및 사천(四川) 등에 분포되어 있다.

　2. 달팽이과 배꼽달팽이(蝸牛科動物 華蝸牛; *Cathaica fasciola*; Draparnaud). 패각은 중등 크기로서 각질(殼質)은 얇고 견실(堅實)하다. 몸 전체는 낮은 원추형이며 나층(螺層)이 5개 혹은 5개 반으로 나선부(螺旋部)는 낮아 거의 원반상을 이룬다. 나체층(螺體層)은 매우 팽대(膨大)되어 있으며 가장자리는 엷은 갈색의 색띠가 한

줄 있다. 이 밖에 각 나층(螺層)의 아래쪽 봉합선(縫合線)에 가까운 곳에도 연한 색 띠가 한 줄 있다(그림 1—19).

어둡고 축축한 공원과 옛 절간의 담벽, 풀숲, 축축한 작은 나무 줄기에 서식하며 때로는 산비탈 풀숲에서도 흔히 볼 수 있다. 주로 식물의 줄기, 잎 등을 먹는다. 농업에 해를 끼친다.

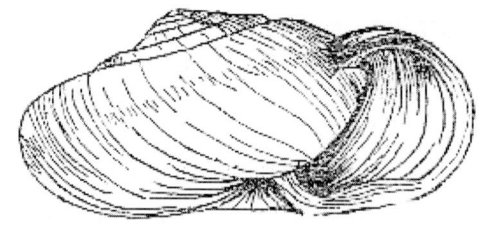

그림 1—19 배꼽달팽이(華蝸牛)

우리나라에는 명주배꼽달팽이등 10종 이상의 배꼽달팽이류가 있다.

중국에는 감숙(甘肅), 섬서(陝西), 하북(河北), 하남(河南), 산동(山東), 호남(湖南) 및 사천(四川) 등에 분포되어 있다.

【약 재】 와우(蝸牛)의 피각(皮殼)이나 혹은 전체를 약으로 사용한다. 여름, 가을철에 채취하며 채집한 것은 끓는 물에 데쳐 햇볕에 말리어 사용하거나 신선한 것을 사용한다. 피각(皮殼)을 주워서 깨끗이 씻어 두었다가 사용할 수도 있다.

【성미 및 귀경】 鹹, 寒, 小毒. 肝, 膀胱, 大腸, 胃經에 들어간다.

【응 용】 이수소종(利水消腫), 청열해독(淸熱解毒) 효능이 있다. 소변불리(小便不利), 치루(痔漏), 탈항(脫肛) 등을 치료한다. 양은 5~15g으로 한다.

1. 소변불리(小便不利)에 대한 치료: 와우(蝸牛) 25g, 활석(滑石) 15g, 해금사(海金砂) 5g을 물에 달여 매일 2회 복용한다.

2. 옹(癰)에 대한 치료: 신선한 와우(蝸牛) 50g, 마치현(馬齒莧) 50g, 진석회(陳石灰) 50g을 함께 찧어 부수어 환부에 바른다.

주: 《중화의학잡지(中華醫學雜誌)》에 보고된 자료에 의하면 와우(蝸牛)의 침출액(浸出液)을 이용하여 탈항증(脫肛症)을 치료하면 비교적 좋은 효과가 있다고 한다. 임상에서 6 예(例)에 대한 초보적 관찰에 의하면 항문 괄약근 심부(深部)에 새로 조제한 와우 침출액으로 침윤성(浸潤性) 주사한 경우 탈항증(脫肛症)에 대하여는 양호한 효과가 있는 것이 확실하게 입증되었다. 치료 기간에 환자는 정상적인 생활이 가능하였으며 아무런 불편함도 느끼지 않았다.

13. 해석별(海石鱉)

【학 명】 *Acanthochitona rubrolineata* 　　　　　【한국명】 애기털군부
【소 속】 Acanthochiton(가시군부류), Ischnochiton(연두군부류) 속의 군부류
【중문명】 海石鱉 hai shi bie
【영문명】 Bristly Chiton
【이 명】 해팔절모(海八節毛)

해석별(海石鱉)은 우리나라 연안 조간대 바위해안에 서식하며 비교적 자원이 풍부하다. "본초(本草)"에는 없으나 중국 청도시(靑島市) 태동구(台東區) 결핵병방치소(結核病防治所)에서는 임파선결핵(淋巴腺結核) 치료에 사용하고 있으며 효과도 매우 좋다. 중국에는 연해 각 지역에서 모두 해석별(海石鱉)이 산출되고 있어 자원도 풍부하다.

【원동물】 가시군부과동물 애기털군부(隱板石鱉科動物 紅條毛膚石鱉; *Acanthochiton rubrrolineatus* Lischke). 몸 전체는 난원형으로 등에는 기와를 덮은 모양으로 배열된 8 조각의 석회질 각판(殼板)이 있다. 각판은 어두운 녹색으로 중부(中部)를 따라 3 줄기의 빨간 색의 띠가 있다. 육대(肉帶)는 짙은 녹색으로 위에는 극속(棘束) 18개가 가로로 있다. 두판(頭板)은 반원형으로 표면에는 입상(粒狀)의 돌기가 분포되어 있다. 중간판(中間板)의 너비는 길이와 비슷하며 봉부(峰部)는 종륵(縱肋)이 있고 익부(翼部)에는 비교적 큰 입상(粒狀)의 돌기가 있다. 미판(尾板)은 작으며 전연(前緣) 중앙은 약간 오목하며 뒷가장자리 중앙은 호형(弧形)이다(그림 1—20).

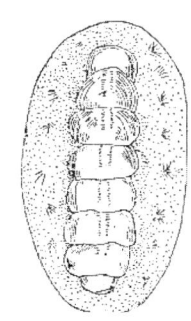

그림 1—20
애기털군부
(紅條毛膚石鱉)

조간대(潮間帶)의 암석에서 서식한다.

한국, 중국, 일본에는 해안 각 지역에 분포되어 있다.

【약 재】 해석별(海石鱉) 전체를 약으로 사용한다. 조수가 빠져나간 해변 사장이나 돌 틈에서 채취하여 깨끗이 씻어 어둡고 통풍이 잘 되는 곳에 놓아 말린다. 사용할 때는 약한 불에 말려 가루로 만들어 사용한다.

【성 분】 해석별(海石鱉)에는 주로 아미노산, 단백질, 유지(油脂) 등을 함유하고 있다.

【성미 및 귀경】 甘, 凉, 無毒. 肝經에 들어간다.

【응 용】 연견산결(軟堅散結) 효능이 있다. 임파선결핵(淋巴腺結核)을 치료한다. 양은 3~5g으로 한다.

임파선결핵(淋巴腺結核)에 대한 치료: 해석별(海石鱉)을 약한 불에 노랗게 말려

곱게 갈아 하루에 한번 잠자기 전에 2~6g씩 복용한다. 처음에는 황주(黃酒)를 보조약(補助藥)으로 하고 후에는 끓여 식힌 물에 풀어 복용하여 땀을 낸다.

주1: 포제(炮製)할 때에는 약한 불에 누르스름하게 구워야 하며 그렇지 않으면 설사하기가 쉽다.

주2: 해석별(海石鱉)을 사용하여 임파선결핵(淋巴腺結核)을 치료할 경우 약의 용량을 적은 양에서부터 시작하여 점차적으로 증가하여야 한다.

14. 석결명(石決明)

【소 속】 Haliotidis(남반구 전복류, 북반구 전복류 : Nordotis)속의 전복류
【한국명】 둥근전복, 참전복 등 전복껍데기(조가비)
【중문명】 石決明 shi jue ming
【영문명】 ear shell
【이 명】 포(鮑)

석결명(石決明)은 《명의별록(名醫別錄)》에서 처음으로 "주로 목장예통(目障翳痛)과 녹색색맹(綠色色盲)을 치료한다."라고 기술하였다. 이시진(李時珍)은 《본초강목(本草綱目)》에서 "통오림(通五淋)한다."라고 기술하였다. 《본초구원(本草求原)》에서는 "연견(軟堅), 자신(滋腎)의 효능이 있고 치질(痔疾)을 치료한다."라고 하였다. 《의학충중삼서록(醫學衷中參西錄)》에서는 "석결명(石決明)은 맛이 조금 짜고 성질은 조금 차서 양간진간(凉肝鎭肝)의 중요한 약이다…"라고 하였다. 지금 중국에서는 평간잠양(平肝潛陽), 청열명목(淸熱明目), 통림(通淋)의 약으로 널리 사용하고 있다.

【원동물】 1. 전복과 전복(鮑科動物 盤大鮑; *Haliotis discus* Reeve). 패각(貝殼, 조가비 또는 껍데기)은 크고 귀 모양이다. 3개의 나층(螺層)이 있으며 나선부(螺旋部)는 작고 나체층(螺體層)은 매우 넓어 패각(貝殼)의 전부를 점한다. 각의 정수리는 무디며 나체층의 각면(殼面)보다 약간 높다. 각면은 짙은 녹 갈색으로 표면은 거칠고 불규칙적인 돌기가 많이 나 있으며 특히 가장자리 한 줄은 돌기가 선명하고 높으며 끝에는 4~5개의 개구(開口)가 있어 관(管) 모양을 이룬다. 패각(貝殼)의 내면(內面)은 은백색으로 녹색, 자색 및 진주(珍珠) 모양의 채색 광택이

있으며 가장자리는 얇고 칼날 모양을 이루었으며 재질은 견고하다(그림 1—21).

해조(海藻)가 무성하고 수심 3~20m 내외의 비교적 깊은 바다의 암석에서 서식한다. 주로 갈조(褐藻), 홍조(紅藻) 등을 먹이로 한다.

한국의 전 연안, 중국의 황해(黃海), 발해(渤海), 일본 등지에 분포되어 있다.

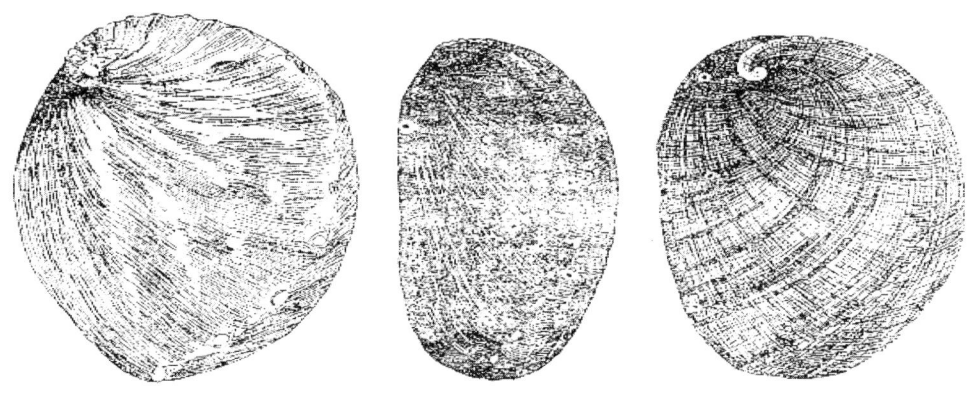

그림 1—21 전복(盤大鮑)   그림 1—22 귀전복(耳鮑)   그림 1—23 오분자기(雜色鮑)

2. 전복과동물 귀전복(鮑科動物 耳鮑; *Haliotis asinina* Linné). 패각(貝殼)은 비교적 작으며 좁고 길어 귀 모양을 이루었다. 나층(螺層)은 대개 3층으로 나선부(螺旋部)는 작고 체나층(體螺層)은 매우 넓다. 각의 정수리는 무디고 각의 정수리에서 아래로 제2 나층(螺層)의 중부로부터 시작하여 체나층의 변두리까지 한 줄의 돌기와 소공(小孔)이 작은 것부터 점차 커지면서 정연하게 배열되어 있다. 그 중 셀 수 있는 것은 30개 정도로 끝에는 가장 큰 5~7개의 개구(開口)가 있다. 패각의 표면은 초록색, 회녹색 혹은 황갈색으로 위에는 녹 갈색의 삼각형 반점(斑點)과 엷은 황색의 구름무늬가 있다. 각의 정수리는 언제나 아름다운 무늬를 나타낸다. 각 내면(殼內面)은 은백색으로 녹색섬광(綠色閃光)과 진주광택(珍珠光澤)이 있다(그림 1—22).

저조선(低潮線) 이하의 암석이나 산호초 및 조류(藻類)가 무성한 해저에서 서식한다.

중국과 일본의 남쪽 바다에 나며, 한국에는 분포하지 않는다.

3. 전복과동물 오분자기(鮑科動物 雜色鮑; *Haliotis diversicolor* Reeve). 패각은 난원형으로 재질은 견고하고 두텁다. 가장자리에는 점차 증대되는 돌기와 소공(小孔)이 한 줄 정연하게 배열되어 있다. 그 중에서 가장자리에 접근한 부분에 7~9개의 개공(開孔)이 있다. 패각 표면(貝殼表面)은 그다지 규칙적이 못되는 나선륵

(螺旋肋)과 세밀(細密)한 생장선(生長線)이 있고 때로는 태선충(苔蘚蟲), 용개(龍介) 등이 붙어 있다(그림 1—23).

흔히 염도(鹽度)가 높고 수질(水質)이 맑으며 해조(海藻)가 무성하고 깊이가 10m 전후되는 해저의 암초에서 서식한다.

한국의 제주도 주변해역, 일본의 남쪽바다, 중국에는 동해(東海)와 남해(南海)에 분포되어 있다.

【약 재】 전복(鮑 또는 鰒)의 패각을 석결명(石決明)이라고 하여 약으로 사용한다. 4계절 언제나 채취할 수 있으며 육(肉)은 식용(食用)하고 패각을 깨끗이 씻어 햇볕에 말린 후 생용(生用)하거나 하용(煆用)한다.

하석결명(煆石決明)은 화로(火爐) 위에 받침쇠를 놓고 석결명(石決明)을 그 위에 빽빽하게 배열하여 놓고 그 위를 쇠솥으로 덮고 틈을 조금 남기고 약 2 시간 구워 회백색으로 되면 꺼내어 식힌 후 가루로 만든다.

【성 분】 탄산칼슘, 각각질(殼角質; Concholin, $C_{30}H_{45}O_{11}N_8$)과 담즙산(膽汁酸)을 함유하고 있다.

【성미 및 귀경】 鹹, 平. 肝, 腎經에 들어간다.

【응 용】 평간잠양(平肝潛陽), 식풍진정(熄風鎭靜), 명목(明目), 통림(通淋), 지혈(止血) 등 효능이 있다. 두목현훈(頭目眩暈), 골증노열(骨蒸癆熱), 녹색색맹(綠色色盲), 내장안(內障眼), 위산과다(胃酸過多), 임질(淋疾), 토혈(吐血), 불면(不眠) 등을 치료한다. 용량은 15~50g으로 한다.

1. 두목현운(頭目眩暈)에 대한 치료: 석결명(石決明) 45g, 국화(菊花) 10g, 구기자(枸杞子) 20g, 당귀(當歸) 15g, 백작(白芍) 15g을 물에 달여 매일 2회 복용한다.

2. 급성결막염(急性結膜炎)에 대한 치료: 하석결명(煆石決明) 50g, 대황(大黃) 25g, 몰약(沒藥) 15g을 함께 곱게 가루로 만들어 매일 2회 5g씩을 복용한다.

3. 소아감적(小兒疳積), 소화불량(消化不良)에 대한 치료: 석결명(石決明) 25g, 갑오징어뼈(烏賊骨) 40g, 창출(蒼朮) 10g, 주사(朱砂) 5g을 가루 내어 매일 2회 2~5g씩을 복용한다.

주1: 전복의 살(鮑肉)에는 단백질 24%, 지방 0.44%, 회분 0.98%, 수분 73%를 함유하고 있다. 포(鮑)에는 또 일종의 엽록소(葉綠素)와 관련되는 감광력(感光力)이 있는 색소와 독소를 함유하고 있다.

주2: 전복(鮑漁)의 간(肝)과 기타 내장 중에는 감광력(感光力)이 있는 색소가 있어 사람이 이를 복용한 후에 햇빛을 쪼이면 피부에 발열(發熱), 침자(針刺), 발양(發痒), 수종(水腫) 및 피부궤양(皮膚潰瘍) 등의 증세가 흔히 나타난다. 고양이나

16. 갑 향(甲香)

【소 속】 Batilus(소라류)의 뚜껑(operculum)　　【한국명】 뿔소라 뚜껑
【중문명】 甲香 jia xiang
【영문명】 morned turban's operculum
【이 명】 영라염(蠑螺魘); 해려피(海蠡皮)

갑향(甲香)은 《당본초(唐本草)》에서 처음으로 "주로 심복만통(心腹滿痛)과 기급(氣急)을 치료하며 지리(止痢)와 하림(下淋)의 효능이 있다."라고 기술하였다. 《본초도경(本草圖經)》에서는 "갑향(甲香)은 제주도와 중국의 남해(南海)에서 산출되고 지금은 영외(嶺外), 민중(閩中, 중국 福建省 중부)의 근해 주군(近海州群)과 명주(明州)에 모두 있으며 해려(海蠡)의 껍질이다."라고 하였다. 중국에서는 대부분의 지역에서는 갑향(甲香)으로 운모석(雲母石)을 대체하여 약으로 사용하지만 사실은 양자의 내원(來源)과 효능이 다르므로 구별하여 사용하여야 한다.

【원동물】 1. 소라(蠑螺科動物 蠑螺; *Batilus cornutus* Lightfoot). 패각(貝殼)은 커서 패각(貝殼) 높이가 90mm이고 너비는 80mm이다. 나층(螺層)은 5~6층으로 봉합선(縫合線)이 선명하다. 각면(殼面)에는 발달한 나륵(螺肋)이 있으며 생장무늬는 인편상(鱗片狀)을 이룬다. 체나층(體螺層) 위에는 보통 2 줄의 강대(強大)한 반관 모양의 가시가 있다. 각면(殼面)은 쥐색이다. 각구(殼口)는 크고 원형으로 내면은 진주 같은 광택을 지니고 배딱지가 없다. 염(魘; 殼口의 뚜껑)은 견고하고 두껍다(그림 1—26).

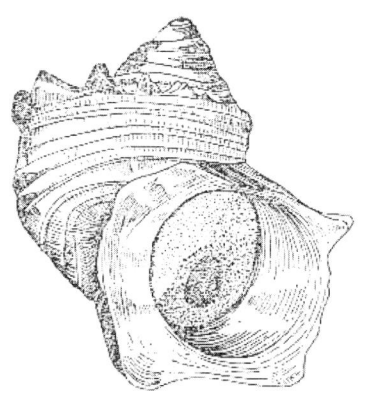　　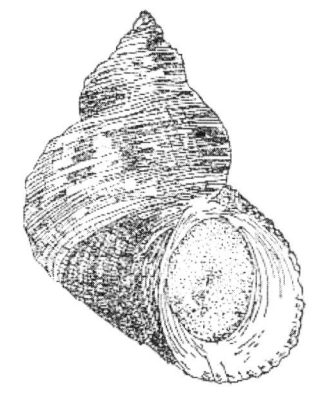

그림 1—26 소라(蠑螺)　　그림 1—27 민뿔소라(가칭)(節蠑螺)

저조선(低潮線)부근의 수심(水深)이 10m 전후 암석질(岩石質) 해저(海底)에서 서식한다. 한국 남해안에 분포하지만 제주도에 많이 난다.

2. 소라과 민뿔소라(가칭)(蠑螺科動物 節蠑螺; Turbo articulatus Reeve). 패각은 견고하고 두꺼우며 각정은 뽀족하고 각고와 각폭은 큰 차이가 없다. 각피(殼皮)는 회 황색에 녹색이 섞여 있으며 자 갈색의 선명한 방사상의 색띠가 있다. 각구(殼口)는 둥글고 내면은 회백색으로 진주광택이 있다. 석회질의 염(厴)이 매우 발달되어 있다(그림 1—27).

조간대(潮間帶)의 중, 저조구(中, 低潮區) 암초에서 서식한다.

한국에는 서식하지 않고, 중국에는 동해(東海)와 남해(南海)에 분포되어 있다.

【약 재】 소라(영라, 蠑螺)의 석회질 염(厴)을 갑향(甲香)이라 하며 약으로 사용한다. 일년 사계절 어느 때나 채취할 수 있다. 채집한 소라(蠑螺)는 나구(螺口)의 염(厴)을 취하여 깨끗이 씻은 후 햇볕에 말린다. 생용(生用) 혹은 하용(煆用)한다.

약재는 납작한 원형으로 직경이 1~4cm로 한쪽은 보다 두껍고 다른 한쪽은 얇다. 한 쪽 면은 두드러져 있고 표면에는 엷은 백색과 연한 갈색이나 연한 녹색으로 과립상 돌기가 있으며 또 나선상(螺旋狀)의 융척(隆脊)도 있다. 다른 한쪽 면은 평평하며 나선(螺旋) 무늬에 갈색 박막상물(薄膜狀物)이 붙어 있다. 재질은 석회질로 견고하며 부서진 후의 단면은 백색에 비슷하며 평평하지 않다. 약간 비린내가 나며 맛은 조금 짜다(그림 1—28).

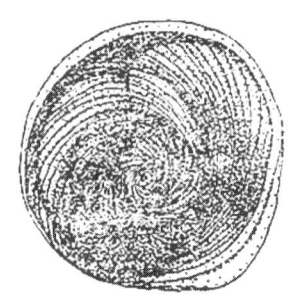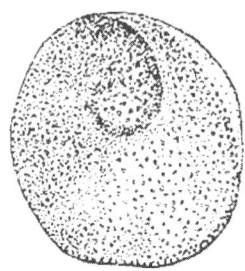

그림 1—28 갑향(甲香)

【성 분】 여러 가지 아미노산으로 구성된 교단백(膠蛋白) 물질을 함유하고 있으며 소량의 칼륨과 알루미늄규산염(珪酸鹽)도 함유하고 있다.

【성미 및 귀경】 甘, 鹹, 平, 無毒. 肝, 腎, 大腸經에 들어간다.

【응 용】 청습열(淸濕熱), 거담화(去痰火), 지하리(止下痢) 효능이 있다. 고혈압, 두통(頭痛), 심복만통(心腹滿痛), 이질(痢疾), 임질(淋疾), 치질(痔疾) 및 개선(疥癬; 옴) 등을 치료한다. 양은 5~15g으로 한다.

1. 고혈압과 두통(頭痛)에 대한 치료: 갑향(甲香) 15g, 석결명(石決明) 15g, 하고초(夏枯草) 10g 국화(菊花) 10g을 물에 달여 매일 2회 복용한다.

2. 치질(痔疾)과 개선(疥癬; 옴)에 대한 치료: 적당한 양의 하갑향(煆甲香)을 곱

게 가루로 만들어 창면(瘡面)에 뿌린다.

17. 백라사각(白螺螄殼)

【소 속】 Bellamya(우렁이)속의 껍데기　　【한국명】 흰우렁이 껍데기
【중문명】 白螺螄殼 bai luo si ke
【영문명】 Snail shell
【이 명】

　백라사각(白螺螄殼)은 《본초강목(本草綱目)》에서 "번위격기(翻胃隔氣), 담수(痰嗽), 비연(鼻淵), 탈항(脫肛), 치질(痔疾), 창절(瘡癤), 하감(下疳), 화상(火傷) 등을 치료한다."라고 되어 있다. 《음편신참(飮片新參)》에서는 "화열담(化熱痰), 격기동통(隔氣疼痛)을 치료하며 이수열(利水熱)에 효능이 있다."라고 하였다. 《현대실용중약(現代實用中藥)》과 《강소약재지(江蘇藥材誌)》에도 모두 수록되어 있다.

　【원동물】 논우렁이과동물의 일종(田螺科東物 方形環棱螺; *Bellamy quadrata* Benson). 나각(螺殼)은 원추형으로 견고하고 두껍다. 각(殼)의 높이는 약 3cm이며 나층(螺層)은 7층이다. 각(殼) 표면은 황갈색 혹은 짙은 갈색이며 선명한 생장 무늬와 비교적 굵은 나릉(螺棱)이 있다. 각구(殼口)는 난원형으로 가장자리가 정연하다. 염(厴; 殼口의 뚜껑 껍질)은 각질(角質)로 황갈색이며 난원형으로 그 위에는 동심환상의 생장 무늬가 있다(그림 1—29).

　강이나 호수 또는 논밭에서 서식한다.
　중국에는 모든 지역에 분포되어 있다.

　【약 재】 나사(螺螄)의 패각(貝殼)을 약으로 사용한다. 수역의 가장자리나 또는 퇴락한 토산에 나각(螺殼)이 퇴적한 곳에서 오래되어 흰색으로 된 것을 수집한 후 깨끗이 씻어 햇볕에 말린다.

　하나사각(煅螺螄殼)은 깨끗한 백나사각(白螺螄殼)을 취하여 도가니에 넣고 빨갛게 될 때까지 구워 내어 식힌 후 가루로 만들어 사용한다.

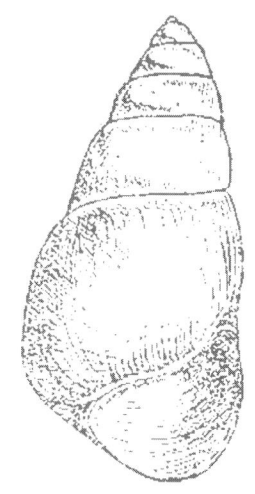

그림 1—29
방형환릉라
(方形環棱螺)

【성미 및 귀경】 甘淡, 平. 肺, 大腸經에 들어간다.

【응 용】 화담(化痰), 산결(散結), 지통(止痛), 염창(斂瘡) 등 효능이 있다. 화담해수(化痰咳嗽), 번위(翻胃), 위통(胃痛), 토산(吐酸), 임파선결핵(淋巴腺結核), 궤양(潰瘍), 화상(火傷) 등을 치료한다. 양은 15~25g으로 한다.

1. 임파선결핵(淋巴腺結核)에 대한 치료(이미 곪아터진 경우 더욱 좋다): 적당한 양의 백나사각(白螺螄殼)을 곱게 가루로 만들어 바른다.

2. 음창 장기불렴(陰瘡長期不斂)에 대한 치료: 백나사각(白螺螄殼)의 적당한 양을 소존성(燒存性)하여 곱게 가루로 만들어 상처에 뿌린다.

18. 전 라(田螺)

【학 명】 *Cipangopaludina chinensis* Gray 【한국명】 논우렁이
【중문명】 田螺 tian luo
【영문명】 River snail
【이 명】 대전라(大田螺); 전중라(田中螺)

전라(田螺)는 《명의별록(名醫別錄)》에서 "주로 목열적통(目熱赤痛)을 치료하고 지갈(止渴)의 효능이 있다."라고 기술하였다. 《본초습유(本草拾遺)》에서는 "삶아 먹으면 대소변이 잘 통하며 복중결열(腹中結熱)을 제거한다…"라고 하였으며 《본초강목(本草綱目)》에서는 "습열(濕熱)을 이롭게 하고 황달(黃疸)을 치료하며 찧어 부수어 배꼽에 붙이면 인열하행(引熱下行)한다…"라고 하였다. 현재 중국 민간에서는 청열이습약(淸熱利濕藥)으로 많이 사용한다.

【원동물】 1. 논우렁이과 논우렁이(田螺科動物 中國圓田螺; *Cipangopaludina chinensis* Gray). 패각은 크고 긴 원추형으로 각질은 얇고 견고하다. 나층(螺層)은 6~7층으로 각 층의 확장이 급속하며 나선부(螺旋部)는 발달하였다. 체나층(體螺層)은 팽대(膨大) 되었으며 봉합선(縫合線)은 깊다. 각면(殼面)은 황갈색 혹은 짙은 갈색으로 각구(殼口)는 난원형으로 가장자리에는 흑색의 테두리가 있다. 염(黶; 殼口의 뚜껑 껍질)은 각질(角質)로 하나의 황갈색의 난원형 박편으로서 환문(環紋)이 있다(그림 1—30).

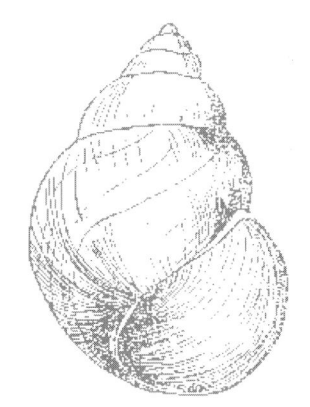 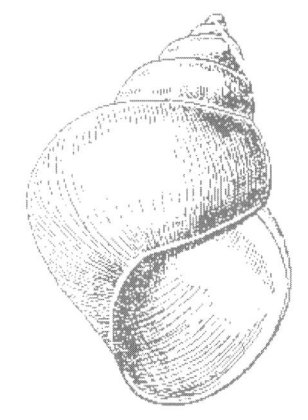

그림 1—30 논우렁이(中國圓田螺)   그림 1—31 중화논우렁이(中華圓田螺)

수초(水草)가 무성한 호수, 못, 논밭 그리고 천천히 흐르는 냇물이나 물 도랑에서 서식한다. 수생식물의 잎사귀나 하등조류(下等藻類)를 먹이로 한다.

한국과 중국의 전국 각지에 분포되어 있다.

2. 논우렁이과 중화논우렁이(가칭)(田螺科動物 中華圓田螺; *Cipangopaludina cathyensis* Heude). 패각은 크고 난원형으로 각질(殼質)은 얇고 견실(堅實)하다. 나층(螺層)은 6~7층으로 각층의 표면은 팽대(膨大)되어 있다. 나층(螺層)은 너비 확장이 급속하며 나선부(螺旋部)는 비교적 짧고 넓다. 체나층(體螺層)은 특별히 팽대(膨大)되어 있다. 각의 정수리는 첨예(尖銳)하며 봉합선(縫合線)은 깊다. 표면은 녹갈색 혹은 황갈색을 이룬다. 각구(殼口)는 난원형으로 가장자리에는 늘 흑색의 테두리가 있다. 외순(外脣)은 간단하며 내순(內脣)은 두터워 제공(臍孔)을 덮었고 제공(臍孔)은 봉상(縫狀)을 이룬다(그림 1—31).

못, 호수, 논밭과 천천히 흐르는 냇물에서 서식한다.

중국의 하북(河北), 산동(山東), 섬서(陝西), 강소(江蘇), 절강(浙江), 강서(江西), 호남(湖南) 등에 분포되어 있다.

【약   재】 전라(田螺) 전체를 약으로 사용한다. 봄부터 가을까지 채취하여 신선한 것을 사용한다.

【성   분】 전라(田螺)의 먹을 수 있는 살(肉) 100g에는 물 81g, 단백질 10.7g, 지방 1.2g, 탄수화물 4g, 회분 3.3g, Ca 1,357mg, P 191mg, Fe 19.8mg, 비타민 A, 비타민 B_1 0.05mg, 비타민 B_2 0.17mg, 니코틴산 2.2mg을 함유하고 있다.

【성미 및 귀경】 甘, 鹹, 寒, 無毒. 肝, 脾經에 들어간다.

【응   용】 청열(淸熱), 이수(利水), 지갈(止渴) 효능이 있다. 소변적삽(小便赤

澁), 치질(痔疾), 부종(浮腫) 등을 치료한다. 외용은 적당한 양을 사용한다.

  1. 융폐(癃閉)에 대한 치료: 전라(田螺) 5개, 총백(葱白) 100g, 식염(食鹽) 25g을 함께 찧어 부수어 솥에 넣고 볶아 뜨겁게 하여 포(布)에 싸서 배꼽을 문질러 준다.

  2. 치질(痔疾)에 대한 치료: 적당한 양의 전라(田螺)를 찧어 부수어 매일 수 차례씩 상처에 바른다.

  3. 모든 정종(疔腫)에 대한 치료: 전라(田螺) 1개에 빙편(氷片) 조금을 나내(螺內)에 넣어 즙(汁)을 취하여 창(瘡)에 떨구어 넣는다.

  주: 임상 보고에 의하면 전라(田螺)는 신성수종(腎性水腫) 치료에 효과가 매우 좋다고 한다.

19. 추자라(錐子螺)

【소　속】 Turritellidae(나사고둥과)의 패각과 뚜껑(operculum)
【한국명】 나사고둥
【중문명】 錐子螺 zhui zi luo
【영문명】 Turritella shell
【이　명】

  추자라(錐子螺)는 한국의 서해안과 중국 연안에서는 흔히 볼 수 있으며 민간에서 약으로 널리 사용하는 종류이다.

  【원동물】 1. 나사고둥과 봉나사고둥(錐螺科動物　棒錐螺; *Turritella bacillum* Kiener). 패각은 첨추상(尖錐狀)으로 각질(殼質)은 견고하고 두텁다. 층마다 높이와 너비의 확장이 고르며 봉합선(縫合線)은 깊고 홈 모양을 이룬다. 각의 정수리는 첨세(尖細)하며 나선부(螺旋部)는 높고 나체층(螺體層)은 매우 짧아 약 5:1의 비례이다. 나선부에는 한 나층(螺層) 마다 표면에 5~7층의 나륵(螺肋)이 있다. 패각의 표면은 황갈색 혹은 회자색(灰紫色)이다. 각구(殼口)는 원형에 가까우며 각구(殼口) 안에는 패각 표면의 나륵(螺肋)과 같은 홈 무늬가 있다. 외순(外脣)은 얇고 쉽게 부서지며 뚜껑(厴)은 각질(殼質)로 역시 쉽게 부서지며 원형이다(그림 1—32).

  조간대(潮間帶)의 저조선(低潮線)에서 40m가 되는 깊은 해저에서 서식한다.

  중국의 동지나해와 남지나해에 분포한다.

2. 나사고둥과 참나사고둥(錐螺科動物 笋錐螺; *Turritella terebra* Linné). 패각(貝殼)은 첨추상(尖錐狀)으로 각정(殼頂)은 첨세(尖細)하며 쉽게 파손된다. 패각(貝殼)의 높이는 패각 너비의 약 5배에 이른다. 각층(殼層)의 중부는 돌출(突出)되어 있다. 나선부(螺旋部)에는 층마다 표면에 5~6 줄기의 나륵(螺肋)이 선명하게 있으며 체나층(體螺層)에는 약 11 줄기가 있다. 패각의 표면은 황갈색 혹은 엷은 자 회색이다. 각구(殼口)는 원형에 가깝다. 뚜껑(厴)은 각질(殼質)로 밤색이며 원형이다(그림 1-33).

진흙과 모래로 된 비교적 깊은 곳에 서식하며 20~40m 깊이 해저에 많이 분포되어 있다.

중국의 동지나해와 남지나해에 분포한다.

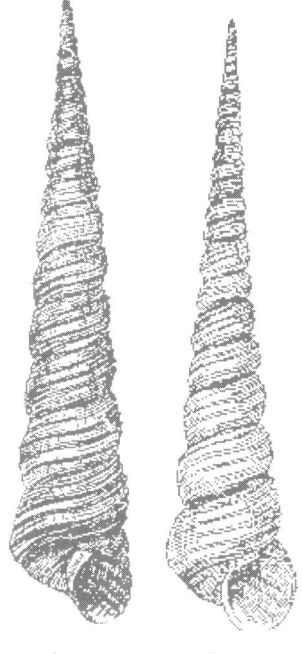

그림 1-32　　그림 1-33
나사고둥　　참나사고둥
(棒錐螺)　　(笋錐螺)

【약　재】 추라(錐螺)의 패각을 약으로 사용한다. 조수가 빠져 나간 모래톱에서 모래를 파고 채취하며 채집한 것은 끓는 물에 넣어 데운 다음 꺼내어 깨끗이 씻은 후 햇볕에 말린다.

【성　분】 추라(錐螺)의 패각에는 주로 탄산칼슘이 함유되어 있다.

【성미 및 귀경】 鹹, 平. 肝經에 들어간다.

【응　용】 청열해독(淸熱解毒), 평간(平肝) 효능이 있다. 치질(痔疾), 결막염(結膜炎)을 치료한다. 양은 15~25g으로 한다.

주: 나사고둥(錐螺)의 뚜껑(厴)도 약으로 사용한다. 주로 단백질을 함유하고 있다. 현재 10여 종의 아미노산을 함유하고 있는 것이 확인되었다. 불에 말린 후 가루로 만들어 물에 풀어 복용하면 결막염을 치료하는 효능이 있다.

20. 패 치(貝齒)

【학　명】 *Monetaria moneta* Linne　　【한국명】 테두리개오지
【중문명】 貝齒 bei chi, 貨貝

【영문명】 Money cowrie
【이 명】 패자(貝子); 화패(貨貝); 수패(綏貝)

패치(貝齒)는 보통 백패치(白貝齒)와 자패치(紫貝齒)로 구분한다. 백패치의 원명은 패자(貝子)로 《신농본초경(神農本草經)》에서 처음으로 기술하였으며 《뇌공포자론(雷公炮炙論)》에서는 패치(貝齒)라고 하였다. 《해약본초(海藥本草)》에서는 "주로 수기부종(水氣浮腫)과 소아감식토유(小兒疳蝕吐乳)를 치료한다."라고 하였으며 《본초강목(本草綱目)》에서는 "비연출농혈(鼻淵出膿血), 하리(下痢), 남성의 음창(陰瘡)을 치료한다."

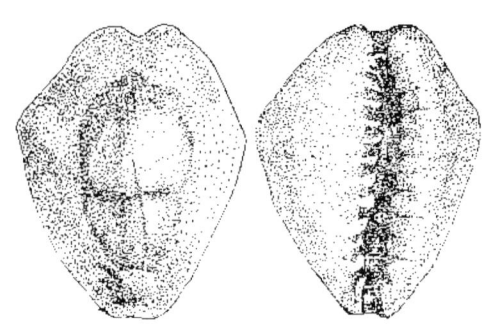

그림 1-34 테두리개오지(가칭)(貨貝)

라고 하였다. 자패치(紫貝齒)의 원명은 자패(紫貝)로 《당본초(唐本草)》에서 처음으로 기술하였고 《본초도경(本草圖經)》에서는 아라(砑螺)라고 하였으며 《본초강목(本草綱目)》에서는 "소아의 반진목예(斑疹目翳)를 치료한다."라고 하였다. 현재 중국에서는 자패치(紫貝齒)와 백패치(白貝齒)를 구분하지 않고 모두 청심안신(淸心安神), 평간명목(平肝明目)의 약으로 사용하고 있다.

【원동물】 1. 개오지과 테두리개오지(寶貝科動物 貨貝; *Monetaria moneta* L.). 패각(貝殼)은 비교적 작고 거의 거북 모양으로 앞은 넓고 뒤는 좁으며 양옆은 무딘 결절(結節)이 있다. 패각 표면의 광택은 아름다운 황색으로 어떤 패각은 오렌지색의 환륜(環輪)을 지니고 있으며 등에는 선명하지 않은 녹색 띠가 한 줄 있다. 각구(殼口)는 좁고 길다(그림 1-34).

조간대(潮間帶) 및 중조구(中潮區)의 암석 밑에서 서식한다. 열대성 종류이다.

중국에는 남해(南海)에 분포되어 있다.

2. 보패과동물 환문화패(寶貝科動物 環紋貨貝; *Monetaria annulus* L.). 패각은 소형으로 타원형이며 표면은 유백색(乳白色) 혹은 상아색(象牙色)이다. 등은 남 회색으로 금황색의 환륜(環輪)이 한 줄 있다. 각구(殼口)는 좁고 길다. 내, 외 양 순의 가장자리에는 각각 12~14개의 백색 이가 있다(그림 1-35).

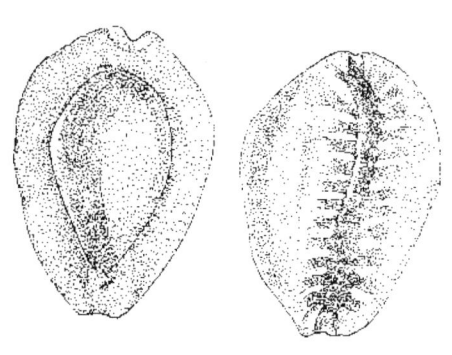

그림 1-35 노랑테두리개오지(環紋貨貝)

조간대(潮間帶)의 중부(中潮帶) 암석 밑에서 서식한다. 열대성 종류이다.
중국의 남지나해에 분포한다.

3. 개오지과동물 무늬테두리개오지(寶貝科動物 阿紋綬貝; *Monetaria arabica* Linne). 패각은 긴 난원형으로 재질은 견고하고 두껍다. 전부 법랑(琺瑯; 에나멜) 질로 덮어 씌워져 있으며 등은 둥글다. 패각의 표면은 갈색 또는 회갈색으로 위에는 갈색의 불규칙적인 단속적(斷續的) 줄무늬와 많은 별 모양의 둥근 점이 있다. 유패(幼貝)의 등에는 남 회색의 색 띠가 있으나 성체(成體)에는 대개 희미하여 분명하지 않다. 양옆은 녹 회갈색으로 자색 반점(斑點)이 있다. 각구(殼口)는 좁고 길며 내면은 엷은 자색이다(그림 1—36).

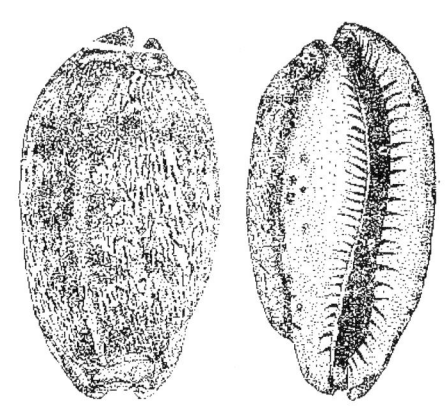

그림 1—36 무늬테두리개오지(阿紋綬貝)

조간대(潮間帶) 저조선(低潮線) 부근의 산호초(珊瑚礁)나 암석이 있는 해저(海底)에서 서식한다. 흔히 야행성(晝伏夜出)이다.
중국의 남지나해에 분포되어 있다.

4. 보패과동물 안구패(寶貝科動物 眼球貝; *Erosaria helvola* Linne). 패각은 소형으로 난원형이며, 각면(殼面)은 매끄럽다. 패각의 가장자리와 밑 부분은 적갈색으로 전, 후 양 끝은 엷은 자색이고 등은 남 회색이며 위에는 갈색 반점들이 불규칙적으로 흩어져 있다. 각구(殼口)는 좁고 길다. 내, 외순의 가장자리에는 각각 적갈색의 세치(細齒)가 16개 있다(그림 1—37).

저조선(低潮線) 부근의 암석 밑이나 산호초(珊瑚礁) 사이에서 서식한다.

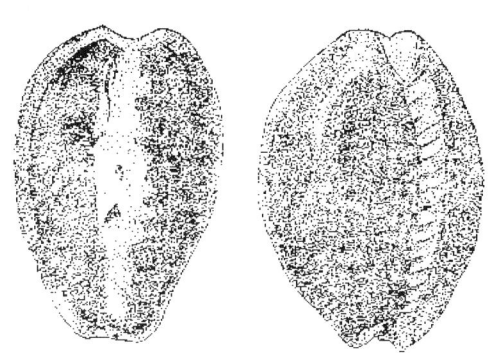

그림 1—37 안구패(眼球貝)

한국의 제주도, 일본의 큐슈이남, 중국의 남지나해에 분포한다.

【약 재】 화패(貨貝)나 수패(綬貝)의 패각(貝殼)을 패치(貝齒)라고 하여 약으로 사용한다. 여름에 채취하여 육질(肉質)을 제거한 후 깨끗이 씻어 햇볕에 말린다.

패치(貝齒)의 약재는 보통 자패치(紫貝齒)와 백패치(白貝齒) 두종류로 구분한다. 자패치의 개체는 상대적으로 크고 난원형으로 표면은 자갈색에 백색 반점이 있거나 혹은 회백색을 이루며 자 갈색의 꽃무늬가 있다. 백패치는 상대적으로 작고 표면은 회 황색 혹은 황색으로 등은 남회색에 백색의 가는 무늬가 있으며 대부분은 등 적색의 환문(環紋)이 있다. 어떤 것은 등에 회녹색 또는 남회색이 있으며 소수는 세 줄기의 선명하지 않은 짙은 색 띠와 더불어 갈색의 반점이 있다.

【성 분】 주성분은 탄산칼슘이고 소량의 Mg, Fe, 규산염, 황산염과 염화물도 함유하고 있다.

【성미 및 귀경】 鹹, 凉. 肝, 心經에 들어간다.

【응 용】 청심안신(淸心安神), 평간명목(平肝明目), 청열해독(淸熱解毒) 효능이 있다. 경계심번(驚悸心煩), 열독목예(熱毒目翳), 두운두통(頭暈頭痛), 소아반진(小兒斑疹), 감기해수(感氣咳嗽) 등을 치료한다. 양은 5~15g으로 한다.

1. 결핵성 뇌막염(結核性腦膜炎)에 대한 치료: 패치(貝齒), 진주모(珍珠母), 대자석(代赭石), 선복화(旋復花) 각각 15g을 물에 달여 매일 2회 복용한다.

2. 고혈압(高血壓) 두통(頭痛)에 대한 치료: 패치(貝齒) 30g, 구등(鉤藤), 국화(菊花), 하고초(夏枯草) 각 15g을 물에 달여 매일 2회 복용한다.

3. 감기해수(感氣咳嗽)에 대한 치료: 적당한 양의 패치(貝齒)를 불에 구워 가루로 만들어 매일 5g씩을 감초(甘草) 5g, 진피(陳皮) 10g을 달인 물에 복용한다.

21. 해 라(海螺)

【소 속】 Rapana 속의 고둥   【한국명】 피뿔고둥
【중문명】 海螺 hai luo
【영문명】 Thomas's rapa whelk
【이 명】 홍라(紅螺); 정두라(頂頭螺)

해라(海螺)는 《본초습유(本草拾遺)》에서 기술하였다. 《본초강목(本草綱目)》에서는 홍라(紅螺)라고 하여 "주로 여러 해의 목통(目痛)을 치료하며 또는 3, 40년생 나(蠃; 오래된 소라)의 즙을 취하여 눈을 씻거나 혹은 황연말(黃連末)을 속에 넣은 후 즙을 취하여 눈에 떨구어 넣는다."라고 하였으며 《본초구원(本草求原)》에서는 "심복열통(心腹熱痛)을 치료한다."라고 하였다. 지금 중국에서는 화담식풍(化痰熄風)

약으로 사용하고 있다.

【원동물】 뿔소라과 피뿔고둥(骨螺科動物 脈紅螺; *Rapana venosa* Valencienne). 패각은 매우 견고하고 두터우며 나사탑(螺體) 상부는 뾰족하고 가늘며 하부는 팽대(膨大)되었으며 대개 6층으로 나뉘어 층마다의 너비는 위로에서 아래로 내려가면서 갑자기 확장된다. 표면은 거칠면서도 배열이 정연하며 평평한 나선형의 륵(肋)과 가는 홈 무늬가 있다. 각면(殼面)은 황갈색으로 갈색 반점이 있다. 각구(殼口)는 크며 외순(外脣)은 두텁고 가장자리에는 나륵(螺肋)과 같은 결각(缺刻)이 있다. 각구(殼口)의 내면은 살구 빛 황 적색으로 진주 같은 광택을 지닌다(그림 1—38).

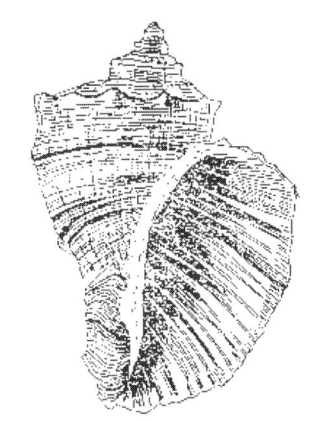

그림 1—38
피뿔고둥(紅螺)

얕은 바다의 암초 사이나 해저의 모래 속에서 서식한다.

한국의 황해와 남해, 중국의 발해(渤海), 황해(黃海), 동지나해와 남지나해, 일본의 각지에 분포한다.

【약 재】 해라(海螺)의 패각을 약으로 사용한다. 봄부터 가을까지 채취하며 채집한 것은 끓는 물에 데워 육(肉)은 식용으로 하고, 패각은 햇볕에 말리어 생용(生用) 또는 하용(煅用)한다.

중국에서 하해라(煅海螺)라고 하는 것은 피뿔고둥(海螺)을 토기단지에 넣고 화로에서 붉게 구워 꺼내어 식힌 것을 말한다.

【성 분】 주로 탄산칼슘을 함유하고 있다.

【성미 및 귀경】 甘, 鹹, 寒, 無毒. 肝, 脾經에 들어간다.

【응 용】 화염소적(化炎消積), 진간식풍(鎭肝熄風), 화기청신(和氣淸神) 효능이 있다. 위통(胃痛), 임파선결핵(淋巴腺結核), 근련(筋攣) 등을 치료한다. 양은 15~50g으로 한다.

1. 사지구련(四肢拘攣; 抽麻筋 혹은 鷄爪瘋; 손가락·발꿈치의 경련)에 대한 치료: 하해라(煅海螺) 100g을 가루로 하여 매일 5g씩을 끓인 물 혹은 황주(黃酒)로 복용한다.

2. 위통(胃痛), 토산(吐酸) 혹은 위(胃), 십이지장궤양(十二指腸潰瘍)에 대한 치료: 하해라(煅海螺) 100g을 가루로 하여 매일 2회 식전에 5g씩을 끓인 물로 복용한다.

주: 신선한 나즙(螺汁)을 눈에 떨구어 넣으면 안질(目疾)을 치료할 수 있다.

22. 날라(辣螺)

【소 속】 Reishia 속의 고둥　　【한국명】 두드럭고둥류의 껍데기
【중문명】 辣螺 la luo
【영문명】 Rock shell
【이 명】

　날라(辣螺)는 "본초(本草)"에는 기술이 없으나 중국의 연해지역 민간에서는 날라(辣螺)를 이용하여 임파선결핵(淋巴腺結核) 치료에 매우 큰 효과를 보고 있다. 국외에서는 화학과 약리 방면에서 이 종류에 대한 연구가 비교적 깊게 이루어져 매우 유망한 약물이라는 것이 인정되고 있어 유의할 필요가 있다.

　【원동물】 뿔소라과동물　민두드럭고둥(骨螺科動物 蠣敵荔枝螺; *Thais gradata* Jonas). 패각은 소형으로 마름모꼴에 가까우며 양 끝은 뾰족하고 각질은 견고하며 두텁다. 각면(殼面)에는 환륵(環肋)이 있고 늑간(肋間)에는 또 세륵(細肋)이 있다. 패각은 청회색이나 혹은 흰색으로 회갈색이나 갈색의 불규칙적인 세로 무늬를 지니고 있다. 각구(殼口)는 긴 난원형이며 안쪽은 네모꼴로 황색에 갈황색 무늬와 늑(肋)이 있다(그림 1-39).

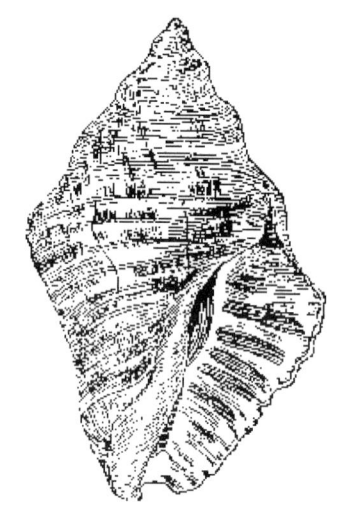

그림 1-39
민두드럭고둥(가칭)
(蠣敵荔枝螺)

　조간대(潮間帶)나 저조선(低潮線) 이하의 해저 암석에서 서식하며 또 펄과 모래(砂質)가 섞여 있는 하구의 해저에서 볼 수 있다.

　중국 해안에 분포하며 우리나라에는 유사종으로 대누리, 뿔두드럭고둥, 두드럭고둥 등이 있다.

　【약 재】 날라(辣螺)의 패각을 약으로 사용한다. 봄부터 가을까지 채취하며 채집한 것은 끓는 물에 데워 육(肉)은 식용하고, 패각을 깨끗이 씻어 햇볕에 말린다.

　【성분 및 약리】 여지라(荔枝螺)는 $\beta.\beta$-di-methylacrylylcholine과 프로필렌아실기 콜린을 함유하고 있다.

　$\beta.\beta$-di-methylacrylylcholine과 골라 독소(骨螺毒素)는 약성(藥性)이 비슷하다.

경동맥두(頸動脈竇)의 수체(受體)를 흥분시킬 수 있으며 호흡과 흥분교감신경절(興奮交感神經節)을 자극한다. 이 밖에도 신경근육 전도를 저애하는 작용도 있다. 다른 콜린의 유도체, 프로필렌 콜린은 신경근육의 전도 성능을 갖고 있어 니코틴의 역할도 나타낸다.

【성미 및 귀경】 苦, 鹹, 平. 肝, 腎經에 들어간다.

【응 용】 청열해독(淸熱解毒), 연견산결(軟堅散結) 효능이 있다. 임파선결핵(淋巴腺結核)을 치료한다. 양은 10~25g으로 한다.

임파선결핵(淋巴腺結核)에 대한 치료: 날라(辣螺) 25g, 하고초(夏枯草) 25g, 해조(海藻) 25g, 현삼(玄蔘) 25g, 시호(柴胡) 15g을 달여 매일 2회씩 복용한다.

23. 골 라(骨螺)

【소 속】 Murex 속 고둥의 껍데기   【한국명】 뿔소라, 빗고둥
【중문명】 骨螺 gu luo
【영문명】 Sgrll of a bone whelk, Murex
【이 명】

골라(骨螺)는 중국에 널리 분포되고 있어 자원이 풍부하며 민간에서는 이 패각을 약으로 흔히 사용한다. 국외에서는 근년에 연체동물에 대한 연구가 비교적 깊게 진행되어 물질의 화학 구조는 이미 명확하게 밝혀졌다.

【원동물】 뿔소라과동물 뿔소라(骨螺科動物 骨螺; *Murex triremis* Perry). 패각은 구형(球形)으로 나층(螺層)은 7층이며 비교적 팽창되어 있다. 봉합선(縫合線)은 오목하게 들어가 홈 모양을 이루며 종륵(縱肋)은 세줄로 각각 긴 가시 줄이 한 줄 있다. 견각(肩角)에 있는 가시는 특별히 발달되었으며 가시 사이에는 또 작은 가시가 있다. 표면에는 나선륵(螺旋肋)과 종륵(縱肋)이 교차되어 격자 모양을 이룬다. 각구(殼口)는 난원형이며 외층(外層) 가장자리는 치열상(齒列狀)을 이루고 있다.

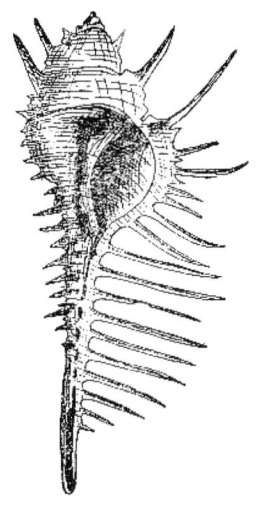

그림 1-40 뿔소라(骨螺)

앞의 홈 길이는 패각(貝殼)의 높이보다 크며 앞으로 곧게 뻗어 위에는 빗 모양의 가시가 3 줄 있다(그림 1—40).

진흙과 모래가 섞인 얕은 바다 밑에서 서식한다.

중국에는 동해(東海)와 남해(南海), 일본 남쪽 바다에 분포되어 있다.

【약 재】 골라(骨螺)의 패각을 약으로 사용한다. 4계절 언제나 채취하며 채집한 것은 끓는 물에 데워 육(肉)을 제거하고 패각을 깨끗이 씻어 햇볕에 말린다.

【성분 및 약리】 뿔소라(骨螺)의 시하선(腮下腺)은 urocanylcholine 혹은 β-imidazolyl-(4)-acrylylcholine을 함유하고 있다.

어류, 양서류 및 일부 척추동물에는 모두 독성과 마비(痲痺) 반응이 있다. 이런 물질은 아마 신경절을 자극하여 신경 근육의 전도를 막는 작용을 일으키는 것으로 보인다.

【성미 및 귀경】 苦, 鹹, 平. 腎經에 들어간다.

【응 용】 청열해독(淸熱解毒) 효능이 있다. 중이염(中耳炎)과 창옹종독(瘡癰腫毒) 등을 치료한다. 양은 15g~25g으로 한다.

24. 동풍라(東風螺)

【소 속】 Babylonia 속 고둥 **【한국명】** 수 랑
【중문명】 東風螺 dong feng luo
【영문명】 Shell of a east wind whelk, Babylon(Lutose babylon, Japanese babylon)
【이 명】

동풍라(東風螺)는 "본초(本草)"에는 기술이 없으나 중국의 남부 연해 지역 민간에서는 흔히 약으로 사용한다. 근년에 국외에서는 같은 종류에 대하여 화학적, 약리적으로 연구 작업을 진행하여 비교적 강한 생리적 활성이 있는 것을 발견하였다.

【원동물】 1. 물레고둥과의 펄수랑(蛾螺科動物 泥東風螺; *Babylonia lutosa* Lamarck). 패각은 난원형으로 각질(殼質)은 두텁고 견실(堅實)하다. 패각(貝殼)의 너비는 높이의 약 2/3이며 나선부(螺旋部)는 원추형으로 패각(貝殼) 높이의 약 1/2이 된다. 체나층(體螺層)은 팽대(膨大)되었으며 각면(殼面)은 매끄러우며 황갈색으로 밖

에는 얇은 껍질이 한층 있다. 각구(殼口)는 장난형(長卵形)이며 내면에는 백색 광택이 있다(그림 1—41).

깊이가 7~30m되는 진흙질의 해저에서 서식한다.

우리나라에는 같은 속의 수랑(Babylonia japanese)이 전 해안에 서식한다. 중국에는 동해(東海)와 남해(南海)에 분포되어 있다.

2. 물레고둥과 무늬수랑(蛾螺科動物 方斑東風螺; *Babylonia areolata* Lamarck).

【약 재】 수랑(東風螺)의 패각을 약으로 사용한다. 가을과 겨울에 저인망(底引網)으로 채취한다. 채집한 것은 솥에 넣어 끓이고 패각과 육질을 분리하여 따로 햇볕에 말린다.

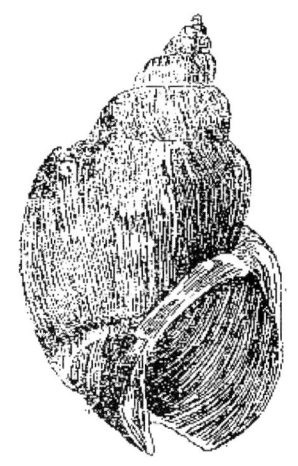

그림 1—41
펄수랑(泥東風螺)

【성분 및 약리】 패각은 주로 탄산칼슘을 함유하고 있다. 같은 속(同屬) 동물인 수랑(日本東風螺; *Babylonia japonica* Reeve)에는 surugatoxin독소를 함유하고 있어 교감신경절(交感神經節)의 작용을 매우 강하게 저지한다.

【성미 및 귀경】 苦, 平. 心, 小腸, 胃經에 들어간다.

【응 용】 청열해독(淸熱解毒), 제산지통(制酸止痛) 효능이 있다. 위산과다(胃酸過多), 개선창독(疥癬瘡毒)을 치료한다. 양은 15~25g으로 한다.

1. 위산 과다(胃酸過多), 위통(胃痛)에 대한 치료: 적당한 양의 수랑(東風螺)을 구워 곱게 가루를 내어 5g씩을 끓인 물로 복용한다.

2. 각종 버짐(癬)에 대한 치료: 수랑(東風螺)을 구워 가루로 만들어 차유(茶油)로 반죽하여 바른다.

주: 육질도 약으로 사용할 수 있다. 비뉵(鼻衄)과 대변조결(大便燥結) 치료에 사용한다.

25. 향라염(響螺厴)

【학 명】 *Pugilina ternata* Gmelin 　　【한국명】 털탑고둥의 뚜껑

【중문명】 響螺厴 xiang luo yan
【영문명】 Operculum of Tuba False Fusus
【이 명】 관각라(管角螺)

향라(響螺)는 우리나라 남해안과 일본과 중국의 남방 연해에서 흔히 볼 수 있는 종류로 사람들은 이 패각(貝殼)을 나팔(號角)로 사용한다. 향라염(響螺厴)은 중이염(中耳炎)을 치료하는 약으로 많이 사용하며 효과가 좋다.

【원동물】 털탑고둥과동물 털탑고둥(盔螺科動物 管角螺; *Pugilina ternata* Gmelin). 패각은 크고 배(梨) 모양으로 양 끝은 비교적 뾰족하다. 나선부(螺旋部)는 짧고 높이는 패각(貝殼) 높이의 1/3 밖에 안된다. 체나층(體螺層)의 중부는 팽대되었고 앞의 끝 부분은 뾰족하고 길다. 나선부(螺旋部)의 세 번째 층부터 시작하여 체나층(體螺層)에 이르기까지 층마다 견(肩)부에는 나층(螺層)을 따라 회전한 결절돌기(結節突起)와 세밀(細密)한 늑문(肋紋)이 1줄 있으며 체나층(體螺層)에서 삼각형의 가시를 형성하였다. 패각의 표면에는 황갈색의 껍질이 있고 그 위에는 황갈색 혹은 엷은 갈색의 가늘고 부드러운 털이 있으며 죽은 후에 탈락하는 것이 보통이다. 각구(殼口)는 길고 크며 뒷부분은 비교적 넓고 구내면(口內面)은 엷은 적색으로 진주 같은 광택이 있다. 염(厴; 殼口의 뚜껑 껍질)은 각질(角質)로 배(梨) 모양이며 갈색이다. 생장(生長)선은 거칠다(그림 1—42).

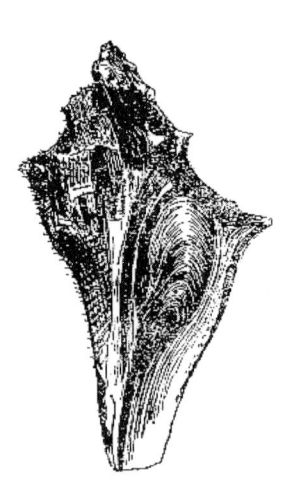

그림 1—42
털탑고둥(管角螺)

깊이가 10m가량 되는 해저의 진흙과 모래가 섞여 있는 곳이나 진흙질에서 서식한다.

우리나라의 남해, 중국에는 동해(東海)와 남해(南海), 일본 등지에 분포되어 있다.

【약 재】 뚜껑(響螺厴)을 약으로 사용한다. 4계절 언제나 채취할 수 있으며 채집한 고둥(螺)은 끓는 물에 넣고 살(肉)과 뚜껑(厴)을 분리하여 따로 햇볕에 말린다.

【성미 및 귀경】 苦, 平. 腎, 脾經에 들어간다.

【응 용】 청열해독(淸熱解毒), 생기염창(生肌斂瘡), 자음보허(滋陰補虛) 효능이 있다. 중이염(中耳炎), 백대과다(白帶過多), 소아두창(小兒頭瘡), 체허권태(體虛倦怠), 사지산연(四肢酸軟), 조열도한(潮熱盜汗) 등을 치료한다. 양은 적당히 한다.

1. 백대과다(白帶過多)에 대한 치료: 향라염(響螺厴) 25g, 해표초(海螵蛸) 25g을 약한 불에 말려 가루로 만들어 5g씩을 끓인 물로 복용한다.
2. 소아 두창(小兒頭瘡)에 대한 치료: 적당한 양의 향라염(響螺厴)을 소존성(燒存性)으로 구워 가루로 만든 후 참기름을 배합하여 바른다.
3. 음허발열(陰虛發熱), 도한(盜汗)에 대한 치료: 향라염(響螺厴) 50g, 모려(牡蠣) 50g을 가루로 만들어 5g씩 끓인 물로 복용한다.

주: 향라육(響螺肉)을 삶아 먹으면 요통(腰痛)을 치료할 수 있다.

26. 홍라탑(紅螺塔)

【학 명】 *Melo melo* Lightfoot   【한국명】
【중문명】 紅螺塔 hong luo ta
【영문명】 Indian volute
【이 명】 과라(瓜螺)

홍라탑(紅螺塔)은 "본초(本草)"에는 기술이 없으나 중국 연해 지역 주민들은 위통(胃痛) 치료에 이를 흔히 사용하고 있으며 효과도 좋다. 중국에는 광동(廣東), 복건(福建) 등 연해 지역에서 흔히 볼수 있는 것으로 자원도 풍부하다.

【원동물】 홍줄고둥과동물 주격고둥(渦螺科動物 瓜螺; *Melo melo* Lightfoot). 패각은 크고 모양은 구형에 가깝다. 나선부(螺旋部)는 매우 짧아 극히 작은 부분만 노출되어 있다. 대개는 체라층(體螺層)에 둘러 싸여 있다. 체라층(體螺層)은 팽대(膨大)되어 있고 각면(殼面)은 매끄럽고 회갈색으로 각피(殼皮)가 탈락된 후에는 황색을 띤다. 생장선은 세밀하다. 각표(殼表)에는 횡으로 배열된 적갈색의 큰 반점이 있다. 각구(殼口)는 크고 내면은 귤 황색으로 광택이 난다. 외순(外脣)은 활 모양이며 내순(內脣)은 얇고 만곡된 4 갈래의 큰 주름이 있다. 앞 홈은 짧고 안쪽으로 오므라져 하나의 큰 결각(缺刻)을 이룬다. 염(厴; 殼口의 뚜껑 껍질)이 없고 발은 비대하고 꽃무늬가 있다(그림 1—43).

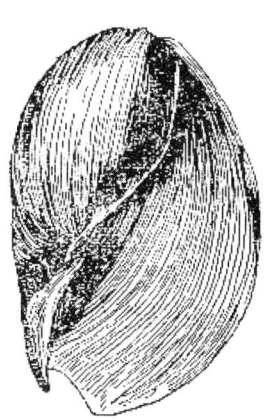

그림 1—43
주격고둥(가칭)(瓜螺)

비교적 깊은 근해의 진흙과 모래가 섞인 해저에서 서식한다.

중국에는 동해(東海)와 남해(南海)에 분포되어 있다.

【약　재】 과라(瓜螺)의 알집(卵群)을 홍라탑(紅螺塔)이라고 하며 약으로 사용한다. 봄철에 채취하며 알의 껍질을 벗기고 얇은 막을 찢어 물에 담구었다가 햇볕에 말린다.

【성미 및 귀경】 苦, 鹹, 平. 肝, 脾經에 들어간다.

【응　용】 제산지통(制酸止痛), 청량해열(淸凉解熱) 효능이 있다. 위통(胃痛), 발열(發熱)을 치료한다. 양은 15~35g으로 한다.

1. 위통(胃痛), 위산과다(胃酸過多)에 대한 치료: 적당한 양의 홍라탑(紅螺塔)을 소존성(燒存性)하여 가루로 만들어 10g씩을 끓인 물로 복용한다.

2. 음허 발열(陰虛發熱)에 대한 치료: 적당한 양의 홍라탑(紅螺塔)에 설탕을 넣고 달여 복용한다.

주 : 살(肉)도 약으로 사용한다. 두운(頭暈)을 치료한다.

27. 토 철(吐鐵)

【학　명】 *Bullacta exarata* Philippi
【한국명】 민챙이, 민칭이, 무른개비, 명주달걀고동
【중문명】 吐鐵 tu tie
【영문명】 Bullacta
【이　명】 이라(泥螺)

토철(吐鐵)은 《식물본초(食物本草)》에서 "토철(吐鐵)은 바다에서 나며 나(螺)에 속하며 크기가 손가락만 한 것은 지(脂)가 있어 마치 응고(凝膏)와 같으며 청색으로 외각(外殼)은 연하고 살(肉)은 쇠처럼 검으며 각외(殼外)로 드러나 있다…"라고 기술하였다.

《본초강목습유(本草綱目拾遺)》에서는 "토철(吐鐵)은 윤후조생진(潤喉燥生津)할 수 있다. 나는 경신(庚申)년 2월에 조화(燥火 또는 燥熱)에 걸릴 때마다 밤이면 목이 건조하고 혀가 말라 갈라 터질 지경이어서 화분생진약(花粉生津藥)을 복용하였지만 별 효험이 없고 하루는 시중에서 팔고 있는 토철(吐鐵)을 먹으니 달았고 밤에 마르던 목도 나았으며 따라서 생진액(生津液)이 비음(脾陰)을 보양하는 효력이 강하다는 것을 알게 되었다."라고 기술하고 있다.

현재 중국 연해 지역에 거주하는 사람들은 토철(吐鐵)을 이용하여 폐결핵(肺結核)을 치료하고 있으며 효과가 매우 좋다.

【원동물】 민챙이과 민챙이(阿地螺科動物 泥螺; *Bullacta exarata* Philippi). 패각은 장원방형(長圓方形)으로 재질은 얇고 무르다. 유패(幼貝)는 백색으로 투명하고 성체(成體)는 회 황색으로 불투명하다. 몸 앞부분에는 크고 두툼한 두반(頭盤)이 슬리퍼 모양을 하고 있다. 패각 표면에는 섬세한 환문(環紋)과 종문(縱紋)이 많이 있다. 개구(開口)는 넓고 크며 내면은 매끄러우며 황갈색이다(그림 1—44).

해만(海灣) 내의 조간대(潮間帶) 갯벌에서 서식하며, 진흙과 모래가 풍부하고, 규조(珪藻)가 비교적 많은 지방에서 흔히 볼 수 있다.

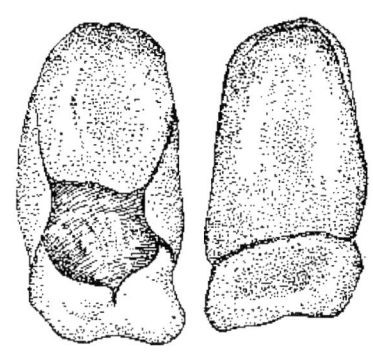

그림 1—44 민챙이(泥螺)

우리나라의 서해안 갯벌과 중국에는 동해(東海)와 남해(南海)의 갯벌에 분포한 종으로 황해 특산종이다.

【약　　재】 이라(泥螺)의 육질(肉質)을 약으로 사용한다. 여름과 가을철에 바닷가에서 채취하며 살(肉)을 취하여 햇볕에 말린다.

【성미 및 귀경】 甘, 鹹, 寒. 肝, 腎經에 들어간다.

【응　　용】 보간신(補肝腎), 익정수(益精髓), 윤폐(潤肺), 생진(生津), 명목(明目) 효능이 있다. 인후종통(咽喉腫痛), 폐결핵(肺結核), 시물불청(視物不淸) 등을 치료한다. 양은 적당히 한다.

28. 와릉자(瓦楞子)

【학　　명】 *Scapharca, Tegillarca, Arca*　　**【한국명】** 꼬막, 새꼬막
【중문명】 瓦楞子 wa leng zi
【영문명】 Ark shell

【이 명】 감각(蚶殼); 감자각(蚶子殼)

와릉자(瓦楞子)는 《명의별록(名醫別錄)》에서 처음으로 원명을 "감(蚶)"이라고 기술하였다. 《본초습유(本草拾遺)》에서는 감(蚶)의 패각(貝殼)을 감각(蚶殼)이라고 하였으며 《본초몽전(本草蒙筌)》에서는 감자각(蚶子殼)이라고 하였다. 와릉자(瓦楞子)라는 명칭은 《본초비요(本草備要)》에서 나타나 있다. 현재 중국에서는 여러 의약 서적에 모두 이를 수록하여 연견산결약(軟堅散結藥)으로 사용한다고 기술하고 있다.

【원동물】 1. 돌조개과동물 새꼬막(蚶科動物 毛蚶; *Arca subcrenata* Lischke). 패각은 팽창되었고 장란형을 이룬다. 두 쪽 패각은 크기가 같지 않으며 우각(右殼)이 좀 작다. 등의 양끝은 모서리가 조금 있으며 배 가장자리의 앞 끝은 둥글고 뒤끝은 조금 연장되어 있다. 각의 정수리는 돌출 되었고 안쪽으로 굽어 앞쪽 위치로 치우쳐 있다. 표면에는 약 35 줄 가량의 방사륵(放射肋) 돌출이 가득히 있다. 늑(肋)에는 방형(方形)의 소결절이 나타나 있고 이런 결절은 좌각(左殼)이 더욱 선명하다. 각면(殼面)은 백색으로 갈색의 융모상(絨毛狀) 표피로 덮여 있으며 각 내면(殼內面)은 백색이나 회 황색이다. 각의 가장자리에는 표면의 방사륵(放射肋)에 상응하여 혹은 깊거나 혹은 얕거나하는 작은 홈을 지닌다(그림 1—45).

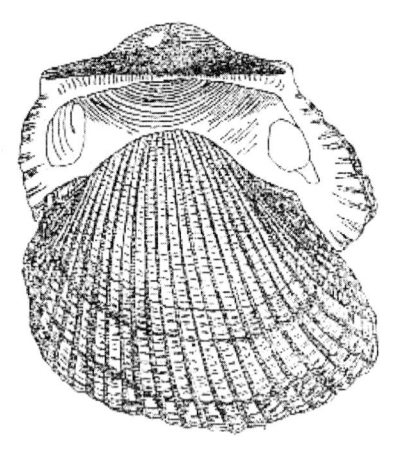

그림 1—45 새꼬막(毛蚶)

얕은 바다의 이사(泥沙) 질의 해저로 담수가 좀 흘러드는 곳에 서식하며 수량이 많다.

우리나라의 남해와 황해에 서식하고, 중국에는 발해(渤海), 황해(黃海), 동해(東海)와 남해(南海)에 분포되어 있다.

2. 돌조개과동물 피조개(蚶科動物 魁蚶; *Arca broughtonii* Schreuck). 패각이 크며 비스듬한 난원형으로 팽창되어 있으며 좌우 두 패각은 서로 약간 다르다. 등의 양옆은 약간 둔각(鈍角)을 이루며 배 가장자리는 둥글다. 방사륵(放射肋)은 넓고 평활(平滑)하며 방사륵의 무늬는 42~48 줄로 선명한 결절은 없고 동심 생장 윤맥(同心生長輪脈)이 배 가장자리에서 거의 비늘 모양(鱗片狀)을 이룬다. 각면(殼

面)은 백색으로 갈색 표피에 덮여 있다(그림 1—46).

10m 깊이의 얕은 바다의 연한 진흙 질의 해저에서 서식한다.

중국에는 발해(渤海), 황해(黃海), 동해(東海)와 남해(南海)에 분포되어 있다.

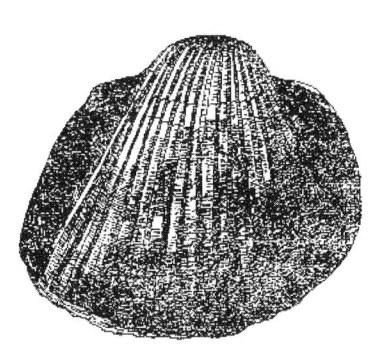 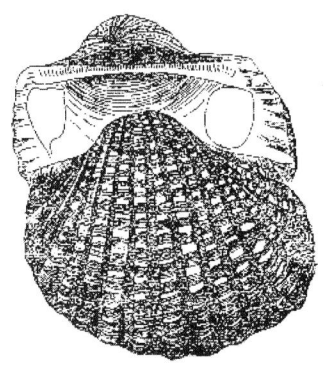

그림 1—46 피조개(魁蚶)   그림 1—47 꼬막(泥蚶)

3. 돌조개과동물 꼬막(蚶科動物 泥蚶; *Arca granosa* Linné). 패각은 극히 견후(堅厚)한 난원형으로 양각(兩殼)이 같다. 각의 정수리는 돌출 되었고 첨단(尖端)은 안쪽으로 굽어 앞 위치로 치우쳐 있다. 표면에는 18~21 줄기의 방사륵이 발달되었으며 늑(肋)에는 과립 모양의 결절(結節)이 뚜렷하게 있다. 각의 표면은 백색으로 갈색 박피(薄皮)에 덮여 있다. 생장윤맥(生長輪脈)은 배 가장자리에 선명하게 있어 거의 비늘 모양의 층을 이루고 있다. 각의 내면은 회백색으로 가장자리에는 각면(殼面)의 방사륵에 상응하는 깊은 홈이 있다(그림 1—47).

담수(淡水)가 흘러드는 얕은 바다의 연니(軟泥) 사장에서 서식한다.

우리나라의 황해와 남해의 펄 바닥에 살며, 중국에는 황해(黃海), 동해(東海), 남해(南海)에 분포되어 있다.

【약 재】 감(蚶)의 패각을 와릉자(瓦楞子)라고 하며 약으로 사용한다. 진흙과 모래가 섞인 얕은 바다에서 4 계절 언제나 채취할 수 있으며 채집한 것은 깨끗이 씻어 끓는 물에 삶아 육질을 제거한 후 햇볕에 말리면 된다. 생용(生用) 혹은 하용(煆用)한다.

하와릉자(煆瓦楞子)는 깨끗한 와릉자(瓦楞子)를 토기단지에 넣고 화로(火爐)에 놓아 빨갛게 구워 꺼내어 식히면 된다.

【성 분】 주로 탄산칼슘, 인산칼슘을 함유하고 있다.

【성미 및 귀경】 甘, 鹹, 平. 肝, 脾經에 들어간다.

【응 용】 활혈거어(活血祛瘀), 제산지통(制酸止痛), 소담산결(消痰散結) 효능이 있다. 위통(胃痛), 위산과다(胃酸過多), 징가비괴(癥瘕痞塊) 등을 치료한다. 양은 15~50g으로 한다.

1. 위 및 십이지장궤양(胃, 十二指腸潰瘍)에 대한 치료: 하와릉자(煅瓦楞子), 감초(甘草)의 같은 양을 함께 곱게 갈아 가루로 만들어 매일 3회 5g씩을 더운 물로 복용한다.

2. 위통(胃痛), 위산과다(胃酸過多)에 대한 치료: 하제(煅製)한 와릉자(瓦楞子) 100g, 해표초(海螵蛸) 50g, 감초(甘草) 25g를 각각 분쇄(粉碎)하여 채로 친 분말을 매일 2회 식전 20분에 5g씩을 복용한다.

3. 동상(凍傷)에 대한 치료: 와릉자(瓦楞子) 50g, 빙편(氷片) 3g을 함께 곱게 갈아 가루로 만들어 환부에 바른다.

주1: 근래 임상에서 간암(肝癌), 위암(胃癌), 장암(腸癌), 직장암(直腸癌)에 시용한 결과 일정한 치료 효과가 있었다. 즉 와릉자(瓦楞子) 25g, 반변련(半邊蓮; 수염가래꽃) 50g, 총목(楤木) 50g을 물에 달여 1일 2회 복용한다.

주2: 1,000g의 신선한 감육(蚶肉)중에는 글리코겐 11g이 함유되어 있으며 감육(蚶肉)은 자보강장(滋補强壯) 작용이 좋다.

29. 담 채 (淡菜)

【학 명】 *Musculus, Mytilus, Modiolus* 　【한국명】 섭조개, 담치
【중문명】 淡菜 dan cai
【영문명】 Mussel
【이 명】 홍합(紅蛤); 각채(殼菜); 해폐(海蚌); 이패(飴貝); 해홍(海紅); 동해부인(東海婦人)

담채(淡菜)는 맹선(孟詵)의 《식료본초(食療本草)》에서 나타나며 《가우본초(嘉祐本草)》에서는 각채(殼菜)라고 하였다. 《본초회언(本草匯言)》에서는 "담채(淡菜)는 보허양신(補虛養腎)하는 약이다."라고 하였다. 《본초강목(本草綱目)》에서는 해폐(海蚌)라고 하여 "영기(癭氣)를 제거한다."라고 하였다. 지금 중국에서는 자음보혈(滋陰補血)의 약으로 사용한다.

【원동물】 1. 홍합과동물 진주담치(貽貝科動物 貽貝; *Mytilus edulis* Linné), 각채(殼菜) 또는 해홍(海紅)이라고도 한다. 몸 전체는 쐐기 모양으로 조가비의 길이는 60~80mm이며 앞 끝은 첨세(尖細)하고 뒤끝은 폭이 넓다. 각면(殼面)에는 선명한 생장무늬가 있으며 정부(頂部)에서 시작하여 환형(環形)을 이루면서 생장한다. 각표(殼表)는 흑갈색으로 광택을 지니며 때로는 각정(殼頂)과 복연(腹緣)에 엷은 갈색을 이루지만 정부(頂部)의 각피(殼皮)가 탈락하면 항상 엷은 자색이나 회백색을 이룬다. 조가비의

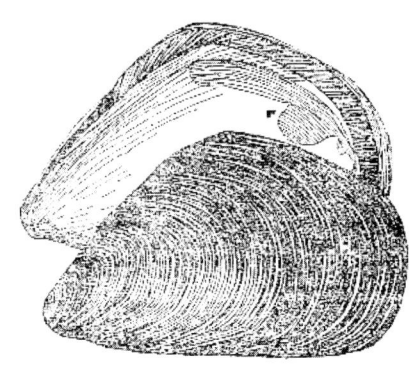

그림 1—48 진주담치(貽貝)

내면은 회백색이나 엷은 남색으로 진주 같은 광택을 지닌다. 족사(足絲)는 엷은 갈색으로 세연(細軟)하며 조가비의 복연(腹緣)으로부터 뻗어 나왔다(그림 1—48).

저조선(低潮線) 부근에 서식하며 저조선에서 2m 가량 되는 깊이에 비교적 많이 분포되어 있다. 흔히 족사(足絲)로 암석에 서로 붙어살며 때로는 부두의 각종 건축물에 부착하여 생장하는 것도 있다.

우리나라에는 전 연안에 서식하는데 주로 바위해안이나 구조물의 조간대에 부착하여 산다. 중국에는 발해(渤海)와 황해(黃海)에 분포되어 있다.

2. 홍합과동물 홍합(貽貝科動物 厚殼貽貝; *Mytilus coruscus* Gould). 패각은 쐐기 모양으로 크고 두터우며 조가비 길이는 약 100~190mm이다. 각의 정수리는 첨세(尖細)하다. 배 가장자리는 약간 곧다. 각면(殼面)은 각의 정수리로부터 배 가장자리를 따라 융기가 1 줄 형성하여 각면(殼面)을 상하 두 부분으로 구분하여 위 부분은 폭이 넓고 등 가장자리를 비스듬히 향하였으며 아래 부분은 작고 배 가장자리를 향해

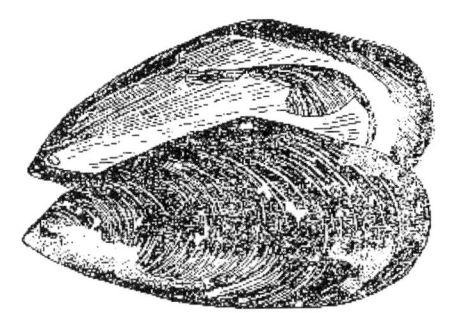

그림 1—49 홍합(厚殼貽貝)

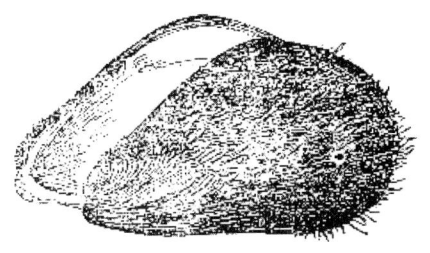

그림 1—50 털담치(偏頂蛤)

굽어 있으므로 양 패각이 폐합(閉合)할 경우 배에 하나의 마름모꼴의 평면을 이루니 이는 담채의 특징이다. 생장문은 불규칙적이다. 각표(殼表)는 갈 흑색으로 정부(頂部)는 항상 흰색이 노출되어 있다. 패각 내면은 회 남색으로 진주 같은 광택을 지닌다. 등 인대(靭帶) 끝에서부터 아래로 조가비의 뒷가장자리를 지나 배 가장자리에 이르기까지 회 흑색의 넓은 가장자리가 있다. 발(足)은 거의 납작하고 봉상(棒狀)이다. 족사(足絲)는 엷은 갈색으로 비교적 굵고 단단하다(그림 1—49).

족사(足絲)를 이용하여 바다 속 암석에 흔히 고착해 있으며 20m되는 깊이의 물 속에서 채취할 수 있다.

우리나라의 전 연안에 분포하며, 주로 바위에 부착하여 서식한다.

중국에는 발해(渤海), 황해(黃海), 동해(東海)에 분포되어 있다.

3. 홍합과동물 털담치(貽貝科動物 偏頂蛤; *Modiolus modiolus* Linné). 패각은 비교적 크고 견고하며 두텁고 거의 난원형(卵圓形)으로 패각의 높이는 너비와 비슷하다. 각의 정수리로부터 뒤쪽을 향한 각면(殼面)은 매우 두드러져 융기된 늑(肋)을 1 줄기 형성한다. 생장문(生長紋)은 세밀(細密)하고 선명하다. 각표(殼表)는 갈색의 각피(殼皮)에 덮여 있으나 배연(背緣)은 흔히 남자색이고 정부(頂部)는 항상 백색을 이룬다. 등쪽으로부터 뒤끝에 이르는 각면(殼面)에는 황색의 굵고 든든한 편형모(扁形毛)가 있으나 비교적 늙은 것은 이미 모두 탈락되었거나 선명하지 않다. 패각의 내면은 흔히 엷은 남색이나 회백색으로 진주 같은 광택을 지닌다. 족사(足絲)는 엷은 황색으로 비교적 발달하였고 극히 세연(細軟)하다(그림 1—50).

흔히 족사(足絲)를 이용하여 진흙과 모래 질의 해저에 고착되어 서식하며 물깊이가 20~50m 되는 곳에 비교적 많다.

우리나라의 전 연안과 중국의 발해(渤海), 황해(黃海)와 동해(東海)에 분포되어 있다.

【약 재】 담채(淡菜)의 살(軟體)을 건조(乾燥)하여 약으로 사용한다. 봄부터 가을까지 채취하며 채집한 것은 패각을 제거하고 살을 햇볕에 말리면 된다.

약재는 타원상의 쐐기 모양이다. 앞 끝은 둥글고 뒤끝은 납작하며

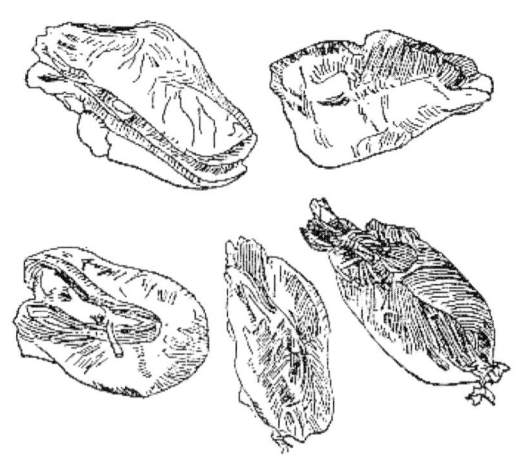

그림 1—51 담채(淡菜)

뒤끝 양 옆에는 크고 둥근 폐각근(閉殼筋)이 있다. 외투막(外套膜)이 발달하였으며 발은 작고 봉상(棒狀)을 이룬다. 두 외투막 사이에는 선명한 생식선(生殖腺)이 있다. 외투 뒤끝에는 입수공(入水孔)과 출수공(出水孔)이 선명하게 한 점 유합(愈合)되어 있다. 입수공은 모두 자갈색으로 입수공 주변에 있는 분지상(分枝狀)의 작은 촉수(觸手)는 색이 더욱 짙다. 등에서 외투막을 통하여 짙은 갈색의 내장단(內臟團)을 볼 수 있다. 생식선은 색깔이 비교적 엷다. 맛은 짜고 씹으면 말린 새우살 같은 신선한 비린내가 난다(그림 1—51).

【성 분】 홍합류의 살(軟體)중에는 혈남단백(血藍蛋白; Hemoeyanin)이 함유되어 있다. 건제품에는 100g당 수분 13g, 단백질 59.1g, 지방 7.6g, 탄수화물 13g, 회분 6.9g, Ca 277mg, P 864mg, Fe 24.5mg, 비타민 B_2 0.46mg, 니코틴산(nicotinic aeid) 3.1mg을 함유하고 있다.

【성미 및 귀경】 甘, 鹹, 溫, 無毒. 肝, 腎經에 들어간다.

【응 용】 자음보혈(滋陰補血), 익정보수(益精補隨), 지리지사(止痢止瀉), 소영산결(消瘦散結) 효능이 있다. 허로(虛癆), 음위(陰痿), 정혈쇠소(精血衰少), 신허요통(腎虛腰痛), 구리불유(久痢不癒), 빈혈(貧血), 영기(癭氣; 풍토성 갑상선종) 등을 치료한다. 양은 25~40g으로 한다.

1. 음위(陰痿), 신허요통(腎虛腰痛)에 대한 치료: 홍합(淡菜) 50g과 구신(狗腎) 하나를 물에 푹 달인 것을 하루의 양으로 음즙식육(飮汁食肉) 한다.

2. 영기(癭氣)에 대한 치료: 홍합(淡菜) 50g, 곤포(昆布) 25g을 달여 약과 즙을 한번에 다 복용한다. 매일 2회 연속 2 주일간을 한 치료 기간으로 복용하며 1 주일 멈췄다가 다시 복용한다.

3. 빈혈(貧血)에 대한 치료: 홍합(淡菜) 50g, 숙지(熟地) 40g, 황기(黃芪) 50g, 당귀(當歸) 10g을 물에 달여 매일 2회 복용한다.

30. 진 주(珍珠)

【학 명】 Pteria, Cristaria, Hyriopsis, Anodonta, Margaritana
【한국명】 진 주
【중문명】 珍珠 zhen zhu

【영문명】 Clam
【이 명】 진주(眞珠)

진주(珍珠)는 《개보본초(開寶本草)》에서 처음으로 기술하였다. 《본초강목(本草綱目)》에서는 "혼백(魂魄)을 안정시키고 유정(遺精), 백탁(白濁)을 멈추며 두정독(痘疔毒)을 해소한다."라고 하였으며 《본초회언(本草匯言)》에서는 "진심(鎭心), 안지(安志), 안혼(安魂), 해결독(解結毒), 화악창(化惡瘡)과 내궤파란(內潰破爛)을 아물게 한다."라고 하였다. 현재 중국에서는 이 약재를 크게 2개 유형으로 구분하여 그 하나는 천연 해산(天然海産) 진주(珍珠)이고 다른 하나는 담수 양식(淡水養殖) 진주(珍珠)이다. 두 유형의 약재는 모두 안신진정(安神鎭靜), 해독생기(解毒生肌)의 약으로 널리 이용되고 있다.

【원동물】 1. 진주조개과 참진주조개(珍珠貝科動物 珠母貝; *Pinctada margaritifera* L.). 두 조각의 크고 단단하고 두꺼운 원형의 패각이 있다. 왼쪽 패각은 오른쪽 패각보다 크며 두 패각의 길이와 너비는 비슷하다. 각의 정수리는 앞으로 굽어 등 가장자리 중부(中部)의 앞 끝에 위치하여 있다. 오른쪽 각의 정수리의 앞부분에는 족사(足絲)의 출공(出孔) 홈이 하나 있다. 각의 정수리의 전후(前後)에는 두개의 귀가 있다. 각표(殼表)는 흑갈색이거나 황갈색으로 흑색의 방사상 줄무늬가 있다. 생장문은 선명하고 인편(鱗片)이 밀생(密生)하였으며 쉽게 부서진다. 각의 정수리에 가까운 곳은 비교적 평활(平滑)하다. 각내(殼內)는 백색 또는 엷은 황색으로 진주 같은 광택이 많이 난다. 폐각근(閉殼筋)은 크고 거의 귀 모양으로 대개 조가비 중앙에 위치한다(그림 1—52).

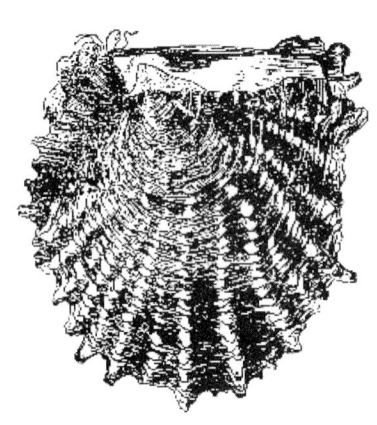

그림 1—52 참진주조개(珠母貝)

1~10m 깊이의 따뜻한 바다(暖海)에서 서식한다. 유체(幼體)는 얕은 곳에서 서식하지만 자라면 점차 심해(深海)로 이동한다. 암초 또는 자갈에 부착되어 있는 경우가 많다.

중국에는 남해(南海)에 분포한다.

2. 석패과동물 삼각대칭이(蚌科動物 三角帆蚌; *Hyriopsis cumingii* Leach). 패각은 크고 납작하며 각질(殼質)은 견고하고 거의 사각형을 이룬다. 좌우 두 각의 정수리는 단단히 붙어 있다. 뒷등 가장자리는 길고 아울러 위쪽으로 돌출되어 삼각형의 범상(帆狀) 후익(後翼)을 형성하며 앞 등 가장자리는 작고 첨각상(尖角狀)을

이룬다. 배 가장자리는 직선에 가까우며 약간 호형(弧形)을 이룬다. 각면(殼面)은 평활(平滑)하지 않고 각의 정수리 부분에는 굵고 큰 늑맥(肋脈)이 새겨져 있다. 생장선(生長線)은 동심 환상(同心環狀)으로 배열되어 있으며 간격이 넓다. 패각의 내면은 평활하며 진주층(珍珠層)은 유백색(乳白色)이다(그림 1—53).

담수의 진흙 바닥에 모래가 섞인 강이나 호수에 서식하며 4~8월에 번식한다.

중국에는 하북(河北), 안휘(安徽), 강소(江蘇), 절강(浙江) 등에 분포되어 있다.

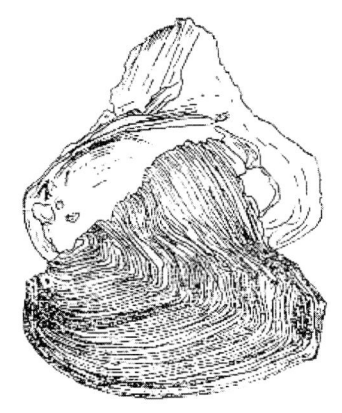
그림 1—53 삼각대칭이(三角帆蚌)

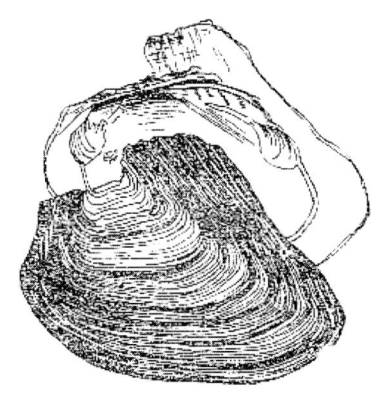
그림 1—54 귀이빨대칭이(褶紋冠蚌)

3. 석패과 귀이빨대칭이(蚌科動物 褶紋冠蚌; *Cristaria plicata* Leach). 연합리(燕蛤蜊)라고도 한다. 패각은 비교적 크며 거의 부등변 삼각형을 이룬다. 전배연관돌(前背緣冠突)은 선명하지 않고 후부(後部)가 높이 자라 후배연(後背緣)이 위로 비스듬히 뻗어 있어 대형의 관(冠) 모양을 형성하고 있다. 조가비의 후배부(後背部)는 각의 정수리에서 뒤로 가면서 점차 굵어지는 일련의 종륵(縱肋)이 있다. 배 가장자리는 직선에 가깝게 자란다. 각면(殼面)은 짙은 황록색 내지 흑갈색으로 각의 정수리는 침식되어 표층의 색이 상실되었다. 진주 층은 광택이 난다(그림 1—54).

강이나 호수의 진흙 질의 바닥에 서식하며 행동이 느리다.

우리나라의 강과 호수에 분포하고 중국에는 전국 각지에 분포되어 있다.

4. 석패과 펄조개(蚌科動物 背殼無齒蚌; *Anodonta woodiana* Leach). 하방(河蚌)이라고도 한다. 외형은 각돌(角突)이 있는 난원형으로 앞 끝은 조금 둥글고 뒤끝은 사절상(斜切狀)을 이루며 배 가장자리는 호형(弧形)을 이룬다. 후배부(後背部)에는 각의 정수리로부터 사출(射出)한 3 갈래의 굵은 늑맥(肋脈)이 있다. 각면(殼面)은

갈색이다. 폐각근(閉殼筋)의 흔(痕)은 긴 타원형이다. 조가비 내면의 진주층(珍珠層)은 유백색이다(그림 1—55).

강이나 호수, 늪의 진흙 바닥에서 서식한다. 중국에는 전국 각지에 분포되어 있다.

【양 식】 진주(珍珠)의 생장 형성 원리에 의하여 중국에는 이미 담수에서 진주(珍珠) 양식을 하는 것이 보편화되어 있다. 보통 5년간 생장한 것을 골라 삽핵(揷核) 수술(手術)을 시행(施行)하여 외투막(外套膜)을 작은 절편(切

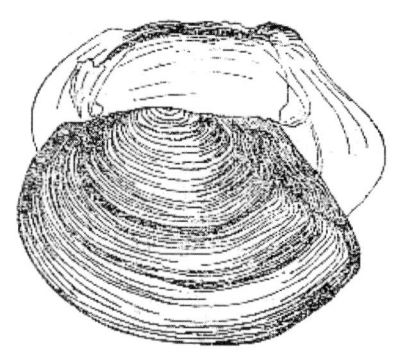

그림 1—55
펄조개(背殼無齒蚌)

片)으로 만든 다음 개구침(開口針) 또는 갈고리 침으로 모방(母蚌)의 외투강(外套腔) 부위의 외투막(外套膜)에 작은 구멍을 내고 송편침(送片針)으로 작은 절편을 주머니 모양으로 싸서 모방(母蚌) 외투막 내외(內外) 표피 사이의 결체조직(結締組織) 속에 넣고 마지막에 방(蚌)을 못에 넣어 저양(底養) 혹은 조양(弔養) 한다. 2~3년이 지나면 인공 진주가 형성된다.

【약 재】 방(蚌) 체내에서 채취한 과립상의 진주를 약으로 사용한다. 대개 가을철에 2~3년 양식한 진주 모방(母蚌)을 잡은 후 육주(育珠) 수술실에서 전, 후 폐각근(閉殼筋)을 자르고 손가락으로 외투막의 진주를 끄집어낸다. 먼저 물로 세척한 다음 소량의 식염을 섞은 후에 천으로 주면(珠面)의 체액과 오물을 닦아 내고 이어서 비누물로 세척한 다음 또 맑은 물로 깨끗이 씻고 마지막에 부드러운 면플란넬(絨布) 또는 가제로 광을 내면 된다.

약재는 원구형(圓球形)이거나 원구형에 가까우며 크기가 일정하지 않다. 표면은 백색, 황백색, 연한 분홍색이거나 엷은 남색 등이다. 둥글고 매끄러우며 윤택이 있어 반투명으로 진주의 고유한 아름다운 광택을 지닌다. 재질은 단단하고 무거우며 쪼개면 단면에 층문상(層紋狀)을 이루고 있으며 냄새가 없고 맛은 약간 짜다(그림 1—56).

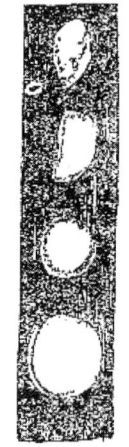

그림 1—56
진주(珍珠)

【성분 및 약리】 주로 탄산칼슘을 함유하고 있으며 각단백(角蛋白)도 함유한다. 패각은 각단백(角蛋白; Keratin)으로 Glycine, Alanine, Leucine, Phenylalnine, Serine, Valine, Methionine, Cystine, Arginine, Histidine, Tyrosine,

Aspartic acid, Glutamic acid, Threonine 등을 조성한다. 이 밖에 또 소량의 Na, Mg, Fe, K, Sr, Li, Mn 및 Cu 등의 원소를 함유하고 있다.

 진주층(珍珠層)을 황산 30%로 가수분해(加水分解)한 물질은 두꺼비의 이체심장(離體心臟)의 박동폭(搏動幅)을 증대시키며 집토끼의 이체장관(離體腸管)의 긴장성을 저하시키며 집토끼의 이뇨(利尿) 실험에서는 일시적으로 뇨량(尿量)이 증가하였다. 진주층(珍珠層)의 4N 염산 추출액이 히스타민이 일으킨 기니아 피그(guinea pig; 모르모트)의 이체 장관(離體腸管)의 수축 작용에 대한 억제 능력은 같은 양의 염화 칼슘보다 강하다.

 진주고(珍珠膏)는 토이배(兎耳背)의 실험성 상처를 12 일이면 완전히 아물게 한다. 조직학적 방법으로 관찰하면 상처 부위에 섬유소가 배어 나와 백혈구의 활약을 알 수 있다.

 진주층 주사액은 간장(肝臟)의 해독과 단백질(蛋白質)의 합성(合成) 작용을 강화한다.

 【성미 및 귀경】 甘, 鹹, 寒, 無毒. 心, 肝經에 들어간다.

 【응 용】 안신진정(安神鎭靜), 청열명목(淸熱明目), 수렴생기(收斂生肌), 해독지통(解毒止痛) 효능이 있다. 열병경간(熱病驚癎), 번갈불면(煩渴不眠), 인후종통(咽喉腫痛), 구설생창(口舌生瘡), 궤양불렴(潰瘍不斂), 목적예장(目赤翳障), 기부조열(肌膚粗裂) 등을 치료한다. 양은 1~2g으로 한다.

 1. 인후종통(咽喉腫痛), 미란(糜爛)에 대한 치료: 진주(珍珠), 우황(牛黃)의 같은 양을 각각 곱게 가루로 만들어 고르게 섞어 적당한 양을 상처에 불어서 바른다.

 2. 전간(癲癇), 불면(不眠), 두통(頭痛), 유정(遺精)에 대한 치료: 진주(珍珠)를 곱게 가루로 하여 매일 2회 1푼(分)씩을 복용한다.

 3. 화상(火傷)에 대한 치료: 진주층(珍珠層) 가루에 지유(地楡)를 배합하여 고약을 만들어 상처에 바른다.

 주1: 진주층(珍珠層) 가루는 육류(肉瘤) 180례(例)에 대하여 일정한 억제 작용이 있었다.

 주2: 근래에 진주층 주사액으로 간염을 치료한 바 일정한 치료 효과가 있었다. 113병례의 임상 보고에서는 그중 급성 황달형 간염이 97, 급성 무황달형 간염이 11, 만성간염이 5로 총 완치율이 88.6%, 유효율이 99.2%에 달하였다. 만성간염은 치료 기간이 길었지만 효과가 좋고 완치율이 높았다.

 성인은 매일 2회 2㎖씩을 근육 주사하였으며 어린이는 적당 양으로 줄였다.

31. 진주모(珍珠母)

【소 속】 Pinctada 속의 껍데기   【한국명】 진주조개의 껍데기
【중문명】 珍珠母 zhen zhu mu
【영문명】 Nacre layer; Mother of pearl
【이 명】 주모(珠母)

진주모(珍珠母)는 《개보본초(開寶本草)》의 진주항(眞珠項)에 나타나 있으나 용도는 밝히지 않았다. 《음편신참(飮片新參)》에서는 "鹹平, 凉, 微腥"이라고 하였으며 또 "평간잠양(平肝潛陽), 안신혼(安神魂), 정경간(定驚癎), 소열비안예(消熱痺眼翳)의 효능이 있다."라고도 하였다. 지금 중국에서는 평간식풍(平肝熄風), 정경지혈(定驚止血)의 약으로 널리 사용하고 있다.

【원동물】 진주(珍珠) 항의 담수방류(淡水蚌類) 참조.

【약 재】 하제(煆製)를 거친 담수방류(淡水蚌類)의 패각을 진주모(珍珠母)라고 하여 약으로 사용한다. 방각(蚌殼)을 소금물에 넣어 끓인 다음 맑은 물에 넣어 침세(浸洗)하고 다시 꺼내어 칼로 흑색의 외피를 벗긴 후 석쇠 위에 놓고 수시로 뒤집으면서 바삭 바삭하게 될 때까지 굽는다.

이 약재는 불규칙적인 편상물(片狀物)로서 크기가 일정하지 않다. 한 면은 연분홍색으로 채색된 광택을 지니며 때로는 깨끗이 제거되지 않은 흑색 외피(外皮)가

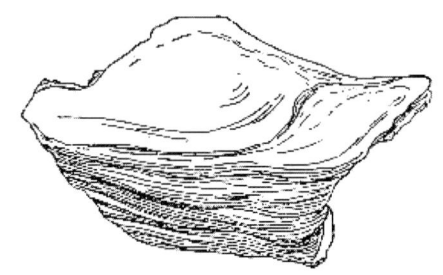

그림 1—57 진주모(珍珠母)

남아 있으며 다른 한 면은 유 백색으로 매끄러우며 광택을 지닌다. 항상 원형 혹은 반원형의 구멍이 있고 표면에는 흰 가루가 있다. 질은 바삭바삭하고 한층 한층으로 벗길 수 있다. 냄새는 없고 맛이 담담하다(그림 1—57).

【성 분】 주로 탄산칼슘을 함유하고 있다.

【성미 및 귀경】 鹹, 凉, 無毒. 心, 肝經에 들어간다.

【응 용】 평간식풍(平肝熄風), 익음잠양(益陰潛陽), 정경지혈(定驚止血) 효능이 있다. 전광경간(癲狂驚癎), 두목현운(頭目眩暈), 심계이명(心悸耳鳴), 두통실면(頭痛失眠), 토혈뉵혈(吐血衄血), 붕루(崩漏), 예장(翳障) 등을 치료한다. 양은 15~40g

으로 한다.

1. 두통(頭痛), 불면(不眠)에 대한 치료: 진주모(珍珠母) 50g, 산조인(酸棗仁) 20g을 물에 달여 매일 2회 복용한다.
2. 내안질환(晶體 混濁이나 視神經 萎縮 등 內眼의 疾患)에 대한 치료: 진주모(珍珠母) 100g, 창출(蒼朮) 40g, 인삼(人蔘) 5g을 물에 달여 매일 2회 복용한다.

주1: 소아(小兒)의 태독(胎毒), 습진(濕疹) 치료에는 신선한 합리(蛤蜊) 1개를 소존성(燒存性)하여 곱게 가루로 만들어 참기름에 반죽하여 바르면 효과가 있다.
주2: 방(蚌)의 종류는 많으며 각 종류를 모두 약으로 사용할 수 있다. 현재 진주모(珍珠母)는 단추를 만들고 있으며 남은 조각이 많아 이를 이용할 수 있다.

32. 해 월(海月)

【학 명】 *Placuna placenta* Linné　　【한국명】 유리조개
【중문명】 海月 hai yue
【영문명】 Windowpane Oyster
【이 명】 창패(窓貝); 명와(明瓦)

해월(海月)은 《본초습유(本草拾遺)》에서 기술하였으며 《식료본초(食療本草)》에서는 "주로 소담(消痰)하는 것으로 생초장(生椒醬)에 섞어 먹으면 좋으며 여러 가지 음식을 소화시킬 수 있어 사람을 쉽게 배고프게 한다."라고 하였다. 《본초강목(本草綱目)》에서는 "주로 소갈하기(消渴下氣)하고 오장(五臟)을 이롭게 조중(調中)하며 소변을 멈추게 하고 복중의 숙물(腹中宿物)을 없앤다…"라고 하였다. 현재 중국 약재 시장에서는 해월(海月)을 운모석(雲母石)으로 간주하여 사용하고 있는데 마땅히 바로잡아야 한다.

【원동물】 잠쟁이과 달잠쟁이(不等蛤科動物 海月; *Placuna placenta* Linné). 패각(貝殼)은 원형으로 납작하며 각질(殼質)은 얇고 투명하며 가장자리는 쉽게 부서진다. 왼쪽 패각은 비교적 불룩하고 오른쪽 패각은 평평하다. 방사륵(放射肋)과 동심(同心)으로 된 생장선(生長線)은 모두 세밀(細密)하며 복연(腹緣) 가까이에 있는 생장선(生長線)은 약간 인편상(鱗片狀)을 이루며 각면(殼面)은 백색으로 각의 정수리는 약간 자색을 띤다. 패각의 내면은 백색으로 운모(雲母) 같은 광택이 있다. 오른쪽 패각에

는 길이가 서로 다른 2개의 치첨(齒尖)이 있으며 "V"자형이 거꾸로 배열되어 있다. 왼쪽 패각의 상응되는 부위에는 두 갈래의 홈이 형성되어 있으며 폐각근의 흔(痕)은 원형으로 중앙에 위치해 있다 (그림 1—58).

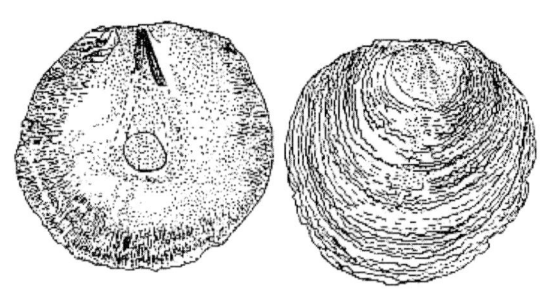

그림 1—58 달잠쟁이(海月)

조간대(潮間帶)의 중하(中下) 구역 및 천해(淺海) 모래(沙質) 및 펄모래(泥沙質)의 퇴적물 표면(海灘表面)에 서식한다. 오른쪽 패각은 아래쪽을 향하고 왼쪽 패각은 위쪽을 향한다. 패각 표면은 늘 흙과 모래 혹은 등호(藤壺), 태선충(苔蘚蟲)이 부착되어 있다.

우리나라에는 분포 기록이 없고, 중국에는 동해(東海)와 남해(南海)에 분포되어 있다.

【약 재】 해월(海月)의 패각을 약으로 사용한다. 4계절 언제나 조수가 밀려간 후 해사장에서 채취한다. 패각을 육질과 분리한 후 깨끗이 씻어 말린다.

【성미 및 귀경】 甘, 辛, 平. 肝, 脾經에 들어간다.

【응 용】 해독(解毒), 소적(消積) 효능이 있다. 홍역(紅疫), 감적(疳積) 등을 치료한다. 양은 5~15g으로 한다.

1. 감적(疳積), 소화불량(消化不良)에 대한 치료: 적당한 양의 해월(海月)을 곱게 갈아 가루로 만들어 매일 3회 5g씩 복용한다.

2. 습진(濕疹)에 대한 치료: 적당한 양의 해월(海月)을 구워 곱게 갈아 가루로 만들어 상처에 바른다.

33. 모 려(牡蠣)

【학 명】 *Crassostrea, Ostrea*　　　【한국명】 굴조개
【중문명】 牡蠣 mu li
【영문명】 Oyster shell

【이 명】 석화(石花); 여합(蠣蛤); 모합(牡蛤);

모려(牡蠣)는 《신농본초경(神農本草經)》에서 "주로 상한한열(傷寒寒熱), 온학선선(溫瘧洒洒), 경에노기(驚恚怒氣)를 치료하며 구완서루(拘緩鼠瘻)를 제거하며 여자들의 대하적백(帶下赤白)을 치료하며 장기간 복용하면 골절(骨節)을 강하게 하며 여합(蠣蛤)이라고도 한다…"라고 하였다. 《명의별록(名醫別錄)》에서는 모합(牡蛤)이라고 하였다. 살아 있을 때는 크고 단단하고 두꺼운 왼쪽 조가비는 암석에 고착하고 있어 약으로 사용하는 것은 왼쪽 조가비를 흔히 채취하므로 《중약지(中藥誌)》에서는 좌각(左殼)이라고도 하였다. 지금 중국에서는 제산제(制酸劑)로 사용하며 화위진통(和胃鎭痛)하는 작용이 있다. 위산과다(胃酸過多), 신체허약(身體虛弱), 자한도한(自汗盜汗), 심계동척(心悸動惕) 등에도 모두 사용할 수 있다.

【원동물】 굴과에 속하는 종(牡蠣科動物 牡蠣; Ostrea). 중국에는 약 20종이 산출되며 이들 패각은 모두 약으로 사용할 수 있다. 패각은 좌우 두 가지로 매우 불규칙적으로 두껍고 견고하다. 왼쪽 패각은 또 하각(下殼)이라고도 하며 비교적 크고 오목하며 다른 물체에 고착되어 있다. 오른쪽 패각은 또 상각(上殼)이라고도 하며 비교적 작고 평평하며 덮개 모양이다. 패각(貝殼) 표면은 여러 층의 인편(鱗片)이 있고 전체는 회색이며 표면과 가장자리는 매우 거칠다. 내면은 유백색(乳白色)이다(그림 1-59, 60, 61, 62, 63).

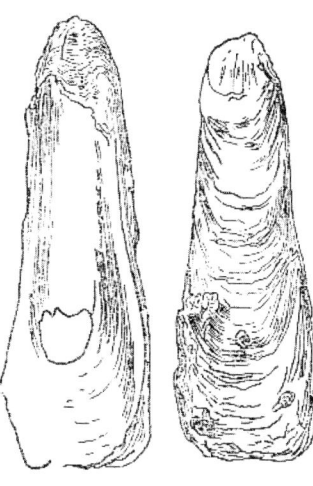

그림 1-59 굴(長牡蠣)

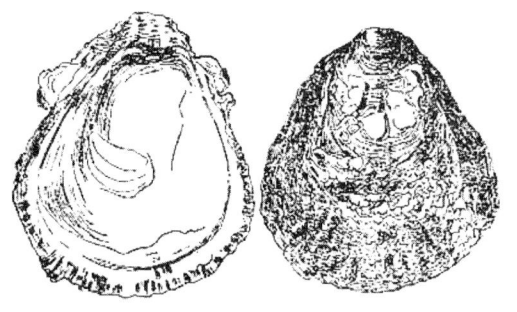

그림 1-60 토굴(密鱗牡蠣)

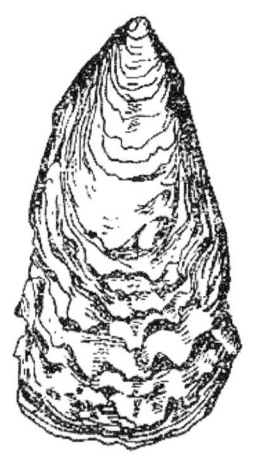

그림 1-61
따렌굴(大連灣牡蠣)

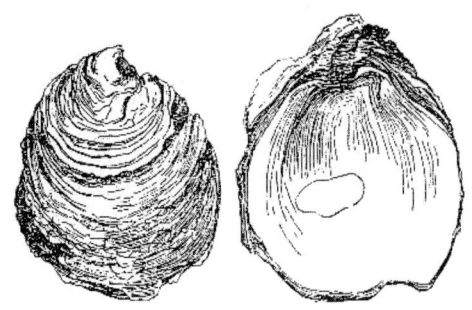

그림 1-62 강굴(近江牡蠣)

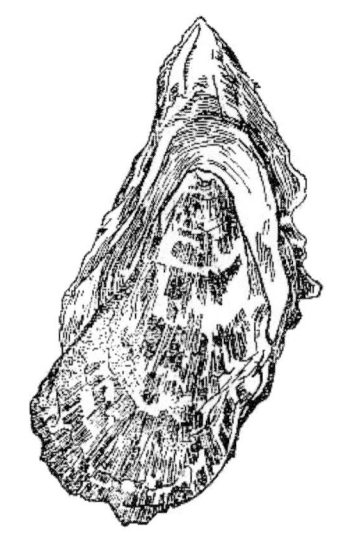

그림 1-63 굴의 일종(褶牡蠣)

다른 물체에 부착하여 서식하며 바닷가의 암석에서 흔히 볼 수 있으며 해저에 군집(群集)하여 있는 경우도 있다. 갯벌의 조간대에서 양식하기도 한다.

【약 재】 모려(牡蠣)의 패각(貝殼)을 약으로 사용한다. 4계절 언제나 채취할 수 있으며 채집한 모려는 육질은 식용하고 패각은 깨끗이 씻어 햇볕에 말린다. 생용(生用) 혹은 하용(煅用) 한다.

하모려(煅牡蠣)는 화로에 받침쇠를 놓고 그 위에 모려(牡蠣)를 가득히 배열하고 가마를 덮어 작은 틈을 남기고 약 2 시간 구워 회백색이 되면 식혀 갈아 부수면 된다.

약재는 불규칙적인 긴 난원형이나 삼각형을 이룬다. 표면은 회갈색으로 색감의 깊이는 다르다. 층편(層片)이 분명하고 가장자리는 항상 물결 모양의 기복을 이룬다. 내면은 대개 유 백색으로 매끄럽고 광택이 있다. 기부(基部)에는 횡문(橫紋)이 있지만 광택은 없다. 질은 단단하고 무거워 쉽게 부서지지 않으며 단면은 층상(層狀)을 이루고 백색이며 맛은 약간 짜다.

【성분 및 약리】 탄산칼슘을 80~95% 함유하고 있으며 일정한 양의 인산 칼슘, 황산 칼슘, 산화철 및 Al, Mg, Si 등을 함유하고 있다. 또 유기물을 1.72% 함유하고 있다.

모려(牡蠣)가 함유하고 있는 칼슘염은 모세혈관을 치밀(緻密)하게 하여 혈관의 삼투성(滲透性)을 저하시킨다. 위(胃)에서 위산과 작용하여 가용성 칼슘염을 형성한다. 칼슘 이온은 흡수되어 전해질의 평형(電解質平衡)을 조정하고 신경 근육의 흥분을 억제한다.

모려(牡蠣)의 산성 추출물은 생체 내에서 척수(脊髓) 회질염(灰質炎) 병독(病

毒)에 대하여 효과가 있으므로 이 종류의 병독을 이용하여 쥐의 대뇌에 감염(感染)을 일르킨 다음 이 추출물을 쥐에게 복용시키거나 복강(腹腔)에 주사하면 쥐의 사망율을 저하시킬 수 있다.

【성미 및 귀경】 甘, 澁, 凉, 無毒. 肝, 腎經에 들어간다.

【응   용】 자음잠양(滋陰潛陽), 진경안신(鎭驚安神), 삽정염한(澁精斂汗), 연견화담(軟堅化痰) 효능이 있다. 허로번열(虛勞煩熱), 유정(遺精), 도한(盜汗), 임파선결핵(淋巴腺結核), 붕루대하(崩漏帶下) 등을 치료한다. 양은 15~50g으로 한다.

1. 도한(盜汗), 유정(遺精)에 대한 치료: 생모려(生牡蠣) 50g, 생용골(生龍骨) 50g, 생귀판(生龜板) 20g, 현삼(玄蔘) 15g, 지황(地黃) 20g을 물에 달여 매일 2회 복용한다.

2. 임파선결핵(淋巴腺結核), 영기(癭氣)에 대한 치료: 생모려(生牡蠣) 50g, 해조(海藻) 15g, 곤포(昆布) 15g을 물에 달여 매일 2회 복용한다.

3. 유정(遺精), 활정(滑精), 조설(早泄)에 대한 치료: 하모려(煆牡蠣) 50g, 연수(蓮須) 10g, 검실(芡實) 20g을 물에 달여 매일 2회 복용한다.

4. 위(胃) 및 십이지장궤양(潰瘍)에 대한 치료: 하모려(煆牡蠣) 15g, 오적골(烏賊骨) 25g, 절패모(浙貝母) 20g을 함께 가루로 만들어 매일 3회 10g씩 복용한다.

5. 현운(眩暈)에 대한 치료: 생모려(生牡蠣) 30g, 생용골(生龍骨) 30g, 국화(菊花) 15g, 구기자(枸杞子) 20g, 하수오(何首烏) 20g을 물에 달여 매일 2회 복용한다.

주1: 전체 동물은 글리코겐(Glycogen), 우황산(Taurine), 10종의 필수(必需) 아미노산, Glutathione, 비타민 A, B_1, B_2, D 등을 함유하고 또 무기질로는 Cu, Zn, Mn, Ba, P 및 Ca 등이 함유되어 있다.

주2: 모려(牡蠣)에서 항균 작용을 하는 물질을 분리해 낼 수 있으며 이 물질은 체 내외의 실험을 거쳐 양농(釀膿) 연쇄상구균(連鎖狀球菌)의 생장을 억제할 수 있다는 것이 밝혀졌다.

주3: 근래에 위암(胃癌)에 시용(試用)하여 일정한 치료 효과가 있었다. 즉 모려(牡蠣), 석결명(石決明), 해부석(海浮石), 해호자(海蒿子), 곤포(昆布), 합분(蛤粉), 자채(紫菜) 각 25g을 물에 달여 매일 3회 복용한다.

주4: 근래 모려분(牡蠣粉)으로 황산 바륨을 대체하여 영제(影劑)를 만드는데 성공하였다.

34. 현 각(蜆殼)

【학 명】 Corbicula
【한국명】 가막조개(또는 재첩조개), 콩조개
【중문명】 蜆殼 xian ke
【영문명】 River clam
【이 명】 편라(扁螺)

현각(蜆殼)은 《신농본초경집주(神農本草經集註)》에서 이질을 치료한다고 기술하였다. 《본초습유(本草拾遺)》에서는 "태운 재를 음복(飮服)하면 번위토식(翻胃吐食)을 치료하며 심흉담수(心胸痰水)를 제거한다."라고 하였다. 《본초강목(本草綱目)》에서는 "현(蜆)은 계호(溪湖)에 많이 있고 그 유형도 많으며 크기와 두께가 고르지 않고 어가(漁家)에서는 많이 먹는다."라고 하였으며 또 "화담지구(化痰止嘔), 탄산심통(吞酸心痛) 및 폭해(暴咳)를 치료한다. 태운 재를 모든 습창(濕瘡)에 바르면 방분(蚌粉)과 같은 효력이 있다."라고 하였다.

【원동물】 재첩과 재첩(蜆科動物 河蜆; *Corbicula fluminea* Muller). 전체는 삼각형 모양으로 좌우 양각이 같다. 각의 정수리는 배연(背緣)보다 중부(中部)가 부풀어 있으며 조가비 겉은 암갈색 각피(殼皮)로 덮여 있으며 때로는 황색을 띠기도 한다. 표면의 생장선 무늬가 윤상(輪狀)으로 된 것은 늙은 것으로 각의 정수리가 늘 탈락되어 석회질을 드러내고 있다. 각의 내면은 자백색이다. 교합(鉸合) 부위에는 주치(主齒)가 3개 있으며 중앙의 것이 가장 크다. 발은 설상(舌狀)으로 크다(그림 1-64).

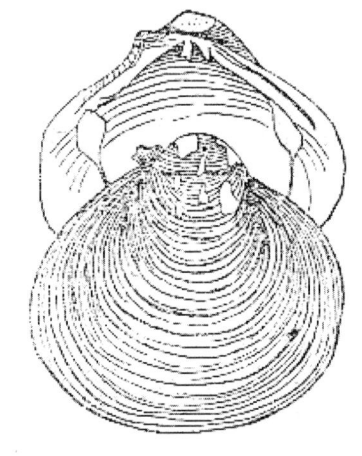

그림 1-64 재첩(河蜆)

하천, 호수와 늪의 진흙 질 물밑에서 대개 서식한다.

우리나라의 강 하구에 서식하며, 중국에는 대부분의 지역에 고르게 분포되어 있다.

【약 재】 현(蜆)의 패각을 약으로 사용한다. 연중 언제나 채취할 수 있으며 채집한 것은 끓는 물에 데워 육질을 제거하고 조가비를 취하여 깨끗이 씻어 햇볕에 말린다.

【성　분】 주로 각각질(殼角質; Conchiolin)과 무기염류를 함유하고 있다. 무기염류는 주로 탄산칼슘이고 다음은 인산칼슘, 탄산마그네슘 등이다.

【성미 및 귀경】 鹹, 溫, 無毒. 肺, 脾經에 들어간다.

【응　용】 제습(除濕), 화담(化痰) 효능이 있다. 번위토식(翻胃吐食), 위통탄산(胃痛呑酸), 담천해수(痰喘咳嗽), 습창(濕瘡), 궤양(潰瘍) 등을 치료한다. 양은 30~50g으로 한다.

1. 담천해수(痰喘咳嗽)에 대한 치료: 현각(蜆殼) 500g을 소존성(燒存性)하여 곱게 가루로 만들어 매일 3회 미음(米飮)에 타서 복용한다.

2. 번위토식(翻胃吐食)에 대한 치료: 전라각(田螺殼), 현각(蜆殼)의 적당한 양을 곱게 갈아 가루로 하여 미즙(米汁)으로 반죽하여 덩어리로 만들어 다시 소존성(燒存性)으로 구워 갈아 가루로 만들어 매일 2회 5g씩을 인삼(人蔘) 5g, 사인(砂仁) 3g을 달인 물에 복용한다.

주1: 현육(蜆肉)은 《당본초(唐本草)》에 청열(淸熱), 이습(利濕), 해독 작용을 한다고 기술되어 있다. 소갈(消渴); 창독(瘡毒) 등을 치료한다.

주2: 일본현(日本蜆)의 추출물을 만약 개의 문정맥(門靜脈) 혹은 고정맥(股靜脈)에 주입하면 혈류(血流)중에 Adenin nucleotide 류의 물질이 나타나며 특히 간(肝) 정맥(靜脈)에 많이 나타난다. Adenin nucleotide는 임파(淋巴) 유량(流量)을 촉진하는 작용을 한다.

35. 해 선(海扇)

【학　명】 *Tridacna maxima* Roding　　【한국명】 대왕조개
【중문명】 海扇 hai shan
【영문명】 Giant clam
【이　명】 거거(車渠)

해선(海扇)의 원명은 거거(車渠)로 《해약본초(海藥本草)》에서는 차거(硨磲)라고도 하여 "주로 안신(安神)하고 여러 독(毒)과 충석(蟲螫)의 해독에는 대모(玳瑁) 1 조각과 같은 양의 거거(車渠)를 인유(人乳)를 넣고 갈아 복용한다."라고 하였다. 《본초강목(本草綱目)》에서는 제46 권 개부(介部)에 "거거(車渠)의 큰 것은 기와

를 얹은 기왓고랑이 있는 모양으로 크지만 그 효능은 서로 비슷하다."라고 하였다. 현재 중국의 연해 지역에서는 대개 해선(海扇)이라고 한다.

【원동물】 대왕조개과 큰대왕조개(가칭)(硨磲科動物 長硨磲; *Tridacna maxima* Roding). 패각은 긴 난원형으로 재질은 단단하고 두꺼우며 양각(兩殼)의 크기는 같다. 주륵(主肋)은 5~7 줄기이며 늑(肋)의 너비는 늑간(肋間)의 거리보다 폭이 넓다. 표면은 황백색이며 내면은 백색으로 광택이 있으며 가장자리는 엷은 황색을 이룬다. 폐각근(閉殼筋)의 흔(痕)은 크고 선명하며 외투 흔(痕)도 선명하다(그림 1—65).

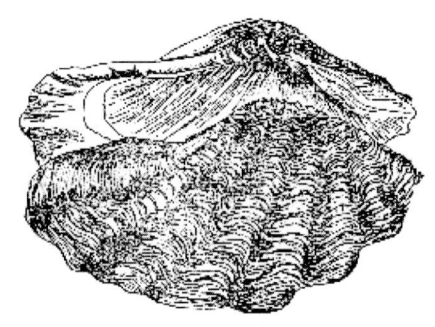

그림 1—65 큰대왕조개(長硨磲)

얕은 바다의 산호초 사이에서 서식하며 조간대(潮間帶) 저조선(低潮線) 부근의 조수웅덩이나 얕은 바다에서 채취할 수 있다. 중국에는 남해(南海)에 분포되어 있다.

【약 재】 해선(海扇)의 패각을 약으로 사용한다. 4계절 언제나 채취하며 육질을 제거하고 조가비를 취하여 깨끗이 씻어 햇볕에 말린다.

【성미 및 귀경】 甘, 鹹, 大寒, 無毒. 心, 小腸經에 들어간다.

【응 용】 안신(安神), 해독(解毒) 효능이 있다. 심신불안(心神不安), 불면다몽(不眠多夢) 봉충석상(蜂蟲螫傷)을 치료한다. 양은 5~15g으로 한다.

주: 인차거(鱗硨磲; *Tridacna squamosa* Lamarck)와 고씨차거(庫氏硨磲; *T. cookiana* Iredale)의 조가비도 해선(海扇)으로 간주하여 약으로 사용할 수 있다.

36. 합 각(蛤殼)

【학 명】 Veneridae, Meretrix, Cyclina **【한국명】** 백합, 가무락조개껍데기
【중문명】 蛤殼 ha ke
【영문명】 Venus, Cyclinella
【이 명】 해합(海蛤); 문합(文蛤); 대합(大蛤); 화합(花蛤); 황합(黃蛤)

합각(蛤殼)은 비교적 흔히 쓰는 약으로 《신농본초경(神農本草經)》에서 처음

으로 해합(海蛤)이라고 기술하였다. 《뇌공포자론(雷公炮炙論)》에서는 "보통 해합(海蛤)을 사용하면 유파심골(游波蕈骨)을 사용하지 말아야 하며 그 충골(蟲骨)은 해합(海蛤)과 비슷하지만 광택이 없다."라고 하였다. 《본초원시(本草原始)》에서는 합각(蛤殼)이라고 하였다. 지금 중국 시중에서 판매되고 있는 것은 문합(文蛤)과 청합(靑蛤) 두 가지가 있으며 모두 합각(蛤殼)으로 간주하여 약으로 사용한다.

【원동물】 1. 백합과동물 백합(簾蛤科動物 文蛤; *Meretrix meretrix* L.). 패각은 크고 단단하고 두꺼우며 대개 삼각형을 이루지만 배 가장자리는 비교적 둥글다. 패각의 표면은 팽창되었고 매끄럽다. 겉은 칠(漆)한 것과 같은 황회색의 각피(殼皮)에 덮여 광택이 있다. 각의 정수리에서 시작한 환형(環形)의 갈색 띠가 많이 있다. 정수리에는 치상(齒狀) 무늬가 있고 비교적 늙은 것의 각정수리의 표피는 쉽게 탈락되어 백색을 드러내고 있다. 패각 내면은 백색을 이루며 정수리 끝의 교합(鉸合) 부에는 소치(小齒)가 있다(그림 1—66).

얕은 바다의 진흙과 모래가 섞인 곳에서 서식하며 이동하는 습성이 있다.

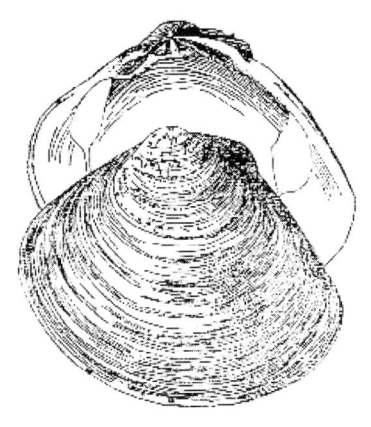 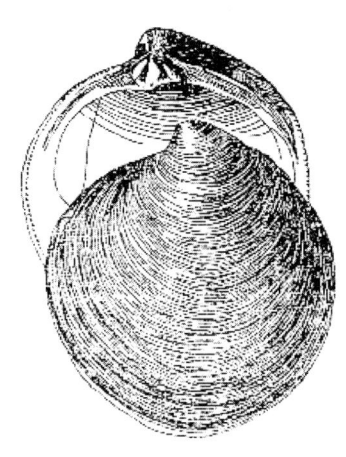

그림 1—66 백합(文蛤)   그림 1—67 가무락조개(靑蛤)

우리나라의 서해안에 다산하며 강하구 주변 갯벌에 주로 서식한다. 새만굴지역이 가장 많이 나는 곳이다. 중국에는 발해(渤海), 황해(黃海), 동해(東海)와 남해(南海)에 분포되어 있다.

2. 백합과 가무락조개(簾蛤科動物 靑蛤; *Cyclina sinensis* Gmelin). 패각은 앞의 문합의 종류보다 얇고 원형에 가깝다. 높이와 길이는 거의 같으며 너비는 비교적 넓다. 각면(殼面)은 엷은 황색이나 혹은 갈 적색으로 살아 있을 때에는 항상 흑색을 띠고 있다. 패각의 내면은 백색 또는 엷은 적색이며 가장자리는 엷은 자색으로 정연하

게 배열된 소치(小齒)를 갖고 있다. 교합치(鉸合齒)가 발달되어 있다(그림 1—67).

진흙과 모래가 섞인 해저에서 서식하며 산출량이 비교적 많다.

우리나라 서해안 갯벌에 서식한다. 중국에는 발해(渤海), 황해(黃海), 동해(東海)와 남해(南海)에 분포되어 있다.

【약　재】 문합 또는 청합의 패각을 합각(蛤殼)이라고 하여 약으로 사용한다. 봄부터 가을까지 채취하며 육질은 식용으로 제공하고 조가비는 깨끗이 씻어 햇볕에 말려 생용(生用)하거나 하용(煅用)한다.

하합각(煅蛤殼)은 연기가 없는 화로 위에 놓아 붉게 구워 꺼내어 식힌 후 부수면 된다.

【성미 및 귀경】 甘, 苦, 鹹, 寒. 心, 腎經에 들어간다.

【응　용】 연견산결(軟堅散結), 청열화담(淸熱化痰) 효능이 있다. 징가(癥瘕), 해수 기천(咳嗽氣喘), 흉협만통(胸脇滿痛), 각혈(咯血), 붕대(崩帶) 등을 치료한다. 양은 10~15g으로 한다.

1. 해수담다(咳嗽痰多)에 대한 치료: 합각(蛤殼) 20g을 가루 내어 청대(靑黛) 10g과 혼합하여 매일 2회 5g씩을 복용한다.

2. 폐결핵(肺結核)에 대한 치료: 합각(蛤殼) 20g, 천문동(天門冬) 15g, 패모(貝母) 15g을 함께 갈아 가루로 하여 매일 2회 5g씩을 복용한다.

3. 주차비(酒齇鼻; 딸기코)에 대한 치료: 하합각(煅蛤殼) 25g, 하석고(煅石膏) 25g, 경분(輕粉) 10g, 청대(靑黛) 7g, 황백(黃柏) 13g을 함께 곱게 가루 내어 50㎖의 참기름으로 잘 반죽하여 금속이 아닌 그릇에 담아 두고 사용한다.

주1: 《본초강목(本草綱目)》에는 "해합(海蛤)이란 바다의 여러 가지 합란각(蛤爛殼)의 총칭으로 어느 한가지 합(蛤)만을 가리키는 것이 아니다."라고 하였고 또 "문합(文蛤)은 한가지 종류이다."라고 하였다. 이로 인하여 고대에는 여러 가지 합(蛤)을 구분하지 않고 약으로 사용한 것을 알 수 있다.

주2: 합육(蛤肉)에는 수분이 84.12%, 단백질 13.19%, 지방 0.8%를 함유하였으며 또 1,000g의 신선한 합육(蛤肉)에는 Betain 4.4g, Glycogen 4g을 함유하고 있다. 그리고 또 비타민 A, 비타민 B, 비타민 D도 함유하고 있다.

경각합(硬殼蛤; *Mercenaria*) 속에 있는 일종의 물질(蛤素; Mercenene)은 스위스 산 백서육류(白鼠肉瘤)180과 클레프스―2 복수암(腹水癌)에 대하여 모두 효과가 있다. 시험관 속에서 사람의 Hela형 세포계(細胞系)에 대하여 해암(解癌) 효과가 있다. 이런 물질이 합체(蛤體) 내에서 함량이 가장 많은 계절은 여름철이다. 합간(蛤肝)중의 추출물은 쥐의 백혈병L.1210의 생장에 대하여 억제 작용이 있다. 그의 물 추출액 또는 황산암모늄 추출액은 시험관 내에서 단순한 포진(疱疹) 병독과 선(腺) 병독에 대하여 각각 항병독(抗病毒) 효과가 있다. 그의 추출물은 또 Moloney에 감염된 백혈병 동물의 생존시간을 연장시킬 수 있다.

37. 합 자(蛤仔)

【학 명】 *Ruditapes philippinarum* A. Adams et Reeve
【한국명】 바지락 조개, 모시조개
【중문명】 蛤仔殼 ge zi ke
【영문명】 Japanese Littleneck
【이 명】

합자(蛤仔)는 "본초(本草)"에는 기술이 없으며 이시진(李時珍)은 《본초강목(本草綱目)》에서 "해합(海蛤)은 해중의 모든 합란각(蛤爛殼)의 총칭이다."라고 하였으나 합자(蛤仔)를 약으로 사용한다는 것은 언급하지 않았다. 《동북동물약(東北動物藥)》에서는 청열해독약(淸熱解毒藥)으로 기록하고 있다.

【원동물】 백합과 바지락(帘蛤科動物 蛤仔; *Ruditapes philippinarum* A. Adams et Reeve). 패각은 난원형으로 팽창되어 있다. 각의 정수리 앞 끝은 뾰족하고 약간 앞쪽으로 만곡되었으며 등 가장자리의 전방(前方)과 가깝게 위치해 있다. 패각의 앞끝 가장자리는 타원이며 뒤끝 가장자리는 좀 잘린 모양이다. 패각의 표면은 회황색 또는 회백색으로 어떤 것은 띠 모양의 무늬나 반점이 있다. 각면(殼面)에는 세밀(細密)한 방사륵(放射肋)이 있어 각의 정수리로부터 동심(同心)으로 배열된 생장선과 교차하여 포문상(布紋狀)을 형성하였다. 패각의 내면은 회 황색이며 약간 자색을 띠고 있다(그림 1—68).

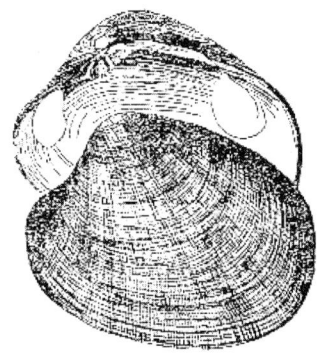

그림 1—68 바지락(蛤仔)

하구(河口)와 연안 조간대(潮間帶)와 천해의 모래톱이나 자갈이 섞인 퇴적물에 서식한다.

우리나라 전 연안과 일본, 중국에는 연해 각 지역에 분포되어 있다.

【약   재】 합자(蛤仔)의 패각을 약으로 사용한다. 4계절 언제나 채취할 수 있으며 푹 삶아 육을 제거하고 패각을 모아 깨끗이 씻어 햇볕에 말려 생용(生用)하거나 하용(煆用)한다.

【성   분】 주로 탄산칼슘을 함유하고 있으며 또 인산 칼슘, 탄산마그네슘 및 일종의 각단백인 "각각질"[角蛋白"殼角質"(Conchiolin)]을 함유하고 있다. 이 밖에 또 Cu, Hg, Mo, Bi, Sn, As 등 중금속(重金屬)도 미량으로 함유하고 있다.

【성미 및 귀경】 辛, 甘, 寒. 脾, 大腸經에 들어간다.

【응   용】 청열해독(淸熱解毒), 생기렴창(生肌斂瘡) 효능이 있다. 염창(臁瘡), 황수창(黃水瘡) 등을 치료한다. 적당한 양으로 외용한다.

주: 합자(蛤仔)의 신선한 합육(蛤肉)에는 조단백(粗蛋白) 5.2%, 조지방(粗脂肪) 1.8%, 회분(灰分) 1.3%, 수분(水分) 84.6%를 함유하고 있다. 또 신선육 1,000g에는 글리코겐 1.5g, 호박산(琥珀酸) 0.33g을 함유하고 있다.

합자육(蛤仔肉)은 강압 작용이 있다.

38. 합 라(蛤蜊)

【학   명】 *Mactra veneriforwis* Deshayes
【소   속】 Mactra 속 조개   **【한국명】** 개량조개, 동죽
【중문명】 蛤蜊粉 ge li fen
【영문명】 Powder of clam's shell
【이   명】 네모개량조개

합라(蛤蜊)는 《신농본초경집주(神農本草經集註)》에서 기술하였으며, 《가우본초(嘉祐本草)》에서는 "오장(五臟)을 자윤(滋潤)하고 소갈(消渴)을 멎게하며 식욕증진과 주독(酒毒)의 해독 등 효능이 있으며 주로 고질이 된 한열(寒熱)을 치료한다…"라고 하였다. 《천주본초(泉州本草)》에서는 "주로 황달(黃疸), 소변불리(小便不利), 복창(腹脹)과 모든 임질(淋疾)을 치료한다."라고 하였다. 지금 중국에서는 자음이수(滋陰利水) 약으로 사용한다.

【원동물】 개량조개과동물 동죽(蛤蜊科動物 四角蛤蜊; *Mactra veneriformis*

Deshayes). 패각은 거의 사각형(四角形)을 이루며 양각(兩殼)은 팽창(膨脹)되어 있다. 패각의 너비는 높이와 거의 같다. 유체(幼體)는 흔히 엷은 자색을 띠었으나 배 가장자리에 가까운 부분은 황갈색이며 복면(腹面) 가장자리는 보통 좁고 흑색변(黑色邊)이 있다. 조가비의 내면은 회백색이다. 교합(鉸合) 부분은 좁고 길다. 외투 흔(痕)은 선명하고 배 가장자리에 접근하였다. 전폐각근(前閉殼筋) 흔(痕)은 조금 작고 난원형이며 후폐각근(後閉殼筋)는 좀 크고 원형에 가깝다. 발은 납작한 도끼 모양이다 (그림 1—69).

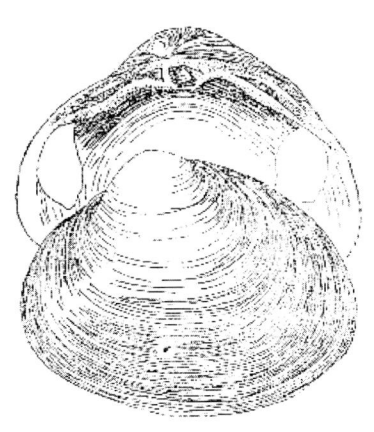

그림 1—69 동죽(四角蛤蜊)

조간대(潮間帶)의 중, 하 구역의 펄과 모래가 섞인 갯벌에 서식한다.

우리나라 서해안과 남해안에 분포하며, 중국에는 각 연해 지구에 분포되어 있다.

【약 재】 합라(蛤蜊)의 육을 약으로 사용한다. 쇠스랑을 사용하여 채취하며 채집한 것은 끓는 물에 삶아 육을 취하여 햇볕에 말린다.

【성 분】 합라(蛤蜊)의 가식(可食) 부분 100g에는 수분 80g, 단백질 10.8g, 지방 1.6g, 탄수화물 4.6g, 회분 3.0g, Ca 37mg, P 82mg, Fe 14.2mg, 비타민 A 400 국제단위, 비타민 B_1 0.03mg, 비타민 B_2 0.15mg, 니코틴 1.7mg을 함유하고 있다. 마른 제품 1,000g에는 요드가 2,400μg 함유되어 있다.

【성미 및 귀경】 鹹, 寒. 腎經에 들어간다.

【응 용】 자음(滋陰), 이수(利水), 화담(化痰), 연견(軟堅) 등 효능이 있다. 수종(水腫), 담적(痰積), 영류(癭瘤), 붕루(崩漏) 및 치질(痔疾) 등을 치료한다. 양은 10~25g으로 한다.

주: 조가비는 청열이습(淸熱利濕), 화담연견(化痰軟堅)의 작용이 있다. 담다해수(痰多咳嗽), 위(胃) 및 십이지장궤양(潰瘍), 붕루(崩漏), 화상(火傷) 등을 치료한다. 구운 후 곱게 갈아 가루로 만들어 사용한다.

39. 마 도(馬刀)

【소 속】 Lanceolaria 속 조개　　　　**【한국명】** 칼조개
【중문명】 馬刀 ma dao
【영문명】 Cumeopsis shell
【이 명】 마합(馬蛤); 삽안(唼岸)

　　마도(馬刀)는 《신농본초경(神農本草經)》에서 처음으로 기술하였으며 하품(下品)에 열거하였다. 《영의별록(名醫別錄)》에서는 마합(馬蛤)이라고 하였으며 《본초연의(本草衍義)》에서는 삽안(唼岸)이라고 하였다. 《본초강목(本草綱目)》에서는 개부(介部)제 46권에 열거하였다. 이시진(李時珍)은 "마도(馬刀)는 방(蚌)과 비슷하지만 작으며 모양은 좁고 길며 그 유형(類型)이 많아 길이, 크기, 두께, 정사(正斜)는 비록 다르지만 성미와 효능은 대개 같다."라고 하였으며 또 "수영(水癭), 기영(氣癭), 담음(痰飮) 등을 제거한다."라고 하였다. 중국의 패류(貝類)학자 제종언(齊鐘彦)씨는 고증(考證)을 거쳐 "마도(馬刀)는 담수방류(淡水蚌類)에 속하므로 모방속(矛蚌屬)에 포함시키는 것이 제일 적절하다."고 주장한다.

　　【원동물】 석패과 칼조개(蚌科動物 短褶矛蚌; *Lanceolaria grayana* Lea.). 패각(貝殼)은 긴 창(槍)모양이며 각질은 두껍고 견고하다. 길이는 약 높이의 4~5배이다. 껍데기(殼)의 앞 끝은 무디고 팽창했으며 뒤끝은 날씬하고 뾰죽하다. 껍데기(殼)의 정수리는 항상 전체 길이의 1/10인 곳까지 부식되었다. 등 뒤의 가장자리는 거의 평행이며 패각 위에는 배열이 정연하며 굵고 짧은 과립형의 세로 주름이 있어 습모방(褶矛蚌)이라 이름지었다. 이들은 늘 담수수역(淡水水域)의 강(江)과 호수(湖水)의 바닥진흙, 모래진흙 속에 있다.

　　우리나라의 한강, 금강에 나며, 중국의 흑룡강(黑龍江), 길림(吉林), 하북(河北), 산동(山東), 안휘(安徽), 강소(江蘇), 강서(江西), 호북(湖北), 호남(湖南) 등지에 분포된다.

　　【약 재】 단습모방(短褶矛蚌)의 패각을 마도(馬刀)라고 하며 약으로 사용한다. 단습모방(短褶矛蚌)은 대부분 봄, 가을에 담수 수역에서 채집하고, 흙과 모래 및 장기를 제거한 다음 물에 깨끗이 씻어 햇볕에 말려 하용(煆用)한다.

　　【성미 및 귀경】 鹹, 凉. 腎, 肺經에 들어간다.

　　【응 용】 소영(消癭), 지대(止帶), 통림(通淋) 등 효능이 있다. 영기(癭氣), 담

음(痰飮), 임질(淋疾), 적백루하(赤白漏下) 등을 치료한다. 양은 5~15g으로 한다.

주 : 과거에는 바다조개인 장죽정(長竹蟶; *Solen strictus* Gould)의 패각(그림 1-70)을 마도(馬刀)라고 하여 약으로 사용하였다. 장죽정(長竹蟶) 외에 대죽정(大竹蟶; *Solen grandis* Dunker, 그림 1-71), 세장죽정(細長竹蟶; *Solen gracilis* Philippi, 그림 1-72)과 검상모방(劍狀矛蚌; *Lanceolaria gladiola* Heude)의 패각(貝殼)도 마도(馬刀)로 간주하여 약으로 사용하였다.

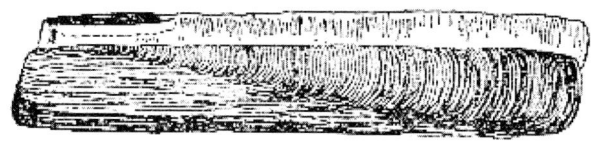

그림 1-70 장죽정(長竹蟶)

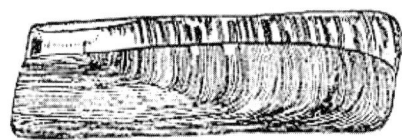

그림 1-71 대죽정(大竹蟶)

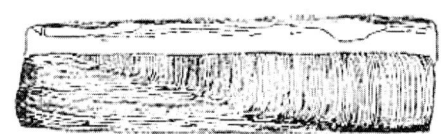

그림 1-72 세장죽정(細長竹蟶)

40. 액 정(縊蟶)

【학 명】 *Sinonovacula constricta* Lamarck   【한국명】 맛조개, 참맛
【중문명】 縊蟶 yi cheng
【영문명】
【이 명】

액정(縊蟶)은 《식료본초(食療本草)》에서 기술하였으며 《가우본초(嘉祐本草)》에서는 "보허(補虛)하고 냉리(冷痢)를 치료한다. 부인(婦人)의 산후 허손(産後虛損) 치료와 흉중(胸中)의 사열번민(邪熱煩悶) 제거에 삶아 먹는다."라고 하였다. 《본초강목(本草綱目)》에서는 정장(蟶腸)이라고 하였으며 《의림찬요(醫林纂要)》에서는 "해갈성주(解渴醒酒), 제번거열(除煩去熱) 효능이 있으며" 또 "건식(乾食)하면 보심자음

(補心滋陰)한다."라고 하였다. 현재 중국 민간에서는 조가비를 이용하여 위병(胃病)을 치료하며 효과가 매우 좋다.

【원동물】 가리맛조개과 가리맛조개(竹蟶科動物 縊蟶; *Sinonovacula constricta* Lamarek). 패각은 장방형이다. 등과 배의 가장자리는 평행에 가깝다. 전, 후의 끝은 둥글다. 각표(殼表)의 생장선이 뚜렷하다. 조가비의 중앙에서 조금 앞쪽에 위치한 곳에는 각의 정수리로부터 배 가장자리에 이르는 좀 오목한 사구(斜溝)가 1 줄 있다. 표면은 황록색의 외피(外皮)에 의해 덮여 있다. 조가비의 내면은 백색이다. 동물체(動物體) 외투막(外套膜) 족공(足孔) 주위에 촉수(觸手)가 2~3 줄 있으며 2개의 수관(水管)은 분리되어 있다 (그림 1-73).

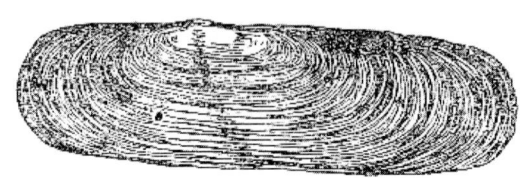

그림 1-73 가리맛조개(縊蟶)

하구(河口) 혹은 소량의 담수가 흘러드는 내만(內灣)에서 언제나 조간대(潮間帶)의 중, 하구 지역의 펄 갯벌에 서식한다. 주로 규조(珪藻)를 먹이로 한다.

우리나라의 서해안에 나며, 중국에는 발해(渤海), 황해(黃海), 동해(東海)와 남해(南海)에 분포되어 있다.

【약 재】 액정(縊蟶)의 살을 약으로 사용한다. 봄부터 가을까지 조간대(潮間帶)의 중, 하구 지역의 펄 갯벌에서 채취하며 채집한 것은 깨끗이 씻어 조가비를 제거하고 생용(生用)하거나 햇볕에 말린다.

【성 분】 살에는 주로 단백질, 지방, 탄수화물, Ca, P, Fe 및 소량의 요드를 함유하고 있다.

【성미 및 귀경】 甘, 鹹, 寒. 肝, 心, 腎經에 들어간다.

【응 용】 보허(補虛), 지리(止痢) 효능이 있다. 산후 허손(産後虛損), 냉리(冷痢)를 치료한다. 양은 50~100g으로 한다. 선품(鮮品)은 250g을 사용 할 수 있다.

주: 액정(縊蟶)의 껍데기(殼, 조가비)도 약으로 사용할 수 있다. 인후 종통(咽喉腫痛)을 치료하며 패각을 소존성(燒存性)하여 곱게 갈아 가루로 만들어 인후에 불어넣으면 효과가 매우 좋다.

41. 해표초(海螵蛸)

【학 명】 *Sepia, Sepiella*
【속 명】 Sepiae 속 갑오징어   **【한국명】** 오징어뼈
【중문명】 海螵蛸 hai piao xiao
【영문명】 Cuttlebone
【이 명】 오적어골(烏賊魚骨); 오적골(烏賊骨); 묵어골(墨魚骨)

해표초(海螵蛸)는 《신농본초경(神農本草經)》에서 처음으로 오적어골(烏賊魚骨)이라고 기술하였으며 "주로 여인들의 누하적백경즙(漏下赤白經汁), 혈폐(血閉), 음식종통(陰蝕腫痛), 한열징가(寒熱癥瘕), 무자(無子) 등을 치료한다."라고 하였다. 《본초강목(本草綱目)》에서는 해표초(海螵蛸)라고 하였다. 지금 중국에서는 제산(制酸) 작용이 인증되어 위산과다(胃酸過多), 위궤양(胃潰瘍) 치료에 효험이 있다고 한다. 원동물은 여러 종류가 있으나 금오적(金烏賊)을 위주로 기술한다.

【원동물】 1. 갑오징어과동물 참갑오징어(烏賊科動物 金烏賊; *Sepia esculenta* Hoyle). 오적(烏賊) 또는 묵두어(墨斗魚)라고도 한다. 해산 연체동물로 전체는 긴 타원형이며 난원형의 몸체는 동부(胴部, 몸통)라고 한다. 동(胴)의 양옆에는 전연(全緣)의 지느러미가 있으나 뒤끝과 연결되지 않는다. 머리는 비교적 짧고 눈은 발달되었다. 누두기(漏斗器; 물 또는 먹물을 분출하는 깔때기 같은 기관)는 비대(肥大)하여 V형을 이룬다. 머리 앞 끝에는 다리가 나있으며 다섯 쌍 중 한 쌍은 비교적 길다. 체내에는 묵낭(墨囊)이 있고 묵낭에는 묵즙(墨汁)이 간직되어 있다. 몸의 중앙(내부)에는 석회질의 뼈(背骨 또는 貝殼)가 있다(그림 1—74).

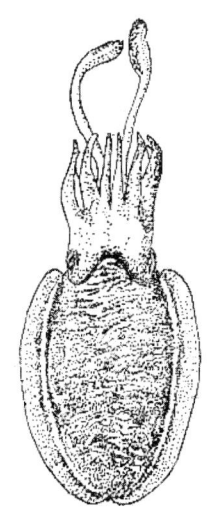

그림 1—74
참갑오징어(金烏賊)

심해(深海)에 서식하며, 천해(淺海)에서 산란한다. 적을 만나면 체내의 묵낭(墨囊)으로부터 검은 묵즙(墨汁)을 방출하여 자신을 엄호한다.

우리나라 서해안에 주로 서식하며, 중국에는 발해(渤海), 황해(黃海), 동해(東海)와 남해(南海)에 분포되어 있다.

2. 갑오징어과동물 쇠갑오징어(烏賊科動物 曼氏無針烏賊; *Sepiella japonica*

Sasaki). 동부(胴部)는 난원형으로 길이는 너비의 2배이다. 동(胴)의 후복면(後腹面)에는 선공(腺孔)이 선명하게 있어 항상 붉은 색에 가까운 비린내 나는 농즙(濃汁)이 흘러나온다. 육기(肉鰭; 살지느러미)는 앞이 좁고 뒤가 넓으며 좌우 두 지느러미는 끝에서 분리되어 있다. 각 발목의 길이는 비슷하고 흡반(吸盤)의 크기도 비슷하며 각질환(角質環)의 외연(外緣)에는 첨추형(尖錐形)의 소치(小齒)가 있다. 촉완수(觸腕穗)는 협소(狹小)하고 그 위에 있는 흡반(吸盤)은 작고 조밀하며 각질환(角質環)의 외연(外緣)에는 방원형(方圓形)의 소치(小齒)가 있다. 살아 있을 때에는 몸통과 등(胴背)의 백화반(白花斑)은 선명하며 수컷은 무늬가 크고 암컷은 무늬가 작다. 침제(浸製) 후에는 몸통과 등(胴背)에는 자반(紫斑)이 가득히 나타난다(그림 1—75).

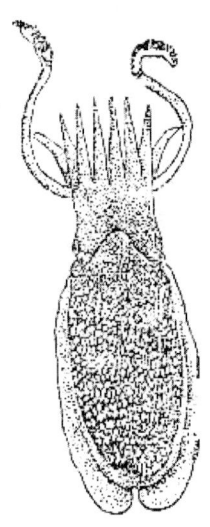

그림 1—75
쇠갑오징어
(曼氏無針烏賊)

봄과 여름 사이에 월동하던 심수 해역으로부터 도서(島嶼) 부근의 천수처(淺水處)를 향해 산란을 위한 회유(回遊)를 한다. 육식성(肉食性)으로 갑각(甲殼)과 작은 물고기를 위주로 한다.

우리나라에서는 황해에서 많이 나며, 중국의 주산지는 동해(東海)이나 발해(渤海), 황해(黃海) 및 남해(南海)에도 분포되어 있다.

【약　재】　오적(烏賊)의 골상패각(骨狀 貝殼, 뼈)을 해표초(海螵蛸) 또는 오적골(烏賊骨), 묵어골(墨魚骨)이라고도 하여 약으로 사용한다. 봄과 여름철에 해변에 떠돌거나 해변 가에 남아 있는 오적골(烏賊骨)을 주어 담수에 깨끗이 씻어 햇볕에 말린다.

약재는 긴 타원상으로 중간은 두텁고 가장자리는 얇은 편평체이며 크기는 고르지 않다. 등은 백색으로 황색이 조금 물들어 있고 황백색의 입상 돌기가 가득히 덮혀 있으며 대개는 뒤끝에서부터 동심환상(同心環狀)으로 배열되어 있다. 복면(腹面)은 새하얗고 중앙에는 종구(縱溝)가 하나 있다. 온전한 패각(貝殼)은 황백색으로 단단하며 약한 피막(皮膜)에 싸여서 붙어 있다. 조가비의 뒤끝은 굵고 단단한 골침(骨針)이 있다. 질은 성글고 부드러우며 쉽게 절단되

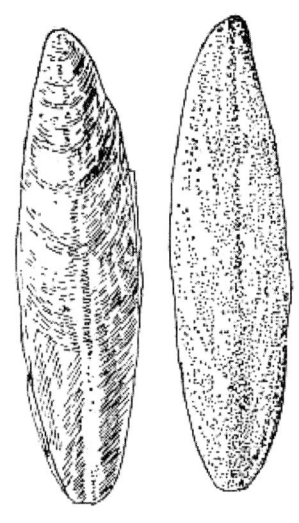

그림 1—76 해표초(海螵蛸)

고 단면에는 배면(背面)을 향해 만곡된 선명한 평행 세문(平行細紋)이 있다. 냄새는 조금 비릿하며, 맛은 약간 짜고 떫다(그림 1—76).

【성 분】 탄산칼슘 80~85%, 갑각질(甲殼質) 6~7%를 함유하고 있다. 그리고 인산 칼슘, 염화나트륨 및 마그네슘염도 소량 함유하고 있다.

【성미 및 귀경】 鹹, 微溫. 肝, 腎經에 들어간다.

【응 용】 지혈, 삽정(澁精), 지대(止帶), 제산(制酸) 효능이 있다. 토혈(吐血), 뉵혈(衄血), 붕루대하(崩漏帶下), 위궤양(胃潰瘍), 위산과다(胃酸過多) 등을 치료하며 창상출혈(創傷出血), 하지궤양(下肢潰瘍)이 구불수구(久不收口) 함을 외용 치료한다. 양은 15~25g으로 한다.

1. 위(胃) 및 십이지장궤양(十二指腸潰瘍)에 대한 치료: 해표초(海螵蛸), 절패모(浙貝母)를 각각 곱게 갈아 가루로 한 후 85%와 15%의 비례로 혼합하여 매일 3회 5g씩을 복용한다.

2. 위출혈(胃出血), 폐출혈(肺出血)에 대한 치료: 해표초(海螵蛸)를 곱게 갈아 가루로 하여 매일 3회 3g씩을 백급(白芨) 25g에 달인 물로 복용한다.

주1: 신선한 오적(烏賊) 근육 1000g중에는 Betain 4.2g, Taurin 3.5g, Trimethyl aminoxide 0.93g, Trimethyl amine 0.16g, Carnosine 2.2g가 함유되어 있다. 또 신선한 오적(烏賊) 100g중에는 수분 84g, 단백질 13g, 지방 0.7g, 탄수화물 1.4g, 회분 0.9g, Ca 14mg, P 150mg, Fe 0.6mg, 비타민 B_1 0.01mg, 비타민 B_2 0.06mg, 니코틴 1mg가 함유되어 있다.

주2: 창오적(槍烏賊; *Loligo pealli*)에는 항균(抗菌)과 항병독(抗病毒) 물질이 함유되어 있다.

주3: 오적(烏賊)의 묵낭(墨囊)에서 추출한 묵소(墨素)를 함유한 흑색의 분제(粉劑)는 지혈(止血), 조경(調經) 작용이 있다.

42. 장 어(章魚)

【소 속】 Octopus 속의 두족류 【한국명】 낙지, 문어, 왜문어
【중문명】 章魚 zhang yu
【영문명】 Octopus

【이　명】 장조장(長爪章); 소팔초어(小八梢魚); 장거어(章擧魚); 석거(石距)

장어(章魚)는 《본초강목(本草綱目)》에서 "장어(章魚)는 남해(南海)에서 산출되며 형태는 오적(烏賊)과 같지만 크고 다리(足)가 여덟 개이며, 몸은 살(肉)로 되어 있다. 福建, 廣東 지역의 사람들은 흔히 신선한 것을 채취하여 생강초(生薑醋)로 버무려 먹으며, 맛이 수모(水母; 해파리)와 같다."라고 기술하고 있다. 《동북동물약(東北動物藥)》과 《광서약용동물(廣西藥用動物)》에는 모두 자보강장(滋補强壯) 약으로 기술하고 있다.

【원동물】 1. 문어과동물 낙지(章魚科動物 長蛸; *Octopus minor* Sasaki). 장조장(長爪章)이라고도 한다. 체형은 비교적 크며, 몸통은 긴 타원형이다. 표면은 매끄러우며 무늬가 없거나 때로는 주름이 있다. 누두기(漏斗器; 물 또는 먹물을 분출하는 깔때기 같은 기관)는 "W"형을 이룬다. 각 발목의 길이는 고르지 않아 제일 긴 한 쌍은 제일 짧은 한 쌍의 길이의 약 2배이다. 각 발목 줄기마다 두 줄의 흡반(吸盤)이 있다. 살아서 서식할 때의 체육(體肉)은 적색이다. 내각(內殼)은 퇴화되었다(그림 1-77).

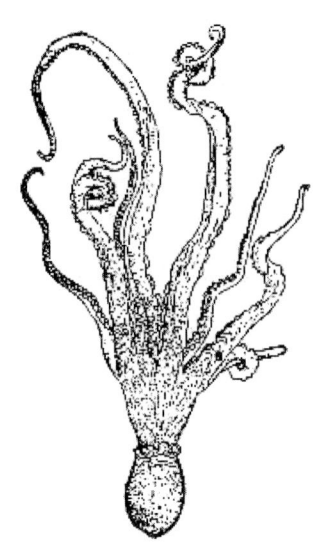

그림 1-77 낙지(長蛸)

펄과 모래가 섞인 바닥의 해역에서 서식하며, 봄철에 갯벌조간대(潮間帶)의 펄이 섞인 모래퇴적물(泥沙灘)에 굴을 파고 그 속에서 산다. 가을이 되면 깊은 물(深水)에 들어가 펄모래(泥沙) 속에 숨는다.

우리나라에서는 갯벌이 많은 남해와 서해안에서 다산하며, 중국에는 발해(渤海), 황해(黃海), 동해(東海)와 남해(南海)에 분포되어 있다.

2. 문어과동물 왜문어(章魚科動物 眞蛸; *Octopus vulgaris* Cuvier). 몸체는 중등 크기로 몸통은 타원형으로 등 표면에는 우기(疣起)가 드물게 있다. 누두기(漏斗器)는 "ω"형이며 발목은 비교적 길고 각 발목의 길이는 같다. 수컷의 우측(右側) 세

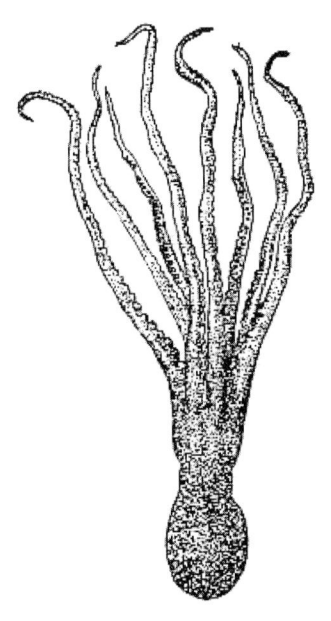

그림 1-78 왜문어(眞蛸)

번째 발목은 경화(莖化)되었으며 단기(端器)는 작으며 약간 첨추형(尖錐形)을 이룬다. 살았을 때 몸은 갈색을 띠고 침제(浸製) 표본은 짙은 갈색으로 동배(胴背)는 매우 선명한 회백색의 반점(斑點)을 갖고 있다. 내각(內殼)은 퇴화되었다(그림 1—78).

연안(沿岸) 저서동물로서 낮에는 잠복해 있고 밤에 활동하며 게, 새우, 그리고 패류(貝類)를 먹이로 한다.

우리나라 전 해안에 나지만 남해에서 특히 많이 난다. 중국에는 동해(東海)와 남해(南海)에 분포되어 있다.

【약 재】 장어(章魚) 전체를 약으로 사용한다. 봄부터 가을까지 포획하며 특히 4월이 가장 적합하다. 붉은 나각을 끈에 매어 물깊이가 15m가량 되는 사니질(沙泥質) 바닥의 해수 중에 던져 넣고 하루밤 지나 걷어 낸다. 혹은 가을과 겨울철에는 11~12월이 채취하기에 가장 적합하며 작은 게를 미끼로 하여 밤에 물깊이가 10m 가량 되는 곳에서 연승조법(延繩釣法)으로 낚는다. 잡은 것은 내장을 제거하고 햇볕에 말리거나 신선한 것을 사용한다.

【성분 및 약리】 신선한 장어육(章魚肉) 1,000g에는 단백질이 16.4g, 지방 7.6g, 회분 1.6g이 함유되어 있다.

신선한 진초(眞蛸) 근육 1,000g중에는 총 질소량이 15.59g, Monoamino nitrogen 9.33g, Diamino nitrogen 5.02g, Amide nitrogen 0.68g, Melanin nitrogen 0.23g, Alkaline amino nitrgen 0.09g, Histidine nitrogen 0.77g, Arginine nitrogen 2.69g, Ammonia nitrogen 1.47g, Ammonia 0.78g, Tryptophan 1.92g, Cystine 1g, Histidine 2.85g, Arginine 8.35g, Ammonia acid 7.66g를 함유한다.

선육(鮮肉) 중에는 또 Taurin, Octopine이 함유되어 있다. 타액선(唾液腺) 중에는 Guanidine, 11-히드록시기, 폴리페놀 화합물, 각종 아미노산, 펩티드와 단백, 15종의 소화효소, 장어독소(章魚毒素; Cephalotoxin)가 함유되어 있다.

장어독소(章魚毒素; Cephalotoxin)는 이체(離體) 관주(灌注)한 장어(章魚)와 게의 심장 박동 폭도(幅度)를 저하시킬 수 있을 뿐만 아니라 확장기에 박동을 멈추게 할 수 있으며 토끼는 십이지장(十二指腸)의 수축 폭도를 증가시킬 수 있을 뿐만 아니라 호흡을 억제할 수 있으며 갑각(甲殼) 동물은 농도가 0.1mg/g 일때 60분 이내에 완전히 마비시킬 수 있다.

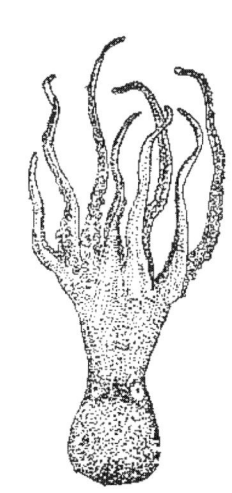

그림 1—79
쭈꾸미(短蛸)

단초(短蛸) 추출물은 육류(肉瘤) 180에 대해 30% 이상의 억제율이 있다.

【성미 및 귀경】 甘, 鹹, 平, 無毒. 肺, 脾, 胃經에 들어간다.

【응 용】 보기양혈(補氣養血), 통경하유(通經下乳) 효능이 있다. 산부의 유즙(乳汁) 부족을 치료한다. 양은 50~100g으로 하며 신선 한 것은 300g까지 사용할 수 있다.

주: 다른 한 종류의 단초(短蛸; *Octopus ocellatus* Gray)는 체형이 비교적 작으며 역시 약으로 제공된다(그림 1—79).

43. 곤산충(滾山蟲)

【학 명】 *Glomeris*　　　　**【한국명】** 공노래기
【중문명】 滾山蟲 gun shan chong
【영문명】
【이 명】 곤산주(滾山珠); 지라한(地羅漢)

　곤산충(滾山蟲)은 "본초(本草)"에는 기술이 없으며 중국 운남(雲南) 일대 민간에서는 약으로 사용한다고 《운남중초약(雲南中草藥)》에 기술되어 있다.

【원동물】 공노래기목 공노래기과동물 공노래기(*Glomeris*). 몸체는 납작하고 긴 원주형으로 길이는 20~30mm이며 너비는 10~15mm이다. 체벽(體壁)은 견고하고 체표(體表) 배면(背面)은 갈황색 또는 칠흑색(漆黑色)으로 윤기가 난다. 복면(腹面)은 회갈색이며 두부에는 복안(複眼)과 촉각이 1쌍씩 있고 대악(大顎)이 1쌍 있다. 흉부 배판(背板)은 도합 12 체절(體節)로 제1 체절은 경판(頸板)이라 하며 중간의 10개 체절은 비교적 좁고 마지막 체절이 가장 크다. 흉부(胸部) 복면(腹面)의 2~4 체절은 각각 1쌍의 발이 있고 제5 체절부터는 각 체절마다 발이 2쌍씩 있다.

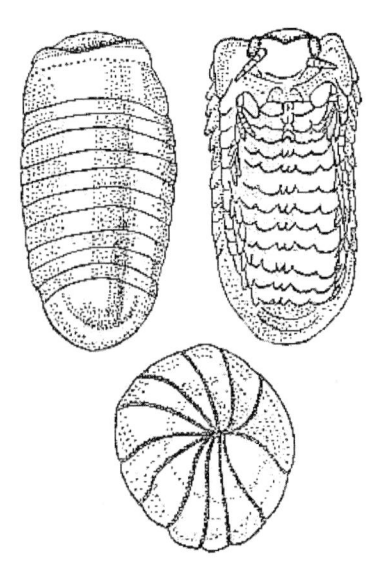

그림 1—80 공노래기

기어가는 것이 느리며 조금만 자극하여도 즉시 구형(球形)으로 움추려 두족(頭足)을 음폐한다(그림 1-80).

비교적 축축한 산비탈에서 서식하며 마른 나무 가지나 썩은 나무 잎 혹은 돌덩이 밑에 많이 있다.

중국에는 운남(雲南)에 분포되어 있다.

【약　재】 곤산충(滾山蟲) 전체를 약으로 사용한다. 가을철에 채취하며 신선한 것을 사용하거나 불에 말린 후 갈아서 가루로 만들어 사용한다.

【성미 및 귀경】 鹹, 凉. 腎, 大腸經에 들어간다.

【응　용】 서근활혈(舒筋活血), 소종지통(消腫止痛) 효능이 있다. 질타 손상(跌打損傷), 골절(骨折), 요근 손상(腰筋損傷), 옹창 종독(癰瘡腫毒) 등을 치료한다. 양은 1~2g으로 하며 신선한 것은 3~5개로 한다. 외용은 적당한 양으로 한다.

1. 옹종 창독(癰腫瘡毒)에 대한 치료: 신선한 곤산충(滾山蟲) 5개를 찧어 부수어 환부에 바르며 매일 2회 바른다.

2. 골절(骨折)에 대한 치료: 복위(復位; 원상대로 맞추다) 한 후 좁은 널로 고정한다. 곤산충(滾山蟲) 3개를 불에 말린 후 갈아서 가루로 만들어 찹쌀 가루와 함께 반죽하여 기름에 튀겨 익힌 후 복용한다.

44. 탄자충(揮子蟲)

【학　명】 *Kronopolites svenhedini*　　　【한국명】 띠노래기
【중문명】 揮子蟲 dan zi chong
【영문명】 Millipede
【이　명】 마륙(馬陸); 공(蛩)

탄자충(揮子蟲)은 마륙류동물(馬陸類動物)로 마륙(馬陸)은 《신농본초경(神農本草經)》에서 처음으로 기술하여 하품(下品)에 열거하였으나 근대에는 많이 응용하지 않는다. 근년에 중국 감숙성 임하회족자치주(甘肅省 臨夏回族自治州)의 위생학교에서는 탄자충(揮子蟲)에 대하여 약물 연구 작업을 진행하였으며 연구 결과 치료 효과가 현저하여 현재 임상(臨床)에서 광범하게 응용하고 있다.

【원동물】 띠노래기목 띠노래기과동물 띠노래기(圓馬陸科動物 寬跗部隴馬陸;

Kronopolites svenhedini Verhoef). 몸체는 원주형으로 길이는 26~30mm이며 너비는 2.5~3.5mm이다. 웅성(雄性)은 자성보다 조금 작다. 20개 체절(體節)로 구성되었으며 머리, 가슴, 배의 3개 부분으로 구분할 수 있다. 머리에는 촉각이 1쌍 있고 눈이 없으며 측두기(側頭器)가 있다. 가슴은 1~4 체절로 구성되어 제1 체절에는 발이 없고 제2~4 체절에는 각각 걸음발이 1쌍씩 있다. 배는 제5~20 체절로 구성되어 제5~18 체절의 뒤 환절(環節)의 복면(腹面)에는 각각 걸음발이 2쌍 있고 제19~20 체절에는 발이 없다. 제20 체절 뒤끝에는 항문이 있으므로 항절(肛節)이라고 한다. 측돌(側突)은 그다지 발달하지 않았으며 측돌(側突) 뒤에 취선(臭腺)이 있다. 경절(脛節; 정강이)과 부절(跗節; 발등)이 유합(癒合)되어 형성된 경부절(脛跗節)은 넓고 큰 것이 이 종(種)이 동속 타종(同屬他種)과의 차이 점이다(그림 1—81).

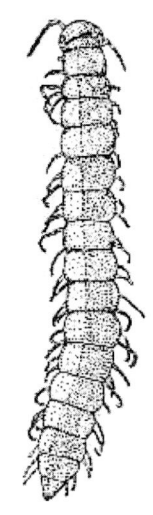

그림 1—81
띠노래기

낭떠러지의 음달 진 곳의 부식질의 풀숲 속이나 나무 그늘 서늘한 곳에서 서식한다. 흐린 날과 밤에 활동하며 위로 기어오르는 습성이 있어 나무에 기어오른다. 겨울에는 동면한다. 부식질을 먹이로 한다.

한국에는 분포하지 않는다.

중국에는 감숙(甘肅), 사천(四川)에 분포되어 있다.

【약　재】 탄자충(揮子蟲) 전체를 약으로 사용한다. 6~8월에 채취하여 불순물과 흙을 깨끗이 제거한 후 강한 햇볕에서 말리거나 불을 쬐어 말리어 가루를 내어 사용한다.

【성분 및 약리】 방향(芳香) 알데히드, 케톤류, 다당류 물질, 아미노산, 폴리펩티드와 단백질, 휘발유(揮發油) 및 유지(油脂), 키논 물질, 탄산칼슘 등을 함유하고 있다.

약리 실험 결과 탄자충(揮子蟲)의 증류액(蒸餾液)은 짧은 시간에 혈압을 높이고 호흡을 흥분시키는 작용이 있고 장(腸)의 평활근(平滑筋)과 자궁의 평활근(平滑筋)를 흥분시키는 작용이 있으며 율동적 수축을 산생할 수 있다는 것을 표명하였다. 이 벌레의 증류액(蒸餾液)에서 분리한 "충동(蟲酮)"액은 이상의 3 작용이 있으나 분리하여 낸 "충알(蟲胺)" 인산염(燐酸鹽)은 반대로 혈압을 낮추는 작용이 있다. 실험 결과 승압(昇壓)성분 "충동(蟲酮)"과 강압(降壓)성분 "충안(蟲胺)"을 상호 배합하면 혈관의 효능을 더욱 잘 조절할 수 있다는 것을 입증하였다.

【성미 및 귀경】 辛, 溫, 有毒. 肝, 脾經에 들어간다.

【응　용】 소염(消炎), 진통(鎭痛), 화위진식(和胃進食), 피로경감 등 작용이 있다. 편도선염(扁桃腺炎), 창절(瘡癤) 등 화농성(化膿性) 감염(感染), 전염성 간염(肝炎), 위통(胃痛) 등을 치료한다. 양은 3~6g으로 한다.

1. 전염성 간염(肝炎)에 대한 치료: 탄자충(撣子蟲)을 가루 내어 매일 3회 2g씩을 복용한다.

2. 다발성(多發性) 절종(癤腫)에 대한 치료: 탄자충전분(撣子蟲全粉) 3,000g; 단당장(單糖漿) 1,000㎖, 경질산(硬質酸) 마그네슘 0.5g(1,000개 顆粒의 重量에 근거하여 계산)으로 도합 10,000알의 당의편제(糖衣片劑)를 제조하여 매일 3~4회 3~6알씩을 복용한다.

45. 오 공(蜈蚣)

【학　명】 *Scolopendra subespimipes mutilans*　　【한국명】 왕지네
【중문명】 蜈蚣 wu gong
【영문명】 Centipede
【이　명】 천용(天龍)

오공(蜈蚣)을 약으로 사용한다는 것은 《신농본초경(神農本草經)》에서 처음으로 기술하였으며 후세의 "본초(本草)"에도 모두 이를 기술(記述)하고 있다. 《명의별록(名醫別錄)》에서는 "오공(蜈蚣)은 태오천곡(太吳川谷)과 강남(江南)에서 산출되고 두족(頭足)이 빨간 것이 좋다."라고 하였고 이시진(李時珍)은 "오공(蜈蚣)은 서남 곳곳에 있고 봄에 나오고 겨울에는 동면하며 체절(體節) 마다 발이 있고 쌍수(雙鬚)와 두 줄로 갈라진 꼬리가 있다."라고 하였다. 이들 산지(産地), 형태, 생활 습성에 의하면 모두 현재 약으로 사용하고 있는 오공(蜈蚣)과 일치된다.

【원동물】 1. 왕지네과동물　왕지네(蜈蚣科動物　少棘蜈蚣; *Scolopendra subespinipes mutilans* L. Koch). 몸길이는 110~140mm이다. 머리의 배판(背板)은 심장(心臟) 모양과 비슷하고 가늘고 긴 촉각(觸角)이 1쌍 있으며 촉각(觸角)의 기부(基部)에는 단안(單眼)이 4개 있다. 입은 머리의 앞쪽에 복면(腹面)으로 치우쳐 있고 주위는 대악(大顎) 1쌍과 소악(小顎) 2쌍이 있다. 머리의 뒷부분은 몸통 부로

몸통 부에는 21개의 체절로 구성되었으며 각 체절마다 발이 1쌍씩 있고 발끝에는 발톱이 있다. 몸통 부의 첫 1쌍의 발은 특별히 강대하여 낫 모양을 한 독악(毒顎)을 형성하여 머리 아래 쪽 양옆으로 뻗어 있고 그 끝에는 독선(毒腺)이 열려 있어 작은 동물을 독살(毒殺)하거나 적을 방어하는데 사용한다. 두배(頭背)와 제1 배판(背板)은 황금색이고 몸의 배면(背面)은 흑 녹색 또는 어두운 녹색이다. 복면(腹面)과 발은 엷은 황색이며 발끝은 검은 색이다(그림 1-82).

구릉지대와 돌이 많고 흙이 적은 저산 지역에서 서식하며 따뜻한 곳을 즐기며 특히 폭우가 내리기 전 무더운 날씨에는 빈번하게 활동하며 소형의 곤충이나 곤충알 등을 먹이로 한다.

한국에서는 삼척 "환선굴", 제주도 "미천굴"에서 보고된 바 있다.

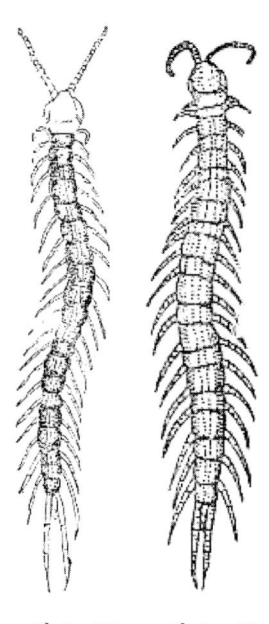

그림 1-82 그림 1-83
왕지네   물티덴스
(少棘蜈蚣) (多棘蜈蚣)

중국에는 분포가 넓으며 주로 호북(湖北), 강소(江蘇), 절강(浙江), 하남(河南), 섬서(陝西) 등에서 비교적 많이 산출된다.

2. 왕지네과동물 물티덴스(多棘蜈蚣; *Scolopendra subspinipes multidens* Newport). 물티덴스와 왕지네는 두개의 근사한 지리(地理)적 아종(亞種)이다. 형체상에서의 주요한 구별점은 개체가 비교적 크며 미족(尾足)의 앞 고절 배면(背面) 내측(內側)의 극수(棘數), 복면(腹面) 외측(外側)의 극수(棘數), 복면 내측의 극수는 모두 소극오공(小棘蜈蚣)보다 많고 악지치판(顎肢齒板)의 치수(齒數)도 많다(그림 1-83).

자연 촌락(自然村落)의 산비탈, 논밭의 경계, 길가의 암석 사이나 혹은 썩은 나무나 풀숲 속에서 서식한다. 곤충을 먹이로 한다.

한국에는 분포하지 않는다.

중국에는 광서(廣西) 등 지역에 분포되었다.

【약 재】 건조한 오공(蜈蚣) 전체를 약으로 사용한다. 여름철에 비가 내린 후 산에서 돌덩이를 뒤지거나 집 부근의 벽돌 무지에서 잡아 끓는 물에 데운 다음 양끝을 뾰족하게 깎은 가는 대나무 표찰로 머리와 꼬리 두 부분을 꽂아 대나무 표찰의 탄력으로 곧게 펴서 햇볕에 말린다.

약재는 납작하고 긴 조형(條形)으로 길이는 약 140~160mm, 너비는 6~10mm이다. 몸 전체는 22개 체절로 구성되었다. 마지막 체절은 가늘고 작으며 미각(尾角)이라 하며 머리는 적갈색이며 등은 흑갈색으로 광택이 있으며 배는 황갈색으로 찌그러져 있다. 각 체절마다 뒤로 만곡된 황색의 발이 1쌍 있다. 약간 비린내가 나고 맛은 맵고 짜다(그림 1—84).

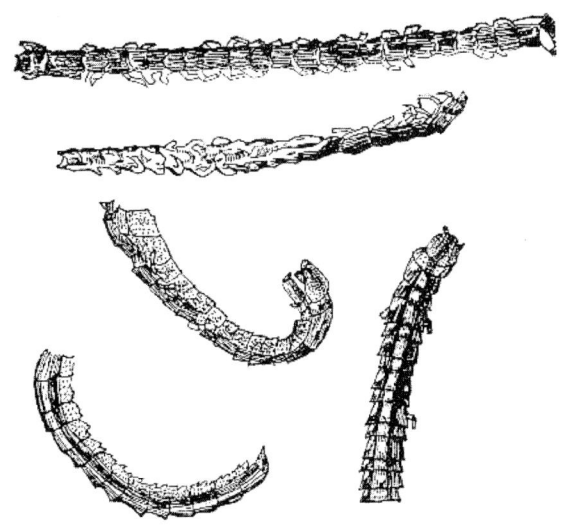

그림 1—84 오공약재(蜈蚣藥材)

【성분 및 약리】 봉독(蜂毒)과 비슷한 2종의 유독 성분을 함유하고 있다. 즉 Histamine상(狀)의 물질과 용혈(溶血) 단백질로 이 밖에도 Tyrosine, Leucine, 개미산, 지방유(脂肪油), 콜레스테린 등도 함유하고 있다.

오공(蜈蚣)은 Metrazol, 순(純) 니코틴과 Strychnine nitric acid가 일으키는 경궐(驚厥)에 대한 대항 작용이 모두 다르다. 여러 가지 피부 진균에 대하여도 같지 않은 정도의 억제 작용이 있을 뿐만 아니라 결핵균(結核菌)을 억제하고 살균할 수 있는 능력이 있다. 오공수질(蜈蚣水蛭)의 주사액은 암(癌) 세포를 억제하는 작용이 있다.

【성미 및 귀경】 辛, 溫, 有毒. 肝, 心經에 들어간다.

【응 용】 식풍정경(熄風定驚), 해독산결(解毒散結) 효능이 있다. 중풍경간(中風驚癇), 파상풍(破傷風), 나력(瘰癧), 결핵(結核), 종독창양(腫毒瘡瘍) 등을 치료한다. 양은 2~5g으로 한다. 외용은 적당한 양으로 한다.

1. 결핵성흉막염(結核性胸膜炎), 늑막염(肋膜炎), 임파선결핵(淋巴腺結核), 폐결핵(肺結核)에 대한 치료: 오공(蜈蚣)을 머리와 다리를 제거한 후 불을 쬐어 말리어 가루로 만들어 매일 2~3회 3~5 마리씩을 복용한다. 2주일 후면 효과를 볼 수 있다.

2. 사두정(蛇頭疔; 손가락 끝에 나는 腫瘍)에 대한 치료: 오공(蜈蚣) 1 마리, 웅황(雄黃) 10g을 함께 가루 내어 계란 흰자로 반죽하여 환처에 바른다.

3. 백일해(百日咳)에 대한 치료: 오공(蜈蚣), 감초(甘草)의 같은 양을 함께 가루로 만들어 매일 3회 복용한다. 1~2세는 1.5g씩, 3~4세는 2g씩을 연속 7일간 복용하는 것을 한 개 치료 기간으로 한다.

46. 전 갈(全蝎)

【학 명】 *Buthus martensii*　　　【한국명】 전 갈
【중문명】 全蝎 quan xie
【영문명】 Scorpion
【이 명】 갈(蠍)

전갈(全蝎)의 원명은 "갈(蠍)"로 송(宋)대의 《개보본초(開寶本草)》에서 처음으로 기술하였다. 《본초강목(本草綱目)》에서는 충부(蟲部) 난생류(卵生類)에 이시진(李時珍)은 "갈(蠍)의 형태는 수민(水黽; 소금쟁이)과 같고 발은 8개로 꼬리는 길다. 체절(體節)이 있고 색은 청색이다."라고 기술하였다. 현재 약으로 사용하는 전갈(全蝎)과 서로 부합된다.

【원동물】 전갈과동물 전갈(鉗蝎科動物 鉗蝎; *Buthus martensii* Karsch). 몸길이는 60mm로 몸통(軀幹; 頭胸部와 前腹部)은 녹갈색이고 꼬리(尾; 後腹部)는 토 황색이다. 두흉부(頭胸部)의 배갑(背甲)은 사다리꼴이다. 측안(側眼)은 3쌍이다. 흉판(胸板)은 삼각형이고 집게발의 집게 모양 상지(上肢)에는 이(齒)가 2개 있다. 촉지(觸肢)는 집게 모양이며 상하지(上下肢) 내측에는 12 줄의 과립이 사렬(斜列)해 있다. 제3, 4쌍의 발 경절(脛節)에는 며느리발톱(距; 새끼발톱 바깥에 따로 있는 작은 발톱)이 있다. 각 발의 부절(跗節) 끝에는 2조(爪)와 1거(距)가 있다. 앞 복부(腹部)의 전배판(前背板)에는 5 줄의 융척선(隆脊線)이 있다. 생식염(生殖厴)은 2개의 반원형 갑편(甲片)으로 구성되어 있다. 즐상기(櫛狀器)에는 16~25 枚의 이가 있다. 후복부(後腹部)의 앞 4개 체절에는 각각 10 줄의 융척선(隆脊線)이 있으며 제5 체절에는 다만 5 줄뿐이며 제6 체절의 독침(毒針) 아래쪽에는 거(距)가 없다(그림 1—85).

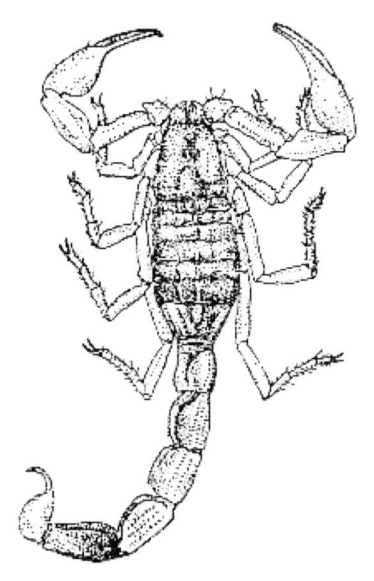

그림 1—85 전갈(鉗蝎)

돌 밑이나 돌 틈의 축축하고 어두운 곳에서 흔히 서식한다. 곤충, 쥐며느리, 거

미 등을 먹이로 한다. 겨울에는 동면하며 경칩(驚蟄)이 지난 후 활동한다.

　　중국에는 주로 하남(河南), 하북(河北), 산동(山東), 요녕(遼寧) 등에 분포되어 있다.

　　【약　재】 건조한 전갈(全蝎) 전체를 약으로 사용한다. 봄부터 가을까지 포획하여 맑은 물에 넣어 창사(嗆死)시킨 다음 솥에 넣어 물로 삶는다. 물의 양은 전갈(全蝎)이 완전히 잠길 정도이며 전갈(全蝎) 500g 마다 식염(食鹽) 150g을 넣어 3~4 시간 끓여 물이 없어 질 때 두 손가락으로 꼬리 끝을 집어 보아 만약 곧게 펴 세울 수 있고 등에 추구(抽溝), 복별(腹癟)을 볼 수 있으면 곧 건져 내 통풍이 잘 되는 그늘진 곳에서 말린다. 사용할 때는 맑은 물로 염분을 제거한다.

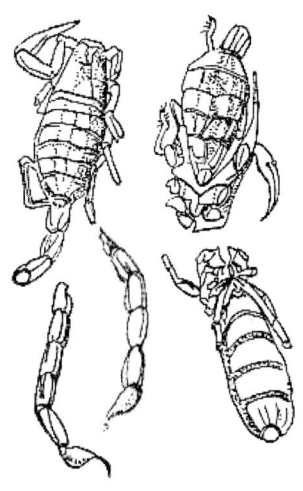

그림 1—86
전갈약재(全蝎藥材)

　　약재는 대개 결지단미(缺肢斷尾)하며 전체의 길이는 60mm 정도이다. 머리와 가슴 및 앞배는 납작하고 긴 타원형으로 부지(附肢)가 나 있으며 뒷배후 복부는 꼬리 모양으로 5개의 체절로 구성되었고 앞으로부터 뒤로 체절이 커진다. 끝에는 갈고리 모양의 강대한 독침(毒針)이 있다. 몸은 가볍고 재질은 부스러지기 쉽게 약하며 비린내가 나고 맛은 짜다(그림 1—86).

　　【성분 및 약리】 전갈이 함유하고 있는 전갈독소(全蝎毒素; Buthotoxin)는 일종의 C, H, N 및 S 등 원소를 함유한 독성단백질로 뱀(蛇)의 신경독(神經毒)과 유사하다. 이 밖에 Lecithine, Trimethylamine, Betaine, Taurine, 연지산(軟脂酸; 연 지방산), 경지산(硬脂酸; 경 지방산), 콜레스테린 및 암모늄염 등을 함유하고 있다.

　　동물실험 결과 일정한 항경궐(驚厥)작용이 있음을 입증하였으나 오공(蜈蚣)보다는 약하다. 전갈(全蝎) 제제(製劑)를 개에게 관위(灌胃), 근육주사, 정맥주사 하였을 경우에 오랫동안 강압 작용이 모두 현저하게 나타났다. 보통 전갈의 제제(製劑)는 혈관운동중추의 기능에 영향을 미칠 수 있으며 혈관을 확장하여 심장의 활동을 직접 억제 할 뿐만 아니라 부신피질의 증압 작용을 낮춘다고 인정하고 있다. 정신이 맑은 동물에게 현저한 진정(鎭靜)작용이 있음을 알 수 있으나 동물을 잠들게 하지는 않으며 이 요인은 강압 메카니즘과 관련이 있다 하겠다. 전갈 독소를 개구리, 모르모트(Guineapig), 집토끼 등 동물에게 작용하면 모두 중독 현상을 일으키며 독성을 100℃까지 가열하면 30분이 지나 파괴된다. 전갈(全蝎)의 전제(煎劑) 혹은 추출물의 강압 작용은 침제(浸劑) 한 것보다 오래 지속시킨다.

【성미 및 귀경】 鹹, 辛, 平, 有毒. 肝, 腎經에 들어간다.

【응 용】 거풍(祛風), 지경(止痙), 통락(通絡), 해독(解毒) 효능이 있다. 반신불수(半身不遂), 구안왜사(口眼歪斜), 중풍(中風), 파상풍(破傷風), 소아의 경풍추휵(驚風抽搐), 창양종독(瘡瘍腫毒), 풍진(風疹), 임파선결핵(淋巴腺結核) 등을 치료한다. 양은 3~5g으로 한다. 외용은 적당한 양으로 한다.

1. 다발성(多發性) 절종(癤腫)에 대한 치료: 전갈(全蝎)을 곱게 가루로 하여 매일 2회 1g씩을 끓인 물로 복용한다.

2. 구안왜사(口眼歪斜)에 대한 치료: 전갈, 백강잠(白殭蠶), 백부자(白附子)의 같은 양을 함께 가루로 만들어 매일 2회 2g씩을 복용한다.

3. 임파선결핵(淋巴腺結核)에 대한 치료: 전갈(全蝎), 오공(蜈蚣)을 각 한 마리씩을 함께 가루를 낸 다음 계란 1개를 넣고 휘저은 후 식용유에 튀겨(철제 솥 사용 禁忌) 복용한다. 매일 아침에 1회씩 약 30여차 복용하면 효과를 거둘 수 있다.

47. 대 하(對蝦)

【학 명】 *Penaeus chinensis* **【한국명】** 대 하
【중문명】 對蝦 dui xia
【영문명】 Prawn
【이 명】 해하(海蝦)

대하(對蝦)는 《본초습유(本草拾遺)》에서 처음으로 원명을 "해하(海蝦)"라고 기술하였으며 《본초강목(本草綱目)》에서는 인부(鱗部) 무인어류(無鱗魚類)에 열거하였으며 이시진(李時珍)은 "민중(閩中; 중국 福建省 중부)에는 오색(五色)의 새우가 있어 크기가 1척이 넘으며 그 곳 사람들은 둘 씩 둘 씩 묶어 말리므로 대하(對蝦)라고 하며 상등 음식으로 간주한다."라고 하였다.

【원동물】 보리새우과동물 대하(對蝦科動物 對蝦; *Penaeus chinensis* Osbeck). 몸체는 길고 크며 옆으로 납작하다. 갑각(甲殼)은 매우 얇고 표면은 매끄럽다. 액각(額角)은 가늘고 길며 바로 앞으로 뻗었으며 정수리 끝은 제2 촉각(觸角) 인편

(鱗片)의 말연(末緣)을 조금 초과하였다. 두흉갑(頭胸甲)은 안광촉각구(眼眶觸角溝), 경구(頸溝)와 액각 측구(額角側溝) 등이 있고 중앙구(中央溝)와 액위구(額胃溝)는 없다. 액각측구(額角側溝)는 근근히 위상자(胃上刺) 부근까지 뻗었다. 간구(肝溝)는 가늘고 선명하게 바로 앞으로 뻗었으며 그 아래쪽에는 간척(肝脊)

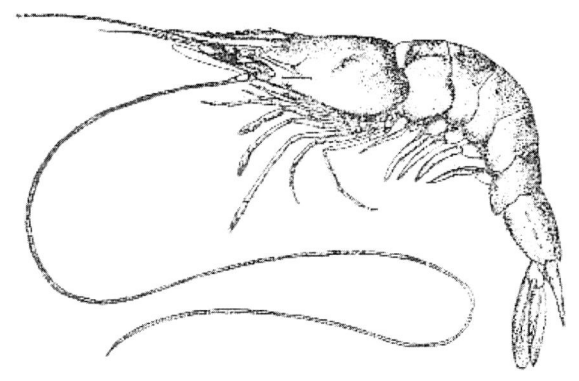

그림 1-87 대하(對蝦)

이 없다. 액각후척(額角後脊)은 두흉갑(頭胸甲)의 중부에 이르러 곧 소실된다. 안위척(眼胃脊)은 매우 선명하다. 두흉갑(頭胸甲)은 촉각자(觸角刺), 간자(肝刺)와 위상자(胃上刺)를 지니고 안광각(眼眶角)은 원형으로 안상자(眼上刺)가 없으며 전측각(前側角)도 원형으로 협자(頰刺)가 없다. 복부(腹部)의 제4~6 체절 등의 중앙에는 종척(縱脊)이 있으며 제6 체절의 길이는 높이의 약 1.5배이다. 미절(尾節)의 길이는 제6 체절의 길이보다 조금 짧고 끝은 매우 뾰족하며 양측에는 활동자(活動刺)가 없다. 발은 비교적 작으며 앞 발은 3쌍이 모두 집게 모양이며 뒷발 2쌍은 조상(爪狀)을 이룬다. 발은 5쌍이 모두 짧고 작은 외지(外肢)를 갖고 있다. 몸은 아주 투명하고 약간 청남색을 이룬다. 흉부(胸部)와 흉부의 지체(肢體)는 약간 붉은 색을 띠고 미지(尾肢) 끝의 절반은 짙은 갈 남색 바탕에 붉은 색을 띠었으며 전체의 융기 부분은 짙은 갈 회색이다. 수컷은 비교적 노랗고 암컷은 생식선(生殖腺)이 성숙되기 전에는 녹색이고 성숙된 후에는 갈 황색을 이룬다(그림 1-87).

이사(泥沙) 질의 바닥으로 된 얕은 바다에서 서식한다. 바닥에 서식하는 하류(蝦類), 소형 갑각류(甲殼類), 소형 쌍각류(雙殼類) 혹은 사조(沙藻) 등을 잡아먹는다.

한국에서는 황해와 남해에 분포되어 있다.

중국에는 발해(渤海), 황해(黃海)와 강소(江蘇), 절강(浙江) 이북 연안에 분포되어 있다.

【약　재】 대하(對蝦)의 근육을 약으로 사용한다. 봄철에 잡아 깨끗이 씻어 각(殼)을 제거하여 육(肉)을 생용(生用)하거나 혹은 끓여 익힌 후 햇볕에 말려 사용한다.

【성　분】 육(肉) 100g 중에는 단백질 20.6g, 지방 0.7g, 탄수화물 0.2g, 회분

1.5g, Ca 35mg, P 150mg, Fe 0.1mg, 비타민 A 360 국제단위, 비타민 B_1 0.01mg, 비타민 B_2 11mg, Niacin 1.7mg을 함유하고 있다.

【성미 및 귀경】 甘, 鹹, 溫. 肝, 腎, 脾經에 들어간다.

【응 용】 보신장양(補腎壯陽), 건위화담(健胃化痰) 효능이 있다. 신허음위(腎虛陰痿), 근골동통(筋骨疼痛), 반신불수(半身不遂), 신경쇠약(神經衰弱), 비위허약(脾胃虛弱) 등을 치료한다. 양은 25~50g으로 한다.

1. 음위(陰痿)에 대한 치료: 적당한 양의 하각(蝦殼)을 술에 담궈 복용한다.
2. 신경쇠약(神經衰弱)에 대한 치료: 대하각(對蝦殼) 15g, 조인(棗仁) 15g을 물에 달여 매일 2회 복용한다.

48. 용 하(龍蝦)

【학 명】 *Panulirus stimpsoni* 【한국명】 중국닭새우
【중문명】 龍蝦 long xia
【영문명】 Spiny lobster
【이 명】

용하(龍蝦)는 중국의 연해 일대 민간에서 보신장양(補腎壯陽)의 약으로 사용한 지 오래되었으며 의료(醫療)가치도 매우 크다.

【원동물】 닭새우과동물 중국닭새우(龍蝦科動物 中國龍蝦; *Panulirus stimpsoni* Holthuis). 몸길이는 200~300mm이고 두흉갑(頭胸甲)은 반원주형으로 많은 작은 가시가 산포(散布)되어 있으며 액각(額角)은 없으나 확대된 안상극(眼上棘) 1쌍이 있다. 복절(腹節)의 제2~4 절에는 횡구(橫溝)가 있으며 등의 좌우에는 각각 짧은 털이 있는 얕은 오목면이 하나씩 있고 홈은 없다. 미절(尾節)과 미지(尾肢)는 크며 발달한 미선(尾扇)을 형성하고 있다. 배갑(背甲)은 자갈색 혹은 암청색으로 상부(上部)에는 작은 백색 반점들이 많이 있다. 액판(額板)에는 큰 가시 2쌍과 여러 쌍의 작은 가시가 있다. 제1 촉각의 편

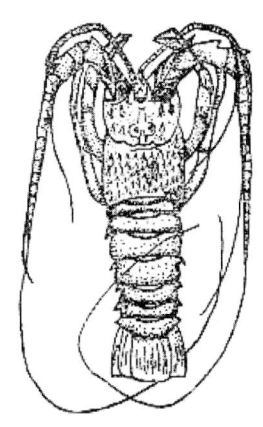

그림 1-88
중국닭새우(中國龍蝦)

부(鞭部)는 병부(柄部)보다 길며 제2 촉각의 촉각편(觸角鞭)은 매우 길고 병부(柄部)에는 굵은 가시가 있다. 발은 5쌍이며 끝 절은 간단하고 암컷은 제5 쌍이 작은 집게 모양을 이룬다(그림 1—88).

얕은 바다의 암초 사이에서 서식한다.

우리나라에는 본 종이 보고된 바 없다. 우리나라에는 필닭새우, 닭새우, 가지뿔닭새우가 제주도와 남해 연안에서 보고되었다.

중국에는 절강(浙江), 복건(福建), 광동(廣東), 해남(海南)와 서사군도(西沙群島)에 분포되어 있다.

【약 재】 용하(龍蝦) 전체를 약으로 사용한다. 봄철에 잡아 생용(生用)한다.

【성미 및 귀경】 甘, 鹹, 溫. 腎, 脾經에 들어간다.

【응 용】 보신장양(補腎壯陽), 자음(滋陰), 건위(健胃), 진정(鎭靜) 효능이 있다. 음위(陰痿), 신경쇠약(神經衰弱), 근골동통(筋骨疼痛), 수족휵닉(手足搐溺), 피부소양(皮膚搔痒), 두창(頭瘡), 개선(疥癬; 옴) 등을 치료한다. 양은 25~50g으로 한다.

1. 음위(陰痿)에 대한 치료: 용하육(龍蝦肉) 50g, 호도육(胡桃肉) 15g, 선모(仙茅) 15g, 음양곽(淫羊藿) 15g을 물에 달여 매일 2회 연속 복용한다.

2. 편도선염(扁桃腺炎)에 대한 치료: 용하각(龍蝦殼)을 하소(煆燒)하고 빙편(氷片)을 조금 넣어 가루로 만들어 인후에 불어넣는다.

주1: 닭새우속(龍蝦屬; *Panulirus*)의 대부분은 모두 약으로 사용한다. 흔히 볼 수 있는 것은 이상의 종류 이외에 금수닭새우(錦綉龍蝦; *P. ornatus* Fabricius), 가지뿔닭새우(密毛龍蝦; *P. penicillatus* Olivier), 잡색닭새우(雜色龍蝦; *P. versicolour* Fabricius)가 있다.

주2: 닭새우(伊氏龍蝦; *Panulirus japonicus* Von Siebold)의 근육 100g에 대한 일반적인 화학적 구성은 수분 84.78%g, 단백질 14.20g, 지방 0.5g, 글리코겐 0.05g, 회분 1.7g을 함유하고 있다. 이 종류의 용하(龍蝦) 100g에는 비타민 A원(元)8 국제단위(國際單位), 비타민 B_1 10mg, 비타민 B_2 100mg, Niacin 1.9mg, C 8mg을 함유한다.

49. 청 하(靑蝦)

【학 명】 *Macrobrachium nipponense*　　【한국명】 징거미새우

【중문명】 靑蝦 qing xia
【영문명】 Freshwater shrimp
【이 명】 하(鰕)

　　청하(靑蝦)는 《명의별록(名醫別錄)》에는 "하(鰕)"로 기재되어 있으며 《본초강목(本草綱目)》에서는 인부(鱗部) 무린어류(無鱗魚類)에 열거하였다. 이시진(李時珍)은 "강호(江湖)에서 산출되는 것은 크고 백색이며 계지(溪池)에서 산출되는 것은 작고 청색이다. 모두 책수월비(磔鬚鉞鼻)이고 등에는 단절(斷節)이 있으며 꼬리에는 경린(硬鱗)이 있다. 발이 많고 뛰기를 좋아하며 장(腸)은 뇌에 속하고 알은 배 밖에 있다. 모두 여러 가지 종류가 있어 미하(米鰕), 강하(糠鰕)라는 명칭은 정교함과 조잡함으로 인해 불리워지는 것이고 청하(靑蝦), 백하(白蝦)는 그 색에 따른 것이며 매하(梅鰕)는 매우(梅雨; 장마철) 때 나는 것이다…"라고 하였다. 상술한 내용을 종합하면 청하(靑蝦)는 여러 종류의 담수하(淡水蝦)를 말하는 것이다. 현재 중국에서 약으로 사용하는 담수하(淡水蝦)도 종류가 매우 많으나 보통 사용하는 것은 청하(靑蝦)이다.

　　【원동물】 징거미새우과동물 징거미새우(長臂蝦科動物 靑蝦; *Macrobrachium nipponense* De Haan). 체형은 굵고 짧으며 길이는 40~80mm로 청록색 및 갈색의 반문(斑紋)이 있다. 두흉부(頭胸部)는 비교적 굵고 두흉갑(頭胸甲)의 앞 가장자리는 앞으로 뻗어 삼각형의 돌출 된 검액(劍額)을 이루며 위 가장자리는 곧고 11~14개의 치(齒)를 지니며 아래 가장자리는 2~3개의 이빨을 지닌다. 검액(劍額)의 양 옆에는 자루를 지닌 눈 1쌍이 있다. 머리는 부지(附肢)가 5쌍으로 제1, 2 쌍은 가늘고 긴 회초리 모양의 촉각을 이루고 나머지 3쌍은 1쌍의 대악(大顎)과 2쌍의 소악(小顎)을 이루어 구기(口器)를 구성하는 부분이다. 가슴에는 부지(附肢)가 8쌍 있어 앞의 3쌍은 악족(顎足)을 이루어 역시 구기(口器)의 일부분이며 기타 5쌍은 발을 이루고 있다. 제1 쌍과 제2 쌍의 발은 집게 모양으로 그중 제1 쌍은 아주 작고 제 2쌍은 수컷의 것은 특별히 강대하여 몸의 길이를 초과하며 암컷의 것은 비교적 짧아 몸길이의 3/4 혹은 5/6이다. 뒤의 3쌍의 발은 형태가 같으며 끝의 것은 모두 조상(爪狀)을 이룬다. 배는 7개 체절로 되었으며 분절(分節)이 선명하고 복갑(腹甲)의 분절처(分節處)는 유연하고 얇아 마음대로 굽힐 수 있으며 배의 부지(附肢)는 6쌍으로 제6 쌍이 미지(尾肢)이고 매우 크며 미절(尾節)과 함께 미기(尾鰭)를 이룬다. 미절(尾節)은 미지(尾肢)보다 짧고 끝은 아주 좁으며 끝 가장자리 중앙은 첨자상(尖刺狀)을 이루고 후연(後緣)은 각각 소자(小刺) 2개를 갖고 있

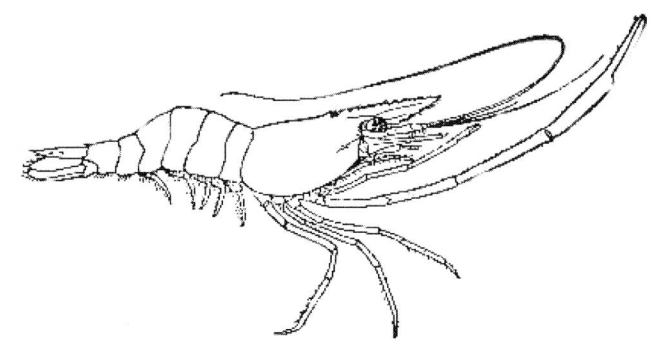

그림 1-89 징거미새우(靑蝦)

으며 미절(尾節)의 등에는 2쌍의 짧고 작은 활동자(活動刺)가 있다(그림 1-89). 담수의 소택이나 하천 중에 특히 수초가 많은 물가에서 서식한다. 작은 동물의 시체와 수초를 먹이로 한다.

우리나라에는 경기도, 충청남도, 강원도, 경상남도에 분포한다.

중국에는 전국 각지에 분포되어 있다.

【약　재】 징거미새우(靑蝦) 전체를 약으로 사용한다. 4~10월에 채취하여 생용(生用)한다.

【성분 및 약리】 식용할 수 있는 부분 100g에는 수분 81g, 단백질 16.4g, 지방 1.3g, 탄수화물 0.1g, 회분 1.2g, Ca 99mg, P 205mg, Fe 1.3mg, 나이어신(Niacin) 1.9g이 함유되어 있다.

개에게 징거미새우(靑蝦) 추출물을 주사하면 임파(淋巴) 중의 단백질 농도는 높아지고 응고성(凝固性)은 낮아지며 흉도관(胸導管)의 임파(淋巴) 유량(流量)은 현저히 증진(增進)되며 혈장(血漿)속에 ATP류가 나타나지만 히스타민의 증가는 선명하지 않다.

【성미 및 귀경】 甘, 鹹, 溫. 心, 腎經에 들어간다.

【응　용】 보신장양(補腎壯陽), 통유(通乳), 탁독(托毒) 효능이 있다. 음위(陰痿), 유즙불하(乳汁不下), 단독(丹毒), 옹저(癰疽), 염창(臁瘡) 등을 치료한다. 양은 25~50g으로 한다. 외용은 적당한 양으로 쓴다.

1. 산후 유즙부족(乳汁不足)에 대한 치료: 살아 있는 징거미새우(活靑蝦) 100g을 찧어 부수어 매일 1회 연속 3일간 끓인 황주(黃酒)로 복용한다. 황주(黃酒)의 양은 환자의 주량(酒量)에 따라 정한다.

2. 음위(陰痿)에 대한 치료: 신선한 청하(靑蝦) 100g을 깨끗이 씻어 적당한 양

의 황주를 끓여 하(蝦)를 넣고 데워 하화주(蝦和酒)를 만들어 매일 1회 연속 7일을 1개 치료 기간으로 하여 복용한다.

50. 날고석(蝲蛄石)

【학　명】 *Cambaroides dauricus* 　　【한국명】 만주가재
【중문명】 蝲蛄石 la gu she
【영문명】 Crayfish
【이　명】 오하(螯蝦)

날고석(蝲蛄石)은 "본초(本草)"에는 기술이 없으나 조사결과 중국에서는 민간약으로서 치료 효과가 매우 좋다고 밝혀졌다.

【원동물】 가재과동물 만주가재(河蝦科動物 東北螯蝦; *Cambaroides dauricus* Pallas). 암컷의 몸길이는 70~84mm이다. 두흉부(頭胸部)와 복부(腹部)로 구분하며 두흉부(頭胸部)는 비교적 단단한 갑각(甲殼)으로 덮여 있고 활동할 수 없다. 몸 전체는 20개의 체절로 나뉜다. 머리는 5개 체절로 되었고 흉부는 8개 체절로 되었으며 복부는 7개 체절로 되었다. 부지(附肢)가 없는 마지막 체절 외에는 도합 19쌍의 부지(附肢)가 있다. 머리에는 1쌍의 복안(複眼)이 안병(眼柄)에 있고 움직일 수 있으며 5쌍의 부지(附肢)가 있어 그중 1쌍은 소촉각(小觸角)이고 1쌍은 대촉각(大觸角)이며 또 1쌍은 대악(大顎)이고 나머지 2쌍은 소악(小顎)이다. 흉부(胸部)에는 8쌍의 부지(附肢)가 있어 앞 3쌍은 악족(顎足)이고 뒤 5쌍은 걸음 발이다. 그중 제1 쌍은 오족(螯足)으로 특별히 발달하였다. 배에는 6쌍의 부지(附肢)가 있으며 유영족(游泳足; 헤엄치는 다리)이다. 그 중 제6 쌍의 복족(腹足)이 특별히 크며 미족(尾足)을 이루어 미절(尾節)과 함께 미선(尾扇) 혹은 미기(尾鰭)를 형성하고 있다. 만약 복부를 신속하게 구부리면 몸은 재빨리 뒤편으로 뛴다(그림 1-90).

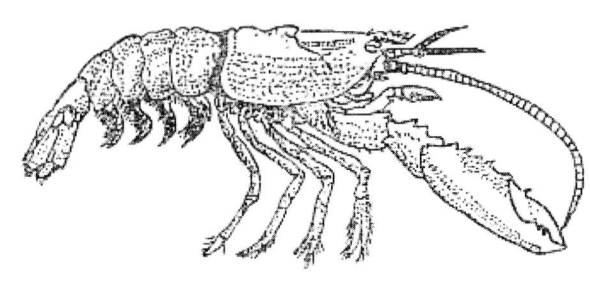

그림 1-90 만주가재(東北螯蝦)

산의 계류(溪流) 또는 산 부근의 하류에서 서식하며 낮에는 돌 밑에 숨어 있고 황혼 이후에 기어 나와 먹이를 찾는다. 일반적으로 썩은 식물, 조류(藻類), 연체동물, 소형 갑각(甲殼) 혹은 수생(水生) 곤충을 먹이로 한다.

우리나라에는 함경남북도, 평안북도 동북부에 분포한다.

중국에는 송화강(松花江), 압록강(鴨綠江), 두만강(豆滿江), 경박호(鏡泊湖), 천산(千山) 부근의 수역(水域)에 분포되어 있다.

【약　재】 오하(螯蝦) 위내(胃內)의 마석(磨石)을 약으로 사용한다. 5월 중, 하순 혹은 9월 중순에서 10월 상순까지 2회 탈피하기 전의 10~15일 이내에 잡은 후 마석(磨石)을 꺼내어 깨끗이 씻어 햇볕에 말린다.

약재는 반원형을 이루며 백색이다. 직경은 4~10mm로 원동물의 크기에 따라 다르며 두께는 3~5mm이며 평면에 원형의 홈이 있다. 질은 견고하다(그림 1—91).

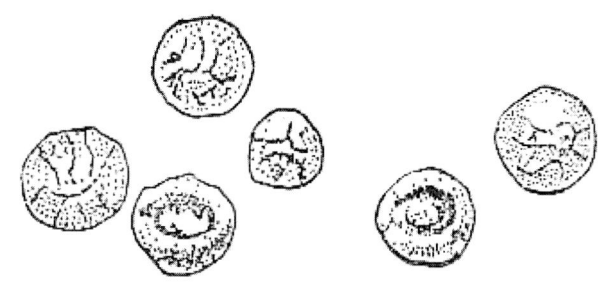

그림 1—91 만주가재위마석(蝲蛄石)

【성　분】 주로 탄산칼슘을 함유하고 있다.

【성미 및 귀경】 鹹, 微苦, 凉. 心, 腎, 脾經에 들어간다.

【응　용】 지혈(止血), 지사(止瀉), 이뇨(利尿), 강근골(强筋骨) 효능이 있다. 도상 출혈(刀傷出血), 소아연골(小兒軟骨), 사리(瀉痢), 심복자통(心腹刺痛) 등을 치료한다. 양은 3~6g으로 한다. 외용은 적당한 양으로 한다.

1. 도상출혈(刀傷出血)에 대한 치료: 날고석(蝲蛄石)을 가루 내어 환처에 바른다.

2. 소아 구루병(佝僂病)에 대한 치료: 날고석(蝲蛄石)을 가루 내어 매일 3회 1g씩을 복용한다.

주: 만주가재를 제외하고 또 가재(*Cambaroides similis* Köelbel), 사씨가재(*C. schrenkii* Kessler)가 있으며 그 위내(胃內)의 마석(磨石)도 약으로 사용할 수 있으나 작고 품질이 떨어진다.

51. 기거충(寄居蟲)

【학 명】 *Pagurus*　　　　　【한국명】 참집게류
【중문명】 寄居蟲 ji ju chong
【영문명】 Hermit crab
【이 명】 기충하(寄蟲蝦); 기거해(寄居蟹)

　기거충(寄居蟲)은 《본초습유(本草拾遺)》에서 처음으로 기술하였으며 진장기(陳藏器)는 "나각(螺殼) 사이에 기거(寄居)하는 것은 나(螺)가 아니다. 나합(螺蛤)이 열리기를 기다려 열리면 즉시 스스로 나와 먹이를 먹고 나합이 닫히려 할 때 곧 각중(殼中)으로 돌아간다. 해족(海族)은 대개 거기에 기생한다. 또 남해에 있는 일종은 거미와 비슷한 것이 나각(螺殼) 속에 들어가 각(殼)을 지고 다니며 건드리면 나(螺)처럼 곧 나(螺)속으로 움츠러들며 불에 구우면 드디어 나온다."라고 하였다. 이에 의하면 기충하(寄蟲蝦) 혹은 기거해(寄居蟹)류는 동물이 틀림없다.

　【원동물】 집게과동물 참집게류(寄居蝦科動物 寄居蝦; *Pagurus*). 비어 있는 나각(螺殼)속에 기거(寄居) 한다. 두흉부(頭胸部)는 비교적 납작하고 복부(腹部)는 유연하며 위로 기울어졌다. 오족(螯足)이 발달하였으며 보통 좌우 오족(螯足)은 크기가 다르다. 자극을 받았을 때 몸은 곧 나각(螺殼) 속에 되돌아 들어가고 오족(螯足)으로 나구(螺口)를 막는다(그림 1-92).

　해변 가 암석 사이 얕은 물 속에 서식한다. 항상 각(殼)을 지고 파행(爬行)하며 행동이 비교적 빠르다.

　참집게류는 우리나라 전 해역에 분포한다.

　중국에는 연해 지역에 분포되어 있다.

　【약 재】 나각(螺殼)을 제거한 기거충(寄居蟲) 전체를 약으로 사용한다. 조수가 밀려 나간 후 암석 사이에서 채취하며 생용(生用)하거나 햇볕에 말리어 두고 사용한다.

　【성미 및 귀경】 酸, 苦, 平. 肝, 心經에 들어간다.

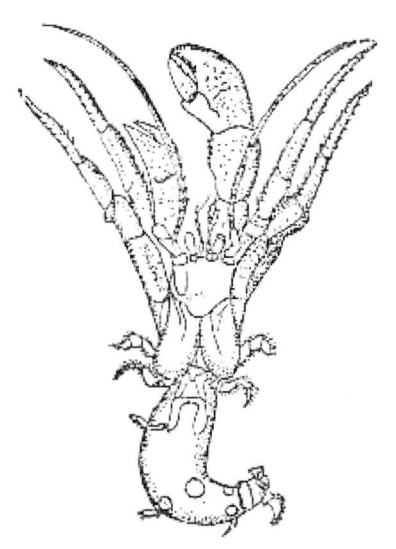

그림 1-92 참집게류(寄居蝦)

【응 용】 활혈산어(活血散瘀) 효능이 있다. 어혈복통(瘀血腹痛), 질타손상(跌打損傷) 등을 치료한다. 양은 3~5개로 한다.

1. 경폐복통(經閉腹痛)에 대한 치료: 기거충(寄居蟲) 5개를 기와에 놓고 구워 가루를 내어 하루 2회 황주(黃酒)에 타서 복용한다.

2. 현운(眩暈), 이명(耳鳴)에 대한 치료: 기거충(寄居蟲) 5개를 주(酒)로 볶은 후 얼음사탕을 넣고 달여 하루에 2회 복용한다.

상술한 종류 외에 넓적왼손집게속(*Diogenes*)의 몇 가지 종류도 기거충(寄居蟲)으로 간주하여 약으로 사용한다.

52. 추 모(蝤蛑)

【학 명】 *Charybdis japonica*   【한국명】 민꽃게
【중문명】 蝤蛑 yiu mou
【영문명】 Swimming crab
【이 명】 발도자(拔棹子); 심(蟳)

추모(蝤蛑)는 송(宋)대의 《일화본초(日華本草)》에서 처음으로 기술하였으며 《본초강목(本草綱目)》에서는 개부(介部) 귀별(龜鼈)류에 열거하고 해항(蟹項)에 부기(附記)하였다. 해집해항(蟹集解項)에서는 소송(蘇頌)의 말을 인용하여 "…납작하고 가장 크며 뒷발이 넓은 것을 추모(蝤蛑)라고 한다. 남방 사람들은 그 뒷다리가 도(棹; 노)와 같아 발도자(拔棹子)라고 하며 또 심(蟳)이라고도 하여 조수에 따라 퇴각(退殼)하며 매번 퇴각(退殼)할 때마다 커지며 큰 것은 되(升)만 하고 작은 것은 등잔 접시만 하다. 양오(兩螯)는 마치 손과 같으므로 다른 게(蟹)와 구별된다."라고 하였다.

【원동물】 꽃게과동물 민꽃게(梭子蟹科動物 日本蟳; *Charybdis japonica* A. Milne Edwards). 갑각(甲殼)은 크고 약간 타원 선형(扇形)을 이룬다. 길이는 약 60mm이고 너비는 약 90mm이며 표면은 융기되어 있다. 앞과 옆 가장자리에는 각각 6개의 예치(銳齒)가 있고 두 눈 사이에도 6개의 예치(銳齒)가 있다. 표면에는 과립형 횡척(橫脊)이 있다. 오족(螯足)은 강대하며 그다지 대칭 되지 않는다. 장절(長節) 앞 가장자리에는 뾰족한 가시 3개가 있다. 걸음 발은 4쌍이며 각 절(節)의 배복

연(背腹緣)에는 모두 강모(剛毛)가 있으며 마지막 한 쌍은 편편상(扁片狀)을 이룬다 (그림 1—93).

저조선(低潮線)에서 서식하며 수초 혹은 이사(泥沙)가 있는 바닥이나 돌 밑에 잠복해 있다. 어(魚), 하(蝦) 혹은 연체동물 등을 먹이로 한다.

한국에는 전 연안에 분포한다.

중국에는 요녕(遼寧), 하북(河北), 산동(山東), 강소(江蘇), 절강(浙江), 복건(福建), 광동(廣東) 등에 분포되어 있다.

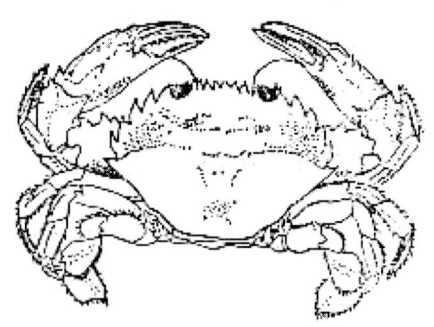

그림 1—93 민꽃게(日本蟳)

【약 재】 추모(蝤蛑) 전체를 약으로 사용한다. 여름에 천해(淺海)에서 그물로 잡거나 혹은 퇴조(退潮) 후 연안의 돌 밑에서 채취하여 선용(鮮用)하거나 햇볕에 말리어 두고 사용한다.

【성미 및 귀경】 鹹, 寒, 無毒. 心, 脾經에 들어간다.

【응 용】 파혈(破血), 통유(通乳), 소식적(消食積) 효능이 있다. 혈체경폐(血滯經閉), 유즙불하(乳汁不下), 숙식불소(宿食不消) 등 증을 치료한다. 양은 1~3개로 한다.

1. 유즙부족(乳汁不足)에 대한 치료: 추모(蝤蛑) 2개를 삶아 복용한다.
2. 소화불량(消化不良)에 대한 치료: 추모(蝤蛑) 1개를 바삭바삭하게 태워 곱게 가루를 내어 2회로 나누어 복용한다.

53. 해(蟹)

【학 명】 *Eriocheir sinensis*　　　　　【한국명】 참 게
【중문명】 蟹 xie
【영문명】
【이 명】 하해(河蟹); 담수해(淡水蟹)

해(蟹)는 《신농본초경(神農本草經)》에서 처음으로 기술하였으며 중품(中品)에 열거 기술하였다. 《명의별록(名醫別錄)》에서는 "해(蟹)는 서로 잇닿아 있는 소택

(沼澤) 등의 수중에서 서식하며 아무 때나 채취할 수 있다."라고 하였다. 굉경(宏景)은 "해류(蟹類)는 종류가 많아 추모(蝤蛑), 옹검(擁劒), 팽골(蟛蜞) 등이 모두 해류(蟹類)에 속하지만 약으로 사용하는 것은 아니다."라고 말하였다. 이로 인하여 해(蟹)는 담수해(淡水蟹)를 말하며 현재 약용하는 해(蟹)와 일치된다는 것을 알 수 있다.

【원동물】 바위게과동물 참게(方蟹科動物 中華絨螯蟹; *Eriocheir sinensis* H. Milne Edwads). 갑각(甲殼)은 방형(方形)이면서 좀 원형에 가깝고 등에는 강대한 두흉갑(頭胸甲)이 있으며 길이는 약 55mm, 너비 61mm이고 후반부(後半部)는 전반부(前半部)보다 조금 더 넓으며 등은 돌출 되었다. 걸음 발은 5쌍으로 제1 쌍은 오족(螯足)으로서 강대하고 털이 있고 뒤의 4쌍은 횡행(橫行) 걸음 발이다. 배는 축소되어 두흉부(頭胸部)의 아래쪽에 절복(折伏)되어 있다. 수컷은 배

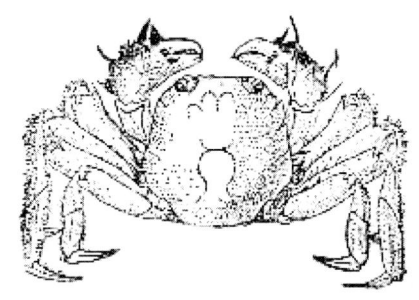

그림 1-94 참게(中華絨螯蟹)

가 약간 뾰족하고 암컷은 복부가 크며 눈은 1쌍으로 자루가 있으며 움직일 수 있다 (그림 1-94).

진흙 질로 된 하류 호박(湖泊) 등 수역의 바닥에서 서식하며 낮에는 숨어 있고 밤이면 나와 활동하며 죽은 동물이나 곡물(穀物)을 먹이로 한다. 가을에 바다로 이전하여 번식한다.

한국에는 황해에 연결되는 하천 수역에 서식한다.

중국에는 양자강(揚子江) 유역과 동북의 요하(遼河)에 모두 분포되어 있다.

【약 재】 건조한 해(蟹) 전체를 약으로 사용한다. 여름과 가을에 채취하여 깨끗이 씻어 철통에 넣고 끓는 물에 데워 햇볕에 말린다.

약재는 귤홍색 혹은 토 황갈색이고 다리는 대개 탈락되었으며 몸은 가볍고 비린내가 나며 맛은 짜다.

【성 분】 100g의 육중(肉中)에는 단백질 14g, 지방 2.6g, 탄수화물 0.7g, 회분 2.8g, Ca 141mg, p 191mg, Fe 8mg, 비타민 A 230 국제단위, 비타민 B_1 0.01mg, 비타민B_2 0.51mg, 니코틴 2.1mg이 함유되어 있다. 그리고 10여종의 유리 아미노산을 함유하고 있으며 그 중에서 글루타민산(Glutamic acid), 플로린, 히스타딘(Histidine)과 염기성 아미노산(Arginine)의 함량이 비교적 많다. 각(殼)은 대량의

칼슘질을 제외하고 또 해홍소(蟹紅素; $C_{40}H_{48}O_4$), 해황소(蟹黃素; $C_{40}H_{52}O_4$)를 함유한다. 그리고 또 갑각소(甲殼素, Chitin)를 함유하며 갑각소(甲殼素)계의 N-Acetylglucosamine으로 구성된 다당(多糖)으로 희석하지 않은 산과 알칼리에 용해되지 않으며 만약 산과 같이 끓이면 가수분해되어 초산과 D-굴루콘산 아민으로 된다. 갑각소(甲殼素)는 해하(蟹蝦) 등 각(殼)의 특수 성분이지만 일부 곤충의 각(殼)과 균사(菌絲), 포자(孢子) 속에도 함유된다.

【성미 및 귀경】鹹, 寒, 微毒. 肝, 胃經에 들어간다.

【응 용】파혈통경(破血痛經), 소적타태(消積墮胎) 효능이 있다. 질타손상(跌打損傷), 산후혈어(産後血瘀), 경폐(經閉) 등을 치료한다. 양은 15~25g으로 한다.

1. 산후혈폐(産後血閉)에 대한 치료: 해(蟹) 25g을 황주(黃酒)에 쪄서 익히어 매일 1회 복용하며 혈행(血行)하면 약을 중지한다.

2. 질타손상(跌打損傷)에 대한 치료: 해(蟹) 1 마리 전부를 약한 불에 쪼여 말리어 가루로 하여 매일 2회 10g씩을 황주(黃酒)에 복용한다.

54. 삼우사자해(三疣梭子蟹)

【학 명】*Portunus trituberculatus*　　　【한국명】꽃 게
【중문명】蟹殼 xie ke
【영문명】Portunid crab
【이 명】

삼우사자해(三疣梭子蟹)는 중국의 연해 지구 민간에서는 잘 알려져 있는 약용 해(蟹)이다. 조사에 의하면 일정한 의료 가치가 있다고 인정된다.

【원동물】꽃게과동물　　꽃게(梭子蟹科動物　　三疣梭子蟹; *Portunus trituberculatus* Miers). 두흉갑(頭胸甲)은 실북 모양으로 약간 두드러져 있다. 표면에는 과립이 분산되어 있으나 아가미 부분의 것이 비교적 굵고 집중되어 있다. 사마귀 모양의 돌기는 모두 3개이다. 이마는 두 예치(銳齒)로 나뉜다. 오족(螯足)이 발달하였으며 장절(長節)은 사주형(梭柱形)을 이룬다. 제4 쌍의 걸음 발은 상앗대 모양을 이룬다. 완절(腕節)은 넓고 짧으며 전절(前節)은 납작하고 편평하며 각절(節)의 가장자리에는 단모(短毛)가 있으며 수컷은 남 녹색이고 암컷은 짙은 자

색이다(그림 1—95).

10~30m 깊이의 이사 질(泥沙質)의 해저에 서식하며 항상 장애물이 있는 옆에 숨어 있거나 모래 밑에 숨어 적을 피한다. 죽은 동물을 즐겨 먹으며 항상 작은 물고기를 잡아먹거나 수조(水藻)의 여린 잎을 먹는다.

우리나라에는 동해의 강원도 안인진 이남, 울릉도, 남해, 제주도, 황해 전 연안에 분포한다.

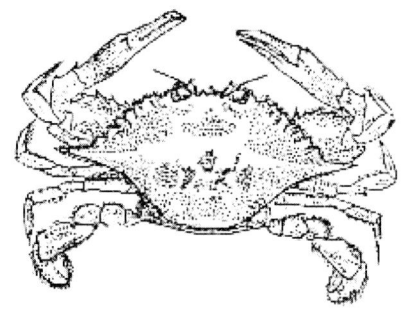

그림 1—95 꽃게(三疣梭子蟹)

【약 재】 건조한 해(蟹)의 각(殼)을 약으로 사용한다. 봄, 가을에 채취하며 각(殼)을 취하여 깨끗이 씻은 후 햇볕에 말린다.

【성 분】 각(殼)에는 약 25%의 갑각소(甲殼素; Chitin)가 함유되어 있고 나머지 대부분은 칼슘염이다.

【성미 및 귀경】 酸, 寒, 有毒. 肝, 腎經에 들어간다.

【응 용】 활혈산어(活血散瘀), 지통소종(止痛消腫), 청열해독(淸熱解毒) 효능이 있다. 무명종독(無名腫毒), 질타손상(跌打損傷), 유선염(乳腺炎), 동상(凍傷) 등을 치료한다. 양은 5~25g으로 한다.

1. 유선염(乳腺炎)에 대한 치료: 해각(蟹殼)을 불에 쪼여 태우고 갈아 가루로 만들어 매일 3회 5g씩을 황주(黃酒)에 타서 연속 복용한다.

2. 질타손상(跌打損傷)에 대한 치료: 해각(蟹殼) 1개, 황과자(黃瓜子) 10g을 함께 가루를 내어 이를 1회분으로 매일 2회 황주(黃酒)에 타서 복용한다.

55. 석 겁(石蛣)

【학 명】 *Pollicipes mitella* 　　　　【한국명】 거북손
【중문명】 石蛣 shi jie
【영문명】
【이 명】 귀각(龜脚); 귀족(龜足)

귀족(龜足)은 《본초강목(本草綱目)》에서는 "소변을 잘 통하게 한다."라고 하였

으며 《해남해어(海南解語)》에서는 "……적비습종창(積痞濕腫脹)을 소거하며 허손(虛損)한 사람은 미주(米酒)와 함께 끓여 먹으면 보익(補益)에 매우 좋다."라고 하였다. 《중국약용동물지(中國藥用動物誌)》에서는 강장약(强壯藥)으로 기술하였다.

【원동물】 부처손과동물 거북손(鎧茗荷科動物 龜足; *Mitella mitella* Linnaeus). 머리 모양의 부분은 엷은 황록색으로 8 조각 크기의 각판(殼板)과 기부 24 조각의 작은 각판(殼板)으로 구성되었다. 각판(殼板)의 표면마다 모두 생장선이 뚜렷하게 있고 작은 각판(殼板)의 조각 수는 개체에 따라서 증감한다. 큰 각판(殼板)에는 하나의 문판(吻板), 한 쌍의 순판(楯板), 한 쌍의 배판(背板), 한 쌍의 상측판(上側板), 하나의 봉판(峰板)이 포함된다. 기부의 작은 각판(殼板)은 앞 뒤쪽의 두 개가 홀로 있는 외에 나머지는 모두 좌우로 짝을 지어 배열되었으며 앞쪽의 것을 아문판(亞吻板)이라 하고 뒤쪽의 것을 아봉판(亞峰板)이라 하며 좌우의 것을 부측판(副側板)이라고 한다.

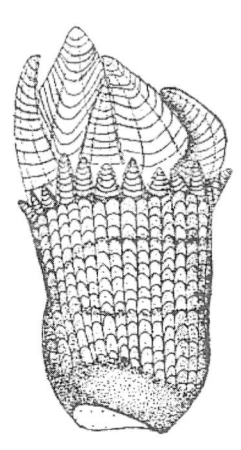

그림 1—96
거북손(龜足)

자루 부분은 황갈색이고 근육질은 유연하다. 그 외 표면은 작은 석회질의 비늘로 덮여 있으며 조밀한 배열로 약간 규칙적이다(그림 1—96).

파도의 충격이 센 연안과 고조(高潮)지대 맑은 바다 물의 암석 틈에 고착하여 항상 무리가 밀집하여 서식한다. 놀라면 즉시 돌 틈 사이로 움추러 들어가 채취하기가 쉽지 않다.

한국에서는 거의 전 해안에 분포한다.

중국에는 동해(東海), 남해(南海) 및 대만(臺灣)에 분포되어 있다.

【약 리】 물에 달이고 알코올 처리를 한 침전 추출 액(沉澱抽出液)을 흰쥐 복강(腹腔)에 주사하면 심근의 산소 부족에 대한 인내성을 제고 할 수 있어 부압(負壓)산소 결여 환경에서 흰쥐의 존활률(存活率)은 생리식염수의 대조그룹보다 높다. 먼저 isopropyl Adrenalin을 조제량으로 주입하여 심장 부담을 더한 후 다시 감압(減壓)하면 그 보호 작용은 여전히 뚜렷하다.

이뇨(利尿) 작용이 뚜렷하여 중추 신경계통에 대하여 일정한 억제 작용이 있고 흰쥐의 열과 전기 자극에 의한 동통 반응의 한계치를 높일 수 있을 뿐만 아니라 자발성 활동을 감소시킨다. 독성이 약하고 작은 흰쥐의 반수 치사량은 375±

14.3g/kg(濕重)이다.

【약 재】 석겁(石蛺)의 육을 약으로 사용하며 사계절 언제나 채취하여 끓는 물에 넣어 끓인 다음 외각(外殼)을 제거하고 육을 취하여 말려 비축한다.

【성미 및 귀경】 甘, 鹹, 平. 腎經에 들어간다.

【응 용】 자보강장(滋補强壯), 이뇨소종(利尿消腫) 효능이 있다. 소변불리(小便不利), 사지종창(四肢腫脹)을 치료한다.

소변불리(小便不利)에 대한 치료: 석겁(石蛺) 10g, 차전초(車前草) 한 줌을 물에 달여 하루 2회씩 마신다.

56. 만두해(饅頭蟹)

【학 명】 *Calappa* **【한국명】** 만두게류
【중문명】 饅頭蟹 man tou xie
【영문명】 Steamed bun crab; Steamed bread crab
【이 명】

만두해(饅頭蟹)는 중국의 남방 연해 지역에서 흔히 볼 수 있는 일종의 동물로 민간에서는 이를 이용하여 흉통(胸痛) 치료에 사용하며 효과가 좋다.

【원동물】 1. 금게과동물 범무늬만두게(饅頭蟹科動物 卷折饅頭蟹; *Calappa lophos* Herbst) 체형이 만두와 비슷한 까닭에 만두해(饅頭蟹)라고 한다. 두흉갑(頭胸甲)은 방패 모양이며 표면은 황색에 적갈색의 얼룩이 있다. 앞부분은 매끄러운 덩어리 모양의 돌기가 있고 뒷부분에는 과립상의 돌기가 있으며 중부에는 세로 홈이 두 줄기 있다. 앞쪽 가장자리에는 톱니 모양을 이루고 뒤쪽 가장자리에는 두드러져 나와 있고 크기가 각기 다른 예리한 이가 4개 있으며 각 이 사이에는 진한 자색의 횡문(橫紋)이 하나 있다. 뒤쪽 가장자리에는 둔치(鈍齒)가 7개 있으며 잇가(齒緣)에는 과립이 있으며 가장자리 아래쪽을 따라 짧은 솜털이 나 있다. 집게발은 대칭 되지 않고 장절(長節)의 등가에는 잎 모양의 돌기가 4개 있고 완절(腕節)이하의 각 마디에는 그믐 모양 또는 호반상(虎斑狀)의 자색 얼룩무늬가 있으며 장절(掌節)의 등가에는 이가 6~7개 있다. 수컷의 배는 제3 절이 가장 넓고 제3~5 절은 유합(愈合)되었으며 미절(尾節)은 삼각형을 이루었다. 암컷 배는 57개

마디이며 미절(尾節)은 삼각형을 이루었다 (그림 1—97).

물 깊이가 40~100m인 모래 바닥에서 서식한다.

우리나라에는 제주도, 남해 연해에 분포한다.

중국에는 광동(廣東), 해남(海南), 절강(浙江) 등 연해 지역에 분포되어 있다.

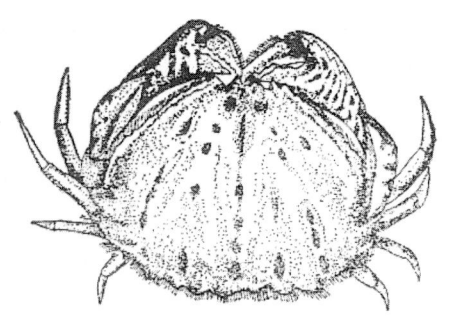

그림 1—97
범무늬만두게(卷折饅頭蟹)

2. 금게과동물 안경만두게(饅頭蟹科動物 逍遙饅頭蟹; *Calappa philargius* Linnaeus). 뇌공해(雷公蟹)라고도 한다. 두흉갑(頭胸甲)은 방패 모양으로 5 갈래의 세로 배열된 사마귀 모양의 돌기가 있으며 돌기 측면에는 부드러운 털이 있다. 안와(眼窩)의 등 가 뒤쪽에는 각각 절반이 고리 모양의 자색 얼룩무늬가 있다. 앞쪽 가에는 톱니 12개가 뚜렷하게 있고 뒤쪽 가와 뒤쪽 옆 가에는 모두 삼각형의 이가 15개 있다. 두 집게발의 등가에는 짧은 털이 있는 무딘 이 4개로 나눈다. 완절(腕節)의 외연(外緣)에는 각각 적갈색의 크고 둥근 점이 하나씩 있으며 장절(掌節)의 등가에는 이가 7개 있다. 수컷의 배 제5 절은 네모진 모양이며 암컷의 배 제5 절은 넓고 짧다.

물 깊이 30~100m되는 모래나 진흙과 모래가 섞인 바다 밑에서 서식한다.

한국에서는 부산에서 보고된 적이 있다.

중국에는 광동(廣東), 복건(福建) 등 연해 지역에 분포되어 있다.

3. 금게과동물 공계만두게(饅頭蟹科動物 公鷄饅頭蟹; *Calappa gallus* Herbst). 두흉갑(頭胸甲)의 전반부는 이 모양의 돌기를 갖고 있으며 후반부는 비늘 모양의 돌기를 갖고 있다. 안와(眼窩)의 등 가장자리에는 틈이 두 개 있고 뒤쪽 가장자리에는 부채 모양의 돌기를 이루었으며 전반부는 큰 이 3개를 갖고 있고 후반부는 작은 이 3개를 갖고 있으며 그 가장자리에는 과립이 있고 뒤쪽 가장자리 양 옆에는 각각 낮고 평평한 돌기가 있다. 집게발의 장절(長節)에는 이 모양의 돌기 4개가 있고 가장자리에는 짧은 털이 있으며 완절(腕節)의 외측에는 사마귀 모양의 돌기가 있고 등 가장자리에는 삼각형의 이가 있다. 수컷의 배는 좁은 띠 모양으로 5개의 마디로 나뉘어졌으며 암컷의 배는 7개의 마디로 나뉘며 양성(兩性) 배의 미절(尾節)은 모두 긴 삼각형을 이룬다.

물 깊이 20~100m인 모래 바닥에서 서식한다.

한국에서는 보고된 적 없다.

중국에는 광동(廣東), 해남(海南)에 분포되어 있다.

【약　재】 만두게류의 껍질(殼)을 약으로 사용한다. 가을에 바닷가의 모래톱이나 연안 암석 틈에서 채취하여 내장을 제거하고 껍질을 깨끗이 씻어 햇볕에 말려 비축한다.

【성분 및 약리】 범무늬만두게의 근육은 단백질, 펩티드류, 아미노산, 지질 등을 함유하고 껍질에는 키틴(chitin)질과 카로틴을 함유하였으며 아가미에는 Na, K—아데노신 삼린산 효소 등을 함유한다.

약리 실험에서 뇌신경절, 배신경절과 발신경의 해수(海水) 추출물의 생리 활성은 enteramine과 매우 비슷하다고 표명하였다. 이에 속하는 다른 품종들도 같은 작용이 있다.

【성미 및 귀경】 甘, 平, 微酸, 凉. 脾, 肝經에 들어간다.

【응　용】 이기지통(理氣止痛) 효능이 있다. 흉통(胸痛)을 치료하며 5~10g의 양을 사용한다.

흉통(胸痛) 치료의 처방: 만두해(饅頭蟹) 10g, 해백(薤白) 10g, 과루(瓜蔞) 10g을 물로 달여 하루 2 회씩 복용한다.

57. 청 해(靑蟹)

【학　명】 *Scylla serrata*　　　　**【한국명】** 톱날꽃게
【중문명】 靑蟹 qing xie
【영문명】 Green crab
【이　명】

청해(靑蟹)는 중국의 연해 지역에서 흔히 쓰는 민간 약으로서 특히 부인 질병에 효과가 좋다. 그 치료와 사용 범위를 넓히기 위하여 아래와 같이 기술한다.

【원동물】 꽃게과동물　톱날꽃게(梭子蟹科動物　鋸緣靑蟹; *Scylla serrata* Forskal). 두흉갑(頭胸甲)의 등쪽은 두두러졌고 매끄러우며 청록색을 띠였다. 위(胃) 부위와 심장 부위 사이에는 H꼴로 패인 홈이 뚜렷하게 있고 위 부위와 아가미 부위에는 떨어지기도 하고 이어지기도 하는 가로의 과립선이 각기 한 줄기씩

있다. 이마는 4개의 돌출된 삼각형의 이로 나누고 안와(眼窩)의 등 가장자리에는 2개의 틈이 있으며 앞쪽 가장자리에는 크기가 같은 삼각형의 이가 9개 있다. 집게발의 장절(長節) 앞쪽 가장자리에는 3개의 가시가 있으며 완절(腕節)의 안쪽 끝 모퉁이에는 굵은 가시가 하나 있고 바깥의 끝 가장자리에는

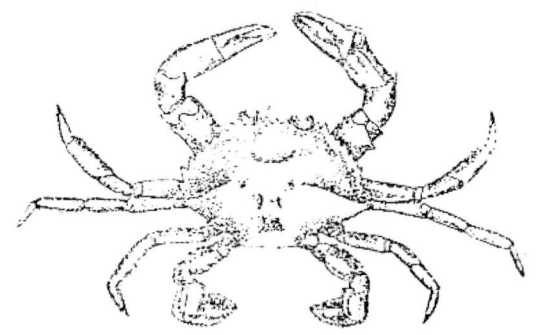

그림 1—98 톱날꽃게(鋸緣靑蟹)

무딘 이가 2개 있다. 앞 3쌍의 걸음 발 지절(指節)의 전, 후 가장자리에는 솔 모양의 짧은 털이 있고 네 번째 쌍의 전절(前節)과 지절(指節)은 편평하여 노 모양이다. 수컷의 배는 넓은 삼각형이고 암컷의 배는 넓은 원형이다(그림 1—98).

온난(溫暖)하고 염분 함량이 낮으며 얕은 바다에서 서식한다. 전년에 산란하며 성숙한 어미 게는 항상 하구(河口)나 함담수(鹹淡水) 근해에 이르러 산란하고 어린 게는 조류를 따라 근안이나 하구에 이르러 먹이를 찾는다.

한국에서는 거제도, 부산에서 보고되었다.

중국에는 광동(廣東), 복건(福建), 대만(臺灣), 절강(浙江) 등 연해 지역에 분포되어 있다.

【성 분】 신선한 해육(蟹肉)에는 Leucine, Phenylalanine, Valine, Tyrosine, Proline, Alanine, Metnioni nesultoxide, Histidine, Glutamine, Threonine, Arginine, Asparticavid, Glycine, Lysine, Serine, Glutamic acid, Cystine, Aspartic acid가 함유되어 있으며 Myosin도 함유되어 있다.

집게발의 살에는 산화 효소가 함유되어 있으며 이는 레몬산 탈 수소 효소, 사과산 탈 수소, 세포색소 산화 효소 등과 같은 것이다.

간, 췌장 중에는 1종의 Phosphatase, 산성과 알칼리성의 Phosphatase, Glucose—6—Phosphatase, Butanedioic acid, Coenzyme과 NADP, Malic deoxidase, Cytochrome oxidase, Arylgroup amidase 등이 함유되어 있다.

【약 재】 청해(靑蟹) 전체를 약으로 사용한다. 사계절 언제나 채취하며 생용(生用)하거나 소금에 절여 사용한다.

【성미 및 귀경】 鹹, 微凉. 肝, 腎經에 들어간다.

【응 용】 자보강장(滋補强壯), 활혈화어(活血化瘀), 이수소종(利水消腫) 효능이 있다. 산후에 유즙부족(乳汁不足), 산후에 어혈복통(瘀血腹痛), 수종(水腫) 등을 치

료한다. 사용량은 1~3 마리이다.

산후에 어혈복통(瘀血腹痛)에 대한 치료: 청해(靑蟹) 1 마리, 익모초(益母草) 30g, 적작(赤芍) 10g를 물에 달여 복용한다.

58. 석방해(石螃蟹)

【학　명】 *Potamon denticulatum* 　　【한국명】 거치민물게
【중문명】 石螃蟹 shi pang xie
【영문명】
【이　명】

석방해(石螃蟹)는 중국의 남방 지역 민간에서는 흔히 약으로 사용하며 강소(江蘇) 지방에서는 석방해(石螃蟹)로 질박골절(跌撲骨折) 치료에 사용하며 효과도 좋다.

【원동물】 민물게과동물　　거치민물게(溪蟹科動物　　鋸齒溪蟹; *Potamon denticulatum* H. Milne Edwards).

두흉갑(頭胸甲)의 전반부에는 과립이 조금 있고 후반부는 매끄럽다. 위(胃)가 있는 중간 부위와 심장 부위 사이에는 H꼴의 홈이 한 줄기 뚜렷하게 있으며 아가미의 중간 부위에도 한 줄기의 홈이 있고 앞 가장자리 가운데에 오목한 홈이 있으며 표면에는 과립이 있다. 안와(眼窩)의 등과 배 가장자리와 외안와치(外眼窩齒)의 가장자리에는 모두 잔 톱니가 있고 앞쪽 옆 가장자리에는 가는 이가 있다. 암수 집게발의 장절(長節) 가장자리에는 톱니가 있고 등 가장자리의 끝과 가까운 곳에는 작은 이가 하나 있으며 완절(腕節)의 안쪽 모퉁이에는 예리한 가시가 하나 있다(그림 1—99).

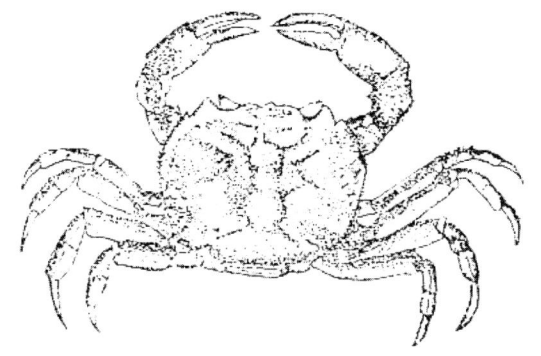

그림 1—99 거치민물게(鋸齒溪蟹)

강물, 호박, 논밭이나 계곡에서 서식하며 보통 돌 밑에 잠복하여 있다.

한국에는 서식하지 않는다.

중국에는 산동(山東), 하남(河南), 안휘(安徽), 강소(江蘇), 절강(浙江), 복건(福建), 강서(江西) 및 사천(四川) 등에 분포되어 있다.

【성 분】 혈람단백(血藍蛋白), 단백(蛋白) 당류(糖類), 핵산(核酸), 인지질(燐脂質), demosterol 등이 함유되어 있다.

【약 재】 석방해(石螃蟹) 전체를 약으로 사용한다. 여름, 가을철에 채취하여 항아리에서 양식하여 선용하거나 또는 햇볕에 말린다.

【성미 및 귀경】 甘, 鹹, 平. 脾, 腎經에 들어간다.

【응 용】 연견산결(軟堅散結), 활혈화어(活血化瘀), 소종지통(消腫止痛), 속근접골(續筋接骨) 효능이 있다. 징가적취(癥瘕積聚), 질타손상(跌打損傷), 골절(骨折) 등을 치료한다. 사용량은 1~2 마리로 한다.

질박골절(跌撲骨折)에 대한 처방: 석방해(石螃蟹) 2 마리, 골쇄보(骨碎補) 10g, 자연동(自然銅) 10g을 물에 달여 하루 2회 복용한다.

59. 지 주(蜘蛛)

【학 명】 *Aranea* 【한국명】 거 미
【중문명】 蜘蛛 zhi zhu
【영문명】 Spider
【이 명】 말거미

지주(蜘蛛)는 《명의별록(名醫別錄)》에서 기술하기 시작하여 후세의 "본초(本草)"에서는 모두 이를 기술(記述)하였으며 그 중 구종석(寇宗奭)은 "지주(蜘蛛)는 종류가 많으나 모두 독이 있으며 사람들은 보통 처마 밑, 울바자, 좁은 골목 사이 공중에 둥근 그물을 치는 배가 크고 짙은 회색인 것을 많이 사용한다."라고 상세하게 서술하였다. 이는 현재 사용하고 있는 대복원주(大腹圓蛛)에 부합된다.

【원동물】 원주과동물 대복원주(圓蛛科動物 大腹圓蛛; *Aranea ventricosa* Lkoch). 첨주(檐蛛)라고도 한다. 몸길이는 19~22mm이며 암컷은 수컷보다 크며 머리와 가슴이 배보다 짧고 적갈색으로 가장자리는 검은색이다. 배는 황갈색으로 검은색의 엽상(葉狀) 반문(斑紋)이 선명하게 있으며 2쌍의 검은색 근육 부착점(附着點)이 있다. 배의 앞 끝 중앙부에는 황색 혹은 적색 반점(斑點)이 있고 배의 밑면은

회 황색이다. 방적 돌기는 흑갈색이고 발은 황갈색 혹은 흑갈색으로 적갈색 및 흑색의 고리 무늬가 있다(그림 1—100).

여름, 가을에 처마, 담 모퉁이 혹은 나무 가지 사이에 그물을 치고 저녁 무렵이나 밤에 활동하며 곤충을 먹이로 한다.

중국에는 전국 각지에 널리 분포되어 있다.

【약 재】 건조한 지주(蜘蛛) 전체를 약으로 사용한다. 여름과 가을에 채취하여 끓는 물에 약간 삶아 햇볕에 말린다.

【성미 및 귀경】 苦, 寒, 有毒. 肝經에 들어간다.

【응 용】 해독 효능이 있다. 임파선결핵(淋巴腺結核), 정창(疔瘡), 봉갈석(蜂蝎螫) 및 독사교상(毒蛇咬傷) 등을 치료한다. 외용은 적당한 양으로 한다.

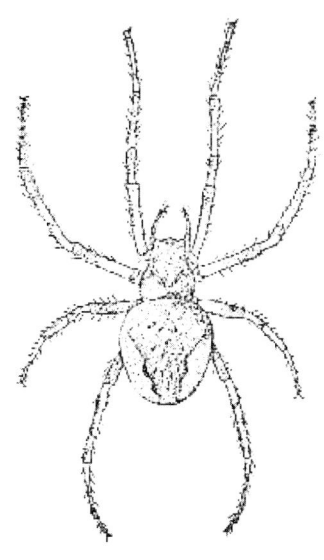

그림 1—100
대복원주(大腹圓蛛)

1. 정창(疔瘡)에 대한 치료: 지주(蜘蛛) 한 마리를 정창(疔瘡)에 놓고 반창고로 고정한다.

2. 비식육(鼻瘜肉)에 대한 치료: 지주(蜘蛛), 적당한 양의 흑설탕과 함께 찧어 부수어 식육(瘜肉)에 바른다.

주1: 망사(網絲)를 태운 재로 아동의 탈항(脫肛)을 치료할 수 있다.

주2: 망사(網絲)를 가는 실로 꼬아 육우(肉疣; 사마귀)를 둘둘 감아 놓으면 스스로 탈락된다.

주3: 어떤 지역에서는 *Aranea angulata*를 지주(蜘蛛)로 간주하여 약으로 사용한다.

60. 벽 전(壁錢)

【소 속】 *Uroctea compactilis* T. Koch 의 소속
【중문명】 壁錢 bi qian
【한국명】 납거미

【영문명】

【이 명】 벽전충(壁錢蟲); 벽견(壁繭)

벽전(壁錢)은 《본초습유(本草拾遺)》에서 진장기(陳藏器)가 처음으로 "벽전충(壁錢蟲)은 지주(蜘蛛)와 비슷하며 백막(白幕)을 담벽 사이에 동전 같이 만들어 붙인 것 같다 하여 북방인들은 벽견(壁繭)이라고 한다."라고 기술하였다. 이시진(李時珍)은 "크기가 지주(蜘蛛)와 같으며 형태는 납작하고 얼룩이 있다 팔족(八足)은 길고 때로는 탈각(脫殼)하며 그 막은 색이 누에고치 처럼 희다."라고 하였다. 상술의 내용은 오늘의 벽전(壁錢)과 일치된다.

【원동물】 1. 벽전과동물 화남벽전(壁錢科動物 華南壁錢; *Uroctea compactilis* T. Koch) 몸은 납작하며 가는 털이 몸 전체에 가득히 나 있다. 두흉부(頭胸部)의 횡경(橫經)은 직경(直徑)보다 길다. 머리의 등에는 단안(單眼) 4개가 두 줄로 나뉘어 있다. 흉갑(胸甲)은 넓고 심장형(心臟形)이다. 배도 역시 심장형과 유사하다. 몸체는 회갈색으로 등에는 불규칙적인 연한 황색 무늬가 한 바퀴 둘려 있다. 두흉부(頭胸部)는 연한 갈색이다. 4쌍의 긴 발이 있고 색깔은 머리 부분보다 약간 연하다. 복부(腹部)는 회 흑색이다(그림 1—101).

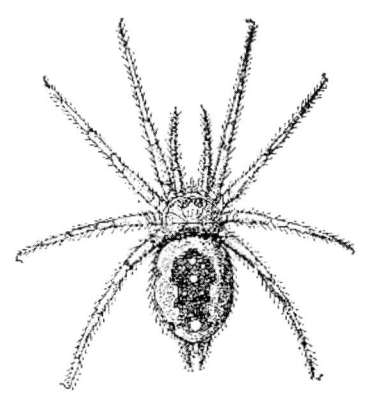 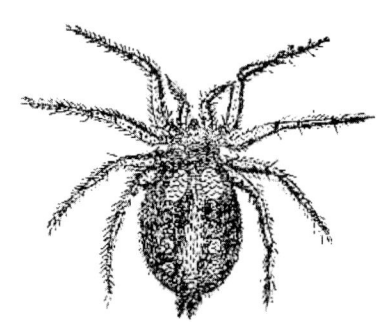

그림 1—101 화남벽전(華南壁錢)   그림 1—102 북국벽전(北國壁錢)

낡은 주택의 벽, 지붕, 문배(門背) 등에서 서식한다. 망(網)은 원형으로 동전만큼 크고 난낭(卵囊)은 백막상(白膜狀)으로 낮에는 난낭(卵囊) 상에서 난낭을 지키고 밤에 나와 활동한다. 작은 곤충을 먹이로 한다.

중국에는 양자강(揚子江) 이남의 각 지방에 분포되어 있다.

2. 벽전과동물 북국벽전(壁錢科動物 北國壁錢; *Uroctea lesserti* Schenkel). 몸

길이는 8~11mm이며 전체는 짙은 갈색으로 암컷이 수컷보다 크다. 두흉부(頭胸部)는 배보다 짧고 짙은 갈색이며 거의 신장형(腎臟形)으로 너비가 길이보다 크다. 배는 색이 비교적 짙고 거의 오각형으로 길이가 너비보다 크고 그 위에는 황백색의 원형의 반점이 7개 있어 흔히 칠성지주(七星蜘蛛)라고 한다. 발은 짙은 갈색으로 굵고 건실하다(그림 1-102).

지붕 모서리, 창문 모서리 혹은 벽에 원형으로 동전 모양의 둥지를 만들어 이로 인하여 벽전(壁錢)이라고 부르게 된 것이다. 이것은 산란과 은폐의 장소로 낮에는 둥지에 숨어 있고 밤에는 밖으로 나와 곤충을 잡아먹는다.

중국에는 흑룡강(黑龍江), 길림(吉林), 요녕(遼寧), 내몽고(內蒙古), 하북(河北) 등에 분포되어 있다.

【약　재】 벽전(壁錢) 전체를 약으로 사용한다. 4계절 언제나 채취하여 끓는 물에 데운 다음 햇볕에 말린다.

【성미 및 귀경】 鹹, 平. 肝, 心, 小腸經에 들어간다.

【응　용】 해독, 지혈 효능이 있다. 편도선염(扁桃腺炎), 구설미란(口舌糜爛), 뉵혈(衄血), 금창출혈(金瘡出血), 소아감적(小兒疳積) 등을 치료한다. 양은 1~3개로 한다. 외용은 적당한 양으로 한다.

1. 편도선염(扁桃腺炎)에 대한 치료: 벽전(壁錢) 10개를 불에 쪼여 말린 후 가루를 내여 인후(咽喉)에 불어넣는다.

2. 인후종통(咽喉腫痛)에 대한 치료: 벽전소(壁錢巢) 5개를 불에 쪼여 말리고 빙편(氷片) 1g, 붕사(硼砂) 3g과 함께 곱게 갈아 가루로 만들어 매일 5회 인후에 불어넣는다.

주: 벽전소(壁錢巢)만 단독으로 사용하거나 혹은 둥지와 벌레를 함께 사용하기도 한다.

61. 초지주(草蜘蛛)

【학　명】 Agelena Labyrinthica　　【한국명】 대륙풀거미
【중문명】 草蜘蛛 cao zhi zhu
【영문명】 Funnel-wed spider

【이 명】 절무(蛶蕪); 화지주(花蜘蛛)

초지주(草蜘蛛)는 《본초강목(本草綱目)》에서 이시진(李時珍)은 《본초습유(本草拾遺)》중의 "절무(蛶蕪)가 곧 초지주(草蜘蛛)이다."라고 인식하고 있다.

【원동물】 누두망주과동물 미로루두망주 (漏斗網蛛科動物 迷路漏斗網蛛; *Agelena labyrinthica* Clerck). 몸길이는 8~14mm으로 수컷은 암컷보다 작다. 두흉부(頭胸部)는 등황색이며 눈 주위는 흑색이다. 두흉부(頭胸部)의 중앙에는 홈이 있고 홈으로부터 좌우로 검은 색의 방사상 무늬가 뻗어있다. 배는 회갈색으로 연한 세로 무늬가 있으며 세로 무늬 양 옆에는 갈색의 선조(線條)가 있고 배 밑면은 등 황색이다. 발은 얇은 갈색으로 회갈색의 환문(環紋)이 있다. 방사기(紡絲器)는 비교적 길고 등 황색이다(그림 1—103).

풀잎 사이에 상부(上部)는 깔때기 모양이고 하부(下部)는 관상(管狀)을 이루는 그물을 친다. 지주(蜘蛛)는 관(管)속에 숨어 있다가 깔때기 모양의 그물에 곤충이 떨어져 들어오면 관(管)으로부터 나와 잡는다.

중국에는 전국 각지에 분포되어 있다.

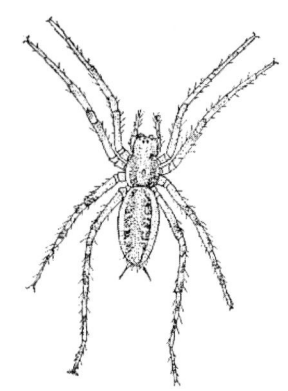

그림 1—103 미로루두망주
(迷路漏斗網蛛)

【약 재】 초지주(草蜘蛛) 전체를 약으로 사용한다. 여름에 풀숲 사이에서 채취하여 신선한 것을 사용한다.

【성미 및 귀경】 鹹, 平. 肺, 大腸經에 들어간다.

【응 용】 해독(解毒) 효능이 있다. 정종악창(疔腫惡瘡)을 치료한다. 외용은 적당한 양으로 한다.

62. 화지주(花蜘蛛)

【소 속】 *Argiope bruennichii* Scopoli 의 소속　【한국명】 꽃거미, 호랑거미
【중문명】 花蜘蛛 hua zhi zhu
【영문명】 black-and-yellow garden spider
【이 명】
화지주(花蜘蛛)는 중국 민간에서는 흔히 약으로 사용하는 것으로 분포가 넓고

자원이 풍부하므로 임상에서 이용할 가치가 있다.

【원동물】 원주과동물 횡문금주(圓蛛科動物 橫紋金蛛; *Argiope bruennichii* Scopoli). 암컷의 두흉부는 난원형이며 등은 회 황색으로 은백색의 털이 조밀하게 덮여 있다. 다리의 기절(基節), 촉지(觸肢) 악엽(顎葉)과 하순(下脣)은 모두 황색이다. 중와(中窩), 경구(頸溝)와 방사구(放射溝)는 모두 짙은 회색이며 흉판(胸板) 중앙은 황색이고 가장자리는 갈색이다. 걸음 발은 황색으로 그 위에 검은 점과 검은 색의 가시가 있으며 슬절(膝節)에서 마지막 부절(跗節)까지 각 마디에는 검은색의 고리 무늬가 있고 복부(腹部)는 긴 타원형이고 등은 황색이다. 앞에서 뒤까지 모두 10 갈래 정도의 흑갈색 횡문(橫紋)이 있는 까닭에 횡문금주(橫紋金蛛)라고 부른다. 복부의 배 쪽에는 검은색의 반점이 있고 양옆에는 각각 황색의 종문이 한 줄씩 있다. 수컷의 복부 쪽 등은 엷은 황색으로 검은색 횡문(橫紋)이 없다(그림 1—104).

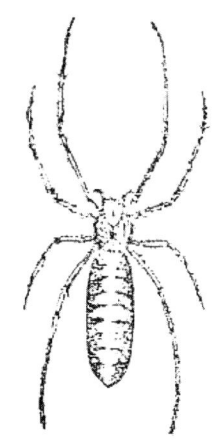

그림 1—104
횡문금주(橫紋金蛛)

햇빛이 비치는 풀숲, 조습(潮濕) 지대에서 풀이나 밭 가에 수직으로 둥근 그물을 치고 그물 중심을 거쳐 한 줄기로 상하가 맞선 톱니 모양의 흰색의 실띠가 있다. 여름 장마철에 시작하여 논밭에서 활동하면서 명충 나방, 나비, 멸구 등을 잡는다.

중국에는 길림(吉林), 요녕(遼寧), 강소(江蘇), 절강(浙江), 호북(湖北), 호남(湖南), 사천(四川), 강서(江西), 광동(廣東) 등 지역에 분포되어 있다.

【성 분】 소화액에는 알카리성 프로테아제(protease)를 함유하며 탄성 조직해리(彈性組織解離)와 약한 이응유(胰凝乳) 프로테아제 활성이 있다. 배설물에는 구아니딘 화합물이 있으며 전체 질소의 85%를 차지한다. 혈액에는 혈람단백(血藍蛋白)이 있고 전체에는 단백질, 지방, 당류가 포함되어 있다.

【약 재】 화지주(花蜘蛛) 전체를 약으로 사용한다. 여름, 가을철에 채취하여 선용하거나 또는 끓는 물에 넣은 다음 햇볕에 말려 비축하여 사용한다.

건조된 것은 두흉부, 복부, 발이 모두 떨어져 완전하지 않지만 엷은 황색으로 표면에는 검은 무늬가 있는 타원형의 복부를 볼 수 있다. 떨어진 발은 엷은 황색이고 검은색의 고리 무늬와 검은 가시가 있는 동시에 갈색의 가늘고 거친 털이 있다. 몸체는 가볍고 질은 약하여 쉽게 부서진다.

【성미 및 귀경】 苦, 寒, 有小毒. 肝, 心經에 들어간다.

【응 용】 청열해독(淸熱解毒), 연견산결(軟堅散結), 소창(消瘡) 효능이 있다. 나력(瘰癧), 창독(瘡毒)과 뱀이나 전갈(全蝎) 등에 물린 상처를 치료한다. 사용량은 0.5∼1.5g으로 한다.

나력(瘰癧)에 대한 처방(곪지 않은 자): 신선한 화지주(花蜘蛛) 2개, 지정(地丁) 한 줌에 소량의 백주(白酒)를 넣고 풀 모양으로 찧어 환처에 바른다.

63. 해 삼(海蔘)

【학 명】 *Stichopus Japonicus* Selenka, 1867   【한국명】 돌기해삼
【중문명】 海蔘 hai shen
【영문명】 Sea slug; Sea cucumber
【이 명】 자삼(刺蔘); 광삼(光蔘)

해삼(海蔘)은 《본초종신(本草從新)》에서 처음으로 기술하였으며 "요해(遼海)에서 산출되는 것이 좋으며 가시가 있는 것은 자삼(刺蔘)이라고 하며 가시가 없는 것은 광삼(光蔘)이라고 한다."라고 하였다. 《오잡조(五雜俎)》에서는 "성질은 온보(溫補)하고 인삼(人蔘)과 거의 대등하므로 해삼(海蔘)이라고 하기에 충분하다."라고 하였다.

【원동물】 돌기해삼과동물 돌기해삼(刺蔘科動物 刺蔘; *Stichopus japonicus* Selenka) 속(屬)에 속하는 해삼으로서 몸의 크기도 1∼2㎝로부터 20∼30㎝에 이르기까지 다양하나 보통 15∼20㎝ 정도의 것이 많다. 체형은 원통형이고 뒤끝이 약간 갸름하다. 관족은 복쪽에 발달되어 척을 이루고 개체에 따라서 복쪽 보대에 제한되어 분포하는 것이 뚜렷하다. 복쪽에는 보대와 간보대의 구별이 어려울 정도로 관족이 많이 분포하는데 보통 중앙 보대에 5∼8열을, 좌우 양쪽 보대에는 3∼4열을 이룬다. 등쪽에는 크고 작은 우족(疣足)이 산재해 있고 몸의 척 가장자리를 따라 좌우 각각 7∼8개의 큰 우족이 배열한다. 우족은 보통 채색보다 약간 진한 색으로 나타나고 큰 우족은 이완시 긴원뿔 모양으로 튀어나온다. 촉수는 20개이고 촉수 바로

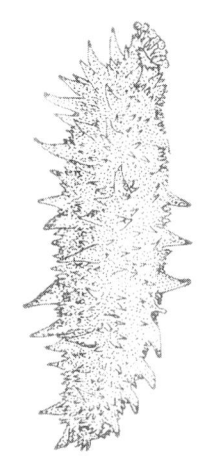

그림 1-105
돌기해삼

밑 체벽에는 촉수를 둘러싸고 35~45개 정도의 우족이 있다(그림 1-105).

체색은 노랑, 검정, 갈색, 파랑, 녹색, 빨강색 등 다양하고, 이들 색의 중간색도 많다. 이것은 환경과 먹이에 관련되어 있는 것으로 보며, 이들을 파랑, 빨강, 검정 돌기 해삼의 3변이체로 크게 나누는 경우도 있으며, 파랑, 빨강 돌기해삼은 산업상 중요하다.

촉수병낭은 20개로 짧고, 종근은 각 보대에 위치하나 길이를 따라 가운데에 홈이 있어 2개의 띠로 보인다. 호흡수는 2개이고 폴리안포는 길고, 복쪽 중앙에 1개 있으며 모양은 원통형 또는 주머니형이다. 석관은 배장현막을 따라 위로 올라가 구부 바로 아래에 달하고, 둥글고 주름 많은 천공판과 연결한다. 생식소는 배장현막의 좌우에 각각 1개의 다발로 위치하며, 가늘고 약간 분지한 형태이다.

몸통체벽의 골편은 반상골편, 원반의 지름 약 0.05~0.08cm 정도이며, 탑의 높이는 0.06~0.08cm로 비교적 높은 편이다. 탑은 4기둥으로 되고 위쪽 끝에는 4개의 이가 있다. 원반의 중심에 4개의 큰 구멍이 있고 그 주위에 많은 작은 구멍들이 둘러싸고 있다. 작은 반상골편의 탑 끝에는 8개의 이를, 큰 것에서는 작은 구멍이 20~30개에 달하기도 한다. 관족에는 체벽골편 외에 2열 판형골편이 있으며, 크기는 0.13~0.2×0.03~0.06mm정도이고 6~13쌍의 구멍이 있다. 때로는 이 2열 판형골편의 측면이 불규칙하고 구멍이 소실되어 막대형을 하기도 한다. 관족에는 0.2~0.25×0.13~0.15mm정도의 타원형의 골편이 보이는데 가운데 큰 구멍이 있고, 가장자리로 갈수록 구멍이 작아지면서 사방으로 퍼지는 배열을 하고 있다.

종판은 가운데가 두껍고 복잡한 망상형의 골편이고, 0.7~0.8mm 정도로 매우 크다. 큰 우족의 골편은 관족과 비슷하나 종판이 덜 발달되어 있다. 촉수에는 굽은 막대형 골편이 보이는데 표면에 수많은 가시들이 나 있고 크기는 0.05~0.07×0.005~0.01mm에서부터 0.2~0.35×0.05~0.02mm의 굵은 것까지 다양하다. 본종은 나이가 많은 개체에서 골편의 퇴화현상이 나타나는데 체벽골편의 탑이 거의 퇴화되어 없고 구멍이 4~8개인 판형골편으로 나타난다. 가장자리와 표면에 약간의 가시가 있다.

석회환은 단순하며, 보대, 간보대가 밀착되어 있으나 서로 분리되며 보대의 앞쪽은 가운데 홈이 1개 있고, 간보대의 앞쪽은 보대보다 약간 낮으며 세모형이다. 보대와 간보대의 윗쪽은 둥글고 안쪽으로 파여 있으나 보대쪽이 더 깊고 간보대는 완만하다.

우리나라에는 동해연안(거진, 주문진, 속초, 남애, 동호리, 강릉, 축산, 구룡포, 포항, 방어진 당사, 춘도, 미포(부산)), 남해연안(남해도 상주와 미조리, 덕동리, 애

수도, 거제도의 옥포, 여수 오동도, 장군도, 돌산도, 제주도의 모슬포, 성산포, 서귀포, 추자도 등대, 홍도), 서해연안(대청도, 어청도, 인천 자란도, 대천 월도, 만리포, 안면도(방포해수욕장))에 분포되어 있다.

세계적으로는 북태평양 연안(한국의 전 연안, 알라스카 연안, 블라디보스톡, 사할린, 일본의 전 연안, 황해의 북부발해만).

돌기해삼의 성장장소는 순 진흙, 진흙·모래지대를 제외한 암초지대 및 조장지대(藻場地帶)가 좋고, 돌밭, 자갈밭, 굵은 모래, 모래질 지대가 좋다. 이들의 분포대는 넓고 그 수직분포는 조간대에서 수심 20~30m의 상천해대(上淺海帶)에 걸쳐 있으며 수평분포는 북태평양연안은 알라스카 연안에서부터 화태, 일본의 전연안, 한국의 전 연안, 그리고 황해측은 북부의 발해만에 분포한다. 이중 용존산소량이 높은 양질의 해수가 잘 유통되는 지대에 서식양이 많다. 또한 전체 체중이 200g이상의 큰 것은 15m이하 수심에 분포한다.

우리나라 돌기해삼의 60~70%가 서해안의 안면도(安眠島)에 집결되며 이곳에서는 해수가 든 큰 콘크리트 탱크(어류 탱크)속에 두고 연중 날것을 판매하고 있다.

돌기해삼의 산란기는 수역에 따라 보통 5월에서 9월이고 염분의 적응범위는 13.4~19.2%이며, 수온은 19℃이하에서 활동하고, 해수온도가 17.5~19℃이상이 되면 소화관의 쇠퇴가 일어나고, 여름잠(夏眠)으로 들어가며, 25℃이상이 되면 소화관이 전부 퇴화하고, 여름잠 왕성기에 들어간다. 수온이 19~25℃로 되면 다시 활동기로 들어간다.

왕성한 산란기는 7월 상순경에서 8월 중순까지이고, 우리나라 연안 산란개시 수온은 16℃, 산란 종료기의 수온은 보통 20℃이다. 특히 파랑돌기해삼의 산란기의 수온은 13~22℃이고 산란개시 수온은 13~16℃, 산란 종료 수온은 18~22℃이다.

먹이는 소동물 또는 죽은 동물의 근육, 해조, 각종 어류의 치어를 먹고 또 해저의 모래·진흙 속에 있는 유기물을 먹는다.

해삼류는 기상에 예민하여 특히 강풍이 올 때는 먼저 감지하고 안전한 장소에 숨는다.

【약 재】 해삼(海蔘)의 내장을 제거하고 건조시킨 전체를 약으로 사용한다. 봄과 가을 두 계절에 채취하여 배를 가르고 내장을 끄집어낸 다음 끓는 바닷물에 넣어 삶고 건져내어 소금을 넣고 교반(攪拌)하여 5~20일간 절여 두었다가 다시 절인 해삼의 로즙(鹵汁)을 솥에 부어 넣고 끓인다. 약 1~2시간 끓인 후 건져 내어 반

회조(拌灰槽)내에 넣고 소나무 목탄 재를 넣어 비비고 햇볕에서 말린다.

【성 분】 물에 담근 해삼 500g에는 단백질 108g, 지방 1.5g, 탄수화물 5g, 회분 5.5g, Ca 590mg, P 110mg, Fe 7mg 및 K, S와 여러 가지 아미노산이 함유되어 있다.

【성미 및 귀경】 鹹, 溫, 無毒. 心, 腎經에 들어간다.

【응 용】 보신익정(補腎益精), 장양(壯陽) 효능이 있다. 정혈휴손(精血虧損), 음위(陰痿), 몽유(夢遺), 소변빈삭(小便頻數) 등 증세를 치료한다. 양은 적당히 한다.

1. 요통(腰痛), 몽유(夢遺)에 대한 치료: 해삼(海蔘) 250g, 당귀(酒炒한 當歸), 파극육(巴戟肉), 우슬(鹽炒한 牛膝), 보골지(補骨脂), 구판(龜板), 구기자(枸杞子) 각 100g씩, 생양신(生羊腎) 5쌍(근육을 제거하고 打碎한 것), 두충(鹽炒한 杜仲), 토사자(菟絲子) 각 200g씩, 호도육(胡桃肉) 50개, 저척수(猪脊髓) 10개(근육을 제거). 이상의 약을 함께 가루를 낸 후 녹각교(鹿角膠) 100g을 녹여 합쳐 작은 환(丸)을 만들어 매일 2회 12g씩을 온주(溫酒)로 복용한다.

2. 휴식리(休息痢)에 대한 치료: 적당한 양의 해삼을 물에 달여 매일 복용한다.

주1: 해삼(海蔘)의 내장은 생기지혈(生肌止血)의 작용이 있다. 창절(瘡癤), 외상출혈(外傷出血) 등에 사용할 수 있으며 햇볕에 말린 후 환처에 바른다.

주2: 일부 종류의 해삼(海蔘)에서 "사손독소(沙噀毒素)"를 분리해 낼 수 있으며 아마 신경계통의 약과 종양(腫瘍) 억제의 약으로 될 수 있을 것이다.

주3: 해삼의 종류는 많다. 이상의 자삼(刺蔘)을 제외하고 중국에는 녹자삼(綠刺蔘; *Stichopus chloronotus* Brandt), 화자삼(花刺蔘; *Stichopus variegatus* Semper), 매화삼(梅花蔘; *Thelenota ananas* Jaeger), 사목백니삼(蛇目白尼蔘; *Bochadschia argus* Jaeger), 이반백니삼(二斑白尼蔘; *Bochadschia bivittata* Mitsukuri), 흑해삼(黑海蔘; *Holothuria atra* Jaeger), 옥족해삼(玉足海蔘; *Holothuria leucospilota* Brandt) 및 흑유삼(黑乳蔘; *Holothuria nobiris* Selenka) 등 종류가 있으며 모두 약으로 사용할 수 있다.

64. 해 연(海燕)

【학 명】 *Asterina pectinifera* **【한국명】** 별불가사리
【중문명】 海燕 hai yan

【영문명】 Petrel
【이 명】 *Paitiria pectinifera*

별불가사리는 《본초강목(本草綱目)》에서 처음으로 기술하였으며 개부(介部) 방합류(蚌蛤類)에 열거하였으며 이시진(李時珍)은 "별불가사리는 동해에서 산출되며 크기는 1촌(寸; 3.33㎝)이고 모양은 납작하고 둥글다. 반구면(反口面)은 청흑색이고 구면(口面)은 백취(白脆)하며 해표초(海螵蛸)와 비슷하며 모양은 버섯 같고 입은 배 밑에 있다. 부드러운 모래를 먹는다. 입 주위에는 5 갈래의 보대구(正溝)가 있으며 그 것이 곧 완이다."라고 하였다.

【원동물】 별불가사리과동물 별불가사리(海燕科動物 海燕; *Asterina pectinifera* Müller et Troschel). 몸은 납작한 오각의 별 모양이고 완(腕)은 짧으며 보통 5개이다. 폭경(幅徑)은 30~75mm이고 간폭경(間幅徑)은 15~50mm이다. 반구면(反口面)은 약간 두드러져 있으며 구면(口面)은 평평하다. 반(盤)의 가장자리는 아주 얇고 살았을 때에는 몸 색깔이 매우 아름다우며 반구면은 보통 짙은 남색과 단 홍색(丹紅色)이 엇바뀌어 배열되어 있으나 변화가 매우 커 전부 남색에서 전부 단 홍색으로 변하기도 하며 구면은 귤황색이다(그림 1—106).

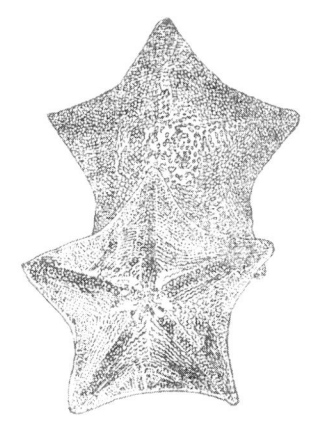

그림 1—106
별불가사리(海燕)

조간대(潮間帶)의 암초 사이에 서식하며 어떤 것은 모래 밑과 부서진 패각(貝殼) 밑에 서식하는 것도 있다. 조수가 밀려 나간 후 암석 밑에서 쉽게 채취할 수 있다.

한국(동해, 남해, 제주도, 황해), 일본(홋가이도-큐슈), 블라디보스토크, 사할린, 북태평양에 분포하고 있다.

【약 재】 건조한 별불가사리의 전체를 약으로 사용한다. 여름, 가을 두 계절에 채취하여 햇볕에 말린다.

【성 분】 주로 대량의 석회질(石灰質)과 N, P, K, Ca 등을 함유한다.

【성미 및 귀경】 鹹, 溫, 無毒. 肝, 脾經에 들어간다.

【응 용】 보신장양(補腎壯陽), 거풍습(祛風濕), 지통(止痛) 효능이 있다. 음위(陰痿), 풍습요통(風濕腰痛), 위통(胃痛)을 치료한다. 양은 5~15g으로 한다.

1. 음위(陰痿)에 대한 치료: 별불가사리와 해마(海馬)의 같은 양을 함께 가루

내어 매일 2회 5g씩을 복용한다.

2. 위통(胃痛)에 대한 치료: 별불가사리를 소존성(燒存性)하여 가루내어 매일 2회 3g씩을 물에 타서 복용한다.

3. 류마티스성 요퇴통(腰腿痛)에 대한 치료: 별불가사리 2개를 물에 달여 매일 3회 복용하며 복용 후에는 땀을 낸다.

주: 중국에는 또 민월해연(閩粤海燕; *Asterina limboonkengi* G. A. Smith)이 있으며 같은 효능의 약으로 사용한다.

65. 해 성(海星)

【학 명】 *Asterias amurensis* 　　【한국명】 아므르불가사리
【중문명】 海星 hai xing
【영문명】 Sea star, Starfish
【이 명】 Asterias rollestoni; Asterias migrata

아무르불가사리는 "본초(本草)"에는 기록이 없으나 중국의 연해 지역 민간에서는 흔히 약으로 사용하고 있다.

【원동물】 불가사리과동물 아므르불가사리(海盤車科動物 多棘海盤車; *Asterias amurensis* Lütken). 몸은 5각형으로 완은 보통 5개이며 드물게 6개인 것도 있다. 폭경(幅徑)은 25~140mm이고 간폭경(間幅徑)은 6~37mm이다. 완은 길고 약간 납작하며 기부(基部)의 양측은 약간 안쪽으로 압축되어 끝을 향하여 점차적으로 가늘어지고 반구면(反口面)은 약간 두드러졌으며 구면(口面)은 약간 오목하다. 살았을 때 체색(體色)은 산뜻하고 아름다우며 반구면은 결절(結節), 극(棘), 차극(叉棘)과 완의 가장자리는 황색으로 그 외에 나머지 부분은 모두 선 자색(鮮紫色)이며 구면은 엷은 황갈색이다(그림 1—107).

조간대(潮間帶) 혹은 연안의 얕은 물에 서식하며 모래진흙(泥沙質) 바닥에 비교적

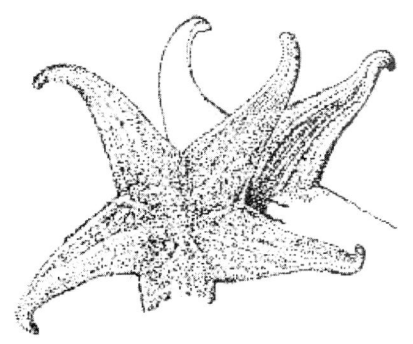

그림 1—107 아므르불가사리(多棘海盤車)

많고 때로는 돌 밑에도 있다.

한국(동해, 남해, 황해), 중국(황해), 일본(큐슈-홋가이도), 북태평양(사할린, 오호츠크해)에 분포하고 있다.

【약 재】 전체를 약으로 사용한다. 여름, 가을 두 계절에 채취하여 깨끗이 씻어 햇볕에 말린다.

【성분 및 약리】 불가사리조소(海星皂素) A와 B를 함유하고 있으며 가수분해 시켜 감별하면 포도당, 수당(水糖), 갑급포도당(甲級葡萄糖) 등을 함유하고 있음을 알 수 있다.

【성미 및 귀경】 苦, 鹹, 溫. 心, 脾, 胃經에 들어간다.

【응 용】 화위지통(和胃止痛), 제산(制酸), 청열해독(淸熱解毒), 진경(鎭驚) 효능이 있다. 위산과다(胃酸過多), 위통(胃痛), 위궤양(胃潰瘍), 복사(腹瀉), 전간(癲癇) 등을 치료한다. 양은 3~6g으로 한다.

1. 십이지장궤양(十二指腸潰瘍), 위궤양(胃潰瘍)에 대한 치료: 불가사리를 불에 쬐어 말리어 가루로 만들어 매일 2회 5g씩을 복용한다.

2. 전간(癲癇)에 대한 치료: 불가사리의 5완의 끝(末端, 손톱 정도 크기)을 불에 쬐어 말리어 가루로 만들어 발작하기 전에 3g씩을 진한 차로 복용한다.

3. 중이염(中耳炎)에 대한 치료: 불가사리를 불에 쬐어 말리어 곱게 가루로 만들어 참기름으로 반죽하여 귀속에 바른다.

66. 해 담(海膽)

【학 명】 *Hemicentrotus pulcherrimus* 　　【한국명】 말똥성게
【중문명】 海膽 hai dan
【영문명】 Sea chestnut's shell, Sea egg's shell
【이 명】 Psammechinus pulcherrimus; 해두제(海肚臍)

성게는 《본초원시(本草原始)》에서 처음으로 기술하였으며 현재 중국의 시중에서 판매되는 성게류는 성게목(Echinoida)에 속하는 여러 종류의 성게이다.

【원동물】 1. 둥근성게과동물 말똥성게(球海膽科動物 馬糞海膽; *Hemicentrotus pulcherrimus* A. Agassiz). 각(殼)의 직경은 보통 300~400mm이며 큰 것은

600mm 이상에 달한다. 각(殼)은 낮은 반구형으로 견고하다. 반구면(反口面)은 낮고 그다지 두드러지지 않았으며 구면(口面)은 평탄하다. 각면(殼面)에는 가시가 나 있으며 가시는 짧고 길이는 5~6mm로 각의 표면에 밀생(密生)되어 있으며 어떤 가시는 바로 서 있지 못하고 바깥쪽을 향하여 있다. 각의 윤곽은 원형이다. 체색은 변화가 많아 보통은 녹색으로 자색, 회 홍색, 회백색, 갈색, 적갈색이며 가시는 흰색을 띠고 뾰족한 것이 있다(그림 1—108).

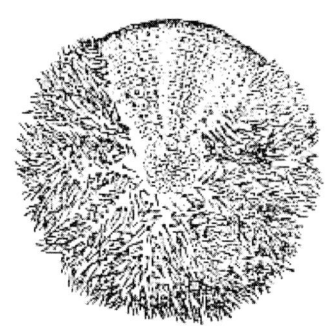

그림 1—108
말똥성게(馬糞海膽)

조간대(潮間帶)로부터 물깊이가 40m되는 자갈바닥과 해조(海藻)가 무성한 암초 사이에서 서식하며 항상 돌 밑과 돌 틈에 숨어 있다.

한국(동해, 남해, 제주도, 황해), 일본(큐슈~홋가이도), 중국(황해), 사할린에 분포하고 있다.

2. 분지성게과동물 분지성게(刻肋海膽科動物 細雕刻助海膽; *Temonopleurus toreumaticus* Leske). 반구형이 많으며 각(殼)은 두텁고 견고하다. 각의 직경은 보통 30~40mm이다. 관족공(管足孔)이 있는 보대는 약간 두드러졌고 너비는 관족공(管足孔)을 갖지 않은 간보대(間步帶)의 약 2/3이다. 적도부(赤道部) 이상의 각 보대판(步帶板) 수평봉합선(水平縫合線)에는 크고 선명한 삼각형의 오목한 흔(痕)이 있다. 관족공은 3쌍마다 하나의 호(弧)에 배열되어 있다. 간보대판봉합선(間步帶板縫合線)의 오목 흔(痕)은 더욱 뚜fut하다. 적도부(赤道部) 각 보대판에는 대우(大疣), 중우(中疣)가 각각 1개씩 있고 많은 소혹(小疣)가 있다. 각 간보대판(間步帶板)에는 크기가 같은 3개의 우(疣)가 가로로 한 줄 배열되어 있고 또 많은 중우(中疣)와 소우(小疣)가 있다. 각의 정수리의 골판(骨板)은 한 계통으로 이루어져 있어 정판계(頂板系)라고 한다. 정판계는 조금 두드러졌으며 안판(眼板)은 모두 위항부(圍肛部)와 접촉되어 있지 않다. 위항판(圍肛板)은 드러나 있으며 항상판(肛上板)은 뚜렷하

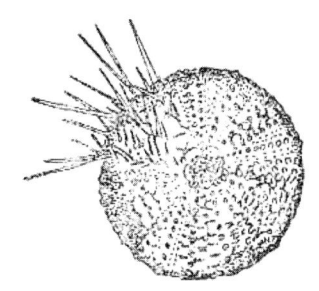

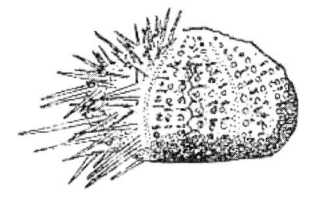

그림 1—109
분지성게(細雕刻助海膽)

다. 항문은 중앙에 위치해 있다. 반구면(反口面)의 큰 가시는 짧은 침상(針狀)을 이루고 구면(口面)의 큰 가시는 비교적 길며 약간 만곡되어 있으며 적도부의 큰 가시가 가장 길고 끝은 넓고 납작하며 끊어진 모양을 이룬다. 각(殼)은 황갈색, 회녹색 등의 색을 이룬다. 큰 가시는 회녹색, 흑녹색 혹은 연한 황갈색 바탕에 3~4 갈래의 자홍색의 횡띠가 있다(그림 1—109).

모래진흙의 바닥에서 서식하며 항상 함께 모여 무리를 이루고 있다.

중국에는 황해(黃海)와 발해(渤海)에 분포되어 있다.

3. 분지성게과동물 하드윅분지성게(哈氏刻助海膽; *Temonopleurus harduwickii* Gray). 본 종과 분지성게는 아주 비슷하지만 각(殼)은 비교적 낮다. 보대는 좁고 약간 두드러져 나와 있다. 각 보대판 수평봉합선의 오목 흔(痕)은 간보대의 것보다 작다. 보대의 유공대(有孔帶)는 좁고 관족공은 작다. 간보대는 넓고 각 간보대판 수평봉합선(間步帶板水平縫合線)의 오목 흔(痕)은 크고 선명하다. 가장자리는 경사졌으며 내단(內端)은 깊이 들어가 구멍모양을 이룬다. 이 종류의 주요 특징은 큰 가시에 횡띠가 없는 것이다. 그러나 가시의 기부는 분명히 흑갈색을 이룬다(그림 1—110).

물의 깊이가 5~45m되는 얕은 바다에서 서식하며 자갈과 돌덩이가 부서진 패각(貝殼) 밑에서 서식한다.

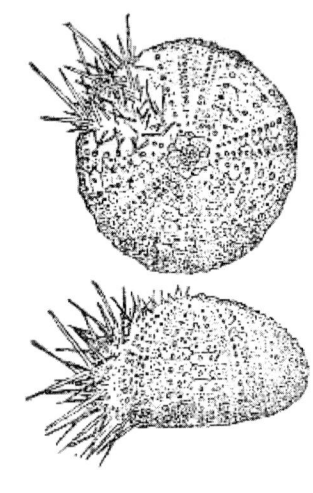

그림 1—110
하드윅분지성게(哈氏刻助海膽)

한국(동해, 남해, 황해), 중국(황해), 일본, 캄차카, 동중국해, 필리핀, 아라푸라해에 분포하고 있다.

【약 재】 성게를 건조한 석회질(石灰質)의 골각(骨殼)을 약으로 사용한다. 봄, 가을 두 계절에 조수가 밀려 나간 후 채취하여 끓는 물에 데워 내장(內臟)과 가시를 제거한 후 깨끗이 씻어 햇볕에 말린다.

약재는 속이 빈 납작한 구형으로 크기는 고르지 않지만 직경이 28~40mm 되는 것이 일반적이며 중앙에는 원형의 구공(口孔)이 있고 입 주위는 안쪽으로 약간 오므라졌다. 배면(背面)은 볼록하게 두드러져 나왔으며 그 중심에는 한 개의 십각 별 모양의 공(孔)이 있다. 석회질(石灰質)의 골판(骨板)은 정연하게 배열되어 10개의 띠를 형성하였으며 그중 5 띠가 비교적 좁다. 사마귀 모양의 돌기는 비교적 작으며 보대의 바깥으로는 수많은 작은 구멍이 있다. 간보대구(間步帶區)의 사마귀 모양의 돌기는 비교적 크고 작은 구멍이 없으며 재질은 견고하여 쉽게 절단되지 않고 단면은 엷은 남색을 이룬다. 냄새가 약하고 맛은 맵다(그림 1—111).

【성분 및 약리】 말똥성게의 각의 주요 성분은 칼슘이다. 그리고 두 가지 종류의 성게색소(海膽色素) Spinochrome AK_2와 Spinochrome B를 함유하고 있다. 가시에는 여러 가지 벤졸 키논의 유도체 색소(色素)를 함유하고 있다.

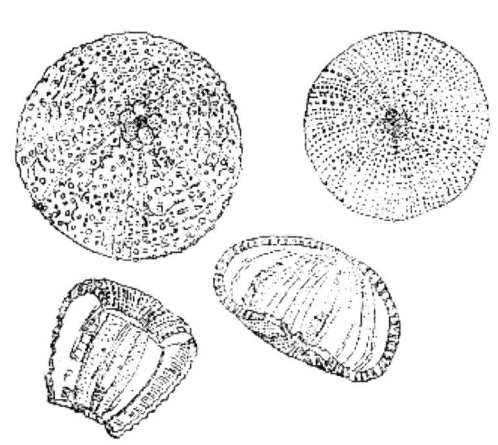

그림 1—111 성게약재(海膽藥材)

성게의 차극(叉棘)에서 추출한 일종의 독소(毒素)는 심기활성(心肌活性)을 일으키고 근육에 대하여 직접적인 자극이 아니면 반응을 일으키지 않는다. 이 2종의 성능은 이 독소로 새로운 심근약제(心筋藥劑)와 신경근약제(神經筋藥劑)를 제조할 수 있는 희망이 있다는 것을 설명한다. 성게 추출물 Bonelinin은 암세포의 생장을 억제할 수 있다.

【성미 및 귀경】 鹹, 平, 小毒. 腎, 肺經에 들어간다.

【응 용】 연견산결(軟堅散結), 화담소종(化痰消腫) 효능이 있다. 임파선결핵(淋巴腺結核), 적담불화(積痰不化), 천식(喘息), 흉륵장통(胸肋臟痛) 등을 치료한다. 양은 3~6g으로 한다.

1. 경임파선결핵(頸淋巴腺結核) 치료: 해담(海膽) 6g, 하고초(夏枯草) 15g, 절패모(浙貝母) 9g을 물에 달여 매일 2회 복용한다.

2. 위통(胃痛)에 대한 치료: 해담(海膽)을 불에 쬐어 말린 후 가루로 만들어 매일 2회 2g씩 복용한다.

주: 상술한 종류의 성게 이외에 둥근성게(光棘球海膽; *Strongylocentrotus nudus* A. Agassiz), 보라성게(紫海膽; *Anthocidaris crassispina* A. Agassiz) 등이 있으며 역시 성게로 간주하여 약으로 사용할 수 있다.

67. 후 육(鱟肉)

【학 명】 *Tachypleus tridentatus*
【한국명】 투구게
【중문명】 鱟肉 hou rou (中國鱟, 三刺鱟)
【영문명】 Kingcrad meat
【이 명】 참게

후(鱟)는 《본초습유(本草拾遺)》에서 처음으로 원명을 후어(鱟魚)라고 기술하였으며 《본초강목(本草綱目)》에서는 개부(介部)의 귀후류(龜鱟類)에 열거하였다. 현재 약전에는 없고 중국 민간에서 전해지고 있을 뿐이다.

【원동물】 절지동물문(節肢動物門 Arthropoda) 협각아문(鋏角亞門 Chelicerata) 퇴구강(腿口綱 Merostomata) 검미목(劍尾目 Xiposura) 투구게과(科 Limulidae)에 속하는 투구게(中國鱟; *Tachypleus tridentatus* Leach). 두흉부(頭胸部), 복부(腹部) 및 미부(尾部)의 3개 부분으로 구분되며, 체장(體長)은 600mm에 이른다. 두흉부(頭胸部)를 덮고 있는 두흉갑(頭胸甲)은 앞 가장자리가 둥글며 양옆이 후방으로 늘어나 말발굽모양을 한다. 두흉갑(頭胸甲)의 등쪽 중앙선상에 3개의 돌기가 있는데, 그 가운데 맨 앞의 돌기 좌우에 1쌍의 단안(單眼)이 있으며, 두흉갑(頭胸甲)의 중간부위 양옆 중앙에는 자루가 없는 1쌍의

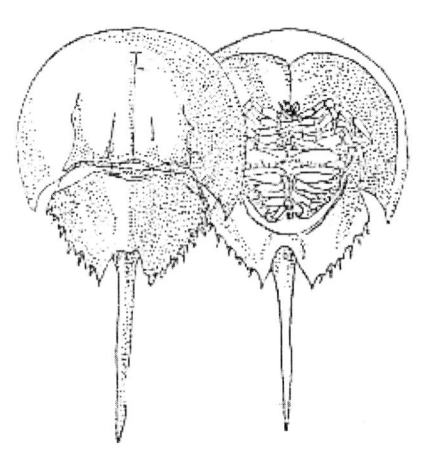

그림 1-112 투구게(中國鱟)

복안(複眼)이 있다. 구부(口部)의 앞쪽에 상순(上脣)이 있으며, 상순(上脣)의 좌우에 1쌍의 협각(鋏角)이 있는데 그 끝은 집게를 형성한다. 협각(鋏角)의 뒤에 5쌍의 보각(步脚)이 위치하며, 각 보각(步脚)의 형태는 비슷하고 끝마디가 집게를 이룬다. 복부(腹部)를 덮고 있는 복갑(腹甲)은 뒷부분이 좁은 육각형이며, 양옆 가장자리에 6쌍의 가동성(可動性) 측극(側棘)이 있다. 수컷의 측극(側棘)은 모두 비슷한 크기로서 길며, 암컷의 측극(側棘)은 뒤쪽의 3쌍이 짧다. 복부(腹部)에는 6쌍의 부속지(附屬肢)가 있는데, 제1부속지는 생식판(生殖板)으로, 나머지는 아가미로 변형되었다. 미부(尾部)는 가동성(可動性)의 검미(劍尾)로 되어 있는데, 검미(劍尾)는 견고한 삼

각기둥 형태의 검(劍)모양을 하고 있으며 체장(體長)의 절반 정도를 차지한다(그림 1-112).

해저의 모래 속에서 서식한다. 조수가 밀려나갈 때 모래톱에서 느릿느릿 보행(步行)한다. 암, 수의 성체(成體)는 항상 함께 있다. 바다 속의 연충(蠕蟲) 및 연체동물을 먹이로 한다.

우리나라에서는 현재까지 보고된 바 없어 분포하지 않는 것으로 판단되며, 일본에서는 남부지방의 오카야마(岡山) 및 에히메(愛媛) 연안 일부지역에 분포하는데 매우 희귀하여 천연기념물(天然記念物)로 지정, 보호되고 있다.

중국에는 절강(浙江), 복건(福建), 광동(廣東) 등의 연해 지역에 분포되어 있다.

※ 참 고 : 검미류(劍尾類)는 과거 오르도비스기에 번성했으나 지금은 거의 절멸된 동물군으로, 현재 투구게과의 5종만이 남아 있다. 투구게 이외에 현재 알려진 검미류(劍尾類) 종들은 멕시코만 및 북대서양 연안에 분포하는 *Limulus polyphemus* Linné 1종, 말레이시아 및 필리핀 연안의 *Tachypleus gigas* Müller, *Tachypleus hoeveni* Pocock 및 *Carcinoscorpius rotundicauda* Latreille의 3종이 있다.

【약 재】 후(鱟)의 육을 약으로 사용한다. 연중 언제나 채취할 수 있으며 채집한 것은 각(殼)과 꼬리는 제거하고 육을 깨끗이 씻어 햇볕에 말린다.

【성미 및 귀경】 辛, 鹹, 平, 微毒. 肝, 肺, 大腸經에 들어간다.

【응 용】 청열해독(淸熱解毒), 살충(殺蟲) 효능이 있다. 농포창(膿疱瘡), 백내장(白內障), 치질(痔疾) 등을 치료한다. 양은 5~10g으로 한다. 외용은 적당한 양으로 한다.

1. 백내장(白內障)에 대한 치료: 적당한 양의 후육(鱟肉)과 저간(猪肝)을 함께 삶아 먹는다.

2. 녹내장(綠內障)에 대한 치료: 적당한 양의 후육(鱟肉)을 삶아 먹는다.

주1: 후각(鱟殼)은 해독(解毒), 지혈(止血)의 효능이 있다. 질타손상(跌打損傷), 화상(火傷), 대상포진(帶狀疱疹) 등을 치료한다.

주2: 후미(鱟尾)는 항결핵(抗結核)의 효능이 있다. 폐결핵각혈(肺結核咯血), 창개(瘡疥) 등을 치료한다.

주3: 후담(鱟膽)은 해독(解毒)의 효능이 있다. 개선(疥癬; 옴)을 치료한다.

68. 어 괴(魚怪)

【학 명】 *Ichthyoxenus Japonensis* Richardson **【한국명】** 어 슬
【중문명】 魚怪 yu guai
【영문명】
【이 명】 어기생(魚寄生); 어슬자(魚蝨子)

　어괴(魚怪)는 옛 "본초(本草)"에는 기술이 없으며 《사천중약지(四川中藥誌)》에서 어슬자(魚蝨子)라는 이름으로 비로소 기술하였다. 현재 중국의 약전(藥廛)에서는 이를 매매하고 있다.

【원동물】 축두수슬과동물 어괴(縮頭水蝨科動物 魚怪; *Ichthyoxenus japonensis* Richardson). 암컷의 길이는 19~28mm, 너비는 11~15mm이다. 때로는 몸의 양 옆이 완전한 대칭으로 되어 있지 않은 경우도 있다. 두절(頭節)은 작고 가로는 타원형 혹은 마름모꼴로 1쌍의 복안(複眼)이 있다. 제1 촉각(觸角)은 8절(節)이고 제2 촉각(觸角)은 9절(節)로 되었으며 모두 짧고 작다. 두절(頭節)의 부지(附肢)는 또 대악(大顎), 제1 소악(小顎), 제2 소악(小顎)과 악각(顎)이 있다. 가슴은 넓고 7절(節)로 나누어져 있어 제1 흉절의 앞 가장자리와 제7 복절(腹節)의 뒷가장자리는 모두 안으로 오므라졌다. 흉부의 복면(腹面)에는 인편상(鱗片狀)의 포란판(抱卵板) 4쌍이 육란실(育卵室)을 구성하여 안에는 수백 개의 알을 내포하고 있다. 알을 품을 때는 이 부분이 공처럼 팽대된다. 흉지(胸肢)는 7쌍으로 집악상(執握狀)이며 앞의 3쌍은 앞으로 뻗었고 뒤의 4쌍은 뒤쪽으로 뻗었다. 배는 비교적 좁고 설편상(舌片狀)으로 6절(節)로 나뉘었으며 앞의 5절(節)은 짧고 작으며 미절(尾節)은 크고 반원형을 이룬다. 복판(腹板)은 5쌍이 쌍지형(雙肢型)으로서 호흡기관이다. 배의 마지막 1쌍의 부지(附肢)는 미지(尾肢)이다. 수컷의 몸길이는 11~16mm, 너비는 6~8mm이다. 암컷보다 좁고 작으며 양측이 대칭되어 있다. 악각(顎)은 암컷보다 좁고 길며 복부의 제2 복지(腹肢) 내측에는 봉(棒) 모양의 돌기가 하나 있으며 이것이 교접(交接) 기관(器

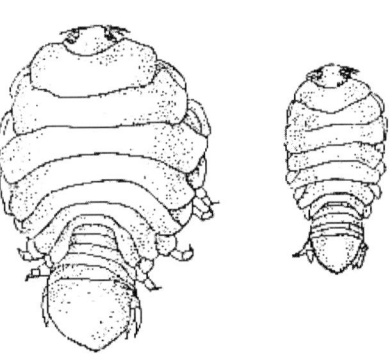

그림 1-113 어괴(魚怪)
좌 : 암컷　　우 : 수컷

官)이다. 암, 수가 모두 살아 있을 때에는 유 백색이 점차로 표준적 황색으로 변하여 고정되며 등에는 흑색소(黑色素)의 반점이 가득히 분포되어 있다(그림 1—113).

잉어와 붕어의 흉강(胸腔) 속에서 기생하며 유충(幼蟲) 시기에 숙주(宿主)의 가슴지느러미 기부(基部)로부터 어체(魚體)를 뚫고 복강(腹腔)에 들어간다. 숙주(宿主)는 어괴(魚怪)의 자극을 받아 복강(腹腔)의 앞 가장자리에서 분비물을 분비하여 주머니 모양의 투명한 막을 형성함으로써 충체(蟲體)와 복강(腹腔)을 갈라놓는다. 주머니 속에는 암, 수가 하나씩 포착되어 장기적으로 생활한다. 다 자란 후의 체형은 커서 원래의 구멍으로부터 밖으로 뚫고 나올 수는 없으나 숙주(宿主)의 가슴지느러미의 구멍은 시종(始終) 볼 수 있다. 어괴(魚怪) 병(病)이 생긴 잉어와 붕어는 생장이 지체(遲滯)되고 어체(魚體)는 야위고 약해지며 생식 능력을 상실한다.

우리나라에는 모래무지에 기생하는 것이 보고된 바 있다. 중국에는 양자강(揚子江) 유역, 황하(黃河) 유역, 경진(京津; 北京과 天津의 약칭) 일대와 운남(雲南), 대만(臺灣)의 담수 어종에서 모두 발견되고 있다.

【약　재】 건조한 어괴(魚怪) 전체를 약으로 사용한다. 봄, 가을, 겨울철에 채취한다. 물고기(魚)를 잡을 때 어괴(魚怪)가 기생한 것을 골라 지느러미 부위의 백색 주머니에서 어괴(魚怪)를 끄집어내어 햇볕에 말린다. 사용 할 때에는 약한 불에 쪼여 말리거나 60℃의 레인지에 넣어 말린 후 가루를 내어 사용한다.

약재는 난원형이거나 타원형을 이루고 어떤 것은 추축(皺縮)되었으며 촉각(觸角)은 대개 탈락되었으나 발이 달려 잔존(殘存)한 것도 있다. 길이는 10~18mm, 너비는 6~9mm이다. 황백색 내지 갈색이다. 배면(背面)에는 선명한 절릉(節棱)이 있다. 질은 부스러지기 쉽게 약하며 비린내가 난다(그림 1—114).

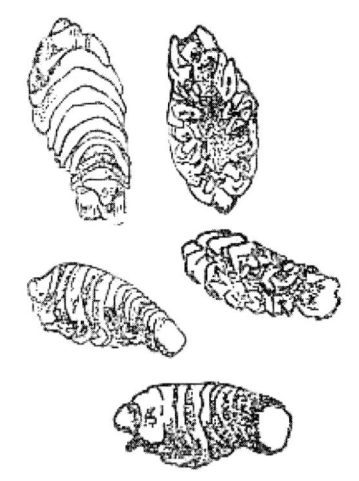

그림 1—114
어괴약재(魚怪藥材)

【성분 및 약리】 흑색소, 인산칼슘, 단백질을 함유하고 있다.

어기생(魚寄生)은 생쥐의 복수암(腹水癌) 및 사형(梭形) 세포육류(細胞肉瘤)의 생장에 대하여 중급의 억제 작용이 있다.

【성미 및 귀경】 鹹, 寒, 無毒. 肝, 脾, 胃經에 들어간다.

【응　용】 강기(降氣), 개울(開鬱), 해독(解毒), 지통(止痛) 효능이 있다. 열격

(噎膈; 식도암), 기역(氣逆), 흉격창통(胸膈脹痛) 등 증세를 치료한다. 양은 1~3g 으로 한다.

1. 열격(噎膈), 흉격창통(胸膈脹痛)에 대한 치료: 어괴(魚怪), 회향충(茴香蟲)의 같은 양을 약한 불에 말리어 가루를 낸 후 매일 2회 1g씩을 술에 타서 복용한다.
2. 위통(胃痛)에 대한 치료: 같은 양의 어괴(魚怪), 구보(狗寶), 불수(佛手), 주군(酒軍), 어뇌석(魚腦石)을 함께 곱게 가루를 내어 매일 2회 3g씩을 복용한다.

주1: 최근의 보고에 의하면 어기생(魚寄生)으로 식도암(食道癌)과 자궁경암(子宮頸癌) 치료에 일정한 효력이 있다고 한다. 병세를 온정(穩定)시킬 수 있고 일정한 지통(止痛)작용이 있다.

주2: 장씨어괴(張氏魚怪; *Ichthyoxenus tchangi* Yu)도 역시 어괴로 동등하게 약으로 사용한다.

69. 서 부(鼠婦)

【학   명】 Armadillidium vulgare Latreille   【한국명】 공벌레
【중문명】 鼠婦 shu fu
【영문명】 Pilloug
【이   명】 서부(鼠負); 지슬(地虱); 쥐며느리

서부(鼠婦)는 《신농본초경(神農本草經)》에서 처음으로 서부(鼠負)라고 하여 하품(下品)에 열거하였으며 후세(後世)의 "본초(本草)"에는 모두 이를 기술하였다. 그 중에서 소송(蘇頌)은 "현재 곳곳에 있으며 축축한 곳, 항아리 밑과 흙 둔덕 속에 흔히 있다."라고 하였다. 구종석(寇宗奭)은 "습생충(濕生蟲; 鼠婦)은 다족(多足)으로 큰 것은 3-4푼(分)으로 색은 지렁이와 같으며 등에는 횡문(橫紋)이 축기(蹙起)되어 있다."라고 하였다. 이상의 서술은 현재 사용하고 있는 서부(鼠婦)와 일치하다.

【원동물】 권갑충과동물 권갑충(平甲蟲科動物 平甲蟲; *Armadillidium vulgare* Latreille). 몸길이는 보통 10mm 이상으로 길이는 너비의 2배이다. 타원형을 이루었으며 등은 현저한 궁형(弓形)을 이루고 있으며 머리 앞 가장자리 중앙과 좌우 모서리에는 선명한 돌기를 갖추고 있지 않다. 흉절(胸節)은 7개로 제1, 2 흉절의 후측판(後側板)이 3~7 체절보다 첨예(尖銳)하다. 복절(腹節)은 5개로 제 1, 2 복절은 좁

고 제 3~5 복절의 옆 가장자리와 미절(尾節) 뒤 가장자리는 이어져서 반원형을 이룬다. 체절(體節) 모두에는 다소 차이가 있는 만곡된 줄무늬가 있다. 제 2 촉각(觸角)은 짧고 제2 편절(鞭節)은 제1 편절(鞭節)보다 길다. 흉지(胸肢)는 7쌍으로 제 1~6 흉지(胸肢)의 좌절(坐節)은 거의 비슷하나 제 7 흉지(胸肢)만이 비교적 길어 그 길이는 완절(腕節)과 전절(前節) 길이의 합을 초과한다. 복지(腹肢)는 5쌍이다. 미지(尾肢)는 납작하며 외지(外肢)와 미절(尾節)은 가지런히 길이로 끼워져 있으며 내지(內肢)는 세소(細小)하여 미절(尾節)에 가려져 있다. 수컷은 제1 복지(腹肢)의 외지(外肢)가 아감 딱지(鰓蓋)와 같고 내지(內肢)는 비교적 가늘고 길어 끝이 만곡되어 갈구리 같은 모양을 이룬다. 자, 웅(雌雄) 충(蟲)의 등 표면의 색은 고정되어 있지 않고 때로는 회색이나 암갈색을 이루고 때로는 국부적으로 황색을 띠고 윤기나는 반점을 지닌다(그림 1—115).

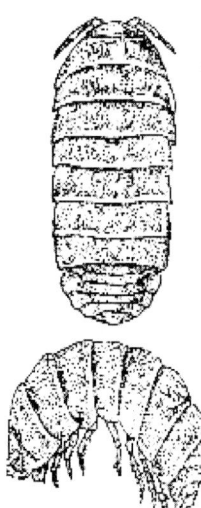

그림 1—115 공벌레

대개는 썩은 나무, 부식된 잎 혹은 돌덩이 밑에서 서식한다. 어둡고 축축한 환경을 즐기며 때로는 집, 뜰에도 나타난다. 이 속(屬)의 종류는 모두 구형(球形)으로 꼬부라드는 습성이 있다.

우리나라에는 전국 각지에서 볼 수 있다.

중국에는 하북(河北), 산동(山東), 강소(江蘇), 절강(浙江) 등에 분포되어 있다.

【약 재】 건조한 서부(鼠婦)의 충체(蟲体)를 약으로 사용한다. 4~9월 사이에 채취하여 끓는 물로 데워 햇볕에 말린다.

약재는 흔히 구형 또는 반원형으로 꼬부라져 있다. 길이는 약 7mm, 너비는 약 5mm이며 등은 융기되었으며 평활(平滑)하며 배는 안으로 오므라들어 있으며 광택이 있다. 재질은 약하여 쉽게 부서진다. 냄새는 비리다.

【성분 및 약리】 환원당(還原糖)과 글리코겐을 함유하고 있으며 점다당(粘多糖)에는 연골소(軟骨素) 황산A 혹은 C(Chondroitin sulfurie acid A or C), 혹은 파리산(玻璃酸)을 함유하고 있다. 콜레스테린과 개미산도 함유하고 있다.

서부충(鼠婦蟲) 및 유럽산 권갑충(卷甲蟲) *Armadillidium officinarum*은 클로로포름(Chloroform)으로 침제(浸提)한 다음 다시 에틸알콜(ethyl alcohol), 아세톤(acetone), 에틸 에테르(ethyl ether)의 순차로 정제(精製)한다. 마지막으로 용액이

나 편제(片劑)를 만들어 구복(口服)하거나 유고(油膏)를 만들어 국부(局部)에 사용하면 나병(癩病)을 치료할 수 있다.

【성미 및 귀경】 酸, 凉, 無毒. 肝, 腎經에 들어간다.

【응 용】 평천(平喘), 통경(通經), 이뇨(利尿), 해독(解毒) 효능이 있다. 천식(喘息), 혈림(血淋), 소변불리(小便不利), 창종(瘡腫), 징가(癥瘕), 경폐(經閉) 등을 치료하다. 양은 1~3g으로 한다.

1. 만성기관지염(慢性氣管支炎)에 대한 치료: 공벌레를 분쇄(粉碎)하여 60%의 알콜로 처리한 후 0.5g의 편제(片劑)로 만들어 매일 3회 2~5개씩을 복용하며 15일을 한 치료 기간으로 한다.

2. 구강염(口腔炎), 편도선염(扁桃腺炎)에 대한 치료: 살아 있는 공벌레 40 마리를 기와 위에 놓고 불에 쬐어 말려 가루로 만들어 빙편(氷片) 조금을 첨가한 후 병에 넣어 밀봉한다. 사용할 때에는 약 가루를 환처에 불어넣으며 약 가루는 될수록 삼키지 말고 수시로 토해 낸다. 매일 2~3차 진행한다.

주: 약용 서부(鼠婦)는 권갑충(卷甲蟲)을 제외하고 양쥐며느리(鼠婦; *Porcellio* spp.)를 사용하기도 한다. 중국 천진시(天津市)에서는 만성 기관지염을 치료 할 경우에 바로 이것을 사용한다.

제 2 장

곤 충 류

1. 의 어(衣魚)

【소 속】 Lepismatidae(좀科)　　　　　【한국명】 좀
【중문명】 衣魚 yi yu
【영문명】 Silverfish
【이 명】 교전충(鉸剪蟲); 두어(蠹魚); 어의(魚衣); 벽어(壁魚)

　의어(衣魚)는 《신농본초경(神農本草經)》에서 처음으로 "주로 부인(婦人)의 산통(疝痛), 소변불리(小便不利), 소아중풍(小兒中風), 항강(項强), 배기(背起), 마찰을 치료한다."라고 있다. 《본초강목(本草綱目)》에서는 "주로 소아제풍촬구(小兒臍風撮口), 객오천조(客忤天弔), 풍간(風癎), 구와(口喎), 중설(重舌), 목예(目翳), 목미(目眯), 요혈(尿血), 전포(轉胞), 소변불통(小便不通)을 치료한다."라고 하였다. 《육천본초(陸川本草)》에서는 교전충(鉸剪蟲)이라고 하여 "파적(破積), 해독(解毒)의 효능이 있으며 창절(瘡癤)을 치료한다."라고 하였다.

　【원동물】 좀과동물 의어(衣魚科動物 衣魚; *Lepisma saccharina* L.). 몸은 길고 납작하며 약 10mm이다. 머리는 작고 촉각(觸角)은 회초리 모양이며 구기(口器)는 보통의 곤충과 많이 다르고 복안(複眼)이 없으며 12개의 소안(小眼)이 모여 형성된 집안(集眼)이 있다. 흉부(胸部)는 비교적 넓고 2쌍의 기문(氣門)이 있으며 날개는 없다. 3쌍의 가슴 다리 외에 복부(腹部)에도 제7~9체절에 1쌍씩의 다리가 있으나 걷는데 사용하지는 않는다. 배 끝에는 길이가 같은 두개의 꼬리털과 하나의 꼬리 모양의 털이 있다. 몸 전체는 은색(銀色)의 가늘고 엷은 비늘로 덮혀 있다(그림 2—1).

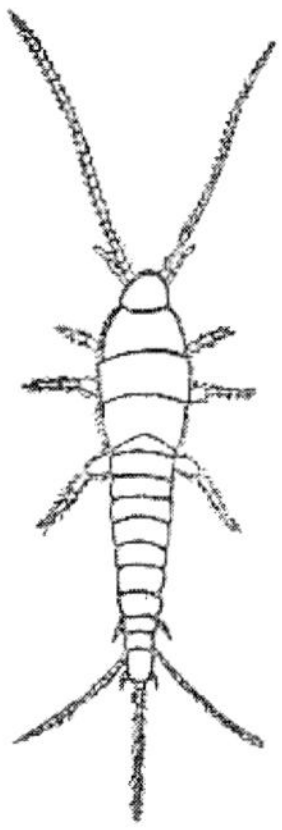

　옷장이나 책장(冊欌) 등 가구(家具)에서 서식한다. 일광을 두려워하고 서적과 의복을 좀 먹는다.

　여러 지역에 모두 분포되어 있다.

　한국의 각 가정에는 좀(*Ctenolepisma longican coreana* Uchida)이 많았으나 요즈음은 보기가 어렵다.

그림 2—1
의어(衣魚)

　【약 재】 의어(衣魚) 전체를 약으로 사용한다. 아무 때나 채취할 수 있다.
　【성미 및 귀경】 鹹, 溫, 微毒. 肝, 小腸, 膀胱經에 들어간다.
　【응 용】 명목(明目), 거풍(祛風), 이뇨(利尿) 효능이 있다. 목중부예(目中浮翳),

중풍(中風), 경간(驚癎), 요혈(尿血), 소변불리(小便不利) 등을 치료한다. 양은 5~10개로 한다.

1. 소변불리(小便不利)에 대한 치료: 의어(衣魚) 10개, 활석(滑石) 5g를 함께 곱게 갈아 가루로 만들어 매일 2회 끓인 물에 복용한다.

2. 경풍(驚風)에 대한 치료: 의어(衣魚) 7개, 죽여(竹茹) 3g을 물에 달여 복용한다.

주: 《본초강목(本草綱目)》에서는 "의어(衣魚)는 바로 태양경(太陽經)의 약(藥)이므로 수족태양경(手足太陽經)의 병인 중풍(中風), 항강(項強), 경간(驚癎), 천조(天弔), 목예(目翳), 구와(口喎), 임폐(淋閉) 등을 주로 치료한다고 하였다.

다른 한 종류인 모의어(毛衣魚; *Ctenolepisma vinosa* Fabricius)도 약으로 사용할 수 있다. 그 습성은 의어(衣魚)와 비슷하다. 주요한 구별 점은 꼬리 털이 비교적 길어 몸길이와 거의 같고 전신이 밀모(密毛)에 덮혀 있으며 복부(腹部)의 각 체절의 털은 밀총상(密叢狀)을 이루었다.

※ 한국산 좀(*Ctenolepisma longican coreana* Uchida)은 꼬리털이 몸길이의 절반정도(그림보다 훨씬 길다).

2. 청 정(蜻蜓)

【소 속】 Aeshnidae(왕잠자리科)　　　　【한국명】 왕잠자리
【중문명】 蜻蜓 qing ting
【영문명】 Dragonfly
【이 명】 청령(蜻蛉); 마대두(馬大頭); 녹청정(綠蜻蜓)

청정(蜻蜓)은 《신농본초경집주(神農本草經集註)》에서 처음으로 원명을 "청령(蜻蛉)"이라고 하였으며 "청령(蜻蛉)은 5, 6종이 있으며 지금 사용하는 것은 청색에 눈이 큰 것이고 나머지 황색에 가는 것과 흑색의 것은 약으로 사용하지 않는다."라고 하였다. 《민간상용초약회편(民間常用草藥匯編)》에서는 "식풍진경(息風鎭驚)의 효능이 있다."라고 하였으며 《육천본초(陸川本草)》에서는 "신허음위(腎虛陰痿)를 치료한다."라고 하였다. 현재 중국 산서(山西) 약재 회사에서는 이를 수매(收買)하여 보신약(補腎藥)으로 제공한다.

【원동물】 왕잠자리과동물 왕잠자리(蜓科動物 大蜻蜓; *Anax parthenope* Selys

). 마대두(馬大頭) 또는 녹청정(綠蜻蜓)이라고도 하며 대형(大型) 청정이다. 배의 길이는 53~57㎜, 뒷날개의 길이는 51~55㎜로 잠자리 중에서 매우 큰 종이다. 얼굴이 황색이고 배가 갈색이며 그 외는 전체가 대개 녹색을 띠고 있다. 이마 정수리에는 짙은 갈색의 넓은 "⌒"형의 횡대(橫帶)가 있다. 이마 양옆과 횡대(橫帶) 뒤에는 검은 색의 섬모(纖毛)가 많이 있다. 복안(複眼)은

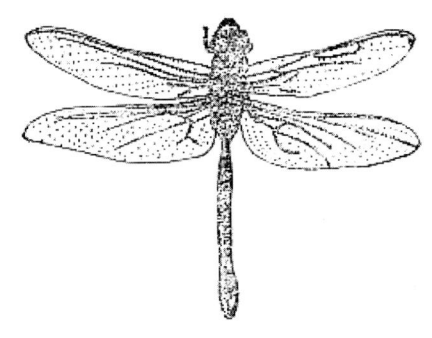

그림 2-2 왕잠자리(大蜻蜓)

매우 크고 흉부(胸部)는 엷은 녹색이며 무늬는 없다. 날개는 잘 발달하였으며 투명한 막질(膜質)로 되어있다. 정지시에 네 날개를 수평으로 펴면 시막(翅膜)에는 항상 약간의 황금색의 빛이 반짝이며 앞 가장자리는 황색이다. 배와 등은 갈색이다. 옆 면은 황색이며 배 기부(基部)는 팽대되었으며 남색을 띤다. 배와 등 중앙에는 높지 않지만 아주 선명한 톱니형의 세로무늬가 있고 옆과 밑의 양옆에도 각각 톱니 같은 세로무늬가 있다(그림 2-2).

이 종류는 아름답고 비행에 능하며 수생식물의 조직 내에 산란한다. 유충(幼蟲)은 수생하며 일반적으로 수채(水蠆)라고 하여 장구벌레나 혹은 부유(蜉蝣; 하루살이) 등 수생 곤충이나 물고기의 치어를 먹이로 한다.

한국도 전국에 분포하며 4~10월에 볼 수 있다.

전국 각지에 거의 모두 분포되어 있다.

【약　재】 건조한 청정(蜻蜓) 전체를 약으로 사용한다. 여름, 가을 두 계절에 잠자리채로 채취하여 햇볕에 말리거나 불에 쪼여 말린다.

【성미 및 귀경】 微寒, 無毒. 腎, 肺經에 들어간다.

【응　용】 보신익정(補腎益精), 청열해독(淸熱解毒), 지해정천(止咳定喘) 효능이 있다. 음위유정(陰痿遺精), 인후종통(咽喉腫痛), 해수천촉(咳嗽喘促), 백일해(百日咳) 등을 치료한다. 양은 5~10개로 한다.

주: 《본초연의(本草衍義)》에서는 "청령(蜻蛉)은 그 중에서 가장 큰 종류이다. 수도(首都)에서 마대두(馬大頭)라고 부르는 것이 바로 이것이다. 몸은 녹색이고 암컷의 허리 부분에는 푸른색이 한 바퀴 둘려 있다. 약으로 사용하려면 수컷을 사용하여야 한다."라고 하였다.

3. 비렴(蜚蠊)

【소 속】 Blattaria(바퀴目)　　　　**【한국명】** 바퀴
【중문명】 蟑螂 zhang lang
【영문명】 Cockroach; Roach
【이 명】 석강(石姜); 활충(滑蟲); 다파충(茶婆蟲); 향랑자(香娘子); 노장(老蟑)

　비렴(蜚蠊)은 《신농본초경(神農本草經)》에서 "주로 어혈징견(瘀血癥堅), 한열(寒熱), 파적취(破積聚), 인후폐(咽喉閉)를 치료한다."라고 기술하였다. 《당본초(唐本草)》에서는 석강(石姜), 활충(滑蟲)이라고 하여 "하기(下氣)의 효능이 있다."라고 하였다. 《본초강목(本草綱目)》에서는 다파충(茶婆蟲), 향낭자(香娘子)이라고 하였다. 《분류초약성(分類草藥性)》에서는 "모든 음식의 독을 치료한다. 오공(蜈蚣)과 함께 찧어 부수어 어구(魚口; 임파선이 곪아 터진 자리)를 싼(包)다. 소창, 결독(結毒)에 붙이면 효능이 있으며 후아(喉蛾; 扁桃腺炎)를 치료한다."라고 하였다. 지금은 장랑(蟑螂; 바퀴), 노장(老蟑)이라고 통칭하며 중국 모든 지방에 널리 있다.

　【원동물】 1. 왕바퀴과동물 미주렴(蜚蠊科動物 美洲蠊; *Periplaneta americana* L.: 이질바퀴). 대비렴(大蜚蠊)이라고도 한다. 몸길이는 약 4~5cm이며 타원형으로 납작하고 적갈색 혹은 암갈색이며 광택이 있다. 머리는 작고 앞가슴 아래에 가려져 있다. 촉각(觸角)은 회초리 모양으로 무척 길어 꼬리 끝을 초과한다. 앞가슴과 등판(前胸背板)은 원형으로 황색의 윤문(輪紋)이 선명하지 않다. 앞날개는 비교적 두껍고 작은 잎 모양의 막질(膜質)로 적갈색의 시맥(翅脈)이 있으며 날개 끝의 색은 비교적 연하다. 뒷날개는 크고 막질(膜質)로서 부채 모양이다. 발은 길고 옆으로 납작하며 부절(跗節)은 5개이다. 배의 각 체절의 뒷가장자리는 짙은 적갈색이고 몸 아래 면은 엷은 황색이다. 꼬리 끝에는 2개의 짧은 꼬리털(尾毛)이 있어 후각(嗅覺) 기능을 가진다(그림 2—3).

　성장과정에 불완전변태를 한다. 암컷은 2~4개의 난초(卵鞘)를 낳고 각 난초(卵鞘) 속에는 약 40개의 알이 있으며 금방 부화(孵化)한 유충(幼蟲)은 백색으로 약 3개월이 지나면서 6회를 탈피하여 성충으로 변한다. 주

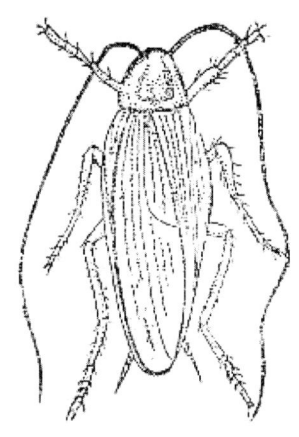

그림 2—3 미주렴(美洲蠊)

방의 식품, 양털, 가죽 및 과일에 해를 끼친다. 냄새는 고약하다. 늘 틈 사이에서 살고 밤이면 나와 먹이를 찾는다.

우리나라는 주로 남쪽지방에 많고 중북부지바에서는 보기가 어려운데 날씨가 매우 더운해는 서울에도 나타난다.

중국에는 주로 북방을 제외한 각 지방에 분포되어 있다.

2. 바퀴과동물 동방비렴(蜚蠊科動物 東方蜚蠊; *Blattella orientalis* L.). 몸체는 중소형으로 길이는 2~3cm이며 갈색으로 광택이 있다. 수컷의 앞 날개는 복부를 1/2~1/3만 덮고 있으며 좌우 날개는 서로 겹쳐지고 날개 끝은 반듯하게 잘라진 형으로 때로는 점차적으로 좁고 뾰족하게 변한다. 암컷의 앞날개는 극히 퇴화되어 소형으로 짧고 둥근 칼날 모양을 이루며 후흉배판(後胸背板)의 뒤 끝을 초과하지 않는다. 좌우 두 날개는 서로 떨어져 있고 두 날개의 내연(內緣) 사이의 거리는 날개 자체의 너비보다 좁지 않다(그림 2—4).

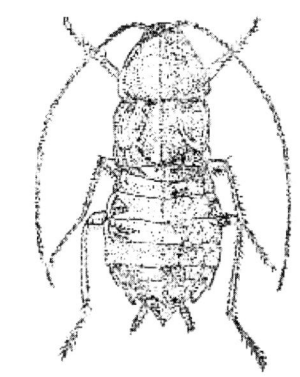

그림 2—4 동방비렴(東方蜚蠊)
(한국에는 없으며 그림은 幼虫임)

서식 장소와 습성은 미주비렴(美洲蜚蠊)과 같다.

우리나라에는 분포하는 것 같지 않다. 확실한 분포조사가 필요하다.

중국에는 전국 각지에 모두 분포되어 있다.

【약 재】 비렴(蜚蠊)의 신선한 것이나 마른 성충(成蟲)을 약으로 사용한다. 밤에 주방, 벽 구석, 온돌 주변 등에서 채취하여 생용(生用)하거나 끓는 물에 데워 햇볕에 말리거나 불에 쬐어 말리어 사용한다.

【성 분】 표피는 공막질(鞏膜質; Sclerotin)을 함유하고 있으며 자체에서 산생되는 수용성 단백질과 키논(Quinone)류로 유성(鞣成; 무두질)한 물질이다. 난소(卵巢) 내에는 공막질(鞏膜質)이 이미 함유되어 있다. 표피에는 갑각질(甲殼質)도 함유하고 있다. 미주렴(美洲蠊)의 근육은 가수분해되어 Leucine, Phenylalanine, Valine-Methionine, Tyrosine, Proline, Alanine, Glutamic Acid-Threonine, Glycine-Serine, Arginine, Histidine, Lysine-Cystine 를 생성한다. 근육 속에는 또 Cytochrome a, b 및 c, Coenzyme A를 함유한다. 동방비렴(東方蜚蠊)에는 프로테아제(protease), 전분효소, 에스테라제(Esterase), Dipeptase, Maltase 등의 소화 효

소가 있다. 그의 등과 꼬리에서는 일종의 녹색을 띤 점액(粘液)을 분비한다. 그 중에는 단백질이 대량으로 함유되어 있다. 미주비렴(美洲蜚蠊)의 말피기씨관(馬皮基氏管 : 배설기관)에는 비타민 B_1, B_2, 니코틴산, 판토넨산과 비타민 C가 저장되어 있다.

【성미 및 귀경】 鹹, 寒, 有毒. 肝, 心, 脾經에 들어간다.

【응 용】 활혈산어(活血散瘀), 이수소종(利水消腫), 해독(解毒) 효능이 있다. 징가적취(癥瘕積聚), 소아감적(小兒疳積), 각기수종(脚氣水腫), 치질종독(痔疾腫毒) 등을 치료한다. 양은 3~5 마리로 한다. 외용은 적당한 양으로 한다.

1. 소아감적(小兒疳積)에 대한 치료: 비렴(蜚蠊) 4개를 기름에 담갔다가 불에 바삭바삭하게 구워 머리와 발을 제거하고 복용한다.
2. 수종(水腫), 천식(喘息)에 대한 치료: 비렴(蜚蠊) 1개(불에 쬐어 말림)를 무우씨(萊菔子) 1.5g과 함께 볶은 후 가루를 내어 매일 2회 황주(黃酒)에 타서 복용한다.
3. 창절(瘡癤)에 대한 치료: 비렴(蜚蠊) 7개를 머리와 발, 각(殼)을 제거한 후 적당한 양의 굵은 설탕과 함께 찧어 부수어 환부 주위에 바르며 머리 부분은 노출시킨다.

4. 토별충(土鱉蟲)

【소 속】 Blattaria(바퀴目) **【한국명】** 흙바퀴
【중문명】 土鱉蟲 tu bie chong
【영문명】 Ground beetle
【이 명】 자충(蟅蟲); 지오귀(地烏龜); 토충(土蟲); 토원(土元); 지별충(地鱉蟲)

토별충(土鱉蟲)은 《신농본초경(神農本草經)》에서 처음으로 원명을 자충(蟅蟲)이라고 하여 "심복한열(心腹寒熱)을 깨끗이 제거하고 혈적징가(血積癥瘕), 파견(破堅), 하혈폐(下血閉)를 치료한다."라고 기술하였다. 《본초강목(本草綱目)》에서는 "산후적혈(産後積血), 절상어혈(折傷瘀血)을 통하게 하고 중설(重舌), 목설(木舌), 구창(口瘡), 소아의 복통야제(腹痛夜啼)를 치료한다."라고 하였다. 《분류초약성(分類草藥性)》에서는 지오귀(地烏龜)라고 하여 "질타손상(跌打損傷), 풍습근골통(風濕筋骨痛), 소종(消腫), 취후증(吹喉症)을 치료한다."라고 하였다. 현재 중국에서는

징가(癥瘕), 경폐(經閉) 및 질타손상(跌打損傷) 등에 광범위하게 사용한다.

【원동물】 1. 별렴과동물 지별(鱉蠊科動物 地鱉; *Eupolyphaga sinensis* Walker). 자웅(雌雄)이 형태가 다르며 수컷은 두 쌍의 날개가 있는데 앞날개는 두껍고 막질(膜質)이고 뒷날개는 막질(膜質)이다. 복판(腹板)은 발달되지 않았고 미모(尾毛)가 1쌍이다. 암컷은 몸 전체가 난원형으로 길이는 약 3cm이고 몸체는 배복(背腹)으로 납작하고 검은색에 광택이 있다. 머리는 작고 저작식(咀嚼式) 구기(口器)이며 촉각(觸角)은 실 모양으로 길며 다절(多節)이다. 복안(複眼)은 신형(腎形)이며 앞 가슴은 방패 모양으로 머리를 덮었고 제8, 9의 두 복판(腹板)은 위축되어 제7 복판 안에 가려져 있다. 발은 3쌍으로 세모(細毛)가 있고 가시가 많다. 부절(跗節)은 5마디이고 발톱은 2개이다(그림 2—5).

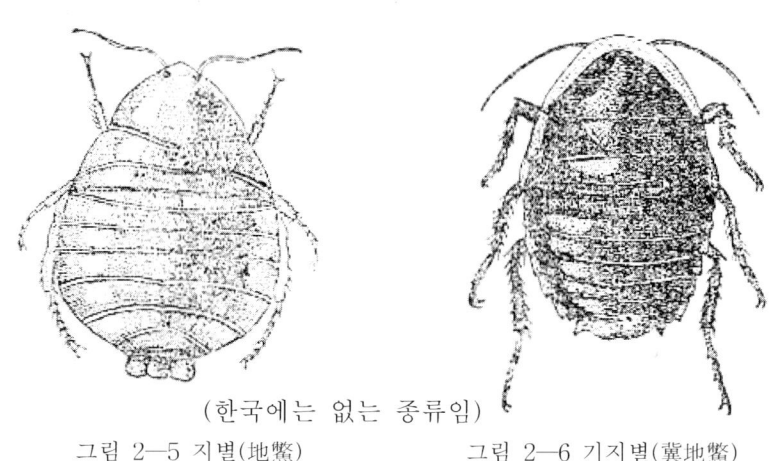

그림 2—5 지별(地鱉)   (한국에는 없는 종류임)
그림 2—6 기지별(冀地鱉)

잡식성으로 부식한 물질이나 전분 등을 즐겨 먹는다. 낮에는 숨어 있다가 밤이 되면 활동한다. 야외의 나무 뿌리나 낙엽층과 돌덩이 밑에서 흔히 서식하고 양곡 상점의 강부(糠麩; 쌀겨나 밀기울) 및 창고 바닥, 기름 집 등에도 있다.

우리나라에는 없다.

중국에는 전국 각지에 모두 분포되어 있다.

2. 별렴과동물 기지별(鱉蠊科動物 冀地鱉; *Polyphaga plancyi* Bolivar). 암컷의 몸체는 넓은 난원형으로 지별(地鱉)보다 넓다. 충체(蟲體)의 표면은 암흑색으로 광택이 없어 지별(地鱉)보다 밝지 못하다. 등은 그다지 융기되어 있지 않아 지별(地鱉)보다 납작하다. 앞가슴등판(前胸背板) 앞 가장자리 및 몸 주위의 가장자리는 적갈색이거나 황갈색이다. 몸의 등판(背面)에는 작은 과립상의 돌기가 밀집되어

있고 날개는 없다.

수컷은 발달한 날개가 있고 체색은 회흑색이다. 앞가슴등판(前胸背板) 앞 가장자리에는 극히 뚜렷하고 엷은 색의 넓은 테두리를 가지고 있는 외에 몸과 기타 부위에는 자질구레한 무늬가 없다(그림 2-6).

주방, 부엌 밑과 음습한 곳에서 흔히 서식한다.

한국에는 분포하지 않는다.

중국에는 하북(河北), 하남(河南), 섬북(陝北), 감숙(甘肅), 청해(青海) 및 호남(湖南) 등에 분포되어 있다.

【약 재】 건조한 토별충(土鱉蟲)의 암컷 전체를 약으로 사용한다. 여름, 가을에 산비탈에서 돌멩이를 뒤져 채취하거나 혹은 주방, 창고 등에서 음식을 미끼로 유인하거나 혹은 밤에 불빛으로 유인 채취하여 끓는 물에 데워 햇볕에 말리거나 불을 쬐어 말린다.

【성미 및 귀경】 鹹, 寒, 有毒. 肝, 心, 脾經에 들어간다.

【응 용】 활혈거어(活血祛瘀), 소종지통(消腫止痛), 통경하유(通經下乳) 효능이 있다. 혈적징가(血積癥瘕), 경폐(經閉), 산후복통(產後腹痛), 질타손상(跌打損傷), 유즙불통(乳汁不通) 등을 치료한다. 양은 5~15g으로 한다.

1. 섬요차기(閃腰岔氣: 허리를 삐어 결리다), 동통전측불능(疼痛轉側不能)에 대한 치료: 토별충(土鱉蟲) 9개를 노랗게 불에 구운 후 곱게 가루 내어 2회로 나누어 복용한다.

2. 경폐복통(經閉腹痛)에 대한 치료: 토별충(土鱉蟲) 20개, 도인(桃仁) 20개, 대황(大黃) 15g을 함께 곱게 가루 내어 꿀로 환을 지어 4회분으로 나누어 매일 2회 복용한다.

주: 과거에는 자충(䗪蟲)과 토별충(土鱉蟲)을 서로 다른 종류라고 여겼다. 그리고 용슬(龍蝨)을 자충(䗪蟲)으로 간주하고 토별충(土鱉蟲)을 사용하지 않았다. "본초(本草)"의 옛문헌 현재 실제로 활용하는 사례에 의하면 토별충(土鱉蟲)이 곧 자충(䗪蟲)이므로 용슬(龍蝨) 대신 자충(䗪蟲)으로 쓰지 말아야 한다. 그러나 현재 중국 강소(江蘇)와 안휘(安徽) 일대에서는 여전히 용슬과곤충인 동방용슬(龍蝨科 昆蟲 東方龍蝨; *Cybister tripunctatus orientalis*)을 자충(䗪蟲)으로 사용하고 있으나 이는 마땅히 시정되어야 한다.

5. 상표초(桑螵蛸)

【소 속】 Mantodea(사마귀目)　　　**【한국명】** 사마귀(原動物)
【중문명】 桑螵蛸 sang piao xiao
【영문명】 Mantis egg-case
【이 명】 당랑(螳螂); 당랑자(螳螂子); 도랑(刀螂); 식우(蝕肬)

상표초(桑螵蛸)는 《신농본초경(神農本草經)》에서 처음으로 "주로 상중(傷中), 산가(疝瘕), 음위(陰痿)를 치료하고 익정생자(益精生子)한다. 여자들의 혈폐요통(血閉腰痛)을 치료하며 오림(五淋)을 통하게 하고 소변을 이롭게 하는 효능이 있다."라고 기술하였다. 《명의별록(名醫別錄)》에서는 치신(致神), 당랑자(螳螂子)라고 하였다. 《본초경소(本草經疏)》에서는 "실정유뇨(失精遺尿)에 범상하여 화기(火氣)가 너무 성(盛)한 자(者)는 적게 사용하는 것이 적합하다."라고 하였다. 현재 각 의약 전문 서적에는 모두 논술하고 있다.

【원동물】 1. 사마귀과동물 대도랑(螳螂科動物 大刀螂; *Paratenodera sinensis* Saussure). 도랑(刀螂)이라고도 한다. 몸 전체는 녹황갈색으로 길이는 약 70mm이다. 머리는 삼각형이고 촉각(觸角)은 실 모양이며 복안(複眼)은 크게 돌출 되어 있다. 앞가슴은 특별히 길고 옆 가장자리에는 가는 톱니가 배열되어 있다. 앞날개는 두껍고 막질(膜質)이며 앞가장자리는 녹색을 띠고 끝은 비교적 선명한 갈색의 시맥(翅脈)이 있다. 뒷날개는 막질(膜質)로서 흑갈색의 얼룩점이 흩어져 있다. 앞다리는 굵고 낫 모양이며 기부(基部)에는 짧은 가시가 있다(그림 2—7).

황지, 채소 밭 혹은 황지를 사이에 둔 곳에서 서식한다. 난초(卵鞘)는 잡초나 혹은 관목에 붙어 있다.

중국에는 대부분의 지역에 모두 분포되어 있다.

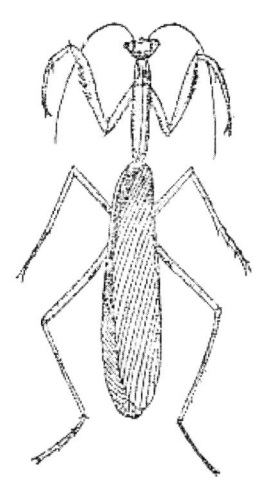

그림 2—7 대도랑(大刀螂)

※ 한국산으로는 사마귀(*Tenodera angustipennis* Saussure)에 해당하고 날개의 특징은 왕사마귀(*Tenodera aridifolia* Stoll)에 해당한다. 한국산 사마귀의 몸길이는 70~85mm, 왕사마귀는 70~95mm. 大刀螂이라고 한 것을 보면 왕사마귀가 가까운데 그림으로는 왕사마귀란 판정이 어렵다. 그러나

사마귀, 왕사마귀 모두 약용이 가능하다.

2. 사마귀과동물 황라사마귀(螳螂科動物 薄翅螳螂; *Mantis religiosa* L.). 몸 크기는 중형으로서 녹색이며 길이는 45~65㎜이다. 수컷의 촉각은 길고 암컷의 촉각은 짧다. 수컷의 전흉배(前胸背)는 비교적 넓고 옆 가장자리의 전방(前方)은 가는 이는 배열이 선명하지 않다. 날개는 얇고 투명하다. 뒷날개가 조금 길다. 배는 가늘고 길며 끝에는 1쌍의 꼬리털(尾毛)이 직선상을 이루고 있다(그림 2—8).

우리나라는 물론 만주와 시베리아, 유럽을 거쳐 북아프리카까지 분포하며, 우리나라에서는 물과 가까운 풀밭의 땅위를 기어다니기도 한다.

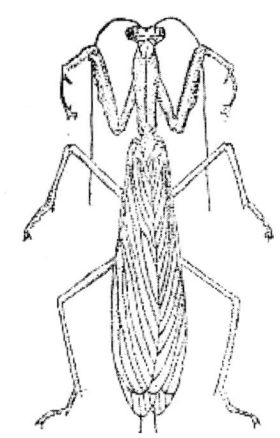

그림 2—8
황라사마귀(薄翅螳螂)

잡초지에서 서식한다.

중국에는 전국 각지에 모두 분포되어 있다.

【약 재】 당랑(螳螂)의 난초(卵鞘)를 상표초(桑螵蛸)라고 하며 건조하여 약으로 사용한다. 가을부터 입춘까지 당랑의 난초를 채취하여 30~40분간 찐(卵鞘 속의 알이 幼蟲으로의 孵化를 방지) 후에 햇볕에 말리거나 불에 말린다.

이 종의 원동물은 종류가 많고 산출되는 상표초(桑螵蛸)의 성질상태도 복잡하다. 다만 단표초(團螵蛸)를 예로 다음과 같이 기술한다.

약재는 유원주형(類圓柱形)을 이루고 길이는 3~4cm이며 너비는 약 2~3cm이다. 얇은 막상층(膜狀層)이 많이 중첩하여 형성되어 있다. 표면은 엷은 황갈색으로 윗면은 약간 융기되어 있으며 밑면은 평탄하며 식물 줄기에 부착되어 있어 때로는 부착되었던 줄기 자국이 오목하게 있다. 질은 가볍고 인성(靭性)이 있다. 단면으로 보면 바깥 층에 해면상 물질이 있고 그 안쪽에는 방사상으로 배열된 작은 방이 많이 있고 방 안에는 작은 타원형의 알이 하나씩 있으며 알은 황록색을 이루고 광택이 있으며 냄새는 약간 비리다(그림 2—9).

【성 분】 단백질, 지방, 조섬유(粗纖維), Fe, Ca, 카로틴 같은 색소 등을 함유하고 있다.

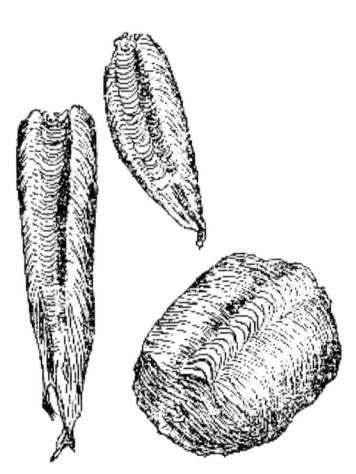

그림 2—9 상표초(桑螵蛸)

【성미 및 귀경】 鹹, 甘, 溫, 無毒. 肝, 腎經에 들어간다.

【응　　용】 보신장양(補腎壯陽), 고정축뇨(固定縮尿) 효능이 있다. 유뇨(遺尿), 유정(遺精), 소변빈삭(小便頻數), 대하(帶下), 신허요통(腎虛腰痛) 및 신경쇠약(神經衰弱) 등을 치료한다. 양은 5~15g으로 쓴다.

1. 유정백탁(遺精白濁), 적백대하(赤白帶下)에 대한 치료: 상표초(桑螵蛸) 30g, 용골(龍骨) 40g을 함께 곱게 가루 내어 매일 저녁 1회 공복에 5g씩을 담백한 소금물로 복용한다.

2. 소변빈삭(小便頻數)에 대한 치료: 상표소(桑螵蛸) 30개를 노랗게 구운 후 2회분으로 나누어 물에 달여 매일 2회 복용한다.

주1: 당랑(螳螂)의 종류는 비교적 많고 그 난초(卵鞘)를 모두 약으로 사용할 수 있다. 앞에서 서술한 두 종류 외에 흔히 볼 수 있는 것은 소도랑(小刀螂; *Statilia maculata* Thunberg : 좀사마귀), 거부당랑(巨斧螳螂; *Hierodula patellifera* Serville : 넓적배사마귀), 거부당랑(拒斧螳螂; *H. saussurei* Kirby) 등이 있다.

주2: 당랑(螳螂)도 약으로 사용한다. 녹색 당랑(螳螂)의 체액은 알칼리성으로 pH 는 7.8~9.0이며 갈색 당랑(螳螂)은 산성으로 pH는 5~6이다. 박시(薄翅) 당랑(螳螂)의 갈색 색소와 황색 색소는 모두 Biliverdin이거나 그와 유사한 물질이며 그 피하와 혈액에는 모두 Biliverdin을 함유하고 있다.

당랑(螳螂)은 자보강장(滋補强壯), 정경지휵(定驚止搐)의 효능이 있다. 체허무력(體虛無力), 음위유정(陰痿遺精), 소아의 경풍추휵(驚風抽搐), 인후종통(咽喉腫痛), 유뇨(遺尿), 치질(痔疾) 등을 치료한다.

소아급경(小兒急驚)을 치료할 경우에는 당랑(螳螂) 1 마리, 석척(蜥蜴; 도마뱀) 1 마리, 오공(蜈蚣) 1 마리를 함께 곱게 갈아 가루로 하여 조금씩 비내(鼻內)에 불어넣는다.

6. 책 맹(蚱蜢)

【소　속】 Acridoidea(메뚜기上科)　　【한국명】 메뚜기
【중문명】 蚱蜢 zha meng
【영문명】 Grassgopper; Migratorial Locust

【이 명】 부종(䑕螽); 황충(蝗蟲)

책맹(蚱蜢)은 《본초강목(本草綱目)》에서 "부종(䑕螽)은 풀 위에 있는 것은 초종(草螽)이라 하며 토중(土中)에 있는 것은 토종(土螽)이라고 하여 초종(草螽)과 비슷하지만 큰 것은 종사(螽斯)라고 하고 종사(螽斯)와 비슷하지만 가늘고 긴 것은 계종(蟿螽)이라고 한다. 위 몇 가지 종류는 모두 황충(蝗蟲)류에 속하지만 크기가 다르며 촉각이 길고 다리가 길어 뛰기에 능하며 청, 흑색으로 반점은 여러 가지 색이다. 농작물을 해치고 5월이면 다리를 움직여 소리를 내며 겨울이면 흙 속에 들어간다."라고 기술하였다. 《본초강목습유(本草綱目拾遺)》에서는 "해수(咳嗽), 경풍(驚風), 파상풍(破傷風), 절손(折損), 동상(凍傷), 반진불출(斑疹不出) 등을 치료한다."라고 하였다.

중국에는 본 종의 근원(根源)이 복잡하여 각 지방에서 사용하는 것이 모두 일치하지 않으나 현재 그 분포가 비교적 넓고 사용이 비교적 많은 종류를 다음 같이 소개한다.

【원동물】 1. 메뚜기과동물 풀무치(蝗科動物 飛蝗; *Locusta migratoria* L.). 흔히 황충(蝗蟲)이라고 한다. 몸길이는 48~65mm이며 엷은 황갈색이다. 머리 정수리는 색이 옅고 복안(複眼)은 갈색으로 난원형이다. 단안(單眼) 3개는 정립(鼎立; 3각형으로 對峙)으로 배열되어 있고 촉각(觸角)은 짧고 굵은 실 모양으로 갈색이다. 구기(口器)는 저작식(咀嚼式)이다. 앞가슴은 자라면 녹색이고 중앙에는 볼록하게 두드러져 나온 종주선(縱走線)이 있다. 앞날개는 두꺼운 막질(膜質)로 좁고 길며 회황색으로 불규칙적인 얼룩무늬가 있다. 앞다리와 가운데다리는 황갈색이고 뒷다리의 퇴절(腿節)은 녹색이며 내측에는 띠 모양의 흑록색 3개의 무늬가 있다. 배는 11마디로 구성되었으며 제1 복절(腹節)에는 청기(聽器)가 있고 제2~8 복절에는 8쌍의 기문(氣門)이 있으며 끝에는 꼬리털이 있다(그림 2—10).

대개 무리지어 활동하면서 농작물을 해친다. 축축하고 햇빛이 직사하는 조연(潮沿), 논두렁, 길가, 강가 혹은 물이 밀려 나간 지 오래지 않은 곳에 산란한다.

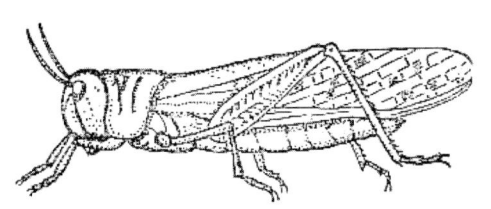

그림 2—10 풀무치(飛蝗)

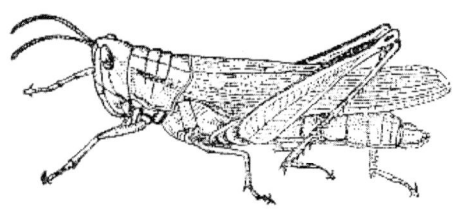

그림 2—11 벼메뚜기(稻蝗)

2. 메뚜기과동물 벼메뚜기(蝗科動物 稻蝗; *Oxya chinensis* Thunberg). 유마책(油蚂蚱)이라고도 한다. 몸은 비교적 작고 길이는 약 3~4cm이다. 황록색 혹은 녹색이며 때로는 황갈색으로 광택이 있다. 정수리에는 원형의 오목한 홈이 있고 얼굴 중부는 홈이 깊다. 복안(複眼)은 회색으로 타원형이다. 촉각(觸角)은 짧고 굵은 실 모양이며 갈색이다. 앞날개의 앞가슴등판에는 가로로 3개의 가는 홈이 있다. 녹색을 띠며 나머지 부분은 갈색이고 배는 황갈색이다(그림 2—11).

논두렁, 논밭 부근에 산란하며 때로는 강뚝에도 있다. 비행 능력이 약하다. 농작물과 화본과 식물을 먹는다.

우리나라는 주로 논에 많고, 물가의 화본과 식물에서도 볼 수 있다. 한동안 논에 농약을 쳐서 크게 희귀해진 때도 있었다.

중국에는 대부분의 지역에 모두 분포되어 있다.

3. 메뚜기과동물 방아개비(蝗科動物 稻葉大劍角蝗; *Acrida cinerea* Thunberg). 첨두책맹(尖頭蚱蜢)이라고도 한다. 몸은 녹색으로 때로는 회갈색을 이룬다. 수컷의 몸길이는 45~52mm이고 암컷의 길이는 75~82mm이다. 머리는 원추형으로 얼굴은 첨형(尖形)이며 뚜렷하게 경사졌다. 저작식(咀嚼式) 구기

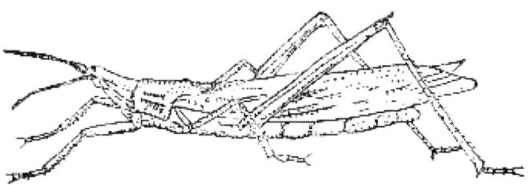

그림 2—12 방아개비(稻葉大劍角蝗)

(口器)이며 촉각은 가늘고 길며 양쪽에 날이 있는 칼모양이다. 암컷 앞날개의 중앙에는 길이로 1줄의 백색 점무늬를 가진 개체도 있다. 유충(幼蟲)은 성충(成蟲)과 비슷하나 다만 날개가 없다(그림 2—12).

초지, 농경지에서 서식하면서 농작물을 해친다.

전국의 풀밭, 특히 화본과 식물의 풀밭에 살고 늦여름부터 가을사이에 성충을 볼 수 있다. 아세아, 유럽, 아프리카까지 분포한다.

중국에는 전국 각지에 모두 분포되어 있다.

【약 재】 신선한 것 또는 건조한 책맹(蚱蜢)의 성충(成蟲)을 약으로 사용한다. 여름과 가을에 채취하여 생용(生用)하거나 끓는 물에 데워 햇볕에 말리거나 불에 쬐어 말린 것을 비축 사용한다.

【성 분】 건품(乾品)에는 수분 20.62%, 단백질 64.25%, 지방 2.30%, 비타민 A, B 및 회분 3.33%(Fe, Ca, P, Cu, Mn 등)가 함유되어 있다. 선품(鮮品)에는 수

분 65.9%, 단백질 25.5%, 지방 2%, 탄수화물 1.4%, 회분 2.3% 및 비타민 A, B, C 등이 함유되어 있다.

【성미 및 귀경】 辛, 甘, 溫, 有毒. 肺, 脾, 大腸經에 들어간다.

【응 용】 지해평천(止咳平喘), 자보강장(滋補强壯), 지경(止痙), 해독(解毒), 투진(透疹) 효능이 있다. 백일해(百日咳), 기관지천식(氣管支喘息), 소아경풍(小兒驚風), 인후종통(咽喉腫痛), 진출불창(疹出不暢) 등을 치료한다. 외용으로 중이염을 치료한다. 양은 10~30 마리로 한다. 외용은 적당한 양으로 한다.

1. 소아의 백일해(百日咳)에 대한 치료: 책맹(蚱蜢) 30 마리, 생감초(生甘草) 5g을 함께 가루 내어 매일 3회 1g씩을 복용한다.

2. 기관지 천식에 대한 치료: 책맹(蚱蜢) 30 마리, 생감초(生甘草) 5g, 마황(麻黃) 5g을 물로 달여 매일 2회 복용한다.

주1: 메뚜기과(蝗科) 곤충은 종류가 비교적 많지만(우리나라는 60종 가까이 분포) 이상의 몇 가지만을 기술하였다.

주2: 중국의 길림성 이수현 백산향(吉林省梨樹縣白山鄉)에서는 서리에 맞은 책맹(蚱蜢)으로 균리(菌痢)와 장염(腸炎)을 치료하였다. 그 용법은 서리에 맞은 책맹(蚱蜢)을 수집하여 황흑색으로 구워 곱게 갈아 가루로 만들어 매일 3회 성인은 10g씩 소아는 적당히 양을 감소하여 복용한다.

7. 괵 괵(蟈蟈)

【소 속】 Tettigonioidea(여치上科) 1　　【한국명】 여 치
【중문명】 蟈蟈 guo guo
【영문명】 Katydid
【이 명】

괵괵(蟈蟈)은 중국의 동북 각지 민간에서는 흔히 약으로 사용하고 있으며 치료효과도 좋다. 또 자원도 풍부하여 연구 가치가 있다.

【원동물】 여치과동물 여치의 일종(螽斯科動物 螽斯; *Gampsocleis gratiosa* Brunner et Wattenwyl: 여치의 일종). 전체는 녹색이나 건조하면 황갈색으로 변한다. 촉각(觸角)은 가늘고 긴 회초리 모양으로 몸통보다 길다. 복안(複眼)은 난원

형이다. 앞날개는 막질(膜質)에 가깝고 비교적 얇으며 앞가장자리는 아래로 경사져서 정지시에는 왼쪽 날개가 오른쪽 날개 위에 겹쳐진다. 수컷은 왼쪽 앞날개의 액구(輀區)에 원형 발음기(發音器)가

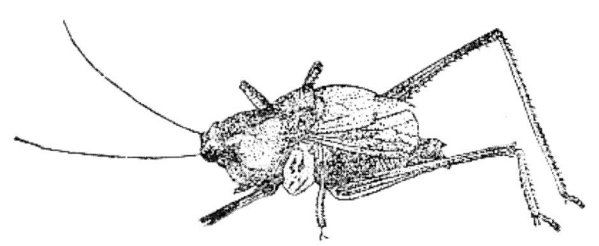

그림 2—13 여치의 일종(螽斯)

있고 오른쪽 앞날개의 기부(基部)에는 매끄러운 고막이 있다. 청기(聽器)는 앞다리 경절(脛節)의 기부(基部) 외측에 있다(그림 2—13).

초원이나 콩밭 등에서 서식한다.

우리나라에서 분류학적으로 이 종과 가까운 종은 여치(*Gampsocleis sedakovi obscura* Walker)이다.

중국에는 동북(東北), 하북(河北), 강소(江蘇) 등 지역에 분포되어 있다.

【약 재】 건조한 괵괵(蟈蟈) 전체를 약으로 사용한다. 여름, 가을 두 계절에 채취하여 끓는 물에 데워 건조하고 높은 곳에 매달아 말린다. 사용할 때에는 불에 쬐어 말려 곱게 갈아 가루를 낸다.

【성미 및 귀경】 苦, 鹹, 平. 心, 腎經에 들어간다.

【응 용】 해독(解毒), 행수(行水), 지통(止痛) 효능이 있다. 중이염(中耳炎), 수종(水腫) 및 요퇴동통(腰腿疼痛) 등을 치료한다. 양은 2~5개로 한다. 외용(外用)은 적당 양으로 한다.

1. 중이염(中耳炎)에 대한 치료: 괵괵(蟈蟈) 1개를 기와 위에 놓고 노랗게 구운 후 가루를 내어 이내(耳內)에 불어넣는다.

2. 수종(水腫)에 대한 치료: 괵괵(蟈蟈) 2개를 기와 위에 놓고 노랗게 구운 후 가루를 내어 황주(黃酒)에 타서 복용한다.

8. 규고고(叫姑姑)

【소 속】 Tettigonioidea(여치上科) 2   【한국명】 베짱이, 철써기
【중문명】 叫姑姑 jiao gu gu

【영문명】 cane giant Katydid

【이 명】 대실솔(大蟋蟀)

규고고(叫姑姑)는 최근에 거론되는 약용동물의 하나로 《민간상용초약회편(民間常用草藥匯編)》에서는 대실솔(大蟋蟀)이라고도 기술하였다. 《중약대사전(中藥大辭典)》에서도 약용으로 인용하였다.

【원동물】 여치과동물 철써기(螽斯科動物 紡織娘; *Mecopoda niponensis* DeHaan). 전체는 녹색이거나 갈색이다. 머리는 비교적 작고 복안(複眼)은 1쌍이며 촉각은 매우 가늘고 긴 실 모양이고 30여개의 환절(環節)로 구성되어 있으며 황갈색이다. 앞가슴은 앞이 좁고 뒤가 넓으며 날개는 막질(膜質)로 길이가

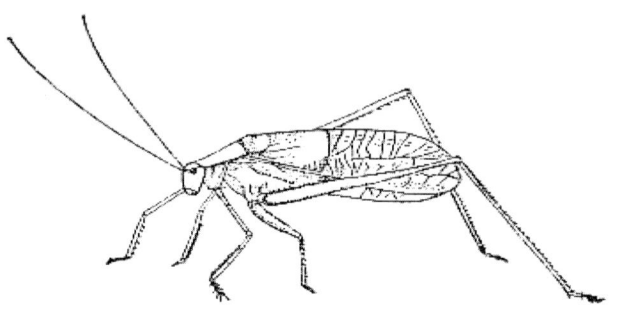

그림 2-14 철써기(紡織娘)

꼬리 끝까지 이르며 앞날개는 항상 검은 색의 둥근 무늬가 있고 휴식할 때에는 항상 좌측 날개를 우측 날개 위에 겹쳐 놓는다. 수컷은 왼쪽 복시(覆翅)에 발음기가 있어 밤이면 소리를 낸다. 앞다리 경절(脛節)에는 청기(聽器)가 있다. 암컷은 꼬리 끝에 칼모양의 산란관이 있다(그림 2-14).

풀숲에서 서식하며 여름과 가을 사이에 성충(成蟲)이 출현한다.

한국에는 남쪽지방에서만 조사되었다.

중국에는 주로 강소(江蘇), 안휘(安徽), 절강(浙江), 호남(湖南), 호북(湖北), 사천(四川), 복건(福建), 광동(廣東) 등에 분포되어 있다.

【약 재】 건조한 규고고(叫姑姑) 전체를 약으로 사용한다. 여름과 가을에 채취하여 끓는 물에 데워 햇볕에 말리거나 불에 쬐어 말린다.

【성미 및 귀경】 辛, 鹹, 溫. 心, 腎經에 들어간다.

【응 용】 정경 지추(定驚止抽) 효능이 있다. 소아의 경풍추휵(驚風抽搐)을 치료한다. 양은 1~4개로 한다.

9. 실 솔(蟋蟀)

【소　속】 Gryllodea(귀뚜라미上科)　　**【한국명】** 귀뚜라미
【중문명】 蟋蟀 xi shuai
【영문명】 Cricket
【이　명】 촉직(促織); 곡곡(蛐蛐); 야명충(夜鳴蟲)

실솔(蟋蟀)는 《본초강목(本草綱目)》 조마항(灶馬項)에서 처음으로 원명을 "촉직(促織)"이라 하고 촉직(促織)이 곧 실솔(蟋蟀)이다 라고 기술하였다. 《본초강목습유(本草綱目拾遺)》에서는 "장군(將軍)"이라고 불렸으며 "통리(通利)의 효능이 있고 소변폐(小便閉)를 치료한다."라고 하였다. 현재 중국의 각 의약 서적에는 모두 기술되어 있으며 종류가 다양하여 각 지방 마다 사용하는 것이 크게 다르다. 분포가 비교적 넓고 비교적 많이 사용되는 것을 다음에 기술한다.

【원동물】 1. 귀뚜라미과동물 귀뚜라미(蟋蟀科動物 蟋蟀; *Scapsipedus aspersus* Walker). 몸길이는 17~21㎜이다. 몸 전체는 흑색으로 광택이 있다. 머리는 갈색이며 정수리는 짧고 둥글다. 머리 뒤쪽에는 짧고 불규칙한 6개의 세로 주름무늬가 있다. 복안(複眼)은 크고 반구형으로 흑갈색이다. 단안(單眼)은 황색으로 정수리의 양 끝에 있으며 중간의 하나가 크고 좌우의 것이 작다. 촉각(觸角)은 가늘고 길며 엷은 갈색이다. 앞날개는 갈색이고 뒷날개는 회황색이다. 다리는 엷은 황색이며 흑갈색의 반점이 곁들여져 있으며 만곡(彎曲)된 사선(斜線)이 있고 뒷다리가 발달되어 있다. 등에는 한 줄로 배열된 가시가 있으며 퇴절(腿節)은 팽대되어 있다. 배는 원통형에 가깝고 등은 흑갈색이며 배는 회황색이다(그림 2-15).

성충(成蟲)은 흔히 잡초 숲에서 서식하며 마른 가지, 썩은 잎과 벽돌 밑에도 있다. 낮에는 움직이지 않고 적게 울며 밤이면 나와 먹이를 취한다. 수컷은 잘 울고 싸우기를 즐긴다. 8~9월에 수량이 많다.

우리나라 전역에 분포하고 이본에도 있다.
중국에는 전국 각지에 모두 분포되어 있다.

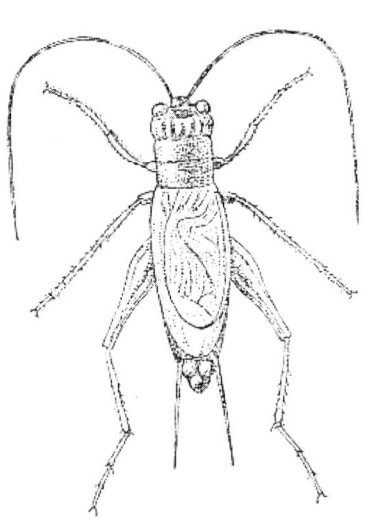

그림 2-15 귀뚜라미(蟋蟀)

2. 귀뚜라미과동물 모대가리귀뚜라미(蟋蟀科動物 棺頭蟋蟀; *Loxoblemmus doenitzi* Stein). 관재두(棺材頭) 또는 투실솔(鬪蟋蟀)이라고도 한다. 몸은 갈색이거나 흑갈색이며 몸길이는 18~20mm이다. 귀뚜라미와의 구별 점은 수컷의 머리가 매우 변형되어 있고 얼굴은 매우 납작하고 뒤로 경사졌으며 정수리 끝과 양 옆이 모두 뾰족하게 돌출되어 전체 얼굴이 삼각형을 이루고 있는 점이다. 앞가슴등판은 가로형이며 앞 가장자리 중앙부(中央部)가 약간 오목하게 들어갔으며 뒤 가장자리는 직선을 이룬다. 등에는 불규칙적인 황색의 원형 얼룩무늬가 있다. 앞날개가 꼬리 끝까지 이르며 뒷날개는 가늘고 길어 꼬리 모양을 이룬다. 다리에는 불규칙적이고 황색을 띤 흑갈색 반점(斑點)이 산포(散布)되어 있다(그림 2—16).

논두렁의 잡초 숲에서 서식하거나 혹은 벽 구석, 벽돌 더미 밑에서도 서식한다. "치, 치, 치, 치"하는 소리를 낸다. 8월 중순 이후에 성충(成蟲)이 출현한다.

우리나라에도 적지 않게 분포하며 일본에도 있다.

중국에는 하북(河北), 산서(山西), 하남(河南), 강소(江蘇), 산동(山東) 등에 분포되어 있다.

3. 실솔과, 유호로(蟋蟀科動物 油葫蘆; *Gryllus testaceus* Walker : 한국 없음). 몸체는 굵고 머리는 넓으며 복안(複眼)은 흑갈색이다. 촉각(觸角)은 갈색으로 회초리 모양이며 몸길이를 초과한다. 저작식(咀嚼式) 구기(口器)이다. 앞가슴은 가로놓인 장방형(長方形)을 이루며 등에는 불규칙한 무늬가 있다. 앞날개는 어두운 갈

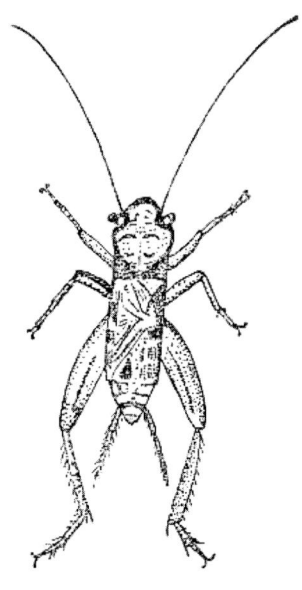

그림 2—16
모대가리귀뚜라미(棺頭蟋蟀)

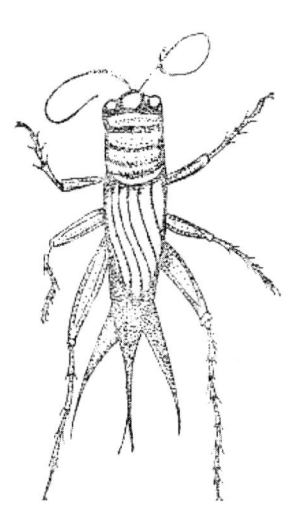

그림 2—17 유호로(油葫蘆)

색이며 발음경(發音鏡)이 길고 물결 모양의 사맥(斜脈)이 3개 있다. 배는 긴 원추형이고 미모(尾毛)는 길며 위에는 흑갈색의 털이 있다(그림 2—17)

성충(成蟲)은 낮에는 흔히 풀숲, 자갈 돌, 모래알 사이에 숨어 있다가 밤이면 나와 먹이를 찾는다. 식물의 어린잎 및 어린뿌리에 손상을 준다.

중국에는 길림(吉林), 요녕(遼寧) 등에 분포되어 있다.

【약 재】 건조한 실솔(蟋蟀)의 성충(成蟲)을 약으로 사용한다. 가을에 축축한 곳이나 땔나무 더미 밑에서 채취하여 끓는 물에 넣고 데워 햇볕에 말리거나 불에 쬐어 말린다.

【성분 및 약리】 유호로와 대만유호로(臺灣油葫蘆; *Gryllulus mitratus* De Saussure)는 서로 다른종이나 약리성분은 같으며 한국산중 가장 가까운 종 *Teleogryllus emma* Ohmachi et Matsuura(왕귀뚜라미)에는 실솔 퇴열소(蟋蟀退熱素; Grypyrin)가 함유되어 물과 낮은 농도의 알콜에는 용해되나 에틸 에테르, 아세톤, 클로로포름에는 용해되지 않는다.

시험에서 실솔(蟋蟀)은 방광 괄약근을 흥분시키고 수뇨관(輸尿管)의 경련을 완화시켰으며 또 알콜에 용해시킨 침출물은 현저한 해열(解熱) 작용이 있으며 또 실솔퇴열소(蟋蟀退熱素)는 혈관을 확장시키고 혈압을 낮출 수 있다는 사실을 입증하였다.

【성미 및 귀경】 辛, 鹹, 平. 腎, 大腸經에 들어간다.

【응 용】 이뇨소종(利尿消腫), 청열해독(淸熱解毒) 효능이 있다. 수종(水腫), 소변불리(小便不利)를 치료하며 외용으로 홍종창독(紅腫瘡毒)을 치료한다. 양은 3~5 마리로 한다.

1. 수종(水腫)에 대한 치료: 실솔(蟋蟀) 8 마리, 누고(螻蛄) 7 마리(머리와 발을 제거)를 불에 쬐어 말린 후 가루를 만들어 3분하여 매일 2회 복용한다.

2. 소변불리(小便不利)에 대한 치료: 실솔(蟋蟀) 5 마리를 기와 위에 놓고 불에 쬐어 말린 것을 1회분으로 매일 2회 복용한다.

10. 누 고(螻蛄)

【소 속】 Gryllotalpiclae(땅강아지科)　　【한국명】 땅강아지
【중문명】 螻蛄 lou gu

【영문명】 Mole cricker

【이 명】 토구(土狗); 지구(地狗); 지랄고(地蝲蛄)

이 땅강아지는 경기(밥두더기), 충북(지밥두덕이), 황해(둘래), 평남(돌도래), 함북(꿀도덕), 북한(동양도루래)라 부른다.

누고(螻蛄)는 《신농본초경(神農本草經)》에서 처음으로 "주로 난산을 치료하며 육중자(肉中刺)를 제거하고 옹종(癰腫)을 흩어지게 하며 음식에 목이 메이는 것을 내려가게 하고 해독(解毒)하며 악창(惡瘡)을 제거한다."라고 기술하였다. 《본초강목(本草綱目)》에서는 "대소변(大小便)과 석림(石淋)을 통하게 하며 나력(瘰癧), 골경(骨鯁)을 치료한다."라고 하였다. 《본사방(本事方)》에서는 토구(土狗)라고 하였으며 《전남본초(滇南本草)》에서는 지구(地狗)라고 하였다. 현재 중국에는 전국 각지에서 보편적으로 응용하고 있다.

【원동물】 1. 땅강아지과동물 아프리카누고(螻蛄科動物 非洲螻蛄; *Gryllotalpa africana* Palisot et Beauvois : 땅강아지). 남방루고(南方螻蛄)라고도 한다. 성충(成蟲)의 몸은 전체적으로 엷은 황갈색이거나 어두운 갈색이다. 전신은 짧고 연한 털이 밀생하여 덮여 있다. 몸길이는 2.8~3.3cm이다. 머리는 원추형으로 어두운 갈색이다. 촉각은 실 모양이고 복안(複眼)은 난형(卵形)이며 황갈색이다. 저작식(咀嚼式) 구기(口器)이다. 앞가슴등판은 견고하고 팽대(膨大)되었으며 난형(卵形)이다. 등 중앙에는 아래로 꺼져 들어간 종구(縱溝)가 1개 있다. 앞날개는 두꺼운 막질(膜質)이고 비교적 짧고 황갈색이다. 뒷날개는 크고 막질(膜質)로 투명하며 엷은 황색이다. 앞다리는 두껍고 넓은 삽 모양으로 발달되어 땅을 파기에 좋은 도구로 되었다. 가운데다리는 비교적 작다. 뒷다리는 길고 퇴절(腿節)이 굵게 발달되었으며 경절(脛節) 등쪽 안 가장자리에는 가동성의 가시가 3~4개 있으며 이는 본 종류의 주요한 특징이다. 배는 방추형이고 유연하며 꼬리털(尾毛)이 1쌍 있다(그림 2—18).

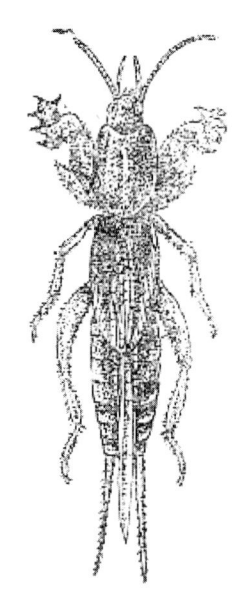

그림 2—18
아프리카누고(非洲螻蛄)

정원(庭院), 전원(田園) 및 축축한 곳에서 서식한다. 특히 유기비료를 대량으로 사용한 곳에 많이 밀집되어 있다. 낮에는 땅속에 숨어있고 밤에 밖으로 나오나 추광성(趨光性)이 있다.

아프리카 북부지방부터 구대륙을 거쳐 일본까지 분포한다. 우리나라에서는 유기물이 많은 토양이나 밭에 많았었는데 밭을 개간하고 농약을 많이 뿌려서 전보다는 크게 줄어들었다.

중국에는 전국 각지에 분포되어 있다.

2. 땅강아지과동물   화북누고(螻蛄科動物   華北螻蛄; *Gryllotalpa unispina* Saussure : 한국 없음). 북방누고(北方螻蛄) 또는 대누고(大螻蛄)라고도 한다. 앞 종류와의 주요한 구별 점은 체형이 비교적 커서 몸길이가 3.9~4.5cm이며 체색이 약간 연하고 배는 원통형이며 뒷다리의 경절(脛節)과 등쪽 안 가장자리에는 가동성인 1개의 가시가 있으나 때로는 소실된 경우도 있다. 나머지는 앞 종류와 같으며 수량이 비교적 적다(그림 2—19).

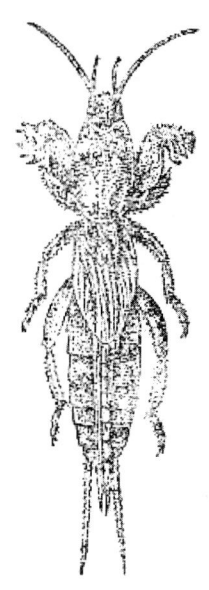

그림 2—19
화북누고(華北螻蛄)

【약 재】 건조한 누고(螻蛄)의 성충(成蟲)을 약으로 사용한다. 여름과 가을에 밭을 갈아 엎을 때 채취하거나 혹은 가을 밤에 밖에 등불을 밝혀 놓고 누고(螻蛄)가 날아오면 즉시 잡으며 끓는 물에 데워 햇볕에 말린다. 생용(生用)하거나 불에 구워 사용한다.

【성분 및 약리】 누고(螻蛄)의 고환(睾丸)속에 있는 유리 아미노산에는 Alanine, Asparticavid, Giutamic acid, Glycine, Histidine, Leucine, Iso leucine, Proline, Serine, Tyrosine, Valine 등이 있다. 뇨(尿) 중의 아미노산에는 Cystine, Lysine, Arginine, Aspartic acid, Glutamic acid, Glycine 등이 있다. 혈임파(血淋巴) 중에는 Alanine, Histidine, Valine 등 13종의 아미노산이 있다.

동물실험에서 이 제품은 독성이 극히 적다는 것이 증명되었으나 아직 뚜렷한 이뇨(利尿) 작용이 있음은 발견하지 못하였다.

【기미 및 귀경】 鹹, 寒, 小毒. 脾, 胃, 膀胱經에 들어간다.

【응 용】 이뇨(利尿), 소종(消腫), 해독(解毒) 효능이 있다. 수종(水腫), 소변불리(小便不利), 석림(石淋), 질타손상(跌打損傷) 등을 치료한다. 외용으로 창종(瘡腫)을 치료한다. 양은 5~10g으로 한다.

1. 수종(水腫)에 대한 치료: 누고(螻蛄) 30g, 대황(大黃) 15g, 택사(澤瀉) 15g을 함께 곱게 가루를 내어 매일 2회 5g씩을 황주(黃酒)로 복용한다.

2. 소변불리(小便不利: 癃閉)에 대한 치료: 누고(螻蛄) 6개, 등심초(燈心草) 15g을 물에 달여 매일 2회 복용한다.

주: 《본초강목(本草綱目)》에서는 "누고(螻蛄)는 토혈(土穴)에서 살고, 날개는 짧으며 수컷은 잘 울고 잘 날며 암컷은 배가 크고 날개는 작아 비행에 능하지 못하다. 바람을 마시고 흙을 먹이로 하며 불빛을 좋아한다고 하였고 약으로 사용하는 것은 수컷이다."라고 하였다.

11. 백의(白蟻)

【소　속】 Rhinotermitidae(흰개미科) 　　【한국명】 흰개미
【중문명】 家白蟻 jia bai yi
【영문명】 Taiwan subterranean termite
【이　명】

　백의(白蟻)는 중국의 각 지역에 널리 분포되어 있는 동물로 민간에서는 이를 이용하여 연로체쇠(年老體衰)를 치료하는 약으로 사용하여 효과가 현저하므로 노년 장수 약 연구에서 중시를 받고 있다.

　【원동물】 흰개미과동물　　가백의(鼻白蟻科動物　　家白蟻; *Coptotermes formosanus* Shiraki : 한국 없음). 개미 무리를 병정개미와 일개미로 나눈다. 병정개미는 머리가 타원형이고 연한 황색이다. 날개 있는 성충의 머리는 짙은 황갈색이다. 흉복(胸腹)의 등쪽은 갈황색이고 복부의 배쪽은 황색이며 날개는 희미한 엷은 황색을 띤다. 복안(複眼)은 원형에 가까우며 단안은 긴 원형이다. 뒤쪽 입술 기부는 짧아 한 줄의 선과도 같고 엷은 황색으로 약간 두드러졌다. 앞입술 기부는 흰색으로 윗입술은 엷은 황색이며 앞 끝은 원형이다. 촉각은 20개 마디이며 전흉배판(前胸背板)의 앞 가장자리는 뒤를 향하여 홈을 이루었으며 옆 가장자리와 뒤 가장자리는 이어져 반원형을 이루었고 뒷가장자리 중앙은 앞을 향하여 홈을 이루었다. 일개미는 머리가 희미한 황색으로 앞은 네모이고 뒤는 둥글다. 촉각은 15마디이고 배는 흰색이며 때로는 장내(腸內) 물질의 색을 투시할 수 있

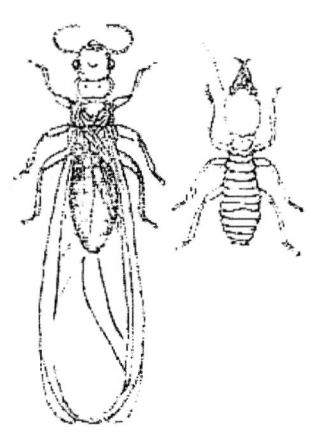

그림 2—20 가백의(家白蟻)

으며 그 길이는 머리보다 약간 길다(그림 2—20).

　군집 서식을 영위하며 큰 집을 짓는다. 개미 무리는 보통 임지(林地), 정원의 토양, 나무 줄기, 건축 목재나 옷궤, 책궤 등 가구 속에서 산다. 보통 5~6월 비가 내린 뒤 무더운 저녁 무렵에 무리지어 날아다닌다. 집은 크며 배설물, 흙의 입자(粒子)와 나무 부스러기가 혼합되어 이루어 졌다. 병정개미는 이마샘(額腺)이 발달하였으며 외적한데 놀라면 대량의 유백색의 산성 즙액(酸性汁液)이 흘러나와 외적을 물리친다.

　우리나라는 흰개미(*Reticulitermes speratus* Kolbe)가 분포하는데 주로 밑둥이 잘려 거의 썩어가는 소나무등걸에 많다. 흰개미의 병정개미는 이마샘이 없고 큰턱(이빨)으로 적을 물리친다.

　중국에는 양자강(揚子江) 이남의 각 지역에 분포되어 있다.

【성　분】 백의(白蟻) 전체에는 단백질, 펩티드류, 아미노산, 지질류, 데옥시리보핵산, 구아닌, 시토신, 요산이 함유되어 있다. 이 밖에 섬유소 효소 등 여러 종의 효소류와 추종 정보소(11)-3, 6-이희-10순 등이 함유되어 있다. 알에는 leucine, Valine, Tyrosine, Alanine, Threonine, Serine, Glutamic acid, Lysine, Arganine 등이 함유되어 있다.

【약　재】 건조한 백의(白蟻) 전체를 약으로 사용한다. 여름철 저녁 무렵에 개미 무리가 날아다닐 때 포충망으로 채집하거나 개미굴을 들추어 잡아 끓는 물에 넣은 후에 햇볕에 말린다.

【성미 및 귀경】 甘, 酸, 鹹, 平. 肝, 腎, 脾經에 들어간다.

【응　용】 자양보허(滋養補虛) 효능이 있다. 연로체약(年老體弱), 구병기허(久病氣虛), 천식(喘息), 음위(陰痿), 소식소수(小食消瘦) 등을 치료한다. 양은 1~3g으로 한다.

12.　수　민(水黽)

【소　속】 Gerridae(소금쟁이科)　　　【한국명】 소금쟁이
【중문명】 水黽 shui min
【영문명】 Water stride

【이 명】 수마(水馬); 파자(婆子)

수민(水䖟)은 《본초습유(本草拾遺)》에서 "수민(水䖟)은 무리지어 물위를 유영(遊泳)하며 물이 마르면 곧 날아간다."라고 처음으로 기술하였다. 이시진(李時珍)은 "물에 많이 있으며 종류도 몇 종 있다."라고 하였다. 중국 대만성(臺灣省) 민간에서는 이를 이용하여 학질(瘧疾)을 치료하며 효과도 좋다.

【원동물】 소금쟁이과동물 수민(水䖟科動物 水䖟; *Rhagadotarsus kraepelini* Breddin : 한국 없음). 성충의 등은 흑갈색에 남백색의 얼룩무늬가 있다. 복안(複眼)이 크고 돌출 되었으며 촉각은 실 모양이고 시막(翅膜)는 배 끝을 지나며 특히 가운데 발이 길어 몸길이의 2배이며 배는 9개의 마디로 되었고 끝은 원추상(圓錐狀)이다. 약충(若蟲)은 회백색으로 온 몸에 갈색 얼룩무늬가 고루 있으며 촉각과 다리는 거의 회색이다. 알은 두형(豆形)으로 끝이 뾰족하며 엷은 살색에 광택이 있다(그림 2—21).

양어장, 소택(沼澤)과 비교적 고요히 흐르는 강물에서 서식한다. 특히 양어장 속에 먹이가 풍부할 때 많다. 수면에서 활동이 민첩하며 놀라면 멀리 뛸 수도 있어 잡기 쉽지 않다. 여러 가지 곤충을 먹이로 한다.

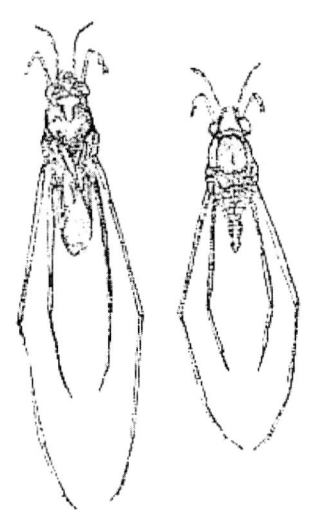

그림 2—21 수민(水䖟)

우리나라도 소금쟁이과는 14종이 살고 있다. 그러나 요즈음은 물이 많이 오염되어 곤충의 수는 크게 줄어들었다.

중국에는 광동(廣東), 해남(海南), 광서(廣西), 대만(臺灣) 등에 분포되어 있다.

【약 재】 건조한 수민(水䖟) 전체를 약으로 사용하며 여름 비가 온 뒤 물이 고인 곳에서 그물을 쳐 채취하여 끓는 물에 넣은 다음 햇볕에 말린다.

【성미 및 귀경】 鹹, 凉, 有毒. 脾, 心, 腎經에 들어간다.

【응 용】 청열해독(淸熱解毒), 항학(抗瘧), 요치(療痔) 효능이 있다. 학질(瘧疾), 치질(痔疾) 등을 치료한다. 양은 5~10 마리로 한다.

치질(痔疾)에 대한 치료 : 《동의보감(東醫寶鑑)》-수마산(水馬散) : 여름 삼복중에 다리가 길고 높아서 날쌔게 뛰어다니는 소금쟁이 30마리를 잡아 종이 한 장에 10마리씩 싸서 그늘진 곳에 매달아 말려서 가루를 내어 빈속에 따뜻한 술로 복용한다. 10일이면 효과가 보이고 30일을 한 개 치료과정으로 한다.

13. 선 태(蟬蛻)

【소 속】 Cicadoidea(매미上科) **【한국명】** 매미허물
【중문명】 蟬蛻 chan tai
【영문명】 Cicada slough
【이 명】 선각(蟬殼); 고선(枯蟬)

선태(蟬蛻)는 《명의별록(名醫別錄)》에서 원명을 선각(蟬殼) 또는 고선(枯蟬)이라고 하여 "소아경간(小兒驚癇)을 치료하며 태운 재를 복용하면 구리(久痢)를 치료한다."라고 기술하였다. 《증류본초(證類本草)》에서는 선태(蟬蛻)라고 하였다. 《본초강목(本草綱目)》에서는 "두풍현운(頭風眩暈), 피부풍열(皮膚風熱), 두진작양(痘疹作痒), 파상풍(破傷風) 및 정종독창(疔腫毒瘡), 대인실음(大人失音), 소아금풍천조(小兒噤風天弔), 경곡야제(驚哭夜嗁), 음종(陰腫) 등을 치료한다."라고 하였다. 현재 중국의 의약 서적에는 모두 이를 기술하고 있으며 그 종류도 비교적 많으나 중요한 것은 흑책(黑蚱) 이다.

【원동물】 매미과동물 말매미(蟬科動物 黑蚱; *Cryptotympana dubia* Haupt).
몸은 크고 흑색으로 광택이 있고 황금색의 세모(細毛)에 덮여 있다. 복안(複眼) 1쌍은 대형으로 두 복안(複眼) 사이에는 단안(單眼)이 3개 있다. 촉각(觸角)은 1쌍이고 구기(口器)가 발달되었다. 순기(脣基)는 빗살 모양이며 상순(上脣)은 넓고 짧으며 하순(下脣)은 관상(管狀)으로 연장되어 그 길이가 뒷다리의 발 기부(基部)에 까지 미른다. 흉부(胸部)가 발달되었다. 다리는 3쌍이다. 날개는 2쌍으로 막질(膜質)이며 흑갈색이다. 기부(基部)는 황녹색으로 물들어 있다(그림 2—22).

백양나무, 버드나무, 느릅나무, 홰나무, 단풍나무 등 나무 위에서 서식한다. 유충이 성충으로 자라는데 무려 수년이 걸린다.

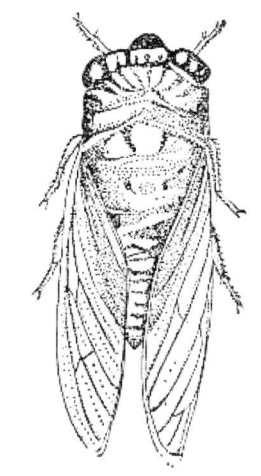

그림 2—22
말매미(黑蚱)

우리나라에서는 플라타너스나 버드나무 따위가 있는 낮은 지대의 벌판에서 볼 수 있고, 기록에 의하면 유충은 땅속에서 6년간 자란후 해가 진후 땅위로 나와 허물을 벗는다고 한다.

중국에는 요녕(遼寧) 이남의 대부분 지역에 모두 분포되어 있다.

【약 재】 매미가 성충(成蟲)이 되기 위하여 탈각(脫殼)한 허물을 선태(蟬蛻)라고 하여 약으로 사용한다. 여름과 가을에 나무나 지면에서 채집하며 흙과 같은 불순물을 깨끗이 제거하고 햇볕에 말린다.

선태는 매미와 비슷한 형태로 속이 비어 있고 약간 만곡(彎曲)되어 있다. 표면은 다갈색으로 반투명에 광택이 있으며 흑갈색 또는 황갈색의 미세한 털로 덮여 있다. 머리에 있는 1쌍의 실 모양의 촉각(觸角)은 보통 탈락되어 있다. 가슴의 등쪽은 세로로 갈라졌거나 혹은 십자형(十字形)으로 갈라져 있고 좌우에는 2쌍의 작은 날개가 있다. 배는 납작하고도 둥글며 도합 9개의 체절로 구분되고 각 체절 마다 대거(大距) 하연(下緣)의 1/3되는 곳에는 흑갈색의 뚜렷한 횡문(橫紋)이 1개 있다. 몸은 가볍고 막질(膜質)이며 속이 비어 쉽게 부서진다(그림 2-23).

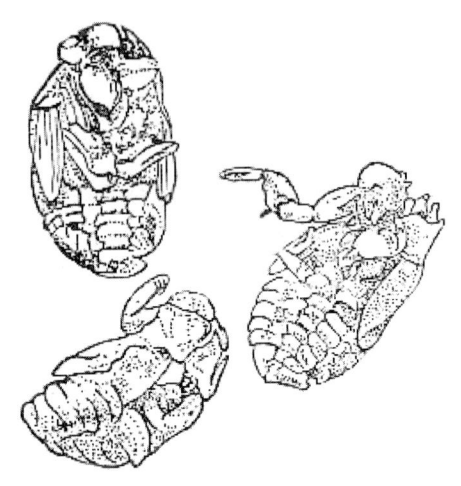

그림 2-23 선태(蟬蛻)약재

【성분 및 약리】 대량의 갑각질(甲殼質)을 함유하고 있다. N 7.8%, 회분 14.57%가 함유되어 있다.

동물 실험에서 진정(鎭靜)작용이 있어 횡문근(橫紋筋)의 긴장을 낮출 수 있고 반사(反射)작용을 낮추며 신경절(神經節)을 저지하는 작용이 있다는 것이 증명되었다. 마전자(馬錢子), 코카인 및 니코틴 등이 일으키는 경궐(驚厥)작용을 억제할 수 있으며 니코틴이 일으키는 근육 진전(震顫)을 부분적으로 제거 할 수 있다. 집토끼의 귀에 알콜침출물 60~250mg/kg을 정맥 주사하면 뇌하수체후엽zu/kg를 귀 정맥에 주사하였을 때 일으키는 급성결혈성(急性缺血性) 심전도(心電圖)의 개변을 방지할 수 있으나 심장박동수 및 Q-T 간기(間期)에 대해서는 뚜렷한 영향이 없다.

【성미 및 귀경】 甘, 鹹, 凉, 無毒. 肝, 肺經에 들어간다.

【응 용】 산풍열(散風熱), 이인후(利咽喉), 정경간(定驚癇), 선폐투진(宣肺透疹), 명목거예(明目祛翳) 효능이 있다. 풍열두통(風熱頭痛), 인후종통(咽喉腫痛), 성음시아(聲音嘶啞), 소아의 경간 추휵(驚癇抽搐), 야제(夜啼), 파상풍(破傷風), 홍역미투(紅疫未透), 풍진소양(風疹瘙痒), 목적종통(目赤腫痛), 목예(目翳), 과민성 비염

(鼻炎) 등을 치료한다. 양은 5~15g으로 한다.

1. 급성기관지염(急性氣管支炎), 해수실음(咳嗽失音)에 대한 치료: 선태(蟬蛻) 5g, 우방자(牛蒡子) 10g, 감초(甘草) 3g, 길경(桔梗) 5g을 물로 달여 매일 3회 복용한다.

2. 파상풍(破傷風), 각궁반장(角弓反張)에 대한 치료: 선태(蟬蛻) 50g, 제남성(製南星) 10g, 천마(天麻) 10g, 전갈(全蝎) 7 마리, 강잠(殭蠶) 7 마리를 물로 달여 매일 2회 복용한다.

3. 소아의 홍역초기(紅疫初期, 열이 나고 울며 놀라고 안정하지 못함)에 대한 치료: 선태(蟬蛻) 5g, 우방자(牛蒡子) 5g, 박하(薄荷) 5g을 물로 달여 매일 3회 복용한다.

4. 과민성 비염(鼻炎)에 대한 치료: 적당한 양의 선태(蟬蛻)를 가루 내어 매일 3회 2g씩을 복용한다.

5. 화농성중이염(化膿性中耳炎)에 대한 치료: 선태(蟬蛻) 1 마리를 불에 쬐어 말린 후 곱게 가루를 내어 빙편(氷片) 0.5g, 경분(輕粉) 4g을 가하여 고루 섞어 과산화수소 용액으로 환이(患耳)를 깨끗이 씻은 후 소량의 약분(藥粉)을 불어넣는다. 매일 1회 한다. 만약 두운(頭暈), 구역(嘔逆) 등의 증상이 나타나면 즉시 약을 중지하여야 한다.

주: 선화(蟬花)는 선(蟬)의 유충이 부화(孵化)하기 전에 동충하초(冬蟲夏草)의 균류(菌類)가 기생하여 죽은 것을 건조한 것으로 균(菌)이 있는 충체(蟲體)이다. 소풍해열(疏風解熱), 정경(定驚)의 효능이 있다. 소아야제(小兒夜啼), 경간추휵(驚癎抽搐) 등을 치료한다.

14. 홍낭자(紅娘子)

【소 속】 Cicadoidea(매미上科)　　　【한국명】 좀매미류
【중문명】 紅娘子 hong niang zi
【영문명】 Hongniangzi
【이 명】 저계(樗鷄); 사계(沙鷄)

홍랑자(紅娘子)의 원명은 저계(樗鷄)로 《신농본초경(神農本草經)》에서 "주로 심복사기(心腹邪氣), 음위(陰痿)를 치료한다."라고 처음으로 기술하였다. 《본초도

경(本草圖經)》에서는 홍낭자(紅娘子)라고 하였다. 《본초강목(本草綱目)》에서는 "저계(樗鷄)가 초생(初生)하였을 때는 머리가 네모로 납작하고 첨족(尖足)은 아래를 향하여 발 6개가 날개와 겹쳐져 흑색이며 다 자라면 날 수 있으며 외익(外翼)은 회황색으로 반점(斑點)이 있고 내시(內翅)는 오색이 서로 섞여 있으며 나무에 서식하면서 줄줄이 배열되고 늦가을에 가죽 나무 껍질에 알을 낳는다."라고 하였다. 이로 인하여 "본초(本草)"에 기술되어있는 저계(樗鷄)는 결코 오늘의 홍낭자(紅娘子)가 아니라는 것을 알 수 있다.

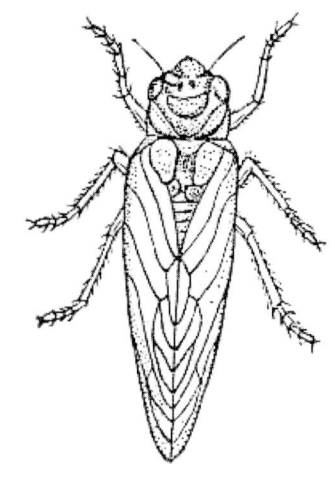

그림 2—24
흑시홍낭자(黑翅紅娘子)

【원동물】 좀매미아과동물 흑시홍낭자(蟬科動物 黑翅紅娘子; *Huechys sanguinea* De Geer : 한국 없음). 몸체는 비교적 작다. 머리와 가슴은 모두 흑색을 이룬다. 앞가슴등판은 앞이 좁고 뒤가 넓으며 흑색이며 중흉배판(中胸背板)도 흑색으로 좌우에 큰 반점(斑點)이 두개 있어 혈홍색(血紅色)을 이룬다. 배는 혈홍색(血紅色)이며 기부는 흑색이다. 머리 아래쪽 중앙은 적색이고 발은 흑색이다. 앞날개는 흑색이고 뒷날개는 갈색으로 광택이 있다(그림 2—24).

대개 구릉 지대에서 생기며 유충(幼蟲)은 개간(開墾)하지 않은 사질(沙質) 토양에서 살며 성충(成蟲)은 낮은 나무 숲 속에서 서식한다.

중국에는 강소(江蘇), 절강(浙江), 복건(福建), 대만(臺灣), 광동(廣東), 광서(廣西), 사천(四川), 강서(江西), 운남(雲南) 등에 분포되어 있다.

【약 재】 건조한 홍낭자(紅娘子) 전체를 약으로 사용한다. 6~8월 사이에 채취하며 이른 아침 이슬이 증발하기 전에 장갑과 마스크를 끼고 잡아 시루에 찌거나 불에 구워 햇볕에 말린다.

【성 분】 반모소(斑蝥素; Cantharidin), 납(蠟), 지방유(脂肪油) 및 홍, 흑(紅黑) 2 가지 색소를 함유하고 있다.

【성미 및 귀경】 苦, 辛, 平, 有毒. 肝, 心經에 들어간다.

【응 용】 공독(攻毒), 파어(破瘀), 화적(化積) 효능이 있다. 나력(瘰癧), 선창(癬瘡), 혈어경폐(血瘀經閉), 광견교상(狂犬咬傷) 등을 치료한다. 양은 1~5개로 한다. 외용은 적당한 양으로 한다. 이 품종은 극독(劇毒)품이므로 내복할 경우 조심

하여야 한다.

주: 갈시홍낭자(褐翅紅娘子; *Huechys philaemata* Fabricius)도 약으로 사용하나 현재 동물학상의 저계과(樗鷄科) 동물 저계(樗鷄; *Lycorma delicatula* White)는 홍낭자(紅娘子)로 사용하지 않는다. 그러나 우리나라에는 이 두종 모두가 없다.

15. 오배자(五倍子)

【소　속】 Pemphigidae(면충과)　　　　【한국명】 오배자면충
【중문명】 五倍子 wu bei zi
【영문명】 Chinese nut-gall
【이　명】 백충창(白蟲倉); 배아(倍蚜); 오배자아(五倍子蚜)

　오배자(五倍子)는 《본초습유(本草拾遺)》에서 "장허설리(腸虛泄痢)를 치료하며 탕제로 복용한다."라고 기술하였다. 《개보본초(開寶本草)》에서는 백충창(白蟲倉)이라고 하여 "치선감닉(齒宣疳䘌), 폐장풍독류일(肺臟風毒流溢) 피부작풍습창(皮膚作風濕瘡), 소양농수(瘙痒膿水), 오치하혈불지(五痔下血不止), 소아면비감창(小兒面鼻疳瘡) 등을 치료한다."라고 하였다. 《본초강목(本草綱目)》에서는 "염폐강화(斂肺降火), 화담음(化痰飮), 지해수(止咳嗽), 소갈(消渴)의 효능이 있으며 도한(盜汗), 구토(嘔吐), 실혈(失血), 구리(久痢) 등을 치료한다."라고 하였다. 현재 중국에서는 수렴항균약(收斂抗菌藥)으로 사용하고 있다.

【원동물】 면충과동물　오배자면충(倍蚜仉動物　角倍蚜; *Schlechtendalia chinensis* Bell). 유시형(有翅型)이 무시형(無翅型)보다 몸이 약간 크며 엷은 황색이나 어두운 녹색을 이룬다. 납판(蠟板)이 발달하였고 몸은 백색의 납분(蠟粉)으로 덮여 있다. 가을에 유시형(有翅型)은 촉각이 5절(節)로 제3절이 가장 길며 제3~5절의 감각권수(感覺圈數)는 Ⅲ : Ⅳ : Ⅴ = 10 : 5 :

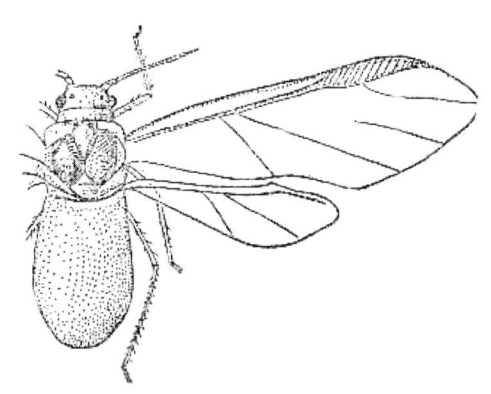

그림 2-25 오배자면충(角倍蚜)

10이고 고리 모양으로 넓다. 봄에는 유시형(有翅型)의 감각권수(感覺圈數)는 위에 기록한 수치보다 많다. 날개는 투명하고 시지(翅痣)가 길며 낫 모양으로 만곡(彎曲)되었다. 앞날개의 중맥(中脈)은 갈라지지 않고 기부(基部)에서 소실되었다. 뒷날개의 맥은 정상이다. 다리의 며느리발톱은 한마디이다. 복관(腹管)은 없으며 미편(尾片)은 작고 반원형이다(그림 2-25).

봄이면 오배자면충(五倍子綿蟲)은 중간 숙주(宿主)인 제등선속(提燈蘚屬; *Mnium*) 식물로부터 숙주(宿主)인 식물 염부목(鹽膚木; 오배자나무)에 날아가 암컷 및 수컷의 무시유충(無翅幼蟲)을 산생한다. 교배 후 암컷은 단성(單性) 무시(無翅) 암컷을 산생하여 바로 어린 잎에서 액즙을 섭취하여 서식하고 동시에 타액을 분비하여 잎 조직의 전분을 단당(單糖)으로 전화시켜 세포의 증생을 자극하여 점차적으로 외벽은 녹색이고 속이 빈 주머니 모양의 충영(蟲癭)을 형성하며 충체(蟲体)는 곧 그 속에 숨는다. 충영(蟲癭)은 처음에는 작은 구형을 이루나 후에는 점차 커진다. 이와 동시에 주머니 속의 암컷은 단성(單性)생식을 반복 진행한다. 충영이 성숙될 때 주머니 속의 자충(仔蟲)은 무려 4,000개체 이상에 달하고 무시아충(無翅蚜蟲)으로부터 유시아충(有翅蚜蟲)으로 발육한 후에는 먹이를 취하지 않는다. 이때 충영의 외벽은 적색으로 전화되며 유질(鞣質) 함량도 가장 높다. 따라서 약재의 채취도 적기에 하여야 한다. 만약 적기에 채취하지 않으면 충영은 점차 위축하여 파열되어 유시성충(有翅成蟲)이 나와 제등선속(提燈蘚屬) 식물로 날아가 기생하여 다시 유충을 태생(胎生)하며 흰 납상물(蠟狀物)을 분비하여 충체를 뒤덮고 월동(越冬)에 접어들어 이듬해 봄이 되면 유시형(有翅形) 태생(胎生) 암컷으로 발육하여 다시 염부목(鹽膚木)에 자웅(雌雄) 무시유충(無翅幼蟲)을 산생한다.

중국에는 대부분의 지역에 모두 분포되어 있다.

우리나라에서는 옻나무과의 붉나무에 기생하는데 충영은 잎에다 귀모양으로 만든다.

【약 재】 이 약재는 오배자아충(五倍子蚜蟲)이 옻나무과(漆樹科) 염부목(鹽膚木; *Rhus chinensis* Mill) 등 나무 잎에 기생한 충영(蟲癭)이다. 늦은 여름에 충영(蟲癭)이 적색으로 변하고 터지기 전에 채취한다. 끓는 물에 넣어 몇 분간 삶아 표면이 황갈색으로부터 회색으로 변할 때 건져내 햇볕에 말리거나 불에 쬐어 말리면 된다.

약재는 능각형(菱角形), 난원형 혹은 불규칙적인 낭상물(囊狀物)로 불규칙적인 각상(角狀) 분지(分枝) 또는 유상(瘤狀) 돌기가 몇개 있으며 길이는 약 7~9cm이고 직경은 약 4~5.5cm이다. 표면은 회황색이거나 황갈색이며 회백색의 연활(軟

滑)한 솜털이 있다. 낭벽(囊壁)의 두께는 약 1~2mm이다. 질은 단단하고 약하며 낭(囊) 속에는 회분상(灰粉狀)의 아충(蚜蟲) 시체(屍體) 및 납상(蠟狀) 분비물이 많이 있다. 냄새가 특별하고 맛은 떫다(그림 2—26).

초오배자(炒五倍子)는 오배자(五倍子)를 취하여 약한 불에 미황색(微黃色) 혹은 황색으로 볶으면 된다.

백약전(百藥煎)은 오배자(五倍子) 5g에 주곡분(酒麴粉) 0.5g과 적당 양의 물을 넣어 다시 누룩을 만들어 바람에 말리면 된다.

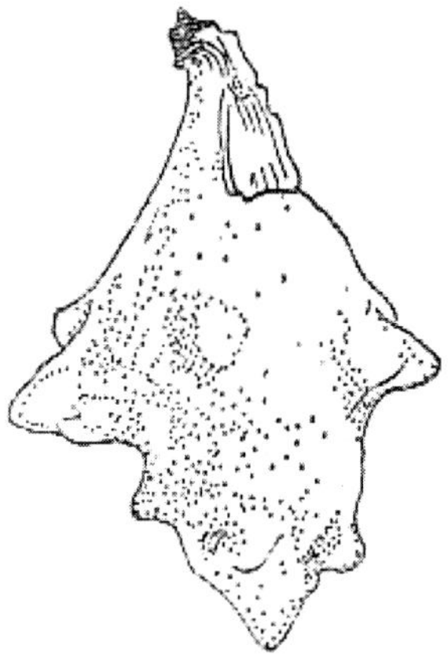

그림 2—26 오배자(五倍子)

【성분 및 약리】 충영(蟲癭)에는 주로 오배자(五倍子) 유질(鞣質) 50~80%가 함유되어 있다. 이밖에 Gallic acid 2~5%, 지방, 수지(樹脂), 납질(蠟質) 및 전분도 함유되어 있다.

이 종은 피부(皮膚), 점막(粘膜), 궤양(潰瘍) 등과 국부(局部) 조직 단백질 응고에 대하여 수렴(收斂)작용을 한다. 혈액응고(血液凝固)를 가속하여 지혈(止血) 작용을 할 수 있으며 알칼로이드(alkaloid)를 침전시켜 해독(解毒) 작용을 할 수 있다.

체외 실험에서는 황금색의 포도구균(葡萄球菌), 연쇄상구균(鏈鎖狀球菌), 폐염구균(肺炎球菌) 및 티브스, 부(副) 티브스, 이질(痢疾), 탄저(炭疽), 백후(白喉), 녹농균(綠膿菌) 등 모두에 대하여 확실한 억제 작용과 살균 작용이 있었다.

에틸 에테르로 유산(鞣酸)을 추출하고 남은 오배자(五倍子)도 여전히 항균(抗菌) 작용이 있으며 항균 작용의 성분은 주로 피부에 있다. 동물 실험에서 소백서(小白鼠)에는 독성이 크지 않으며 황금색의 포도구균(葡萄球菌)이 일으킨 집토끼의 인공농창(人工膿瘡)에 대하여서는 일정한 국부적인 치료 효과가 있다는 것을 입증하였다.

【성미 및 귀경】 酸, 鹹, 澁, 寒. 肺, 大腸, 胃經에 들어간다.

【응 용】 수렴지혈(收斂止血), 염폐지해(斂肺止咳), 삽장지사(澁腸止瀉), 염한(斂汗), 해독(解毒) 효능이 있다. 폐허해수(肺虛咳嗽), 구사탈항(久瀉脫肛), 자한(自汗), 하혈(下血), 해혈(咳血), 유정(遺精), 유뇨(遺尿), 창양(瘡瘍), 중금속염 및 알칼로이드(alkaloid) 중독 등을 치료하고 외용으로 화상(火傷), 탈항(脫肛), 치질(痔疾), 자궁경미란(子宮頸糜爛), 임파선결핵(淋巴腺結核), 구강염(口腔炎), 치은염(齒齦炎) 등을 치료한다. 용량은 3~10g으로 한다. 외용은 적당한 양으로 한다.

1. 폐허구해(肺虛久咳)에 대한 치료: 오배자(五倍子) 10g, 오미자(五味子) 10g,

인삼(人蔘) 5g, 자완(紫莞) 15g을 물에 달여 매일 2회 복용한다.

2. 구사구리(久瀉久痢), 변혈(便血), 탈항(脫肛)에 대한 치료: 오배자(五倍子) 10g, 가자(訶子) 10g, 오미자(五味子) 10g을 물에 달여 매일 2회 복용한다.

3. 선(癬)에 대한 치료: 오배자(五倍子)를 가루 내여 환부에 바르거나 물로 달여 환부를 씻는다.

4. 구강염(口腔炎)에 대한 치료: 오배자(五倍子) 0.5g에 물 10㎖를 넣어 반쯤 될 때까지 달이고 여과하여 여과액으로 양치질한다.

16. 자초용(紫草茸)

【소 속】 Coccoidea(깍지벌레上科)　　【한국명】 깍지벌레류
【중문명】 紫草茸 zi cao rong
【영문명】 Shellac, Indian lac insect
【이 명】 자광(紫礦); 충교(蟲膠); 자교(紫膠)

자초용(紫草茸)은 《본경봉원(本經逢原)》에서 "지금의 사람들은 두창(痘瘡)을 전적으로 치료하여 활혈기창(活血起脹)의 효능이 있고 함한작사(鹹寒作瀉)의 부작용이 없으며 그 효능은 자초(紫草)의 배가 되므로 자초용(紫草茸)이라 하지만 실은 자초(紫草)와 같은 종류가 아니다."라고 하였다. 《당본초(唐本草)》에서는 자광(紫礦)이라고 하여 "자색으로 아교와 같다. 바닷가 수등(樹藤)의 껍질 속에 있는 개미를 말한다. 나무 이름은 갈름(渴廩)으로 마치 벌이 꿀을 만드는 것과 같다."라고 하였다. 이시진(李時珍)은 《본초강목(本草綱目)》에서 "자광(紫礦)은 작은 벌레가 의슬(蟻蝨)처럼 나무 가지에 만든 것으로 바로 오늘의 동청수(冬靑樹) 위의 작은 벌레가 만든 백납과 같은 까닭에 사람들은 흔히 나무 가지를 꽂아 만든다."라고 하였다. 이상에 의하면 자초용(紫草茸)은 곧 자교충(紫膠蟲)이 나무 가지에 분비한 교질물(膠質物)이다.

【원동물】 깍지벌레류동물 자교충(膠蚧科動物 紫膠蟲; *Laccifer lacca* Kerr: 한국 없음). 이 곤충은 암수가 다른 형태로 변태도 다르다. 수컷 자체도 날개가 있는 것과 없는 것의 두 형이 있다. 암컷 성충의 몸은 주머니 꼴로 자색이며 교질 속에 깊이 숨겨져 있으며 앞쪽 입은 앞으로 두드러져 있고 뒤쪽 입은 뒤로 두드러져

짝을 이루었으며 복안(複眼), 촉각(觸角)과 다리는 모두 퇴화하여 항상 숙주(宿主) 식물에 붙어 움직이지 않고 입을 식물 조직에 꽂아 즙액을 빨아 먹는다. 어깨 양 옆에는 기문구(氣門溝)가 있으며 등에는 배자돌(背刺突)과 각질화(角質化)한 등가시가 하나 있다. 수컷의 유시형(有翅型)은 자홍색으로 머리, 가슴, 배의 구분이 뚜렷하며 머리의 구기(口器)는 소실되고

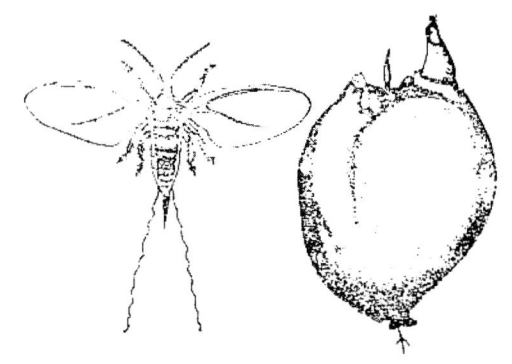

그림 2—27 자교충(紫膠蟲)

9개의 마디로 된 1쌍의 촉각이 있다. 날개는 막질(膜質)이다. 배는 8 마디로 끝 부분에는 음경초(陰莖梢)가 있으며 양 옆에는 흰 납사(蠟絲)가 각기 하나씩 있다. 번데기는 수컷에만 있고 연한 자홍색으로 촉각과 다리가 뚜렷하게 나타난다(그림 2—27).

본 자교충(紫膠蟲)은 봄과 가을로 2세대가 발생한다. 산란한 후에 알은 매우 빨리 부화되어 유충이 나와 약 1개월 후에는 성충으로 변하고 3개월 후인 10월 하순경이면 제2 세대가 출현하며 이 세대는 유충으로 월동 이듬해 3월에 성충 시기로 들어간다. 수컷은 제1 세대의 알이 6월에 출현하여 7월 중순에 번데기로 되고 하순에 성충이 되면 암컷과 교미를 시작한다. 방금 부화되어 나온 유충은 이르는 곳마다 숙주(宿主)를 찾고 숙주를 찾으면 고정하여 먹이를 섭취하고 산다. 유충은 무리를 지으며 먹이를 취하기만 하면 셀랙(Shellac : 와니스의 원료; 랙(lac) 염료)을 분비하며 점점 많이 분비하여 성충이 되면 분비 양은 더욱 많아 서로 이어져 벌레 전체를 덮고 교경(膠梗)을 이루면 분비를 마친다. 번식 능력이 매우 강하며 유성생식과 무성생식으로 나눈다.

중국에는 운남(雲南), 사천(四川), 광동(廣東), 대만(臺灣) 등에 분포되어 있다.

【성 분】 충교(蟲膠)는 수지(樹脂), 납(蠟), 수용성 자홍색소(紫紅色素), 당(糖), 단백(蛋白), 염류(鹽類), 물과 알코올 불용성 물질이 함유되어 있다.

성숙한 雌蟲의 밀로(蜜露)는 Asparticavid, Aspartic acid, Glycine, Glutamic acid, Leucine, Isoleucine, Proline, Serine, Threonine, Valine, Arganine, α-Alanine, β-Alanine, Histidine, Lysine, Protease, Tyrosine, Serine 등이 함유되어 있다.

【약 재】 자교충(紫膠蟲)이 나무 가지에 분비한 교질(膠質)을 자초용(紫草茸)

이라 한다. 여름철에 자교(紫膠)가 붙어 있는 나무 가지를 잘라 셀랙만 취하여 그늘지고 통풍이 잘 되는 곳에서 말려 덩어리지지 않았을 때 거두어 들여 비축한다.

건조한 약재는 대개 길이가 다른 반(半) 원주형으로 보통 길이는 3~9cm, 너비는 약 1cm이다. 자갈색으로 때로는 빨간색을 띠며 표면에는 잔무늬와 작은 구멍이 있고 나무 가지에 붙었던 부위는 오목한 홈을 이룬다.

질은 단단하고 약하며 절단면에는 평행으로 배열한 긴 원형 충와(蟲窩)가 있는 것이 보인다. 안에는 죽은 벌레가 있으며 어두운 적갈색이다. 열을 받으면 연화(軟化)하여 찐득찐득하게 변한다.

【성미 및 귀경】 甘, 鹹, 平, 小毒. 脾, 腎經에 들어간다.

【응 용】 청열(淸熱), 냉혈(冷血), 해독(解毒) 효능이 있다. 홍역(紅疫), 반진(斑疹), 투발불이(透發不易), 산후혈운(産後血暈), 대하(帶下), 개창종독(疥瘡腫毒) 등을 치료한다. 사용량은 3~6g으로 한다.

1. 산후혈운(産後血暈)에 대한 치료: 적당한 양의 자초용(紫草茸)을 갈아 가루로 만들어 한번에 1g씩을 따뜻한 술로 복용한다.

2. 치은출혈(齒齦出血)에 대한 치료: 자초용(紫草茸)과 백반(白礬)의 같은 양을 가루로 만들어 물을 머금고 양치질한다.

17. 충백랍(蟲白蠟)

【소 속】 Coccidae(밀깍지벌레과)   【한국명】 깍지벌레
【중문명】 蟲白蠟 chong bai la
【영문명】 Insect wax
【이 명】 충랍(蟲蠟)

충백랍(蟲白蠟)은 《본초회편(本草匯編)》에서 처음으로 기술하였으며 《본초강목(本草綱目)》에서는 제39 권 충부(蟲部)에 "채충(瘵蟲)을 죽인다."라고 하였다. 《본경봉원(本經逢原)》에서는 "하감(下疳)을 치료한다."라고 하였다. 《중약지(中藥誌)》에서는 적게 사용하는 약에 열거하여 생기렴창(生肌斂瘡)의 효능이 있다고 인식하고 있다.

【원동물】 밀깍지벌레과동물 쥐똥밀깍지벌레(蚧科動物 白蠟蟲; *Ericerus pela*

Chavannes). 암컷의 성충(成蟲)은 타원형으로 등이 융기된 방형(蚌形)의 개각상(介殼狀)으로 엷은 적갈색에 크기가 다른 엷은 흑색 점이 있다. 암컷은 산란할 때 원구형으로 팽대되어 몸길이가 1cm이며 갈적색으로 등은 광채가 난다. 촉각(觸角)과 다리는 모두 발달되지 않아 복면(腹面)에 가려져 있다. 날개가 없고 몸 가장자리에는 2 줄의 가시 털이 있는데 한 줄은 비교적 길고 한 줄은 좀 짧게 있다. 몸 끝에는 삼각형의 엉덩이 판 1쌍이 있으며 항문(肛門) 주위에는 고리가 있다. 항환 강모(肛環剛毛)는 모두 8 가닥이다.

수컷의 성충(成蟲)은 소형으로 유연(柔軟)하며 머리와 가슴 부위는 자갈색이고 배는 창회색(蒼灰色)이다. 머리에는 눈 6쌍이 있고 촉각(觸角)은 실 모양으로 10절(節)로 되었다. 앞날개는 발달되어 길고 막질(膜質)이며 투명하다. 시맥(翅脈)은 2 갈래로 단순하다. 뒷날개는 퇴화되어 작은 갈구리 모양으로 평형봉(平衡棒)을 이룬다. 배 끝에는 장추형(長錐形) 외생식기가 있고 가늘고 긴 백색의 납사(蠟絲) 1쌍이 있다.

알은 각질(角質) 주머니에 들어 있다. 봄에 부화(孵化)하여 수컷의 유충은 나무 가지에 고정되어 움직이지 않으면서 백색 납질(蠟質)을 분비하여 몸을 싼다. 납질(蠟質)의 분비가 왕성할 때 서로 엉키어 나무 가지가 새하얀 방망이 모양을 이루게 된다(그림 2—28).

백랍수(白蠟樹), 여정(女貞) 등 목서과(木犀科) 식물에 서식한다. 1년에 1세대씩 산생한다. 7~8월에 "정간(定杆)"한 다음 충체(蟲體)는 신속히 납(蠟)을 대량으로 분비한다. 수컷은 대개 군집(群集)하므로 나무 가지는 늘 두터운 납층(蠟層)으로 포장되며 이것이 바로 충백랍(蟲白蠟)이다.

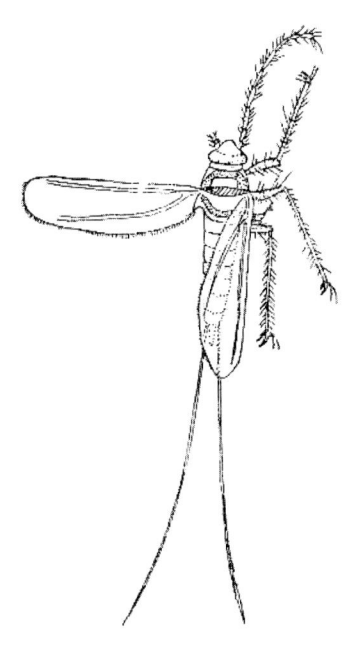

그림 2—28
쥐똥밀깍지벌레(白蠟蟲)

우리나라는 이름만 알려졌고 기타에 대한 정확한 기록이 없다.

중국에는 협서(陝西), 강소(江蘇), 절강(浙江), 강서(江西), 호북(湖北), 복건(福建), 광동(廣東), 광서(廣西), 사천(四川), 귀주(貴州), 운남(雲南) 등 지역에 분포되어 있다.

【약 재】 백랍충(白蠟蟲)이 분비한 백색 납질(蠟質)를 충백랍(蟲白蠟)이라고

하며 약으로 사용한다. 8~9월에 채취한다. 이른 아침 칼로 납질(蠟質)에 싸여 있는 나무 가지를 잘라 끓는 물에 넣고 삶으면 충체(蟲體)와 불순물은 가라앉고 납질(蠟質)은 녹아서 위에 뜨며 납질(蠟質)이 식어 굳어지면 취하여 다시 가열하여 녹인후 뜨거울 때 여과하여 응고시키면 된다.

이 충백랍(蟲白蠟)은 대부분 큰 원형의 두터운 덩어리를 이루지만 상품은 대개 불규칙적인 덩어리로 부서져 있으며 크기가 고르지 않다.

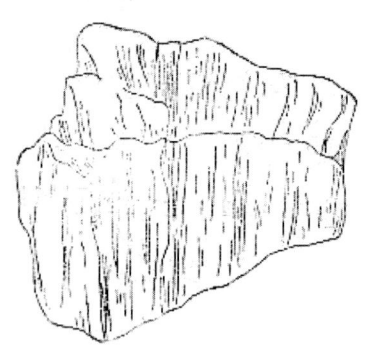

그림 2—29 충백랍(蟲白蠟)약재

전체는 백색 또는 약한 황색을 띠어 불투명하거나 약간 투명하고 표면은 평활(平滑)하거나 혹은 주름이 조금 있으며 광택이 있고 손으로 만지면 매끄러운 감이 있다. 가벼워 수면에서 뜬다. 질은 단단하고 좀 약하여 손으로 비비면 곧 분쇄되고 단면은 침상(針狀)의 결정형(結晶形) 또는 작은 과립상이다. 특별한 냄새가 약하고 희미하게 난다. 물, 에테르와 클로로포름에는 용해하지 않으나 벤젠 및 석유에테르에는 용해된다. 용점은 80~83℃이다(그림 2—29).

【성 분】 주로 Hexacosanol, Heptacosanol, Octacosanol, Triacontanol, Hexacosanic acid, Heptacosanoic acid, Octacosanoic acid, Triacontanoic acid, Palmitic acid, Octadecanoic acid를 함유하고 있다.

중국 시중에서 판매하고 있는 종류에는 주로 Octacosyl lignocerate, Melissyl lignocerate, Ceryl lignocerate, Ceryl cerotate, Heptacosyl heptacosanate, Ceryl montanate, Heptacosyl melissete가 함유되어 있다. 이 밖에 또 유리 상태의 Melissyl alcohol, Heptacosane, Ibotaceryl alcohol, Ceryl alcohol 등이 있다.

【성미 및 귀경】 甘, 溫, 無毒. 肝經에 들어간다.

【응 용】 생기렴창(生肌斂瘡), 지혈정통(止血定痛) 효능이 있다. 금창출혈(金瘡出血), 뇨혈(尿血), 하혈(下血), 부스럼, 종기, 하감(下疳) 등을 치료한다. 양은 4~10g으로 한다.

주: 백랍충(白蠟蟲)의 수컷 유충(幼蟲)에는 주로 3감유지(3甘油酯)가 함유되어 있으며 이 밖에 소량의 탄화수소류, 밀랍류(蠟類), 인지질류(燐脂質類), 유리 지방산(游離脂肪酸), 1 및 2감유지(2甘油酯) 등이 함유되어 있다.

18. 구향충(九香蟲)

【소 속】 Pentatomomorpha(노린재下目)　　【한국명】 노린재
【중문명】 九香蟲 ju xiang chong
【영문명】 Stink bug
【이 명】 흑두충(黑兜蟲); 과흑춘(瓜黑蝽)

　　구향충(九香蟲)은 《본초강목(本草綱目)》에서 흑두충(黑兜蟲)이라고도 하여 "격완기체(隔脘氣滯), 비신휴손(脾腎虧損)을 치료하며 장원양(壯元陽)의 효능이 있다."라고 기술하였다. 《본초신편(本草新編)》에서는 "홍양익정(興陽益精)의 효능이 있다."라고 하였다. 《현대실용중약(現代實用中藥)》에서는 "신경성 위통(胃痛), 요슬산통(腰膝酸痛), 흉완울민(胸脘鬱悶), 정신불쾌(精神不快)에 의하여 발생하는 흉와체통(胸窩滯痛) 등에 적용하며 다른 강장약(强壯藥)과 함께 복용하면 효과가 있다."라고 하였다.

　　【원동물】 노린재과동물 구향충(蝽科動物 九香蟲; *Aspongopus chinensis* Dallas : 한국 없음). 전체는 긴 난원형으로 자홍색을 띤 갈색이다. 머리는 좁고 뾰족하다. 촉각(觸角)은 5 마디로 되었으며 앞의 4 마디는 흑색이고 제 5 마디는 기부를 제외하고는 적황색이며 제 2 마디는 제 3 마디보다 길다. 앞가슴등판과 소순판(小盾板)에는 모두 불규칙적인 가로주름무늬가 있다. 앞가슴등판은 앞이 좁고 뒤가 넓으며 앞 가장자리는 오목하게 들어가고 뒤 가장자리는 약간 두드러졌으며 가운데는 직선형이고 측각(側角)이 뚜렷하고 옆 가장자리는 흑색이다. 배는 적갈색인데 배판은 각마디마다 홍황색의 반점(斑點)이 있다(그림 2—30).

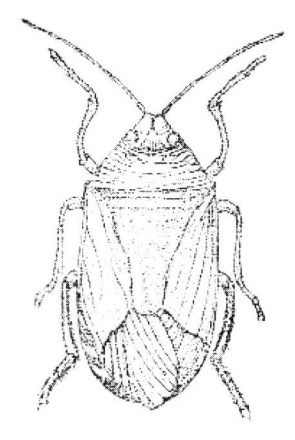

그림 2—30 구향충(九香蟲)

　　중국에는 남방에서 매년 1 세대가 생장한다. 성충(成蟲)은 흙덩이나 돌덩이 밑 혹은 돌 틈새에서 월동하고 매년 3월이면 나타난다. 성충 및 약충(若蟲)은 모두 군집성이 좀 있고 과류(瓜類) 작물을 즐겨 먹는다.

　　중국에는 동북(東北), 서북(西北)을 제외하고 기타 각 지방에 거의 모두 분포되어 있다.

【약　재】 겨울과 봄 두 계절에 채취하여 통에 넣고 술을 조금 넣고 뚜껑을 닫아 충(蟲)을 죽이거나 끓는 물에 넣어 죽인 후에 꺼내어 햇볕에 말기거나 불에 쬐어 말린다.

【성　분】 온전한 벌레에는 지방, 단백질 및 갑각질(甲殼質) 등을 함유하고 있다. 지방 속의 포화 지방산은 스테아린산과 팔미트산이고 불포화 지방산은 올레인산이다. 특수한 냄새는 알데히드와 케톤에서 나는 것이다.

【성미 및 귀경】 鹹, 溫, 無毒. 肝, 腎經에 들어간다.

【응　용】 이기지통(理氣止痛), 온중장양(溫中壯陽) 효능이 있다. 흉복비만(胸腹痞滿), 간위기통(肝胃氣痛), 요슬산연(腰膝痠軟), 음위(陰痿) 등을 치료한다. 양은 5~15g으로 한다.

1. 위완통(胃脘痛)에 대한 치료: 구향충(九香蟲) 150g, 자전갈(炙全蝎) 100g을 곱게 가루로 만들고 꿀로 3g 무게의 환을 만들어 매일 2회 반환씩 복용한다.

2. 간신허약(肝腎虛弱), 음위(陰痿)에 대한 치료: 구향충(九香蟲) 10g, 육종용(肉蓯蓉) 15g, 토사자(菟絲子) 15g, 양기석(陽起石) 15g을 물에 달여 하루에 2회 복용한다.

주: 구향충(九香蟲)의 원동물은 종류가 많으나 주로 구향충(九香蟲; *Aspongopus chinensis*)과 소추춘(小皺蝽; *Cyclopelta parva*)의 2 종류이다(한국 없음). 중국에는 소추춘(小皺蝽)은 화북(華北)에 분포되어 있으며 구향충(九香蟲)의 분포는 가장 북쪽이 강소(江蘇)와 안휘(安徽)이다. 기타 종류는 모두 순수한 남방 종류이므로 북방 지역의 구향충(九香蟲)을 소추춘(小皺蝽)으로 간주하고 있다.

19. 지고우(地牯牛)

【소　속】 Myrmeleontidae(명주잠자리과)　　【한국명】 개미귀신, 개미지옥
【중문명】 地牯牛 di gu niu
【영문명】 Antlion's larva
【이　명】 사뇌자(砂挼子); 사우(沙牛); 수충(睡蟲)

지고우(地牯牛)는 《본초습유(本草拾遺)》에서 원명을 사뇌자(砂挼子)라고 기술하였으며 《본초구원(本草求原)》에서는 사우(沙牛)라고 하여 "통규이수(通竅利水)의 효능이 있고 임(淋)을 치료하며 볶은 후 가루를 내 설탕물로 복용한다."라고

하였다. 《민간상용초약회편(民間常用草藥匯編)》에서는 지고우(地牯牛)라고 하여 "퇴창관(退瘡管)"의 작용이 있다고 하였다. 《육천본초(陸川本草)》에서는 "소아풍담(小兒風痰), 경련(痙攣), 사림(砂淋) 등을 치료하며 정창(疔瘡)에 바른다."라고 하였다. 현재 중국에서는 각 지역 민간에서 많이 사용하고 있다.

【원동물】 명주잠자리과동물 명주잠자리(蟻蛉科動物 蛟蜻蛉; *Myrmeleon micans* Mclachlan). 성충(成蟲)은 잠자리와 비슷하며 몸은 흑갈색으로 융모(絨毛)를 갖고 있다. 머리는 흑색으로 광택이 있으며 복안(複眼)은 녹색이다. 촉각(觸角)은 방망이 모양으로 흑색이다. 흉배(胸背)는 어두운 갈색이며 발은 황색이다. 날개는 박막상(薄膜狀)으로 투명하며 가는 망상맥(網狀脈)이 있다. 복부는 어두운 갈색이다. 유충의 몸길이는 6~18mm이며 토황색(土黃色) 내지 혼탁한 백색으로 흑갈색의 무늬가 있다. 몸에는 흑갈색의 강모(綱毛)가 산생(散生)과 총생(叢生)한다. 머리에는 집게 모양의 큰 턱이 있다(그림 2—31).

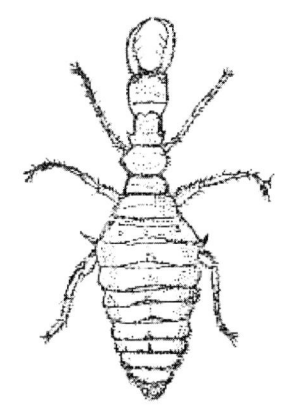

그림 2—31
명주잠자리유충
(蛟蜻蛉幼蟲)

성충은 흔히 저녁 무렵에 풀숲 사이를 날아다니며 추광성(趨光性; 빛의 방향을 취하는 현상)이 있으며 건조한 모래 위에 산란한다. 유충(幼蟲)은 암석 밑이나 단애(斷崖), 담장 밑, 처마 밑과 비에 젖지 않는 모래땅에 서식하며 보드라운 흙으로 직경이 20~60mm되는 누두상(漏斗狀)의 작은 "함정"을 만들어 그 밑의 모래 속에 숨어 있다가 개미나 기타 작은 곤충들이 함정 위를 지나 갈 때 미끄러져 떨어지면 잡아 먹으므로 곧 "의사(蟻蛳 : 개미귀신, 개미지옥)" 혹은 "의지옥(蟻地獄 : 개미귀신, 개미지옥)"이라고도 부른다.

우리나라는 요즈음 환경이 적당치 않아 많이 줄어들었고, 강가나 바닷가의 모래사장에는 명주잠자리와 매우 비슷한 애명주잠자리(*Myrmeleon formicarius* L.)가 산다. 명주잠자리 수컷의 앞날개 길이는 36㎜내외, 암컷은 45㎜내외이며, 애명주잠자리는 이들보다 약간 작다.

중국에는 대부분의 지역에 모두 분포되어 있다.

【약 재】 교청령(蛟蜻蛉)의 유충(幼蟲)을 지고우(地牯牛 : 개미귀신)라 하며 건조 또는 신선한 것을 약으로 사용한다. 또 도퇴충(倒退蟲), 사뇌자(砂挼子), 수충(睡蟲)이라고도 한다. 봄과 가을에 채취하여 끓는 물에 데워 햇볕에 말리거나 불에 쬐어 말린다. 혹은 생용(生用)한다.

【성미 및 귀경】 辛, 鹹, 溫, 無毒. 肝, 心經에 들어간다.

【응 용】 평간식풍(平肝熄風), 해열진경(解熱鎭痙), 거어산결(祛瘀散結), 발독소종(拔毒消腫), 통변(通便), 절학(截瘧) 등 효능이 있다. 소아의 고열경궐(高熱驚厥), 전간(癲癇), 중풍(中風), 골수염(骨髓炎), 중이염(中耳炎) 등을 치료한다. 양은 0.5~1g으로 한다. 외용은 적당한 양으로 한다.

1. 고혈압에 대한 치료: 지고우(地牯牛) 3~5 마리를 약한 불에 쬐어 말리고 가루로 만들어 하루 2회 끓인 물에 타서 복용한다.

2. 학질(瘧疾)에 대한 치료: 지고우(地牯牛) 5~7 마리를 물에 달여 하루에 2회 복용한다.

3. 옹(癰)에 대한 치료: 지고우(地牯牛)를 약한 불에 말려 가루를 낸 후 반죽하여 붙이며 매일 1회 갈아붙인다.

4. 나력파란(瘰癧破爛; 임파선결핵)에 대한 치료: 적당한 양의 지고우(地牯牛)를 소량의 붕사(硼砂), 빙편(氷片)과 함께 분쇄하여 창(瘡)에 붙인 다음 고약(膏藥)으로 덮는다.

20. 작 옹(雀甕)

【소 속】 Limacodidae(쐐기나방과)　　【한국명】 노랑쐐기나방 고치(原動物)
【중문명】 雀甕 pue weng
【영문명】 Cocoon of an oriental moth
【이 명】 양랄자(楊瘌子); 모랄자(毛瘌子); 천장자(天漿子)

작옹(雀甕)은 《신농본초경(神農本草經)》에서 "주로 소아경간(小兒驚癎), 한열결기(寒熱結氣)를 치료한다."라고 처음으로 기술하였다. 《본초도경(本草圖經)》에서는 천장자(天漿子)라고 불렀다. 일반적으로 양랄자(楊瘌子) 또는 모랄자(毛瘌子)라고도 한다. 중국의 민간에서는 소아경풍(小兒驚風)에 널리 사용하고 있다.

【원동물】 쐐기나방과동물　노랑쐐기나방(刺蛾科動物　黃刺蛾; *Monema flavescens* Walker). 유충은 자모충(刺毛蟲; 쐐기벌레)이라고 한다. 암컷은 수컷보다 좀 크다. 머리와 가슴은 황색이고 발은 어두운 적갈색이다. 앞날개의 내반부(內半部)는 황색이고 외반부(外半部)는 갈색이며 두 갈래의 암갈색 횡선(橫線)이 날개

끝으로부터 뒤로 비스듬히 뻗어 있으며 내면(內面)의 한 갈래는 중실(中室) 하각후(下角後)에 원반(圓斑)으로 뻗어 내반부(內半部) 황색의 분계선으로 되었고 외면(外面)의 한 갈래는 후각처(後角處) 가까이까지 뻗었으며 뒷날개는 자황색이다(그림 2—32).

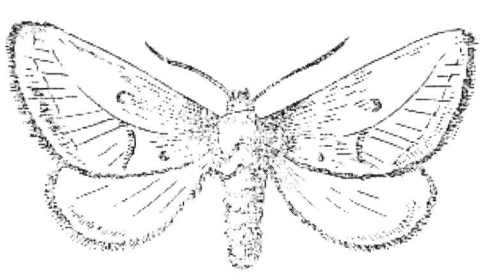

그림 2—32 노랑쐐기나방(黃刺蛾)

유충(幼蟲)은 성숙되면 장방형이 된다. 머리는 작고 황갈색이다. 제2 체절로부터 시작하여 각 체절 마다 4개의 쐐기가시가 있으며 각 쐐기가시마다 흑색의 쐐기 털이 많이 나있다. 배다리는 퇴화되어 흡반(吸盤)으로 변하였다. 몸은 황록색이고 등 중앙에는 자갈색 중에 띠엄 띠엄 세로무늬가 끼어 있으며 세로무늬 바깥쪽은 남색테두리가 안에서 받쳐주고 있다. 끝마디 배면에는 갈색의 작은 반점이 4개 있고 기문(氣門)의 상선(上線)은 담청색(淡靑色)이고 하선(下線)은 엷은 황색이다.

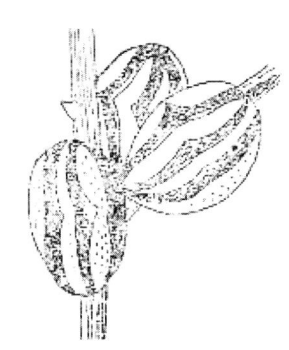

그림 2—33 작옹(雀甕)

고치는 타원형으로 길이는 11.5~14.5mm이고 회백색이며 그 위에는 넓은 갈색 종문(縱紋)이 여러 개 있으며 재질은 견고하고 작란(雀卵)과 비슷하다. "본초(本草)"에서는 작옹(雀甕)이라고 하였다(그림 2—33).

유충(幼蟲)은 사과, 배, 복숭아, 살구, 자두, 대추, 뽕나무, 산딸기 등 많은 종류의 나무 잎을 해친다. 나무 곁가지나 또는 가지 줄기에 고치를 짓고 월동(越冬)한다.

우리나라는 야산이나 큰산에 널리 분포하고 일본, 우수리, 대만에도 있다.

중국에는 전국 각지에 모두 분포되어 있다.

【약 재】 황자아(黃刺蛾)의 번데기는 석회질(石灰質)로 된 단단한 각(殼) 속에 있으며 이 각을 작옹(雀甕)이라고 하여 약으로 사용한다. 또 천장자(天漿子)라고도 한다. 겨울과 봄에 나무에서 채취하여 생용(生用)한다.

【성미 및 귀경】 甘, 平, 微毒. 心經에 들어간다.

【응 용】 청열지경(淸熱止驚), 산풍해독(散風解毒) 효능이 있다. 소아경풍(小兒驚風), 전간(癲癇), 유아(乳蛾; 扁桃腺炎), 유연(流涎), 제풍(臍風; 신생아의 파상풍) 등을 치료한다. 양은 1~5개로 한다.

1. 소아의 급, 만경풍(急慢驚風)에 대한 치료: 작옹(雀甕), 백강잠(白殭蠶), 전갈(全蝎)의 각 3개씩을 함께 가루를 내어 1g씩을 마황(麻黃) 2g을 달인 물로 복용한다.
2. 유아(乳蛾), 후비(喉痺: 咽喉炎)에 대한 치료: 작옹(雀甕)의 각(殼)을 제거한 후 천천히 씹어 삼킨다.
3. 소아전간(小兒癲癎)에 대한 치료: 작옹(雀甕) 3개를 기와에 놓고 약한 불에 쬐어 바삭바삭하게 될 때까지 말려 곱게 가루로 만들어 발작한 후 즉시 끓인 물에 타서 복용한다.

21. 찬간충(鑽稈蟲)

【소　속】 Pyralidae(명나방과)　　　【한국명】 명나방
【중문명】 鑽稈蟲 zuan gan chong
【영문명】 Larva of a striped stem borer; Larva of an european
【이　명】 명충(螟蟲); 마디충(幼蟲) 또는 마디충 나방(成蟲)

찬간충(鑽稈蟲)은 "본초(本草)"에는 없으며 중국의 동북 지방 민간에서는 이를 흔히 약으로 사용하고 있어 이를 근거로 《동북동물약(東北動物藥)》에 수록하였으며 《중약대사전(中藥大辭典)》에서도 약용으로 인정하고 있다.

【원동물】 명나방과동물 고량조명(螟蛾科動物 高粱條螟; *Proceras venosatum* Walker: 한국 없음). 성충(成蟲)은 일종의 회황색의 나방으로 편 날개는 2.5~3.2cm이다. 머리는 작으며 촉각(觸角)은 가늘고 길다. 수컷의 촉각은 회초리 모양이고 암컷은 실 모양이다. 앞날개는 회황색으로 바깥 가장자리에는 7개의 소흑점(小黑点)이 직선을 이루고 있으며 정면(正面)에는 흑갈색의 줄이 세로로 여러 갈래 있다. 뒷날개의 색은 약간 연하며 수컷 나방은 엷은 회황색이고 암컷 나방은 백색에 가깝다. 배와 발은 모두

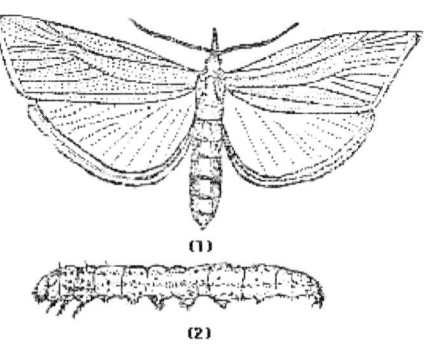

그림 2-34 고량조명(高粱條螟)
(1)성충　　(2)유충

황백색이다(그림 2—34).

　유충(幼蟲)은 황백색이거나 황갈색이며 몸에는 자갈색의 세로 무늬가 4 갈래 있고 각 체절마다 정면에 갈색의 얼룩무늬 4개가 정방형으로 배열되어 있다. 머리는 황갈색이거나 흑갈색이다. 앞가슴과 미절(尾節)의 등판은 엷은 황갈색이다.

　유충(幼蟲)은 수수, 옥수수 등의 줄기 속에서 월동(越冬)하며 군집성으로 속과 잎의 엽육(葉肉), 엽맥(葉脈)을 집중적으로 해치며 줄기도 좀먹는다.

　중국에는 서북(西北)과 서남(西南) 지역에는 적게 나타나지만 기타 지역에는 보편적으로 분포되어 있다.

　【약　재】 신선한 것이나 건조한 찬간충(鑽稈蟲)의 유충(幼蟲)을 약으로 사용한다. 충구(蟲口)가 있는 찰수수의 대를 쪼개고 유충을 채취하여 생용(生用)하거나 끓는 물에 데워 햇볕에 말리거나 불에 말리어 비축한다.

　【성미 및 귀경】 苦, 鹹, 平. 心經에 들어간다.

　【응　용】 냉혈해독(冷血解毒) 효능이 있다. 변혈(便血)을 치료한다. 양은 2~5g으로 한다.

22. 백강잠(白殭蠶)

【소　속】 Bombycidae(누에나방과) 1　　　【한국명】 백강균에 감염된 누에
【중문명】 殭蠶 jiang can
【영문명】 Larva of a silkworm with batrytis
【이　명】 강잠(殭蠶); 천충(天蟲)

　백강잠(白殭蠶)은 《신농본초경(神農本草經)》에서 "소아경간야제(小兒驚癎夜啼)를 치료하고 삼충(三蟲; 뱃속에서 병을 일으킨다는 3개의 벌레)을 제거하며 흑간(黑䵟; 기미)을 없애며 남성의 음양병(陰瘍病)을 치료한다."라고 처음으로 기술하였다. 《천금방(千金方)》에서는 강잠(殭蠶)이라고 하였다. 《본초강목(本草綱目)》에서는 "풍담결핵(風痰結核), 나력(瘰癧), 두풍(頭風; 神經性頭痛), 풍충치통(風蟲齒痛), 피부풍창(皮膚風瘡; 猩紅熱), 담독작양(痰毒作痒), 담학징결(痰瘧癥結), 부인의 유즙불통(乳汁不通), 붕중하혈(崩中下血), 소아의 감식린체(疳蝕鱗體), 모든 금창(金瘡), 정종풍치(疔腫風痔) 등을 치료한다."라고 하였다. 현재 중국에서는 거

풍해경(祛風解痙)의 약으로 널리 사용하고 있으며 화학 성분과 약리(藥理) 작용에 대해서는 이미 연구가 깊다.

【원동물】 누에나방과동물 누에나방(蠶蛾科動物 家蠶蛾; *Bombyx mori* Linné). 촉각(觸角)은 암수 모두 빗살모양으로 서로 같다. 날개는 황백색이거나 회백색이다. 앞날개의 외연(外緣) 정각(頂角) 후방(後方)은 안쪽으로 홈이 패어져 있으며 각 횡선(橫線)의 색은 약간 어둡고 그다지 뚜렷하지 않다. 단선(端線)과 시맥(翅脈)은 회갈색이다. 뒷날개는 앞날개보다 색이 연하며 가장자리의 인모(鱗毛)는 약간 길다. 유충(幼蟲)의 체색은 회백색이거나 백색이며 가슴의 2, 3절은 약간 팽대(膨大)되었으며 주름무늬(皺紋)가 있다. 배의 제 8 체절 등쪽에는 꼬

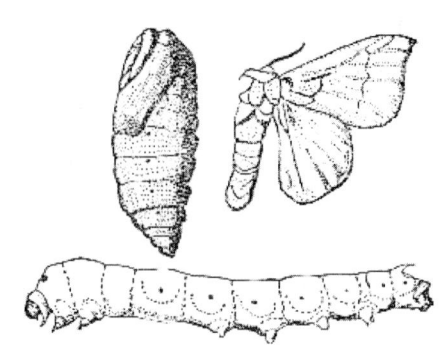

그림 2—35 누에나방(家蠶蛾)의
성충; 유충; 및 번데기

리돌기(尾角)가 있다. 번데기는 황갈색 내지 다갈색이며 선용(鮮蛹)의 외면에는 엷은 색의 납질분(蠟質粉)이 가볍게 덮여 있다. 방추형에 가까우며 수컷은 암컷보다 좀 작고 색이 약간 짙다(그림 2—35).

모두 인공 사육한다. 1년에 3대(代)를 달성할 수 있으며, 한 마리의 암컷은 약 300개의 알을 낳으며 주로 뽕잎을 먹이로 한다.

우리나라도 오래전부터 많이 길러왔으나 근래는 비단실을 짜기위해 기르는 것은 별로 없는 것 같다. 그러나 농촌진흥청 잠사곤충 연구부에서는 약용이나 식용의 연구가 활발히 진행중이며 이 연구재료는 지금도 길러지고 있다.

중국에는 전국 각지에 모두 있다.

【약 재】 백강균(白殭菌; *Beaurerie bessiana* (Bals.) Vuill)의 감염으로 죽은 누에(家蠶蛾)의 유충(幼蟲)으로써 균을 지니고 있는 것을 건조하여 약으로 사용하며 이것을 백강잠(白殭蠶)이라고 한다. 자연적으로 병들어 죽었거나 인공적으로 육성한 강잠(殭蠶)을 수집하여 석회에 버무려 수분을 흡수시킨 후 햇볕에 말리거나 불에 쬐어 말린다.

이 종은 원주형을 이루며 흔히 만곡(彎曲)되고 추축(皺縮)되어 있다. 길이는 2~5cm, 직경은 0.4~0.7cm이다. 표면은 혼탁한 백색이거나 엷은 황갈색으로 백상(白霜)을 띤다. 머리는 황갈색으로 원형과 같으며 다리는 8쌍으로 돌기상(突起狀)

인데 단단하고 성글며 절단면은 흑갈색으로 광택이 있다. 등에 가까운 곳은 녹갈색으로 광택이 없다. 냄새는 약간 역겹다(그림 2—36).

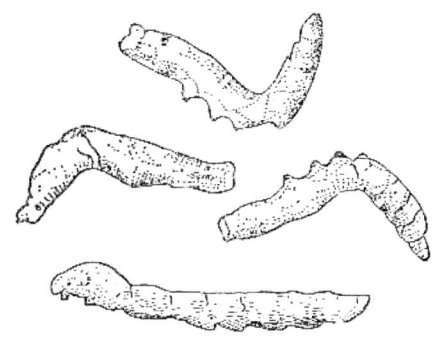

그림 2—36 누에나방(白殭蠶)약재

초강잠(炒殭蠶)은 강잠(殭蠶)을 황색이 될 때까지 희미한 불에 굽거나 혹은 밀기울을 사용하는 것으로 먼저 솥을 뜨겁게 한 후 밀기울을 넣어(殭蠶 5kg에 麥麩 0.5kg을 사용) 연기가 날 때까지 볶은 후 다시 강잠(殭蠶)을 넣어 황색이 될 때까지 볶아 채로 쳐서 밀기울을 제거한다.

【성분 및 약리】 백강잠(白殭蠶)의 체표(體表)의 백분(白粉) 중에는 초산 암모늄이 함유되어 있다. 백강균(白殭菌)은 스테로이드 11α—히드록실화 효소계를 함유하고 있어 피질호르몬을 합성하는데 사용된다. 누에를 백강균(白殭菌)에 감염(感染)시켜 그 속에서 고분자량(高分子量)의 곤충독소(昆蟲毒素)와 환태류(環肽類)의 곤충독물질인 백강균소(白殭菌素)를 분리한다. 백강균(白殭菌)은 또 백강균(白殭菌) 황색소(黃色素)를 함유하고 있어 3종류 이상의 가수분해 효소를 분비할 수 있고 대량의 초산(草酸), 피리딘(pyyidine)—2,6 이(二)카르복실산, 대량의 지방을 합성한다. 지방산은 주로 팔미트산, 유산(油酸), 아유산(亞油酸), 소량의 스테아린산, 종려유산(棕櫚油酸)과 α-아마산(亞麻酸)으로 구성되어 있다.

이 종의 알콜 침출액은 실험용 쥐와 토끼에 대하여 최면(催眠)작용이 있다. 실험용 쥐에게 0.5g/20g을 먹이고 0.25g/20g을 피하(皮下)에 주사하면 50mg/kg의 페노바르비탈(phenobarbital)을 피하에 주사한 것과 동등한 최면(催眠) 효력을 나타낸다. "오호추풍산(五虎追風散)"의 전제(煎劑)는 스트리키닌(Strychnine), 메트라졸(Metrazol), 코카인, 니코틴 등이 일으키는 실험용 쥐(小鼠)의 경궐(驚厥) 사망율을 낮출 수 있다. 백강잠(白殭蠶)의 전제(煎劑)만 사용하여도 스트리키닌(Strychnine)이 일으키는 실험용 쥐의 경궐(驚厥)에 대하여 저항작용을 한다.

시험관 내에서 강잠(殭蚕)은 황금색 포도상구균(金黃色葡萄狀球菌), 대장균(大腸菌), 녹농균(綠膿菌) 등에 대하여 억제 작용이 있다.

【성미 및 귀경】 辛, 鹹, 平, 小毒. 肝, 肺, 胃經에 들어간다.

【응 용】 거풍해경(祛風解痙), 화담산결(化痰散結), 해독(解毒) 효능이 있다. 소아경풍(小兒驚風), 추휵(抽搐), 풍담(風痰), 반신불수(半身不遂), 풍열두통(風熱頭

痛), 인후종통(咽喉腫痛), 풍진소양(風疹瘙痒), 창절(瘡癤), 단독(丹毒), 임파선결핵(淋巴腺結核) 등을 치료한다. 양은 5~15g으로 한다.

1. 소아경풍(小兒驚風), 추휵(抽搐)에 대한 치료: 백강균(白殭菌) 10g, 박하(薄荷) 10g, 구등(鉤藤) 15g, 선태(蟬蛻) 15g을 물에 달여 하루에 2회 복용한다.

2. 구안와사(口眼歪斜; 顔面神經痲痺)에 대한 치료: 백강잠(白殭蠶) 15g, 전갈(全蝎) 15g, 백부자(白附子) 15g, 천남성(天南星) 15g을 함께 곱게 가루를 내어 매일 3회 5g씩을 복용한다.

3. 심마진(蕁麻疹), 피부소양(皮膚搔痒)에 대한 치료: 생백강잠(生白殭蠶), 고삼(苦蔘), 지부자(地膚子) 각 10g을 마황(麻黃) 5g, 자질려(刺蒺藜) 15g과 함께 물에 달여 하루에 2회 복용한다.

4. 급성유선염(急性乳腺炎)에 대한 치료: 생백강잠(生白殭蠶) 25g을 곱게 가루를 낸 후 묵은 식초로 반죽하여 발염 부위(發炎部位)와 그 주위에 바른다. 하루에 수차례 발라 습윤(濕潤)을 보존한다. 따로 금은화(金銀花), 포공영(蒲公英) 각 50g을 물에 달여 차처럼 마신다.

23. 강 용(殭蛹)

【소 속】 Bombycidae(누에나방과) 2
【한국명】 누에나방 번데기(백강균을 감염시킴)
【중문명】 殭蛹 jiang yong
【영문명】
【이 명】

강용(殭蛹)은 "본초(本草)"에는 없으나 근년에 이르러 중국에서는 백강잠(白殭蠶)의 공급이 수요를 충족할 수 없게 되자 대용품을 찾게 되였고 대량의 약리와 임상실험을 거쳐 강용(殭蛹)으로 대용할 수 있다는 것이 인정되었다.

【원동물】 백강잠(白殭蠶) 항을 참조.
【약 재】 백강균(白殭菌; *Beauveria bassiana* (Bals.) Vrill)으로 발효를 거친 잠용(蠶蛹) 완제품을 강용(殭蛹)이라 하며 약으로 사용한다.

먼저 백강균(白殭菌)을 25~28℃에서 10~12일간 사면배양(斜面培養)하고 다시 누에를 삶은 액체로 균종을 확대 배양한다. 균액을 진동테이블(Table)에서 36시간 정도 진동시켜 균등한 혼탁액으로 되어 접종이 편하도록 한다. 따로 번데기를 깨끗이 씻어 불에 말리어 분쇄한 후 이를 바탕으로 상술한 균액을 접종한다. 25~28℃에서 밀폐 혹은 반쯤 드러나게 하여 2~3일간 배양하고 다시 5~7일간 천반(淺盤)에서 배양하여 잠용(蠶蛹)이 포자(孢子)를 산생(産生)하여 백색 혹은 백황색을 띠면 곧 강용(殭蛹)이 된다. 다시 90~100℃에서 2~3시간 멸균한다.

이 제품은 불규칙적인 덩어리 모양으로 표면은 황백색으로 질은 가볍고 약하여 손으로 쉽게 부서지며 곰팡이균 냄새와 같은 잠용(蠶蛹)의 비린내가 있다. 수분 함량은 6% 이하이고 물 침출물(浸出物)은 18% 이상이다.

【성분 및 약리】 강용(殭蛹)의 성분에 대하여 진일보 연구가 기대된다. 잠용(蠶蛹)에는 조단백 51.51%, 조지방 29.35%, 당분 2.18%, 회분 5.18%가 함유되어 있다. 단백질 가수분해 물질에는 Arginine 8.02%, Lysine 4.29%, Histidine 7.8%, Cystine 1.35%, Tryptophan 1.37%, Tyrosine 7.13% 및 Threonine, Methionine 등이 함유되어 있다. 지방중에는 포화지방산 25%가 함유되어 그 중에는 팔미트산 20%, Octadecanoic acid 4%가 함유되어 있다. 불포화지방산 75%도 함유되어 그 중에는 Oleic acid 35%, Palmic acid 1%, Linolenic acid 12% 등이 함유되어 있다. 이 밖에 비타민 A, B_2, D 등이 함유되어 있다. 용피(蛹皮)에는 대량의 Chitin이 함유되어 있다.

질산 스트리키닌(Strychnine)이 실험용 쥐에 미치는 경궐(驚厥)에 대하여 대항작용이 있으며 항경궐(抗驚厥)과 사망률을 낮추는 방면에서 모두 백강잠(白殭蠶)보다 좋다.

실험 결과 황금색 포도상구균(葡萄狀球菌), 대장균(大腸菌), 녹농균(綠膿菌) 등에 대하여는 모두 억제 작용이 있는 것을 입증하였다.

실험용 쥐에게 시간마다 0.2㎖씩 50%의 강용(殭蛹) 수전액(水煎液)을 먹였을 때 쥐의 육류(肉瘤) 180에 대하여 확실한 억제 작용이 있었다.

【성미 및 귀경】 辛, 鹹, 平. 心, 肺經에 들어간다.

【응　용】 현재 백강잠(白殭蠶)의 대용품으로 사용되며 그 효능과 주치(主治) 및 용량은 백강잠(白殭蠶)을 참조.

임상에서는 유행성 이하선염(流行性耳下腺炎 또는 腮腺炎), 만성 기관지염(氣管支炎), 전간(癲癇), 고혈지증(高血脂症), 지방간(脂肪肝), 대뇌발육부전(大腦發育不全), 경련성 탄탄(痙攣性癱瘓) 등에 대하여 일정한 치료 효과가 있는 것이 증명되었다.

1. 전간(癲癇)에 대한 치료: 강용분(殭蛹粉 혹은 脫脂한 殭蛹片 0.3g/편)을 매일

2~3회 0.9~1.5g씩을 복용하며 연속 2~3개월을 1회의 치료기간으로 한다.

2. 유행성이하선염(耳下腺炎), 만성기관지염(氣管支炎)에 대한 치료: 강용(殭蛹) 50g, 잠사(蠶砂) 10g, 진피유(陳皮油) 10㎖을 함께 크기가 0.3g인 편제(片劑)로 만들어 매일 3회 3세 이하는 1알씩, 4~5세는 1.5알씩, 6~8세는 2알씩, 9~12세는 3알씩, 성인은 6~8알씩을 미지근한 물로 복용한다.

3. 유뇨(遺尿)에 대한 치료: 강용편(殭蛹片)을 매일 2회 아침, 저녁으로 나누어 3~5알씩을 복용한다.

주: 누에고치(蠶繭; 蠶衣)는 지갈축뇨(止渴縮尿)의 효능이 있고 변혈붕루(便血崩漏)를 치료한다. 소존성(燒存性)으로 구워 가루를 내어 내복하거나 적당한 양으로 외용한다.

24. 잠 사(蠶砂)

【소 속】 Bombycidae(누에나방科) 3　　　【한국명】 누에똥
【중문명】 蠶砂 can sha
【영문명】 Silkworm faeces; Silkworm droppings, Faeces Bombycis
【이 명】 잠사(蠶沙); 이잠사(二蠶沙)

잠사(蠶砂)는 일반적인 서적에는 기술된 것이 거의 없으며 《중약지(中藥誌)》에는 강잠(殭蠶)에 덧붙여서 기술한 것이 있으며 《동북동물약(東北動物藥)》에서 이 약을 비교적 완벽하게 기술하였다. 근년에 중국에서는 류마티스성심장병(心臟病) 치료에 이를 이용하고 있으며 효과도 좋아 매우 중시를 받고 있다.

【원동물】 백강잠(白殭蠶) 항을 참조.

【약 재】 누에나방 유충(幼蟲)의 분변(糞便)을 잠사(蠶砂)라고 하여 약으로 사용한다. 일반적으로 여름에 2 잠 내지 3 잠을 잔 유충(幼蟲)의 분변(糞便)을 채집하여 흙이나 불순물을 제거하고 햇볕에 말려 비축한다.

이 제품은 짧은 원주형의 과립상으로 표면은 회흑색으로 거칠고 6 갈래의 선명한 종릉(縱棱) 및 횡향(橫向)의 얕은 무늬가 있으며 양 끝은 약간 평탄하여 육릉형(六棱形)을 이룬다. 질은 단단하고 잘 부서진다(그림 2—37).

【성분 및 약리】 누에똥은 유기물 83.77%~90.44%, 회분 9.56~16.23%를 함유

하고 있으며 질소의 총 함량은 1.9 1~3.60%이다. 유기물 중에는 단백질, 엽록소 및 식물 생장 호르몬—Heteroauxin이 함유되어 있다. 이 밖에 비타민 A, B, E 등도 함유되어 있다. 잠사(蠶砂)의 아미노산의 성분에는 Alanine, Arginine, Aspartic acid, Cystine, Glutamic acid, Leucine, Iso leucine, Glycine, Histidine, Lysine, Methionine, Phenylalanine, Proline, Serine, Threonine, Tyrosine, Tryptophan, Valine 등이 있다.

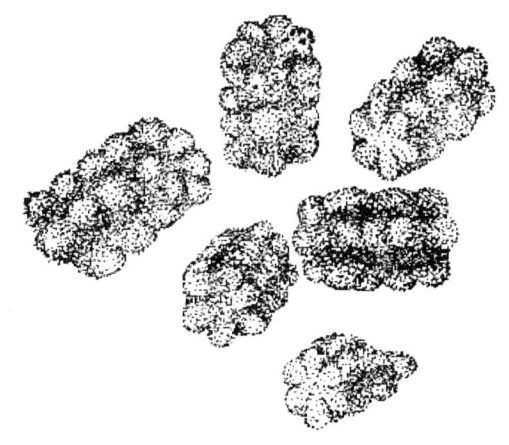

그림 2—37 잠사(蠶砂)약재

햇빛을 쐬인(照射) 후의 잠사(蠶砂)는 병아리의 골격을 칼슘화하는 작용이 있으나 실험용 쥐에 대하여서는 효과가 없다.

【성미 및 귀경】 苦, 鹹, 平. 肝, 心, 肺經에 들어간다.

【응　용】 거풍제습(祛風除濕), 청열명목(淸熱明目) 효능이 있다. 풍열목통(風熱目痛), 류머티스성심장병(心臟病), 류머티스성 관절염(關節炎), 요각냉통(腰脚冷痛), 지체마비(肢體麻痺), 은진(癮疹) 등을 치료한다. 양은 5~15g으로 한다.

1. 풍습병(風濕病)에 대한 치료: 잠사(蠶砂) 30g에 큰 사발 하나 정도의 물을 넣고 작은 사발 하나 정도의 양이 되게 달여 찌꺼기를 여과 제거하고 2회분으로 나누어 따뜻한 황주(黃酒) 한잔에 복용한다.

2. 당뇨병에 대한 치료: 잠사(蠶砂) 40g에 큰 사발 두개 양의 물을 넣어 큰 사발 하나의 양이 되게 달여 찌꺼기를 여과 제거하여 하루에 수차(數次) 복용한다.

3. 피부양진(皮膚痒疹)에 대한 치료: 잠사(蠶砂) 50g, 애엽(艾葉) 10g, 형개(荊芥) 10g, 투골초(透骨草) 15g, 백선피(白鮮皮) 15g을 물에 달여 환부(患部)를 씻는다.

25. 작잠용(柞蠶蛹)

【소　속】 Saturniidae(산누에나방科)　　　【한국명】 산누에나방 번데기

【중문명】 柞蠶蛹 zuo can yong
【영문명】 Pupa of a tussah worm, Pupa Antheraeae
【이 명】 견용(繭蛹)

작잠용(柞蠶蛹)은 《일화자본초(日華子本草)》에 있으며 《본초강목(本草綱目)》에서는 가잠아(家蠶蛾)의 번데기를 가리켜 "장기(長肌), 퇴열(退熱)의 효능이 있다."라고 하였으나 작잠용(柞蠶蛹)에 대하여는 기술이 없다. 《동북동물약(東北動物藥)》에서는 작잠용(柞蠶蛹)을 견용(繭蛹)이라고 하여 소식이기(消食理氣) 약으로 기술하였으며 현재 중국에서는 민간 약으로 많이 사용하고 있다.

【원동물】 산누에나방과동물 산누에나방(天蠶蛾科動物 柞蠶; *Antheraea Pernyi* Guérin-Méneville). 대형 나방 류이다. 날개를 펼치면 11~13cm에 달한다. 날개는 황갈색이며 견판(肩板) 및 앞가슴의 앞 가장자리는 자갈색이다. 앞날개의 앞 가장자리는 자갈색으로 백색의 인편(鱗片)이 섞여 있다. 정수리각은 밖으로 뻗어 있고 비교적 뾰족하다. 앞뒤 날개의 중앙에는 각각 투명한 무늬 1개가 있고 무늬 주위에는 백, 홍, 흑, 황 등 색의 줄이 있으며 배는 원구형으로 두드러져 있고 밀생(密生)한 털로 덮여 있다(그림 2—38).

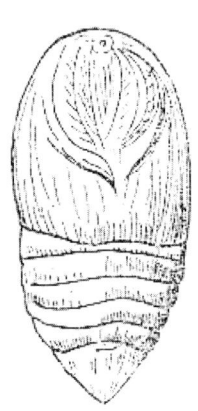

그림 2—38
작잠용(柞蠶)

번데기는 짙은 갈색으로 난원형이며 머리는 둥글고 꼬리는 뾰족하다. 정수리 끝에는 백색의 작고 네모난 혹이 있으며 용조(蛹照)라고 한다. 촉각(觸角), 날개와 3쌍의 다리가 뚜렷이 보이며 흉부(胸部)의 복면(腹面) 양 옆에 있는 3번째 쌍의 다리가 일부는 날개에 가려져 있다.

1년에 2세대(代) 발생한다. 번데기로 고치 속에서 월동(越冬)한다. 유충(幼蟲)이 고치 만들기 시작하면 약 5~7일 후에는 번데기로 변한다.

우리나라에는 흔하지가 않다. 그대신 참나무산누에나방(*Antheraea yamamai* Guérin-Ménerille)은 비교적 많다. 두종 모두 참나무류의 잎을 먹고 사과나무의 잎도 먹는다. 고치를 명주실로 쓰기도 한다.

중국에는 대개의 지역에 모두 분포되어 있다.

【약 재】 신선(新鮮)한 것 혹은 건조한 작잠(柞蠶)의 번데기를 약으로 사용한다. 사계절 언제나 채취하여 선용(鮮用)하거나 햇볕에 말리어 비축한다.

【성미 및 귀경】 甘, 辛, 鹹. 溫. 心, 腎經에 들어간다.

【응 용】 생진지갈(生津止渴), 소식이기(消食理氣), 진경해경(鎭驚解痙) 효능이

있다. 소갈(消渴; 당뇨병), 요다(尿多), 임질(淋疾), 전간(癲癎) 등을 치료한다. 양은 10~15g으로 한다.

1. 소갈(消渴), 다뇨(多尿)에 대한 치료: 작잠용(柞蠶蛹) 25g을 물에 달여 하루에 2회 복용한다.

2. 전간(癲癎)에 대한 치료: 작잠용(柞蠶蛹) 70개에 빙탕(冰糖)을 적당히 넣어 시루에 쪄서 병이 발작할 때 마다 깨어난 후에 2회로 나누어 복용한다. 혹은 발작하기 전에 복용하면 효과가 더욱 좋다.

26. 동충하초(冬蟲夏草)

【소 속】 Hepialidae(박쥐나방과) 　　【한국명】 박쥐나방 유충 동충하초
【중문명】 冬蟲夏草 dong chong xia cao
【영문명】 Chinese caterpillar fungus
【이 명】

동충하초(冬蟲夏草)는 《본초종신(本草從新)》에서 "동충하초(冬蟲夏草)는 사천(四川) 가정부(嘉定府)에서 산출되는 것이 제일 좋고 운남(雲南), 귀주(貴州)에서 산출되는 것이 다음으로 좋다. 겨울에는 흙 속에서 몸체가 마치 살아 있는 노잠(老蠶)처럼 털을 움직일 수 있으며 여름이 되면 털이 출토(出土)하여 몸체는 모두 풀로 된다. 보폐익신(保肺益腎), 지혈화담(止血化痰)의 효능이 있어 노수(癆嗽)를 치료한다."라고 기술하였다. 《약성고(藥性考)》에서는 "비정익기(秘精益氣), 전보명문(專補命門)"이라고 하였다. 현재 중국에서는 자보강장(滋補强壯) 약으로 많이 사용한다.

【원동물】 박쥐나방과동물 충초편복아(蝙蝠蛾科動物　蟲草蝙蝠蛾; *Hepialus armoricanus* Oberthür: 한국 없음). 유충(幼蟲)은 연한 황색으로 머리는 어두운 적색이다. 머리 양 옆에는 각각 6개의 단안(單眼)이 2 줄로 배열되어 있다. 가슴과 다리는 발달하였고

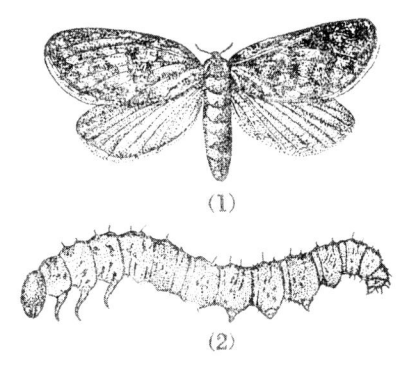

그림 2—39 충초편복아(蟲草蝙蝠蛾)
(1)자아(雌蛾)　(2)유충(幼蟲)

발톱은 갈구리 모양으로 되었다. 4쌍의 배다리와 1쌍의 꼬리다리가있다. 유충(幼蟲)의 털 순서를 보면 앞가슴에 12개, 등털은 다만 1개가 있으며 등털 1과 버금등털 3은 이미 소실되어 아래로 패인 홈으로 특화(特化)하였다(그림 2—39).

유충(幼蟲)은 월동(越冬)하는 것으로 휴면(休眠) 상태가 아니고 한 겨울을 동토층(凍土層)에서 서식한다. 그 수직 분포 지역은 3,000m이하의 고산지역으로부터 풀이 무성한 저습지(低濕地)이다. 유충은 주아료(珠芽蓼; *Polygonum viviparum* L.)의 지하 근경(根莖)을 먹이로 한다.

중국에는 청해(靑海), 서장(西藏), 감숙(甘肅), 사천(四川) 및 운남(雲南) 등에 분포되어 있다.

【약 재】 동충하초(冬蟲夏草)는 동충하초균(*Cordyceps sinensis* Berkekey Sacc)을 지닌 건조된 자좌(子座; 種核의 받침)를 갖고 있는 유충(幼蟲)이다. 6월에 땅을 파 채취한 후 깨끗이 씻어 햇볕에 말린다. 중국 강정(康定; 四川省의 縣) 부근의 충초(蟲草) 산구(産區)에서는 양지바른 언덕에 대량으로 나타날 때 깊은 산 속의 음달 진 언덕에 미리 가서 채취한다. 5월부터 6월 상, 중순 이후에는 충초(蟲草)는 속이 비어 품질이 떨어진다. 파낸 후 충체가 눅눅하고 마르지 않았을 때 불순물을 제거하여 햇볕에 말린다. 혹은 황주(黃酒)를 뿜어 연하게 한 후 곧게 펴 7~8개를 한 묶음으로 실로 묶어 약한 불에 말린다.

이 동충하초는 충체와 균좌(菌座)가 서로 연결되었으며 충체는 마치 3 잠을 잔 노잠(老蠶) 같으며 길이는 3~6cm이고 굵기는 0.4~0.7cm이다. 표면은 짙은 황색으로 거칠며 등에는 주름진 횡문(橫紋)이 많으며 복면(腹面)에는 8쌍의 다리가 있으며 그 중부의 4쌍은 뚜렷하여 쉽게 볼 수 있다. 절단면의 중심은 황백색이고 주위는 짙은 황색이다. 균좌(菌座)는 충체의 머리에서 자라며 방망이 모양으로 약간 만곡(彎曲)되어 있으며 상부는 조금 부풀어 있다. 표면은 회흑갈색이고 절단면의 내심은 비어 있으며 분백색이다. 충체는 색이 노랗고 윤기가 나며 풍만하고 비대한 것이 좋다(그림 2—40).

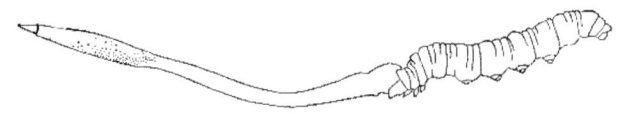

그림 2—40 동충하초(冬蟲夏草) 약재

【성분 및 약리】 지방 8.4%, 조단백 25.32%, 조섬유 18.53%, 탄수화합물 28.90%, 회분 4.10%, 수분 10.84%를 함유하고 있다. 지방에는 포화 지방산과 불포

화 지방산이 함유되어 있다. 이 밖에 또 Cordycepic acid(蟲草酸), Cordycepin(冬蟲夏草素), 비타민 B12 등이 함유되어 있다.

실험 결과 1 : 4,000～1 : 100,000농도의 동충하초(冬蟲夏草) 알콜 침출액은 결핵균(結核菌) H37RV에 대하여 억제 작용이 있다는 것이 확실하게 입증되었다. 폐렴구균(肺炎球菌) 및 일부 발병성 진균(眞菌)에 대하여 일정한 억제 작용이 있다. 수침제(水浸劑)는 이체(離體)한 기니아피그(Guinea pig)의 기관지에 대하여 뚜렷한 확장 작용이 있고 아드레날린의 작용을 증강할 수 있으며 이체(離體)한 토끼의 장(腸) 및 이체한 기니아피그의 자궁(子宮) 평활근에 대하여 모두 억제 작용이 있다. 개구리의 이체 및 재위(在位)의 심장, 이체(離體)한 집토끼 심장에 대하여 모두 억제 작용을 나타내며 심장 박동을 느리게 한다.

복강(腹腔)에 수침액(水浸液) 30～50g/kg을 주사한 실험용 쥐는 모두 사망(死亡)하였으며 5g/kg을 주사한 실험용 쥐는 사망하지 않았다. 중독 증상은 안정(安靜)되고 호흡이 깊고 느리며 이어서 경련(痙攣)이 일어나 호흡이 억제되어 죽는다. 적은 양을 사용하면 진정(鎭靜)과 수면(睡眠)을 일으킨다.

【성미 및 귀경】 甘, 溫. 腎, 肺經에 들어간다.

【응 용】 보허손(補虛損), 익정기(益精氣), 지해화담(止咳化痰) 효능이 있다. 담음해수(痰飮咳嗽), 폐허작천(肺虛作喘), 노수(癆嗽), 유정음위(遺精陰痿), 자한도한(自汗盜汗), 구병체허(久病體虛) 등을 치료한다. 양은 5～15g으로 한다.

1. 폐허작천(肺虛作喘)에 대한 치료: 동충하초(冬蟲夏草) 30g. 묵은 숫오리 1 마리를 취한 후 동충하초(冬蟲夏草)를 오리의 뱃속에 넣고 쪄 익혀 먹는다.

2. 빈혈(貧血), 음위(陰痿), 유정(遺精)에 대한 치료: 동충하초(冬蟲夏草) 30g를 묵은 암탉 1 마리의 뱃속에 넣어 삶아 먹는다.

27. 회향충(茴香蟲)

【소 속】 Papilionidae(호랑나비과)　　　【한국명】 산호랑나비
【중문명】 茴香蟲 hui xiang chong
【영문명】 Larva of a swallow-tail, Larva Papilionis
【이 명】 회향충(懷香蟲)

회향충(茴香蟲)은 《본초연의(本草衍義)》에서 처음으로 기술하였다. 《본초강목(本草綱目)》에서 이시진(李時珍)은 회향충(懷香蟲)이라고 하여 "회향초(懷香草)의 가지나 잎에서 살며 모양은 척확(尺蠖; 자벌레)과 비슷하며 청색이다."라고 하였으며 또 "소장산기(小腸疝氣)를 주로 치료한다."라고 하였다. 현재 중국 각 지역의 민간에서는 모두 자채 자용(自採自用)한다.

【원동물】 호랑나비과동물 산호랑나비(鳳蝶科動物 黃鳳蝶; *Papilio machaon* L.). 대형의 나비(蝶)류이다. 성충(成蟲)의 몸 색은 선명한 황색으로 복부(腹部)의 등쪽에는 짙은 흑색의 세로줄무늬가 있다. 날개는 선황색이며 바깥 가장자리 및 시맥(翅脈)의 양측(兩側)은 짙은 흑색이다. 암수간의 날개무늬에는 현저한 차이가 없지만 암컷의 체형이 조금 크고 날개에 흑문(黑紋)이 좀 넓으며 배가 실하고 짧아 식별하는데 도움을 준다.

어린 유충(幼蟲)은 흑색이나 흰색의 무늬들이 있어서 새똥처럼 보인다. 종령(終齡) 유충(幼蟲)은 긴 원통형이다. 표

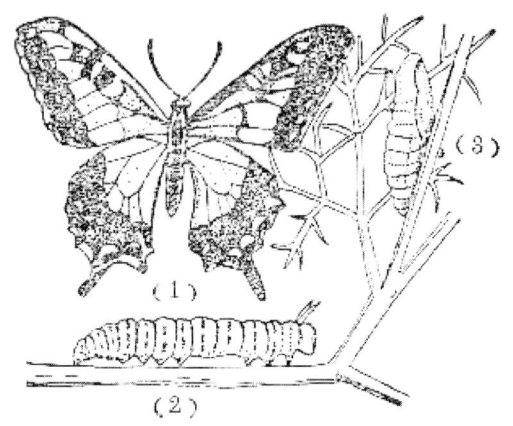

그림 2—41 산호랑나비(黃鳳蝶)의 생활사
(1)성충 (2)유충 (3)번데기

면은 매끄럽고 털이 없으며 연한 황록색이다. 각 마디의 가운데는 1개의 넓고 검은색의 가로띠무늬가 있다. 뒷가슴과 각 배마디에 있는 흑색줄무늬는 간격이 비슷한 6개의 등적색 둥근점이 있어 색채가 산뜻하고 아름다워 눈에 뜨인다. 쉽게 식별할 수 있다(그림 2—41).

유충(幼蟲)은 회향초(茴香草), 당근, 미나리 등 산형과(傘形科) 식물에 기생한다. 고냉(高冷) 지대에서는 매년 2세대(世代)씩 발생하며 온난한 지역에서는 매년 3~4세대씩 발생한다. 유충(幼蟲)은 꽃봉오리, 잎, 연한 가지를 먹이로 한다.

우리나라에서는 매년 4~5월의 봄형과 6~8월의 여름형으로 연 2회 발생하며 번데기로 겨울을 난다. 유럽, 아시아, 북부아메리카 등의 넓은 지역과 세계에 분포한다.

중국에는 전국 각지에 널리 분포되어 있다.

【약 재】 건조시킨 것이나 신선한 회향충(茴香蟲)의 유충(幼蟲)을 약으로 사용한다. 여름에 채취하여 주(酒)로 취하게 하여 죽이고 햇볕에 말리거나 불에 말

린 후 가루를 내거나 생용(生用) 한다.

【성미 및 귀경】 甘, 辛, 溫. 肺, 脾經에 들어간다.

【응   용】 지통(止痛), 이기(理氣), 지애(止呃) 효능이 있다. 위통(胃痛), 산기(疝氣), 열격(噎隔) 등을 치료한다. 양은 1~3 마리로 한다.

1. 위통(胃痛)에 대한 치료: 회향충분(茴香蟲粉) 1g를 정향(丁香) 5g, 불수(佛手) 15g을 물에 달여 액(液)으로 복용한다.

2. 산기(疝氣)에 대한 치료: 회향충분(茴香蟲粉) 1g를 오약(烏藥), 여지핵(荔枝核), 귤핵(橘核) 각 15g를 달여 액(液)으로 복용한다.

28. 대자충(袋子蟲)

【소   속】 Psychidae(주머니나방과)   **【한국명】** 주머니나방
【중문명】 袋子蟲 dai zi chong
【영문명】
【이   명】

대자충(袋子蟲)은 중국의 남방 지역 민간에서 흔히 옹창(癰瘡)을 치료하는 약으로 사용하며 일정한 효과가 있다.

【원동물】 주머니나방과동물 대피채아(避債蛾科動物 大避債蛾; *Clania pryeri* Leech : 한국 없음). 성충은 암수의 형태가 다르다. 수컷은 몸과 날개가 모두 검고 앞 날개 위에 반투명한 얼룩무늬가 4~5개 있으며 날개의 표면에는 비늘 가루가 적고 촉각(觸角)은 깃 모양이다. 암컷은 몸이 비대하고 날개가 없으며 엷은 황색이다. 유충(幼蟲)은 둥지 속에 숨겨져 있고 집이 주머니 모양이므로 대자충(袋子蟲)이라고 한다. 성충은 머리가 작고 구기(口器)는 퇴화되었으며 배 끝 2개 마디는 황금색의 털이 있고 꼬리 끝 배쪽은 가는 원통 모양의 생식기관이 있다. 유충의 초령(初齡)

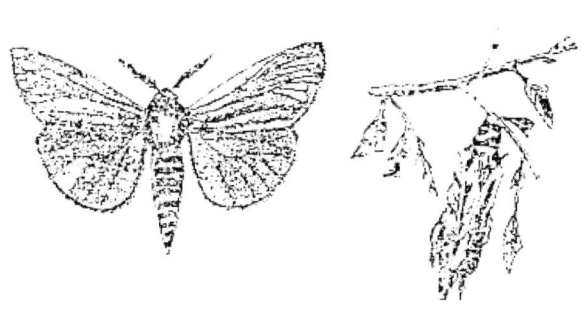

그림 2—42 대피채아(大避債蛾)

유충은 황갈색이고 성숙한 유충은 흑갈색이며 머리는 반원형이고 흉배(胸背)는 엷은 황색으로 흑갈색의 얼룩무늬가 있으며 중앙은 흑갈색의 세로 띠가 있다. 항상 단단한 도롱이 같은 둥지에서 서식하며 둥지는 방추 모양으로 겉에는 작은 가지나 마른 잎 부스러기가 붙어 있다(그림 2—42).

매년 2세대가 발생하며 성숙한 유충은 도롱이 주머니에서 월동한다. 암컷은 수명이 약 반달이고 수컷은 단지 3~5일이다. 차(茶), 면화, 감귤, 비파, 자두, 매, 유동(油桐) 등 식물을 해친다.

중국에는 호북(湖北), 안휘(安徽), 강소(江蘇), 강서(江西), 광동(廣東), 복건(福建), 대만(臺灣) 등에 분포되어 있다.

【성 분】 대자충의 유충에는 Fatty acid, 콜레스테롤, ß—sitosterol, Fibroin, Sericin을 함유한다. 성충에는 蛋白質, 펩티드류, Amino acid, 지질류(脂質類)와 Steroid류를 함유한다.

【약 재】 살아 있는 유충을 상단(傷斷)한 곳에서 흘러나오는 엷은 황색 체액을 약으로 사용한다. 유충이 있는 움집을 잘라 유충을 꺼낸 다음 손으로 가볍게 벌레를 들고 1~2개의 발을 잘라 버리고 흘러나오는 엷은 황색의 액체를 소독한 컵에 받아 단번에 다 사용한다.

【성미 및 귀경】 微苦, 溫. 心, 肺, 大腸經에 들어간다.

【응 용】 청열해독(清熱解毒), 생근염창(生筋斂瘡), 소종지통(消腫止痛) 효능이 있다. 화농성감염(化膿性感染)을 치료할 때 적당한 양을 직접 창구(瘡口)에 떨어뜨려 넣는다.

29. 오곡충(五穀蟲)

【소 속】 Calliphoridae(검정파리과)   【한국명】 구더기
【중문명】 五穀蟲 wu gu chong
【영문명】 Larva of an oriental latrinefly, Larva chrysomyiae
【이 명】 저(蛆)

오곡충(五穀蟲)은 《본초강목(本草綱目)》에서 원명을 저(蛆)라고 처음으로 기술하였으며 《전남본초(滇南本草)》에서는 오곡충(五穀蟲)이라고 하였다. 《중약지

(中藥誌)》, 《동북동물약(東北動物藥)》에서도 오곡충(五穀蟲)이라고 하였다.

【원동물】 검정파리과동물 검정뺨금파리(麗蠅科動物 大頭金蠅; *Chrysomyia megacephala* Fabricius). 홍점승(紅點蠅)이라고도 한다. 성충(成蟲)은 녹람색이다. 머리는 넓고 정수리는 흑색이다. 복안(複眼)은 크고 짙은 적색이며 촉각(觸角)은 갈색이다. 흉복부(胸腹部)는 녹람색으로 자색의 광택을 띤다.

유충(幼蟲)이 성숙되면 황백색을 띠며 앞 끝은 뾰족하고 뒤 끝은 잘린 형이다. 몸 표면에는 소극(小棘)으로 형성된 환(環)이 있고 후기문(後氣門)은 표면보다 조금 높으며 위쪽으로 치우쳐 있다. 기문환(氣門環)은 불완전하며 후기문(後氣門) 사이의 간격은 후기문(後氣門)의 횡경(橫徑)보다 크지 않으며 전기문(前氣門)은 10~13개의 지상(指狀) 돌기(突起)가 있다(그림 2—43).

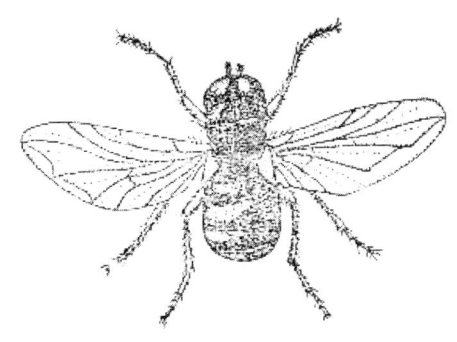

그림 2—43 검정뺨금파리(大頭金蠅)

우리나라의 남부지방에는 이 종과 매우 유사하게 생긴 검정띠금파리(*Chrysomyia pinguis* Walker)도 있다. 검정띠금파리는 중국, 대만, 말레이시아, 인도 등에 분포하는 남방산이다.

중국에는 전국 각지에 모두 분포되어 있다.

【약 재】 건조한 오곡충(五穀蟲; 大頭金蠅의 幼蟲 즉 蛆)을 약으로 사용한다. 가을에 분갱(糞坑)에서 채취하여 삼베나 무명 자루에 넣어 흐르는 물에서 분(糞)과 찌꺼기가 전부 없어질 때까지 반복하여 헹구어 깨끗이 씻어 햇볕에 말리거나 희미한 황색이 될 때까지 약한 불에 볶는다.

이 약재는 납작한 원주형으로 머리는 비교적 뾰족하다. 황백색으로 어떤 것은 약간 투명하며 전체는 14개의 둥근 마디로 이루어졌으며 다리는 없다. 질은 무르고 부드러우며 속은 대개 비어 있다. 약간 비린내가 난다.

【성 분】 주로 단백질, 지방, 갑각질(甲殼質)을 함유하고 있다. 이 밖에 당류(糖類) 및 단백질 분해 효소를 함유하고 있다. 단백질 분해 효소는 Erepsin 및 Trypsin이다.

【성미 및 귀경】 鹹, 寒. 肺, 胃經에 들어간다.

【응 용】 청열해독(淸熱解毒), 소적도체(消積導滯) 효능이 있다. 온열병에 의한 신혼섬어(神昏譫語), 소아감적(小兒疳積) 등을 치료한다. 양은 2~5g으로 한다.

1. 소아적체(小兒積滯)에 대한 치료: 오곡충(五穀蟲) 5g, 호황련(胡黃蓮) 3g, 감초(甘草) 3g을 함께 곱게 가루를 내어 매일 2회 2g씩을 복용한다.
2. 순정(脣疔)에 대한 치료: 오곡충(五穀蟲)을 가루 내어 참기름으로 반죽하여 바른다.

주: 오곡충(五穀蟲)의 원동물은 비교적 많으나 대두금승(大頭金蠅)을 대표로 예시하였다.

30. 맹 충(虻蟲)

【소 속】 Tabanidae(등에과)　　【한국명】 등에
【중문명】 虻蟲 mang chong
【영문명】 Gadfly, Horseflies, Deerflies
【이 명】 비맹(蜚虻)

맹충(虻蟲)은 "신농본초경(神農本草經)"에서 원명을 비맹(蜚虻)이라고 하여 "주로 어혈(瘀血)을 몰아내고 혈적(血積), 견비(堅痞), 징가(癥瘕), 한열(寒熱)을 파하며 혈맥(血脈) 및 구규(九竅)를 통리(通利)한다."라고 처음으로 기술하였다. 《신농본초경집주(神農本草經集注)》에서는 맹충(虻蟲)이라고 하였다. 이후로는 각 의약 전문 서적에서 모두 맹충(虻蟲)이라고 불렀다. 원동물의 종류는 비교적 많다.

【원동물】 1. 등에과동물 쌍반황맹(虻科動物 雙斑黃虻; *Atylotus bivittateinus* Takahasi : 한국 없음). 암컷을 약으로 사용한다. 눈은 드러나 있으며 살아 있을 때에는 앞이마에 가늘고 좁은 흑색의 횡대(橫帶)가 1 줄 있다. 이마는 황색이거나 혹은 조금 엷은 회색을 띠고 있다. 촉각(觸角)은 등황색이고 제3 절에는 뚜렷한 둔각(鈍角) 돌기(突起)가 있다. 날개는 투명하고 시맥(翅脈)은 황색이다. 다리는 황색이지만 색의 변이가 매우 크다. 배는 어두운 황회색으로 대개는 황금색 털과 약간의 흑색

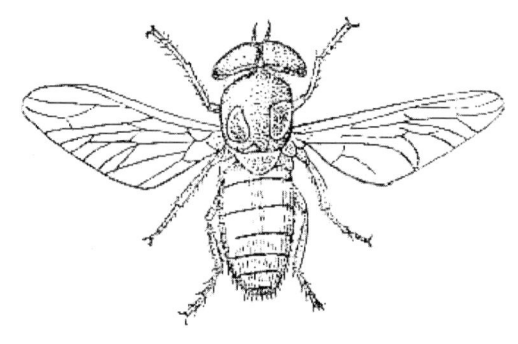

그림 2—44 쌍반황맹(雙斑黃虻)

털이 있다. 앞가슴과 등판 양측에는 황색의 큰 반점(斑點)이 있고 배쪽은 회색이다(그림 2-44).

1년에 1세대(代) 발생한다. 활동 시기는 5월 중순부터 8월말까지이다. 성충(成蟲)은 낮에 활동하며 강한 햇빛을 좋아한다. 암컷은 짐승의 혈액을 빨아먹고 때로는 사람도 공격한다.

중국에는 동북(東北), 화북(華北) 및 화동(華東) 각 지역에 널리 분포되어 있다.

2. 등에과동물 부처등에(虻科動物 佛光虻; *Tabanus budda* Portschinsky). 암컷의 몸체는 비교적 크며 길이는 약 2.2~2.4cm이다. 이마에는 황색의 분피(粉被)가 있다. 촉각은 적색이며 제3 절의 등 가장자리에는 앞으로 향한 무지상(拇指狀)의 돌기가 있다. 등은 흑색으로 황색의 종문(縱紋)이 5줄 있으며 측편(側片)에는 황금색 털이 조밀하다. 날개는 투명하며 시맥(翅脈)은 황색이다. 배는 흑색으로 체절마

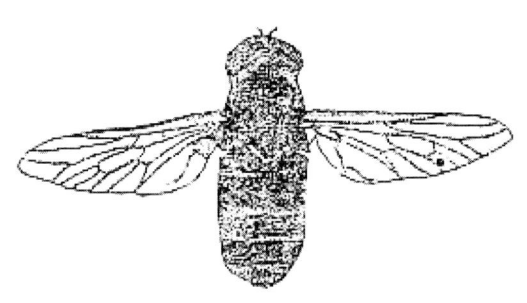

그림 2-45 부처등에(佛光虻)

다, 등판 뒷가장자리에는 황색 횡대(橫帶)가 뚜렷하게 있다. 다리는 황색이며 퇴절(腿節)은 갈색이다. 수컷과 암컷은 서로 비슷하다(그림 2-45).

산간 지대의 민간 주거지 부근에서 서식한다.

우리나라에서는 매우 드문 종이다. 우수리지방을 거쳐 몽고까지 분포하며 성충의 생김새는 다음의 왕소등에와 매우 흡사하다.

중국에는 동북(東北), 화북(華北) 등 지구에 분포되어 있다.

3. 등에과동물 왕소등에(虻科動物 鹿虻; *Tabanus chrysurus* Loew). 머리 앞부분은 백색이고 촉각부(觸角部) 이하는 황갈색으로 황갈색의 연한 털이 밀생하였다. 복안(複眼)은 회갈색으로 약간의 녹색을 띠였으며 광택이 있다. 촉각(觸角)은 굵고 짧으며 황갈색이다. 흉배(胸背)는 흑갈색이며 후방(後方) 양측에는 황금색의 긴 털이 밀생하였다. 날개는 엷은 적갈색으로 전연맥(前緣脈), 아전연맥(亞前緣脈)과 경맥(脛脈)은 흑갈색이며 다른 여러 맥(脈)은 적갈색이다. 배는 추형(錐形)이며 황갈색으로 7개 체절로 나뉘어져 있으며 각 체절의 중앙 부분에는 황갈색의 삼각형 반문(斑紋)이 있고 각 체절의 반문(斑紋)은 전후로 연결되어 직선을 이룬다. 뒤쪽의 3~4개 복절(腹節)은 흑갈색이며 각 체절의 뒤 가장자리는 색이 비교적 연하다(그림 2-46).

암컷의 성충(成蟲)은 가축의 혈액을 빨아먹으며 수컷은 혈액이 아니라 식물의 즙액을 빨아먹는다.

여름에 관광버스로 여행하다 도로에서 잠깐 쉬는사이에 매우 크고 누런 파리들이 차 안으로 들어와 나드는 것들이 대부분 이 종이다. 들판에 소를 매어두면 이들이 찾아와 흡혈하여 소를 괴롭힌다.

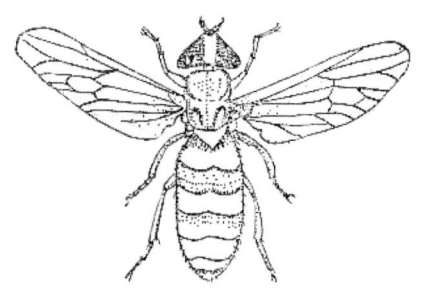

그림 2—46 왕소등에(鹿虻)

우리나라는 이들 외에도 약 10종 정도의 *Tabanus* 속 곤충이 알려졌다.

중국에는 주로 동북(東北), 화북(華北) 일대에 분포되어 있다.

【약　재】 건조(乾燥)한 암컷의 성충(成蟲)을 약으로 사용한다. 여름에 채취하여 끓는 물에 데워 햇볕에 말려 생용(生用) 하거나 초용(炒用)한다.

초맹충(炒虻蟲)이란 맹충(虻蟲)을 솥에 넣고 누렇게 볶은 것이다. 사용할 때에는 머리와 다리를 제거하고 사용한다.

【성미 및 귀경】 苦, 鹹, 凉, 有毒. 肝經에 들어간다.

【응　용】 파혈통경(破血痛經), 소징산결(消癥散結) 효능이 있다. 월경곤란(月經困難), 경폐(經閉), 질타손상(跌打損傷), 어혈작통(瘀血作痛) 등을 치료한다. 양은 2~5g으로 한다. 외용하면 종독(腫毒)을 치료할 수 있으며 양은 적당히 한다.

1. 질타어혈(跌打瘀血)에 대한 치료: 등에 20개, 목단피(牧丹皮) 50g을 함께 곱게 가루를 내어 매일 2회 2g씩을 온주(溫酒)로 복용한다.

2. 경폐, 소복경만(小腹硬滿)에 대한 치료: 맹충(虻蟲) 30개(翅足 제거), 도인(桃仁) 20개(皮尖 제거), 주제대황(酒製大黃) 150g을 500㎖의 물로 300㎖가 되게 달여 100㎖씩을 복용한다. 생리가 나오지 않으면 계속하여 더 복용하고 생리가 나오면 약을 중지한다.

주: 맹충(虻蟲)의 원동물은 비교적 많으며 대개 큰 맹속(虻屬; *Tabanus*)의 암컷은 모두 약으로 사용할 수 있다.

31. 용 슬(龍蝨)

【소　속】 Dytiscidae(물방개과)　　　　【한국명】 물방개, 기름도치
【중문명】 龍蝨 long shi
【영문명】 Diving beetle
【이　명】 사뇨귀(射尿龜); 요항적(尿缸賊); 쌀방개, 참방개

　용슬(龍蝨)은 청(淸)대의 조학민(趙學敏)이 지은 《본초강목습유(本草綱目拾遺)》에 있으며 《육천본초(陸川本草)》에서는 사뇨귀(射尿龜) 또는 요항적(尿缸賊)이라고 하여 "자양강장(滋養强壯)의 효능이 있고 소아유뇨(小兒遺尿)를 치료한다."라고 하였다. 현재 중국의 강소(江蘇), 안휘(安徽) 등에서는 용슬(龍蝨)을 자충(蟅蟲)으로 간주하여 약용하지만 이는 잘못된 것이다.

【원동물】 1. 물방개과동물 애물방개(龍蝨科動物 三星龍蝨; *Cybister tripunctatus orientalis* Gschwendtner). 몸은 긴 원형으로 앞이 좁고 뒤가 넓다. 등은 흑록색이며 배는 흑색 혹은 흑적색으로 때로는 부분적으로 갈황색을 띠며 날개 가장자리에는 황색의 띠가 있다. 머리는 납작하고 평평하며 중앙은 약간 두드러져 있으며 양 옆에는 얕게 패인 홈과 소각점(小刻點)이 있다. 촉각(觸角)은 황갈색이다. 복안(複眼)은 돌출되었으며 흑색이다. 앞가슴등판은 가로로 넓으며 가는 종구(縱溝)가 있다. 겉날개(翅鞘; 甲蟲의 딱지날개)에는 선명하지 않은 점선이 3 줄 있다. 배 아래의 제3~5 체절 양 옆에는 각각 횡반(橫斑)이 1개씩 있다. 다리는 황갈색으로 금빛의 긴 털이 나 있으며 뒷다리의 경절(脛節)은 짧고 넓으며 경절(脛節)끝의 양 옆에는 가시가 나 있다. 수

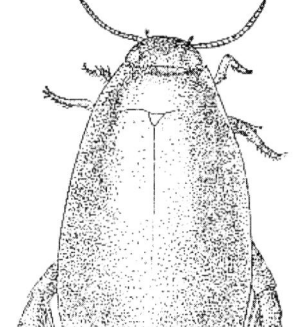

그림 2—47
애물방개(三星龍蝨)

컷은 앞다리 부절(跗節) 기부(基部)의 3 마디가 팽대(膨大)하였다(그림 2—47).

　못, 논밭, 강과 호수, 도랑의 풀과 물이 많은 곳에서 서식한다. 유충(幼蟲)은 유어(幼魚)를 해치므로 물 호랑이라고 부른다.

　우리나라에는 흔하지 않으나 세계적으로는 일본, 호주, 동남아시아, 아프리카까지 매우 넓게 분포한다.

　중국에는 서북(西北)지역을 제외한 전국 각지에 모두 분포되어 있다.

　2. 물방개과동물 물방개(龍蝨科動物 黃邊大龍蝨; *Cybister japonicus* Sharp). 형태는 삼성용슬(三星龍蝨)과 비슷하나 몸체가 비교적 크고 길이는 3.5~4cm이다. 앞가슴등판 및 딱지날개 양측의 황색 얼룩 줄무늬의 중간에는 흑색 얼룩무늬가 1

줄 끼여 있다. 암컷의 딱지날개는 구문(溝紋) 혹은 추문(皺紋)이 조밀하게 분포되어 있다(그림 2—48).

생태 습성과 지리적 분포는 삼성용슬(三星龍蝨)과 같다. 우리나라를 중심으로 한 일본, 시베리아, 중국, 대만에 분포하고 그동안 우리나라에서는 흔한 편이었으나 수질오염이 심해지자 크게 줄어들었다.

【약 재】 건조한 용슬(龍蝨)의 성충(成蟲)을 약으로 사용한다. 봄부터 가을까지 채취하여 끓는 물에 데워 햇볕에 말리거나 약한 불에 말려 보관한다.

【성미 및 귀경】 甘, 平. 肺, 脾, 大腸經에 들어간다.

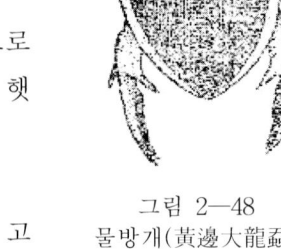

그림 2—48
물방개(黃邊大龍蝨)

【응 용】 자보강장(滋補强壯), 활혈거어(活血祛瘀), 고신축뇨(固腎縮尿) 효능이 있다. 소아감적(小兒疳積), 노인야뇨(老人夜尿), 질타어통(跌打瘀痛) 등을 치료한다. 양은 5~15g으로 한다.

1. 소아감적(小兒疳積)에 대한 치료: 신선한 용슬(龍蝨)을 꼬치에 꿰어 간장을 뿌려 구워서 익힌 것을 매일 2회 5개씩을 복용한다.

2. 노인요빈(老人尿頻)에 대한 치료: 용슬(龍蝨)을 소금에 절인 후 쪄서 익혀 요리해 먹는다.

주: 용슬(龍蝨)과 자충(蟅蟲)은 역할이 서로 다른 두 가지 약이므로 혼용하여서는 안 된다.

32. 화의충(花蟻蟲)

【소 속】 Staphylinidae(반날개과)　　【한국명】 개미반날개
【중문명】 花蟻蟲 hua yi chong
【영문명】 Hairy rove beetle
【이 명】 황마의(黃螞蟻)

화의충(花蟻蟲)은 "본초(本草)"에는 기술이 없으나 《운남중초약(雲南中草藥)》에서는 해독살충약(解毒殺蟲藥)으로 기술하였으며 《동북동물약(東北動物藥)》, 《중약대사전(中藥大辭典)》에서도 모두 약용으로 인용하고 있다. 황마의(黃螞蟻;

누른 개미)라고 통칭한다.

【원동물】 반날개과동물 다모은시충(隱翅蟲科動物 多毛隱翅蟲; *Paederus densipennis* Bernhauer : 한국 없음). 외형은 개미와 비슷하며 전신에 갈색의 털이 흩어져 있다. 딱지날개는 장방형으로 매우 짧고 짙은 남색이거나 혹은 어두운 녹색을 띤다. 배는 대부분 드러나 있으며 길고 크며 양 옆은 대체로 평평하고 등(背)판은 10마디, 배(腹)판은 7~8마디로 되어 있으며 전부 각질화(角質化)하였다. 머리와 복부 끝의 두 체절은 흑색이며 앞가슴등판의 복면(腹面)과 다리는 적갈색이다. 촉각(觸角)의 끝은 어두운 갈색이고 작은턱수염 3, 4절은 어두운 갈색이다. 제4 마디째 끝은 사마귀 모양을 이룬다. 배와 다리는 모두 적갈색이다(그림 2—49).

논밭 옆, 도랑가 및 옥수수 뿌리 주위에서 흔히 서식한다. 빛을 좋아하며 여름에 밤이 되면 늘 등불 빛을 향해 날아온다.

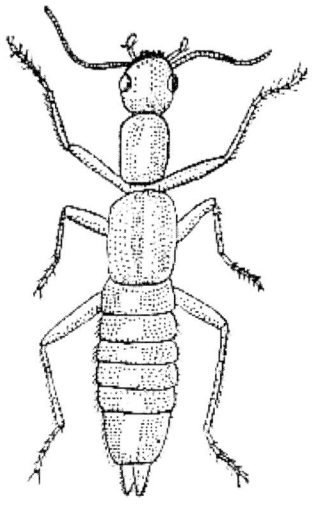

그림 2—49
다모은시충(多毛隱翅蟲)

중국에는 전국 각지에 모두 분포되어 있다.

【약　재】 화의충(花蟻蟲)의 성충(成蟲) 전체를 약용한다. 여름, 가을에 채취하여 생용(生用)한다.

【성미 및 귀경】 辛, 溫, 有毒. 肺, 大腸經에 들어간다.

【응　용】 살충(殺蟲), 해독(解毒), 지양(止痒) 효능이 있다. 신경성 피부염, 선창(癬瘡), 식육(瘜肉) 등을 치료한다.

1. 신경성 피부염, 식육(瘜肉)에 대한 치료: 살아 있는 화의충(花蟻蟲) 적당 양을 75% 알코올로 3일간 담궈 두었다가 침액을 취하여 환처에 7일에 한 번씩 바르면 된다. 이 화의충은 독이 있으므로 내복할 수 없다.

2. 신경성 피부염에 대한 치료: 살아 있는 화의충(花蟻蟲)을 머리를 제거한 후 내장을 짜낸 즙을 환부에 6~8일에 한 번씩 바른다. 바른 후 4~6시간이 지나면 환부의 피부는 자극성 동통(疼痛)이 있고 이어서 뻘겋게 열이 나면서 구진성(丘疹性) 피염(皮炎)을 형성하며 다시 설퍼마인(sulfaine) 연고를 바르면 2~3일 후에는 부스럼 딱지가 지고 4~5일 후 딱지가 떨어지면 피부는 매끄럽고 유연하게 완전히 낫는다.

주: 개미반날개속(靑腰屬; *Paederus*) 곤충의 종류는 매우 많고 모두 독이 있어 피부에 접촉되면 피부염을 일으킬 수 있으므로 주의하여야 한다.

우리나라는 청딱지 개미반날개(*P. Fuscipes* Curtis), 개미반날개(*P. Parallelus* Weise)의 두종과 곳체개미반날개(*Megalopaederus gottschei* Kolbe) 등의 3종이 분포한다.

33. 반 모(斑蝥)

【소 속】 Meloidae(가뢰科) 1　　　　　【한국명】 가 뢰
【중문명】 斑蝥 ban mao
【영문명】 Blister Beetles, Oil Beetles, Meloids
【이 명】 반묘(斑猫)

반모(斑蝥)는 《신농본초경(神農本草經)》에서 "주로 한열(寒熱), 서루(鼠瘻), 악창저(惡瘡疽)를 치료하며 식사기(蝕死肌), 파석륭(破石癃)한다."라고 처음으로 기술하였다. 《본초강목(本草綱目)》에서는 "산가(疝瘕)를 치료하고 정독(疔毒), 제견독(猘犬毒), 사슬독(沙蝨毒), 경분독(輕粉毒)을 해독한다."라고 하였다. 현재 중국에서는 반모(斑蝥)의 화학 및 약리에 대한 연구가 비교적 깊어 지금은 항종류(抗腫瘤)와 발포약(發泡藥)으로 사용한다.

【원동물】 1. 가뢰과동물 띠띤가뢰(芫靑科動物 眼斑芫靑; *Mylabris cichorii* L.). 황흑소반모(黃黑小斑蝥)라고도 한다. 성충(成蟲)의 몸길이는 약 11~15mm이며 흑색으로 흑색의 긴 털로 덮여 있다. 머리에는 점각(點刻)이 있고 복안(複眼)은 콩팥 모양이다. 촉각은 11 마디로 끝의 몇 마디는 팽대(膨大)되어 있고 기부(基部)의 몇 마디는 비교적 작다. 앞가슴의 길이는 너비보다 약간 크며 앞 끝은 뒤끝보다 좁다. 앞가슴등판 중앙에는 횡구(橫溝)가 1 줄 있고 뒤 가장자리의 위쪽에서 역전하여 앞쪽 가까이에서 횡(橫)으로 홈이 있다. 딱지날개에는 황색 가로띠가 있고 어깨에서 봉합선과 가까운 쪽 기부의 좌우에도 각각 하나의 노란색 무늬가 있으며 중앙의 약간 앞쪽과 약간 뒤쪽은 같은 크기의 가로띠가 있고 이 띠의 앞뒤 가장자리는 물결 모양을 이루며 시초(翅鞘)의 흑색 부위에는 점각(點刻)이 매우 조밀하며 황색 부위의 점각(點刻)은 굵다. 배와 다리에는 흑색의 긴 융모(絨毛)가 있다(그림 2—50).

성충(成蟲)은 식물의 잎, 싹과 꽃을 먹으며 피해 식물로는 대두(大豆), 가지, 토마토, 땅콩 및 면화 등이 있다.

우리나라에서는 상당히 희귀하다.

중국에는 전국 각지에 분포되어 있다.

2. 가뢰과, 대반원청(斑靑科動物 大斑芫靑; *Mylabris phalerata* Pallas: 한국 없음). 남방대반모(南方大斑蝥)라고도 한다. 성충(成蟲)의 몸길이는 1.5~3cm이며 몸 전체는 흑색의 털로 덮여 있다. 위에는 황갈색의 횡대

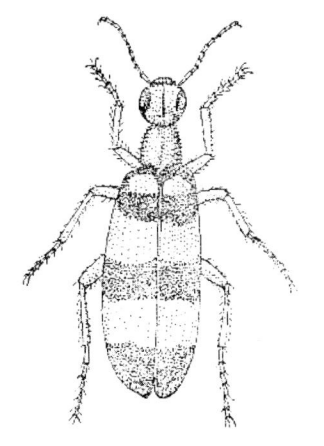
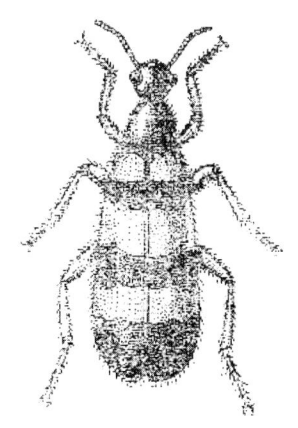

그림 2—50
띠띤가뢰(眼斑芫靑)

그림 2—51
대반원청(大斑芫靑)

(橫帶)가 있고 횡대(橫帶) 앞 가장자리의 물결무뇌는 뚜렷하며 앞가슴등판의 종구(縱溝)는 선명하지 않다. 그 외는 반모(斑蝥 곧 眼斑芫靑)와 같다(그림 2—51).

복변태(複變態)로서 유충(幼蟲)은 도합 6령(齡)이며 성충(成蟲)은 4~5월부터 농작물을 해치며 7~8월에 가장 심하여 대두(大豆), 땅콩, 가지 및 면화 등 작물에 손상을 많이 준다.

중국에는 전국 각지에 모두 분포되어 있다.

【약 재】 건조한 반모(斑蝥)의 성충(成蟲)을 약으로 사용한다. 여름의 이른 아침 반모(斑蝥)의 날개가 젖어 날지 못할 때 채취한다. 채취할 때 피부가 자극을 받으면 피부염을 일으키므로 장갑을 끼어 이를 방지하여야 한다. 해가 뜬 후에는 가제 주머니로 잡을 수 있다. 채취한 반모(斑蝥)는 끓는 물에 데워 햇볕에 말리거나 불에 말려 보관한다.

미초반모(米炒斑蝥)는 먼저 쌀을 솥에 넣고(반모 5,000g에 쌀 100g을 넣는다) 가열하여 쌀이 솥에 붙어 연기가 날 때 반모(斑蝥)를 넣고 가볍게 휘저어 볶아 꺼내어 다리와 날개를 제거하면 된다.

【성분 및 약리】 일반적으로 원청속(芫靑屬) 곤충에는 모두 반모소(斑蝥素)가 함유되어 있다. 대반원청(大斑芫靑)은 반모소(斑蝥素; Cantharidin) 약 1~1.2%, 지방 12%, 수지, 개미산, 색소 및 갑각질 등을 함유하고 있다. 또 반모산(斑蝥酸)을 함유한 칼륨염, 휘발유, 회분 등도 함유하고 있다고 한다. 반모소(斑蝥素)는 곧 반모산항(斑蝥酸酐)으로서 더러운 냄새와 발포성(發泡性)을 지닌 유상물(油狀物)이며 일부분은 유리(游離)상태로 일부분은 마그네슘염의 형식으로 모두 연조직에 존재

하며 다리 관절 부위에서 분비된다.

반모(斑蝥) 제제(製劑)를 피부에 바르면 피부에 대하여 자극 작용이 있어 피부의 얕은 층이 붉어지거나 물집이 생기는 등의 염증반응(炎症反應)을 일으킨다. 내복하면 전신의 각 기관 계통에 반응을 일으킨다. 곧 구강 점막의 미란(糜爛) 및 작통(灼痛), 식관통(食管痛), 오심구토(惡心嘔吐), 복통(腹痛), 복사(腹瀉), 항문하추(肛門下墜) 등을 일으킬 수 있으며 심장의 박동수가 떨어지고 혈압이 일시적으로 올라가며 골수(骨髓)의 자극 증상이 뚜렷하며(주위의 赤血球와 白血球 수량이 上升한다) 또 사지(四肢)와 얼굴 마비 등 신경 증상이 나타나며 요소(尿少), 요통(尿痛), 요빈(尿頻), 혈뇨(血尿), 단백뇨(蛋白尿), 신구동통(腎區疼痛) 등 비뇨기 계통의 증상이 현저하다. 이 밖에 반모소(斑蝥素)가 흡수된 후 장막(腸膜), 점막(粘膜) 및 선체(腺體)에서 분비되면 이들 부위에서 염증(炎症) 반응을 일으킨다.

동물실험에서 반모소(斑蝥素)가 각 실질(實質) 장기(臟器)에 대해 병리적 변화를 일으키며 특히 심근 섬유 탁종(心肌纖維濁腫), 간세포 탁종(肝細胞濁腫) 및 지방 변성(變性)과 신소체(腎小體)의 변성을 일으킨다는 것이 증명되었다. 중대한 경우에는 고열(高熱), 경련(痙攣), 쇼크 및 신쇠갈(腎衰竭)을 일으켜 치사(致死)할 수도 있다. 반모소(斑蝥素)가 실험용 쥐에 대한 급성 반수의 치사량은 1.25mg/kg이며 안전 사용량은 0.75mg/kg이다.

동물실험에서 반모소(斑蝥素)가 실험용 쥐의 복수형(腹水型) 간암에 대하여 현저한 억제 작용이 있다는 것이 증명되었다. 반모(斑蝥)의 수전제(水煎劑)는 실험용 쥐의 육류(肉瘤) 180과 망질(網質) 육류(肉瘤) L_2에 대하여서도 상당한 정도의 억제 작용이 있었다. 그 항암 메카니즘은 아마도 반모소(斑蝥素)가 실험용 쥐의 복수형(腹水型) 간암 세포의 핵산과 단백질의 합성에 대하여 중대한 저애(阻碍) 작용을 일으킴으로써 종류(腫瘤)세포의 생장을 억제하기 때문일 것이다.

임상에서도 간암(肝癌) 치료에 효과가 있으나 오직 부작용이 비교적 많아 진일보의 연구가 기대된다.

시험관 내에서 반모제제(斑蝥製劑)는 석고(石膏)와 같은 소아포균(小芽孢菌), 양모상균(羊毛狀菌), 동심원선균(同心圓癬菌), 모선균(毛癬菌) 등의 피부 진균에 대해 억제 작용이 있다.

【성미 및 귀경】 辛, 寒, 有毒. 肝, 腎, 大腸經에 들어간다.

【응 용】 파혈거어(破血祛瘀), 인적발포(引赤發泡) 효능이 있다. 징가비괴(癥瘕痞塊)를 치료하며 외용하면 악창개선(惡瘡疥癬), 우선피(牛癬皮; 마른버짐, 소버짐), 신경성 피부염 등을 치료한다. 양은 0.05~0.1g으로 한다.

1. 개선(疥癬; 옴), 우선피(牛癬皮)에 대한 치료: 반모(斑蝥) 1개, 감수(甘遂) 5g을 함께 곱게 가루를 내어 초(醋)와 배합하여 환처에 바른다.

2. 신경성 피부염에 대한 치료: 반모(斑蝥) 5g, 고량강(高良薑) 5g, 세신(細辛) 5g, 관계(官桂) 5g, 천초(川椒) 5g을 함께 곱게 가루를 내어 65% 알코올에 1주일간 담궜다가 환처에 바른다. 일반적으로 약을 사용한지 1~3시간이 지나면 작통(灼痛), 기포(起泡)의 증세가 있다. 소독추액(消毒抽液)을 거친 후 3~10일이 지나면 결가(結痂; 환처가 낫기 위하여 생기는 딱지)가 탈락되고 건강하고 매끄러운 창면(創面)을 남기면서 완쾌한다.

3. 전염성 사마귀에 대한 치료: 반모(斑蝥) 12.5g, 웅황(雄黃) 2g을 함께 곱게 가루를 내고 적당한 양의 꿀을 넣어 고(膏)를 만들어 사용할 때에는 먼저 사마귀의 각화층(角化層)을 제거하고 옥도 정기로 소독한 다음 사마귀와 같은 크기의 반모고(斑蝥膏)를 취하여 편원상을 만들어 우면(疣面)에 놓고 반창고로 고정한다. 10~15시간이 지나면 환부에는 곧 수포(水泡)가 생기면서 사마귀는 피부에서 떨어져 나간다.

주1: 반모(斑蝥)는 극독약(劇毒藥)으로 오용하여 치사(致死)한 자가 있다는 보고(報告)가 많으므로 사용할 때에는 각별한 주의가 요구되며 특히 내복할 경우에는 더욱 신중하여야 한다.

주2: 반모구(斑蝥灸)를 외용하면 그 유도작용을 이용하여 심낭염(心囊炎), 뇌막염(腦膜炎), 유돌염(乳突炎), 편도선염(扁桃腺炎), 인후염(咽喉炎), 풍습통(風濕痛), 신경통(神經痛), 관절통(關節痛) 등에 대해 일정한 치료 효과가 있다.

주3: 반모(斑蝥) 제제(製劑)를 사용할 때 농록차(濃綠茶)와 끓인 물을 많이 마시면 중독을 방지하거나 경감시킬 수 있다. 조심하지 않아 중독 되었을 때에는 유류(油類)를 사용하지 말고 반모소(斑蝥素)의 흡수를 감소시켜야 한다. 초기에는 약용탄(藥用炭), 단백(蛋白), 우유(牛乳) 등을 선택하여 응용할 수 있고 혹은 황련(黃連), 황백(黃柏), 흑두(黑豆) 등을 달여 복용하거나 혹은 육일산(六一散) 30~40g을 끓여 식힌 물에 타서 복용하거나 또는 청녕환(淸寧丸)을 구복(口服)한다. 배뇨(排尿)할 때에 자통(刺痛)하면 차전(車前), 목통(木通), 택사(澤瀉), 저령(豬苓) 등을 배합하여 쓴다.

주4: 《본초강목(本草綱目)》에서는 "반모(斑蝥), 원청(芫靑), 정장(亭長), 지담(地膽)의 독(毒)을 전즙(靛汁), 황련(黃連), 흑두(黑豆), 파(葱), 차(茶)로 모두 해독할 수 있다."고 하였다.

주5: 《본초경소(本草經疏)》에서는 "반모(斑蝥)는 독성이 강하며 사람의 근육을 궤란(潰爛; 썩어서 문드러짐)하게 할 수 있으나 오직 나력(瘰癧)이나 전견(癲犬)에

게 물렸을 때만은 위와 같은 방법으로 잠시 수습할 수 있다. 이것을 만약 존성(存性)할 정도로 불에 구우면 더욱이 사람의 장위(腸胃)를 부식함으로서 발포(發泡), 궤란(潰爛)하여 치사(致死)한다. 즉 앞의 2 가지 증상도 만약 쌀과 함께 볶지 않는다면 기(氣)는 취하되 질(質)은 사용하지 않는 것이 온당하고 나머지 증상에는 절대 먹지 말아야 한다."라고 하였다.

34. 갈상정장(葛上亭長)

【소 속】 Meloidae(가뢰科) 2 　　【한국명】 먹가뢰
【중문명】 葛上亭長 ga shang ting chang
【영문명】 Bean blister beetle; Legume blister beetle
【이 명】 두반모(豆斑螯); 홍랑(紅娘); 두원청(豆芫青)

갈상정장(葛上亭長)은 《명의별록(名醫別錄)》에서 "임결(淋結)과 적취(積聚)를 없애고 낙태하게 한다."라고 처음으로 기술하였다. 《본초강목(本草綱目)》에서는 "혈폐(血閉), 징괴(癥塊)를 통하게 하며 기타 효능은 반모(斑螯)와 같다."라고 하였다. 《국약약리학(國藥藥理學)》에서는 두반모(豆斑螯)라고 하였고 《사천중약지(四川中藥誌)》에서는 홍낭(紅娘)이라고 불렸으며 《동북동물약(東北動物藥)》에서는 두원청(豆芫青)이라고 불렸다.

【원동물】 가뢰과동물 줄먹가뢰(芫青科動物 豆芫青; *Epicauta gorhami* Marseul). 성충(成蟲)의 수컷은 암컷보다 약간 작으며 전체는 흑색으로 배는 약간 회색을 띤다. 머리는 적갈색으로 황색의 짧은 털이 덮여 있다. 복안(複眼)은 콩팥 모양이다. 촉각(觸角)은 옆으로 납작하며 수컷의 촉각(觸角) 중앙은 팽대(膨大)되어 있다. 앞가슴등판은 머리보다 좁고 점각(點刻)이 조밀하게 덮여 있으며 앞쪽은 원주형을 이루며 중앙에는 곧게 뻗은 황색 털이 있다. 시초(翅鞘 : 딱지날개)는 가늘고 길어 주형(柱形)으로 흑색이며 양 날개의 가장자리는 흑색의 짧은 털이 조밀하게 덮여 있다. 배쪽에는 황색의 곧은 무늬가 있다. 다리는 길고 황모(黃毛)로 덮

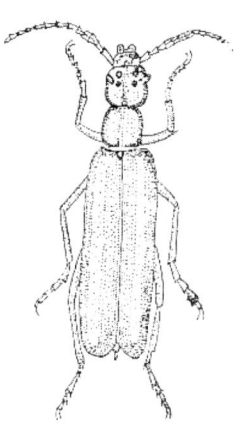

그림 2—52
줄먹가뢰(豆芫青)

여 있다(그림 2—52).

과변태(過變態)를 지니며 유충(幼蟲)은 가용(假蛹)으로 월동(越冬)한다. 성충(成蟲)은 식물의 잎을 먹이로 하며 피해를 받는 식물로는 대두(大豆), 사탕무, 가지, 면화, 땅콩 등이 있다.

우리나라는 초여름에 아직 어린 싸리나무를 완전히 뒤덮을만큼 많았었다. 그러나 요즈음 별로 흔하지가 않다.

중국에는 대부분 지역에 모두 분포되어 있다.

【약　재】 건조한 갈상정장(葛上亭長)의 성충(成蟲)을 약으로 사용한다. 여름과 가을에 채취하여 끓는 물에 데워 햇볕에 말리거나 불에 말려 보관했다.

【성분 및 약리】 반모소(斑螫素; Cantharidin)를 2% 이상 함유하고 있다. 일부분은 알칼리 금속염의 상태이다.

약리 작용은 대체로 반모(斑螫)와 같다.

【성미 및 귀경】 辛, 微溫, 有毒. 肝, 大腸, 小腸經에 들어간다.

【응　용】 파어(破瘀), 소적(消積) 효능이 있다. 경폐(經閉), 징가(癥瘕), 적취(積聚), 누창(瘻瘡) 등을 치료한다. 양은 1~2개로 한다.

주1: 갈상정장(葛上亭長)은 극독(劇毒)이 있으므로 내복은 조심하여야 하고 체허하거나 임신한 부녀는 사용을 엄금한다.

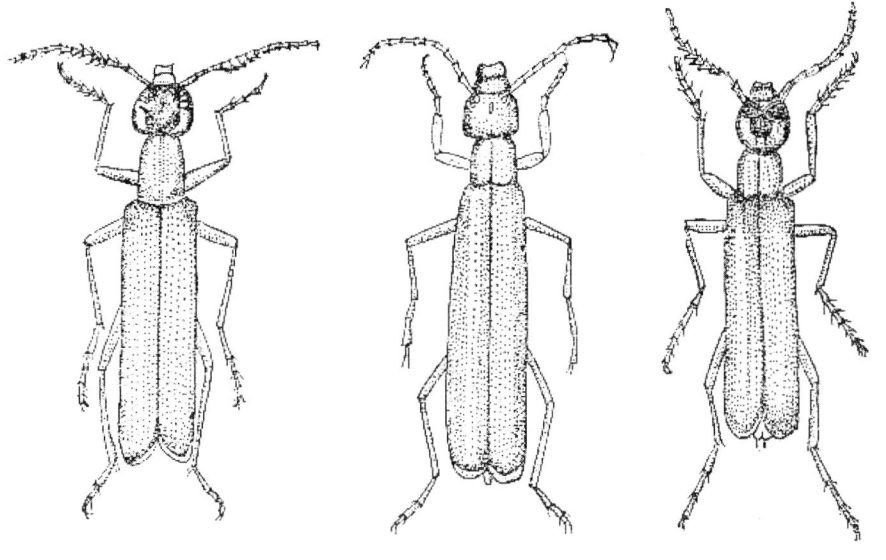

그림 2—53 중화두완청　　　그림 2—54 대두두완청　　　그림 2—55 흑두완청
　　(中華豆芫靑; 먹가뢰)　　　(大頭豆芫靑; 별박이먹가뢰)　　(黑豆芫靑; 북한먹가뢰)

주2: 먹가뢰는 근원이 복잡하여 이상의 종류를 제외하고 또 중화두완청(中華豆莞青; *E. chinensis* Motschulsky : 먹가뢰), 대두두완청(大頭豆芫青; *E. megalocephala* Gebler : 별박이 먹가뢰) 및 흑두완청(黑豆芫青; *Lytta dubia* Fabricius : 북한먹가뢰) 등이 있다(그림 2—53, 54, 55).

35. 완 청(芫青)

【소 속】 Meloidae(가뢰과) 3　　　　　【한국명】 청가뢰
【중문명】 芫青 wan qing
【영문명】
【이 명】 청랑자(青娘子); 청충(青蟲); 상사충(相思蟲)

완청(芫青)은 《명의별록(名醫別錄)》에서 "낙태(落胎)하게 한다."라고 하였다. 《본초강목(本草綱目)》에서는 청낭자(青娘子)라고 하여 "주로 산기(疝氣)를 치료하고 소수(小水)를 이롭게 하며 나력(瘰癧)을 없애고 담결(痰結)을 제거한다. 이롱(耳聾), 목예(目翳), 제견상독(瘈犬傷毒)을 치료한다. 나머지 효능은 반모(斑蝥)와 같다."라고 하였다. 《중약지(中藥誌)》, 《동북동물약(東北動物藥)》 등에서도 모두 약용을 서술하고 있다.

【원동물】 가뢰과동물 청가뢰(芫青科動物 綠芫青; *Lytta caragana* Pallas). 금속 녹색이다. 머리는 약간 삼각형 모양으로 몸과 수직을 이루며 머리 정수리 중앙에는 1줄의 종구문(縱溝紋)이 있으며 이마와 정수리 사이의 중앙에는 1개의 홍반(紅斑)이 있다. 복안(複眼)은 신장 모양이고 촉각(觸角)은 염주 모양이며 말절(末節)의 끝은 첨예(尖銳)하다. 앞가슴등판은 매끄럽고 양측의 전후각(前後角)은 융기(隆起)되었고 딱지날개는 유연(柔軟)하며 표면에는 횡추문(橫皺紋)이 조밀(密布)하며 평행된 종척문(縱脊紋) 3 줄이 어슴푸레 보이고 발톱은 2 편(片)으로 종렬(縱裂)되어 있다(그림 2—56).

성충(成蟲)은 늘 무리를 지어 야생 콩과식물을

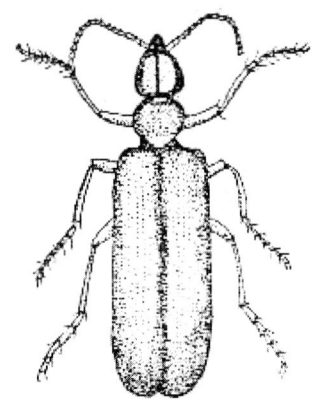

그림 2—56 청가뢰(綠芫青)

해친다. 가사성(假死性)이 있다.

우리나라에도 적지는 않으며 약용으로 썼거나 양약으로 개발하였다는 보고들이 있다. 사람이 잘못먹어 죽었다는 기록도 있다. 일본과 시베리아 동부지방에도 분포한다.

중국에는 전국 각지에 널리 분포되어 있다.

【약 재】 건조한 완청(芫靑)의 성충을 약으로 사용한다. 여름에 채취하여 끓는 물에 데워 햇볕에 말리거나 불에 말려 보관한다.

【성 분】 반모소(斑蝥素) 및 지방 등을 함유하고 있다.

【성미 및 귀경】 辛, 溫, 有毒. 肺, 大腸經에 들어간다.

【응 용】 공독(攻毒), 축어(逐瘀) 효능이 있다. 나력(瘰癧), 광견교상(狂犬咬傷) 등을 치료한다. 양은 1~2개로 한다.

완청(芫靑)은 극독(劇毒)이 있다. 내복은 신중해야 한다.

36. 지 담(地膽)

【소 속】 Meloidae(가뢰과) 4   【한국명】 남가뢰
【중문명】 地膽 di dan
【영문명】 Blister beetle
【이 명】 토반모(土斑蝥)

지담(地膽)은 《신농본초경(神農本草經)》에서 "주로 한열(寒熱), 서루(鼠瘻; 瘰癧瘻), 악창사기(惡瘡死肌)를 치료하며 징가(癥瘕)를 제거하고 낙태하게 한다."라고 처음으로 기술하였다. 《본초강목(本草綱目)》에서는 "지담(地膽)은 현재 땅속이나 혹은 담벽의 돌틈 내 곳곳에 있으며 아마도 완청(芫靑), 정장(亭長)의 유(類)이리라. 겨울에 동면할 경우에는 모양이 반모(斑蝥)와 같다. 완청(芫靑)은 청록색이고 반모(斑蝥)는 황반색(黃斑色)이며 정장(亭長)은 몸이 검고 머리가 붉으며 지담(地膽)은 머리가 검고 꼬리가 붉어 비록 색은 다르지만 효능은 비슷하다."라고 하였다. 현재 연구에 의하면 이 종류의 약물은 모두 반모소(斑蝥素)를 함유하고 있다.

【원동물】 가뢰과동물 지담(芫靑科動物 地膽; *Meloe coarctatus* Motschulsky : 한국 없음). 전체는 검은 남색으로 약간 자색을 띠며 광택이 난다. 머리는 크고 복

안(複眼)은 원형이며 흑갈색이다. 촉각(觸角)은 남색으로 수컷은 촉각(觸角) 중앙 부위가 팽대(膨大) 되었으나 약간 납작하다. 앞가슴등판은 좁고 길며 원주형이다. 딱지날개는 짧고 유연하고 날개 끝은 뾰족하며 시면(翅面)에는 종추(縱皺)가 많이 있으며 날개 전체는 흑자색으로 작은 점각(點刻)이 있다. 배는 대개 날개 밖으로 드러나 있다(그림 2—57).

성충(成蟲)은 언제나 풀숲에서 서식한다. 유충(幼蟲)의 모양은 길고 꼬리 털이 2개 있으며 다리는 3쌍으로 성장한 후에는 다리가 없어지고 구더기 모양을 이루며 나무 껍질 밑에서 서식한다.

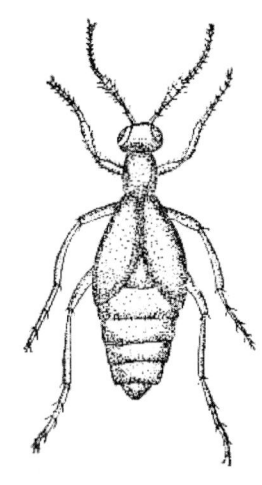

그림 2—57 지담(地膽)

남가뢰속(Meloe)은 대부분 약효가 같을 것이며 우리 나라에서 이에 속하는 종은 5종이 알려졌다.

중국에는 대부분 지역에 모두 분포되어 있다.

【약 재】 건조한 지담(地膽)의 성충(成蟲)을 약으로 사용한다. 여름과 가을에 채취하여 끓는 물에 데워 햇볕에 말리거나 불에 말린다.

초지담(炒地膽)은 쌀과 함께 볶으며 쌀의 색이 누르스름하게 되면 꺼내어 쌀을 제거하고 또 날개와 다리를 제거하여 보관한다.

【성 분】 주로 반모소(斑蝥素)를 함유하고 있다.

【성미 및 귀경】 辛, 寒, 有毒. 心, 大腸經에 들어간다.

【응 용】 파어(破瘀), 공독(攻毒) 효능이 있다. 외용하면 악창(惡瘡), 비식육(鼻瘜肉)을 치료하며 내복하면 나력(瘰癧)을 치료한다. 양은 1~2개로 한다.

주1: 지담(地膽)은 독이 있으므로 사용시 신중하여야 한다.

주2: 장지담(長地膽; Meloe violceus L.: 긴목남가뢰)도 역시 약으로 사용한다. 주요 특징은 시초(翅鞘)가 매우 짧고 흑색이며 굵고 큰 점각(點刻)이 있는 것이다. 배는 대부분을 밖으로 드러내놓고 있다. 다리는 흑색이고 털이 밀생(密生)해 있다(그림 2—58).

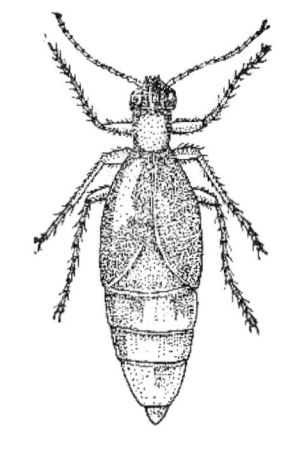

그림 2—58 장지담(長地膽)

37. 고두충(叩頭蟲)

【소　속】 Etateridae(방아벌레科)　　【한국명】 방아벌레
【중문명】 叩頭蟲 kou tou chong
【영문명】 Burrowed click beetle; Wheat wireworm
【이　명】 도백장(跳百丈); 도박충(跳搏虫); 도미충(跳米虫)

　　고두충(叩頭蟲)은 《본초강목(本草綱目)》에서 이시진(李時珍)은 "충(蟲)의 크기는 반모(斑蝥)와 같고 흑색으로 그 뒤쪽을 누르면 머리를 조아리며 소리를 낸다."라고 기술하였으나 효능에 대해서는 언급하지 않았다. 《본초습유(本草拾遺)》에서는 도백장(跳百丈)이라고도 하여 "요각무력(腰脚無力)을 치료하며 또 산마의자(山螞蟻子)와 함께 기력을 돕는 약으로 사용한다."라고 하였다.

　　【원동물】 방아벌레과동물 유구고두충(叩頭蟲科動物 有溝叩頭蟲; *Pleonomus canaliculatus* Faldermann : 한국 없음). 몸은 가늘고 길며 약간 납작하고 짙은 밤색으로 광택이 있으며 황금색의 짧은 털이 조밀하게 덮여 있다. 머리는 납작하고 평평하며 정수리에는 움푹하게 패인 삼각형의 홈이 있으며 1쌍의 복안(複眼)을 갖고 있다. 수컷의 촉각(觸角)은 11개 마디로 톱니 모양이다. 암컷의 촉각(觸角)은 12개 마디(節)로 선형(線形)이며 길이는 딱지날개의 끝까지 이른다. 딱지날개에는 종구(縱溝)가 있으며 끝에 이르면서 점차적으로 좁아진다. 다리는 황갈색으로 전(前), 중(中) 두 다리의 기절(基節)은 구상(球狀)이며 후지(後肢)의 기절(基節)은 납작하고 평평한 판상(板狀)이다. 유충(幼蟲)의 몸은 가늘고 긴 원통형이며 황금색으로 양 옆에는 털이 많다. 성충은 뒷부분을 누르면 가슴을 움직이는 모양이 머리를 조아리는 것과 비슷하다. 위로 향하게 눕혀 놓으면 앞 가슴과 가운데가슴의 관절을 움직여 위로 뛸 수 있다(그림 2—59).

　　유충(幼蟲)은 흔히 땅 속에서 서식하며 농작물의 종자, 뿌리와 줄기를 먹는다.

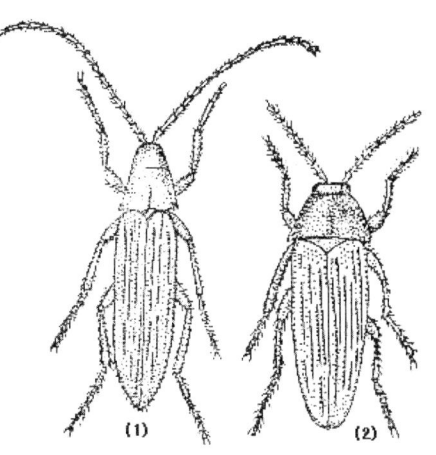

그림 2—59 유구고두충(有溝叩頭蟲)
(1) 웅충(雄蟲)　(2) 자충(雌蟲)

중국에는 복건, 절강, 협서 등지에 분포한다. 主産地는 복건성이며 민간약으로 사용한다.

【약 재】 건조한 고두충(叩頭蟲)의 충체(蟲體)를 약으로 사용한다. 봄부터 가을까지 채취하여 물에 데워 햇볕에 말려 보관한다.

【성미 및 귀경】 辛, 微溫, 無毒. 肺, 心經에 들어간다.

【응 용】 강근건골(强筋健骨), 제학(除瘧) 효능이 있다. 사지위비(四肢痿痺), 근골산통(筋骨酸痛), 학질(瘧疾) 등을 치료한다. 양은 5~15 마리로 한다.

1. 사지위비(四肢痿痺), 행동불편(行動不便)에 대한 치료: 적당한 양의 고두충(叩頭蟲)을 술로 포제하여 가루로 만들어 복용한다.

2. 소아행지(小兒行遲)에 대한 치료: 고두충(叩頭蟲) 14 마리(식초에 담근다), 간와(澗蛙) 1 마리와 함께 푹 삶아 복용한다.

38. 양 충(洋蟲)

【소 속】 Tenebrionidae(거저리科)   【한국명】 구룡충(구룡거저리)
【중문명】 洋蟲 yang chong
【영문명】 Drug darkling beetle
【이 명】 구룡충(九龍蟲)

양충(洋蟲)은 《약성고(藥性考)》에서 "살아 있는 것을 몇 개 삼키면 지혈되고 노겁(勞怯)을 치료한다."라고 기술하였다. 《본초강목습유(本草綱目拾遺)》에서는 구룡충(九龍蟲)이라고도 하여 "혈액을 통하게 하고 비위(脾胃)를 따뜻하게 하여 오장(五臟)을 조화롭게 하며 근육과 뼈를 튼튼하게 하며 거습수풍(去濕搜風), 장양(壯陽)의 효능이 있으며 겁약(怯弱)을 치료한다."라고 하였다. 현재 중국 민간에서 흔히 사용하는 약의 하나다.

【원동물】 거저리과동물 구룡거저리(擬步行蟲科動物 洋蟲; *Palembus dermestoides* Chevrolat). 몸 전체는 긴 타원형으로 암흑색으로 광택이 있으며 촉각(觸角), 구기(口器), 다리는 적흑색이다. 머리에는 소각점(小刻點)이 조밀하게 분포되어 있으며 앞 끝에는 횡와(橫洼)가 있고 양측에는 소와(小窩)가 있다. 촉각(觸角)은 굵고 4~10개의 마디가 있으며 너비가 길이보다 길다. 말절(末節)은 약간

좁고 길며 거의 원형을 이룬다. 앞가슴은 짧고 넓으며 등의 양측은 약간 패였다. 소순판(小盾板)은 거꾸로 놓은 난원형으로 극히 작은 점각(點刻)이 널려 있다. 시초(翅鞘)는 무척 가늘고 길며 점각(點刻)은 가늘어진다. 배의 점각(點刻)은 조밀하다(그림 2—60).

우리나라에서는 1960년대 말에 여러 가정에서 사람들이 보신용으로 길러서 먹었던 일이 있다.

중국에는 강소(江蘇), 절강(浙江), 복건(福建), 광동(廣東) 등 지역에서 모두 사육한다.

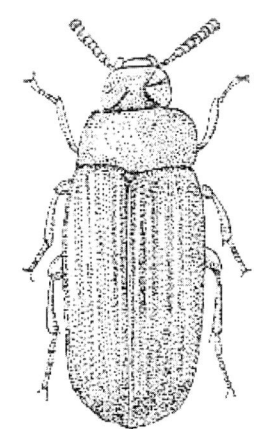

그림 2—60
구룡거저리(洋蟲)

【약 재】 양충(洋蟲) 전체를 약으로 사용한다. 여름과 가을에 채취하여 데워 햇볕에 말리거나 불에 말려 보관한다.

【성미 및 귀경】 溫. 心, 脾經에 들어간다.

【응 용】 활혈거어(活血祛瘀) 온중이기(溫中理氣) 효능이 있다. 노상해수(癆傷咳嗽), 토혈(吐血), 중풍반신불수(中風半身不遂), 질타손상(跌打損傷), 심위기통(心胃氣痛), 열격반위(噎膈反胃) 등을 치료한다. 양은 3~9개로 한다.

1. 효천(哮喘)에 대한 치료: 양충(洋蟲) 9개(가루로 만들어)를 박하(薄荷) 15g을 달인 물로 복용한다.

2. 위완기통(胃脘氣痛)에 대한 치료: 양충(洋蟲) 9개(가루로)를 빈랑(檳榔) 15g을 달인 물로 복용한다.

3. 이질(痢疾)에 대한 치료: 양충(洋蟲) 7개(가루로)를 황주(黃酒)에 타서 복용한다.

4. 상식(傷食)에 대한 치료: 양충(洋蟲) 9개(가루로)를 생강(生薑) 15g을 달인 물로 복용한다.

5. 반신불수(半身不遂)에 대한 치료: 양충(洋蟲) 9개(가루로)를 목향(木香) 15g을 달인 물로 복용한다.

39. 천 우(天牛)

【소 속】 Cerambycidae(하늘소과)   【한국명】 뽕나무하늘소

【중문명】 天牛 tian niu
【영문명】 Longicorns
【이 명】 수천우(水天牛); 상(蠰)

천우(天牛)는 《본초습유(本草拾遺)》에서 기술하였으며 《본초강목(本草綱目)》에서는 "주로 학질한열(瘧疾寒熱), 소아경풍(小兒驚風) 및 정종전족입육(疔腫箭鏃入肉)을 치료하며 지엽(痣黶)을 제거한다."라고 하였다. 《동북동물약(東北動物藥)》에서는 활혈거어약(活血祛瘀藥)으로 수록하였다. 중요한 원동물로는 아래와 같은 몇 가지가 있다.

【원동물】 1. 하늘소과동물 뽕나무하늘소(天牛科動物 桑天牛; *Apriona germari* Hope). 몸은 흑색으로 전신에 융모(絨毛)가 조밀하게 덮여 있다. 등쪽의 융모(絨毛)는 녹황색이고 배의 융모(絨毛)는 갈황색이다. 수컷의 촉각(觸角)은 몸의 길이보다 2~3 마디가 더 길며 암컷의 촉각(觸角)은 몸의 길이보다 약간 길다. 이마는 좁고 복안(複眼)의 하엽(下葉)은 매우 크며 가로로 넓다. 앞가슴등판의 너비는 길이보다 뚜렷하게 더 넓으며 양 옆의 중앙에는 뾰족한 돌기가 있으며 전, 후 횡구(橫溝) 사이에는 불규칙적인 가로융기선이 있다. 시초(翅鞘)의 봉합선, 옆 가장자리 및 끝쪽에는 흔히 청회색의 좁은 띠가 있고 기부(基部)의 약 1/4 범위 내에는 반짝 반짝 빛나는 흑색의 유상(瘤狀) 과립이 밀생(密生)하였다. 날개 끝의 안쪽 각은 가시 모양의 돌기를 이룬다. 다리는 가

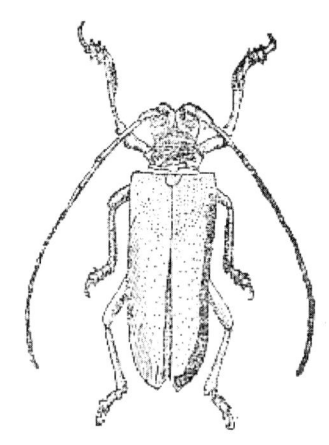

그림 2—61
뽕나무하늘소(桑天牛)

늘고 길며 회백색의 짧은 털이 덮여 있고 퇴절(腿節)은 크며 내측(內側)에는 종구(縱溝)가 있다(그림 2—61).

성충(成蟲)은 연한 나무 껍질을 즐겨 먹으며 저녁에 비교적 활발하게 활동한다. 유충(幼蟲)은 나무 가지와 뿌리의 목질(木質)을 좀 먹는다. 피해(被害) 수목으로는 뽕나무, 사과나무, 해당화, 앵두, 배나무, 느릅나무 등의 나무이다.

우리나라의 농촌진흥청 잠사곤충연구부에서는 이 하늘소를 수년전부터 연구하고 있다. 뽕나무에 많은데 요즈음은 뽕나무를 기르지 않아 하늘소도 흔하지가 않다.

중국에는 대부분의 지역에 모두 분포되어 있다.

2. 하늘소과동물 운반천우(天牛科動物 雲斑天牛; *Batocera horsfieldi* Hope : 한국 없음). 몸체는 흑색으로 회색의 융모(絨毛)가 덮여 있다. 앞가슴등판의 중앙에

는 1쌍의 신장 모양 백색 모반(毛斑)이 있으며 소순판(小盾板)은 흰털이 덮여 있다. 시초(翅鞘)의 백반(白斑)은 형태가 불규칙적이며 일반적으로 종(縱)으로 2~3 줄 배열되어 있으며 백반(白斑)의 변이는 매우 크다. 배 양측에는 각각 백색의 곧은 종문(縱紋)이 1줄 있고 각 마디 사이에서 항상 중단되었다. 촉각(觸角)은 제3 마디에서 시작 각 마디 마다 하연(下沿)에 많은 세치(細齒)가 있다. 시초(翅鞘)의 견자(肩刺)는 위로 굽혀져 있으며 기부의 1/4 범위 내에는 유상(瘤狀) 과립이 밀생(密生)되어 있으며 날개 끝은 안으로 기울어졌으며 봉각(縫角)은 가시 모양을 이룬다(그림 2—62).

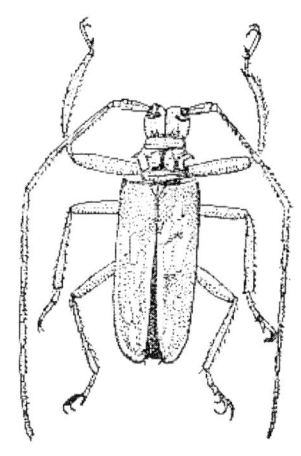

그림 2—62
운반천우(雲斑天牛)

유충(幼蟲)은 2~3년에 1세대(代)를 완성하며 주야(晝夜) 모두 비상활동(飛翔活動)을 할 수 있으나 야간 활동이 더 많으며 우화(羽化)한 당년에 성충(成蟲)으로서 월동(越冬)하며 다음 해 5~6월 사이에 산란한다. 수목을 해치며 피해 식물로는 뽕나무, 느릅나무, 버드나무, 밤나무, 도토리 나무, 호두나무(胡桃) 등이 있다.

우리나라는 거제도나 제주도처럼 아주 남쪽지방에 이종과 비슷하게 생긴 참나무하늘소(*Batocera lineolata* Chevrolat)가 있다.

중국에는 전국 각지에 모두 분포되어 있다.

3. 천우과동물 알락하늘소(天牛科動物 星天牛; *Anoplophora chinensis* Förster). 몸 전체는 흑색으로 때로는 금속 광택을 띠며 백색의 작은 반점을 가지고 있다. 촉각(觸角)의 제3~11 마디의 각 기부(基部) 마다 엷은 남색의 모환(毛環)이 있다. 앞가슴등판의 가운데 뚜렷한 혹이 있고, 양측에는 따로 가시 혹 모양의 뾰족한 돌기(突起)가 있다. 시초(翅鞘) 기부(基部)의 과립은 크기가 같지 않으며, 시초 전체에 대략 20쌍정도의 흰색 작은무늬들이 있는데 대체로 불규칙한 5줄의 가로무늬를 이룬다(그림 2—63).

수목을 해치며 피해를 받는 식물은 사과나무, 배나무, 앵두나무, 능금나무, 백양나무, 뽕나무 및 느릅나무 등이다.

우리나라의 알락하늘소(*Anoplophora malasiaca* Thomson)는 1990년대 말에 서울의 강남구에서도 많이 출현했었다.

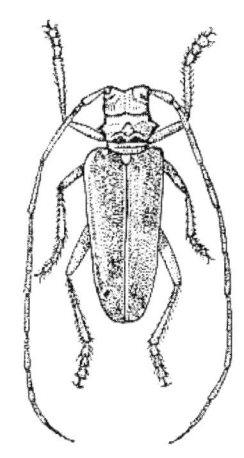

그림 2—63
알락하늘소(星天牛)

중국에는 대부분 지역에 모두 분포되어 있다.

【약 재】 건조한 천우(天牛)의 유충(幼蟲)을 약으로 사용한다. 여름에 채취하여 끓는 물에 데워 햇볕에 말리거나 불에 말린다.

【성미 및 귀경】 甘, 溫, 小毒. 心, 腎, 肺, 大腸經에 들어간다.

【응 용】 진통(鎭痛), 진정(鎭靜), 활혈(活血), 거어(祛瘀) 효능이 있다. 월경폐지(月經閉止), 붕루대하(崩漏帶下), 유즙불하(乳汁不下), 질타어혈(跌打瘀血), 정종악창(疔腫惡瘡), 소아경풍(小兒驚風) 등을 치료한다. 양은 15~10g으로 한다.

1. 은진불발(隱疹不發), 옹저불궤(癰疽不潰)에 대한 치료: 천우(天牛) 5 마리를 물에 달여 매일 2회 황주(黃酒)를 타서 복용한다.

2. 소아경풍(小兒驚風)에 대한 치료: 천우(天牛) 3 마리를 물에 달여 매일 1회 복용한다.

3. 붕루(崩漏)에 대한 치료: 천우(天牛)를 그을린 후 가루를 내어 매일 1회 2g씩을 온주(溫酒)로 복용한다.

40. 강 랑(蜣螂)

【소 속】 Scarabaeoidea(풍뎅이上科) 1   **【한국명】** 굼벵이 1
【중문명】 蜣螂 qiang lang
【영문명】 Scarabs, Dung Beetles, Cockchafers
【이 명】 야유장군(夜遊將軍); 흑우아(黑牛兒); 강랑(蜣蜋); 독각우(獨角牛); 추분충(推糞蟲); 호강랑(胡蜣螂)

강랑(蜣螂)은 《신농본초경(神農本草經)》에서 "주로 소아의 경간계종(驚癎瘈瘲), 복장한열(腹臟寒熱), 대인의 전질광역(癲疾狂易)을 치료한다."라고 처음으로 기술하였다. 《본초강목(本草綱目)》에서는 야유장군(夜游將軍), 흑우아(黑牛兒)라고 하여 "소아경간(小兒驚癎) 치료에는 강랑(蜣蜋)이 제일이다."라고 하였다. 현재 중국의 의약 서적에는 보편적으로 기술하고 있으며 또 강랑(蜣螂)의 종류도 복잡하고 자원도 풍부하다. 현재 중국 각 지방에서 흔히 사용하는 몇 개 종류를 소개한다.

【원동물】 1. 소똥구리과동물 뿔소똥구리류(金龜子科動物 屎殼螂; *Catharsius molossus* L.: 한국 없음). 짧고 넓은 둥근형이며, 흑색으로 약간의 광택이 있다. 가

슴아래쪽에는 가늘고 긴 융모(絨毛)가 덮여 있다. 수컷의 머리 앞쪽은 부채꼴로 표면은 물고기 비늘 모양의 주름 무늬가 덮여 있다. 머리에는 기부(基部)가 굵고 크며 위로 향해 뾰족한 뿔이 있다. 촉각(觸角) 곤봉부는 4 마디로 되어 있다. 앞가슴등판의 표면에는 가늘고 둥근 점각이 고르게 분포되어 있다. 중앙 뒤쪽에는 날카로운 가로융기선이 높게 돌출되어 있다. 시초(翅鞘)에는 가는 주름 무늬가 밀포(密布)되어 있으며 쉽게 판별할 수 있는 7쌍의 세로홈(조구)이 있다. 다리는 짧고 건실하다. 암컷의 정수리에는 뿔이 없으며 가로로 융기가 있다(그림 2—64).

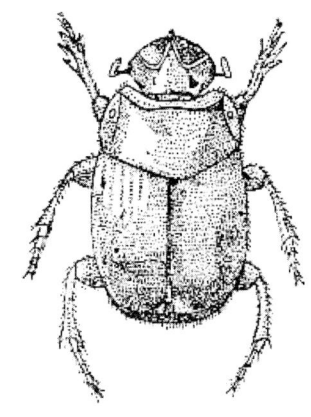

그림 2—64
뿔소똥구리류(屎殼螂)

우분(牛糞)이나 인시(人屎) 더미 속에서 서식하거나 혹은 분(糞)더미 밑에 토굴(土窟)을 파고 서식한다. 산란 후는 자웅(雌雄)이 함께 분토(糞土)를 굴리면서 알을 싸 환으로 만든다.

중국에는 전국 각지에 널리 분포되어 있다.

2. 금풍뎅이과동물　보라금풍뎅이류(糞金龜科動物　糞金龜; *Geotrupes laevistriatus* Motschulsky). 몸은 둥근 공모양이며 강하게 윤기가 난다. 몸의 위쪽은 늘 자동(紫銅), 자람(紫藍), 동록(銅綠) 내지 묵람(墨藍) 등의 금속광택이 있다. 이마는 크고 가는 점각(點刻)으로 덮여 있다. 앞머리는 반구형으로 중앙에는 "V"자형의 홈이 있으며 뒷머리는 평활(平滑)하다. 복안(複眼)은 갈색이며 촉각(觸角)은 적갈색이다. 앞가슴등판은 둥글고 융기되었으며 중앙에는 짧고 직선으로 된 홈이 있고 양쪽은 약간의 점각(点刻)이 있으며 앞 가장자리는 약간 패였으며 양 옆 가장자리는 팽출(膨出)되어 있다. 시초(翅鞘)에는 점각(點刻)으로 이루어진 곧은 홈이 13~14 줄 있다. 몸의 아랫면과 다리는 자갈색으로 갈색의 털이 드물게 나 있다(그림 2—65).

대개 가축의 배설물덩어리 밑의 작은 굴에서 서식하며 각 분뇨더미 밑에는 적으면 몇 개 많으면 10개 이상이 서식한다.

남한에는 극히 드물고, 산속의 인분에도 모인다.

중국에는 전국 각지에 널리 분포되어 있다.

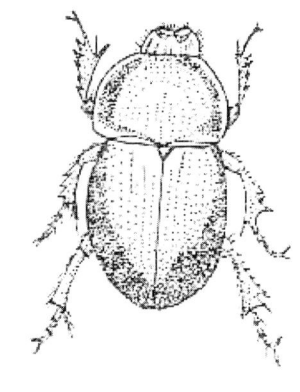

그림 2—65
보라금풍뎅이류(糞金龜)

3. 장수풍뎅이과 장수풍뎅이(獨角仙動物 獨角仙; *Allomyrina dichotoma* L.). 체형(體型)은 매우 크다. 수컷의 머리에는 두 가닥으로 갈라진 강대한 뿔이 있다. 몸 전체는 적갈색으로 짙은 갈색 내지 짙은 흑갈색의 광택이 있다. 머리는 비교적 작고 앞가슴 등판은 넓으며 중앙에는 강력(强力)하고 앞으로 만곡(彎曲)된 한 가닥의 뿔이 하나 있다. 시초(翅鞘)는 넓다. 복면(腹面)은 광택이 나며 황갈색의 섬모(纖毛)로 덮여 있다. 다리는 발달되었다(그림 2—66).

성충(成蟲)은 밤이면 나와 활동하며 추광성(趨光性; 빛의 방향을 취하는 현상)이 강하다.

우리나라에는 굵은 활엽수가 자라는 산속에 있다. 옛날에는 썩은 초가지붕에서 많은 유충을 볼 수 있었고, 요즈음은 인공사육하여 유충은 약전시장에서 성충은 백화점에서 아이들의 장난감으로 많이 팔리고 있다.

중국에는 대부분 지역에 모두 분포되어 있다.

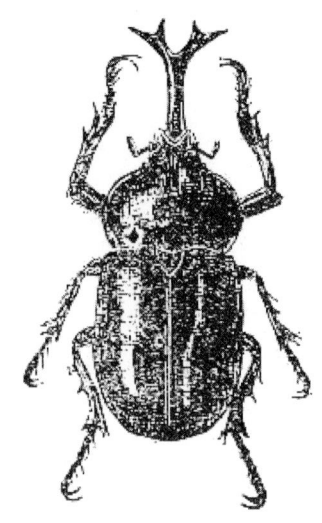

그림 2—66
장수풍뎅이(獨角仙)-웅(雄)

【약　재】건조한 소똥구리나 장수풍뎅이의 유충(幼蟲)을 약으로 사용한다. 여름과 가을에 채취하여 깨끗이 씻어 데워 햇볕에 말리거나 불에 말린다.

【성분 및 약리】강랑(蜣螂)는 강랑 독소(蜣螂毒素)를 함유하고 있다. 보고에 의하면 유효 물질은 물, 알코올 및 클로로포름에는 용해되지만 에틸에테르에는 용해되지 않는다.

강랑 독소(蜣螂毒素)를 실험용 쥐에 주사하면 조급하고 불안한 현상이 나타나 몇 십분간이 지나면 경련(痙攣)을 일으키고 죽으며 집토끼의 정맥에 주사하면 혈압을 일시적으로 낮추다가 이어 즉시 올라가고 호흡의 진폭이 커지며 리듬이 빨라진다. 두꺼비의 이체 심장(離体心臟)에 대하여 억제 작용이 있으며 두꺼비의 뒷발 혈관에 주사하면 잠깐동안 확장(擴張) 작용이 있다. 집토끼의 장관(腸管) 및 자궁(子宮)에 대하여 억제 작용이 있으며 두꺼비의 신경 근육 표본에 대하여 마비 작용이 있다.

【성미 및 귀경】鹹, 寒, 有毒. 心, 腎經에 들어간다.

【응　용】정경(定驚), 파어(破瘀), 통변(通便), 공독(攻毒) 효능이 있다. 경간전광(驚癎癲狂), 소아경풍(小兒驚風), 이변불통(二便不通) 및 이질(痢疾) 등을 치료한다. 외용으로 치질(痔疾), 정창종독(疔瘡腫毒) 등을 치료한다. 양은 1~4g으로 한다.

1. 방광(膀胱) 요도(尿道)의 결석(結石)에 대한 치료: 머리를 제거한 강랑(蜣蜋)을 기와에 놓고 약한 불에 말린 후 가루를 내어 매일 2회 1~3g씩을 끓인 물로 복용한다.

2. 소아의 급만경풍(急慢驚風)에 대한 치료: 강랑(蜣蜋) 1~2g을 물에 달여 매일 2회 복용한다.

3. 세균성 이질(細菌性痢疾)에 대한 치료: 강랑(蜣蜋)을 소존성(燒存性)하여 구워 가루를 내어 매일 2회 복용한다.

4. 탈항(脫肛)에 대한 치료: 적당한 양의 강랑(蜣蜋)을 소존성(燒存性)하여 구워 가루를 낸 후 빙편(氷片)을 약간 넣고 항문(肛門)에 뿌린다.

5. 치질(痔疾)에 대한 치료: 강랑(蜣蜋)을 약한 불에 구워 가루를 낸 후 참기름으로 반죽하여 환부에 바른다.

41. 제 조(蠐螬)

【소　속】 Scarabaeoidea(풍뎅이上科) 2　　　【한국명】 굼벵이 2
【중문명】 蠐螬 qi cao
【영문명】 Grub
【이　명】 비제(蠑蠐); 지잠(地蠶); 토잠(土蠶)

제조(蠐螬)는 《신농본초경(神農本草經)》에서 처음으로 "악혈혈어비기(惡血血瘀痺氣), 파절혈(破折血)로 옆구리의 견만통(堅滿痛), 월폐(月閉), 목중음부(目中淫膚), 청예백막(靑翳白膜)을 치료한다."라고 기술하였다. 《본초습유(本草拾遺)》에서는 "주로 적백유진(赤白游疹)을 발진(發疹)시키기 위하여 제조(蠐螬)를 파쇄(破碎)하고 즙을 취하여 도부(涂敷)한다."라고 하였다.

제조(蠐螬)의 원동물은 종류가 극히 많으며 이에 주요한 종류를 소개한다.

【원동물】 1. 검정풍뎅이과동물　참검정풍뎅이(鰓金龜科　東北大黑鰓金龜; *Holotrichia diomphalia* Bates). 몸은 굵은 타원형으로 흑갈색에 광택이 있으며 황갈색의 가는 털이 있다. 촉각(觸角)은 황갈색으로 10마디이다. 앞가슴등판에는 가는 점각(點刻)이 있다. 시초(翅鞘)에는 종융선(縱隆線)이 3~4 줄 있으며 앞다리 외치(外齒)가 3개 있고 내측에는 단극(端棘)이 1개 있어 제2 치(齒)와 서로 마주해 있다. 부

절(跗節)은 끝 절이 가장 길다. 발톱은 1쌍이 엇갈리는 모양을 이루고 있다(그림 2—67).

성충(成蟲)은 매일 황혼 무렵 흙 속에서 나와 날아 다니며 활동하고 날이 밝기 전에 흙 속으로 돌아가 잠복한다. 유충(幼蟲)은 땅속에서 서식하며 식물의 뿌리를 먹는다.

우리나라에도 전국적으로 많이 발생하고 유사한 종도 10종 정도가 출현한다.

중국에는 흑룡강(黑龍江), 길림(吉林), 요녕(遼寧), 내몽고(內蒙古), 하북(河北) 및 감숙(甘肅) 등에 분포되어 있다.

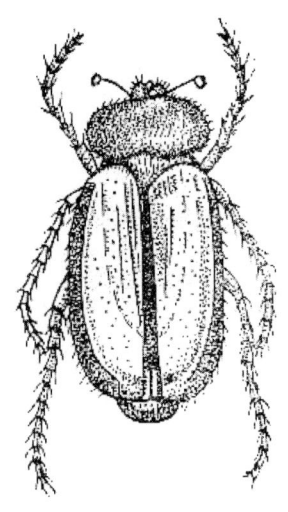

그림 2—67 참검정풍뎅이 (東北大黑鰓金龜)

2. 검정풍뎅이과 화북대흑새금귀(鰓金龜科 華北大黑鰓金龜; *Holotrichia oblita* Faldermann : 북한검정풍뎅이). 몸은 굵은 타원형으로 역갈색(瀝褐色) 내지 다갈색이다. 머리는 좀 작고 점각(點刻)이 밀포(密布)되었다. 촉각(觸角)은 황갈색 혹은 적갈색이며 곤봉절의 길이는 그 앞에 있는 6 마디의 합과 거의 같다. 앞가슴등판의 중점(中點)이 가장 넓고 전단(前段)에는 털이 있는 소점각(小點刻)이 널려 있다. 다리는 매우 길며 후부절(後跗節)의 제1 절은 제2 절보다 약간 짧다. 조치(爪齒)는 중간의 뒤에 수직으로 나 있다(그림 2—68).

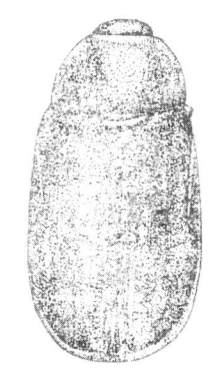

그림 2—68 화북대흑새금귀 (華北大黑鰓金龜)

유충(幼蟲)은 흙 속에서 장기간 서식한다. 계절에 따라 수직으로 이동하는 현상이 있다. 일반적으로 깊이가 10cm이고 온도는 14~22℃가 되며 토양의 함수량(含水量)은 14~20%가 되는 토양층(土壤層)에서 서식한다. 농작물의 어린 싹에 대해 중대한 피해를 준다.

앞의 종과 같은 계열의 종인데 우리나라는 극히 드물다.

중국에는 전국 각지에 거의 모두 분포되어 있다.

3. 풍뎅이과동물 참나무장발풍뎅이(麗金龜科 金龜蚜; *Proagopertha lucidula* Faldermann). 몸 전체는 흑녹색으로 금속 광택이 있다. 머리 정수리에는 소점각(小點刻)이 드물게 나 있으며 복안(複眼)은 흑색으로 타원형이다. 전흉배판(前胸背板)

은 융기되어 있으며 중앙에는 짧고 곧은 홈이 있다. 소순판(小盾板)은 반원형이며 시초(翅鞘; 甲蟲의 딱딱한 겉날개)에는 선명한 세로 융기(隆起)가 있고 양측에는 소점각(小點刻)이 병렬되어 있으며 가운데는 주름 무늬가 많다. 다리의 퇴절(腿節)에는 황색의 털이 있으며 앞다리 기절(基節) 사이에는 이상(犁狀)의 돌기(突起)가 있다(그림 2—69).

성충(成蟲)은 식물의 잎과 열매를 먹는다. 유충(幼蟲)은 식물의 뿌리를 먹으며 가지과(茄科)의 여러 가지 식물에 해를 준다.

우리나라는 들이나 야산에서 8월까지 볼 수 있는데 주로 4, 5월에 풀잎이나 꽃에서 많이 발견된다.

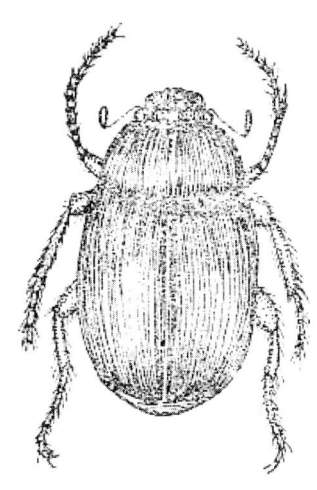

그림 2—69
참나무장발풍뎅이(金龜蚜)

중국에는 대부분의 지역에 모두 분포되어 있다.

【약 재】 건조한 유충(幼蟲)을 제조(蠐螬)라고 하여 약으로 사용한다. 대뇌대충자(大腦袋蟲子) 또는 지잠(地蠶), 토잠(土蠶)이라고도 한다. 여름에 밭갈이 할 때 채취하여 끓는 물에 데워 햇볕에 말리거나 불에 말린다.

제조(蠐螬)는 긴 원주형으로 대개 만곡(彎曲)되어 반환상(半環狀)을 이루며 길이는 3~4cm이고 굵기는 0.6~1.2cm이며 황갈색 혹은 황백색으로 전체에는 윤절(輪節)이 있다. 머리는 갈색이며 다리는 가늘고 짧다. 몸은 가볍고 피부는 얇으며 단단하면서도 부서지기 쉽다. 체내는 비어 있는 모양으로 약간 고약한 냄새가 난다. 건조하면 노란색이며 크고 흙 찌꺼기가 없는 것이 좋다(그림 2—70).

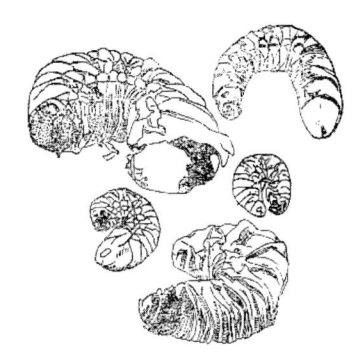

그림 2—70 제조(蠐螬) 약재

【약 리】 제조(蠐螬) 수침액(水浸液)의 농도가 1 : 1,000 이상이면 이체(離體)한 토끼의 자궁(子宮)을 흥분시킬 수 있고 1 : 100이면 이체한 토끼의 장관(腸管)을 억제할 수 있고 1 : 10,000의 농도는 토끼의 관상(冠狀) 혈관, 이체(離體)한 토끼의 혈관, 두꺼비의 폐혈관에 대하여 모두 수축 작용이 있으며 더욱 높은 농도(1 : 1,000)는 두꺼비의 내장 혈관을 수축시킬 수 있다. 사용량이 많으면 이뇨(利尿) 작용은 있지만 혈압에 영향이 있다. 1 : 1,000의 농도는 이체(離體)한 심장을 흥분시킬 수 있

으며 농도가 더 높으면 이완기에 정지를 초래한다.

【성미 및 귀경】 鹹, 微寒, 有毒. 肝經에 들어간다.

【응 용】 파어지통(破瘀止痛), 산풍평천(散風平喘), 명목거예(明目祛翳) 효능이 있다. 경폐(經閉), 징가(癥瘕), 천식(喘息) 등을 치료하고 외용으로 단독(丹毒), 악창(惡瘡), 치질(痔疾), 목예(目翳) 등을 치료한다. 양은 2~5g으로 한다. 외용은 적당한 양으로 한다.

1. 혈체경폐(血滯經閉)에 대한 치료: 제조(蠐螬) 3g, 삼릉(三棱) 10g, 홍화(紅花) 10g, 적작(赤芍) 25g을 물에 달여 매일 2회 복용한다.

2. 파상풍(破傷風)에 대한 치료: 신선한 제조(蠐螬) 몇 마리를 준비, 꼬리를 제거하여 상단(傷斷)부위에서 흘러나오는 황액(黃液)을 상처에 바른다. (상처를 마비시키고 몸에서 땀이 나게 한다.) 증세가 중한 자는 황액(黃液)을 술에 떨구어 넣고 끓여 내복하여 땀을 낸다. 이를 악문 사람은 황액(黃液)을 잇몸에 바른다.

3. 치질(痔疾)에 대한 치료: 적당한 양의 제조(蠐螬)를 갈아서 바른다.

4. 천식(喘息)에 대한 치료: 식용유로 제조(蠐螬)를 노랗게 튀겨 매일 2~3회 7개씩을 복용한다.

5. 단독(丹毒)에 대한 치료: 적당한 양의 제조(蠐螬)를 도란(搗爛)하여 바른다.

42. 봉 밀(蜂蜜)

【소 속】 Apidae(꿀벌科) 1　　　　　**【한국명】** 꿀
【중문명】 蜂蜜 feng mi
【영문명】 Honey
【이 명】 석밀(石蜜 또는 石淸); 식밀(食蜜); 백밀(白蜜)

봉밀(蜂蜜)은 《신농본초경(神農本草經)》에서 원명을 석밀(石蜜)이라고 하여 "심복사기(心腹邪氣)와 여러 간치(癇痓)를 치료하며 오장의 여러가지부족(五臟諸不足)을 안정시키고 보중익기(補中益氣)하며 지통해독(止痛解毒)하고 백약(百藥)을 조화(調和)한다."라고 처음으로 기술하였다. 《상한론(傷寒論)》에서는 식밀(食蜜)이라고 불렀고 《약성론(藥性論)》에서는 백밀(白蜜)이라고 하였다. 《본초강목(本草綱目)》에서는 봉밀(蜂蜜)이라고 하여 "생(生) 것은 서늘(性凉)하고 익힌(熟) 것은 따

뜻(性溫)하다."라고 하였고 또 "영위(營衛)를 조화(調和)하고 장부(臟腑)를 자윤(滋潤)하고 삼초(三焦)를 상통(相通)하고 비위(脾胃)를 조화(調和)한다."라고 하였다. 현재 중국에서는 각종 환제(丸劑)에 광범하게 사용하며 단독으로 사용하기도 한다.

【원동물】 1. 꿀벌과동물 꿀벌(蜜蜂科動物 中華蜜蜂; *Apis cerana* Fabricius). 중봉(中蜂)이라고도 부른다. 봉군(蜂群)은 일벌(♀), 여왕벌(♀) 및 숫벌(♂) 등으로 구성되었다. 그중 절대 대부분은 일벌이며 각 집단마다 단 하나의 여왕벌과 소수의 숫벌이 있다.

일벌은 머리의 방패판 앞 끝은 좁고, 중앙은 약간 두드러져 있으며, 적황색의 삼각형 얼룩이 있고 윗입술은 장방형이다. 촉각(觸角)은 무릎모양이다. 뒷다리의 경절(脛節)은 삼각형이며 측면이 넓적하다. 뒷다리의 부절(跗節)은 넓고 평평하다. 앞날개는 3개의 아연실(亞緣室)이 있고 뒷날개의 중맥(中脈)은 분지한다. 얼굴, 촉각의 편절(鞭節) 및 중흉(中胸)은 흑색이다. 다리와 배의 제3~4 절은 적황색이며 제5~6 절은 색이 비교적 어둡고 각 마디에는 모두 검은 환대(環帶)가 있다. 몸에는 황갈색의 털이 덮여 있다.

숫벌은 흑색으로 일벌보다 뚜렷하게 크며 전신은 흑갈색에 흰색이 섞인 털이 덮여 있다. 복안(複眼)은 크고 정수리에서 거의 서로 마주친다.

여왕벌의 체색은 두 가지가 있다. 한 가지는 배마디에 황색 띠가 뚜렷하며 복면은 어두운 갈색을 이룬다. 다른 한가지는 배마디에 흑색 띠가 뚜렷하며 복부는 흑색을 이룬다(그림 2—71).

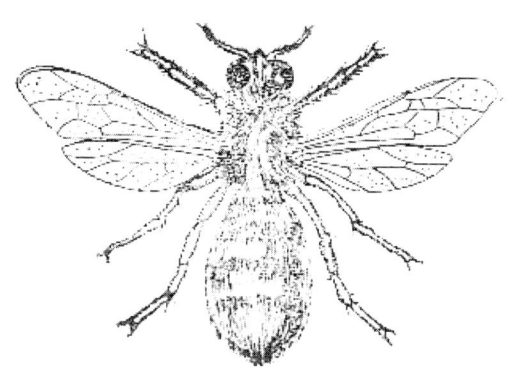

그림 2—71 꿀벌(中華蜜蜂)

사회성 곤충(昆蟲)으로서 3계급의 개체들이 한 둥지에서 생활하며, 계급별로 형태, 생리와 직능이 모두 다르다. 여왕벌은 전적으로 산란만을 영위하며 숫벌은 전적으로 교배(交配)만을 맡아 교배(交配)한 후는 곧 사망하며 일벌은 전적으로 둥지를 짓고 사료를 채집하며 유충(幼蟲)과 여왕벌을 먹여 키우고 둥지를 청결하게 하며 둥지의 온도를 조절한다. 여왕벌은 벌집에 산란하며 난기(卵期)는 보통 3~4일로 뚜껑을 봉하지 않은 유충은 보통 4~5일 걸리고 뚜껑을 봉한 유충 및 용기(蛹期)는 11~12일이다.

2. 꿀벌과, 이탈리아봉(蜜蜂科動物 意太利蜂; *Apis mellifera* L.: 양봉꿀벌). 의

봉(意蜂)이라고도 한다. 중화밀봉(中華蜜蜂)과 비슷하지만 몸체가 비교적 크다. 중화밀봉(中華蜜蜂)과의 주요한 구별 점은 머리방패가 흑색이고 황반(黃斑)이 없으며 뒷날개의 중맥(中脈)이 갈라지지 않은 것이다.

우리나라는 꿀벌(재래종)보다 양봉꿀벌을 더 많이 기르고 있다.

중국에는 전국 각지에서 모두 사육한다.

【약 재】 꿀벌이 벌집에 저장한 당류 물질을 가공하고 정제하여 만든다. 봄부터 가을까지 채집한다. 먼저 벌집을 열고 베로 만든 자루에 꿀을 넣어 짜거나 꿀을 뜨는 원심분리기에 넣어 꿀을 돌려내고 여과하여 밀랍 조각과 기타 불순물을 제거하면 된다.

신선한 것은 걸쭉하고 반투명한 당액상 액체로 무색에 가까우며 엷은 황색이거나 갈황색이다. 얼마간 저장하면 포도당의 일부분은 결정(結晶)으로 석출(析出)되거나 혹은 불투명한 반고체(半固體) 상으로 변한다. 향기로운 냄새가 나며 맛은 매우 달다.

【성 분】 이 종은 전화당(轉化糖; 果糖과 葡萄糖의 化合物) 70~80%, 수분 14~20%, 새카로즈(Saccharose) 2.6%, 덱스트린(Dextrin) 1.4%, 단백질 0.3%, 광물질(Ca, Na, K, Mg, Fe, Cu, Cl, P, S) 0.09%를 함유하고 있다. 또 미량의 비타민(B_1, B_2, 니코틴, 생물소, 엽소, B_6, A, D, E, K등), 효소(전분 효소, 산화 효소, 환원 효소, 과산화 효소, 전이 효소, Esterase 등), 유기산(젖산, oxalic acid, 레몬산, 개미산 등), 휘발유, 색소 및 아세틸 콜린(acetylcholine) 등을 함유하고 있다. 이 밖에 또 소량의 화분립(花粉粒), 납질(蠟質) 및 기타 불순물을 함유하고 있다.

봉밀(蜂蜜)에는 여러종의 생리 활성 물질이 함유되어 자보강장(滋補强壯)의 작용이 있고 생장 발육을 촉진하며 유기체의 저항력을 향상시킨다. 보간(保肝) 작용이 있어 간(肝) 세포의 당(糖)에 대한 이용 능률을 향상시키며 글리코겐의 함량을 향상시킬 수 있다. 시험관 내에서는 항균 및 항(抗) 곰팡이 작용을 갖고 있다. 국부(局部)에 대하여 수렴(收斂)작용과 상처의 조직 생장을 촉진하는 작용이 있다.

【성미 및 귀경】 甘, 微溫, 無毒. 肺, 脾經에 들어간다.

【응 용】 자보강장(滋補强壯), 온중보비(溫中補脾), 완급지통(緩急止痛), 윤장통변(潤腸通便), 윤폐지해(潤肺止咳), 청열해독(淸熱解毒) 효능이 있다. 비위허약(脾胃虛弱), 장조변비(腸燥便秘), 건해무담(乾咳無痰) 등을 치료한다. 이 밖에 노년의 체쇠(體衰), 영아의 발육불량(發育不良), 위궤양(胃潰瘍), 고혈압, 신경쇠약, 빈혈, 간담(肝膽) 및 소화관 질병에도 비교적 좋은 치료 효과가 있다. 외용으로 구창(口瘡), 부스럼, 화상(火傷), 피부염, 습진(濕疹), 각막염(角膜炎), 비염(鼻炎) 및 비

카타르(catarrh) 등을 치료한다. 양은 15~50g으로 한다.

1. 습관성 변비에 대한 치료: 아침 공복에 봉밀(蜂蜜) 15g을 복용하거나 혹은 밀전도법(蜜煎導法)을 사용한다.

2. 위궤양(胃潰瘍) 및 십이지장 궤양(十二指腸潰瘍)에 대한 치료: 봉밀(蜂蜜) 20~30㎖ 및 0.5%의 염산 프로카인 10~20㎖을 매일 3회 연속 복용한다.

3. 화상(火傷)에 대한 치료: 1/5,000의 과망간산 칼륨 혹은 0.05%의 furan 페니실린으로 상처 표면을 충분히 소독한 후 봉밀(蜂蜜)을 상처 표면에 매일 2~3회 고루 바르며 1~2일 후에 교가(膠痂)가 형성되면 매일 1회 바른다.

4. 각막염(角膜炎)에 대한 치료: 5%의 봉밀수(蜂蜜水)를 눈에 떨구어 넣는다.

5. 피부염(皮膚炎), 알레르기성 피부염 및 습진(濕疹)에 대한 치료: 봉밀(蜂蜜) 100㎖, 과산화아연 10g, 전분 20g으로 연고(軟膏)를 만들어 환처에 비벼 바른다.

6. 오두중독(烏頭中毒)에 대한 치료: 백봉밀(白蜂蜜) 1~4 탕시(湯匙)를 미지근한 물로 복용한다.

7. 저색소성 빈혈(低色素性貧血)에 대한 치료: 봉밀을 80~100g을 매일 3회로 나누어 복용한다.

주: 봉밀(蜂蜜)중의 화분립(花粉粒)의 종류를 검사함으로서 밀원(蜜源) 식물과 산지를 알아 낼 수 있고 유독(有毒) 봉밀(蜂蜜)을 알아 낼 수 있다. 담배, 오두(烏頭), 양지황(洋地黃) 및 어떤 두견화과(杜鵑花科) 식물의 봉밀(蜂蜜)은 사람에게 독성이 있다. 이러한 봉밀(蜂蜜)을 먹으면 두혼(頭昏), 발열(發熱), 구토(嘔吐), 복통(腹痛) 등 중독 증상을 나타낸다. 중한 자는 혼미하다가 사망에 이를 수 있다.

43. 봉 독(蜂毒)

【소 속】 Apidae(꿀벌科) 2   【한국명】 벌침독
【중문명】 蜂毒 feng du
【영문명】 Bee venom Venenum Apidis
【이 명】

봉독(蜂毒)은 중국의 민간에서는 오래 전부터 약용이 전해지고 있으나 "본초(本草)"에는 기록이 없다. 《길림중초약(吉林中草藥)》에서는 풍습(風濕)을 제거하고 통

증을 멈추게 하는 약으로 사용한다고 하였다. 현재 중국에서는 봉독(蜂毒)의 화학과 약리 및 임상에 대한 연구를 대대적으로 보고하였다. 주의를 환기시킬만 하다.

【원동물】 봉밀(蜂蜜) 항을 참조.

【약 재】 꿀벌(蜜蜂)의 석자선체(螫刺線體) 중의 독액(毒液)을 봉독(蜂毒)이라고 하며 약으로 사용한다. 그 채집 방법은 많으나 비교적 원시적 방법의 하나는 아가리가 넓은 병에 용제(溶劑; 蒸溜水 혹은 中性植物油)를 넣고 위를 1 장의 동물 박막(薄膜)으로 덮어서 막(膜)과 용제(溶劑)를 접촉시킨다. 벌(蜂)이 막(膜)을 쏘게 하여 봉독(蜂毒)이 용제(溶劑)에 들어가게 한다. 또 에틸 에테르의 마취법은 꿀벌을 유리 항아리 속에 털어 넣고 벌이 마취에 유도되는 과정에서 봉독(蜂毒)을 스스로 배출하게 한 다음 주사기로 물을 쏘아 씻어 내어 가공 정제(精製)한다. 또 전기자극법(電氣刺戟法)은 봉독(蜂毒)을 봉독(蜂毒) 채취용 납지(蠟紙)에 배출하게 하면서 꿀벌을 해치지 않게 하는 것으로 이는 비교적 좋은 방법이며 수집한 봉독(蜂毒)은 주사제(注射劑)를 만들어 비축한다.

봉독(蜂毒)은 일종의 엷은 황색의 투명한 액체로서 자극성이 있으며 약간 쓰며 냄새는 상쾌하고 향기롭다. 비중은 1.1313이며 pH는 5.5이다. 실온에서 쉽게 건조되며 건조물(乾燥物)은 투명한 교상(膠狀) 물질이며 만약 습기에 노출되지 않으면 오래 보관할 수 있다.

【성분 및 약리】 단백질, 봉독 폴리펩티드(melittine), 여러 종류의 아미노산(즉 Leucine, Arginine, Lysine, Iso leucine, Aspartic acid, Tryptophan 등), 유지질, 휘발유, 인지질 효소 A(Phosphatidase A), 히알우론산(Hyaluronidase), 항원면역원(抗原免疫源), 히스타민1%, 콜린(chloine), 개미산, 염산, Phosphoranoic acid 및 Magnesium phosphate 등을 함유하고 있다.

부신피질(副腎皮質) 자극 호르몬과 유사한 작용이 있다. 벌(蜂) 1 마리의 봉독(蜂毒)을 집토끼에 쏘아 넣으면 그 효과는 4개 단위의 부신피질 자극 호르몬의 작용과 거의 같다. 집토끼의 포름알데히드성 관절염에 대한 치료 작용이 있다.

중추신경계통(中樞神經系統)에 대한 작용은 Cyclobarbital, Chloral hydrate, Urethan의 최면(催眠)작용을 연장하는 것으로 표현된다. 스트리키닌, 니코틴이 일으킨 경궐(驚厥)은 방지하지만 2-비닐티라졸(2-Vinyle-tyrazole)이 일으킨 경궐(驚厥)에는 효과가 없다.

순환계통에 대한 작용은 고양이, 개에 대한 정맥주사에서 혈압 하강 및 심장 박동을 가속시키는 것으로 나타난다. 봉독(蜂毒) 중의 자극(刺激) 부분을 제거한 물질을 재체(在體)한 토끼 귀에 주입하면 혈관이 약간 확장하며 유출(流出)된 액체는 이체(離體)한 개구리 심장활동을 억제할 수 있다.

소화계통에 대한 작용은 이체(離体)한 집토끼의 장관(腸管)의 장력(張力)을 증가시키는 것으로 표현된다. 제제(製劑) "Melissin"은 식물(食物)이 일으킨 위액 분비를 감소시킨다.

봉독(蜂毒)은 진통(鎭痛)과 항균(抗菌) 작용도 있다.

【성미 및 귀경】 甘, 凉, 大毒. 心, 肺, 大腸經에 들어간다.

【응　용】 강장(强壯), 진통(鎭痛), 평천(平喘), 거풍제습(祛風除濕) 효능이 있다. 동통(疼痛)과 관련된 각종 질병으로 풍습병(風濕病), 류머티즘성 관절염(關節炎), 유풍습성(類風濕性) 관절염, 주위(周圍) 신경염 및 신경통(神經痛), 근육통(筋肉痛), 요근손상(腰筋損傷), 안과(眼科) 질병, Ⅰ기와 Ⅱ기의 고혈압, 심마진(蕁麻疹; 두드러기), 폐경(閉經) 및 노이로제(Neurose) 등을 치료한다.

봉독(蜂毒)의 사용 방법에는 활봉석자법(活蜂螫刺法)과 봉독(蜂毒) 주사제(注射劑)의 피내(皮內), 피하(皮下) 주사법(注射法)이 있다. 응용 부위에는 통점(痛點), 혈위(穴位) 및 사지(四肢) 윤환주사법(輪換注射法) 등이 있다. 사용하기 전에 반드시 과민 시험을 하여야 한다. 용량은 1～3 봉단위(蜂單位)로부터 시작하여 날마다 1～2 봉단위(蜂單位)씩 증가시켜 10～15 봉단위(蜂單位)까지 되게 한다. 다시 날마다 감소시켜 3～5 봉단위(蜂單位)를 유지한다. 각 치료 기간 마다 총 사용량은 약 200～300 봉단위(蜂單位)로 하며 기간은 약 1～2개월로 한다. 정황에 따라 중간에 3～5일간 휴식하거나 중간에 휴식하지 않고 제2 치료 기간으로 진행할 수 있다.

1. 류머티즘성 관절염에 대한 치료: 여름과 가을에 꽃밭에서 꿀벌을 잡아 손으로 가볍게 머리를 집어 가볍게 환처에 놓고 벌의 꼬리 부위를 피부에 붙이고 쏘게 하면 즉시 동통(疼痛)을 느낀다. 이때 봉독(蜂毒)은 석침(螫針)을 거쳐 피부에 주입되며 약 1분 후에 벌을 털어 버리고 석침(螫針)을 뽑는다. 이 때 환처에는 작은 종포(腫包)가 나타나며 손톱 정도만큼 붓는다. 20분 후 국부적으로 붉어지고 열이 나며 편한 감을 느낀다. 보통 24시간 후면 작용이 사라지고 환부는 보통 상태로 회복된다. 이튿날 다시 위 방법과 같이 쏘게한다. 이렇게 연속 30～40일 계속한다.

2. 심마진(蕁麻疹; 두드러기), 천식(喘息), 홍반성낭창(紅斑性狼瘡)에 대한 치료: 사지윤환피하주사(四肢輪換皮下注射) 혹은 혈위 주사법(穴位注射法; 곧 天星穴을 主穴로 하고 足三里와 腎兪를 配穴)을 사용한다. 첫날에는 2개 봉단위(蜂單位)로 하고 매일 2개 봉단위(蜂單位)씩 증가하여 일에 10개 봉단위(蜂單位)가 되면 다시 매일 2개 봉단위(蜂單位)씩 감소하여 일당 4개 봉단위(蜂單位)를 유지하여 1개월을 1개 치

료 기간으로 한다.

주1: 봉단위(蜂單位)는 보통 한 마리 꿀벌이 함유하고 있는 봉독(蜂毒)을 1 봉단위(蜂單位)로 하며 표준은 건봉독(乾蜂毒) 1mg을 1 봉단위(蜂單位)로 한다. 주사제에는 보통 1mg당 10개 봉단위(蜂單位)가 함유되어 있다.

주2: 알레르기 시험은 결핵균소(結核菌素) 주사기로 팔뚝 피내(皮內)에 1mg당 1 봉단위(蜂單位)를 함유하고 있는 봉독(蜂毒) 주사액 0.2~0.5mg을 주사한다. 15~20분 후 검사하여 만약 주사 부위의 홍종(紅腫)이 직경 1cm 이상이고 전신(全身)에 반응(皮疹, 頭昏, 嘔吐, 全身不適, 疲困無力)이 나타나면 과민체질로 봉독(蜂毒) 사용이 적합하지 않다. 특히 부녀, 어린이, 노인이 봉독(蜂毒)에 대하여 민감하다. 일반인은 200~300 마리 벌에 쏘여야 비로서 독성 증상이 나타나며 500 마리 벌에 쏘이면 치사할 수도 있다. 양봉인(養蜂人)의 혈액 중에는 내독(耐毒) 물질이 생산되어 있으므로 많은 벌에 쏘여도 반응이 없다.

주3: 금기증(禁忌症)은 결핵병, 패혈증, 열성전염병(熱性傳染病), 당뇨병, 암증(癌症), 혈액병, 출혈 경향이 있는 사람과 신장질병(腎臟疾病), 간담질병(肝膽疾病), 이선병(胰腺病), 정신병, 중추신경계통 질병 및 봉독(蜂毒)에 대한 과민자(過敏者)이다.

44. 봉 교(蜂膠)

【소 속】 Apidae(꿀벌科) 3   【한국명】 벌집막이
【중문명】 蜂膠 feng jiao
【영문명】 Wasps glue
【이 명】

봉교(蜂膠)는 "본초(本草)"에는 기술이 없으나 《동북동물약(東北動物藥)》과 강서(江西)의 《중초약학(中草藥學)》에는 모두 기술되어 있다.

【원동물】 봉밀(蜂蜜) 항을 참조.

【약 재】 꿀벌이 벌집 통의 틈을 보수하고 벌집을 도말(塗抹)하여 벌집 통에 내입하는 이물(異物)을 막는데 사용하는 점성(黏性) 물질을 봉교(蜂膠)라고 하며 약으로 사용한다. 10일 마다 1회씩 채집하며 온화한 날씨를 택하여 봉교(蜂膠)가 유연(柔軟)할 때 칼로 봉교(蜂膠)를 긁어 모아 즉시 덩어리로 빚어 납지(蠟紙)나 유지

(油紙)로 잘 싸서 선선하고 어두운 곳에 저장 경화(硬化)되는 것을 방지 비축한다.

봉교(蜂膠)는 황갈색, 녹갈색과 흑갈색의 점교상(黏膠狀) 물질이다. 향기가 좋으며 찬 때는 굳어지고 쉽게 부서지며 따뜻하거나 더운 때는 유연하며 가소성(可塑性; 變形시킨 外力이 사라져도 原形으로 뒤돌아가지 않는 形狀)이 있고 강한 점착력(粘着力)이 있다.

【성분 및 약리】 수지(樹脂) 50~55%, 봉랍(蜂蠟) 30%, 휘발유 8~10%, 화분(花粉) 및 기타 불순물 5%를 함유하고 있다.

각질(角質)을 연화(軟化) 및 용해(溶解)시키며 육아(肉芽) 조직을 보호하고 상처의 유합(癒合)을 촉진하는 작용이 있다. 지통(止痛)과 마비 작용이 있고 연쇄상구균(連鎖狀球菌), 백색포도상구균(白色葡萄狀球菌), 황금색포도상구균(金黃色葡萄狀球菌) 및 기타 균류(菌類)에 대한 마취력은 프로카인(procaine)의 52배에 달한다. 시험관 내에서 연쇄상구균, 포도구균 및 기타 많은 세균에 대하여 살균 작용이 있다.

【성미 및 귀경】 苦, 鹹, 溫. 心, 腎, 大腸經에 들어간다.

【응 용】 각질(角質)을 용해하며 살균, 생기(生肌), 지통(止痛) 효능이 있다. 티눈(鷄眼), 굳은살(胼胝; 손발에 생기는 못), 사마귀, 보통 사마귀, 족선(足癬), 양진(痒疹), 조갑사상균증(爪甲絲狀菌症), 황선(黃癬), 습진(濕疹), 화농성창상(化膿性創傷), 궤양(潰瘍), 화상(火傷), 유선염(乳腺炎) 등을 치료한다.

사용 방법은 직접 환처에 바르거나 혹은 10%의 연고(軟膏)나 10%의 팅크제 등으로 바른다.

1. 티눈(鷄眼), 굳은살(胼胝; 못), 사마귀(蹠疣)에 대한 치료: 봉교(蜂膠)를 적당한 크기의 박편(薄片)으로 빚어 직접 환처에 붙인 다음 반창고로 고정하며 1~2일에 1회 약을 바꾼다.

2. 발아(拔牙; 이를 뽑다)에 대한 치료: 2~4%의 봉교(蜂膠) 용액을 바르면 진통(鎭痛), 소염(消炎) 작용이 있다.

45. 봉 유(蜂乳)

【소 속】 Apidae(꿀벌科) 4 　　【한국명】 로열제리
【중문명】 蜂乳 feng ru

【영문명】 Royal jelly

【이 명】 왕장(王漿); 유장(乳漿); 왕유(王乳)

봉유(蜂乳)는 왕장(王漿) 또는 유장(乳漿)이라고도 하며 최근에 와서 보익약(補益藥)의 하나로 사람들의 중시를 받고 있다. 현재 중국에서는 각종 허약증(虛弱症)에 널리 사용되고 있으며 앞으로 발전 전도가 매우 넓으리라고 예측된다.

【원동물】 봉밀(蜂蜜) 항을 참조.

【약 재】 처음 성장한 일벌의 인맥(咽脈), 인후선(咽喉腺)의 분비물과 화밀(花蜜)로 빚은 당장상(糖漿狀) 물질을 봉유(蜂乳)라고 하며 약으로 사용한다. 여왕벌과 초기 유충의 사료이다. 봉유(蜂乳 또는 王乳; Royal jelly) 채취는 벌의 유충을 옮긴 후 48~72시간에 진행하는 것이 적당하며 먼저 산장군(産漿群)을 살펴보고 만약 납배(蠟杯)가 이미 일벌에 의해 왕대(王臺)로 개조되고 그 속의 유충도 이미 자라 있다면 곧 장(漿)을 채취할 수 있다. 장(漿)을 채취할 때에는 청결한 실내에서 작업복을 입고 마스크를 끼고 진행하여야 한다. 먼저 각 구간의 봉소판대(蜂巢板臺)를 잡고 핀셋트로 유충을 옮긴 후 우각(牛角)이나 대나무로 만든 작은 숟가락으로 왕장(王漿)을 파내 즉시 갈색의 유리병에 넣는다. 왕장(王漿)은 밀폐(密閉), 피광(避光), 저온(低溫: 4℃)에서 보관하여야 한다.

왕장(王漿)은 유백색이거나 엷은 황색으로 반투명, 반유동(伴流動)의 유상물(乳狀物)이다. 조금 찐득찐득하고 단맛에 매운 맛을 띠며 향기가 희미하여 신맛 비슷하다. pH는 3.8~4.5이다. 열과 광선에 대하여 민감하고 공기 중에서 쉽게 산화된다.

【성분 및 약리】 수분 24~70%, 단백질 12% 정도, 지류(脂類; 脂質類) 4.9~23%, 탄수화물 8.5~16%, 회분 0.4~2% 및 소량의 아미노산, 비타민, 효소류, 호르몬류, 유기산과 기타 물질을 함유하고 있다. 단백질 중에는 알부민 α, β, γ-구단백(球蛋白), 점단백(粘蛋白) 등이 있다. 지류(脂類, 脂質類)에는 인지질(磷脂質), 글리세린지, 납(蠟), 콜레스테린 등이 있다. 탄수화물에는 과당(果糖), 포도당, 자당(蔗糖), 핵당(核糖) 및 복합케톤당 등이 있다. 회분에는 K, Na, Ca, Cl, P, Fe, Mn, Cu 등이 있다. 아미노산은 Alanine, Glutamic acid, Aspartic acid, Arginine, Glycine, Phenylalanine, Cystine, Proline, Tryptophan, Tyrosine, Threonine, Valine, Lysine, Leucine, Iso leucine, Methionine, Histidine, Serine, 갑상선 아미노산 등 19가지가 있으며 그 중에는 인체에 필수 적인 10가지 아미노산이 포함되어 있다. 비타민 ($\mu g/g$로 계산)에는 B_1 1.2~7.4, B_2 6~12.3, B_6 2.2~11.7, 니코틴 산 45.5~150, 판토켄 케톤 85~320, 엽산(葉酸; B_{11}과 같음) 0.16~0.5, 이노지트(Inosit) 78~400, 비타민 H 1.6~4.1, 비타민 A_6, K, D, C 등이 포함되어 있다.

효소중에는 아스코르빈산효소(enzyme ascorbic acid), 코리니크프로리페즈(cholinic prolipase), 인산효소(enzyme phosphate), 디아스타제(diastase), 지모헥사즈(zymohexase), 트랜스아미나제 및 펩신(pepsin)이 있다. 유기산류에는 주로 10-hydroxy-$\triangle^2$-decenoic acid royal jelly acid이고 이밖에 q-oxo-2-decenoc acid royal jelly, decenc-2-쌍초, 10-hydrogen capic acid(또는 hydrogen decylic acid라고도 함), P-hydrocybenzoic acid, 시베익식산(sebasic acid), 피메릭산(pimelic acid), 아제라인산(azeline acid), 수베린산(또는 코르크산이라고도 함), 피로비크산(pyrouvic acid), 유산(乳酸:naneic acid) 등이 있다. 호르몬류에는 아드레날린(에피네프린이라고도 함), 17-keto gulonol alcohol, 함수소코디존(cortisone), 성선촉진호르몬 및 이하선 호르몬 같은 물질이 있다. 기타 유기물질에는 아세틸코라인(acetycholine)이 15mg/g, 생물비오프테라인(Biopterine), k-ynurenin, glycoside acid, 2-imidazolylethylamine 및 ADP(adenosine diphosphate), ATP (adenosine triphosphate) 등이 있다.

봉유(蜂乳)에는 많은 종류의 생리 활성화 물질이 함유되었으며 이들의 약리작용 역시 다방면에 미쳐 복잡하며 주요 작용은 다음과 같다.

유기체의 저항력을 강화하고 생장을 촉진하는 작용이 있다. 실험용 쥐를 낮은 기압과 산소 결핍 및 고온에서의 사망 시간을 지연시킬 수 있으며 수영(游泳) 지속 시간을 연장시키며 포도구균의 감염에서 생존력을 증가시키며 간장을 부분 제거한 집토끼의 체중 및 혈청 알부민을 증가시켜 병리적 검사에서 간(肝)세포의 재생 현상이 왕성하며 세포에 대한 재생 작용도 명확하며 중요한 것은 신생(新生)세포가 노쇠한 세포를 대체하였으며 조직의 호흡과 산소 소모량을 증가하여 신진대사를 촉진하였으며 집토끼 및 계배(鷄胚)의 발육을 촉진할 수 있다. 일반적으로 적은 사용량의 봉유(蜂乳)는 생장을 촉진하고 많은 사용량은 생장을 억제한다고 인정한다.

내분비에 대한 작용은 흉선(胸線)을 위축하게 하고 부신 피질(副腎皮質)의 자극 호르몬과 같은 작용을 하며 유대서(幼大鼠)의 갑상선 중량이 증가하며 혈장 및 갑상선(甲狀腺) 중의 단백 결합 요드도 현저히 증가하며 Methylthiouracil의 억제를 받은 갑상선의 요드 흡수 능력을 강화하는 것으로 나타난다. 성선(性腺) 자극 호르몬과 같은 물질도 함유되어 있다.

순환계통에 미치는 영향은 고양이와 개의 정맥에 주사한 다음 혈압이 급속히 하강하는 것으로 표현된다. 봉유(峰乳) 1mg의 작용은 아세틸콜린(acetyl choline) 1μg에 해당한다. 보유(峰乳)의 제제(製劑) Apilacum은 이체(離體)한 고양이 신장의 관상동맥, 고양이와 개구리의 뒷다리 혈관, 개구리의 간 혈관을 확장시킬 수 있고 고양이의 혈압을 뚜렷하게 저하시키는 작용이 있으며 임상에서 만성관상동맥기능이 불완전한 환자에게 사용한다.

봉유(峰乳)는 소서(小鼠)가 메르캅토프테린(mercaptoplerine)으로 일으키는 사망율을 저하시키고 수명을 연장시키며 골수(骨髓)에 대한 억제작용을 경감시킬 수 있다. 내복하거나 주사하는 것으로 사람의 적혈구의 지름과 망직적혈구(網織赤血球)의 혈색소(헤모클로빈)를 증가시킬 수 있으며 혈철분함량을 뚜렷하게 증가시킨다.

봉유(峰乳)는 또 정상한 집토끼와 실험용 쥐 및 4산화피라미딘 당뇨병에 걸린 집토끼의 혈당을 저하시킬 수 있으며 이밖에 일부분은 아드레날린(에피네프린)이 정상한 실험용 쥐의 혈당을 상승시키는 작용을 대항한다.

근래에는 봉유(峰乳)가 항암작용이 있다고 인식하는 사람도 있다. 실험결과 봉유(峰乳)의 에테르 용해성 부분, $\omega-$수산기$-\triangle^2-$데시레니크산(decylenic acid)은 이식성 AKR 백혈병, 6C3HED 임파암, TB3 유선암과 여러기지 복수형(腹水型) 애리쉬암 등 암세포의 성장을 억제하는 작용이 있으며 암에 걸린 집쥐를 1년 살 수 있게 한다. 대조구는 겨우 21일간 살았다.

$\omega-$수산기$-\triangle^2-$데시레니크산(decylenic acid)은 화농구균에 대한 억제작용이 페니실린보다 약 1/4 작으며 대장균에 대한 억제작용은 오레오마이신(aureomycin)보다 약 1/5 작다. 금황색포도상구균에 대한 작용은 페니실린보다 못하며 그램양성균에 대한 작용은 음성균에 대한 작용의 2배이다. 이밖에 실험용 쥐의 복강주사에 대해 진통작용을 나타낸다.

【성미 및 귀경】 甘, 酸, 平. 心, 肝經에 들어간다.

【응 용】 자보강장(滋補强壯), 익간건비(益肝健脾) 효능이 있다. 병후허약(病後虛弱), 소아의 영양불량(營養不良), 연로자의 체쇠(體衰), 전염성 간염(傳染性肝炎), 고혈압, 류머티즘성 관절염, 십이지장궤양, 기관지천식, 당뇨병, 혈액병, 정신병, 자궁의 기능성 출혈, 월경부조(月經不調), 기능성 불임증 및 탈모증 등을 치료한다. 양은 매일 50~200mg로 한다.

1. 급성 전염성 간염에 대한 치료: 1%의 봉유봉밀(蜂乳蜂蜜; 봉유와 봉밀을 조합하여 만든 것)을 4세 이하는 5g, 5~10세는 10g, 10세 이상은 20g을 20일을 1치료 기간으로 하여 매일 복용하면 간(肝) 기능에 양호한 개선(改善)작용이 있다.

2. 진행성 근육영양불량증(進行性筋肉營養不良症)에 대한 치료: 봉유(蜂乳) 200~600㎖를 연속 1개월 이상을 매일 내복하면 양호한 효과가 있다.

3. 만성 류머티즘성 관절염에 대한 치료: 봉유(蜂乳) 400㎖씩을 연속 3~6개월

간 매일 복용한다.

46. 밀봉자(蜜蜂子)

【소　속】 Apidae(꿀벌科) 5　　　　**【한국명】** 꿀벌 유충
【중문명】 蜜蜂子 mi feng zi
【영문명】 Larva of a wasps Larva Apidis
【이　명】 봉자(蜂子)

　밀봉자(密蜂子)는 《신농본초경(神農本草經)》에서 원명을 봉자(蜂子)라고 하여 "주로 풍두(風頭)를 치료하며 보허리상중(補虛羸傷中)의 효능이 있다."라고 처음으로 기술하였다. 《신농본초경집주(神農本草經集註)》에서는 밀봉자(蜜蜂子)라고 하여 "황금(黃芩), 작약(芍藥), 모려(牡蠣)를 두려워한다."라고 하였다. 《본초강목(本草綱目)》에서는 "대풍려질(大風癘疾)을 치료한다."라고 하였다. 현재 중국에서는 강장약(强壯藥)으로 사용한다.

【원동물】 봉밀(蜂蜜) 항을 참조.

【약　재】 꿀벌(蜜蜂)의 유충(幼蟲)을 밀봉자(密蜜子)라고 하며 약으로 사용한다. 양봉(養蜂) 번식기(繁殖期)에 벌집에서 유충을 꺼내어 약한 불에 말리어 비축한다.

【성　분】 수분 78.64%, 환원당 4.00%, 섬유소 1.18%, 단백질 10.82%, 지방 4.63%, 회분 0.73%, 비 단백 질소 0.523%, 아미노산 480.2 μg/g, 비타민 A 136.6 μg/g, B_1 3.14 μg/g, B_2 8.9 μg/g, C 37.10 μg/g이 함유되어 있다. 아미노산에는 Alanine Arginine, Glutamic acid, Glycine, Aspartic acid, Histidine, Iso leucine, Leucine, Lysine, Phenylalanine, Proline, Serine, Threonine, Valine 등이 함유되어 있다. 무기염 중에는 Na, K, Ca, P, Mg, Fe, Cu, Zn 등이 함유되어 있다.

【성미 및 귀경】 甘, 凉, 微毒. 腎, 肺, 大腸經에 들어간다.

【응　용】 자보강장(滋補强壯), 통경하유(通經下乳), 해독살충(解毒殺蟲), 거풍(祛風) 효능이 있다. 체허면황(體虛面黃), 복통(腹痛), 대하(帶下) 및 소아감적(小兒疳積), 신경성두통(神經性頭痛), 나병(癩病; 문둥병), 풍진(風疹), 단독(丹毒) 등을 치료한다. 양은 1~2g으로 한다.

1. 소아감적(小兒疳積)에 대한 치료: 밀봉자(蜜蜂子)를 약한 불에 볶은 후 사탕(砂糖), 간장으로 조리하여 매일 3회 식사할 때 마다 3~5개씩을 복용한다.

2. 나병(癩病; 문둥병 眉毛墜落, 皮肉成瘡)에 대한 치료: 밀봉자(蜜蜂子), 호봉자(胡蜂子; 말벌의 幼蟲), 황봉자(黃蜂子) 각 1g과 복사분(蝮蛇粉; 살무사의 粉) 2g을 함께 볶아 매일 3회 미지근한 물로 복용한다.

47. 밀봉방(蜜蜂房)

【소 속】 Apidae(꿀벌科) 6　　　【한국명】 꿀벌집
【중문명】 蜜蜂房 mi feng fang
【영문명】
【이 명】

밀봉방(蜜蜂房)은 "본초(本草)"에는 없으나 중국에서는 비염(鼻炎) 치료에 효과가 있다는 것을 연구하여 임상에 이용하였으며 치료 효과도 확실하다고 몇 개의 예를 들어 보고하였다. 이는 약원(藥源)도 풍부하고 치료 효과도 좋아 연구할 가치가 있다.

【원동물】 봉밀(蜂蜜) 항을 참조.

【약 재】 꿀벌(蜜蜂)의 벌집을 밀봉방(蜜蜂房)이라고 하며 약으로 사용한다. 채취 즉시 선용(鮮用)하거나 혹은 늦가을에 채취하여 약간 찐 후 햇볕에 말리고 잘라 전용(煎用)하거나 소존성(燒存性)하여 가루를 내어 비축한다.

【성분 및 약리】 밀봉방(蜜蜂房)에는 봉랍(蜂蠟), 수지(樹脂), 휘발유와 소량의 봉밀(蜂蜜) 등을 함유하고 있다. 실험은 미생물에 대하여 항균 작용이 있다는 것이 입증되었다.

【성미 및 귀경】 苦, 辛, 溫. 心, 肺, 大腸經에 들어간다.

【응 용】 청열해독(淸熱解毒), 거풍(祛風), 소종(消腫), 살충(殺蟲) 효능이 있다. 옹창종독(癰瘡腫毒), 유선염(乳腺炎), 이하선염(耳下腺炎), 편도선염, 안기나(Angina), 기관지염(氣管支炎), 풍습통(風濕痛), 피염(皮炎), 습진(濕疹), 옴(疥癬) 및 비(鼻)카타르 등을 치료한다. 양은 1~5g으로 한다.

1. 만성 비(鼻)카타르에 대한 치료: 선밀봉방(鮮蜜蜂房) 1~2 立方寸을 매일 3회

천천히 씹어 즙액을 빨아 먹고 찌꺼기는 토해 버리며 한달 정도면 완쾌할 수 있다.

2. 창궤불렴(瘡潰不斂)에 대한 치료: 밀봉방(蜜蜂房)을 소존성(燒存性)하여 매일 2회 3~5g씩을 미지근한 물에 타서 복용하며 동시에 밀봉방(蜜蜂房)을 곱게 가루 내어 환부에 바른다.

48. 봉 랍(蜂蠟)

【소 속】 Apidae(꿀벌科) 7 　　【한국명】 밀 랍
【중문명】 蜂蠟 feng la
【영문명】 Beeswax
【이 명】 밀랍(蜜蠟); 황랍(黃蠟); 황점(黃占)

봉랍(蜂蠟)은 최근에 와서 의료계(醫療系)에서 사용하는 약물의 하나다. 현재 중국에서는 연고(軟膏)나 경고(硬膏)를 만드는 기질(基質)로 흔히 사용하며 또 환약(丸藥)을 만드는 납피(蠟皮)로도 상용(常用)한다.

【원동물】 봉밀(蜂蜜) 항을 참조.

【약 재】 꿀벌(蜜蜂)이 분비한 납질(蠟質)을 인공으로 정제(精製)한 덩어리 모양의 물질을 봉랍(蜂蠟)이라고 하며 약으로 사용한다. 밀랍(蜜蠟) 또는 황랍(黃蠟), 황점(黃占)이라고도 한다. 꿀벌(蜜蜂)의 벌집을 물에 넣고 가열하여 녹인 다음 그대로 움직이지 않고 식히면 납층(蠟層)이 수면에 뜬다. 납(蠟) 덩이를 꺼내어 용기에 넣고 다시 녹여 보온 상태로 놓아 두면 그 속의 불순물이 침전하며 침전한 다음에는 위층을 여과하여 모형(模型) 틀에 쏟아 넣어 응고시키면 된다.

약재는 어두운 갈색으로 단단한 고체 물질이다. 꿀(蜂蜜)과 유사한 향기를 갖고 있다. 냉각한 후에는 약하여 쉽게 부서지며 부서진 단면은 매끈하지 않고 비정형(非晶形)의 과립상을 이루고 있으며 손으로 비비면 연화(軟化)되며 가소성(可塑性; 變形시킨 外力이 사라져도 原形으로 뒤돌아가지 않는 形狀)이다. 물에는 용해하지 않으나 유기 용매에는 용해된다.

【성 분】 지류(酯類) 72%, 유리산(遊離酸) 13%, 탄화수소 13%, 비타민 A 41 단위/g, 납소(蠟素) 및 방향성(芳香性) 물질 등을 함유하고 있다.

【성미 및 귀경】 苦, 甘, 平. 心, 脾, 大腸經에 들어간다.

【응 용】 수렴(收斂), 생기(生肌), 지통(止痛) 효능이 있다. 구리농혈(久痢膿血)을 치료한다. 외용으로 창독파궤(瘡毒破潰), 도상(刀傷), 화상(火傷) 등을 치료한다. 양은 5~10g으로 한다.

1. 구리농혈(久痢膿血)에 대한 치료: 봉랍(蜂蠟) 5g를 계란 하나와 전병(煎餅)을 만들어 단번에 복용한다.

2. 구리농혈(久痢膿血)에 대한 치료: 봉랍(蜂蠟) 15g, 황백분(黃柏粉) 25g, 아교(阿膠) 15g을 함께 녹여 3회로 나누어 미지근한 물로 복용한다.

49. 열 옹(蠮螉)

【소 속】 Eumenidae(호리병벌과)　　【한국명】 구멍벌
【중문명】 蠮螉 yi weng
【영문명】 Mnd wasp
【이 명】 포로(蒲蘆); 세요봉(細腰蜂)

열옹(蠮螉)은 《신농본초경(神農本草經)》에서 "구롱(久聾), 해역(咳逆), 독기(毒氣) 등을 주로 치료한다."라고 처음으로 기술하였다. 《명의별록(名醫別錄)》에서는 "비질(鼻窒)을 치료한다."라고 하였다. 《본초강목(本草綱目)》에서는 제39권 충부(蟲部)에 수록하였다. 주홍복(朱弘複)교수는 일본인이 잘못 표기한 Sphecidae를 Trypoxylidae(細腰蜂科)로 규정하였다. 세요봉(細腰蜂)이 곧 열옹(蠮螉)이다.

【원동물】 호리병벌과동물 애호리병벌(蜾蠃科動物 蜾蠃; *Eumenes pomifomis* Fabricius). 포로(蒲蘆) 또는 세요봉(細腰蜂)이라고도 한다. 전체는 청흑색이다. 머리는 약간 구형(球形)을 이루며 복안은 1쌍으로 약간 신장(腎臟) 모양을 하고 이다. 촉각은 1쌍으로 곤봉(棍棒) 모양을 이룬다. 날개는 2쌍으로 막(膜)질이다. 다리의 부절(跗節)는 5마디이다. 배는 방추형(紡錘形)을 이루며 제1, 2 체절은 약간 작아 가는 허리모양을 이루며 각각 2개의 적황색 반

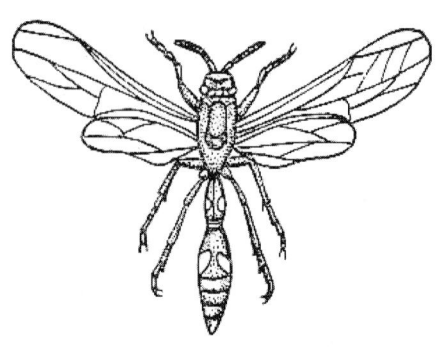

그림 2—72 애호리병벌(蜾蠃)

문(斑紋)이 있다(그림 2-72).

나무 가지나 혹은 담벽에 흙으로 단지 모양 혹은 구상(球狀)의 둥지를 만든다. 거미, 명령(螟蛉; 나방이나 나비의 푸른 애벌레)을 잡아다 넣어두면 유충(幼蟲)이 이것을 먹고 자란다.

우리나라에서 호리병벌과는 약 20종이 알려졌으며, 각종의 습성은 비슷하나 종에 따라서는 나비나 나방이 아닌 애벌레를 잡는 종도 많다. 또한 거미를 잡는 종류는 주로 대모벌과(Pompilidae)이다.

중국에는 대부분 지역에 모두 분포되어 있다.

【약 재】 열옹(蠮螉) 전체를 약으로 사용한다. 여름과 가을에 채취하여 끓는 물에 데워 햇볕에 말린다.

【성미 및 귀경】 辛, 平, 有毒. 肺, 脾經에 들어간다.

【응 용】 해역(咳逆)을 멈추게 하고 옹종(癰腫)을 제거한다. 해수(咳嗽), 구토(嘔吐), 옹종(癰腫)을 치료한다. 양은 0.5~1g으로 한다.

주: 열옹(蠮螉)에 대한 기술은 시대에 따라 차이가 많아 이시진(李時珍)은 "열옹(蠮螉)에 대한 설명은 각기 다르나 오늘날 여러 가지 설명을 고증하고 그 알과 벌이 쌍쌍히 날아 다니는 것을 관찰하면 자웅(雌雄)이 틀림없으니 도씨(陶氏), 구씨(寇氏)의 설명이 올바르고 이씨(李氏), 소씨(蘇氏)의 설명은 틀렸다."라고 설명하였다.

50. 죽 봉(竹蜂)

【소 속】 Apoidea(꿀벌上科)　　【한국명】 죽 봉
【중문명】 竹蜂 zhu feng
【영문명】 Bamboo bee
【이 명】 유사(留師); 죽통봉(竹筒蜂); 죽밀봉(竹蜜蜂)

죽봉(竹蜂)은 《본초습유(本草拾遺)》에서 유사(留師)라고도 하여 "유사봉(留師蜂)은 새끼손가락만큼 크고 흑색이며 대나무를 갉아서 보금자리를 만들며 밀(蜜)은 진한 엿과 같고 시고 달며 맛이 좋다."라고 처음으로 기술하였다. 《육천본초(陸川本草)》에서는 죽통봉(竹筒蜂)이라고 하여 "거풍화담(祛風化痰), 행기소종(行氣消腫)의 효능이 있으며 풍담폐규(風痰閉竅), 기천복창(氣喘腹脹), 풍수부종(風水

浮腫) 소아급경(小兒急驚)을 치료한다."라고 하였다. 현재 중국 광서(廣西) 일대 민간에서는 이를 응용하여 소아의 경풍(驚風)을 치료한다.

【원동물】 꿀벌과동물 죽봉(蜜蜂科動物 竹蜂; *Xylocopa dissimilis* full name; 한국 없음). 몸체는 둔한 원을 이루고 비대(肥大)하여 둥근형이며, 흑색의 융모(絨毛)가 밀생해 있다. 흉부(胸部) 배면(背面)에는 황모(黃毛)가 밀생해 있다. 날개는 자남색으로 기부(基部)의 색은 비교적 짙으며 날개 끝의 색은 옅고 날개 전체는 금빛을 낸다. 다리는 흑색이며 짧다(그림 2—73).

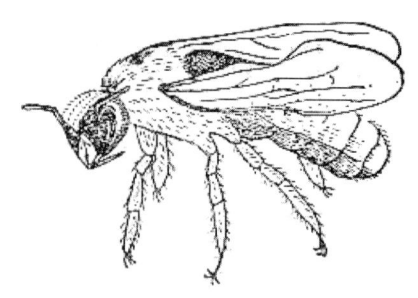

그림 2—73 죽봉(竹蜂)

항상 죽류(竹類)의 줄기에서 서식하며 대나무에 구멍을 뚫을 때 생긴 가는 대나무 부스러기에 타액을 혼합하여 격판(隔板)을 만든다. 산란할 공간(巢穴)을 몇 개의 칸으로 나누어 각 칸 마다 화분과 밀즙(蜜汁)의 혼합물을 저장하고 그 속에 산란한다.

【약 재】 죽봉(竹蜂) 전체를 약으로 사용한다. 가을과 겨울에 벌의 무리가 대나무 속에 있을 때 채취한다. 먼저 대나무 구멍을 막고 대나무를 베어 불로 가열하여 벌을 질식시켜 죽인 후 대나무를 쪼개고 벌을 꺼내어 햇볕에 말리거나 소금물에 절여 저장한다.

【성미 및 귀경】 甘, 酸, 寒, 無毒. 肺, 脾經에 들어간다.

【응 용】 청열사화(淸熱瀉火), 거풍지경(祛風止驚) 효능이 있다. 구창(口瘡), 인통(咽痛), 소아경풍(小兒驚風) 등을 치료한다. 양은 2~5개로 한다.

51. 노봉방(露蜂房)

【소 속】 Vespidal(말벌科)　　　**【한국명】** 말벌집
【중문명】 露蜂房 lu feng fang
【영문명】 Wasps
【이 명】 봉장(蜂腸); 봉방(蜂房); 봉소(蜂巢)

노봉방(露蜂房)은 《신농본초경(神農本草經)》에서 봉장(蜂腸)이라고도 하여 "주

로 경간계종(驚癎瘛瘲), 한열(寒熱), 사기(邪氣), 전질(癲疾), 장치(腸痔)를 치료한다."라고 처음으로 기술하였다. 《본초강목(本草綱目)》에서는 "노봉방(露蜂房)은 양명약(陽明藥)이다. 외과(外科), 치과(齒科) 및 기타 병에 사용하는 것은 역시 모두가 그 독으로 독을 물리치고 겸하여 살충하는 효능을 취한 것이다."라고 하였다. 중국에서는 임상에서 이를 사용하여 화농성 감염(化膿性感染) 치료에 효과가 매우 좋다. 노봉방(露蜂房)은 자원이 풍부한 한편 그 원동물의 종류도 많이 있어 약성(藥性)이 복잡하다.

【원동물】 1. 말벌과동물 어리별쌍살벌(胡蜂科動物 黃星長脚黃蜂; *Polistes mandarinus* Saussure). 머리는 흑색이며 몸에는 흑색 가로무늬가 있으며 촉각(觸角)과 복안(複眼)은 황적색이다. 가슴은 흑색으로 앞가슴 뒷가장자리, 앞가슴 사마귀의 대부분과 등쪽에 두 적은 무늬판 및 날개의 안쪽은 적갈색이며 중흉(中胸)은 흑색으로 반점무늬는 없다. 배의 제1~5절의 뒤 가장자리 및 제6째마디는 황적색이고 배와 옆마디는 흑색이다. 전체는 광택이 있고 작고 가는 황모(黃毛)로 덮여 있다(그림 2—74).

건물의 갈라진 틈에 둥지를 지으며 9~10월 사이가 성장활동기로 집단을 이루어 살고 있다.

우리나라에는 각처에 분포되어 있다.

중국에는 흑룡강(黑龍江), 길림(吉林), 요녕(遼寧), 하북(河北), 산서(山西), 강소(江蘇) 등에 분포되어 있다.

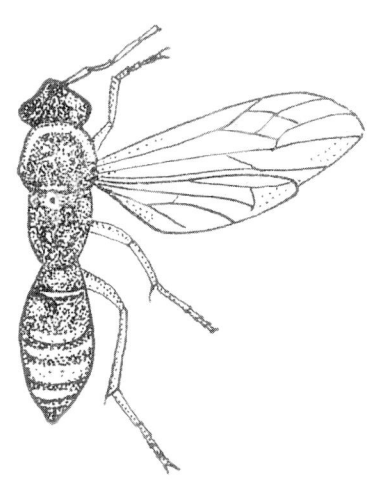

그림 2—74 어리별쌍살벌(黃星長脚黃蜂)

2. 말벌과동물 말벌(胡蜂科動物 長脚黃蜂; *Polistes yokohamae* Rad). 마봉(馬蜂; 말벌) 또는 황봉(黃蜂)이라고도 한다. 머리는 황적색으로 암컷은 몸에 황적색의 반문(斑紋)이 있다. 가슴은 흑색으로 중흉배판(中胸背板)에은 황갈색의 반문(斑紋)이 4 줄 있다. 배는 황색으로 긴 원추형이며 제2~5절의 중앙에는 물결 모양의 가는 흑색 줄무늬가 있다(그림 2—75).

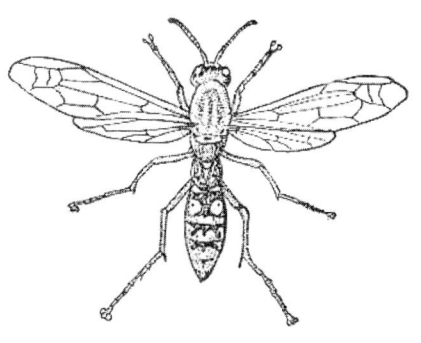

그림 2—75 말벌(長脚黃蜂)

키가 작은 식물의 줄기나 가지 또는 건물 부근에 둥지를 튼다.

중국에는 흑룡강(黑龍江), 길림(吉林), 요녕(遼寧), 하북(河北), 강소(江蘇), 절강(浙江), 강서(江西), 복건(福建) 등 지역에 분포되어 있다.

3. 말벌과동물 장수말벌(胡蜂科動物 斑胡蜂; *Vespa mandarinia* Smith). 암컷은 몸체가 흑색으로 황색 반문(斑紋)이 있다. 뒷머리와 뺨은 넓다. 머리와 촉각(觸角)의 병절(柄節)은 적갈색이며 촉각(觸角)의 편절(鞭節) 정수리 끝의 밑 표면은 적갈색이다. 가슴은 흑색으로 그 위에 있는 각 얼룩무늬는 모두 황갈색이다. 날개는 황갈색으로 반투명이다. 다리는 흑갈색으로 앞다리의 퇴절단반부(腿節端半部)와 부절(跗節)은 어두운 갈색이다. 배의 제1~2 절 앞 가장자리 및 뒤 가장자리, 제3~5 절의 후연(後緣)과 제6 절은 모두 황갈색이다(그림 2—76).

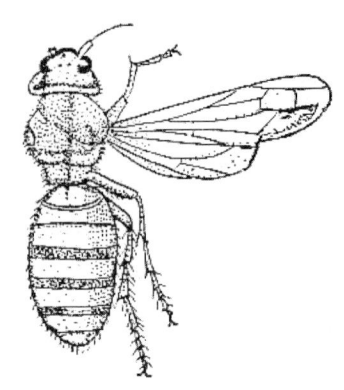

그림 2—76 장수말벌(斑胡蜂)

둥지는 대형으로 흙 속이나 나무 구멍 및 나무 가지에 튼다. 성질은 사납고 독성이 많다.

우리나라에도 많고 사람이 집을 잘못 건드렸다가 벌들의 습격을 받아 사망하는 사건도 가끔씩 일어난다.

중국에는 전국 각지에 모두 분포되어 있다.

【약　재】 건조한 봉소(蜂巢)를 노봉방(露蜂房)이라고 하며 약으로 사용한다. 가을과 겨울에 채취하여 햇볕에서 말린 후 죽은 벌을 털어 내면 된다.

노봉방(露蜂房)은 원반상(圓盤狀) 혹은 불규칙적으로 납작한 괴상을 이루며 어떤 것은 겹쳐져 보탑형(寶塔形), 구형(球形)이며 크기는 각기 다르며 회백색 혹은 회갈색이다. 복면(腹面)에는 정연한 6각형 소공(小孔)이 많이 있고 배면(背面)은 하나 혹은 몇 개의 자루가 있다. 가볍고 탄성이 약간 있으며 집어도 부서지지 않는다. 특수한 냄새가 있다(그림 2—77).

초봉방(炒蜂房)은 봉방(蜂房)을 덩어리 모양으로 잘라서 희미한 황색이 될 때까지 볶으면 된다.

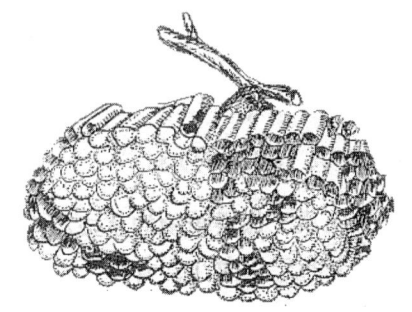

그림 2—77 노봉방(露蜂房)

【성분 및 약리】 주로 봉랍(蜂蠟)과 수지(樹脂)를 함유하고 봉방(蜂房油), 단백질, Ca, Fe 등을 함유하고 있다.

노봉방(露蜂房)의 알코올, 에테르, 아세톤 침출물(浸出物)은 모두 혈액응고(血液凝固)를 촉진하는 작용이 있다. 특히 아세톤의 침출물(浸出物)이 제일 강하다. 봉방유(蜂房油) 중에는 일종의 유독 성분이 함유되어 있어 촌백충을 구축(驅逐)할 수 있으나 독성이 너무 강하여 신염(腎炎)을 초래할 수 있어 구충약(驅蟲藥)으로 사용하기에는 적합하지 않다. 또 지렁이(蚯蚓)에 대하여 독성이 있다. 봉방(蜂房)은 항균 작용(抗菌作用)이 있다. 아세톤의 침출물(浸出物)은 이체(離體) 토끼의 이혈관(耳血管)을 확장한다.

【성미 및 귀경】 甘, 平, 有毒. 肝, 肺經에 들어간다.

【응 용】 거풍(袪風), 살충(殺蟲), 해독(解毒) 효능이 있다. 소아의 경간추휵(驚癎抽搐), 관절동통(關節疼痛), 유방창통(乳房脹痛), 편도선염 등을 치료한다. 외용으로 옹양종독(癰瘍腫毒), 임파선결핵(淋巴腺結核), 개선(疥癬; 옴), 습진(濕疹), 충치(蟲齒) 등을 치료한다. 양은 3~10g로 하며 외용은 적당한 양으로 한다.

1. 유선염(乳腺炎)에 대한 치료: 노봉방(露蜂房) 15g, 연교(連翹) 10g, 감초(甘草) 10g을 물에 달여 하루에 2회 복용한다.

2. 농포(膿泡), 습진(濕疹)에 대한 치료: 노봉방(露蜂房)과 같은 양의 명반(明礬)을 봉방(蜂房)의 구멍에 넣고 명반(明礬)이 마를 때까지 약한 불에 구워 함께 곱게 가루를 내어 참기름으로 반죽하여 환처에 바른다.

3. 구해부지(久咳不止)에 대한 치료: 노봉방(露蜂房)을 노랗게 볶은 후 가루를 내어 매일 2회 2~5g씩을 복용한다.

4. 충치동통(蟲齒疼痛)에 대한 치료: 노봉방(露蜂房) 15g, 세신(細辛) 2g, 유향(乳香) 2g을 가루로 만들어 적당한 양을 충치(蟲齒) 구멍에 넣는다.

5. 두선(頭癬)에 대한 치료: 노봉방(露蜂房) 10g를 봉방(蜂房) 구멍에 적당한 양의 명반(明礬)을 넣고 오공(蜈蚣) 2 마리와 함께 기와 조각 위에 놓고 약한 불로 그슬린 후 곱게 가루를 만들어 참기름으로 반죽하여 환처에 바른다.

6. 세균성 이질(細菌性痢疾)에 대한 치료: 노봉방(露蜂房)을 약한 불에 말리어 곱게 갈아 매일 3회 0.5~1g씩을 끓인 물로 복용한다. 4~7일을 1개 치료 기간으로 한다.

52. 대흑마의(大黑螞蟻)

【소 속】 Formicidae(개미科)   **【한국명】** 왕개미
【중문명】 大黑螞蟻 da hei ma yi
【영문명】 Giant black ant
【이 명】 흑의(黑蟻); 흑마의(黑螞蟻)

흑마의(黑螞蟻)는 《사천중약지(四川中藥誌)》에서 소종해독약(消腫解毒藥)으로 기술하였다. 중국에서는 개미류(蟻類)에 대한 연구가 다소 진행되어 화학적 성분과 약리 작용에 대하여 보고가 있다.

【원동물】 개미과동물 흑의(蟻科動物 黑蟻; *Formica fusca* L. : 한국 없음). 전체가 칠흑색(漆黑色)으로 매끄럽고 광택이 난다. 머리는 둥근 삼각형이고 복안(複眼)은 1쌍으로 타원형이다. 단안(單眼)은 3개로 품(品)자 모양으로 배열되어 있다. 촉각(觸角)은 구부러진 무릎 모양으로 12 마디로 되어 있다. 전흉배판(前胸背板)은 잘 발달하였으며 중흉배판(中胸背板)은 비교적 작다. 가슴과 배가 인접한 부분은 축소되어 가는 자루 모양을 이룬다. 위로 향한 인편(鱗片)이 하나 있으며 배는 체절이 5개이다. 병정개미와 일개미는 비슷하다. 암컷과 수컷은 서로 비슷하며 촉각은 가늘고 길며 구부린 무릎과 같이 구부려 있다. 유충(幼蟲)의 두흉부(頭胸部)는 가늘고 작으며 배는 비교적 넓다. 몸체는 황백색이고 다리는 없다. 번데기는 백색이다(그림 2—78).

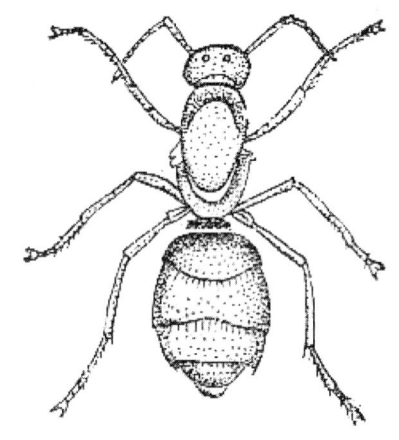

그림 2—78 흑의(黑蟻)

군집(群集)하여 살며 항상 지하에 둥지를 만든다.

아마도 우리나라의 곰개미(*Formica japonica* Motschulsky)와 같은 종류가 아닌가 생각한다.

중국에는 전국 각지에 널리 분포되어 있다.

【약 재】 건조한 대흑마의(大黑螞蟻) 전체를 약으로 사용하며 봄부터 가을까지 채취하여 뜨거운 물에 데워 햇볕에 말리거나 불에 말린다.

【성분 및 약리】 의속(蟻屬)의 독낭(毒囊) 중에는 주로 개미산(Formic acid)이 함유되어 있고 암모니아와 17가지의 유리(游離) 아미노산이 함유되어 있다. 위(胃) 속의 휘발성 물질에는 여러 가지 Aliphatichydrocarbons가 있다. 동속(同屬) 동물 *Formica sanguinea* Latreille(분개미)의 암컷 및 일개미에는 휘발성 물질이 함유되어 있다.

농의산(濃蟻酸)에는 부식성이 있어 그 침해를 받으면 국부를 물로 희석하거나 약한 염기성 물질(鹽基性物質; 비누, 마그네슘염 등)로 완해(緩解)시켜야 한다. 묽은 개미산(5~10%)은 자극제(刺戟劑) 또는 수렴제(收斂劑)로서 족한(足汗)을 감소시킨다.

【성미 및 귀경】 苦, 辛, 溫, 有毒. 心, 肺, 大腸經에 들어간다.

【응 용】 청열해독(淸熱解毒) 효능이 있다. 정독종통(疔毒腫痛), 사교상(蛇咬傷) 등을 치료한다. 외용은 적당한 양으로 한다.

제 3 장

어
류

1. 칠성어(七星魚)

【학 명】 Lampetra japonica Martens　　【한국명】 칠성장어
【중문명】 七星魚 qi xing yu
【영문명】 Arctic lamprey
【이 명】 팔목만(八目鰻); 칠새만(七鰓鰻)

　칠성어(七星魚)는 옛 "본초(本草)"에는 없으며 《길림중초약(吉林中草藥)》에서 팔목만(八目鰻)이라고 하여 자보강장약(滋補强壯藥)으로 사용한다고 기술하였다. 《동북동물약(東北動物藥)》에서는 칠성어(七星魚)라고 하였다.

【원동물】 칠성장어과동물 칠성장어(七鰓鰻科動物 七鰓鰻; Lampetra japonica Martens)에 해당한다. 칠성자어(七星子魚)라고도 한다. 몸체는 긴 원봉 모양을 하고 있다. 가슴지느러미와 배지느러미가 없고 등지느러미는 몸체 후반부에 길게 산봉우리 모양을 이루고 있으며 꼬리지느러미는 화살 깃 모양이다. 눈은 머리의 양 옆에 있고 양 옆 눈 뒤로는 각각 7개의 아가미구멍이 눈과 일직선을 이루고 있으므로 팔목만(八目鰻)이라고 한다. 입은 깔때기 모양의 흡기(吸器)로 이루어져 실체(實體)에 흡착(吸着)할 수 있다. 피부에는 미끄러운 점액질이 있어 미끄러우며 전체는 청회색이다. 등은 감람록색(橄欖綠色)이고 배는 황백색으로 회흑색의 작은 무늬가 있다(그림 3—1).

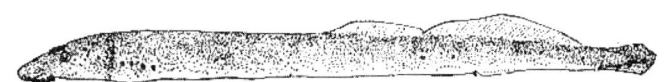

그림 3—1 칠성장어(七鰓鰻)

　회귀성(回歸性) 종류이다. 유체(幼體)는 담수에서 일정 기간을 서식하고 바다로 들어간다.
　성적(性的)으로 성숙(成熟)하면 담수에 들어가서 산란하며 산란 후에는 사망한다.
　중국에는 흑룡강(黑龍江; 아므르강), 송화강(松花江), 우수리강(烏蘇里江) 및 우리나라 동해안으로 유입하는 하천과 낙동강에 분포한다.

【약 재】 칠성어(七星魚) 전체를 약으로 사용한다. 봄부터 가을까지 포획하여 생용(生用)한다.

【성 분】 Befaine, Creafine지방, 단백질, 비타민 A, D, B_1 과 B_{12} 등을 함유하고

있다.

【성미 및 귀경】 甘, 鹹, 平. 肝, 腎經에 들어간다.

【응 용】 자보강장(滋補强壯), 통경활락(通經活絡) 효능이 있다. 구안왜사(口眼歪斜; 안면의 신경마비), 각막건조(角膜乾燥), 야맹증(夜盲症) 등을 치료한다. 양은 적당히 한다.

1. 구안왜사(口眼歪斜)에 대한 치료: 적당한 양의 칠성어(七星魚)를 찧어 부수어 바른다. 왼쪽으로 비뚤어졌으면 오른 쪽에 바르고 오른쪽으로 비뚤어졌으면 왼쪽에 바르며 하루에 한번 바꾼다.

2. 야맹증(夜盲症), 각막 건조(角膜乾燥)에 대한 치료: 바람에 말리어 비축한 칠성어(七星魚)를 요리의 반찬으로 만들어 매일 2회 매차(每次) 1 마리씩을 복용한다.

주: 중국 동북(東北)에는 또 뇌씨 칠새만(雷氏七鰓鰻; L. reissneri; Dybowski)과 모리씨 칠새만(森氏七鰓鰻; L. mori Berg)이 분포되어 있다. 민간에서는 칠성어(七星魚)라고 통칭하지만 개체는 비교적 작으며 역시 약으로 사용할 수 있다.

2. 어 표(魚鰾)

【학 명】 *Acipenser schrencki* Brandt **【한국명】** 부 레
【중문명】 魚鰾 yu biao 施氏鱘
【영문명】 Swim bladder; Fish maw; Air bladder of a fish sturgeon
【이 명】 축제(鱁鮧); 표(鰾); 어교(魚膠); 표교(鰾膠)

어표(魚鰾)는 《본초습유(本草拾遺)》에 있으며 축제(鱁鮧) 또는 부레(鰾)라고 하였다. 《삼인방(三因方)》에서는 어교(魚膠)라고 불렀다. 《해약본초(海藥本草)》에서는 "주로 월식창(月蝕瘡; 귀 뒤에 생기는 부스럼), 음창(陰瘡), 치질(痔疾)을 치료하며 태운 재를 사용한다."라고 하였다. 《본초강목(本草綱目)》에서는 어표(魚鰾)라고 하여 "표(鰾)는 절상(折傷)으로 출혈이 멎지 않는 것을 멈추게 하며 표교(鰾膠)는…… 구혈(嘔血)를 멈추게 하고 어혈(瘀血)을 해산하며 종독(腫毒)을 해소한다."라고 하였다.

【원동물】 1. 철갑상어과동물 사씨철갑상어(鱘科動物 史氏鱘; *Acipenser schrencki* Brandt). 몸체는 방추형을 이룬다. 머리는 납작하고 주둥이는 돌출되어

삼각형을 이룬다. 주둥이의 배쪽에는 2쌍의 수염이 거의 일직선으로 배열되어 있다. 수염의 앞쪽에는 골질(骨質) 돌기가 7개 있다. 입은 배쪽에 위치해 있고 비교적 작으며 횡렬(橫列)이다. 몸에는 판상(板狀) 경린(硬鱗)이 5 줄 있다. 등은 회황색, 자색이거나 혹은 거의 흑갈색을 띤다. 배와 측갑(側甲) 이하의 옆은 색이 연하고 등지느러미와 꼬리지느러미, 등의 색은 같으며 가슴지느러미, 배지느러미와 엉덩이지느러미는 색이 연하다(그림 3-2).

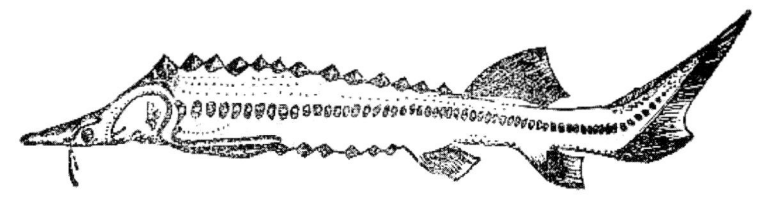

그림 3-2 사씨철갑상어(史氏鱘)

자갈이 있는 큰 강의 급류와 소용돌이에서 서식한다. 사질 밑바닥의 하도(河道)에서 항상 먹이를 찾는다.

중국에는 흑룡강(黑龍江; 아무르강)이 주산지이다.

2. 철갑상어과동물 줄철갑상어(鱘科動物 鰉魚; *Huso dauricus* Georgi). 몸체는 크며 길이가 5m에 이른다. 머리는 삼각형을 이루고 주둥이는 길며 비교적 첨예하다. 머리의 표면은 많은 골판(骨板)으로 덮여 있다. 입은 아래쪽에 위치해 있고 넓으며 약간 호형(弧形)을 이룬다. 입의 앞쪽에는 입 수염 2쌍이 있다. 좌우의 새막(鰓膜)은 배쪽을 향해 뻗어 서로 유합(愈合) 된다. 전체는 마름모꼴의 골판(骨板) 5 줄로 덮여 있고 골판(骨板)에는 첨예하고 약간 굽은 가시가 있다. 배지느러미의 기부(基部) 뒤쪽에는 그다지 선명하지 않은 골판(骨板) 1~2 조각이 있다. 몸의 기타 부분은 매끄럽고 비늘이 없다. 등지느러미는 뒤쪽에 위치해 있고 엉덩이지느러미의 기점은 등지느러미의 뒤 아래쪽에 있다. 꼬리지느러미는 비정형이고 상엽(上葉)은 길고 뾰족하다. 체표(體表)는 흑청색(黑靑色)이고 양 옆은 황색이며 배는 회백색이다. 등 골판(骨板)은 황색이고 측골판(側骨板)은 황갈색이다(그림 3-3).

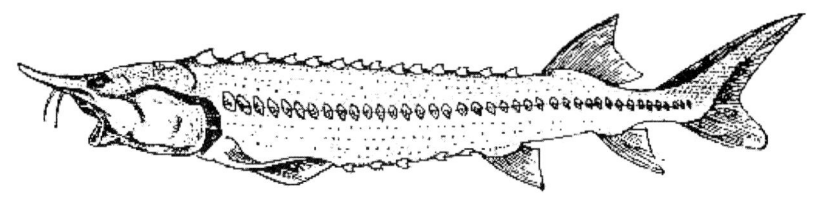

그림 3-3 줄철갑상어(鰉魚)

큰 강에서 서식하며 흔히 두 강의 합수목이나 지류(支流)의 입구(入口) 및 급류(急流)의 소용돌이에서 서식한다.

중국에는 흑룡강(黑龍江)이 주산지이다.

【약　재】 철갑상어과 사씨철갑상어, 줄철갑상어 등 여러 가지 종류의 부레를 약으로 사용한다. 흔히 여름과 가을에 그물, 낚시 등으로 포획하여 배를 가르고 부레를 꺼내어 냉수 혹은 더운물로 깨끗이 씻고 혈막(血膜)과 부속물을 깨끗이 제거한 후 햇볕에 말려 납작하게 압축한다.

어표(魚鰾)는 엷은 회백색의 반투명으로 질긴 각질성(角質性) 막상물(膜狀物)이거나 무색 투명하고 광택을 띤 엽편상(葉片狀)이며 또 세편(細片)이나 혹은 선(線)모양으로 잘린 것도 있다. 재질은 질기고 쉽게 찢어지지 않는다. 찢어진 곳은 섬유성(纖維性)을 이루며 물에 넣으면 쉽게 팽창하고 끓이면 곧 거의 모두 녹으며 짙은 용액을 냉각하면 젤리로 응고되며 점성(黏性)이 크다. 약간 비린내가 나며 맛은 담백하다. 철갑상어 혹은 줄철갑상어

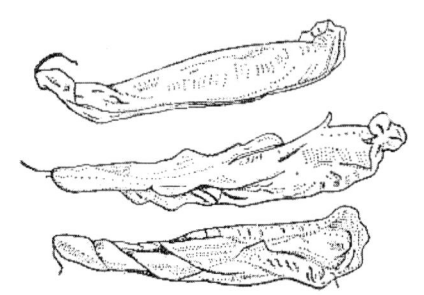

그림 3-4 어표(魚鰾) 약재

의 부레는 "황순두(黃脣肚)" 혹은 "황순교(黃脣膠)"라고 하며 가늘게 자른 것은 "선어교(線魚膠)"라고 한다(그림 3-4).

【포　제】 어표(魚鰾)를 불에 구워 연하게 한 후 잘라서 말린다.

합분초어교(蛤粉炒魚膠)는 먼저 합분(蛤粉)을 솥에 넣고 뜨겁게 볶고 절단(切斷)한 어교(魚膠)를 넣고 약한 불에 휘저으면서 볶아 누그러지게 한 다음 꺼내어 합분(蛤粉)을 채로 쳐버리면 된다. 어교(魚膠)와 합분(蛤粉)의 비는 4 : 1로 한다.

【성　분】 골교원(骨膠原; Collagen) 80%를 함유하고 있다. 물을 넣어 끓이면 가수분해되어 제라틴(Gelatine)이 된다.

【성미 및 귀경】 甘, 溫. 腎經에 들어간다.

【응　용】 익신전정(益腎塡精), 양근윤맥(養筋潤脈), 산어소종(散瘀消腫), 지혈(止血) 효능이 있다. 신허유정(腎虛遺精), 활정(滑精), 백대(白帶), 뇌진탕(腦震蕩), 토혈(吐血), 붕루(崩漏), 창상출혈(創傷出血), 치질(痔疾) 등을 치료한다.

1. 뇌진탕(腦震蕩) 후유증으로 나타난 두혼(頭昏), 이명(耳鳴)에 대한 치료: 콩기름에 튀긴 제어표(製魚鰾) 25g, 국화(菊花) 15g, 만형자(蔓荊子) 15g을 물에 달여 하루에 2회 복용한다.

2. 백대(白帶)에 대한 치료: 어표(魚鰾) 10g과 저제(猪蹄) 하나를 뚝배기 솥에

함께 넣고 물을 적당히 넣어 약한 불에 고아 먹는다.

3. 식도암(食道癌), 위암(胃癌)에 대한 치료: 어표(魚鰾)를 참기름으로 바삭바삭하게 튀긴 후 눌러 부수어 하루에 3회 5g씩을 복용한다.

주1: 어표(魚鰾)의 내원은 복잡하다. 철갑상어과에는 사씨철갑상어와 줄철갑상어를 제외하고 또 철갑상어(*Acipenser sinensis* Gray)가 있어 그 부레 역시 약으로 사용한다.

주2: 수조기, 참조기와 민어(鮸魚; *Miichthys miiuy* Basilewsky)는 많은 양이 산출되고 있어 이들의 부레는 어표(魚鰾)의 주요한 내원이므로 마땅히 잘 이용하여야 한다.

주3: 국외에서 산출되는 철갑상어의 어표(魚鰾)에는 회분 0.5%, 뜨거운 물에 용해되지 않는 물질 3%가 함유되어 있다. 질소를 함유한 물질의 구성은 단백질 질소 91%, 단백표(蛋白膠) 질소 4.4%; 단백(蛋白) 펩톤 질소 4.5%, 아미노산 질소 0.1%이다.

3. 심어육(鱘魚肉)

【학 명】 *Acipenser sinensis* Gray 【한국명】 철갑상어, 가시상어, 줄상어, 갈상어
【중문명】 鱘魚肉 xun yu rou
【영문명】 Chinese stuegeon
【이 명】 전어(鱣魚)

《음선정요(飮膳正要)》, 《의학입문(醫學入門)》 등에서는 모두 철갑상어(鱘鰉魚)는 병을 치료할 수 있다고 기술하였다. 《아국해양약용생물(我國海洋藥物生物)》에서는 중국 민간에서 응용한 것을 총괄하여 이를 기초로 《식료본초(食療本草)》, 《본초습유(本草拾遺)》 및 《본초강목(本草綱目)》의 기술(記述)을 입증하였다.

【원동물】 철갑상어과동물 중국철갑상어(鱘科動物 中華鱘; *Acipenser sinensis* Gray). 몸체는 길며 골판(骨板) 5 줄이 등에 1 줄 옆몸과 배에 각기 2 줄씩 있다. 입은 배쪽으로 위치하였으며 촉수(觸鬚)가 4개 있다. 배지느러미는 배에 위치하여 있다. 등지느러미는 엉덩이지느러미의 위쪽에 위치하여 있으며 두 지느러미는 모

두 가시가 있다. 가슴지느러미는 좁고 길다. 꼬리지느러미는 기울어진 비정형(非正形)이다. 등은 청벽색(靑碧色)이고 배 밑은 백색이다(그림 3—5).

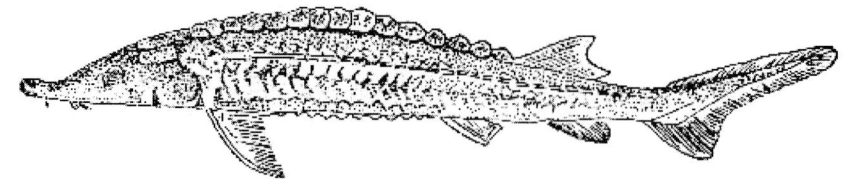

그림 3—5 중국철갑상어(中華鱘)

평시에는 근해에서 서식하고 생식 계절이 되면 강을 거슬러 올라가 산란한다. 우리나라 서해안과 인접한 하천의 하류에 출현한다.

중국에는 황해(黃海)와 동해(東海)에 분포되어 있다. 그리고 양자강(揚子江)에도 진입하여 사천(四川), 중경(重慶) 일대까지 거슬러 올라간다.

【약 재】 심어(鱘魚)의 육(肉)을 약으로 사용한다. 사계절 언제나 포획하여 육(肉)을 채취 생용(生用)하거나 혹은 햇볕에 말린다.

【성미 및 귀경】 甘, 溫, 無毒. 腎, 肺經에 들어간다.

【응 용】 익기보허(益氣補虛), 통림활혈(通淋活血) 효능이 있다. 빈혈(貧血), 영양불량(營養不良), 혈뇨(血尿), 전립선염(前立腺炎), 임파선종대(淋巴腺腫大) 등을 치료한다. 양은 적당히 한다.

1. 비허설사(脾虛泄瀉), 영양불량(營養不良), 빈혈(貧血)에 대한 치료: 심어육(鱘魚肉) 50g, 백출(白朮) 15g, 산약(山藥) 15g을 물에 달여 하루 2회 복용한다.

2. 전립선염(前立腺炎)에 대한 치료: 심어육(鱘魚肉) 100g, 황백(黃柏) 15g, 해조(海藻) 50g을 물에 달여 하루 2회 복용한다.

4. 청린어(靑鱗魚)

【학 명】 Musculus Harengnlae seu Sardinllae　【한국명】
【중문명】 靑鱗魚 qing lin yu
【영문명】 Green seale fish's meat

【이 명】 청피(靑皮); 유엽어(柳葉魚)

청린어(靑鱗魚)는 중국의 광동(廣東) 연해 어민들이 해사(海蛇)에 의한 교상(咬傷)을 치료하는데 흔히 사용하는 동물 약의 하나로 해독력(解毒力)이 강하고 독물(毒物)의 확산을 저지시키므로 비교적 좋은 효과가 있다.

【원동물】 비과동물 중화청린어(鯡科動物 中華靑鱗魚; *Harengula nymphaea* Richardson). 몸체는 긴 타원형이며 옆으로 납작하다. 머리는 짧으며 주둥이의 길이는 눈 지름과 거의 같다. 입은 앞에 위치해 있으며 아래턱은 약간 돌출되어 있다. 코구멍은 작고 눈은 중등 크기이며 지안검(脂眼瞼)은 발달하였다. 두 턱에는 가는 이가 있다. 가새(假鰓)는 발달하였으며 아가미 덮개는 협부(峽部)와 서로 이어지지 않았다. 아가미 써레는 가늘고 길다. 등지느러미는 몸의 배중부(背中部)에 위치하였으며 기점(起點)은 배지느러미의 기점의 앞 위쪽에 있다. 엉덩이지느러미의 기저(基底)와 등지느러미의 기저(基底)의 길이는 같다. 가슴지느러미의 길이는 등지느러미의 높이와 거의 같다. 꼬리지느러미는 깊이 어긋난 모양(深叉狀)을 이룬다. 등은 청록색이고 옆몸(體側)과 배는 은백색이다. 등지느러미와 꼬리지느러미는 엷은 황색이며 기타 지느러미는 모두 백색이다(그림 3—6).

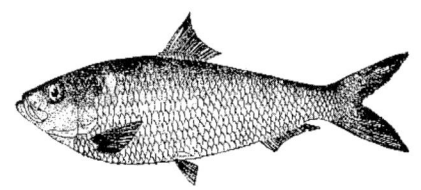

그림 3—6 중화청린어(中華靑鱗魚)

청린어(靑鱗魚)는 근해 중상층(中上層)의 소형 어류로 대개 연안의 천해(淺海)에서 서식한다.

중국에는 4대 해역(海域)에서 모두 산출된다.

【약 재】 청린어(靑鱗魚) 전체를 약으로 사용한다. 포획하여 내장을 제거하거나 혹은 전체를 깨끗이 씻어 생용(生用) 한다.

【성미 및 귀경】 苦, 鹹, 溫. 心, 肺經에 들어간다.

【응 용】 해독(解毒) 효능이 있다. 해사(海蛇)에 의한 교상(咬傷)을 치료한다. 양은 적당히 한다.

해사(海蛇)에 의한 교상(咬傷) 치료: 신선한 청린어(靑鱗魚) 육(肉)을 찧어 부수어 상처에 바르고 신선한 청린어(靑鱗魚) 육(肉)을 식초에 담궈 날것으로 먹는다. 양은 제한하지 않는다.

이 방법은 해상(海上)에서 작업하다가 해사(海蛇)에게 물려 상했을 경우 응급 조치로 할 수 있다.

5. 늑어(鰳魚)

【학 명】 *Ilisha elongata* Bennett　　【한국명】 준치, 시어, 준어, 전어
【중문명】 鰳魚 le yu
【영문명】 White herring flesh; Chinese herring flesh
【이 명】 회어(鱠魚 또는 膾魚); 조백어(曹白魚)

늑어(鰳魚)는 《본초강목(本草綱目)》에서 "늑어(鰳魚)는 동남해에서 산출된다. 4월이 되면 어민들은 망(網)을 설치하고 기다리며 물 속에서 소리가 나면 물고기가 왔다는 것을 알 수 있다. 1번, 2번, 3번이 지난 후 드디어 멈춘다. 모양은 준치(鰣魚)와 같고 작은 머리에 비늘은 섬세하며 배 밑에는 단단한 가시가 있어 준치(鰣) 배의 가시와 같다."라고 처음으로 기술하였다. 또 "육(肉)은 甘, 平, 無毒이다. 주로 식욕을 돋구며 뱃속을 따뜻하게 한다. 건어(鯗)를 만들면 더욱 좋다."라고 하였다. 《의림찬요(醫林纂要)》, 《본초촬요(本草撮要)》에도 모두 기술되어 있다.

【원동물】 준치과동물 준치(鯡科動物 鰳魚; *Irisha elongata* Bennett)이다. 몸체는 길고 옆으로 납작하며 등 가장자리는 좁고 배 가장자리에는 톱니 같은 능린(棱鱗)이 있다. 머리는 옆으로 납작하다. 주둥이는 둔하고 위로 치켜올라갔다. 눈은 크고 지안검(脂眼瞼)이 발달하여 눈의 절반을 덮는다. 입은 작고 구렬(口裂)은 수직에 가깝다. 몸은 얇고 둥근 비늘이 덮였으며 배에는 능린(棱鱗)이 있다. 등지느러미와 엉덩이지느러미의 기부(基部)에는 비늘집(鱗鞘)이 있다. 가슴지느러미와 엉덩이지느러미의 기부에는 액린(腋鱗)이 있다. 등지르러미는 짧다. 엉덩이지느러미 기부(基部)의 길이는 등지느러미의 기부 길이의 3배이다. 배지느러미는 작다(그림 3-7).

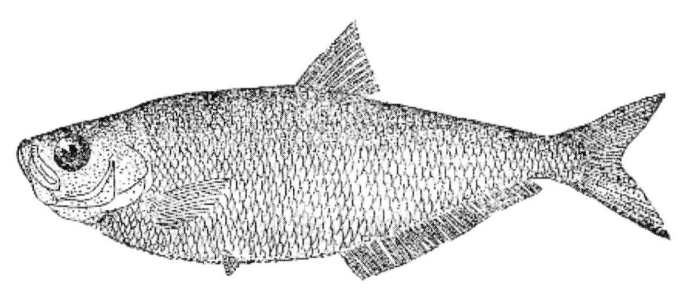

그림 3-7 준치(鰳魚)

난수성(暖水性) 중상층(中上層)의 어류이다. 유영(遊泳)이 신속하다. 생식 계절에는 근해를 향하여 무리를 지어 유영(遊泳)한다. 산란 후에는 물의 상층으로 분산한다.

우리나라 서남해안에 분포한다. 중국에는 발해(渤海), 황해(黃海), 동해(東海)와 남해(南海)에 분포되어 있다.

【약 재】 준치(鰣魚) 전체를 약으로 사용하며 내장을 제거하고 깨끗이 씻어 비축한다.

【성 분】 육(肉) 100g 중에는 단백질 20.2g, 지방 5.9g, 회분 1.1g, Ca 32mg, P 179mg, Fe 1.5mg, 비타민 B_2 0.11mg, 니코틴산 2.0mg과 미량의 비타민 B_1이 함유되어 있다.

【성미 및 귀경】 甘, 鹹, 平, 無毒. 腎, 肺經에 들어간다.

【응 용】 양심안신(養心安神), 건비강위(健脾强胃) 효능이 있다. 심계(心悸), 정충(怔忡), 만성복사(慢性腹瀉) 등을 치료한다. 양은 적당히 한다.

1. 심계(心悸), 정충(怔忡)에 대한 치료: 늑어(鰳魚) 1 마리를 약한 불에 말려 가루를 내어 하루 2회 5g씩을 복용한다.

2. 만성복사(慢性腹瀉)에 대한 치료: 늑어(鰳魚) 1 마리에 적당한 양의 파와 생강을 넣고 달여 식육음즙(食肉飲汁) 한다.

6. 도 제(刀鱭)

【학 명】 *Coilia nasus* Temminck et Schlegel   【한국명】 웅 어
【중문명】 鱭魚 ji yu
【영문명】 Anchovy flesh
【이 명】 제어(鱭魚); 봉미어(鳳尾魚); 수어(鱅魚)

도제(刀鱭)는 제어(鱭魚)라고도 하며 《본초강목(本草綱目)》에서는 제44 권 인(鱗)부3에 "제(鱭)는 강호(江湖)에서 살고 보통 3월에 나오기 시작하며 형태는 좁고 길며 삭목편(削木片) 같이 얇고 날카로운 칼 모양이다. 세린(細鱗)은 백색이며 주둥이에는 두 가닥의 굳은 수염이 있다. 아가미 아래에 있는 긴 갈기는 보리이삭 같고 배 밑에는 예리한 칼과 같은 굳은 각자(角刺)가 있으며 배 뒤쪽 꼬리 가까이에는 짧은 갈기가 있으며 육(肉) 중에는 가는 가시가 많이 있다. …"라고 기술하였

으며 또 "소금에 절여 치질에 붙인다. 개선(疥癬; 옴)이 생기면 많이 먹지 말아야 한다."라고 하였다. 지금 중국의 연해 지역 주민들은 해독약으로 사용하며 창종(瘡腫)을 치료하는데 효과가 매우 좋다.

【원동물】 멸치과동물 웅어(鯷科動物 刀鱭; *Coilia nasus* Temminck et schlegel)이다. 몸체는 길고 옆으로 납작하다. 머리는 작고 주둥이는 짧으며 입은 크고 구열(口裂)은 비스듬하며 위턱의 뒤끝은 유리(遊離)하여 아래로 연장되어 가슴지느러미의 기부(基部)에 달한다. 전체는 얇고 투명한 원린(圓鱗)으로 덮여 있다. 가슴지느러미 상부에는 유리된 실 모양의 지느러미가 6 갈래 있으며 뒷지느러미의 기저(基底)는 길고 꼬리지느러미의 아래쪽과 이어져 있다. 머리와 등쪽은 약간 회흑색을 띠며 옆과 배는 은백색이다(그림 3—8).

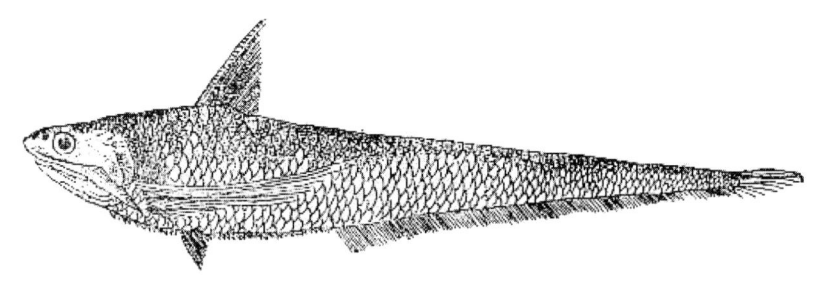

그림 3—8 웅어(刀鱭)

보통 얕은 바다의 하구(河口) 일대에서 서식한다. 봄, 여름에 담수에서 산란하기 위하여 담수와 해수(海水)를 회유(洄游)한다.

우리나라 서해 연안에 분포한다. 중국에는 주로 발해(渤海), 황해(黃海)와 동해(東海)에서 산출된다.

【약 재】 웅어(刀鱭) 전체를 약으로 사용한다. 봄부터 가을까지 채취할 수 있으며 채취한 것은 내장을 제거하고 깨끗이 씻어 비축한다.

【성미 및 귀경】 甘, 辛, 溫, 小毒. 心, 脾經에 들어간다.

【응 용】 보기(補氣), 활혈(活血), 건위정장(健胃整臟), 해독사화(解毒瀉火) 효능이 있다. 만성 위장기능문란(胃臟機能紊亂), 소화불량(消化不良), 종옹창절(腫癰瘡癤) 등을 치료한다.

1. 만성 위장기능문란(胃臟機能紊亂), 소화불량(消化不良)에 대한 치료: 도제(刀鱭) 1 마리; 편두(扁豆) 15g, 백출(白朮) 15g, 맥아(麥芽) 20g, 진피(陳皮) 10g을 물에 달여 하루 2회 복용한다.

2. 옹(癰)에 대한 치료: 적당한 양의 도제(刀鱭) 육(肉)에 빙탕(冰糖)을 조금 넣고 찧어 부수어 환처에 바른다.

7. 대마합어(大馬哈魚)

【학 명】 Oncorhynchus keta Walbaum   【한국명】 연어
【중문명】 大馬哈魚 da ma ha yu
【영문명】 Flesh of a chun salmon; Flesh of a dog salmon; Flesh of a calico salmon
【이 명】 연어(鰱魚)

대마합어(大馬哈魚)는 각종 중의약(中醫藥) 서적에서는 보기 드물고 《동북동물약(東北動物藥)》에서는 민간에서 널리 사용하고 있는 것을 근거로 하여 기술하고 있다.

【원동물】 연어과동물 연어(鮭科動物 鮭魚; Oncorhynchus Keta Walbaum)이다. 몸체는 넓고 납작하며 어깨는 두드러져 있다. 머리는 크고 구열(口裂)이 깊으며 번식기가 되면 위턱이 활 모양으로 된다. 비늘은 작으며 방패 모양을 이룬다. 등지느러미는 몸체의 중앙에 있고 가슴지느러미가 발달하였으며 배지느러미는 뒤쪽에 있고 엉덩이지느러미의 뒤 가장자리와 지기(脂鰭)는 거의 마주하며 꼬리지느러미는 정형(正形)이다. 몸의 색은 계절에 따라 변화한다. 강에 이르렀을 때는 백색으로 이후에는 옆몸에 흑색 반문(斑紋)이 나타나고 머리와 등은 초회색이며 배는 회백색이다(그림 3—9).

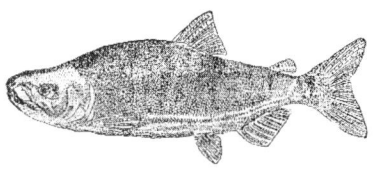

그림 3—9 연어(鮭魚, 大馬哈魚)

함수성(鹹水性) 어류로 성어(成魚)는 강에 들어가 산란(産卵)하며 야행을 즐긴다. 우리나라 북부 동해안으로 유입하는 하천에 분포한다.

중국에는 흑룡강(黑龍江), 우수리강(烏蘇里江), 송화강(松花江)과 두만강(豆滿江)에 분포되어 있다.

【약 재】 연어(大馬哈魚) 전체를 약으로 사용한다. 가을에 성어(成魚)가 강에서 산란한 다음 포획하여 생용(生用) 또는 햇볕에 말린다.

【성　분】 육(肉) 500g에 단백질 38g, 지방 22.2g, 회분 2.6g, Ca 128mg, P 390mg, Fe 4.8mg, 비타민 B_1 0.05mg, 비타민 B_2 0.18mg, 니코틴산 7.4mg이 함유되어 있다.

【성미 및 귀경】 鹹, 溫. 腎, 膀胱, 胃經에 들어간다.

【응　용】 자보(滋補), 이수(利水), 건위(健胃) 효능이 있다. 소화불량(消化不良), 흉복창만(胸腹脹滿), 수종(水腫) 등을 치료한다. 양은 적당히 한다.

1. 소화불량(消化不良), 팽민창포(膨悶脹飽)에 대한 치료: 대마합어자(大馬哈魚籽) 250g에 사인(砂仁) 250g을 놓고 통풍이 잘 되고 건조한 곳에 두어 말리어 분말을 만들어 매일 3회 10g씩을 복용한다.

2. 수종(水腫)에 대한 치료: 대마합어(大馬哈魚) 100g과 적당한 양의 차엽(茶葉)을 물에 달여 식육음즙(食肉飲汁)한다. 하루에 2회 복용한다.

주: 대마합어(大馬哈魚)의 간(肝)은 어간유(魚肝油)를 정제(精製)할 수 있다. 정소(精巢)는 어정단백(魚精蛋白)을 정제(精製)하며 또 다종의 어정단백(魚精蛋白)제제(製劑)를 제조(製造)할 수 있다. 당뇨병(糖尿病)이나 돌발적 전염성 간염으로 인한 출혈경향(出血傾向) 등에 적용한다.

8. 만려어(鰻鱺魚)

【학　명】 *Anguilla japonica* Temminck et Schlegel
【한국명】 뱀장어, 민물장어, 먹장어, 참장어
【중문명】 鰻鱺魚 man li yu
【영문명】 Eel
【이　명】 백선(白鱔); 만어(鰻魚); 청선(青鱔); 사어(蛇魚)

만려어(鰻鱺魚)는 《명의별록(名醫別錄)》에서 처음으로 기술하였으며 "오치창루(五痔瘡瘻)를 주로 치료하고 여러 가지 벌레를 죽인다."라고 하였다. 《본초강목(本草綱目)》에서는 백선(白鱔)이라고 하였으며 《본경봉원(本經逢原)》에서는 만어(鰻魚)라고 하였다. 중국 민간에서는 보통 청선(青鱔)이라고 한다.

【원동물】 뱀장어과동물　뱀장어(鰻鱺科動物　日本鰻鱺; *Anguilla japonica* Temminck et schlegel). 몸체는 가늘고 길며 원편상(圓鞭狀)을 이룬다. 머리는 뾰

족하고 앞 끝은 납작하다. 주둥이는 뾰족하며 평평하고 납작하다. 눈은 머리의 앞부분에 위치해 있으며 중등 크기이다. 입은 크고 넓으며 입 모서리는 눈의 뒤 가장자리에까지 달한다. 비늘은 작고 피하에 묻혀 있으며 석문상(席紋狀)으로 배열되었다. 측선(側線)이 발달되었으며 몸 겉에는 점액이 많다. 등지느러미는 길고 낮다. 엉덩이지느러미도 길고 낮다. 가슴지느러미는 원형이다. 배지느러미는 없다. 꼬리지느러미는 엉덩이지느러미와 등지느러미에 상하에서 각기 이어졌다. 몸체의 상부(上部)는 회흑색이고 하부(下部)는 백색이다(그림 3-10).

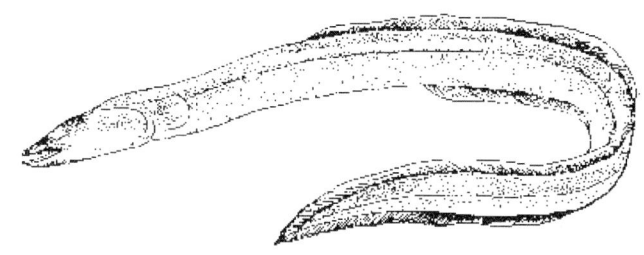

그림 3-10 뱀장어(鰻鱺)

담수에서 서식하면서 생장하여 성(性)이 성숙하면 바다에 들어가서 산란하고 부화(孵化)한다.

우리나라에서는 강원도 삼천 이남의 동해안과 서남 해안으로 유입하는 하천에 서식한다. 중국에는 대부분 지역에 모두 분포되어 있다.

【약 재】 뱀장어 전체를 약으로 사용한다. 사계절 언제나 채취할 수 있으며 내장을 제거하고 생용(生用)한다.

【성 분】 육(肉) 500g 중에는 단백질 44.2g, 지방 24.4g, 회분 4.3g, Ca 506mg, Fe 55mg, P 644mg이 함유되어 있다. 이 밖에 비타민 A, B_1, B_2, C 및 Nicotinic acid 등 여러 가지 물질이 함유되어 있다.

【성미 및 귀경】 甘, 寒, 有毒. 心, 腎經에 들어간다.

【응 용】 자보강장(滋補强壯), 살충(殺蟲) 효능이 있다. 부녀의 적백대하(赤白帶下), 폐결핵, 임파결핵, 음위(陰痿), 악창(惡瘡), 궤양(潰瘍) 등을 치료한다. 양은 적당히 한다.

1. 결핵음허발열(結核陰虛發熱)에 대한 치료: 만려어(鰻鱺魚) 1 마리, 패모(貝母) 15g, 백합(百合) 15g, 백부(百部) 10g, 모근(茅根) 15g을 물에 달여 하루 2회 복용한다.

2. 적백대하(赤白帶下)에 대한 치료: 만려어(鰻鱺魚) 1 마리, 검실(芡實) 25g, 연

육(蓮肉) 25g, 백과(白果) 15g, 당귀(當歸) 10g을 물에 달여 매일 2회 복용한다.

주: 《본초강목(本草綱目)》의 기술에 의하면 만려어(鰻鱺魚)의 혈(血), 골(骨), 고(膏 곧 脂肪)는 모두 약으로 사용할 수 있다고 하였다. 혈(血)은 창진 입안 생예(瘡疹入眼生翳)로 적은 양의 혈을 눈에 넣으면 치료된다. 골(骨)은 감리(疳痢), 장풍(腸風), 붕대(崩帶)등을 치료하며 악창(惡瘡)에는 태워서 재를 바르고 치질(痔疾)에는 태우는 연기를 쐬이며 그 외에 여러 가지 벌레를 죽인다. 고(膏)는 치질(痔疾)을 치료한다.

9. 초어(草魚)

【학 명】 Ctenopharyngodon idellus Cuvier et Valenciennes   【한국명】 초 어
【중문명】 草魚 cao yu; 鯇魚 huan yu
【영문명】 Crass carp's flesh; White amur's flesh
【이 명】 환어(鯇魚); 원어(鰀魚); 초근(草根)

초어(草魚)은 《본초습유(本草拾遺)》에서 원명을 환어(鯇魚)라고 처음으로 기술하였다. 《본초강목(本草綱目)》에서는 제 44권 인(鱗)부의 3에 원어(鰀魚)라고 하여 "그 성품이 느리므로 환(鯇) 또는 완(鰀)이라 하며 초어(草魚)라는 속칭(俗稱)은 풀을 먹는 까닭이며 강서(江西)와 복건(福建) 지역에서는 양어할 경우 풀을 먹이로 한다."라고 하였다. 현재 중국의 민간에서는 항상 초어담(草魚膽)을 복용하여 병을 치료하는 습관이 있어 이에 중독되어 치사(致死)하는 경우가 자주 있어 매우 위험하니 초어담(草魚膽) 사용은 주의하여야 한다.

【원동물】 잉어과동물 초어(鯉科動物 草魚; Ctenopharyngodon idellus Cuvier et Valenciennes). 몸체는 긴 원통형을 이루고 꼬리 부분은 옆으로 납작하다. 입은 앞 끝에 위치해 호형(弧形)을 이루고 있다. 주둥이는 짧고 무딘 원으로 주둥이의 길이는 눈의 지름보다 크다. 콧구멍은 한편에 2개로 눈에 가깝다. 아래턱은 위턱보다 약간 짧다. 몸체는 둥근 비늘로 덮여 있고 측선(側線)은 곧다. 인후치(咽喉齒)는 2 줄로 옆으로 납작하고 빗살 모양이며 비스듬이 좁게 아래로 오므라든 저작면(咀嚼面)이 있고 가장자리에는 줄 모양의 구문(溝紋)이 기울어져 있다. 몸체는 다황색(茶黃色)으로 등은 청갈색이고 배는 회백색이고 옆쪽은 은백색에 황색을 띠며 각

지느러미는 회색이며 가슴지느러미와 배지느러미는 회황색이다(그림 3—11).

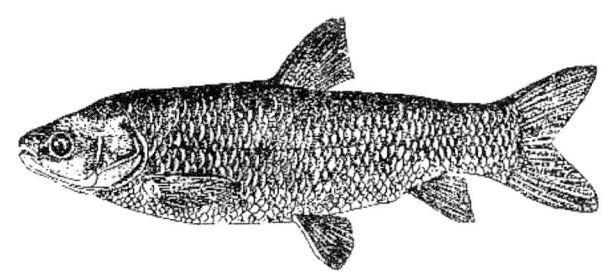

그림3—11 초어(草魚)

강, 호수의 중하층(中下層)과 근안(近岸)의 수초가 많은 구역에서 서식한다. 각종 수초를 먹이로 한다.

타이완과 일본에서 도입하여 국내 하천에 방류되었다. 중국에는 전국 각지에 모두 분포되어 있다.

【약　재】 초어(草魚)의 육(肉)을 약으로 사용한다. 채취하면 내장과 비늘을 제거하고 육을 취하여 생용(生用)한다.

【성　분】 육(肉) 100g에는 수분 77g, 단백질 17.9g, 지방 4.3g, 회분 1g, Ca 36mg, P 173mg, Fe 0.7mg, 비타민 B_1 0.03mg, 비타민 B_2 0.17mg, Nicotinic acid 2.2mg을 함유하고 있다.

【성미 및 귀경】 甘, 溫, 無毒. 脾, 胃經에 들어간다.

【응　용】 위를 따뜻하게 하고 속을 편하게 한다. 소화불량(消化不良), 식후창포(食後脹飽), 구토(嘔吐), 설사(泄瀉) 등을 치료한다.

소화불량에 대한 치료: 초어육(草魚肉) 적당 양, 맥아(麥芽) 10g, 산사(山査) 30g, 진피(陳皮) 10g을 물에 달여 매일 2회 복용한다.

주1: 초어장(草魚腸)은 안목혼암(眼目昏暗), 시물불청(視物不淸) 등을 치료한다. 장(腸)을 깨끗이 씻어 절단하고 유과자(油果子; 기름에 튀겨 만든 음식물)와 후추(胡椒) 가루를 넣어 계란과 함께 쪄 먹는다.

주2: 초어담(草魚膽)으로는 귀가 갑자기 어두워지는 증상을 치료한다. 초어담(草魚膽) 하나에 소량의 빙편(氷片, 龍腦香)을 첨가하여 귀 구멍에 떨구어 넣는다. 또 화상에는 유기노(劉寄奴; 6月雪이라고도 함)를 가루로 만들어 초어담(草魚膽) 적당한 양(劉寄奴 가루를 젖게 할 수 있는 양)과 소량의 소금으로 잘 반죽하여 상처에 바른다.

주3: 초어담(草魚膽)을 이용하여 병을 치료하기도 하고 또 중독(中毒)으로 치사(致死)하는 경우도 흔히 보고되고 있다. 초어담(草魚膽)은 확실히 강압(降壓)작용이 있으며 또 담다 해수(痰多咳嗽)를 확실히 치료할 수 있다. 그러나 내복(內服)하였을 때 중독 되기가 매우 쉽다. 마땅히 신중히 하여야 한다.

개의 고정맥(股靜脈)에 초어담즙(草魚膽汁) 0.001, 0.1, 0.15, 0.2㎖/kg와 같이 틀리는 양을 선후(先後)로 주입한 동물실험에서 주입한 후 즉시 모두 혈압(血壓) 하강(下降)을 일으키며 하강(下降)의 정도는 사용한 양과 정비례하며 작용은 1~3분간 지속될 수 있다. 0.4㎖/kg까지 증가하였을 때 혈압은 뚜렷이 하강되고 오래 지속되며 정상으로 쉽게 회복되지 않는다. 이는 치사량(致死量)에 매우 가깝다는 사실이 입증된 것이다.

지해거담(止咳去痰) 작용 방면에서도 동물실험은 다음과 같은 것을 표명하였다. 소백서(小白鼠)에게 초어담즙(草魚膽汁) 0.02㎖/kg 복용시켰을 때 1~2시간 내는 모두 거담(去痰) 작용이 있다. 고양이 정맥에 초어담즙(草魚膽汁) 0.05㎖/kg 혹은 0.1㎖/kg을 주입한 후 5분이 지났을 때부터 진해(鎭咳) 작용이 있기 시작하여 1시간 지속된다. 초어담(草魚膽)은 비록 이 방면에서는 작용하지만 만성 기관지염에 사용하는 것은 적합하지 않다.

중국의 절강(浙江) 의과대학 부속 제1 병원 내과(內科)의 보고(報告)인 《절의통신(浙醫通訊)》 1975(4): 57-64에 의하면 20개 사례의 임상 분석 및 동물 실험 연구를 거쳐 초어담(草魚膽)은 유독하다는 것을 입증했으나 독력(毒力), 독량(毒量) 및 독리(毒理)작용에 대하여서는 아직도 분명하지 않다. 다만 담즙(膽汁)의 독소는 열(熱)에 강하여 삶아 익힌 어담(魚膽)을 먹어도 여전히 중독된다는 사실을 알고 있다. 병례(病例)에는 구급치료를 거쳐 1개월간 입원한 후 완쾌된 경우가 있으며 구급치료를 받았으나 사망한 사례도 있다.

현재로는 아직 특수한 구급치료 방법이 없으므로 어담(魚膽)의 복용을 주의하여야 한다.

10. 용 어(鱅魚)

【학 명】 Aristichthyis nobilis Richardson   【한국명】 대두어

【중문명】 鱅魚 yong yu
【영문명】 Bighead flesh
【이 명】 반두(胖頭); 화련어(花鰱魚)

대두어는 《본초습유(本草拾遺)》에서 처음으로 기술하였다. 《본초강목(本草綱目)》에서는 제 44권 인(鱗)부의 3에 "대두어는 어느곳의 강호(江湖)에도 모두 있다. 연어(鰱魚)와 비슷하나 색은 검고 머리가 가장 크다. 40~50근이 되는 것도 있다. 맛은 연어(鰱魚)보다 못하다. 연어(鰱魚)의 맛은 배에 있고 용어(鱅魚)의 맛은 머리에 있으며 간혹 연(鰱)과 용(鱅)을 같은 종류로 잘못 여기기도 한다."라고 하였다. 도처에서 모두 용어(鱅魚)를 양식한다.

【원동물】 잉어과동물 대두어(鯉科動物 鱅魚; *Aristichthys nobilis* Richardson). 몸은 옆으로 납작하고 방추형을 이루며 배는 배지느러미 기부(基部)의 앞 끝에서 비교적 둥글고 배지느러미의 뒤로부터 항문까지 좁은 복릉(腹棱)이 있다. 머리는 크고 주둥이는 무디며 넓고 둥글다. 눈은 작고 얕게 있다. 등지느러미는 아주 짧고 단단한 가시가 없으며 기점(起點)은 배지느러미 기부(基部)의 뒤쪽에 있다. 가슴지느러미는 길고 배지느러미의 기부에까지 도달하며 꼬리지느러미는 갈퀴 모양을 이룬다. 등과 양 옆의 상반부는 약간 검고 배는 회백색이며 양 옆에는 불규칙적인 흑색 반점이 많이 있다. 가슴과 배지느러미는 회백색이다(그림 3—12).

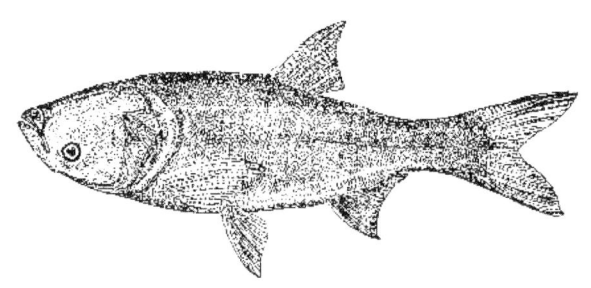

그림 3—12 대두어(鱅魚)

하천(河川)이나 호수(湖水)에서 서식하며 겨울에는 하상(河床; 강바닥)이나 혹은 비교적 깊은 암갱(巖坑)에서 월동한다.

대만에서 치어를 수입하여 국내 하천에 방류되었다. 중국에는 각지에 모두 있으며 주요한 양식 어류이다.

【약 재】 육(肉)을 약으로 사용한다. 사계절 언제나 채취하며 내장과 비늘을 제거하고 생용(生用)한다.

【성미 및 귀경】 甘, 溫, 無毒. 脾, 胃經에 들어간다.

【응 용】 비위(脾胃)를 따뜻하게 하며 근골(筋骨)을 단단하게 한다. 비위허약(脾胃虛弱), 소화불량(消化不良), 사지종창(四肢腫脹), 요슬산통(腰膝酸痛), 행동불편(行動不便)을 치료한다. 양은 적당히 한다.

1. 비허(脾虛), 수종(水腫)에 대한 치료: 적당한 양의 용어육(鱅魚肉), 저령(豬苓) 5g, 백출(白朮) 15g을 달여 식육음즙(食肉飮汁) 한다.

2. 요슬산통(腰膝酸痛), 행동불편(行動不便)에 대한 치료: 적당한 양의 용어(鱅魚肉), 속단(續斷) 10g, 구척(狗脊) 20g, 우슬(牛膝) 15g을 물에 달여 하루 2회 복용한다.

주1: 용어두(鱅魚頭)는 풍한두통(風寒頭痛)을 치료한다. 어두(魚頭) 하나, 천궁(川芎) 10g, 백지(白芷) 10g, 생강(生薑) 3 조각을 물에 달여 하루 2회 복용한다.

주2: 용어담(鱅魚膽)은 약리 실험에서 증명한 경우와 같이 담즙(膽汁)과 초어담(草魚膽)과 유사하게 단시간 내에 강압(降壓)작용이 있으며 사용량을 증가하면 강압(降壓)작용은 오래 지속된다. 그러나 용어담즙(鱅魚膽汁)은 독이 있으니 유효 사용량과 중독 사용량은 매우 근사하므로 조심하지 않으면 쉽게 중독 된다. 근년에 와서 용어담(鱅魚膽)을 돈복(呑服)하고 중독 된 사례가 많다. 중독 과정은 주로 독소가 소화 계통과 비뇨기 계통에 대하여 단시간 내에 작용하여 일련의 증상을 야기하며 그 증상으로는 두통(頭痛), 오심(惡心), 복부동통(腹部疼痛), 구토(嘔吐), 전신의 발황(發黃), 소뇨(少尿)이며 심한 경우는 간과 신장 기능의 쇠갈(衰竭), 뇌수종(腦水腫), 중독성(中毒性) 쇼크, 심지어는 사망에까지 이른다. 현재로는 아직 치료 방법이 없다.

11. 이 어 (鯉魚)

【학 명】 Cyprinus carpio Linnaeus   【한국명】 잉 어
【중문명】 鯉魚 li yu
【영문명】 Carp
【이 명】
이어(鯉魚)는 《신농본초경(神農本草經)》에서 처음으로 기술하였다. 《명의별록

(名醫別錄)》에서는 "주로 해역상기(咳逆上氣), 황달(黃疸)을 치료하며 지갈(止渴)한다."라고 하였다. 《본초강목(本草綱目)》에서는 제43권 인부(鱗部)의 3에 "삶아 먹으면 하수기(下水氣), 이소변(利小便)의 효능이 있다."라고 하였다. 현재는 각 중초약(中草藥) 서적에는 대개가 기술하고 있으며 중국 민간에서 널리 응용하고 있다.

【원동물】 잉어과동물 잉어(鯉科動物 鯉; *Cyprinus carpio* L.). 몸체는 길고 옆으로 납작하다. 등은 호형(弧形)이고 배는 둥글다. 머리는 중등 크기이고 주둥이는 무디며 눈은 약간 아래쪽에 위치해 있다. 입은 아래쪽에 위치해 있고 입을 다물면 말발굽형을 이루며 수염이 2쌍 있다. 제1쌍은 위턱 옆에 있고 제2쌍은 입아귀에 있다. 아가미에는 방사상의 무늬가 있다. 몸 전체는 흑갈색으로 약간 황색을 띠며 배는 엷은 백색이지만 그러나 서식 환경에 따라 색깔이 많이 변화한다(그림 3—13).

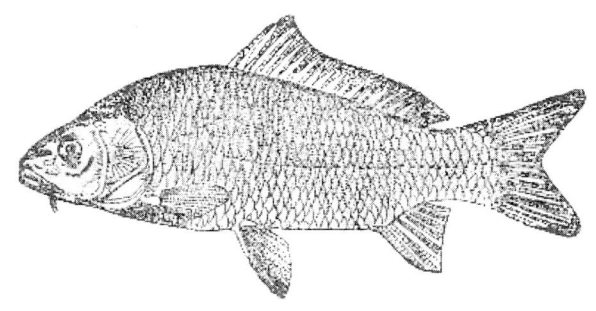

그림 3—13 잉어(鯉)

강물 및 호수의 중하층(中下層)에서 서식하며 항상 물이 맑은 심수(深水)의 완류(緩流)에서 유동(游動) 한다.

우리나라 전 담수 수계에 널리 서식하고 있다. 중국에는 전국 각지에 모두 분포되어 있다.

【약 재】 잉어 전체를 약으로 사용한다. 사계절 언제나 채취하여 내장과 비늘을 제거하고 생용(生用)하거나 햇볕에 말린다.

【성 분】 신선한 육(肉) 500g에는 단백질 53.6g, 지방 15.3g, 회분 3.1g, Ca 755mg, P 543g, Fe 5mg, 비타민 B_2 0.31mg, 니코틴산 9.6mg이 함유되어 있다. 또 비타민 A, 비타민 B_1, Na, K, Mg, Cl 등이 함유되어 있다.

【성미 및 귀경】 甘, 微寒, 無毒. 腎, 脾經에 들어간다.

【응 용】 건비개위(健脾開胃; 脾를 튼튼히 하고 食慾을 增進), 이뇨소종(利尿消腫), 지해평천(止咳平喘), 하유안태(下乳安胎) 효능이 있다. 신염수종(腎炎水腫),

소변불리(小便不利), 구해기천(久咳氣喘), 유즙불통(乳汁不通), 번위토식(翻胃吐食)을 치료한다. 양은 적당히 한다.

1. 만성신염(慢性腎炎)에 대한 치료: 신선한 대리어(大鯉魚; 500g 정도의 鯉魚)를 비늘과 내장을 제거하고 초(醋) 50g, 다엽(茶葉) 5g과 함께 솥에 넣고 물을 넣어 삶아서 공복에 단번에 다 먹는다.

2. 해수기천(咳嗽氣喘)에 대한 치료: 대리어(大鯉魚) 1 마리를 취하여 비늘을 제거하고 흙으로 싸서 구워 익히고 가시를 제거하여 가루를 낸 후 찹쌀과 함께 죽을 쑤어 공복에 단번에 다 복용한다.

3. 황달(黃疸)에 대한 치료: 대리어(大鯉魚) 1 마리(내장만 제거하고 비늘은 제거하지 않는다)를 불에 구워 몇 번에 나누어 식용한다.

주1: 잉어담(鯉魚膽)의 담즙(膽汁) 속에는 담즙산(Cholic acid), 우담감(牛膽鹼; Taurine), 콜레스테롤, 아담산(鵝膽酸; Chemodesoxycholic acid)이 함유되어 있다. 청열명목(淸熱明目), 소염해독(消炎解毒), 산예소종(散瞖消腫) 작용이 있다. 목적종통(目赤腫痛), 청맹장예(靑盲障瞖), 인통후비(咽痛喉痺), 중이염(中耳炎) 등을 치료한다. 중이염의 치료는 귀 안의 농즙(膿汁)을 깨끗이 닦은 다음 담즙을 떨어뜨려 넣고 솜으로 귀 구멍을 막으며 하루 한번씩 한다.

주2: 잉어혈(鯉魚血)은 구안왜사(口眼歪斜)를 치료한다. 사용 방법은 잉어혈(鯉魚血)과 설탕을 반죽하여 환측(患側; 왼쪽으로 삐뚤었으면 오른쪽에 오른쪽으로 삐뚤었으면 왼쪽에)에 바르면 효과가 비교적 좋다.

주3: 잉어린편(鯉魚鱗片)의 건품(乾品)에는 조지방 0.4%, 조단백 74%, 회분 16.2%, Ca 8.3%, P 3.4%, Mg 0.1% 등이 함유되어 있다. 청열(淸熱), 지혈(止血)작용이 있다. 붕루대하(崩漏帶下), 치질(痔疾), 비뉵부지(鼻衄不止), 토혈(吐血) 등 증세를 치료한다.

주4: 잉어피(鯉魚皮)는 주로 단백질, 지방이 함유되어 있으며 또 엽황소(葉黃素; Lutein) 및 Astacene와 비슷한 한 종류의 적색 색소(色素)가 함유되어 있다. 《양생필용방(養生必用方)》에는 "어경(魚鯁; 물고기 가시가 목에 걸림)을 치료한다. 뼈가 목에 걸려 6, 7일이 지나도록 나오지 않는 경우에 잉어(鯉魚)의 비늘과 껍질을 함께 태워 가루를 내어 물로 복용한다. 나오지 않으면 나올 때까지 다시 복용한다"라고 기술하였다.

주5: 잉어골(鯉魚骨)은 조지방 14.4%, 회분 42.13%, Ca 19.59%, Mg 0.15%, 총질소 함량 4.98%, P 7.55%가 함유되어 있다. 적백대하(赤白帶下)를 치료하며 뼈를 소존성(燒存性)하여 가루를 내어 매일 2회 5g씩을 복용한다.

12. 즉 어(鯽魚)

【학 명】 *Carassius auratus* Linnaeus　　**【한국명】** 붕 어
【중문명】 鯽魚 ji yu
【영문명】 Crusian carp
【이 명】 부어(鮒魚)

　　즉어(鯽魚)는 《명의별록(名醫別錄)》에서 처음으로 기술하여 "여러 가지 창(瘡)을 주로 치료하며 태워서 장즙(醬汁)으로 반죽하여 바르거나 혹은 저지(猪脂)로 달여 사용하며 또 장옹(腸癰)도 치료한다."라고 하였다. 《본초습유(本草拾遺)》, 《전남본초(滇南本草)》 등 후세(後世)의 의약 서적에도 기술되어 있다. 현재 중국 민간에서는 이것으로 수종병(水腫病) 치료에 널리 사용하고 있다. 《동북동물약(東北動物藥)》, 《중약대사전(中藥大辭典)》 등에서는 모두 옛 "본초(本草)"와 현재 응용하고 있는 실제 상황에 근거하여 상세하게 기술하고 있다.

　　【원동물】 잉어과동물 붕어(鯉科動物 鯽; *Carassius auratus* L.). 머리는 작으며 주둥이는 짧고 둔(鈍)하며 몸은 옆으로 납작하다. 등은 두드러졌으며 배는 원형이다. 등지느러미는 발달하였으며 몸의 제일 넓은 부위로부터 시작된다. 가슴지느러미는 납작한 삼각형에 가까우며 배지느러미의 앞쪽에 위치하여 있다. 엉덩이지느러미와 꼬리지느러미는 모두 비교적 발달하였다. 전신은 회흑색으로 배는 늘 황백색이며 가슴, 배의 지느러미의 기부(基部)는 대개 핑크색을 띠고 있다(그림 3—14).

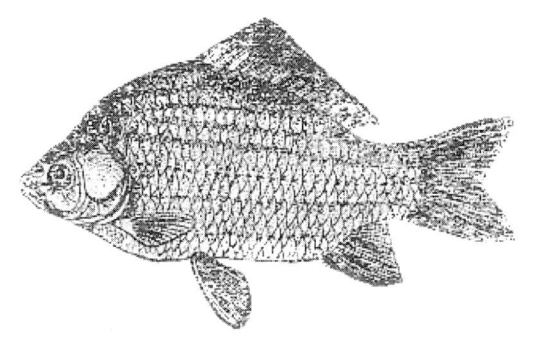

그림 3—14 붕어(鯽)

　　하천, 호수, 못과 늪에서 서식하며 특히 수초가 무성하고 얕은 호수와 못에 비교적 많다.

　　우리나라 전 수계에 널리 서식하고 있다. 중국에는 전국 각지에 널리 분포되어 있다.

　　【약 재】 붕어 전체를 약으로 사용한다. 사계절 언제나 채취하여 내장과 비늘

을 제거하고 생용(生用)하거나 혹은 햇볕에 말린다.

【성 분】 500g 중에는 단백질 26g, 지방 2.2g, 탄수화물 0.2g, 회분 1.6g, Ca 108mg, P 406mg, 비타민 B_1 0.21mg, 비타민 B_2 0.14mg, 니코틴산 4.8mg이 함유되어 있다. 또 비타민 A_1, 비타민 A_2, 요드 등이 함유되어 있다.

【성미 및 귀경】 甘, 溫, 無毒. 脾, 胃, 大腸經에 들어간다.

【응 용】 온중화위(溫中和胃), 이수소종(利水消腫) 효능이 있다. 비위허약(脾胃虛弱), 번위토식(翻胃吐食), 식욕부진(食欲不振) 및 수종(水腫) 등을 치료한다. 양은 적당히 한다.

1. 비위허약(脾胃虛弱), 식욕부진(食欲不振)에 대한 치료: 즉어(鯽魚) 1 마리를 비늘과 내장을 제거하고 자구(紫蔲) 10g(가루로)에 진피(陳皮), 생강(生薑), 후추(胡椒) 등을 첨가한 것을 물고기의 뱃속에 넣고 삶아 식용한다.

2. 수종(水腫)에 대한 치료: 신선한 즉어(鯽魚) 1 마리를 비늘과 내장을 제거하고 깨끗이 씻은 후 사인(砂仁) 10g(가루로), 감초(甘草) 5g(가루로)을 뱃속에 넣고 실로 잘 동여맨 다음 조미료를 넣지 않고 쪄서 몇 번에 나누어 식용하고 식용 후는 소금, 간장을 20일간 금한다.

주1: 즉어담(鯽魚膽)은 영풍유루(迎風流淚)를 치료한다. 담즙(膽汁)과 인유(人乳)를 각기 같은 양으로 섞어 두번 찐 후 눈에 떨구어 넣는다.

주2: 즉어골(鯽魚骨)은 곪지 않은 여러 가지 창(瘡)을 치료한다. 뼈를 태운 재에 참기름을 넣어 풀 모양으로 반죽하여 환처에 바른다.

주3: 즉어두(鯽魚頭)는 이질(痢疾)을 치료한다. 어두(魚頭)를 소존성(燒存性)으로 태워 가루를 내어 하루 3회 5g씩을 복용한다.

주4: 즉어표(鯽魚鰾; 붕어의 부레)는 산통(疝痛)을 치료한다. 적당한 양의 부레와 소회향(小茴香) 10g을 물에 달여 복용한다.

주5: 즉어(鯽魚)의 비늘은 창상(創傷) 출혈(出血)을 치료한다. 비늘을 소존성(燒存性)으로 태워 가루를 내어 상처에 바른다.

13. 금 어(金魚)

【학 명】 Carassius auratus Linnaeus　　　　**【한국명】** 금붕어

【중문명】 金魚 jin yu
【영문명】 Goldfish
【이 명】 주사어(朱砂魚)

금어(金魚)는 《본초강목습유(本草綱目拾遺)》에서 "풍전(瘋癲), 수종(水腫), 석고(石膏), 황달(黃疸) 등을 치료한다."라고 처음으로 기술하였다. 조학민(趙學敏)은 또 "《강목(綱目)》의 금어(金魚) 조목에서 주로 이(痢)를 치료한다고 하였으나 사용한 것은 금실잉어이다."라고 하였다. 《동식물민간약(動植物民間藥)》, 《중약대사전(中藥大辭典)》에서도 약용으로 기록하고 있다.

【원동물】 금어(金魚)는 바로 붕어를 인공 사육하여 육성한 것이다. 품종이 많고 형태의 변이도 아주 많다. 체형은 장신(長身)과 단신(短身) 두 가지 종류가 있으며 체색은 회색, 등적색, 흑색, 백색, 자색, 남색, 잡반(雜斑), 오화(五花) 등 색이 있고 머리는 비교적 크며 평두(平頭), 사두(獅頭), 아두(鵝頭)와 융구(絨球) 등 여러 가지가 있으며 안구(眼球)는 돌출(突出)되고 불거져 있으며 용청(龍睛), 조천안(朝天眼), 수포안(水泡眼), 와두(蛙頭) 등으로 구분된다. 비늘도 복잡하여 투명린(透明鱗), 주린(珠鱗) 등이 있고 지느러미의 변화도 크다. 등지느러미는 있는 것도 있고 없는 것도 있으며 엉덩이지느러미는 홑 지느러미도 있고 쌍 지느러미도 있으며 꼬리지느러미도 홑, 쌍의 구별이 있고 쌍으로 된 꼬리는 또 3엽(葉), 4엽(葉)으로 나눈다(그림 3—15).

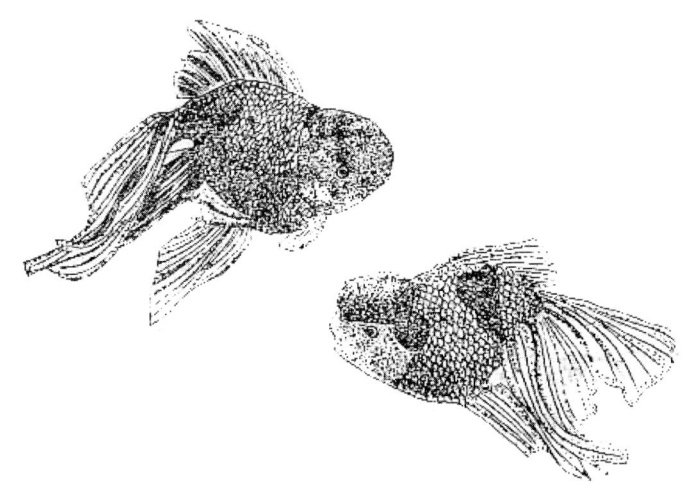

그림 3—15 금어(金魚)

중국에는 각 지에서 모두 사육한다.

【약　재】 금어(金魚) 전체를 약으로 사용한다. 수시로 채취하여 생용(生用)하거나 혹은 약한 불에 말린다.

【성　분】 유(類)카로틴(Carotenoid)이 각 부위에 모두 함유되어 있다. 피부에는 중요한 Lutein 혹은 Xanthophyll, Astaxanthin, Ketalutein, 4,4′-Diketo-3-hydroxy-β-carotene 등을 함유 지형(脂型)으로 모두 존재한다. 근육에는 중요한 Zeaxanthin 및 Ketalntein을 함유 유리(游離) 상태로 존재한다. 간(肝)에는 중요한 Zeaxanthin, β-카로틴, Ketalntein을 함유 역시 유리 상태로 존재한다. 난(卵)에는 중요한 Zeaxanthin, Ketalntein, Ketocarotene 등이 함유되어 있다. 4-Keto-4′-hydroxy-β-carotene, Canthaxanthin, Astaxanthin 등과 같은 것이 함유되어 있다.

안구(眼球)에는 주로 비타민 A가 함유되어 있다.

피부 중에는 또 다종(多種)의 Pterins가 함유되어 Melanophores 중에는 Xanthopterin, Biopterin, Isoxanthopterin 등이 있다. 적세포(赤細胞) 중에는 Isoxanthopterin, 7-Hydroxybiopterin, Isoxanthopterin-6-carboxylic acid 등이 있다.

뇌(腦)중에는 아드레날린(Adrenalin)과 아르테레놀(Arterenol)이 함유되어 있다. 뇌(腦)의 추출액(抽出液)에는 Leucine (Iso leucine), Valine, Tyrosine, Proline, Glycine(Serine), Aspartic acid 등이 함유되어 있다.

심장(心臟)에는 같은 양의 아드레날린(Adrenalin)과 아르테레놀(Arterenol)이 함유되어 있다.

담즙(膽汁)에는 Taurocholic acid가 함유되어 있다.

【성미 및 귀경】 苦, 微鹹, 平, 小毒. 心, 腎經에 들어간다.

【응　용】 청열(淸熱), 이뇨(利尿), 해독(解毒) 등 효능이 있다. 폐염, 해수(咳嗽), 백일해(百日咳), 늑막염(肋膜炎), 황달(黃疸), 수종(水腫), 심장병(心臟病) 등을 치료한다. 양은 적당히 한다.

1. 백일해(百日咳), 늑막염(肋膜炎)에 대한 치료: 금어(金魚) 5 마리를 소존성(燒存性)하여 가루를 내어 5회에 나누어 복용한다.

2. 수종(水腫), 소변불리(小便不利)에 대한 치료: 금어(金魚) 3 마리, 적소두(赤小豆) 50g을 달여 고기와 팥을 먹고 음즙(飮汁)한다.

14. 소백어(小白魚)

【소 속】 *Hemibarbus labeo* 의 소속　　【한국명】 누 치
【중문명】 小白魚 xiao bai yu 紅鰭鮊
【영문명】 barbel, cornet fish
【이 명】 백어(白魚)

소백어(小白魚)는 옛 "본초(本草)"에는 없다. 《동북동물약(東北動物藥)》에서는 중국 흑룡강성(黑龍江省) 민간에서 비교적 널리 응용하고 있는 것을 근거로 이수약(利水藥)이라고 기술하고 있다.

【원동물】 잉어과동물 강준치(鯉科動物　似鮊; *Erythroculter erythropterus* Basilewsky)이다. 민간에서는 소백어(小白魚)라고 한다. 몸체는 길고 옆으로 납작하며 등과 배는 모두 무딘 원을 이룬다. 등은 머리 중부로부터 점차적으로 두드러져 있으며 등지느러미의 기부(基部)에 이르러 가장 높다. 머리는 작고 등의 앞쪽은 평탄하며 뒤쪽은 볼록하게 두드러져 있다. 눈은 중등 크기이며 콧구멍은 작고 입은 비교적 크다. 등지느러미에는 매끄러운 가시가 있지만 연약(軟弱)하며 기점(起點)은 꼬리 끝에 가깝다. 엉덩이지느러미는 길며 등지느러미의 뒤쪽 항문 가까이에서 시작된다. 가슴, 배의 지느러미는 짧고 가슴지느러미는 앞에 위치하여 뒤를 향해 뻗었으나 배지느러미에까지는 이르지 않는다. 배지느러미는 등지느러미의 앞쪽으로부터 시작되었으며 꼬리는 갈퀴 모양이다. 등은 녹회색이고 등지느러미, 꼬리지느러미의 상미엽(上尾葉)은 등과 같은 색이다. 가슴, 배지느러미와 꼬리지느러미의 하미엽(下尾葉)은 모두 자홍색을 띠었으며 옆과 배는 주로 은백색이다(그림 3—16).

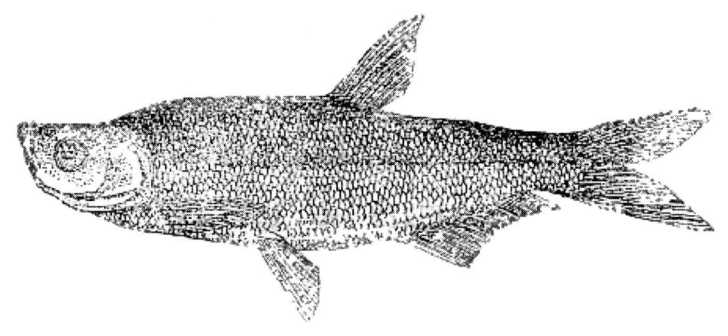

그림 3—16 강준치(似鮊)

주로 하천, 소택 중에서 서식한다.

우리나라에서는 임진강, 한강, 압록강과 대동강에 분포한다. 중국에는 흑룡강성(黑龍江省)에서 주로 산출된다.

【약 재】 소백어(小白魚) 전체를 약으로 사용한다. 봄부터 가을까지 포획하며 비늘과 내장을 제거하고 생용(生用)한다.

【성미 및 귀경】 鹹, 凉. 腎, 膀胱經에 들어간다.

【응 용】 이수소종(利水消腫)한다. 수종(水腫), 소변불리(小便不利)를 치료한다. 양은 적당히 한다.

1. 소수부종(消瘦浮腫)에 대한 치료: 소백어(小白魚)를 달인 국물로 차전자(車前子) 15g을 달여 한번에 복용하며 하루에 2회 복용한다.

2. 산후추근(産後抽筋)에 대한 치료: 소백어(小白魚) 한 마리를 삶아서 식육음즙(食肉飮汁)하며 하루에 2회 복용한다.

15. 중순어(重脣魚)

【학 명】 Hemibarbus labeo Pallas   【한국명】 누 치
【중문명】 重脣魚 chong chun yu
【영문명】 Steel barbel
【이 명】 능어(鯪魚); 설령(雪鈴); 영어(鮊魚); 토영어(土鮊魚)

누치는 《식료본초(食療本草)》에서 지체동통(肢體疼痛)을 치료한다고 기술하였다. 중국 민간에서는 또 수종(水腫) 치료에도 이용하고 있다.

【원동물】 잉어과동물 누치(鯉科動物 鯪鱘; Hemibarbus labeo Pallas). 몸체는 길고 납작하며 둥글고 특히 배가 뚜렷하다. 눈은 크고 옆 위쪽에 위치해 있으며 눈 뒤 위쪽과 앞 아가미 뼈의 가장자리에는 1줄의 점액강(粘液腔)이 있다. 입은 아래쪽으로 위치해 있으며 상합(上頜)이 비교적 길다. 순(脣)은 두텁고 육질(肉質)이며 상순(上脣)과 문습(吻褶) 사이에는 깊은 홈이 있고 하순(下脣)은 앞쪽이 중단(中斷)되어 좌우 두 개로 나뉘어졌다. 턱수염이 1쌍 있다. 등은 희미한 흑색이고 배(腹部)는 백색이며 유어(幼魚)의 옆몸에는 흑색 반점(斑點)이 많으나 성어(成魚)는 없다(그림 3—17).

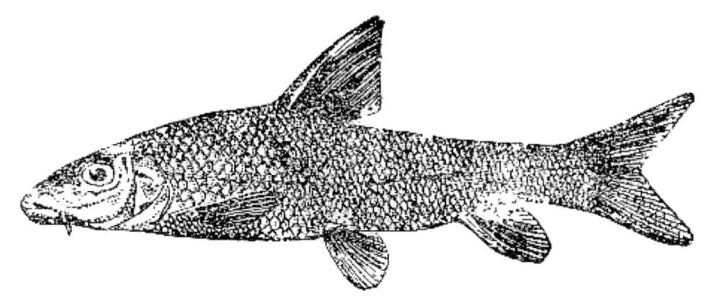

그림 3—17 누치(鮈鯉)

일반적으로 세차게 흐르는 강물에서 서식한다. 부유(浮游)생물 및 수생 곤충의 유충을 먹이로 한다.

중국에는 큰 강의 수계(水系)에서 모두 산출된다. 양자강(揚子江), 황하(黃河) 및 흑룡강(黑龍江)의 각 수계(水系)에 많이 있다.

【약 재】 누치의 육(肉)을 약으로 사용한다. 사계절 언제나 포획하여 생용(生用)한다.

【성미 및 귀경】 甘, 平, 無毒. 肺, 腎經에 들어간다.

【응 용】 보기이수(補氣利水), 거풍습(祛風濕), 강근골(强筋骨) 효능이 있다. 수종(水腫), 소변불리(小便不利), 요슬산통(腰膝酸痛), 행동간난(行動艱難)을 치료한다. 양은 적당히 한다.

1. 수종(水腫), 소변불리(小便不利)에 대한 치료: 중순어(重脣魚) 2 마리; 다엽(茶葉) 15g; 백모근(白茅根) 50g을 물에 달여 식육음즙(食肉飮汁) 한다. 하루 2회씩을 복용한다.

2. 요슬산통(腰膝酸痛)에 대한 치료: 중순어(重脣魚) 2 마리, 구척(狗脊) 15g, 두중(杜仲) 15g을 물에 달여 식육음즙(食肉飮汁)하며 하루 2회 복용한다.

16. 종 어(鰻魚)

【소 속】 Atrobucca nibe 의 소속 【한국명】 조기, 석수어
【중문명】 鰻魚 zong yu
【영문명】 black croaker

【이 명】 종어(鯮魚), 첨두감(尖頭鱤)

종어(鯮魚)는 《식물본초(食物本草)》에서 원명을 종어(鯮魚)라고 하였으며 이시진(李時珍)은 《본초강목(本草綱目)》에서 종어(鯮魚)라고 하여 "종어(鯮魚)는 강과 호수에서 서식한다. 몸체는 둥글 두툼하고 길며 위어(鱤魚)와 비슷하나 배가 약간 부풀었으며 이마는 납작하고 주둥이는 길다. 입은 턱 아래에 있고 세린(細鱗)이다. 배는 희고 등은 희미한 황색이다. 다른 물고기를 먹을 수 있고 큰 것은 20~30근이 된다."라고 하였다. 최근에 중국에서는 응용이 비교적 적으나 중국에는 자원이 풍부하고 역사가 오래된 것임으로 발굴할 필요가 있다.

【원동물】 잉어과동물 첨두감(鯉科動物 尖頭鱤; *Luciobrama macrocephalus* Lacepede). 몸체는 길고 크며 약간 옆으로 납작하며 배는 둥글다. 머리의 전반부(前半部)는 가늘고 길며 약간 관상(管狀)을 이루고 주둥이 끝은 편평하며 오리 주둥이 모양과 비슷하다. 입은 위쪽에 위치해 있고 아래턱은 위쪽으로 비스듬하며 위턱보다 길다. 등지느러미는 가시가 없이 기점은 배지느러미의 뒤쪽에 있으며 꼬리지느러미는 깊이 갈퀴 모양을 이루고 하엽(下葉)이 상엽(上葉)보다 약간 길다. 등은 짙은 흑색이고 배와 양 옆쪽이 하반부(下半部)는 은백색이며 가슴지느러미는 엷은 적색이며 등지느러미와 꼬리지느러미는 회색이고 배지느러미와 엉덩이지느러미는 회백색이며 꼬리지느러미의 뒤 가장자리는 흑색을 이루고 측선(側線)에는 엷은 흑색 종문(縱紋)이 하나 있다(그림 3-18).

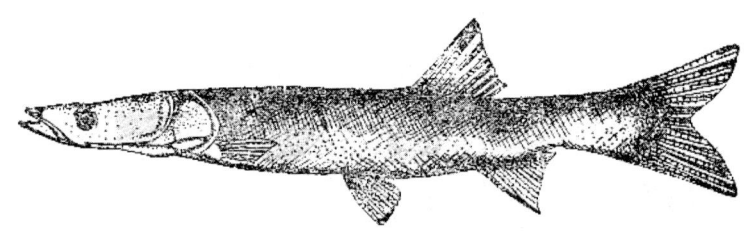

그림 3-18 첨두감(尖頭鱤)

중국에는 양자강(揚子江) 이남(以南)의 큰 강에 모두 분포되어 있다.

【약 재】 종어(鯮魚) 전체를 약을 사용한다. 대개 봄부터 가을까지 포획하며 육(肉)을 취하여 생용(生用)한다.

【성미 및 귀경】 甘, 平, 無毒. 腎, 脾經에 들어간다.

【응 용】 자보강장(滋補强壯), 익비위(益脾胃), 건근골(健筋骨) 효능이 있다. 구병체약(久病體弱), 비위불화(脾胃不和), 지체위연(肢體痿軟), 행주불리(行走不利)

를 치료한다. 양은 적당히 한다.

구병체허(久病體虛), 근골위연(筋骨痿軟)에 대한 치료: 적당한 양의 종어(鯼魚), 생강(生薑) 3 조각, 총두(葱頭) 2개에 약간의 소금을 넣고 오래 달여 식육음즙(食肉飮汁)한다. 연속 1주일 복용하고 2일간 멈추었다가 다시 1주일 복용한다.

17. 산즉어(山鯽魚)

【소 속】 Sarcocheilichthys sinensis Bleeker 의 소속　　【한국명】 중고기
【중문명】 山鯽魚 shan ji yu
【영문명】 oily shiner (참중고기)
【이 명】

산즉어(山鯽魚)는 《식물본초(食物本草)》에서 기술하였으며 《중약대사전(中藥大辭典)》에서는 약용으로 인용하였다. 중국의 동북 지방 민간에서는 이를 이용하여 신염(腎炎)을 치료하는 것이 보편화 되어 있다.

【원동물】 잉어과동물 중국중고기(鯉科動物 華鰁; *Sarcocheilichthys sinensis* Bleeker). 노모저어(老母猪魚)라고도 한다. 몸체는 옆으로 약간 납작하고 배는 둥글다. 머리는 짧고 주둥이는 무디고 둥글다. 입은 아래쪽에 위치해 있고 말발굽 모양을 이루며 아래턱의 전연(前緣)은 비교적 발달한 각질(角質)층이 있다. 상층(上層)은 아크형을 이루고

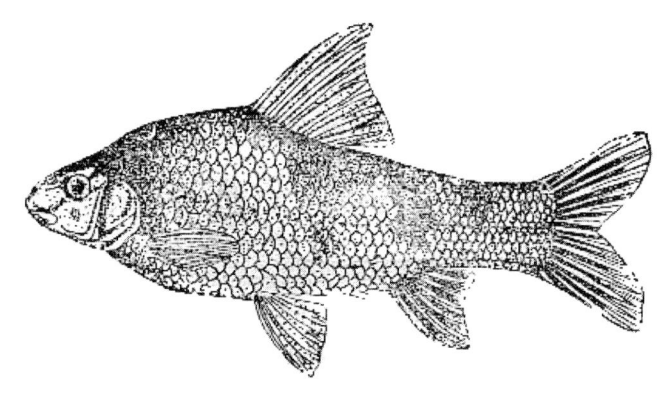

그림 3—19 중국중고기(華鰁)

하층(下層)의 구(溝)는 중단(中斷)되어 있다. 두 비공(鼻孔) 사이는 오므라져서 주둥이를 돌출되게 하였다. 위턱의 수염 한쌍은 짧다. 체색은 비교적 짙고 옆몸에는 수직(垂直)의 넓은 흑반(黑斑)이 4 줄 있으며 각 지느러미는 모두 흑색이고 가장자리는 백색이다(그림 3—19).

저층이 진흙과 모래가 섞여 있고 흐르는 물이나 혹은 고요한 물의 중하층(中下層)에서 서식한다.

중국에는 전국 각지의 담수에 모두 분포되어 있다.

【약 재】 중국중고기(山鯽魚)의 육(肉)을 약으로 사용한다. 봄부터 가을까지 포획하여 내장을 제거하고 생용(生用)하거나 혹은 햇볕에 말려 사용한다.

【성미 및 귀경】 鹹, 苦, 平. 腎, 脾經에 들어간다.

【응 용】 강건비위(强健脾胃), 통리소변(通利小便), 청열해독(淸熱解毒) 효능이 있다. 비위허약(脾胃虛弱), 식후창포(食後脹飽), 소화불량(消化不良), 소변불리(小便不利), 옹창종독(癰瘡腫毒)을 치료한다. 양은 5~100g으로 한다.

1. 소화불량(消化不良)에 대한 치료: 산즉어(山鯽魚) 1 마리를 내장을 제거하고 계내금(鷄內金)과 신곡(神麯) 각 15g을 곱게 가루를 내어 배속에 넣고 오래 달여 식육음즙(食肉飮汁)하며 하루 2회 복용한다.

2. 신염부종(腎炎浮腫), 소변불리(小便不利)에 대한 치료: 산즉어(山鯽魚) 1 마리, 진피(陳皮) 5g, 적당 양의 차엽(茶葉)을 오래 달여 식육음즙(食肉飮汁) 한다. 하루 2회 복용한다.

18. 공 어(公魚)

【학 명】 *Musculus Schizothoracis Yunnanensis*
【중문명】 公魚 gong yu
【영문명】 Pond smelt flesh
【이 명】 공어(弓魚); 공어(工魚)

공어(公魚)는 오직 《식물본초(食物本草)》에만 있으며 《중약대사전(中藥大辭典)》에서는 약용으로 인용하고 있다. 현재 중국의 운남성(雲南省) 민간에서는 부녀병(婦女病) 치료에 이를 이용하고 있다.

【원동물】 잉어과동물 운남렬복어(鯉科動物 雲南裂腹魚; *Schizothorax yunnanensis* Norman). 몸체는 좁고 길며 약간 옆으로 납작하다. 머리는 추형이고 입은 아래쪽에 위치해 있다. 하순(下脣)은 육질(肉質)이고 뒤 가장자리는 유리(游離) 되어 있으며 좌우 2개를 가지고 있다. 수염은 2쌍이다. 비늘은 잘고 배의 새협(鰓

峽)으로부터 가슴지느러미의 끝 아래쪽은 비늘이 없이 알몸이 드러나 있으며 엉덩이지느러미와 항문의 양측에는 모두 큰 비늘이 있다. 등지느러미는 분지(分枝)되지 않은 기조(鰭條)의 가시이고 뒤 가장자리에는 톱니가 있다. 등과 옆몸은 모두 청회색으로 불규칙적이고 작은 흑색 반점이 많이 있다. 배는 은백색이다(그림 3—20).

수초가 많고 밑바닥이 진흙질인 고요한 물에서 서식한다.

중국에는 운남성(雲南省)에 분포되어 있다.

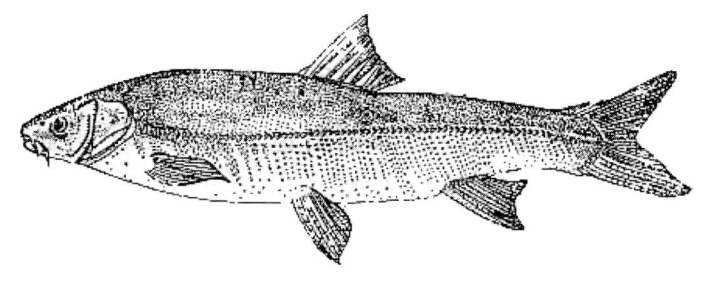

그림 3—20 운남렬복어(雲南裂腹魚)

【약　재】 공어(公魚)의 육(肉)을 약으로 사용한다. 사계절 언제나 포획하여 내장을 제거하고 육(肉)을 취하여 비축한다.

【성미 및 귀경】 甘, 平, 無毒. 腎, 脾經에 들어간다.

【응　용】 자양보허(滋養補虛), 익기고충(益氣固冲)의 효능이 있다. 부인의 피로손상, 붕중루하(疲勞損傷, 崩中漏下), 소아단독(小兒丹毒), 담열풍간(痰熱風癎) 등을 치료한다. 양은 50~100g으로 한다.

1. 붕루하혈(崩漏下血)의 구일불유(久日不癒)에 대한 치료: 내장을 제거한 대공어(大公魚) 1 마리에 지유탄(地楡炭), 애엽탄(艾葉炭), 종려탄(棕櫚炭) 각 15g씩을 어복(魚腹)에 넣고 오래 달여 식육음즙(食肉飮汁)하며 하루 2회 복용한다.

2. 허로(虛癆; 肺結核)에 대한 치료: 공어(公魚) 1 마리와 적당한 양의 구육(狗肉)을 오래 삶아 먹으며 연속 7일간 복용한다.

19. 장 조(藏鮡)

【소　속】 *Glyptosternon maculatus* Regan 의 소속

【중문명】 藏鮡 zang zhao

【이 명】

장조(藏鮡)는 "본초(本草)"에는 없으며 중국 청해(青海) 생물 연구소에서 청장(青藏)지역 티베트족(族)들의 민간에서 병 치료하는 상황을 근거로 《청장고원약물도감(青藏高原藥物圖鑒)》 제 3책에 기술하였다.

【원동물】 조과동물 장조(鮡科動物 藏鮡; *Glyptosternon maculatus* Regan). 몸의 앞부분은 납작하고 뒷부분은 옆으로 납작하다. 머리는 납작하며 머리의 너비는 길이와 거의 같다. 눈은 작고 난원형이며 상측(上側)에 위치해 있다. 주둥이는 둥글다. 수염이 4쌍이며 콧수염은 1쌍으로 기부(基部)는 "V"형이고 길이는 눈의 아래 가장자리까지 이르며 위턱 수염은 1쌍으로 기부(基部)는 확대되어 "T"형이고 길이는 가슴지느러미의 기부(基部)에까지 달하며 아래턱 수염은 2쌍으로 외측(外側) 수염의 기부(基部)는 납작하며 아가미 구멍까지 뻗었다. 입은 크고 궁형(弓形)을 이루며 아래쪽에 위치해 있다. 몸은 비늘이 없이 알몸이 완전히 드러나 있으며 측선(側線)은 뚜렷하지 않다. 등지느러미는 짧고 지기(脂鰭)는 낮으며 길이는 머리의 길이를 넘고 엉덩이지느러미는 짧으며 분지(分枝)되지 않고 하나이며 6개로 분지(分枝)된 기조(鰭條)를 갖고 있다. 가슴지느러미는 둥글며 발달되고 분지되지 않은 기조(鰭條)가 하나 있고 육질(肉質)이며 내측(內側)에는 규칙적인 횡문(橫紋)을 갖고 있으며 길이는 머리의 길이보다 약간 짧다. 등과 옆몸은 황록색 혹은 회녹색이며 배는 황백색이다. 옆몸(體側)에는 뚜렷하지 않는 얼룩점이 있다(그림 3—21).

급류(急流)하는 수중의 돌 밑이나 혹은 돌 틈에서 서식을 즐긴다. 환절(環節)동물과 유충(幼蟲)을 먹이로 한다.

중국에는 서장(西藏) 야루짱부강(雅魯藏布江)의 중, 상을 유영하며 그 인근 수역에 분포되어 있다.

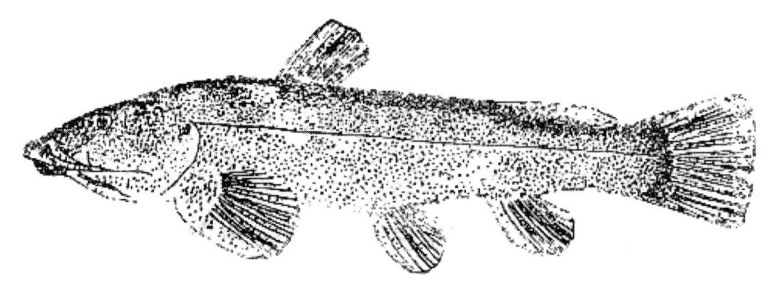

그림 3—21 장조(藏鮡)

【약　재】 장조(藏鮡)의 담(膽)을 약으로 사용한다. 포획하여 담(膽)을 취하여 생용(生用)한다.

【성미 및 귀경】 苦, 鹹, 凉. 肝, 心, 腎經에 들어간다.

【응　용】 청열해독(淸熱解毒), 소종지통(消腫止痛) 효능이 있다. 창양열통(瘡瘍熱痛), 화상 등을 치료한다. 환처에 바른다.

주1: 어골(魚骨)은 수종(水腫)을 치료한다. 소존성(燒存性)하여 가루를 내어 하루에 2회 물에 타서 복용한다.

주2: 육(肉)은 창절화농(瘡癤化膿)을 촉진하는 작용이 있다. 육(肉)을 햇볕에 말려 가루를 내어 하루에 2회 물에 타서 복용한다.

20. 알아자(嘎牙子)

【학　명】 *Pseudobagrus fulvidraco* Richardson　　【한국명】 동자개
【중문명】 嘎牙子 ga ya zi
【영문명】 bullhead
【이　명】 황상어(黃顙魚); 동지개

알아자(嘎牙子)는 《식료본초(食療本草)》에서 원명을 황상어(黃顙魚)라고 하였다. 《본초강목(本草綱目)》에서는 황상(黃顙)이라고 하여 "황상(黃顙)은 무인어(無鱗魚; 비늘이 없는 물고기)이고 꼬리는 작은 메기(鮎) 같으며 배 밑은 황색이고 등(背)위는 청황색이다. 아가미 아래쪽에는 횡골(橫骨)이 2개 있고 수염은 2개이며 위(胃)가 있고 무리를 지어 유영(游泳)하면서 가가하는 소리를 낸다. 죽이기가 매우 어렵다."라고 하였다. 현재 중국 민간에서는 보통 알아자(嘎牙子)라고 부른다.

【원동물】 동자개과동물 동자개(鮠科動物　黃顙魚; *Pseudobagrus fulvidraco* Kichardson). 몸체는 길고 매끄러우며 비늘이 없다. 머리는 중등 크기이고 납작하며 넓고 평탄하다. 눈은 측상(側上)에 위치해 있으며 두 눈 사이에는 종구(縱溝)가 하나 있다. 콧구멍은 관상(管狀)을 이루고 뒤 콧구멍은 콧수염의 뒤쪽에 위치해 있다. 입은 중등 크기이며 아래쪽에 위치해 있다. 머리에는 4쌍의 수염이 아래위턱에 각기 2쌍씩 있고 위턱 수염이 가장 길어 가슴지느러미의 기부에까지 이른다. 등지느러미는 2개로 첫번째 등지느러미에는 강대한 톱니 모양의 단단한 가시가

있으며 두번째 등지느러미는 지기(脂鰭)로 엉덩이지느러미의 수직선의 뒤쪽에서 시작되며 끝은 유리되어 있다. 엉덩이지느러미는 지기(脂鰭)와 마주해 있다. 가슴지느러미에는 강대한 가시가 하나 있고 가시 바깥 가장자리에는 한쌍의 톱니가 비교적 세소(細小)하게 있지만 내측(內側)에는 강대한 톱니가 있다. 가슴지느러미와 어깨쪽에는 활동 관절이 있어 관절(關節)이 마찰할 때 소리를 낸다. 배지느러미는 작고 꼬리지느러미는 갈퀴 모양이다. 전체는 회황색으로 등의 색깔은 비교적 연하며 배는 선명한 황색이고 옆몸에는 녹회색의 암반(暗斑)과 회갈색의 절흔상(切痕狀) 반점(斑點)이 있다(그림 3-22).

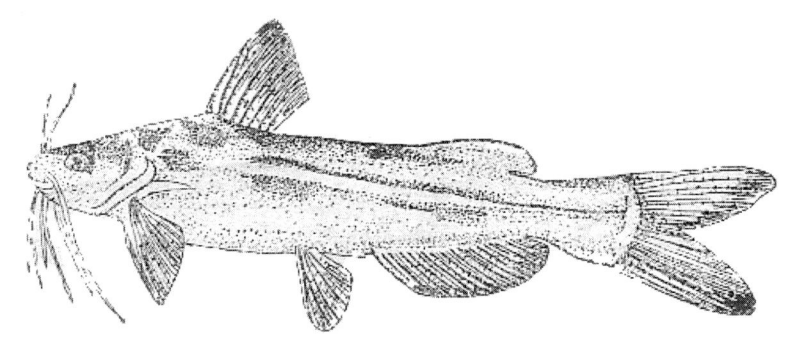

그림 3-22 동자개(黃頰魚)

큰 강, 호수, 하류 및 계곡 물에서 서식하며 깊은 물의 밑층과 부들 숲의 깊숙한 곳에서 활동하기를 즐긴다. 야간에 위층에 떠서 먹이를 찾는다. 산란기(産卵期)는 4~5월이다.

우리나라에는 서해와 남해로 유입하는 하천에 산다. 중국에는 전국 각 지에 널리 분포되어 있다.

【약 재】 동자개 전체를 약으로 사용한다. 사계절 언제나 포획하여 내장을 제거하고 생용(生用)한다.

【성미 및 귀경】 甘, 鹹, 平, 小毒. 腎, 大腸經에 들어간다.

【응 용】 거풍(祛風), 해독(解毒), 이수(利水) 효능이 있다. 수종(水腫), 소변불리(小便不利) 등을 치료한다. 양은 적당히 한다.

수종(水腫)에 대한 치료: 알아자(嘎牙子) 3 마리, 녹두(綠豆) 50g, 마늘 3 조각을 물에 삶아 2회로 나누어 복용한다.

주: 등지느러미 가시, 가슴지느러미 가시와 겉을 둘러싸고 있는 피부는 독선(毒腺)으로 구성된 독기(毒器)이다. 본 종류는 담수어 중 자독(刺毒) 어류로

독성이 강한 종류의 하나다. 찔리면 즉시 강렬한 작통(灼痛), 출혈(出血), 국부(局部)의 종창(腫脹)이 발생할 뿐만 아니라 열이 나고 환처의 동통은 약 반시간 내지 한시간 지속된다.

21. 염어(鯰魚)

【학　명】 *Silurus asotus* Linnaeus　　　　【한국명】 메기
【중문명】 鯰魚 nian yu
【영문명】 Far eastern catfish
【이　명】 이어(鮧魚); 점어(鮎魚); 석언(石鱯); 언어(鰋魚); 제어(鯷魚); 외어(鮠魚)

　염어(鯰魚)는 《명의별록(名醫別錄)》에서 처음으로 이어(鮧魚)라고 하였다. 《의림찬요(醫林纂要)》에서는 석언(石鱯)이라고 하여 "자음보허(滋陰補虛), 화비양혈(和脾養血)의 효능이 있다."라고 하였다. 《길림중초약(吉林中草藥)》에서는 점어(鮎魚)라고 하였다. 현재 중국에서는 염어(鯰魚) 혹은 점어(鮎魚)라고 통칭한다.

　【원동물】 메기과동물 메기(鯰科動物 鯰魚; *Silurus asotus* Linnaeus)이다. 몸체는 길게 뻗어 있으며 전신은 매끄럽고 비늘이 없다. 머리는 납작하며 배는 비교적 옆으로 납작하고 꼬리는 옆으로 납작하다. 주둥이는 넓고 납작하다. 눈은 작고 상측에 위치해 있다. 콧구멍은 작을 뿐만 아니라 비교적 서로 멀리 분리되어있다. 입은 크고 넓으며 납작하고 위쪽에 위치해 있다. 등지느러미는 1개로 작으며 배지느러미의 앞에 위치해 있다. 엉덩이지느러미는 길며 끝이 꼬리지느러미와 이어져 있다. 가슴지느러미는 비교적 둥글고 하나의 가시가 있다. 배지느러미는 작으며 배에 위치해 있다. 꼬리지느러미는 작다. 등과 각 지느러미는 짙은 회색이나 갈색이며 머리의 하부, 배와 엉덩이지느러미의 앞은 황백색이다(그림 3—23)

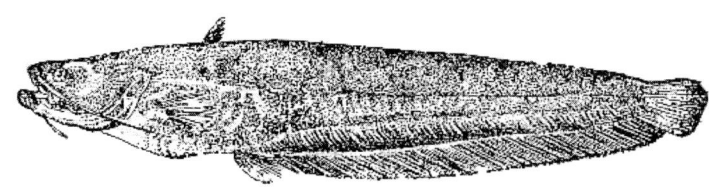

그림 3—23 염어(鯰魚; 메기)

강, 호수 및 저수지에서 서식한다. 낮에는 보통 수초가 무성한 밑층에 머물러 있으며 밤에 나와 활동하기를 즐긴다. 작은 물고기를 먹이로 한다.

중국에는 전국 각지에 널리 분포되어 있다.

【약　재】 메기 전체를 약으로 사용한다. 사계절 언제나 포획할 수 있으며 내장을 제거하고 생용(生用)한다.

【성미 및 귀경】 甘, 鹹, 溫, 有毒. 腎, 脾, 胃經에 들어간다.

【응　용】 자음보허(滋陰補虛), 건비개위(健脾開胃), 통경하유(通經下乳), 이뇨소종(利尿消腫) 효능이 있다. 구병체허(久病體虛), 비위불건(脾胃不健), 소화불량(消化不良), 산부의 유즙부족(乳汁不足), 부종(浮腫), 소변불리(小便不利) 등을 치료한다. 양은 적당히 한다.

1. 산부의 유즙부족(乳汁不足)에 대한 치료: 염어(鯰魚) 1 마리에 계란을 넣어 탕을 끓이어 연속 복용한다.

2. 수종(水腫), 소변불리(小便不利)에 대한 치료: 염어(鯰魚) 1 마리를 배를 갈라 내장을 제거하고 향유(香薷; 고수풀) 50g, 참기름 적당 양을 뱃속에 넣고 참기름과 물을 첨가하여 고아 먹는다. 소금을 넣지 않으며 연속 복용한다.

3. 구병체허(久病體虛)에 대한 치료: 염어(鯰魚) 1 마리에 황정(黃精) 50g, 황기(黃芪) 50g을 뱃속에 넣고 삶아서 식육음즙(食肉飮汁) 한다.

주: 가슴지느러미 가시와 겉을 둘러싸고 있는 피막(皮膜)은 독기(毒器)로 구성되어 있다. 찔리면 극통(劇痛)을 느끼며 상처에서는 출혈하지만 보통 홍종(紅腫)을 일으키지 않는다.

22. 이추어(泥鰍魚)

【학　명】 *Misgurnus anguillicaudatus* Cantor　　　【한국명】 미꾸리
【중문명】 泥鰍魚 ni qiu yu
【영문명】 muddy loach
【이　명】 추어(鰍魚); 추어(鰌魚); 니추(泥鰍)

이추어(泥鰍魚)는 《본초습유(本草拾遺)》에서 추어(鰍魚)라고 하였으며 《본초강목(本草綱目)》에서는 추어(鰌魚)라고 하였다. 《동북동물약(東北動物藥)》, 《광

서약용동물(廣西藥用動物)》, 《절강약용동물(浙江藥用動物)》과 《중약대사전(中藥大辭典)》에서도 모두 약용한다고 기술하고 있다.

【원동물】 미꾸리과동물 미꾸리(鰍科動物 泥鰍; *Misgurnus anguillicaudatus* Cantor). 몸체는 원주형을 이루며 길이는 약 15cm이다. 머리는 뾰족하고 주둥이는 앞으로 돌출되었다. 입은 작고 말발굽형을 이루었다. 순(脣)은 연하고 가는 주름무늬와 작은 돌기를 갖고 있다. 수염은 5쌍으로 주둥이 수염이 1쌍이고 아래위턱의 수염이 각기 2쌍이다. 비늘은 극히 작고 원형으로 피하(皮下)에 묻혀 있으며 측선린(側線鱗)은 150개 정도이며 머리에는 비늘이 없다. 등지느러미의 기점은 배지느러미의 앞쪽에 있거나 마주 있으며 엉덩이지느러미의 기점은 등지느러미의 끝 뒤에 있고 배지느러미는 짧으며 꼬리지느러미는 원형이다. 등과 양 옆은 회흑색이고 몸, 머리와 각 지느러미에는 모두 많은 흑색 반점(斑點)이 있으며 미병(尾柄)의 기부(基部)에는 흑점(黑點)이 하나 있다(그림 3—24).

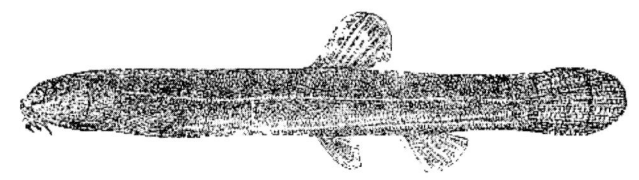

그림 3—24 미꾸리(泥鰍)

호수, 진펄, 하구(河溝)와 수전(水田)에서 서식한다. 고요한 물의 바닥에서 살기를 즐긴다.

우리나라의 전 담수역에 서식한다. 중국에는 전국 각지에 모두 분포되어 있다.

【약 재】 이추어(泥鰍魚) 전체를 약으로 사용한다. 사계절 언제나 포획할 수 있으며 생용(生用)하거나 혹은 햇볕에 말리어 가루를 낸다.

【성 분】 단백질, 지방(脂肪酸 $C_{22:6}$, $C_{18:3}$), 탄수화물, Ca, P, Fe, 비타민 A, 비타민 A원(原), 비타민 B_1, 비타민 B_2, 니코틴산 등이 함유되어 있다.

【성미 및 귀경】 甘, 溫, 無毒. 肺, 脾經에 들어간다.

【응 용】 보중익기(補中益氣), 해갈성주(解渴醒酒) 효능이 있다. 소갈 음수무도(消渴飮水無度), 온병 열성구갈(溫病熱盛口渴), 음위불거(陰痿不擧), 전염성간염(傳染性肝炎), 치질(痔疾), 개선(疥癬; 옴) 등을 치료한다. 양은 적당히 한다.

1. 소갈증(消渴症; 당뇨병)에 대한 치료: 이추어(泥鰍魚) 10 마리를 음건(陰乾)하여 머리와 꼬리를 제거하고 소존성(燒存性)하여 같은 양의 하엽(荷葉)과 같이

가루를 내어 하루 2회 10g씩을 복용한다.

　2. 전염성 간염(傳染性肝炎)에 대한 치료: 이추어(泥鰍魚)를 햇볕에 말려 가루를 내고 적당한 양의 박하(薄荷)를 넣어 하루 3회 10g씩을 복용한다.

23. 침 어(針魚)

【학　명】 *Hyporhamphus sajori* Temminck et Schlegel　　【한국명】 학공치
【중문명】 針魚 zhen yu
【영문명】 half beak
【이　명】 침어(鱵魚); 강공어(姜公魚)

　침어(針魚)는 《본초강목(本草綱目)》에서 원명을 침어(鱵魚)라고 하였으며 "침어(鱵魚)의 크기와 모양은 회잔(鱠殘)과 같으나 훼첨(喙尖; 주둥이 끝)에 가는 침(針)과 같은 흑골(黑骨)이 있는 것이 다르다."라고 하였다. 《중약대사전(中藥大辭典)》에서는 약용으로 기술하고 있다.

　【원동물】 학공치과동물　학공치(鱵科動物　鱵魚; *Hyporhampus sajori* Temminck et Schlegel). 강공어(姜公魚)라고도 한다. 몸체는 가늘고 길며 약간 원주형(圓柱形)을 이루고 배복(背腹)의 가장자리는 약간 돌출되어 있으며 꼬리 부분은 점차적으로 가늘어진다. 몸체의 길이는 약 20cm이다. 머리가 길고 앞부분이 뾰족하며 정수리와 양 옆이 평탄하고 배는 비교적 좁고 입이 작다. 위턱은 첨예(尖銳)하고 삼각형을 이루며 아래턱은 연장되어 평평하고 납작한 침상(針狀) 주둥이를 이룬다. 이는 잘며 그중 3개가 뾰족하다. 비늘은 원형이고 얇으며 쉽게 탈락한다. 등지느러미는 엉덩이지느러미와 같은 모양이며, 가슴지느러미는 짧고 넓으며 배지느러미는 작고 꼬리지느러미는 갈라져 있다. 몸체는 대부분 은백색이고 등은 어두운 녹색이며 등 중앙은 후경(後頸)으로부터 얇은 흑색 줄이 하나 있으며 옆몸에는 각각 은회색

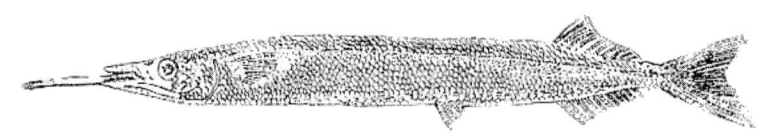

그림 3—25 학공치(鱵魚)

종대(縱帶)가 하나 있다. 머리는 흑색이다(그림 3—25).

얕은 바다에서 서식하며 때로는 하구나 혹은 담수에 산다.

우리나라의 전 연안에 분포한다. 중국에는 발해(渤海), 황하(黃河) 혹은 양자강(揚子江) 등 큰 강에 분포되어 있다.

【약 재】 학공치의 육(肉)을 약용으로 사용한다. 사계절 언제나 포획하며 내장을 제거하고 깨끗이 씻어 햇볕에 말려 비축한다.

【성미 및 귀경】 甘, 苦, 平, 無毒. 肺, 脾經에 들어간다.

【응 용】 자음보혈(滋陰補血), 익기해독(益氣解毒) 효능이 있다. 자한(自汗), 도한(盜汗), 번열구갈(煩熱口渴), 창양종독(瘡瘍腫毒) 등을 치료한다. 양은 50~100g으로 한다.

1. 폐결핵증(肺結核症)에 보이는 음허번열(陰虛煩熱), 도한(盜汗)에 대한 치료: 침어육(鱵魚肉) 50g, 십대공로(十大功勞 또는 南天燭; 매자나무과에 屬하는 나무) 30g을 물에 달여 하루 2회 복용한다.

2. 음창의 구불수렴(陰瘡久不收斂)에 대한 치료: 침어육(鱵魚肉) 50g, 지금초(地錦草) 20g을 물에 달여 하루 2회 복용한다.

24. 치 어(鯔魚)

【학 명】 *Mugil cephalus* Linnaeus　　　【한국명】 숭 어
【중문명】 鯔魚 zi yu
【영문명】 Mullet flesh
【이 명】 자어(子魚); 백안(白眼); 사어(梭魚); 오치(烏鯔); 수어(水魚); 수어(秀魚)

치어(鯔魚)는 《개보본초(開寶本草)》에서 "주로 식욕을 돋구고 오장을 통리(通利)하며 오래 복용하면 사람을 살찌게 하고 건강하게 한다."라고 처음으로 기술하였다. 《본초강목(本草綱目)》에서는 제44권 인(鱗)부의 3에 "치어(鯔魚)는 동해(東海)에 서식하며 모양은 청어(靑魚)와 같고 큰 것은 1자가 넘으며 배에는 알이 가득하고 기름지고 맛이 좋아 수달이 즐겨 먹는다."라고 기술하였다. 현재 중국 연해 지역의 어민들은 항상 치어(鯔魚)로 병을 치료하며 효과가 매우 좋다.

【원동물】 숭어과동물 숭어(鯔科動物 鯔魚; *Mugil cephalus* Linneaus). 몸은 굵

고 건실하며 원통형을 이루고 앞부분은 납작하며 뒤로 갈수록 점점 옆으로 납작해진다. 머리는 짧고 주둥이는 넓으며 눈이 크고 바깥은 한 겹의 두터운 지막(脂膜)으로 덮여 있다. 콧구멍은 양측에 각각 2개씩 있으며 앞 콧구멍은 작고 원형이며 뒤 콧구멍은 크고 삼각형이다. 아래위턱의 가장자리에는 융모상(絨毛狀)의 세치(細齒)가 있다. 아가미 써레는 세밀(細密)하여 참빗과 같다. 몸은 둥근 비늘이 덮여 있다. 등지느러미의 앞쪽은 종렬(縱列)로 배열된 비늘이 14~15개 있다. 머리와 등은 청흑색이고 배는 백색이며 옆몸의 상반부(上半部)에는 흑색 종조문(縱條紋)이 7 줄 있으며 각 종조문 사이에는 은백색 반점(斑點)이 있다. 각 지느러미는 연한 회색이다(그림 3—26).

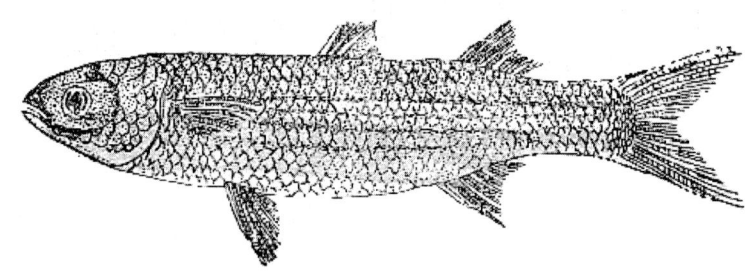

그림 3—26 숭어(鯔魚)

보통 얕은 바다나 혹은 하구의 함, 담수의 경계처에서 서식하며 때로는 담수 하류에도 나타난다. 진흙 속의 유기질을 먹이로 한다.

우리나라에는 전 연안과 강하구에 서식한다. 중국에는 연해지역의 각지에 널리 분포되어 있다.

【약 재】 치어(鯔魚)의 육(肉)을 약으로 사용한다. 사계절 언제나 포획할 수 있으며 내장과 비늘을 제거하고 생용(生用)한다.

【성미 및 귀경】 甘, 鹹, 溫. 肺, 脾, 大腸, 胃經에 들어간다.

【응 용】 건비익기(健脾益氣), 소식도체(消食導滯) 효능이 있다. 비위허약(脾胃虛弱), 소화불량(消化不良), 소아감적(小兒疳積), 체약빈혈(體弱貧血), 구병기허(久病氣虛) 등을 치료한다. 양은 적당히 한다.

1. 비허설사(脾虛泄瀉), 소화불량(消化不良)에 대한 치료: 치어(鯔魚) 1 마리, 백출(白朮) 15g, 백편두(白扁頭) 15g, 진피(陳皮) 10g을 물에 달여 하루 2회 복용한다.

2. 구병체약(久病體弱), 빈혈(貧血)에 대한 치료: 치어(鯔魚) 1 마리, 황기(黃芪) 15g, 대조(大棗) 10개를 오래 달여 하루 2회 식육음즙(食肉飮汁)한다.

25. 선어혈(鱔魚血)

【학 명】 Monopterus albus Zuiew 　　【한국명】 드렁허리
【중문명】 鱔魚血 shan yu
【영문명】 Eel blood
【이 명】 ricefield swamp eel; 황선(黃鱔)

　선어(鱔魚)는 《명의별록(名醫別錄)》에서 "맛이 달고 대온(大溫)하며 독이 없다."라고 처음으로 기술하였으며 또 "주로 보중 익혈(補中益血) 한다."라고 하였다. 《본초강목(本草綱目)》에서는 제44권 인부(鱗部)의 4에 "모든 냉루(冷漏), 치질(痔疾), 하퇴궤양(下腿潰瘍)에 전적으로 붙인다."라고 하였다. 선어혈(鱔魚血)은 《본초습유(本草拾遺)》에서 기술한 후 《본경봉원(本經逢原)》 등 각 "본초(本草)"에서 모두 기술하고 있다. 현재 중국 민간에서는 널리 응용하고 있다.

　【원동물】 드렁허리과동물 드렁허리(鱔科動物 黃鱔; Monopterus albus Zuiew). 황선(黃鱔)이라고도 한다. 몸체는 뱀 모양이다. 길이는 40~60cm이다. 머리가 굵고 꼬리는 뾰족하며 눈이 작다. 머리의 복면(腹面)에는 아가미 틈이 하나 있다. 전신에 비늘이 없으며 배지느러미(腹鰭)와 가슴지느러미가 없고 등지느러미, 배지느러미(臀鰭)와 꼬리지느러미도 모두 퇴화되어 기조(鰭條)가 없다. 다만 잔존(殘存)한 피습(皮褶)이 있을 뿐이다. 몸체는 황색으로 상부(上部)에 흑색 반점(斑點)을 띠고 있다(그림 3-27).

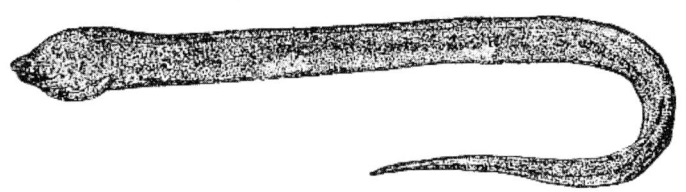

그림 3-27 드렁허리(黃鱔)

　흙 속 굴에서 서식하며 밤에 굴에서 나와 먹이를 찾는다. 직접 공기를 호흡할 수 있어 물이 없어도 쉽게 죽지 않는다.
　우리나라에서는 서해와 남해로 유입되는 하천과 주변의 농수로에 살고 있다. 중국에는 대부분의 지역에 모두 분포되어 있다.

【약　재】 드렁허리의 혈(血)을 약으로 사용한다. 여름, 가을에 포획하며 활어(活魚)의 머리를 찔러 혈(血)을 취하여 생용(生用)한다.

【성미 및 귀경】 甘, 鹹, 溫, 無毒. 肝, 心經에 들어간다.

【응　용】 거풍통락(祛風痛絡), 해독(解毒), 명목(明目) 효능이 있다. 구안왜사(口眼歪斜; 顔面의 神經 痲痺), 질타손상(跌打損傷), 정창(疔瘡), 구강염(口腔炎), 목예(目翳) 등을 치료한다. 양은 적당히 한다.

1. 구안왜사(口眼歪斜)에 대한 치료: 선어혈(鱔魚血)을 청궁(聽宮), 지창(地倉), 태양(太陽)의 3혈에 바른다. 우측으로 삐뚤어졌으면 좌측에 좌측으로 삐뚤어졌으면 우측에 바른다. 복원될 때까지 마르면 다시 바른다.

2. 구안왜사(口眼歪斜)에 대한 치료: 선어혈(鱔魚血)과 밀가루를 고상(膏狀)으로 반죽하여 얼굴에 바른다. 좌측으로 삐뚤어졌으면 우측에, 우측으로 삐뚤어졌으면 좌측에 바른다. 3~5일이면 정상으로 회복된다. 복원되지 않으면 다시 시행한다.

주1: 선어육(鱔魚肉) 500g 당 단백질 51.7g, 지방 24.8g, 회분 2.8g, Ca 105mg, P 413mg, Fe 4.4mg이 함유되어 있고 또 미량의 비타민 A, 비타민 B_1, 니코틴산이 함유되어 있다.

선어육(鱔魚肉)은 자음보혈(滋陰補血)의 효능이 있다. 허로해수(虛癆咳嗽) 소아감질(小兒疳疾), 신경성 두통(神經性頭痛), 치질(痔疾) 및 염창(臁瘡) 등을 치료한다.

주2: 선어골(鱔魚骨)은 유주성 관절풍습통(遊走性關節風濕痛)을 치료한다. 뼈를 태운 재를 참기름으로 반죽하여 바른다.

주3: 선어피(鱔魚皮)는 유선염(乳腺炎)을 치료한다. 피(皮)를 약한 불에 말리어 가루를 내어 5g씩 황주(黃酒)에 타서 복용한다.

주4: 선어두(鱔魚頭)는 충수염(蟲垂炎; 盲腸炎)을 치료한다. 머리를 취하여 약한 불에 바삭바삭하게 말린 후 곱게 가루를 내어 5g씩을 금은화(金銀花) 100g을 달인 물에 복용한다.

26. 노 어(鱸魚)

【학　명】 Lateolabrax japonicus Cuvier　　【한국명】 농 어
【중문명】 鱸魚 lu yu

【영문명】 Sea bass flesh; Weever flesh

【이 명】 화로(花鱸); 노자어(鱸子魚)

노어(鱸魚)는 《식료본초(食療本草)》에서 "안태(安胎), 보중(補中)의 효능이 있다. 회(鱠)가 더욱 좋다."라고 있다. 《본초경소(本草經疏)》에서는 "노어(鱸魚)는 맛이 달고 연하며 기(氣)가 평(平)하여 비위(脾胃)에 좋다. 신(腎)은 골(骨)를 주하고 간(肝)은 근(筋)을 주하며 자미(滋味)는 음에 속한다. 모든 것이 장(臟)에 귀결되고 이장(二臟)의 음기(陰氣)에 도움(益)이 되면 근골(筋骨)에 도움(益)이 될 수 있다. 비위(脾胃)에 병이 있으면 오장(五臟)을 돕지 못하므로 점점 허약이 누적되고 비(脾)가 약하면 수기(水氣)가 범람한다. 비위(脾胃)에 도움이 되면 모든 증상이 스스로 제거된다."라고 하였다.

【원동물】 농어과동물 농어(鮨科動物 鱸魚; *Lateolabrax japonicus* Cuvier). 몸체는 길고 옆으로 납작하며 입은 크고 위턱이 아래턱보다 약간 길다. 양합(兩頜), 이골(犁骨) 및 악골(齶骨)은 모두 융모치(絨毛齒)를 지니고 앞 새개골(鰓蓋骨)의 뒤 가장자리에는 가는 톱니가 있고 모서리와 아래 가장자리에는 무딘 가시가 있으며 몸에는 작은 즐린(櫛鱗)으로 싸여 있다. 측선(側線)은 완전하다. 배지느러미(腹鰭)는 가슴지느러미 시점의 조금 뒤쪽에 위치해 있다. 옆몸과 등지느러미의 기극부(鰭棘部)에는 흑색 반점(斑點)이 널려 있으나 변화가 비교적 많다(그림 3—28).

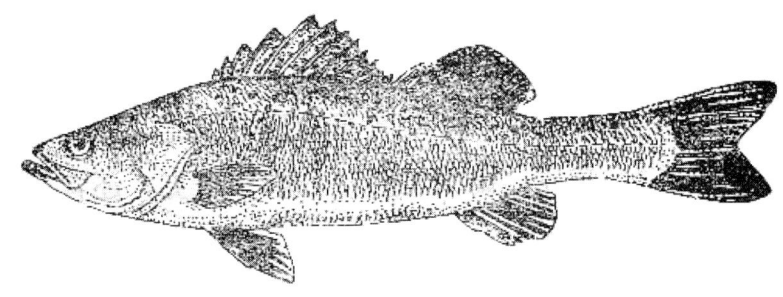

그림 3—28 농어(鱸魚)

근해 어류로 하구의 담수처에서 서식하면서 담수에도 나타난다. 늦가을에 하구 일대에서 생식한다.

우리나라 서남해의 연안과 강하구에 분포한다. 중국에는 북쪽의 발해(渤海)에서부터 남쪽의 남해(南海)에 이르는 연해 지역 각처에 모두 분포되어 있다.

【약 재】 농어 전체를 약으로 사용한다. 사계절 언제나 포획할 수 있으며 내장을 제거하고 깨끗이 씻어 햇볕에 말려 비축한다.

【성　　분】 육(肉) 100g 중에는 단백질 17.5g, 지방 3.1g, 탄수화물 0.4g, 회분 1.0g, Ca 56mg, P 131mg, Fe 1.2mg, 비타민 B_2 0.23mg, 니코틴산 1.7mg과 미량의 비타민 B_1이 함유되어 있다.

【성미 및 귀경】 甘, 溫. 肺, 大腸經에 들어간다.

【응　　용】 지해화담(止咳化痰), 소식건위(消食健胃) 효능이 있다. 소아 백일해(百日咳), 소화불량(消化不良)을 치료한다. 양은 적당히 한다.

1. 백일해(百日咳)에 대한 치료: 노어새(鱸魚鰓) 14개를 약한 불에 노랗게 구워 가루를 내어 14로 나누어 하루 2회 1몫씩을 복용한다.

2. 소화 불량(消化不良)에 대한 치료: 노어(鱸魚) 2 마리를 내장과 비늘을 제거하고 파(葱), 생강(生薑)을 넣어 오래 달여 식육음즙(食肉飮汁) 한다.

27. 금자화(金仔花)

【학　　명】 Leiognathus nuchalis Temminck et Sehlegel 　　【한국명】 주둥치
【중문명】 金仔花 jin zi hua
【영문명】 Spot nape pony fish
【이　　명】

이 품종은 중국 남부 연해 민간에서 흔히 쓰는 보양약(補養藥)이다. 만성소화불량(慢性消化不良)으로 일으킨 신체허약(身體虛弱)에 대해 비교적 좋은 강장작용(强將作用)이 있다. 만약 늘 복용하면 좋은 효과를 얻을 수 있다.

【원동물】 주둥치과동물　주둥치(鰏科動物　黃斑鰏; Leiognathus nuchalis Temminck et Sehlegel). 몸은 난원형(卵圓形)이며 옆으로 편평하고 높다. 복부(腹部)의 융기도(隆起度)가 등보다 크다. 눈이 크며 지안검(肢眼瞼)이 발달하지 않았다. 콧구멍은 한쪽에 두 개씩이다. 입은 작고 경사졌으며 양합(兩頜)이 완전히 뻗어질 경우 아래로 경사진 구관(口管)을 형성한다. 입을 다물면 하합(下頜)과 50° 각을 짓는다. 구열(口裂)은 눈 중부 좀 아래쪽의 수평선에서 시작된다. 양합의 이빨은 작고 뾰족하다. 몸과 흉부(胸部)에는 얇은 원린(圓鱗)이 덮혀 있다. 등지느러미는 한개이며 제 3, 4 지느러미가시의 앞쪽아래 가장자리에는 한 개 금황색의 반점(斑點)이 있다. 엉덩이지느러미가시에도 황색무늬가 한 개 있으며 각개 지느러미의

기조부(鰭條部)는 연한 남색이다. 등지느러미와 엉덩이지느러미의 기부(基部)에는 남색 작은 점이 한줄로 있다(그림 3—29).

열대, 아열대의 근안해구(近岸海區)에 서식하며 군집(群集)을 좋아한다. 상층 어류에 속한다.

우리나라 남해안과 서해 남부 해안과 강하구에 분포한다. 중국의 동해와 남해에 분포되어 있다.

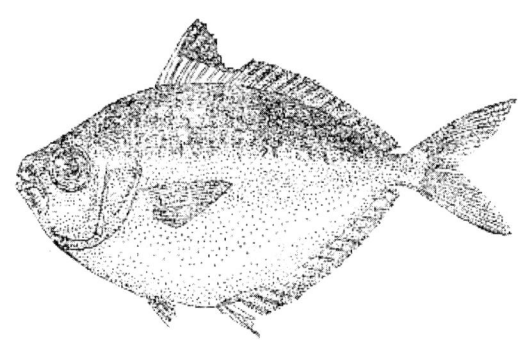

그림 3—29 주둥치(黃斑鯿)

【약　재】 육을 약으로 사용한다. 일년 4계절을 포획하여 내장과 비늘을 제거하고 생용(生用)하거나 말려 비축한다.

【성미 및 귀경】 辛, 甘, 溫. 肺, 脾經에 들어간다.

【응　용】 건비(健脾), 익기(益氣)하며 소아의 소화불량(消化不良)을 치료하고 간염(肝炎)회복기에 적당한 양을 사용한다.

부주: 녹반핍(鹿斑鯿; *L. ruconius* Hamilton)과 정핍(靜鯿; *L. insidiator* Bloch)도 역시 약으로 사용한다.

28. 흑어(黑魚)

【학　명】 *Channa argus* Cantor　　　　【한국명】 가물치
【중문명】 黑魚 hei yu
【영문명】 Snake head
【이　명】 예어(鱧魚); 흑예어(黑鱧魚); 오어(烏魚); 동어(鮦魚); 오례(烏鱧)

흑어(黑魚)는 《신농본초경(神農本草經)》에서 원명을 예어(鱧魚)라고 하여 "습비(濕痺), 면목부종(面目浮腫), 하대수(下大水) 등을 주로 치료한다."라고 처음으로 기술하였다. 《본초도경(本草圖經)》에서는 흑예어(黑鱧魚)라고 하였으며 《전남본초(滇南本草)》에서는 오어(烏魚)라고도 불렀다. 중국 민간에서는 일반적으로 흑어(黑魚)라고 한다.

【원동물】 가물치과동물 가물치(鱧科動物 烏鱧; *Channa argus* Cantor). 몸체는 길고 둥근 봉상(棒狀)이지만 뒷부분은 옆으로 납작하다. 머리는 길고 앞 끝은 편평하다. 주둥이는 돌출되었다. 입은 크고 구열(口裂)은 눈 뒤쪽까지 연장되었다. 눈은 작고 위쪽에 접근해 있다. 등지느러미는 특별히 길고 아가미의 뒤 가장자리로부터 꼬리의 기부까지 뻗어 있다. 엉덩이지느러미는 등지느러미보다 조금 짧으며 몸체의 중부로부터 꼬리의 기부(基部)까지 뻗어 있다. 가슴지느러미는 원형으로 배지느러미의 기부(基部)의 뒤쪽까지 달한다. 배지느러미는 작고 항문까지 이르지 못한다. 꼬리지느러미는 원형이다. 몸은 흑회색(黑灰色)이고 배는 백색이다. 측선(側線)의 상하(上下)에는 12~13개의 불규칙적인 큰 얼룩이 있고 얼룩의 주위는 화변상(花邊狀)을 이룬다. 머리 옆에는 짙은 색의 종행(縱行) 줄무늬가 있다. 무색인 배지느러미 외에 기타 지느러미는 모두 소형의 흑점(黑點)이 있다(그림 3—30).

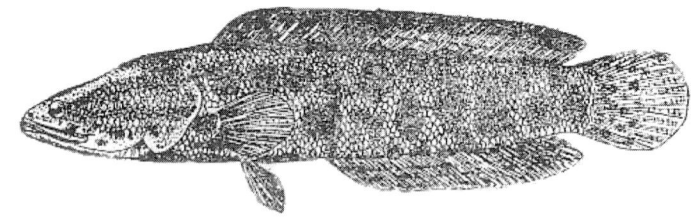

그림 3—30 가물치(烏鱧)

강과 호수의 수초 구역에서 서식하며 특히 호수가 범람하고 진흙이 많이 쌓인 지구에 있기를 즐긴다.

우리나라 전역에서 분포한다. 중국에는 전국 각지에 널리 분포되어 있다.

【약 재】 가물치 전체를 약으로 사용한다. 사계절 언제나 포획할 수 있으며 내장과 비늘을 제거하고 생용(生用)한다.

【성 분】 육(肉) 500g당 단백질 64.2g, 지방 4.4g, 회분 7.8g, Ca 180mg, P 513mg, Fe 1.6mg, 비타민 B_1 0.09mg, 비타민 B_2 0.79mg, 니코틴산 8.8mg이 함유되어 있다. 이 외에 1,000g의 근육 중에서 100mg의 Histidine을 분리해 냈으며 또 3-Methylhistidine이 함유되어 있다는 것을 증명하였다.

같은 속(屬)의 동물인 문예(紋鱧; *O. punctatus*)의 꼬리 근육에는 Proline, Serine 등 18개 종류의 유리 아미노산이 함유되어 있으며 그 근육, 혈청(血淸), 간장(肝臟), 생식선에 함유된 칼슘 함량은 추운 계절이면 상승하나 무기린(無機磷)의 함량은 오히려 하강(下降)한다. 비타민 C의 함량은 여름이 겨울에 비하여 높다.

【성미 및 귀경】 甘, 寒, 微毒. 腎, 大腸經에 들어간다.
【응　용】 건비(健脾), 이수소종(利水消腫), 거풍(祛風) 효능이 있다. 소변불리(小便不利), 풍습수종(風濕水腫), 장풍하혈(腸風下血), 개선(疥癬; 옴) 등을 치료한다. 양은 적당히 한다.

1. 안면부종(顏面浮腫)에 대한 치료: 흑어(黑魚) 1 마리를 내장을 제거한 후 동과(冬瓜)와 함께 탕(湯; 국)을 끓여 복용한다.

2. 홍역에 대한 치료: 흑어(黑魚) 1 마리를 넣고 끓인 물로 소아(小兒)의 몸을 씻는다.

3. 옴에 대한 치료: 흑어(黑魚) 1 마리, 양철산모(羊鐵酸模) 500g을 함께 풀 모양으로 짓 찧어 환처에 바른다. 하루 1회씩 바꾼다.

주1: 흑어두(黑魚頭)는 월경착후(月經錯後), 경폐(經閉), 두풍(頭風) 등을 치료한다.
주2: 흑어혈(黑魚血)는 구안왜사(口眼歪斜)에 겉에 바르면 치료된다.
주3: 흑어골(黑魚骨)은 사지마비(四肢麻痹), 신경경련 등을 치료한다. 뼈를 약한 불에 바삭바삭하게 말려 곱게 가루를 내어 5g씩을 끓인 물로 복용한다.

29. 비목어(比目魚)

【학　명】 *Paralichthys olivaceus* Temminck et Schlegel　　【한국명】 넙 치
【중문명】 比目魚 bi mu yu
【영문명】 Flatfish flesh
【이　명】 아편(牙偏); 좌편구(左偏口); 접어(鰈魚)

비목어(比目魚)는 중국의 연해 각 지역 민간에서는 흔히 약으로 사용하는 어류이다. 돈어(魨魚)로 중독되었을 때 해독하며 효과가 현저하다. 최근에 와서는 많은 전문 서적에서 모두 이를 다루었으며 연구 할 가치가 있다.

【원동물】 넙치과동물 넙치(鮃科動物 牙鮃; *Paralichthys olivaceus* Temminck et Schlegel). 몸체는 긴 원형으로 옆으로 납작하다. 머리는 크고 주둥이는 약간 길다. 두 눈은 머리의 좌측(左側)에 있다. 입은 크고 앞쪽에 있으며 아래윗턱의 길이는 거의 같다. 이는 첨예(尖銳)하며 송곳 모양으로 아래윗턱에 각각 1 줄씩 있으며 앞부분의 각 이는 강대하며 견아상(犬牙狀)을 이루었다. 눈이 있는 쪽은 작

은 빗살 모양의 비늘이 덮여 있으며 눈이 없는 쪽에는 둥근 비늘이 덮여 있다. 좌우의 측선(側線)은 모두 발달하였으며 앞부분은 가슴지느러미의 위쪽에서 활 모양으로 만곡을 이루었으며 앞부분은 섭상지(顳上枝)가 확실히 사라졌다. 눈이 있는 쪽은 흑갈색이며 측선(側線)의 직선부(直線部)의 중앙 및 앞부분의 아래윗쪽에는 거위 동공(瞳孔) 크기만큼의 흑색 반점이 각기 하나씩 있다. 눈이 없는 쪽은 백색이다(그림 3—31).

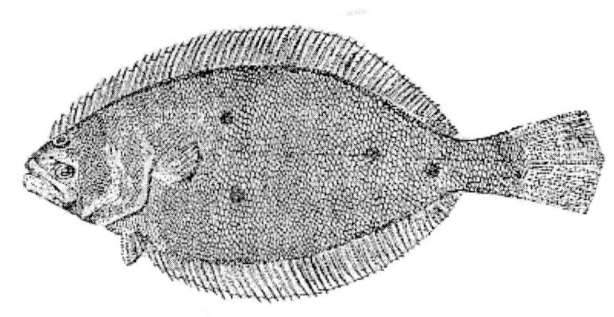

그림 3—31 넙치(牙鮃)

온대의 얕은 바다 밑에서 서식하는 식육(食肉)성 어류(魚類)이다. 낮에는 흙모래 속에 잠복해 있고 밤이면 작은 물고기, 갑각류(甲殼類), 패류(貝類) 및 기타 작은 동물을 잡아먹는다.

중국에는 발해(渤海), 황해(黃海), 동해(東海)와 남해(南海)에 분포되어 있다.

【약 재】 넙치의 육(肉)을 약으로 사용한다. 포획한 비목어는 내장과 비늘을 제거하고 생용(生用)하거나 혹은 햇별에 말린다.

【성 분】 100g 당 육(肉)중에는 단백질 19.1g, 지방 1.7g, 탄수화물 1.2g, 회분 1.0g, Ca 23mg, P 165mg, Fe 0.9mg, 비타민 B_2 0.09mg, 니코틴산 2.8mg과 미량의 비타민 B_1이 함유되어 있다.

【성미 및 귀경】 甘, 無毒. 肺, 脾經에 들어간다.

【응 용】 익기건비(益氣健脾), 소염해독(消炎解毒) 효능이 있다. 급성(急性) 위장염(胃腸炎)을 치료한다. 양은 적당히 한다.

주 : 중국에는 동해(東海)와 남해(南海)에는 마래반평(馬來斑鮃; *Pseudorhombus malayanus*; Bleeker)도 분포되어 있다. 신선한 것을 물에 삶아 먹거나 혹은 건어(乾魚)를 찧어 부수어 삶아 익혀 설탕을 섞어 먹는다. 복용한 후 토해내면 돈어(魨魚)의 식중독을 해제할 수 있다.

30. 하 돈(河豚)

【학 명】 *Takifugu vermicularis* Temminck et Schlegel 【한국명】 매리복
【중문명】 河豚 he tun
【영문명】 Vermiculated puffer
【이 명】 호이어(鯤夷魚); 진어(嗔魚); 규어(鯢魚); 후이어(鮔鮧魚)

하돈(河豚)은 《금궤요략(金匱要略)》에서는 후이어(鮔鮧魚)라고 하였다. 《본초습유(本草拾遺)》에서는 호이어(鯤夷魚) 또는 진어(嗔魚), 규어(鯢魚)라고 하여 "간(肝)과 알은 사람을 중독시킨다."라고 하였다. 《일화자본초(日華子本草)》에서는 하돈(河豚)이라고 불렸다. 그 원동물은 비교적 많으며 모두 약으로 사용할 수 있다.

【원동물】 1. 참복과동물 매리복(魨科動物 蟲紋東方魨; *Fugu vermicularis* Temminek et Schlegel). 정파어(廷巴魚) 또는 기포어(氣泡魚)라고도 한다. 몸체는 둥근 북 모양이다. 머리는 굵고 짧으며 주둥이는 둔한 원이다. 눈은 작고 옆에 높게 위치해 있다. 콧구멍은 2개로 비낭 돌기(鼻囊突起)의 양 옆에 위치해 있으며 비낭 돌기(鼻囊突起)는 갈라지지 않았다. 입은 작으며 앞쪽에 위치하였다. 아래윗턱 뼈는 4개의 큰 이 모양을 이룬다. 비늘이 없다. 등지느러미는 낫 모양이다. 엉덩이지느러미와 등지느러미는 비슷하다. 가슴지느러미는 매우 짧고 옆쪽에 위치해 있으며 방형(方形)에 가깝다. 꼬리지느러미는 절형(截形)으로 뒤 가장자리는 돌출되어 있다. 등 쪽은 회갈색으로 작은 흰 점이 많으며 어떤 흰 점은 장형(長形) 충문상(蟲紋狀)이다. 등지느러미의 기부(基部)에는 갈색의 큰 반점이 하나 있으며 옆몸은 흑갈색의 큰 반점이 각각 1개씩 있다. 몸 아래쪽은 백색이며 몸 아래쪽 양 옆은 황색이다. 엉덩이지느러미가 백색인 외에 나머지는 모두 엷은 회갈색이다(그림 3-32).

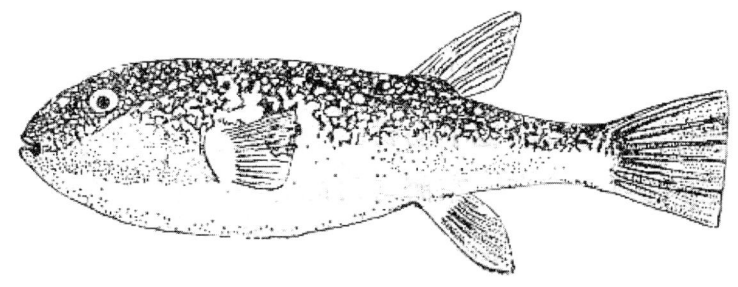

그림 3-32 매리복(蟲紋東方魨)

근해 및 함담수(鹹淡水)에서 서식하며 때로는 강에도 들어간다. 체내에는 기낭(氣囊)이 있어 적해(敵害)를 만났을 때 배를 팽창한다.

우리나라 남해와 동해 및 서해 남부 연안에 분포한다. 중국에는 발해(渤海), 황해(黃海), 동해(東海)와 남해(南海)에 분포되어 있다.

2. 참복과동물 황복(魨科動物 弓斑東方魨; *Takifugu obscurus* Abe). 몸체는 원형에 가깝고 앞부분은 둔한 원이며 꼬리 부분은 점점 가늘어진다. 입은 작고 앞부분에 있으며 순(脣)이 발달하였다. 아래윗턱에는 각각 한 쌍의 판상(板狀)의 문치(門齒)가 있으며 중봉(中縫)이 뚜렷하다. 몸 표면에는 비늘이 없고 작은 가시가 밀생하였다. 점액선(黏液腺)이 뚜렷하다. 등지느러미는 낫 모양이고 엉덩이지느러미와 등지느러미는 비슷하며 배지느러미는 없다. 가슴지느러미는 넓고 짧으며 방형(方形)에 가깝고 꼬리지느러미의 뒤끝은 평절(平截)되어 있다. 등은 회갈색이고 배가 있는 쪽은 백색이다. 몸체의 옆 면은 약간의 황갈색을 띤다. 몸체의 옆 면 가슴지느러미의 뒤 위쪽에 흑색에 흰 변을 두른 큰 반점(斑點)이 각기 하나씩 있고 1 갈래의 활 모양의 흑색 횡문(橫紋)이 등을 지나 서로 이어졌으며 등지느러미의 기부 양 옆에도 각각 큰 흑색 반점(斑點)이 하나씩 있다. 기낭(氣囊)이 있다(그림 3—33).

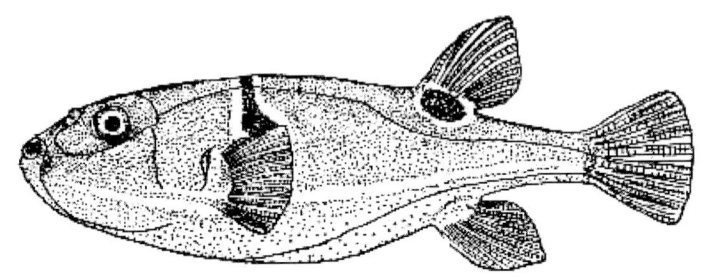

그림 3—33 황복(弓斑東方魨)

대개 해양의 중하층(中下層)에서 서식하며 적을 만나면 배가 구형으로 팽창된다. 새우, 게, 치어(稚魚) 등을 먹이로 한다.

중국에는 연해와 주강(珠江), 양자강(揚子江), 요하(遼河) 등 수역에 분포되어 있다.

【약 재】 매리복의 정육(淨肉)을 약으로 사용한다. 사계절 언제나 포획할 수 있으며 내장, 혈, 가죽, 머리를 깨끗이 제거하고 육(肉)만 취한다. 내장과 혈액은 극독(劇毒)이 있으므로 다른 부분이 포함되면 안 된다. 생용(生用) 한다.

【성 분】 순 육(肉)중에는 단백질 28.2%, 지방 13.15%, 회분 0.579% 및 일정

한 양의 P, Ca, Fe, 비타민 B_1 및 B_2 등이 함유되어 있다.

【성미 및 귀경】 甘, 凉, 有毒. 肝, 腎經에 들어간다.

【응　용】 자보강장(滋補强壯) 효능이 있다. 요퇴통산연무력(腰腿痛酸軟無力)을 치료한다. 양은 적당히 한다.

주1: 내장에는 매리복독소(河豚毒素; Tetrodonine), 하돈산(河豚酸; Tetrodonie acid), 매리복란소독소(河豚卵巢毒素; Tetrotoxin), 하돈간장독소(河豚肝臟毒素; Hepatoxin) 등이 함유되어 있다. 그 독소(毒素)는 신경 말초와 신경 중추를 중독(中毒)시킬 수 있다. 가장 먼저 중독(中毒)되는 부분은 감각(感覺) 신경으로 각 감각(感覺) 신경 말초가 마비되면 촉각(觸覺)을 상실한다. 다음은 운동 신경이 중독되며 사지가 운동 능력을 상실하게 되면 반신불수 상태로 된다. 마지막으로 중추 신경이 중독되며 이는 호흡 곤란, 혈압 하강, 맥박 지연 등이 발생한다.

하돈독소(河豚毒素)는 의료(醫療)상에서 이미 응용하고 있다. 즉 진경(鎭痙), 진통(鎭痛), 지해(止咳), 장양(壯陽), 삽뇨(澁尿), 살충(殺蟲) 등 효능이 있다. 경련(痙攣), 신경통(神經痛). 질타손상(跌打損傷)으로 인한 동통(疼痛), 천식(喘息), 백일해(百日咳), 음위(陰痿), 유뇨(遺尿), 개선(疥癬; 옴) 등 치료에 사용한다.

주2: 매리복은 종류가 많으며 체내에는 각기 다른 양이지만 유독(有毒) 성분을 함유하고 있다. 종류가 다르고 조직 기관이 다름에 따라 그 독성(毒性)의 강약(强弱)도 차이가 있다. 간장(肝臟), 난소(卵巢)에 독소(毒素)가 가장 많고 다음으로는 장(腸)과 위(胃), 피부(皮膚) 및 혈액의 순이며 육(肉)에는 거의 독이 없다.

중국에는 흔히 볼 수 있는 것 중에서 상술한 두 가지 종류 외에 약으로 사용하는 것으로는 황기동방돈(黃鰭東方魨; *Fugu xanthopterus* Temminck et Schlegel), 홍기동방돈(紅鰭東方魨; *F. rubripes* Temminck et Schlegel), 자색동방돈(紫色東方魨; *F. porphyreus* Temminck et Schlegel), 표문동방돈(豹紋東方魨; *F. pardalis* Temminck et Schlelel), 연점원돈(鉛点圓魨; *F. alboplumbeus* Richardson) 등이 있다.

주3: 홍기원돈(紅鰭圓魨)의 간장(肝臟)은 비대하고 몸무게의 10~15%를 차지하며 기름 함량은 간장(肝臟) 무게의 52~67.05%를 차지하며 비타민 A 함량도 풍부하다. 하돈(河豚)의 독소가 물에 쉽게 용해되고 뜨거운 물에 더욱 쉽게 용해되며 지방유(脂肪油)에 용해되지 않고 알칼리를 만나면 쉽게 파괴되는 특성에 근거하여 갑종(甲種)과 을종(乙種)의 홍기원돈(紅鰭圓魨) 어간유(魚肝油)를 만든다. 소백서(小白鼠), 대백서(大白鼠)의 급성(急性), 아급성(亞急性) 독성 관찰과 개, 소백서(小白鼠), 대백서(大白鼠), 개구리의 일반 약리 실험을 거쳐 홍기원돈(紅鰭圓魨)으로

만든 어간유(魚肝油)는 독성이 없다는 것이 확실하게 증명되었다.

주4: 매리복(河豚魚)의 정소(精巢)에서는 어소(魚素; Ecmolinum)를 추출할 수 있으며 이는 Arginine, Histidine, Leucine 등 3종의 아미노산으로 구성된 어정단백(魚精蛋白)이다. 이는 이질균(痢疾菌), 티브스균, 포도구균(葡萄球菌), 연쇄상구균, 콜레라 비브리오에 대한 억제 작용이 있으며 또 페니실린이 기체(肌體)내에서의 약효(藥效) 시간을 연장시키며 독성(毒性)이 작고 용혈성(溶血性)이 없으며 세균의 항약성(抗藥性) 형성을 저지(阻止)한다.

주5: 매리복(河豚魚) 간장(肝臟)의 추출물은 육류(肉瘤) 180 사례의 실험에서 그 억제율(抑制率)이 30% 이상에 달하였다. 실험성 간암에 대한 억제율(抑制率)은 37.6% 이다. 임상(臨床)에서는 비인암(鼻咽癌), 식도암(食道癌), 신경통(神經痛), 피부 소양(皮夫搔痒) 등에도 효과가 있었다. 근육 경련을 느슨하게 하고 암증(癌症) 동통(疼痛)을 경감하는데도 일정한 작용이 있다.

주6: 민간에서 흔히 발생하는 하돈(河豚) 중독에 대한 해결 처방은 과체(瓜蔕) 7개, 배추 뿌리 50g, 노근(蘆根) 50g을 물에 달여 복용하거나 또는 적당한 양의 청감람(靑橄欖)을 적당한 양의 물로 달여 복용하거나 혹은 촉규화엽(蜀葵花葉) 100g을 물에 달여 복용한다.

31. 자 돈(刺魨)

【학 명】 *Diodon holocanthus* Linnaeus **【한국명】** 가시복
【중문명】 刺魨 ci tun
【영문명】 Porcupinefishes
【이 명】 자귀(刺龜)

자돈은 가시복 속 어류를 말하며 우리나라에는 가시복 1종이 있다. 열대성 어류로 독성(毒性)이 있으므로 일반적으로 식용으로 이용되지 않지만, 그 가죽은 중국에서 일찍이 병을 치료하는데 사용되었으며 치료 효과도 좋은 편이다.

【원동물】 1. 가시복과동물 가시복(刺魨科動物 六斑刺魨; *Diodon holocanthus* Linnaeus). 몸과 머리는 단면이 원형으로 폭이 넓은 곤봉형이다. 눈은 매우 커서 주둥이 길이보다 길며, 머리 앞쪽에 위치한다. 주둥이는 짧고 입은 그 끝에 작게

열린다. 입은 작고 양 턱에 부리 모양의 이빨이 있다. 위 턱과 아래턱에 콧구멍은 좌우 2쌍이 있으며 짧은 촉수 모양의 비판(鼻瓣)이 인접되어 있다. 등지느러미와 뒷지느러미는 미병부 앞에 대칭으로 위치한다.

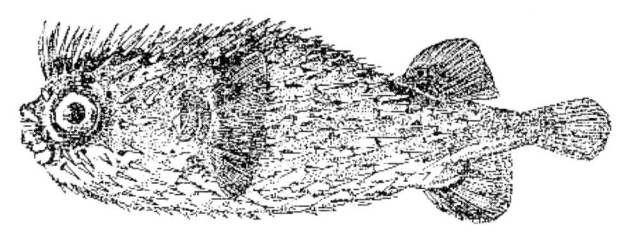

그림 3—34 가시복(六斑刺魨)

몸 전체에 움직여서 세울 수 있는 바늘 모양의 날카로운 가시들이 일정한 간격으로 돋아 있다. 주둥이에서 등지느러미 기부에 이르는 부분의 가시열은 12~16열이다. 이마의 가시는 가슴지느러미 뒤쪽 가시보다 길고 눈 지름의 약 1.5~2배이다. 등지느러미와 뒷지느러미는 모두 장방형을 이루며 꼬리지느러미는 후연은 둥글다. 등은 담갈색에 가슴지느러미 뒤쪽과 등지느러미 앞에 흑갈색의 큰 반점이 있고, 배는 흰색이다. 등지느러미 기부는 갈색을 띠고, 각 지느러미는 투명하다. 어미의 전장은 30cm에 달한다(그림 3—34). 열대 해역에 서식하는 육식성 어류이며 대형 게와 갑각류를 먹는다. 적을 만나거나 위협을 느끼면 몸을 둥글게 하고 몸의 가시를 곧게 세운다. 우리나라의 제주도에 분포하고, 중국에는 남중국해에 분포한다.

2. 가시복과동물 구반자돈(刺魨科動物 九斑刺魨; *Diodon novemaculatus* Bleeker : 한국 없음). 본 종은 우리나라에서는 보고되지 않은 종이며 형태적으로 가시복과 매우 비슷하다. 그러나 가시복은 등에 흑갈색 무늬 가운데 가장 앞쪽 무늬가 양 눈 사이에 위치하는 반면 둥근가시복은 가장 앞쪽의 흑갈색 무늬가 눈과 아가미 구멍 중간에 있어서 두 종이 구분된다(그림 3—35).

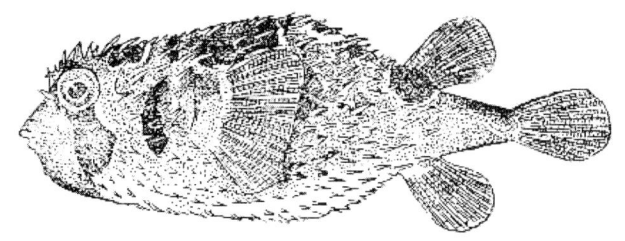

그림 3—35 구반자돈(九斑刺魨)

열대 해역의 산호초 부근에서 생활하며 육식성 어류로 소라, 새우, 게 등을 먹는다. 우리나라에는 분포하지 않으며, 중국에는 남중국해에 분포한다.

【약　재】 가시복의 껍질을 약으로 사용한다. 어피(魚皮)를 벗겨 햇볕에 말린다.

【성미 및 귀경】 苦, 鹹, 辛, 平, 小毒. 肝, 腎, 肺經에 들어간다.

【응 용】 자보간신(滋補肝腎), 윤폐지해(潤肺止咳) 효능이 있다. 한해(寒咳), 천식, 유정(遺精), 유뇨(遺尿), 신경쇠약, 부종(浮腫), 산부의 유즙부족(乳汁不足), 소아혈뇨(小兒血尿), 간염 등을 치료한다. 양은 적당히 한다.

1. 노인의 허한해천(虛寒咳喘)에 대한 치료: 적당한 양의 가시복 껍질을 삶아 연하게 한 후 가시를 제거하고 빙탕(冰糖)을 넣어 먹는다.

2. 간염에 대한 치료: 적당한 양의 가시복 껍질을 삶아 연하게 하여 가시를 제거하고 흑설탕을 넣어 나미(糯米)와 죽을 쑤어 먹는다.

주: 가시복의 내장 및 생식소에는 독이 있으므로 식용으로 사용할 수 없다.

32. 번차어(翻車魚)

【학 명】 *Mola mola* Linnaeus　　　【한국명】 물개복치
【중문명】 翻車魚 fan che yu
【영문명】 Molas

번차어는 우리나라의 개복치과 어류를 말한다. 번차어(翻車魚)는 대형의 대양성 어류로 세계 각 해역에 모두 산출된다. 중국에는 남부 연해의 거주민들이 그 간유(肝油)로 외상을 치료하고 있으며, 치료 효과도 확실하다. 우리나라에는 개복치(*Mola mola*)와 물개복치(*Masturus lanceolatus*) 2종이 있다.

【원동물】 1. 개복치과동물　　개복치(翻車魨科動物　　翻車魨; *Mola mola* Linnaeus). 몸은 좌우로 납작하고 둥근 난원형이다. 몸의 후단은 절단된 것과 같은 형태이고, 진정한 꼬리지느러미가 없다. 양 턱의 이빨은 유합되어 한 개씩의 큰 치판(齒板)을 형성한다. 눈은 작고 머리의 등쪽에 위치한다. 콧구멍은 눈 앞의 좌우에 각각 2쌍이 있다. 입은 작다. 양 턱의 이는 유합(愈合)되어 하나의 큰 아판(牙板)을 형성하며 앞 끝의 중앙에는 틈새가 없다. 몸에는 비늘이 없고 피부는 거칠다. 측선은 없다. 등지느러미는 하나로 항문(肛門) 뒤의 위쪽에서 시작되며 높고 뾰족하다. 등지느러미와 뒷지느러미는 모양이 같고 대칭으로 위치한다. 가슴지느러미는 짧고 둥글다. 꼬리지느러미는 넓고 짧으며 가장자리는 물결 모양으로 곡선을 이루고 양 끝은 등지느러미, 뒷지느러미와 각각 연결되어 있다. 배지느러미는 없다. 몸은 암청

색 또는 회갈색을 띠고 배의 앞부분은 은백색을 띤다. 어미의 전장은 3m에 달한다(그림 3—36).

대형 어류로 열대와 아열대의 바다에 주로 서식하며 온대와 한대 해역에도 출현한다. 작은 물고기, 연체동물과 부유성 갑각류를 먹는다. 우리나라의 동해와 남해에 분포하고, 중국에는 연해 지역에 분포한다.

2. 개복치과동물 물개복치(翻車魨科動物 矛尾翻車魨; *Masturus lanceolatus* Liénard). 몸은 좌우로 납작하고 둥근 난원형이다. 몸의 후단의 중심 부분이 뾰족하게 돌출되어 있다. 양 턱의 이빨은 유합되어 한 개씩의 큰 치판(齒板)을 형성한다. 배지느러미가 없으며, 등지느러미와 뒷지느러미는 몸의 후반부에 수직으로 위치한다. 등은 암청색을 띠고 체측과 배는 은청색 바탕에 암청색의 둥근 반점들이 비교적 일정한 간격으로 배열되어 있다. 어미의 전장은 약 3m에 달한다(그림 3—37).

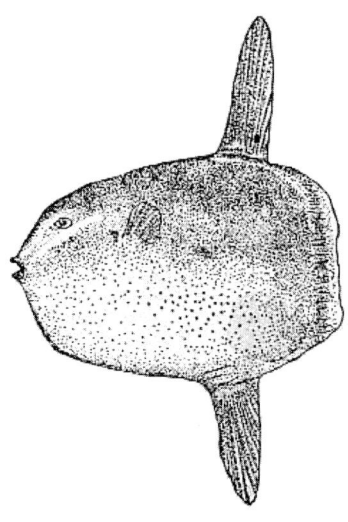

그림 3—36 개복치(翻車魨)

개복치와 비슷하지만 개복치는 꼬리지느러미 후연이 둥근 반면, 물개복치는 꼬리지느러미 중앙 부분이 꼬리처럼 길게 돌출되어 구분된다. 따뜻한 바다의 표층에 서식하고 부유생물을 먹는다. 우리나라의 동해에 분포하고, 중국에는 남중국해에 분포한다.

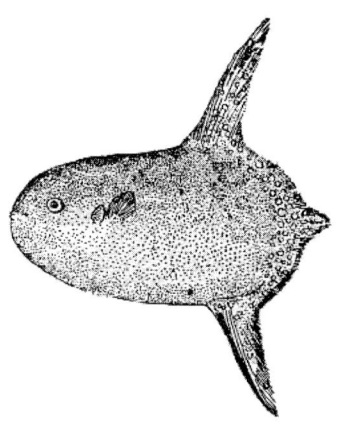

그림 3—37 물개복치(矛尾翻車魨)

【약 재】 개복치 또는 물개복치의 간을 약으로 사용한다. 배를 갈라 간을 꺼내어 95℃의 조선하에서 제유(製油)하여 병에 넣어 비축한다. 이 제품은 황등색을 띠며, 독특한 냄새가 있다.

【성미 및 귀경】 苦, 鹹, 凉. 肝, 大腸經에 들어간다.

【응 용】 질타손상(跌打損傷), 화상을 치료한다. 기름을 취하여 환부에 바른다.

주: 간장(肝臟) 및 난소(卵巢)에는 모두 독이 있으므로 식용할 수 없다.

33. 자하호어(刺鰕虎魚)

【학 명】 *Acanthogobins flavimanus* Temminck et Schlegel
【한국명】 문절망둑
【중문명】 刺鰕虎魚 ci xia hu yu
【영문명】 Oriental goby
【이 명】 사어(鯊魚 또는 沙魚); 하호어(鰕虎魚)

자하호어(刺鰕虎魚)는 《본초강목(本草綱目)》에서 원명을 사어(鯊魚)라고 하여 이시진(李時珍)은 "이는 바다의 상어가 아니고 남방 지역 계곡의 작은 물고기다. 모래 구덩이에서 입으로 모래를 불며 수영하면서 모래를 먹는다."라고 처음으로 기술하였으며 또 "사어(鯊魚)가 큰 것은 길이가 4~5치(寸)이고 머리와 꼬리는 대개 크다. 머리는 송어와 같고 꼬리는 둥글면서 선(鱔)과 같으며 살이 많고 입술이 두텁고 비늘은 잘고 황백색으로 검은 색의 반점이 있다. 등에는 등지느러미 가시가 매우 굳세다. 꼬리는 가닥지지 않았다. 어릴 때 바로 새끼를 밴다. 아주 맛깔스럽다. 보통 가랑어(呵浪魚)라고 한다."라고 하였다. 이상 서술에 의하면 사어(鯊魚)가 곧 자하호어(刺鰕虎魚)이다.

【원동물】 망둑어과동물 문절망둑(鰕虎魚科動物 刺鰕虎魚; *Acanthogobius flavimanus* Temminck et Schlegel). 몸길이는 약 10cm이다. 앞부분은 대체로 원주형이고 뒷부분은 옆으로 납작하다. 머리는 크고 입은 길고 눈은 중등 크기이며 입술은 두텁다. 새파(鰓耙)는 짧고 아주 굵다. 목,

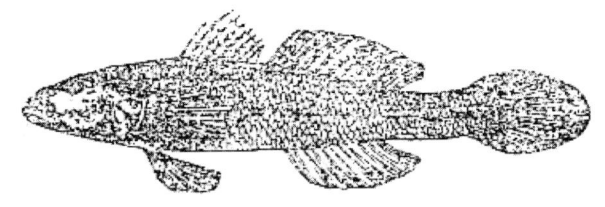

그림 3—38 문절망둑(刺鰕虎魚)

볼, 가슴과 아가미는 작고 둥근 비늘에 덮여 있다. 몸은 대부분 작은 즐린(櫛鱗)으로 덮였다. 두 개의 등지느러미는 갈라졌으며 가슴지느러미는 넓고 크다. 배지느러미는 길고 반상(盤狀)이며 꼬리지느러미는 원형이다. 옆몸 정중(正中)에는 세로 된 대형의 어두운 색의 반점이 한 줄 있고 위쪽은 회갈색이고 아래쪽 색깔이 보다 연하며 입 부위의 색은 보다 짙고 턱 부위는 어두운 색의 줄무늬가 있다(그림 3—38).

연해 및 강물의 밑층에서 서식하며 작은 새우, 작은 물고기 등을 먹이로 한다.

우리나라 남해안과 서해안에 인접한 강하구에 분포한다. 중국에는 연해 각 지역에 분포되어 있으며 특히 남부에 많다.

【약 재】 문절망둑의 육을 약으로 사용한다. 포획한 문절망둑(刺鰕虎魚)은 비늘과 내장을 제거하고 깨끗이 씻어 햇볕에 말려 비축한다.

【성 분】 피부와 아가미에는 tunaxanthin, lutein, Zeaxanthin, β-ca-rotene, Cryptoxanthin, astacene, a-doradecin을 함유한다. 육에는 비타민 B_{12}, actomyosin, lecithin, 대량의 단백질, 지방, 당류, 무기염을 함유하고 또 하돈독소(河豚毒素; tetrodotoxin)와 비슷한 신경독소를 추출할 수 있다.

【성미 및 귀경】 甘, 鹹, 平. 脾, 腎經에 들어간다.

【응 용】 난중익기(暖中益氣), 보신장양(補腎壯陽), 건근골(健筋骨), 행혈맥(行血脈), 소식(消食) 효능이 있다. 주로 허한복통(虛寒腹痛), 위통(胃痛), 음위(陰痿), 유정(遺精), 소화불량(消化不良) 등을 치료한다. 양은 100~200g으로 한다.

1. 소아감적(小兒疳積)에 대한 치료: 하호어육(鰕虎魚肉)을 100g 산사(山楂) 30g을 물에 달여 하루 2회씩 복용한다(소화불량도 치료).

2. 음위(陰痿), 유정(遺精)에 대한 치료: 하호어육(鰕虎魚肉) 100g, 토사자(菟蕬子) 50g, 황기(黃芪) 50g을 함께 곱게 가루로 만들어 하루 2회 10g씩 복용한다.

34. 당슬어(塘虱魚)

【학 명】 Clarias Fuscus 【한국명】 수염메기
【중문명】 塘虱魚 tang shi yu
【영문명】 White-spotted freshwater catfish
【이 명】 암정어(暗釘魚); 호자염(胡子鯰); 수자점(鬚子鮎)

당슬어(塘虱魚)는 암정어(暗釘魚)라고도 하고 《본초구원(本草求原)》에서 처음으로 기술하였다. 《중약대사전(中藥大辭典)》, 《중국약용동물지(中國藥用動物誌)》 및 《광서약용동물(廣西藥用動物)》 등에 모두 기술되었으며 중국의 광동(廣東), 광서(廣西) 등 지역 민간에서는 흔히 약용한다.

【원동물】 호자염과동물 수염메기(胡子鯰科動物 胡子鯰; Clarias fuscus Lacepede). 몸은 날씬하고 길며 전체 길이는 14cm 정도이고 앞부분은 편평하며

뒷부분은 옆으로 편평하다. 머리는 넓고 입은 무디면서 넓으며 눈은 작고 콧구멍은 양 옆에 각 2개씩이 입 가까이에 있다. 촉수(觸鬚)가 네 쌍으로 위턱에 한 쌍이 가장 길고 비수(鼻鬚) 한 쌍이 가

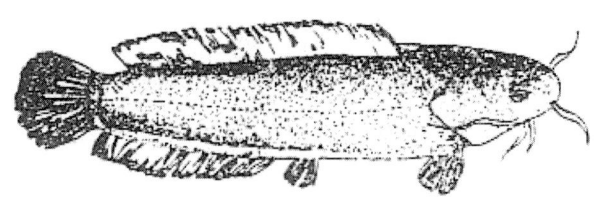

그림 3—39 수염메기(胡子鯰)

장 짧으며 아래턱 수염 두 쌍은 중간 크기이다. 등지느러미의 기부는 매우 길어 거의 꼬리지느러미와 이어지며 가슴지느러미는 원형으로 단단한 가시가 하나 있으며 배지느러미는 다음의 엉덩이지느러미 기점까지 뻗었고 엉덩이지느러미의 기점은 항문과 바싹 붙었으며 끝은 등지느러미의 끝과 상대한다. 꼬리지느러미는 둥근 부채형이다. 몸은 매끄럽고 비늘이 없으며 측선(側線)이 있다. 몸은 갈흑색으로 배쪽은 보다 엷다(그림 3—39).

아열대 또는 열대의 담수어류로 못, 도랑, 논밭, 강물의 수초가 무성한 곳 또는 그늘지고 어두운 동굴 속에서 서식하면서 밤에 활동하고 수생 곤충과 작은 물고기, 작은 새우등을 먹이로 하며 무리짓는 성질이다.

우리나라 메기의 일종이다. 중국에는 남방 지역의 강물, 호수에 모두 분포되어 있다.

【약　재】 당슬어(塘虱魚)의 내장을 제거하고 신선한 것을 약으로 사용한다. 언제나 잡을 수 있으며 사용할 때에는 배를 가르지 않고 아가미구멍으로 내장을 제거한다.

【성　분】 당슬어육(塘虱魚肉)에는 비타민 B_1, 비타민 B_2, 비타민 C, Ca, 단백질과 카로티노이드Carotin 등을 함유한다. 지방에는 Myristic acid, Palmitic acid, Stearic acid, Arachic acid, C_{14}, C_{16}, C_{18}, C_{20}, C_{22}, 불포화지방산이 함유되어 있다.

【성미 및 귀경】 甘, 鹹, 凉. 心, 脾, 腎經에 들어간다.

【응　용】 자신흥양(滋腎興陽), 보혈조중(補血調中), 평천소감(平喘消疳) 효능이 있다. 요슬산통(腰膝酸痛), 역경(逆經), 소아감적(小兒疳積), 천식(喘息) 등을 치료한다. 사용량은 50~100g으로 한다.

1. 소아감적(小兒疳積)에 대한 치료: 당슬어(塘虱魚) 100g, 자배금우(紫背金牛) 15g을 물로 달여 식육음탕(食肉飮湯) 한다.

2. 천식(喘息)에 대한 치료: 당슬어(塘虱魚) 1 마리의 뱃속에 칠엽일지화(七葉一枝花)가루 5g을 넣고 쪄서 한번에 한 마리씩 7일을 한 치료 기간으로 하여 매

일 먹는다.

3. 비출혈(鼻出血)에 대한 치료: 당슬어(塘蝨魚) 3 마리, 흑대두(黑大豆) 100g을 함께 삶아 먹는다.

35. 사어육(鯊魚肉)

【소 속】 Mustelus, Triakis, Carcharhinus 의 소속 【한국명】 별상어, 까치상어, 흉상어, 개상어 등의 류
【중문명】 鯊魚肉 sha yu rou
【영문명】 dogfish, dogshark
【이 명】 교어(鮫魚), 사어(沙魚)

사어육(鯊魚肉)은 상어고기를 말하며,《식료본초(食療本草)》에서 "오장(五臟)"을 돕는다"라고 처음으로 소개되었다.《본초강목(本草綱木)》에서는 교어(鮫魚)라고 하여 "어회(魚膾)"를 먹은 뒤의 식적불소(食積不消)를 치료한다."라고 하였다. 현재 중국 연해 지역 어민들은 위병(胃病)을 치료하는데 흔히 개상어와 까치상어 그리고 흉상어 속의 상어고기를 사용한다.

【원동물】 1. 까치상어과동물 개상어(皺唇鯊科動物 灰星鯊; *Mustelus griseus* Pietschmann). 이빨은 작고 많으며 돌을 깔아 놓은 모양으로 배열되어 있다. 등지느러미는 2개이고, 꼬리지느러미는 상하가 비대칭으로 상엽이 하엽보다 크다. 몸은 균일하게 회색을 띠고 배는 밝은 색을 띤다(그림 3—40).

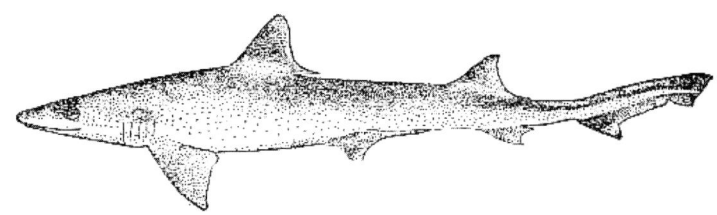

그림 3—40 개상어(灰星鯊)

태생 상어로 한 배의 출산개체수는 5~16마리이다. 태어날 때 전장은 약 30㎝ 미만이고, 어미는 1m 정도 자란다. 바다의 바닥에서 생활하며 무척추동물을 주로 먹는다. 우리나라의 남해안에 분포하고, 중국에는 동중국해와 남중국해에 분포한다.

2. 얼룩상어과동물 얼룩상어(鬚鯊科動物 條紋斑竹鯊; *Chiloscyllium plagiosum* Bennett). 몸이 길고 주둥이는 둥글며 입은 주둥이 아래, 눈 보다 전방에 위치한다. 등지느러미는 크고 둥글거나 혹은 약간 각을 이루며, 그 크기는 배지느러미와 거의 같다. 제1등지느러미와 제2등지느러미 사이의 거리는 짧아서 제1등지느러미 기부의 길이보다 약간 길다. 제1등지느러미는 배지느러미의 중간 부분 위쪽이나 이보다 약간 뒤에서 시작된다. 뒷지느러미는 매우 낮고 꼬리지느러미와 연결되어 있다. 몸에는 어두운 갈색 바탕에 많은 흰색 반점이 있으며, 10여 개의 폭넓은 흑갈색 가로줄무늬가 비교적 일정한 간격으로 나타난다. 태어날 때 전장은 20cm이고 약 1m까지 자란다. 난태생이며 해저의 돌과 해초가 무성한 곳에 살고, 대부분 야행성으로 저서어류를 주로 먹는다. 우리나라의 남해에 분포하고, 중국에는 동중국해와 남중국해에 분포한다(그림 3—41).

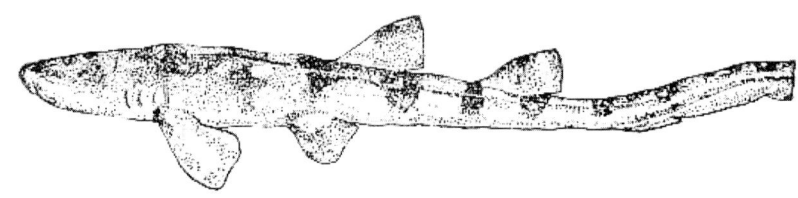

그림 3—41 얼룩상어(條紋斑竹鯊)

【약 재】 상어의 육질을 약으로 사용한다. 연중 언제나 포획하여 고기를 비축한다.

【성 분】 고기에는 100g당 단백질 21.29%, 지방 0.66%, 무기염 0.96%가 함유되어 있고, 뇌와 난소에는 Cphalin, Lecithin, Neurolecithin 및 콜레스테롤이 함유되어 있고, 척수에는 콜레스테롤이 풍부하게 함유되어 있다.

【성미 및 귀경】 甘, 鹹, 平, 微毒. 腎, 脾經에 들어간다.

【응 용】 보비(補脾), 이수(利水), 강장(强壯) 효능이 있으며, 비허부종(脾虛浮腫), 구병체허(久病體虛), 창상(創傷)이 잘 아물지 않는 것을 치료한다. 양은 적당히 한다.

1. 구병체약(久病體弱), 비허부종(脾虛浮腫)에 대한 치료: 상어의 육류 100g, 백출(白朮) 30g, 진피(陳皮) 15g을 오래 달여 충분히 익힌 후 고기와 국물을 하루에 2회씩 1주일 복용한다.

2. 상구(傷口)의 유합완만(癒合緩慢)에 대한 치료: 신선한 상어고기에 적당한

양의 초(醋)를 넣고 볶아 먹으며, 창상(創傷)의 경우에는 양껏 먹어야 한다.

주1: 상어의 지느러미에는 500g당 단백질 41.8g, 지방 1.5g, 회분 11.0g, 칼슘 730mg, 인 970mg, 철 76.0g, 탄수화물 등이 포함되어 있다. 보폐기(補肺氣), 탁창독(托瘡毒), 소담(消痰), 건위(健胃) 등 효능이 있고, 폐기허약(肺氣虛弱), 창독(瘡毒) 등을 치료한다.

주2: 적당한 양의 상어 뼈와 녹두로 국을 끓여서 아침 저녁으로 1회씩 공복에 복용하면 복사(腹瀉)를 치료한다.

주3: 상어의 태(胎)는 자보강장(滋補强壯) 작용이 있어 구병체허(久病體虛), 해수(咳嗽)에 사용한다. 삶아 먹거나 가루로 만들어 물에 타서 먹는다.

주4: 경사(鯨鯊)의 담즙 중에는 답즙산, 우황(牛黃) 담즙산과 담색소 칼슘염을 함유하여 해독작용이 있으며, 창옹(瘡癰)을 치료한다. 담(膽)을 취하여 술과 훈건(薰乾)하고 사용할 때 건품(乾品)을 가루 내어 물 또는 차유(茶油)에 섞어 창옹(瘡癰) 환부에 고루 바른다.

주5: 상어의 연골과 골수(骨髓), 인대 및 혈관 조직 중에는 모두 연골소(軟骨素)가 함유되어 있어서 황산 연골소를 정제할 수 있다. 본 제품은 혈액의 지방질을 떨어뜨리고 동맥경화와 응혈작용을 막는다. 임상에서는 동맥경화, 관상동맥경화증 등의 치료에 사용한다. 매일 3회 1.5g씩 복용한다.

36. 어간유(魚肝油)

【소 속】 *Notorynchus cepedianus* Peron 의 소속　【한국명】 간유(肝油)
【중문명】 魚肝油 yu gan you
【영문명】 Bank oil; Cod liver oil
【이 명】

어류의 간유(肝油)는 상용되는 영양 약이며, 일반적으로 상어류의 간장(肝臟)으로 만들어지는 제품이다. 중국에서는 상어류의 자원이 풍부하여 많이 이용된다.

【원동물】 1. 신락상어과동물 칠성상어(六鰓鯊科動物 扁頭哈那鯊; *Notorynchus cepedianus* Peron). 몸은 긴 방추형으로 단면은 원통형이고, 머리와 주둥이가 넓어서 배쪽에서 보면 둥근 포물선형이다. 분수공은 작고 눈은 뒤쪽으로 내려 앉아

있다. 7개의 아가미구멍이 있고, 등지느러미는 몸 뒤쪽에 하나만 있다. 꼬리지느러미 상엽은 뒤로 길게 뻗쳐있고, 하엽은 작아서 상하엽이 비대칭이다. 등은 연한 청회색 바탕에 몸 전체에 잉크를 뿌린듯한 진한 홍갈색 반점이 흩어져 있으며, 배는 밝은 색이다(그림 3-42). 태어날 때 전장은 40~50센티미터이고, 약 3미터까지 자란다. 근해 바닥에 서식하는 어류로 난태생이며 10여마리의 새끼를 낳는다. 먹이는 문어와 다른 상어나 가오리류, 연어 등의 경골어류, 부패한 고기 등이다. 우리나라의 서해와 남해안에 분포하고, 중국에는 동중국해와 황해에서 주로 산출된다.

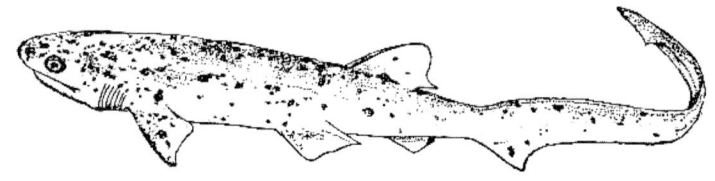

그림 3-42 칠성장어(扁頭哈那鯊)

2. 얼룩상어과 얼룩상어(鬚鯊科動物 條紋斑竹鯊; *Chiloscyllium plagiosum* Bennett) (35. 사어육 참조)

【약 재】 연중 상어를 잡아 간장(肝臟)을 취하여 담낭(膽囊)을 제거하고, 잘게 잘라 솥에 넣고 증기를 통하여 82℃(85℃를 초과하지 않도록)로 하면 간세포가 파열되어 기름이 흘러나온다. 여기에 뜨거운 물을 더하여 기름이 분리되게 한 다음 여과하여 불순물을 제거한 후 물로 세척하고 진공(眞空)으로 건조시킨다. 원유(原油)를 0℃로 냉각하여 고체 지방이 석출되면 압력을 가하고 이를 제거한 것이 어간유(魚肝油)이다.

【성 분】 기름 속에는 보통 불포화지방산 감유지(甘油脂)와 포화지방산 감유지를 함유하고 있다. 이 밖에 콜레스테롤, 비타민 A, D가 함유되어 있다. 또 Chimyl alcohal $C_{19}H_{40}O_3$, Batyl alcohal을 함유하고 있다. Isooctadecane은 무색투명한 액체로서 보통 유기용매로는 용해할 수 있으나 아세톤, 알코올, 빙초산, 메탄올에서는 쉽게 용해되지 않는다.

【성미 및 귀경】 甘, 苦, 凉, 肝, 脾經에 들어간다.

【응 용】 본 제품은 영양약으로 보통 야맹증, 각막염, 연골증, 비타민 A, D의 결핍증, 영양 불량 및 질병의 회복기에 사용한다.

주1: 중국의 연해 지역에서 산출되는 상어류는 비교적 많아서 위에서 기술한 2

종 이외에 약으로 사용하는 것으로 고래상어(鯨鯊; *Rhincodon typus*)와 귀상어(雙髻鯊; *Sphyrna zygaena*), 기타 흉상어류(闊口眞鯊; *Carcharhinus latistomus* Fang et Wang) 등 몇 종이 더 있다.

주2: 국외에서는 대구과의 대구(*Gadus macrocephalus*)와 같은 속에 속하는 어류의 간장으로 어간유(魚肝油)를 제조한다. 대구의 간으로 제조한 어간유에는 20~40%에 이르는 비타민 A, D가 함유되어 있다. 대구의 간유(肝油)는 결핵균에 대한 억제 작용이 있으며, 그 불포화지방산의 10만분의 1로도 세균의 번식을 제지할 수 있다. 간유를 이용하여 제조한 고약은 괴저(壞疽) 조직을 신속하게 액화할 수 있다. 임상에서는 대구 간유를 이용하여 욕창(褥瘡), 화상, 창상(創傷), 궤양, 자궁경염 등을 치료하고, 상피(上皮)의 형성을 가속할 수 있어서 상처가 아문 후 흔적을 남기지 않는다. 이같은 효과가 있는 것은 어간유(魚肝油)에 요드와 Terapic acid의 작용이 있기 때문이라고 주장하는 학자도 있다.

주3: 상어의 간으로 비타민 D_2(Calciferol)를 정제할 수 있다. 약으로 사용하는 교성(膠性) 비타민 D_2 칼슘주사액 (Inj, Calciferolis et calcii colloidais)에는 ㎖당 Ca 0.5㎎, 비타민 D_2 0.125㎎이 함유되어 있다. 1㎖를 근육주사 또는 피하 주사하며, 사용 전에는 잘 흔들어 섞어야 한다.

37. 거어담(鋸魚膽)

【소 속】 *Pristis cuspidatus* Latham 의 소속　【한국명】 톱가오리의 쓸개
【중문명】 鋸魚膽 ju yu dan
【영문명】 Swimming sawfish gall
【이 명】

거어담(鋸魚膽)이란 톱가오리(가칭)의 쓸개를 말한다. 톱가오리는 따뜻한 바다 근해의 저층에 서식하는 대형 연골어류이다. 중국에서는 양광(兩廣; 즉, 廣東과 廣西) 연해 지역의 주민들이 일찍부터 톱가오리의 쓸개를 이용하여 병을 치료하였다. 이 어류의 간과 쓸개, 지느러미와 알은 모두 병을 치료할 수 있는 치료제로서 좋은 효과가 있다.

【원동물】 톱가오리(가칭)과동물 첨치톱가오리(鋸鰩科動物 尖齒鋸鰩; *Pristis*

cuspidatus Latham : 한국 없음). 몸은 길고 상하로 납작하다. 등은 둥글고 배는 편평하다. 머리는 삼각형이고 머리 앞쪽으로 견고한 주둥이가 검상(劍狀)으로 돌출되어 있으며, 가장자리에는 21~26쌍의 톱니가 있다. 눈은 타원형이다. 입은 넓고 윗입술의 주름은 작으며 아랫입술은 발달되어 있지 않다. 이는 잘고 많으며 납작하고 매끄럽다. 아가미구멍은 5개로 머리의 뒤쪽 복부(腹部)에 발달되어 있다. 등지느러미는 2개이고 배지느러미는 퇴화되었다. 꼬리지느러미는 상엽과 하엽이 잘 발달되어 있다. 등은 어두운 갈색이고 배는 흰색이다. 가슴지느러미와 배지느러미의 앞 가장자리는 흰색이고, 등과 어깨는 엷은 흰색 가로줄이 1개 있다(그림 3—43). 이 종은 형태적으로 톱상어와 비슷하지만, 아가미구멍의 위치와 꼬리지느러미 모양이 차이가 있고 상어류보다는 가오리류에 가까운 종이다. 중국의 동중국해와 남중국해에 분포하고 있으며, 아직까지 우리나라 연안에서는 보고되어 있지 않다.

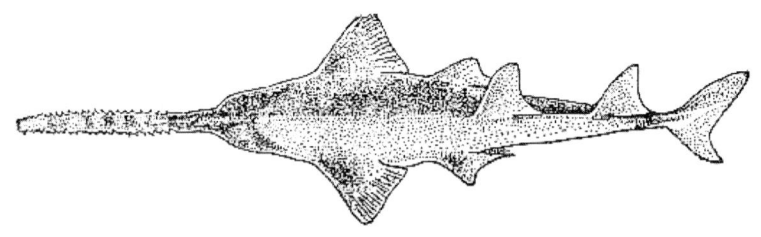

그림 3—43 첨치톱가오리(尖齒鋸鱝)

【약 재】 톱가오리의 쓸개를 약으로 사용한다. 포획한 것은 배를 갈라 쓸개를 꺼내어 날것으로 이용하거나 햇볕에 말린다.

【성 분】 쓸개즙에는 담산(膽酸), 우황담산(牛黃膽酸)과 담색소(膽色素) 칼슘염이 함유되어 있다.

【성미 및 귀경】 苦, 小寒. 肝, 心經에 들어간다.

【응 용】 거풍제습(祛風除濕), 활혈산어(活血散瘀), 소염해독(消炎解毒), 생기염창(生肌斂瘡) 효능이 있다. 류머티스성 관절염, 질타손상(跌打損傷), 담낭염, 옹창절종(癰瘡癤腫), 피부궤양 등을 치료한다.

1. 질타손상(跌打損傷)에 대한 치료: 적당한 양의 톱가오리 쓸개를 황주(黃酒)에 타서 복용한다.

2. 옹(癰)에 대한 치료: 톱가오리 쓸개의 말린 가루를 초(醋)에 넣고 저어서 풀처럼 만들어 환부에 바른다.

3. 담낭염(膽囊炎)에 대한 치료: 신선한 쓸개즙 5~10방울, 또는 쓸개를 말린 가루 5g을 황주(黃酒)에 타서 복용한다

주1: 톱가오리 지느러미에는 교체(膠體) 단백질이 함유되어 있으며, 이는 상등(上等) 지느러미로서 고급 자양제(滋養劑)이다. 보신(補腎), 보혈(補血), 보폐(補肺) 등의 작용이 있다.

주2: 톱가오리의 알은 단백질, 유지질(類指質) 등을 함유하고 있다. 마른 알을 삶아서 익혀 먹으면 이질(痢疾)을 치료할 수 있다.

주3: 간을 쪄서 나온 기름은 폐결핵을 치료할 수 있다. 당(糖)을 첨가하여 매일 아침저녁으로 10㎖씩 복용한다.

톱가오리의 간에서 나온 어간유산(魚肝油酸)은 나트륨을 채취할 수 있다. 본 제품을 주사한 후 혈관 내막을 자극하여 증식(增殖)을 촉진하면 점차적으로 혈관을 경화(硬化)하여 폐쇄시킨다. 하지(下肢) 정맥(靜脈)의 곡장(曲張)과 내치(內痔)에 대하여 일정한 치료 효과가 있다. 부고환(附睾丸)에 주입하면 피임목적을 달성할 수 있다.

38. 해요어(海䱴魚)

【소 속】 *Dasyatis akajei* Müller et Henle 의 소속　【한국명】 노랑가오리속
【중문명】 해요어(海䱴魚) hai yao yu
【영문명】 Ray flesh
【이　명】 적홍(赤魟)

해요어(海䱴魚)는 《본초습유(本草拾遺)》에서 처음으로 기술하였다. 《본초강목(本草綱目)》에서는 제44권 인(鱗)부 4에 기술되었고, 《광서약용동물(廣西藥用動物)》, 《중국약용해양생물(中國藥用海洋生物)》에도 기술되어 있다. 중국 연해지역의 어민들은 지금도 이 어류를 이용하여 병을 치료하고 있으며 효과가 비교적 좋다. 해요어는 우리나라의 노랑가오리 속 어류를 말한다.

【원동물】 가오리과동물 노랑가오리(魟科動物 赤魟; *Dasyatis akajei* Müller et Henle). 몸은 상하로 매우 납작하며 체반의 전반부가 다소 넓고 뒤쪽은 좁아서 오각형을 이룬다. 주둥이 길이는 짧고 끝 부분은 뾰족하다. 위턱에 29~30개, 아래턱에 33~47개의 이빨이 있다. 어미는 등의 정중앙에 가시 모양의 작은 돌기들이 1열로

나타난다. 분수공은 크고 눈의 바로 뒤쪽에 비스듬이 위치한다. 꼬리는 채찍 모양으로 길고 뒤로 갈수록 실 모양으로 가늘어지며, 꼬리의 등쪽에 크고 강한 가시가 있어서 찔리면 통증이 심하다. 등지느러미와 뒷지느러미는 없고, 가슴지느러미는 약간 넓다. 등쪽의 체반 중앙과 꼬리는 진한 갈색이고, 배쪽의 중앙부는 흰색이며 가장자리는 주황색을 띤다(그림 3—44).

어미의 전장은 약 1m에 달한다. 난태생이며 여름철에 내만의 얕은 모래·펄 바닥에 5~10마리의 새끼를 낳는데, 이때 새끼의 체반 폭은 약 10㎝이다. 근해의 해저에 서식하며, 연체동물과 갑각류 및 기타 어류를 먹는다. 먹이를 먹을 때 이외에는

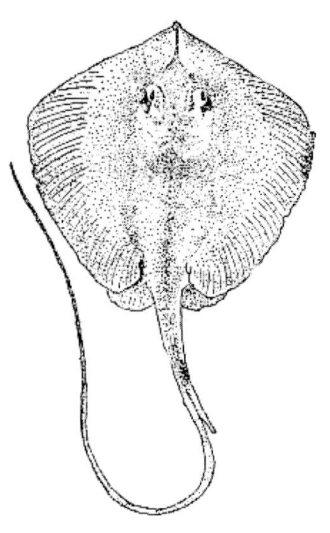

그림 3—44 붉은가오리(赤魟)

바닥의 모래에 몸을 묻고 눈과 분수공만 내 놓고있다. 우리나라의 서해와 남해안에 흔하게 분포하고, 중국에는 주로 동중국해와 남중국해에 분포하며, 황해(黃海)와 발해(渤海)에도 분포한다.

【약 재】 노랑가오리의 꼬리 가시를 약으로 사용한다. 연중 언제나 포획하여 꼬리의 가시를 취하여 깨끗이 씻고 햇볕에 말려 비축한다.

【성미 및 귀경】 甘, 鹹, 寒, 無毒. 心, 脾, 胃經에 들어간다.

【응 용】 청열해독(淸熱解毒), 소징산결(消癥散結) 효능이 있다. 유선염(乳腺炎), 인후염(咽喉炎), 학질(瘧疾), 위암, 식도암 등을 치료한다. 양은 1~2g으로 한다.

1. 유선염(乳腺炎), 인후염(咽喉炎)에 대한 치료: 노랑가오리 1g을 약한 불에 말려 가루를 내어 매일 2회 황주(黃酒)에 타서 복용한다.

2. 식도암, 위암에 대한 치료: 노랑가오리 7마리를 약한 불에 말려 가루를 내어 매일 1회 아침 식초에 타서 공복에 복용한다. 7일을 1회 치료 기간으로 하고 2~3일 멈추었다가 다시 계속하여 복용한다.

주1: 노랑가오리의 육(肉)은 자음보혈(滋陰補血)의 작용이 있다. 남성의 백탁임고(白濁淋膏), 음경삽통(陰莖澁痛)을 치료한다. 삶아 익혀 먹으면 양은 제한이 없다.

주2: 꼬리 가시는 독이 있다. 이것에 찔리면 심한 통증과 홍종(紅腫), 발열(發熱), 외한(畏寒) 등의 증상이 나타난다. 만약 손을 찔리면 관절운동이 마비되고 완쾌한 후에도 후유증이 있으며, 심한 경우에는 치사할 수도 있다. 응급치료법은 찔

렸던 꼬리 가시를 약한 불에 말리고 갈아서 환부에 바른다. 또 적당한 양의 녹두(綠豆)를 찧어 부수어 물에 타서 복용한다. 명반(明礬)물로 환부를 씻으면 더욱 좋다.

39. 팽어새(鰏魚鰓)

【소 속】 Manta, Mobula 의 소속   【한국명】 쥐가오리 속
【중문명】 팽어새(鰏魚鰓) peng yu sai
【영문명】 devil ray
【이 명】 각팽(角鰏), 각연(角燕)

팽어새(鰏魚鰓)라 함은 쥐가오리류의 아가미를 일컫는 것으로 이것은 최근에 약으로 사용하기 시작하였다. 옛 "본초(本草)"에는 없으며, 중국 광서(廣西)지방에서 투진해독(透疹解毒)으로 사용하는 것이 최근에 와서 밝혀졌고 치료 효과도 좋다. 《광서약용동물(廣西藥用動物)》과 《아국해양약용생물(我國海洋藥用動物)》 등에 모두 기술되어 있으며, 자원도 풍부하여 널리 보급할 만한 가치가 있다.

【원동물】 1. 쥐가오리과동물   만타가오리(가칭)(蝠鱝科動物   雙吻前口蝠鱝; *Manta birostris* Donndorff: 한국 없음). 체반은 마름모형이고 머리지느러미가 귀모양으로 앞으로 돌출되어 있으며 옆으로 납작하고 자유로이 흔들 수 있다. 또 아래에서 위로 돌려 감을 수 있고 관상(管狀)을 이룬다. 눈은 크다. 입은 머리의 앞쪽 가장자리에 위치하고 아래턱이 돌출되어 있다. 위턱은 이가 없으며 아래턱에는 가늘고 좁은 아대(牙帶)가 한 개 있다. 이는 잘고 약 100여개가 있으며 종행(縱行)으로 배열되어 있다. 등지느러미는 1개로 작다. 꼬리는 가늘고 짧으며 꼬리 가시는 하나로 피하(皮下)에 싸여 있다. 등은 연한 청회색이다. 어미의 등은 진한 청갈색이고 머리 옆으로부터 견구(肩區)까지 회백색의 큰 무늬가 1쌍 있으며, 배는 엷은 흰색을 띤다

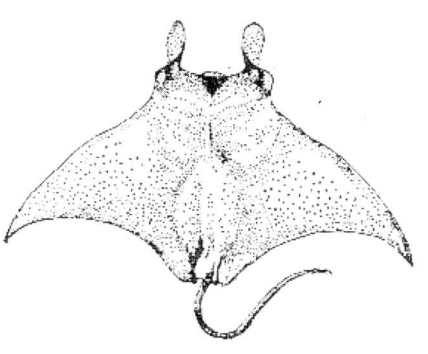

그림 3—45
만라가오리(雙吻前口蝠鱝)

(그림 3—45). 따듯한 바다의 중·상층을 헤엄쳐다니는 대형 가오리류이며, 우리나라 연안에 출현하는 쥐가오리와 매우 비슷하지만 입이 머리의 앞쪽 가장자리에 위치하고, 꼬리가 짧은 점으로 꼬리지느러미가 길고 입이 머리의 복부에 위치하는 쥐가오리와 구분된다. 부유성 갑각류와 작은 물고기를 먹는다. 우리나라에는 아직 보고된 바 없고, 중국에는 황해, 동중국해, 남중국해에 분포한다.

2. 쥐가오리과 일본쥐가오리(蝠鱝科動物 日本蝠鱝; *Mobula japonica* Müller et Henle). 체반의 폭이 매우 넓은 마름모형이다. 가슴지느러미의 일부가 머리 앞쪽에 귀모양으로 돌출되어 있고, 양쪽으로 분리되어 머리지느러미를 형성한다. 입은 머리의 배쪽에 위치하고, 양 턱에 이빨이 있다. 꼬리부는 실처럼 길게 신장되었고, 체반 뒤쪽에 작은 등지느러미가 있으며 그 뒤에 가시가 있다. 뒷지느러미는 없다. 체반의 등쪽은 붉은 빛을 띤 회색이고, 배쪽은 흰색이다. 어미의 전장은 2.5m에 이른다. 위의 만타가오리와 비슷하지만 꼬리지느러미가 몸의 3배로 몸

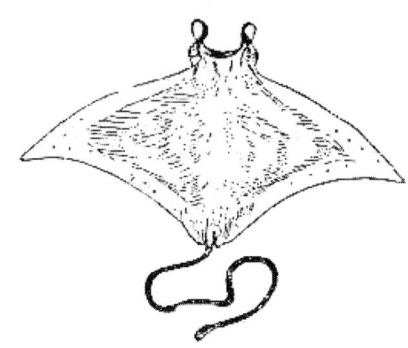

그림 3—46
일본쥐가오리(日本蝠鱝)

의 1.2배인 만타가오리와 구분된다(그림 3—46). 따뜻한 바다의 중층을 헤엄쳐 다니며 부유생물과 작은 물고기를 먹는다. 태생어이며 한 배의 출산개체수는 약 8마리이다. 영명이 뜻하는 "devil"과는 어울리지 않게 바다의 표층과 중층을 헤엄쳐 다니면서 새우 등 작은 동물을 먹는 온순한 어류이다. 우리나라 서해 남부와 남해 먼 바다에 분포하고, 중국에는 동중국해와 남중국해에 분포한다.

【약 재】 건조한 쥐가오리의 아가미를 팽어새(鯸魚鰓)라고 하며 약으로 사용한다(그림 3—47). 여름과 가을에 포획하여 아가미를 떼어 담수에 함질(鹹質)을 씻어내고 햇볕에 말린다. 건조하고 서늘하며 통풍이 잘 되는 곳에 보관한다.

【성미 및 귀경】 甘, 苦, 溫. 心, 大腸經에 들어간다.

【응 용】 활혈(活血), 투진(透疹), 해독(解毒) 효능이 있다. 소아홍역, 창독(瘡毒) 및 질타손상(跌打損傷) 등을 치료한다.

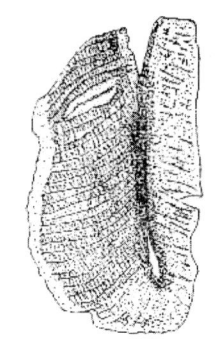

그림 3—47
팽어새(鯸魚鰓)

1. 소아의 홍역불출(紅疫不出), 고열불퇴(高熱不退)에 대한 치료: 쥐가오리 아가미 20g을 물에 달여 2회분으로 나누어 아침 저녁으로 각각 1회씩 복용한다.
2. 창양(瘡瘍)에 대한 치료: 쥐가오리 아가미 10g을 물에 달여 하루 2회식 복용한다.

40. 비어(鯡魚)

【학 명】 *Clupea pallasii* Valenciennes 　【한국명】 청 어
【중문명】 비어(鯡魚) fei yu
【영문명】 Pacific hering, hering
【이 명】 태평양비어(太平洋鯡魚); 청조어(靑條魚)

비어(鯡魚)란 청어를 말하며 옛 "본초(本草)"에는 없다. 근년에 어획량이 매년 증가하여 이를 가공하는 과정에서 대량의 어백(魚白; 精巢)이 축적되어 Protamine, Deoxynucleotide, Arginine을 정제할 수 있게 되었다. 중국에서는 임상에 이용하고 있으며, 질병에 대하여 비교적 치료 효과가 좋다.

【원동물】　　청어과동물　　청어(鯡科動物　太平洋鯡; *Clupea pallasii* Valenciennes). 몸은 길고 좌우로 납작하다. 위턱과 아래턱의 길이는 거의 같고, 위턱의 후단은 비교적 짧아서 눈의 중간 부분에 도달한다. 눈은 비교적 크고 지검(脂瞼)이 발달되어 있다. 배의 정중앙에는 끝이 무딘 인판이 배지느러미 앞과 뒤에 발달되어 있다. 체측 상반부는 진한 청색이고, 배는 밝은 은백색을 띤다(그림 3—48).

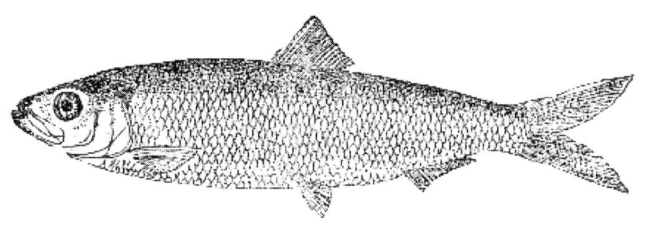

그림 3—48 청어(太平洋鯡)

어미의 표준체장은 약 30센티미터이다. 수온이 낮은 해역에 살며 요각류와 치

어를 주로 먹는다. 주산란기는 3월과 5월 사이이며, 연안의 해조에 알을 붙인다.

　　수정후 부화하는데 까지 약 1개월, 부화 후 어미가 되는데는 약 3~4년이 소요되고, 오래 사는 것의 수명은 12년이다. 잔 가시가 많지만 맛이 있는 어류로 주요 어업 대상종이고, 구이나 훈제로 이용된다. 우리나라의 동해에 분포하고, 중국의 주산지는 황해(黃海)이다.

　　【약　재】 청어의 육질을 약으로 사용한다. 산란 후 포획하며 육질을 날것으로 이용한다.

　　【성미 및 귀경】 鹹, 溫. 腎, 肺經에 들어간다.

　　【응　용】 이뇨(利尿), 해독(解毒) 효능이 있다. 부종(浮腫), 소변불리(小便不利), 폐결핵 등을 치료한다. 양은 적당히 한다.

　　주1: 어란(魚卵)은 천식을 치료한다. 어란을 같은 양의 감초와 섞어 약한 불에 말려 가루를 내어 하루 3회 5g씩 복용한다.

　　주2: 성숙한 정소(精巢)에서 Protamine, Deoxynucleotide, Arginine을 정제할 수 있다. 어정단백(魚精蛋白; Protamine)과 그 제제(製劑)는 당뇨병, 돌발한 전염성 간염의 출혈(出血)에 적용할 수 있다. 또 간소(肝素)의 과다한 주사로 인한 소화기관의 급성 출혈, 폐결핵에 의한 각혈(咯血)에 대하여도 비교적 좋은 지혈작용이 있다.

　　Deoxynucleotide로 제조한 DNA-Mononucleotide Na 주사액은 재생장애성 빈혈, 과립백혈구감소증, 혈소판감소자전, 만성방사(慢性放射)에 의하여 야기된 백혈구의 하강증(下降症) 등에 대해 치료 효과가 비교적 좋다. 간염 환자에게 이 약을 사용하면 혈장단백질이 정도는 다르지만 향상되며, 알부민 및 글로브린의 양은 정상으로 회복된다. 환자의 자각(自覺) 증상도 현저하게 호전되며 식사량이 증가되고 수면이 개선된다. 또 사지가 유력해지고 체중이 증가되며 정신이 맑아진다. Arginine은 간혼미(肝昏迷)나 간암 환자에게 일정한 효과가 있다.

41. 청어담(靑魚膽)

【소　속】 *Fel myloparyngodontis picei* 의 소속　【한국명】 청어(原動物)의 쓸개
【중문명】 靑魚膽 qing yu dan
【영문명】 Black carp gall

【이 명】 청어쓸개

청어담(青魚膽)은 《식료본초(食療本草)》에서 처음으로 기술하여 "사람 눈에 이롭다. 주로 즙(汁)을 취하여 눈에 넣어 목암(目闇)을 치료하며 열창(熱瘡)에도 바른다."라고 하였다. 《본초강목(本草綱目)》, 《본경봉원(本經逢原)》등에서도 모두 약용으로 기술하고 있다. 본 종은 우리나라 해산어류인 청어가 아니라 중국 양자강 이남에 서식하는 잉어과 어류이다. 국내에는 서식하지 않는다.

【원동물】 이과동물 청어(鯉科動物 青魚; *Mylopharyngodon piceus* Richardson). 환(鯇) 또는 흑환(黑鯇)이라고도 한다. 몸체는 긴 원형이며 약간 납작하고 등과 배는 모두 무딘 원을 이룬다. 머리는 작고 주둥이는 무딘 원이다. 눈은 작고 옆면에 위치해 있다. 입은 작고 끝에 위치해 있으며 호형(弧形)을 이루며 수염이 없다. 등지느러미에는 가시가 없으며 그 기점(起點)은 배지느러미와 마주하고 있다. 가슴지느러미는 뒤로 꺾어져 배지느러미에 이르지 못하며 배지느러미는 발달하지 않았다. 엉덩이지느러미는 잘린 형이다. 꼬리지느러미는 깊이 어긋난 모양이다. 전체는 청흑색으로 등은 청회색 혹은 황회색이며 옆면은 짙은 황금색 혹은 황백색이며 배는 백색이며 등지느러미와 꼬리지느러미는 색이 어둡고 엉덩이지느러미와 가슴지느러미, 배지느러미는 색깔이 모두 연하다(그림 3—49).

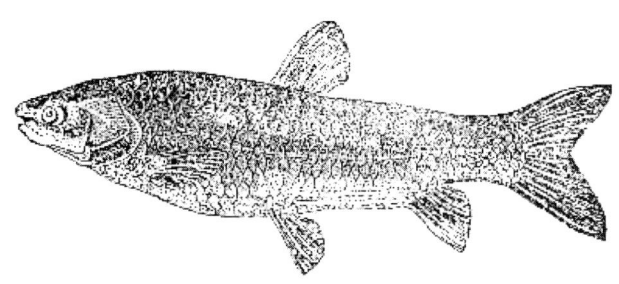

그림 3—49 청어(青魚)

강하(江河)의 중하층(中下層)에서 서식하며 나류(螺類), 잠자리의 유충 등을 먹이로 한다.

중국에는 양자강(揚子江) 이남의 각 지방에서 주로 산출되며 북방에는 비교적 적다.

【약 재】 청어(青魚)의 담(膽)을 약으로 사용한다. 사계절 언제나 채취하며 배를 갈라 담낭(膽囊)을 꺼내어 통풍이 잘 되는 곳에서 음건(陰乾)하거나 혹은 생용(生用)한다.

【성미 및 귀경】 苦, 寒, 無毒. 肝, 腎經에 들어간다.

【응 용】 청열해독(淸熱解毒), 퇴예명목(退翳明目) 효능이 있다. 목적종통(目赤腫痛; 結膜炎), 열창(熱瘡) 등을 치료한다. 외용은 적당한 양으로 한다.

1. 목적종통(目赤腫痛)에 대한 치료: 청어(靑魚)의 담즙을 매일 3~4회 눈에 떨어뜨려 넣는다.

2. 두선(頭癬 또는 白禿)에 대한 치료: 청어담(靑魚膽), 목별자(木鼈子), 대황(大黃)의 같은 양을 함께 곱게 갈아 가루로 만들어 참기름으로 풀처럼 반죽하여 환처에 바른다.

주: 《본초강목(本草綱目)》에서는 각종 어담(魚膽)과 각종 치료 효과로 가물치 담(魚膽)은 후비(喉痹)를 치료하며 쏘가리 담(膽)은 골경(骨鯁; 물고기 가시가 목에 걸림)을 치료하며 붕어 담(膽)은 감창 음식창(疳瘡陰蝕瘡)과 골경(骨鯁)을 치료하고 살충지통(殺蟲止痛) 효능도 있으며 잉어 담(膽)은 목열(目熱)과 적종청맹(赤腫靑盲)을 주로 치료하고 명목(明目) 효능이 있고 오래 복용하면 강한(强悍)과 지기(志氣)에 유익하며 이롱(耳聾)에는 귀에 떨어뜨려 치료한다고 기술하였다.

지금은 어담(魚膽)을 복용하고 중독 되거나 심지어 사망한 보도가 많이 있다. 《신의학(新醫學)》 1975년 제 4기, 《광서위생(廣西衛生)》 1975년 2기, 《광동의약자료(廣東醫藥資料)》 1974년 11 기에 사실이 모두 보도되어 있다. 《광동의약자료(廣東醫藥資料)》의 기재에 의하면 최근에 어떤 사람은 어담(魚膽)을 냉약(冷藥)으로 간주하고 "열기병(熱氣病)"을 치료하였는데 급성용혈(急性溶血)과 간손상(肝損傷)의 합병(合倂)이 잇달아 발생하였다고 하였다.

어담(魚膽)을 먹고 중독되는 증상은 발병이 빠르고 세차며 창포(脹飽) 증상이 있고 상복부적(上腹不適)하며 구토(嘔吐)가 위주이다. 복통(腹痛), 간구통(肝區痛), 복사(腹瀉)는 선명하지 않으나 피부 및 공막(鞏膜; 白膜)에 황염(黃染) 출현이 빠르게 나타나며 발열이 높지 않다. 그리고 급성 용혈현상(急性溶血現狀)으로는 헤모클리빈, 적혈구 및 혈색소가 급격히 감소하는 등이 있다.

이상에서 《본초강목(本草綱目)》에 기술되어 있는 각종 어담(魚膽)의 응용은 더욱 더 연구하여 밝혀야 할 과제다.

42. 시어(鰣魚)

【학 명】 *Macrura reevesii* Richardson　　【한국명】 납작전어
【중문명】 鰣魚 shi yu
【영문명】 Hilsa hering
【이 명】 이씨시어(李氏鰣魚)

시어(鰣魚)란 청어과 어류의 납작전어로 《식료본초(食療本草)》에서 "평(平)…보허로(補虛癆)"라고 기술하였으며, 또 "초발감고(梢發疳痼)"라고도 하였다. 《본초강목(本草綱目)》에서는 제 44권 인(鱗)부 3에 "전어는 형태가 수려하고 납작하며 은백색으로 육(肉) 속에는 털 같은 가시가 많으며 알은 아주 섬세하다…"라고 기술하였으며 또 "甘, 平, 無毒"이라고 하였다. 《본경봉원(本經逢原)》에서는 "성온(性溫), 보중익허(補中益虛)한다."라고 하였다. 중국 민간에서는 지금도 이것을 이용하여 병을 치료한다.

【원동물】　청어과동물　납작전어(鯡科動物　鰣魚; *Macrura reevesii* Richardson). 몸의 형태는 긴 타원형으로 좌우로 매우 납작하다. 입은 크며 아래턱은 조금 길고 위턱의 중간에는 홈이 하나 있으며, 양 턱에는 이가 없다. 비늘은 크고 얇으며 둥글다. 측선은 없다. 배의 정중앙선에는 예리한 인판이 배열되어 있어 톱니 모양을 이룬다. 배지느러미는 매우 작고 가슴지느러미와 배지느러미의 기부에 큰 액린(腋鱗)이 있

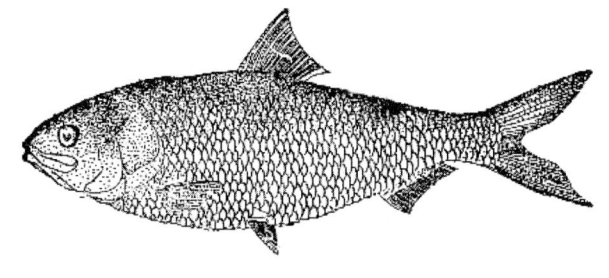

그림 3-50 납작전어(鰣魚)

으며, 꼬리지느러미 후연은 깊게 갈라져 있다. 몸의 측면과 등쪽은 금속성 광택이 있는 푸른색이며, 배쪽은 은백색이다(그림 3-50). 약 25cm까지 자란다. 연안의 표층성 어류로 평상시에는 근해에서 서식하며 매년 늦봄부터 초여름까지 강을 거슬러 올라가 회유하는 어류이다. 우리나라의 부산에 분포 기록이 있고, 중국에는 주로 발해(渤海), 황해, 동중국해에 서식하고, 번식기에는 양자강, 전당강(錢塘江), 주강(珠江)에 들어간다.

【약 재】 납작전어(또는 전어) 전체를 약으로 사용한다. 포획하여 내장을 제거하고 깨끗이 씻어 비축한다.

【성 분】 육(肉) 100g에는 단백질 16.9g, 지방 16.9g, 탄수화물 0.2g, 회분 1.0g, 칼슘 33mg, 인 216mg, 철 2.1g, 비타민 B_2 0.14mg, 나코틴산 4.0mg과 미량의 비타민 B_1이 함유되어 있다.

【성미 및 귀경】 甘, 平, 無毒, 脾, 肺經에 들어간다.

【응 용】 자보강장(滋補强壯) 효능이 있다. 허로(虛癆), 화상(火傷)을 치료한다. 양은 적당히 한다.

1. 음허체권(陰虛體倦), 사지가 노곤하고 무력함에 대한 치료: 전어 1마리를 내장을 제거하여 생강, 파, 소금을 알맞게 넣고 쪄서 먹는다.

2. 화상에 대한 치료: 전어를 쪄서 기름을 짜 병에 넣은 다음, 흙속에 묻어 두었다가 사용할 때 기름을 환부에 바른다.

주: 《본초강목습유(本草綱目拾遺)》에서는 "정(疔)을 치료한다. 전어 비늘을 정창(疔瘡)에 붙이고 단단히 조인 다음 비늘의 가장자리를 약간 뜯고 힘을 주어 신속히 떼면 정근(疔根)이 붙어 나온다. 그러나 정근을 뗄 때 몹시 아프므로 반드시 술과 밥을 배불리 먹어야 하며, 만약 취하고 배부르지 않으면 기절하여 쓰러진다." "퇴창동통(腿瘡疼痛)의 치료에는 전어의 비늘을 붙인다." "혈반점이 파열된 경우 지혈 치료에 전어의 비늘을 붙인다."라고 하였다.

43. 구 곤(狗棍)

【소 속】 *Saurida wanieso* Shindo et Yamada 의 소속 【한국명】 매퉁이속
【중문명】 구곤(狗棍) gou gun
【영문명】 Lizard fishes
【이 명】

구곤(狗棍)이라 함은 우리나라의 매퉁이속 어류로서 중국의 연해 지역 민간에서 흔히 사용하며, 인통(咽痛)을 치료하고 효과도 좋다. 우리나라의 매퉁이 속 어류는 매퉁이(*Saurida undosquamis*)를 비롯하여 날매퉁이(*Saurida elongata*), 툼빌매퉁이(*Saurida wanieso*), 잔비늘매퉁이(*Saurida microlepis*) 등 4종이 있다.

【원동물】 1. 매통이과동물 톱빌매통이(狗母魚科動物 多齒蛇鯔; *Saurida wanieso* Shindo et Yamada). 몸은 긴 원통형으로 주둥이는 약간 짧고 무디며 중간이 오목하다. 눈이 크고 지검(脂瞼)이 비교적 발달되어 있다. 입이 크고 구열(口裂)은 길다. 등지느러미의 제2연조가 실모양으로 길게 연장되어 있다. 양 턱에는 크기가 다른 견치(犬齒)가 많고 잇몸 뼈의 양쪽에 2조(組)의 아대(牙帶)가 있다. 몸은 둥근비늘로 덮여있고, 머리 옆과 아가미도 비늘이 있다. 가슴지느러미와 배지느러미 기부에는 액린(腋鱗)이 있다. 등지느러미는 1개이고 뒤쪽 기름지느러미와의 거리는 주둥이 끝과의 거리보다 가깝다. 등은 암갈색에 약간 노란 빛과 푸른 빛이 나타나고, 배는 은백색이다. 등지느러미와 배지느러미, 뒷지느러미는 노란 빛이 있는 흰색이고, 가슴지느러미와 꼬리지느러미의 중심 부분은 약간 어두운 색을 띤다. 꼬리지느러미 하엽의 가장 아래 부분은 검은색을 띤다(그림 3—51).

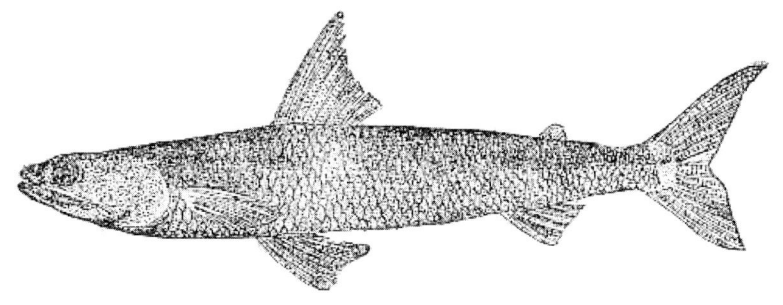

그림 3—51 톱빌매통이(多齒蛇鯔)

약 65cm까지 자란다. 따뜻한 바다의 얕은 곳이나 약간 깊은 곳의 모래·펄 지역에 서식하며 어류, 오징어류, 새우류를 먹는다. 산란기는 4~6월이다. 우리나라의 서해와 남해에 분포하고, 중국에는 동중국해와 남중국해에 분포한다.

일본 남부와 서태평양, 인도양에 분포한다.

2. 매통이과동물 날매통이(狗母魚科動物 長蛇鯔; *Saurida elongata* Temminck et Schlegel). 몸은 원통형으로 길고 머리 앞부분은 상하로 납작하다. 턱은 잘 발달되어 그 후단이 눈 뒤를 훨씬 지나 아가미뚜껑에 이르며, 아래턱과 위턱의 길이는 비슷하다. 양 턱에는 여러 줄의 이빨이 있다. 가슴지느러미는 짧고 바깥쪽과 안쪽의 기조 길이가 거의 비슷하며, 그 끝이 배지느러미 기부에 도달하지 못하는 점이 특징이다. 등지느러미 뒤에는 작은 기름지느러미가 있다. 꼬리지느러미 후연은 안쪽으로 깊게 파여있고, 측선은 완전하다. 등은 녹갈색과 황갈색이 섞여 세로줄을

형성하며, 배는 밝은 색을 띤다. 각 지느러미는 흰색이고, 꼬리지느러미 가장자리에 약간 어두운 부분이 있다. 약 55cm까지 자란다(그림 3—52).

본 종은 매퉁이과 어류 가운데서는 비교적 냉수성 어종으로 약간 깊은 곳에 서식한다. 육식성이며 어류를 주로 먹고, 기타 연체류와 갑각류 등을 먹는다. 얕은

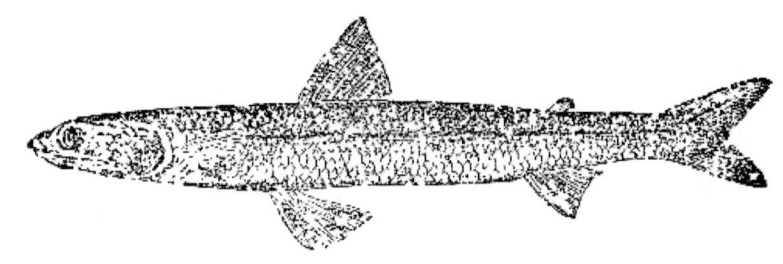

그림 3—52 날매퉁이(長蛇鱛)

바다와 약간 깊은 곳의 모래·펄 바닥에 서식하고 산란기는 5~7월이다. 우리나라의 서해와 남해 연안에 분포하고, 중국의 발해(渤海), 황해, 동중국해, 남중국해에 분포한다.

【약 재】 툼빌매퉁이 또는 날매퉁이 전체를 약으로 사용한다. 포획하여 내장과 비늘을 제거하고 날것으로 먹거나 햇볕에 말린다.

【성미 및 귀경】 甘, 鹹, 平, 腎, 膀胱經에 들어간다.

【응 용】 강장(强壯), 보신(補腎), 축뇨(縮尿), 이인(利咽) 효능이 있다. 인후종통(咽喉腫痛), 야뇨(夜尿), 소아마비 등을 치료한다. 양은 적당히 한다.

1. 인후종통(咽喉腫痛)에 대한 치료: 매퉁이 속 어류 1마리의 꼬리를 취하여 소존성(燒存性)하여 빙탕(冰糖)을 적당히 넣고 갈아서 고루 섞어 목구멍에 불어 넣는다.

2. 유뇨(遺尿)에 대한 치료: 매퉁이 속 어류 5마리를 잘 삶아 익힌 후 고기와 국물을 먹는다.

주: 툼빌매퉁이와 날매퉁이 외에도 매퉁이(*Saurida undosquamis* Richardson)를 포함한 기타 매퉁이 속 어류도 마찬가지로 약으로 사용한다.

44. 낭아선(狼牙鱛)

【학　명】 *Muraenesox*　　　　　　　　　　　【한국명】 갯장어속
【중문명】 狼牙鱔 lang ya shan
【영문명】
【이　명】 해만(海鰻); 구어(勾魚); 백선(白鱔)

　　낭아선(狼牙鱔)은 《일화자본초(日華子本草)》에서 처음 기술되어 "피부악창(皮膚惡瘡), 옴, 감닉(疳䘌), 치질 등을 치료한다"라고 하였다. 《본초강목(本草綱目)》에서는 제44권 인부(鱗部) 무린어류(無鱗魚類)에 수록하였다. 《동북동물약(東北動物藥)》에서는 낭아선(狼牙鱔)이라 하여 어민들의 사용습관을 근거로 청열해독약(淸熱解毒藥)으로 기술하였다.

　　【원동물】 갯장어과동물 갯장어(海鰻科動物 海鰻; *Muraenesox cinereus* Forsskål). 몸은 긴 원통형으로 후반부는 좌우로 납작하다. 항문은 몸의 전반부에 있다. 두장은 길고 주둥이는 뾰족하다. 눈은 크고 난원형이다. 콧구멍은 좌우 2쌍이 있고, 앞쪽의 것은 관상(管狀)을 이룬다. 입은 크고 턱에는 송곳 모양의 날카로운 이가 있다. 비늘은 없다. 등지느러미는 아가미구멍 위에서 시작되어 뒤로 뻗어 꼬리지느러미와 연결되어 있다. 뒷지느러미는 항문 뒤에서 시작되어 꼬리지느러미와 연결되어 있다. 가슴지느러미는 작고 배지느러미는 없다. 체측 상반부는 어두운 회색을 띠며, 배쪽은 회백색, 등지느러미와 뒷지느러미 가장자리는 녹흑색이다(그림 3—53). 물의 흐름이 센 해저층에 서식한다. 빠른 속도로 유영하며, 일반적으로 수심 50~80m의 모래·펄 바닥에 서식한다. 우리나라에는 서해와 제주도를 포함한 남해안에 분포하고, 중국의 발해(渤海), 황해(黃海), 동중국해, 남중국해에 분포한다.

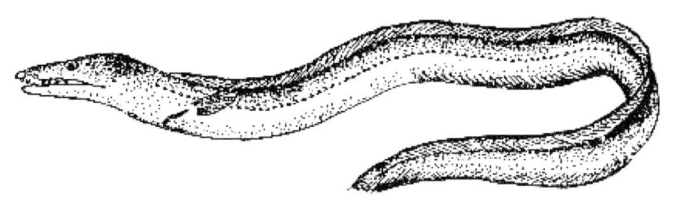

그림 3—53 갯장어(海鰻)

　　【약　재】 낭아선(狼牙鱔) 전체의 각 부분을 모두 약으로 사용한다. 사계절 언제나 채취하여 각 부분을 따로따로 깨끗이 씻어 비축한다.

　　【성분 및 약리】 육(肉) 100g 중에는 단백질 17.2g, 지방 2.7g, 탄수화물 0.1g이

함유되어 있다. 뇌(腦), 난소(卵巢) 및 척수에는 Cephalin, Lecithin, Neurolecithin 및 콜레스테롤이 함유되어 있다. 인지(燐脂; Phosphatide)는 일부 조직 기관의 생장 발육에 대해 중요한 작용을 한다. 이것은 체내의 교체(膠體) 용액의 안정을 유지하는 중요한 물질로서 세포액 내 원형질 구조에 대하여 중요한 작용을 한다. 간경화 환자의 혈액중에 농도가 높은 난린지(卵燐脂; Lecithin)를 넣으면 환자에게서 나타난 혈장린지의 과저(血漿燐脂過低), 용액의 혼탁, 지질의 침전에 대한 혈지증(血脂症)을 점차 정상적으로 회복시킨다. 임상에서는 보통 지방간의 치료와 자보강장(滋補强壯) 약물로 사용한다.

【성미 및 귀경】 甘, 平, 有毒. 肝, 心經에 들어간다.

【응 용】 자보허손(滋補虛損), 거풍명목(祛風明目), 활혈통락(活血通絡), 해독소염(解毒消炎) 효능이 있다. 구안왜사(口眼歪斜; 顔面神經痲痺), 산후풍(産後風), 옹창종독(癰瘡腫毒), 급성결막염, 관절종통(關節腫痛), 기관지염, 유정(遺精), 간경화, 신경쇠약, 및 빈혈증 등을 치료한다. 양은 적당히 한다.

45. 비 어(飛魚)

【소 속】 *Cypselurus agoo* Temminck et Schlegel 의 소속 【한국명】 날치의 류
【중문명】 飛魚 fei yu
【영문명】 Flying fish
【이 명】 연아어(燕兒魚)

비어(飛魚)는 《본초습유(本草拾遺)》에서 처음으로 기술하였으며, 문요어(文鰩魚)라고도 하였다. 《본초강목(本草綱目)》에서는 44권 인(鱗)부의 4에 "해남(海南)에서 산출되며, 큰 것은 1자쯤 되고 가시와 꼬리가 있으며 무리를 지어 바다 위를 난다..."라고 하였으며, 또 "광과 치를 멈추게 한다"라고 하였다. 지금도 중국 연해 민간에서는 이것을 이용하여 병을 치료하고 있다. 우리나라에 날치 속 어류는 날치를 비롯하여 새날치(*Cypselurus poecilopterus*)와 제비날치(*Cypselurus hiraii*)가 있다.

【원동물】 날치과동물 날치(飛魚科動物 燕鰩魚; *Cypselurus agoo* Temminck et Schlegel). 몸은 좌우로 두텁고 등이 넓다. 머리는 작고 주둥이는 짧으며 눈은 크

다. 콧구멍은 크고 좌우 2쌍이 있다. 입은 작고 위턱과 아래턱의 길이는 비슷하다. 양 턱의 이는 좁은 띠 모양을 이룬다. 몸은 크고 둥근 비늘로 덮여 있으며, 머리 뒤쪽과 눈 아래에도 비늘로 덮여있다. 측선은 매우 낮게 위치하여 배 외곽선 가까이에 있다. 등지느러미는 몸의 후반부에 있고, 뒷지느러미는 등지느러미의 제6기조 아래에서 시작된다. 가슴지느러미는 크게 발달되었고 수면 위를 나는데 사용되며, 그 끝은 뒷지느러미의 후단에 도달한다. 꼬리지느러미의 상엽과 하엽은 비대칭으로 하엽이 상엽보다 길다. 머리와 체측 상반부는 흑청색을 띠고, 배는 은백색에 가깝다. 각 지느러미는 어두운 색을 띤다(그림 3-54). 따뜻한 바다에 서식하며, 무리를 지어 다닌다. 매우 빠르게 유영하며, 수면 위 1m 정도의 공중을 100m 이상 날기도 한다. 부유(浮游)동물을 먹는다.

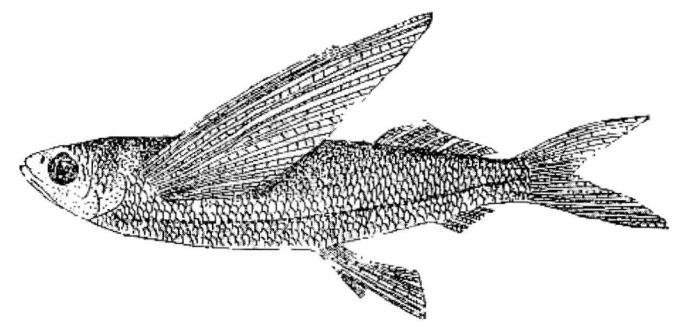

그림 3-54 날치(燕鰩魚)

【약　재】 날치 전체를 약으로 사용한다. 포획하여 내장과 비늘을 제거한 후 생용하거나 햇볕에 말린다.

【성미 및 귀경】 甘, 酸, 平, 無毒. 心, 大腸經에 들어간다.

【응　용】 최산(催産), 지통(止痛), 요산(療疝), 소창(消瘡) 효능이 있다. 난산(難産), 위통(胃痛), 산병(疝病), 유창(乳瘡), 치질 등을 치료한다. 양은 15~25g으로 한다.

1. 난산(難産), 위통(胃痛)에 대한 치료: 날치 1마리를 소존성(燒存性)하여 가루를 내어 5g씩을 황주(黃酒)에 타서 복용한다.

2. 유창(乳瘡)에 대한 치료: 날치 1마리를 소존성(燒存性)하여 가루를 내어, 참기름으로 잘 반죽하여 환처에 바른다.

46. 설 어(鱈魚)

【학 명】 *Gadus macrocephalus* Tilesius　　**【한국명】** 대 구
【중문명】 鱈魚 xue yu
【영문명】 Cod
【이 명】 대두성(大頭腥), 대구(大口)

대구는 중국 북방 해역의 중요한 경제 어류로 일찍부터 간으로부터 어간유(魚肝油)를 정제하였으며, 최근에는 연해 지역에서 부레를 이용하여 각혈을 치료하는 데 효과도 매우 좋은 것으로 알려져 있다. 또 질타손상(跌打損傷)도 치료하는 등 널리 이용된다.

【원동물】 대구과동물 대구(鱈科動物 鱈魚; *Gadus macrocephalus* Tilesius). 몸통은 두텁고 후반부로 갈수록 좌우로 납작해진다. 머리는 크고 주둥이는 길다. 콧구멍은 2쌍이 있고, 앞 콧구멍의 뒤 가장자리에 작은 피판이 1개 있다. 입은 크고 앞쪽으로 열린다. 위턱이 아래턱보다 돌출되었고, 아래턱에 눈지름 길이의 수염이 1개 있다. 몸은 작고 둥근 비늘로 덮여있다. 측선은 휘어져 대체로 "S"자형을 이룬다. 등지느러미는 3개이고, 뒷지느러미는 2개이다. 가슴지느러미는 짧은 낫 모양이다. 배지느러미는 가슴지느러미 기저(基底)의 앞쪽에서 시작되며, 제2기조는 실처럼 연장되어 있다. 꼬리지느러미 후연은 안쪽으로 약간 오목하다. 체측 상반부는 회갈색으로 갈색과 황색의 무늬들이 불규칙하게 혼합되어 있다. 배는 흰색이고 각 지느러미는 회색이다(그림 3-55). 저층에 서식하는 냉수성 어류이며, 작은 물고기와 연체동물을 먹는다. 우리나라의 전 해역에 분포하고, 중국에는 발해(渤海)와 황해(黃海), 동중국해 북부에 분포한다.

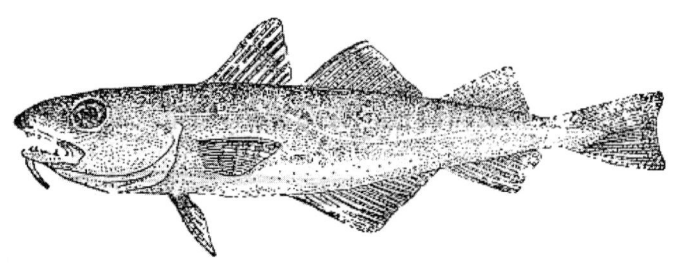

그림 3-55 대구(鱈魚)

【약　　재】 대구 전체를 약으로 사용한다. 포획한 대구를 약한 불에 말려 가루를 내어 비축한다.

【성미 및 귀경】 苦, 鹹, 平, 無毒. 心, 腎經에 들어간다.

【응　　용】 활혈 소종지통(活血消腫止痛) 효능이 있다. 질타골절(跌打骨折)을 치료한다. 사용할 때 어분(魚粉)을 적당히 넣어 물로 풀처럼 반죽하여 환부에 바른다.

주1: 대구의 뼈는 각기(脚氣)를 치료한다. 뼈를 약한 불에 구워 가루를 낸 후, 물로 풀처럼 반죽하여 발에 붙인다.

주2: 대구의 부레는 각혈(咯血)을 치료한다. 부레로 표교(鰾膠)를 만들거나 삶아 익혀 먹는다.

주3: 대구의 이선(胰腺)으로 인슐린을 정제할 수 있다.

47. 마편어(馬鞭魚)

【학　　명】 *Fistularia petimba* Lacépède　　【한국명】 홍대치
【중문명】 馬鞭魚 ma bian yu
【영문명】 Conetfish, smooth flute mouth
【이　　명】 인연관어(鱗煙管魚)

마편어란 우리나라의 홍대치를 말한다. 홍대치는 아열대와 열대의 연해 중·하층에 서식하는 어류이다. 중국에서는 홍대치를 이용하여 신염(腎炎)을 치료하며 일정한 치료 효과가 있다.

【원동물】 대치과동물 홍대치(煙管魚科動物　鱗煙管魚; *Fistularia petimba* Lacépède). 몸은 실고기 모양으로 길고 비늘이 없다. 주둥이는 긴 관모양으로 그 단면은 육각형이다. 등쪽 두 개의 융기선은 평행하다가 앞부분에서 가까워진다. 눈은 타원형이고, 양 눈 사이는 오목하다. 등지느러미와 뒷지느러미는 몸의 후단부에 대칭으로 위치하고, 꼬리지느러미 상엽과 하엽의 중앙에 2개의 연조가 합해져 뒤쪽으로 실처럼 길게 연장되어 있다. 미병부의 측선비늘에 끝이 후방을 향한 극(棘이) 있다. 몸은 연한 적갈색 배는 흰색을 띤다. 약 1.5미터까지 자란다(그림 3-56).

열대와 아열대 해역의 약간 깊은 하구(海區)에 서식한다. 육식성 어류이다. 우리나라의 제주도 해역, 중국의 연해에 분포한다.

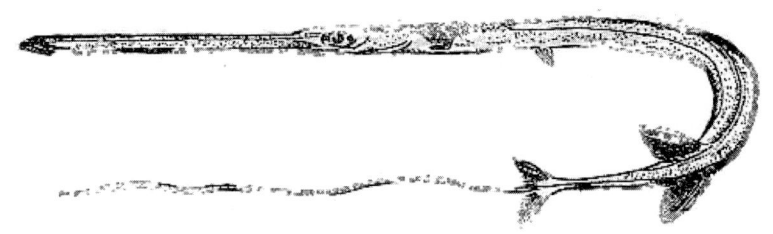

그림3—56 홍대치(鱗煙管魚)

【약 재】 홍대치 전체를 약으로 사용한다. 포획하여 햇볕에 말려 비축한다.
【성미 및 귀경】 鹹, 凉. 心, 腎經에 들어간다.
【응 용】 청열이뇨(淸熱利尿), 항암(抗癌) 효능이 있다. 신염(腎炎), 식도암 등을 치료한다. 양은 적당히 한다.
 1. 신염에 대한 치료: 적당한 양의 홍대치를 물에 달여 하루 2회 복용한다.
 2. 식도암에 대한 치료: 적당한 양의 홍대치를 약한 불에 구워 가루를 내어 하루 2회 5g씩 복용한다.

48. 해 마(海馬)

【소 속】 *Hippocampus trimaculata* Leach 의 소속   【한국명】 해마의 류
【중문명】 海馬 hai ma
【영문명】 Common seahorse
【이 명】 용락자(龍落子); 수마(水馬); 하고(騕姑)

해마는 《본초습유(本草拾遺)》에서 "부인(婦人)의 난산(難産)을 치료한다."라고 처음으로 기술하였다. 《본초강목(本草綱目)》에서는 44권 인(鱗)부의 4에 "수장(水臟)을 따뜻하게 하고 양기(陽氣)를 돋우며 하괴(瘕塊)를 제거하며 정창종독(疔瘡腫毒)을 치료한다."라고 기술하였다. 중국의 연해 지역에는 여러 종의 해마속(屬) 어류가 산출되며, 모두 약으로 사용할 수 있다. 우리나라에 해마 속 어류는 해마(*Hippocampus coronatus*)와 가시해마(*Hippocampus histrix*), 점해마(*Hippocampus trimaculata*), 복해마(*Hippocampus kuda*), 산호해마(*Hippocampus japonicus*) 등 모두 5종이 알려져 있다.

【원동물】 1. 실고기과동물 점해마(海龍科動物 斑海馬; *Hippocampus trimaculata*

Leach). 몸은 좌우로 납작하고 배가 돌출되어 있으며, 꼬리부는 점차로 가늘어져 둥글게 감겨있다. 머리 위의 관모양 형태가 매우 낮아 불분명하고, 주둥이는 가늘며 관상(管狀)을 이룬다. 입은 작고 이가 없다. 몸에 비늘이 없고 완전히 골질환(骨質環)으로 쌓여 있다. 측선이 없다. 등에 3개의 검고 둥근 점이 있어서 다른 종과 쉽게 구분된다. 대개 꼬리를 해조에 감고 수직으로 선 상태로 유영하며, 수컷은 꼬리 배쪽에 육아낭(育兒囊)이 있다. 15센티미터 이상 자란다(그림 3—57). 우리나라의 남해안에 분포하고, 중국에는 발해(渤海), 황해(黃海), 동중국해와 남중국해에 분포한다.

2. 실고기과동물　산호해마(海龍科動物　日本海馬; *Hippocampus japonicus* Kaup). 몸은 좌우로 납작하고 머리는 체축(體軸)과 직각을 이룬다. 주둥이가 매우 짧고, 머리 위쪽의 관상돌기가 매우 낮아 뚜렷하지 않다. 몸 위의 돌기는 작고 뚜렷하지 않으며, 꼬리부는 가늘고 길다. 몸통부 체륜 수는 11개이고, 꼬리부 체륜 수는 38~40개이다. 등지느러미는 1개이고 극조가 없다. 뒷지느러미는 매우 작고 항문 뒤에 위치한다. 가슴지느러미는 짧고 배지느러미와 꼬리지느러미는 없다. 몸은 암갈색 또는 검은색을 띠고, 등지느러미는 연한 녹갈색이다. 약 8cm 정도 자란다(그림 3—58). 수직으로 선 채로 유영하며 구부러진 꼬리를 해조에 감고 있다. 우리나라의 남해에 분포하고, 중국에는 발해(渤海)와 황해(黃海)에 분포한다.

【약　재】 건조한 해마 전체를 약으로 사용한다. 사계절 언제나 포획되며, 보통은 다른 물고기와 함께 잡힌 해마를 내장을 제거한 후 햇볕에 말린다. 해마는 골질이 견고하고 쉽게 절단되지 않으며, 냄새는 약간 비리고 맛은 짜다.

【약　리】 해마류 *Hippocampus kelloggi* (한국 없음)의 에틸알콜 추출물은 정상적인 자소서(雌小鼠)의 발정기를 연장할 수 있고, 거세한 서(鼠)에게는 발정기를 나타나게 할 수 있으며, 자궁과 난소의 중량을 증가시킬 수 있다. 소서(小鼠)의 전립선 낭(囊), 항문근(肛門筋)의 중량을 지표

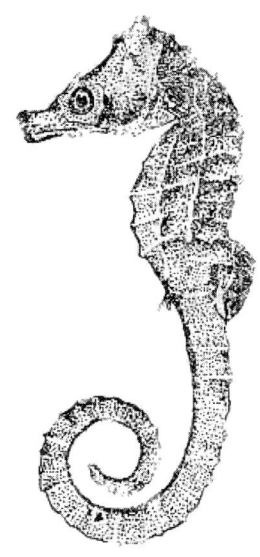

그림 3—57
점해마(斑海馬)

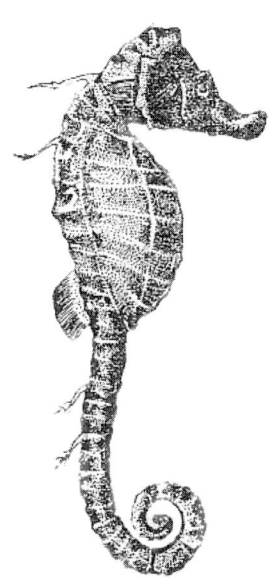

그림 3—58
산호해마(日本海馬)

(指標)로 하면 해마의 추출액은 웅성(雄性) 호르몬의 작용을 하고, 그 작용이 사상자(蛇床子), 음양곽(淫羊藿)보다는 약하지만 합개(蛤蚧)보다는 강하다.

【성미 및 귀경】 甘, 鹹, 溫, 無毒. 肝, 腎經에 들어간다.

【응 용】 보신장양(補腎壯陽), 안신진정(安神鎭靜), 소종산결(消腫散結), 서근활락(舒筋活絡), 지해평천(止咳平喘) 효능이 있다. 음위(陰痿), 불육(不育), 요각산연(腰脚酸軟), 풍한요통(風寒腰痛), 불면(不眠), 천식, 질타손상(跌打損傷), 외상출혈(外傷出血), 어체복통(瘀滯腹痛), 난산(難産) 등을 치료한다. 양은 5~15g으로 한다.

1. 음위(陰痿)에 대한 치료: 해마 1쌍을 누렇게 구워 가구를 내어 5푼(分)씩 복용한다.

2. 청상의 유혈부지(流血不止)에 대한 치료: 적당한 양의 해마를 태워 재를 만들어 상처에 바른다.

3. 요퇴통(腰腿痛), 질타손상(跌打損傷)에 대한 치료: 해마 50g을 약한 불에 말려 가루를 내어 40%의 백주(白酒) 500㎖에 24시간 이상 담궈 하루에 10㎖씩 복용한다. 15일을 1단계 치료 기간으로 한다.

주1: 최근에는 해마로 유선암(乳線癌)을 치료한 경우가 있다. 즉, 해마 1마리, 천갑산(穿山甲) 100g을 약한 불에 말려 가루를 만들어 하루 2회 3푼(分)씩을 황주(黃酒)에 타서 복용한다.

주2: 상술한 해마를 제외하고 약으로 사용할 수 있는 해마 속 어류는 가시해마(*Hippocampus histrix*)와 복해마(*Hippocampus kuda*)가 있다.

49. 해 룡(海龍)

【소 속】 Syngnathus acus Linnaeus 의 소속 【한국명】 실고기의 류
【중문명】 海龍 hai long
【영문명】 Seaweed pipefish
【이 명】 양지어(楊枝魚); 전천자(錢串子); 수안(水雁); 해사(海蛇)

실고기는 《본초강목습유(本草綱目拾遺)》에서 처음으로 기술하여 "효과가 해마보다 곱절이며 특히 최산(催産)에 효과가 빠르다"고 하였다. 《현대실용중약(現代實用中藥)》에서는 강장약으로 기술하였다. 《중약지(中藥誌)》, 《동북동물약(東

北動物藥)》등에서도 모두 약용으로 사용될 수 있다고 기술하였다. 우리나라의 실고기 속 어류는 실고기(Syngnathus schlegeli) 1종이 있다.

【원동물】 1. 실고기과동물 실고기속(海龍科動物 尖海龍; *Syngnatus acus* Linnaeus : 한국 없음). 몸은 가늘고 길며 몸의 높이 너비는 거의 같다. 몸통은 7능형(稜形)이고, 꼬리는 4능형이며 뒤로 점차 가늘어져 해마와 달리 꼬리가 반듯하다. 머리는 길고 가늘며 뽀족하다. 주둥이의 길이는 머리의 1/2을 넘는다. 체륜(體輪)은 몸에 19개, 꼬리에 36~41개가 있다. 몸은 황록색이며, 몸에 불규칙하고 어두운 횡대(橫帶)를 많이 있다(그림 3-59). 보통 육지와 가까운 연안에 서식한다. 우리나라에는 이와 유사한 실고기((*Syngnathus schlegeli*)가 전 연안에 분포하고, 중국에는 발해(渤海)와 황해(黃海), 동중국해, 남중국해에 분포한다.

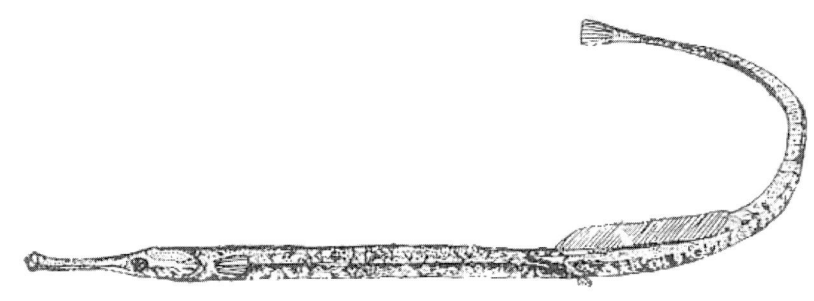

그림 3-59 실고기속(尖海龍)

2. 실고기과 어류(海龍科動物 刁海龍; *Solegnathus hardwickii* Gray : 한국 미기록종). 체형은 좁고 길며 좌우로 약간 납작하나 원통형에 가깝다. 몸은 5능형(稜形)이고 꼬리의 앞쪽은 6능형(稜形), 뒤쪽은 점점 가늘어져 4능형(稜形)이다. 꼬리 끝은 굽어있다. 배의 중앙 능(中央稜)은 돌출되었다. 눈 가장자리, 주둥이의 아래쪽은 크기가 일정하지 않은 거친 과립상 가시로 덮여있고, 목에는 2개의 가시가 있다. 등지느러미는 비교적 길고 배지느러미는 매우 짧다. 가슴지느러미는 짧고 넓으며, 꼬리지느러미는 없다. 몸은 연한 황색을 띠고 체측 상부의 능골환(稜骨環)이 인접한 곳은 1열의 흑갈색 반점이 있다(그림 3-60). 연해의 조류가 무성한 곳

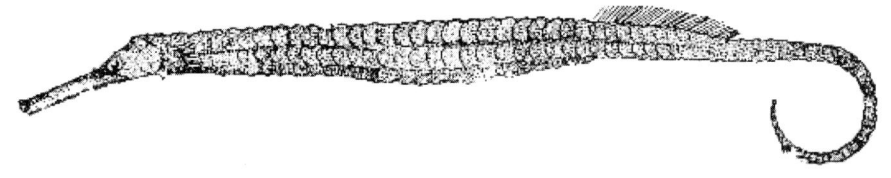

그림 3-60 조해룡(刁海龍)

에 서식한다. 우리나라에는 기록되어 있지 않고, 중국에는 남중국해에 분포한다.

【약 재】 본 종 전체를 약으로 사용한다. 사계절 언제나 포획하여 깨끗이 씻어 햇볕에 말린다. 깨끗이 씻은 어체(魚體)를 황주(黃酒)에 완전히 적신 다음 약한 불에 바삭바삭할 때까지 누렇게 구워 사용한다.

【약 리】 실고기류의 침출액(浸出液)은 소백서(小白鼠), 대백서(大白鼠)와 집토끼의 이체(離體) 자궁 및 집토끼의 개체(在體) 자궁에 대하여 모두 흥분(興奮) 작용이 있다.

【성미 및 귀경】 鹹, 甘, 溫. 心, 腎, 膀胱經에 들어간다.

【응 용】 보신장양(補腎壯陽), 소종산결(消腫散結), 서근환락(舒筋活絡), 지혈 및 최산(催産) 효능이 있다. 임파선결핵, 난산(難産)을 치료한다. 양은 5~10g으로 한다.

50. 횡대자조(橫帶髭鯛)

【학   명】 *Hapalogenys mucronatus* Eydoux et Souleyet   **【한국명】** 군평선이
【중문명】 橫帶髭鯛 heng dai chi diao
【영문명】 Belted beared grunt
【이   명】 금고(金鼓), 동분어(銅盆魚)

횡대자조(橫帶髭鯛)라함은 우리나라의 군평선이를 말한다. 군평선이는 중국의 연해지역 민간에서는 그 부레로 이하선염(耳下腺炎)을 치료하는 약으로 흔히 사용하며, 효과도 비교적 좋다.

【원동물】 하스돔과동물 군평선이(石鱸科動物 橫帶髭鯛; *Hapalogenys mucronatus* Eydoux et Souleyet). 체형은 타원형으로 좌우로 납작하다. 머리는 크고 주둥이에서 등지느러미 앞에 이르는 외곽선은 매우 가파르고, 배는 넓고 등에 비해 편평하다. 콧구멍은 타원형으로 좌우 2쌍이 있다. 양 턱의 이는 작고 띠 모양을 이룬다. 몸은 작고 강한 빗비늘로 덮여있다. 머리는 삼각형이고, 눈은 머리의 중앙보다 위에 위치한다. 주둥이는 짧지만 뾰족하고, 위턱과 아래턱의 길이는 비슷하다. 주새개골의 가장자리에 2개의 가시가 있다. 등지느러미 극조부의 제3가시가 가장 강하고 길며, 뒷지느러미는 제2가시가 가장 강하고 길다. 몸은 황갈색 바탕에

폭이 넓은 6개의 암갈색 가로줄무늬가 있으며, 가장 앞의 줄무늬는 눈을 가로지르고 가장 뒤의 줄무늬는 미병부 뒤부분에 위치한다. 어미는 45cm 가까이 자란다(그림 3—61).

근해의 중·저층에 서식하며, 대개 바위가 많은 해구(海區)에서 활동한다. 작은 물고기와 갑각류를 먹는다. 우리 나라의 서해와 남해에 분포하고, 중국에는 발해(渤海)와 황해(黃海), 동중국해, 남중국해에 분포한다.

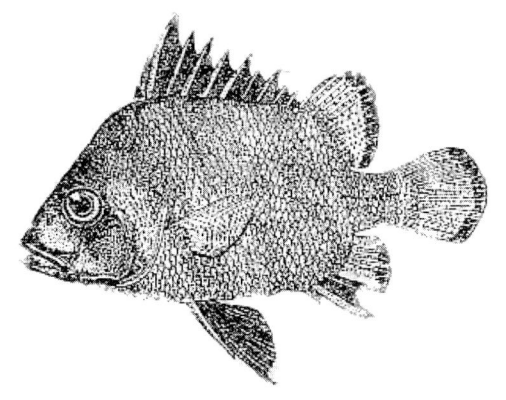

그림 3—61 군평선이(橫帶髭鯛)

【약 재】 군평선이의 부레를 약으로 사용한다. 신선한 군평선이를 잡아 부레를 취하여 깨끗이 씻어 비축한다.

【성 분】 대량의 단백질 교체(膠體)를 함유한다.

【성미 및 귀경】 苦, 鹹, 凉. 心, 肺經에 들어간다.

【응 용】 청열해독(淸熱解毒)에 생용(生用)하고 보기활혈(補氣活血)에 숙용(熟用)하면 좋다. 이하선염(耳下腺炎), 빈혈, 기허체약(氣虛體弱)등을 치료한다. 양은 5~15g으로 한다.

1. 이하선염에 대한 치료: 신선한 군평선이의 부레 (또는 말린 부레)를 환처에 붙인다. 1일 1회 바꾸어 붙인다.

2. 구병체허(久病體虛), 빈혈에 대한 치료: 군평선이의 부레 15g과 황기(黃芪) 15g, 황정(黃精) 30g, 사인(砂仁) 5g을 물에 달여 하루 2회 복용한다.

주: 군평선이와 같은 하스돔과 어류에 속하는 눈퉁군펭선(*Hapalogenys kishinouyei*)과 동갈돗돔 (*Hapalogenys nitens*)도 같은 약으로 사용할 수 있다.

51. 어뇌석(魚腦石)

【중문명】 어뇌석 yu nao shi   【한국명】 민어과 어류(부세, 참조기)의 이석(耳石)
【영문명】 Auricular bone in yellow croaker head

【이 명】 어수석(魚首石)

어뇌석(魚腦石)은 우리나라의 부세와 참조기의 이석(耳石)을 말한다. 어뇌석은 《약재자료회편(藥材資料匯編)》에 기록되었다. 《개보본초(開寶本草)》에서는 석두어(石頭魚)의 "머리 속에 석심(石魷)"으로 석림(石淋)을 치료한다고 하였다. 《중약지(中藥誌)》, 《약재학(藥材學)》 및 《동북동물약(東北動物藥)》에도 모두 기술하고 있다.

【원동물】 1. 민어과동물 부세(石首魚科動物 大黃魚; *Pseudosciaena crocea* Richardson). 몸과 머리는 좌우로 납작하고, 몸 앞부분의 체고가 높고 뒤쪽이 낮다. 눈은 머리의 등쪽에 위치하고 눈지름은 주둥이 길이보다 약간 짧다. 주둥이 앞쪽은 둥글고 아래턱이 위턱보다 약간 길다. 양 턱에는 2열의 이빨이 있다. 입이 크고 위턱의 뒤 끝은 눈 후단의 아래에 도달한다. 등지느러미 연조부와 뒷지느러미는 작은 비늘로 덮여있다. 뒷지느러미 기조수는 2극 7~9연조이고, 두 번째 극조는 눈지름보다 길다. 꼬리지느러미 후연은 바깥쪽으로 삼각형을 이룬다. 등은 회황색이고 배는 황백색이다. 각 지느러미는 황색을 띤다(그림 3-62). 50cm 이상 자라지만, 보통 어획되는 것은 전장 30~40cm이다. 근해 어류로서 회유하는 습성이 있으며 대개 해수의 중·저층에 서식한다. 우리나라의 서해와 남해 서부에 분포하고, 중국에는 황해와 동중국해, 남중국해에 분포한다.

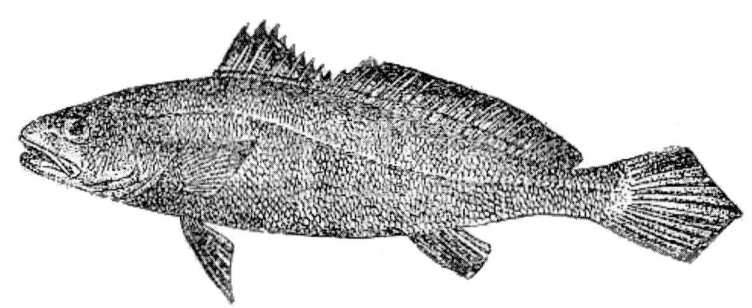

그림 3-62 부세(大黃魚)

2. 민어과동물 참조기(石首魚科動物 小黃魚; *Pseudosciaena polyactis* Bleeker). 몸의 형태는 부세와 비슷하다. 그러나 뒷지느러미 기조수와 길이에 차이가 있으며, 뒷지느러미 기조수는 2극 9~10연조이고, 두 번째 극조는 눈지름보다 짧다. 꼬리지느러미 후연은 바깥쪽으로 삼각형을 이룬다. 몸은 황갈색 바탕에 배는 진한 황색을 띤다. 모든 지느러미는 연한 노란색을 띤다(그림 3-63). 40cm 이

상 자라지만 보통 20~30㎝의 것이 가장 흔하다. 우리나라의 서해와 남해에 분포하고, 중국에는 발해(渤海), 황해(黃海)에 분포한다.

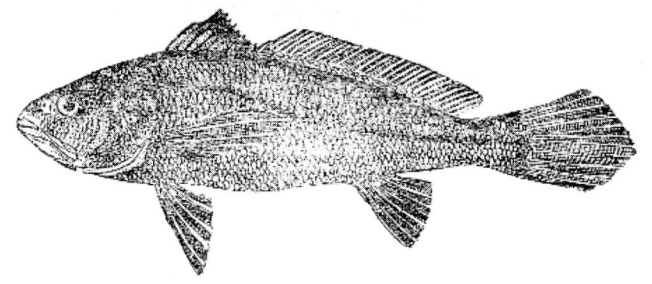

그림 3—63 참조기(小黃魚)

【약 재】 부세나 참조기의 머리 속에 있는 이석을 어뇌석(魚腦石) 또는 어수석(魚首石)이라 하며 약재로 사용한다. 대개 5~6월에 건조를 위해 가공할 때 머리 속의 가장 큰 이석을 꺼내어 씻어서 햇볕에 말린다. 부세의 이석은 2㎝, 참조기의 이석은 1.2㎝ 정도이다. 한쪽 끝은 둥글고 다른 한쪽 끝은 비교적 뾰족하며 중간 부분은 약간 넓다. 색깔은 자백색(瓷白色)이다. 관절면(關節面)은 평탄하고 표면에는 뚜렷한 절흔(節痕)이 있으며 첨단에 가까운 부위에는 한 개의 비스듬한 홈과 몇 개의 돌기가 있다. 냄새는 약하고 맛은 약간

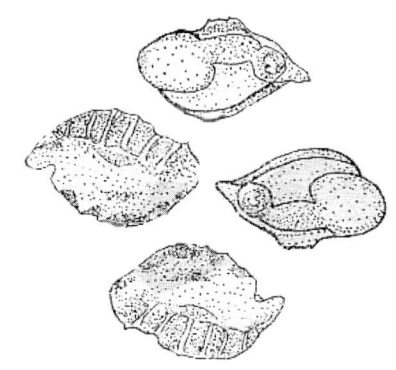

그림 3—64 어뇌석(魚腦石)약재

떫다. 결백(潔白)하고 단단하며 불순물이 없는 것이 좋은 것이다(그림 3—64).

【포 제】 사용할 때 깨끗이 씻어 건조하여 국자에 놓고 위에 그릇으로 덮은 후, 세찬 불에 구워 터지는 소리가 날 때까지 굽고 꺼내어 식힌다.

【성 분】 주로 칼슘염이 함유되어 있다.

【성미 및 귀경】 鹹, 平. 心, 腎經에 들어간다.

【응 용】 청열통림(淸熱通淋), 수렴해독(收斂解毒) 효능이 있다. 요로결석(尿路結石), 소변불리(小便不利), 비염, 중이염 등을 치료한다. 양은 5~15g으로 한다.

1. 비염(鼻炎)에 대한 치료: 어뇌석(魚腦石)을 곱게 가루를 내어 하루 1~3회 콧구멍에 넣는다.

2. 석림(石淋; 尿路結石)에 대한 치료: 어뇌석을 가루로 하여 하루 2회 5g씩을

감초 15g, 차전차(車前子) 50g을 달인 물에 타서 복용한다.

3. 화농성 중이염에 대한 치료: 구운 어뇌석 25g, 빙편(氷片) 2.5을 함께 가루를 내어 참기름으로 반죽하여 하루 2회 귀 속에 넣는다.

주: 남경제1의학원(南京第一醫學院)의 옹영(翁瀛) 선생의 보고에 의하면 어뇌석산(魚腦石散)은 어뇌석, 청대(靑黛), 신이(辛夷), 빙편(氷片) 등으로 조제한 것이다.

52. 황어상(黃魚鯗)

【소 속】 Pseudosciaena polyactis 의 소속
【영문명】 yellow croaker 　【한국명】 말린 참조기(굴비) 또는 부세
【중문명】 黃魚鯗 huang yu xiang
【이 명】 석수어상(石首魚鯗)

황어상(黃魚鯗)의 원명은 석수어상(石首魚鯗)으로 《식료본초(食療本草)》에 "숙식(宿食)을 제거하고 중악(中惡; 흥분하여 기절하는 증상)을 치료한다."라고 기록되었다. 《개보본초(開寶本草)》, 《본초강목(本草綱目)》에서도 모두 기술되어 있다.

【원동물】 魚腦石 항을 참조(부세, 참조기).

【약 재】 황어상(黃魚鯗)은 참조기 또는 부세의 건제품이다. 보통 참조기가 풍부한 5~6월에 가공한다.

【성 분】 참조기 또는 부세 500g에는 단백질 52.5g, 지방 11g, 회분 2.8g, Ca 135mg, P 400mg, Fe 318mg이 함유되어 있고, 그 외에 비타민 B_1, B_2와 S, I 등도 함유되어 있다.

【성미 및 귀경】 鹹, 溫. 腎, 脾經에 들어간다.

【응 용】 개위소식(開胃消食), 해독지리(解毒止痢) 효능이 있다. 식적복창(食積腹脹), 사리(瀉痢)를 치료한다. 양은 적당히 한다.

주1: 중국 상해동해제약공장(上海東海製藥工場)에서 참조기로부터 추출한 가수분해 단백질은 17종의 아미노산으로 조성되었다. 즉 Alanine, Arginine, Phenylalanine, Proline, Serine, Threonine, Tyrosine, Tryosine, Tryptophan, Valine, Methionine 등이다.

임상에서는 인체의 기능이 지나치게 소모되었거나 기능의 불완전으로 초래되는 저단백 질환에 대해서 영양제로서 사용할 수 있다.

2. 참조기의 담즙(膽汁) 중에는 Cholic acid, Cholaic acid와 Sodium 등이 함유되어 있다. 이로부터 "담색소 영양제"를 추출하여 인조우황(人造牛黃)의 원료로 할 수 있다.

3. 정소(精巢 또는 魚白)에서 어정단백(魚精蛋白)과 데옥시리보핵산(DNA)을 추출한다. 어정단백(魚精蛋白)은 체내에서 간소(肝素)가 황산기(黃酸基)와 결합하여 간소로 하여금 신속히 항응(抗凝)작용을 상실하도록 한다. 어정단백(魚精蛋白)은 또 기타 단백질의 폴리펩티드류와 결합하여 대응되는 결합물로 되어 체내의 흡수속도를 느리게 한다. 이미 황산(黃酸) 어정단백(魚精蛋白) 주사액을 만들어 출혈증(出血症)에 사용하고 있다.

53. 금전어(金錢魚)

【학　명】 *Scatophagus argus* Linnaeus　　【한국명】 납작돔
【중문명】 金錢魚 jin qian yu
【영문명】 Butterfish, spotted butter-fish, spadefish
【이　명】 금고(金鼓)

금전어(金錢魚)란 우리나라의 납작돔을 말한다. 납작돔은 "본초(本草)"에는 없으나 중국 남부 연해에서 흔히 볼 수 있는 유독(有毒) 어류이다. 그러나 그 담(膽)은 일찍부터 약으로 사용되었으며 치료 효과도 매우 좋다.

【원동물】 납작돔과동물　납작돔(金錢魚科動物 金錢魚; *Scatophagus argus* Linnaeus). 몸은 병어와 같이 좌우로 매우 납작하고 대개 6각형을 이룬다. 머리는 작고 주둥이는 넓고 둔하다. 콧구멍은 좌우에 2쌍이 있고, 앞의 콧구멍은 원형으로 뒤 가장자리에 피막판(皮膜瓣)이 있으며, 뒤의 콧구멍은 열봉상(裂縫狀)으로 저막(低膜)이 있다. 입은 작고 앞쪽에 위치하며 가로로 갈

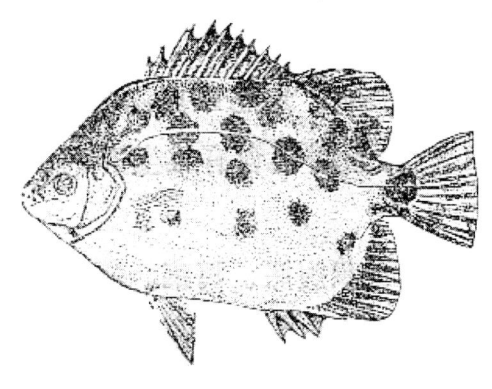

그림 3-65 납작돔(金錢魚)

라져 있다. 이는 잘고 강모상(剛毛狀)으로 3개의 이는 뾰족하다. 아가미 막은 협부(峽部)와 연결되었고, 협부를 가로질러 피습(皮褶)을 형성한다. 머리와 몸, 등지느러미와 배지느러미의 기조부(鰭條部)는 작은 빗비늘로 덮여있다. 측선은 등의 외곽선과 평행을 이루며 꼬리지느러미 앞까지 이어진다. 몸은 갈색이고 흑갈색 반점들이 흩어져 있다(그림 3-65). 따뜻한 바다에 서식하는 어류로 연안의 바위가 많은 곳, 또는 해조가 무성한 곳에서 생활한다. 갑각류와 돌 위의 패류를 먹는다. 간혹 강으로 들어오기도 한다. 우리나라의 서해(전북 군산, 부안)에 분포하고, 중국에는 동중국해와 남중국해에 분포한다.

【약 재】 납작돔의 담(膽)을 약으로 사용한다. 포획하여 신선할 때 담(膽)을 취하여 개끗이 씻고 햇볕에 말려 비축한다.

【성미 및 귀경】 甘, 苦, 平, 有毒. 肝經에 들어간다.

【응 용】 평간진경(平肝鎭驚) 효능이 있다. 소아경풍(小兒驚風), 고열(高熱), 이질을 치료한다. 양은 3~5개로 한다.

소아경풍에 대한 치료: 납작돔의 담(膽) 5개를 햇볕에 말려 가루를 내어 물에 타서 복용한다.

주: 납작돔은 연해(沿海)의 중요한 자독(刺毒) 어류의 하나이다. 등지느러미에는 11~12개의 극조가 있고, 뒷지느러미에는 4~5개의 극조가 있으며, 이들 극조에 강한 독선(毒腺) 조직이 있다. 찔리면 즉시 격렬한 진통이 2~3시간 지속되며 국부홍종(局部紅腫), 상지자감(傷肢紫紺) 또는 청색증(靑色症), 전신핍력(全身乏力) 등 증세가 나타난다. 보통 5%의 과망간산칼륨으로 상처를 소독하거나 10%의 알데히드에 담근다.

54. 대 어(帶魚)

【소 속】 Trichiurus haumela Forsskål 의 소속　【한국명】 갈치의 류
【중문명】 帶魚 dai yu
【영문명】 Hairtail
【이 명】 도어(刀魚)

대어(帶魚)는 《본초종신(本草從新)》에 있다. 《중국해양약동생물(中國海洋藥

用生物)》, 《중약대사전(中藥大辭典)》에서는 모두 약용으로 기술하였으며, 현재 중국의 연해(沿海) 지역 어민들은 이것으로 병을 치료한다. 본 종은 우리나라에서는 아직 보고되지 않은 종이며, 우리나라 연안에서 출현하는 어류 가운데 대어(帶魚)와 가장 비슷한 종으로 갈치가 있다.

【원동물】 갈치과동물 대어(帶魚科動物 帶魚; *Trichiurus haumela* Forsskål : 한국 없음). 몸은 긴 리본형으로 등과 배의 외곽선은 거의 평행을 이루며 뒤로 갈수록 가늘어진다. 머리는 좁고 길며, 주둥이는 길고 뾰족하다. 입은 크고 구열(口裂) 아래 가장자리는 눈의 아래쪽까지 도달한다. 아래턱이 위턱보다 길다. 이는 매우 날카로우며 위턱의 앞 끝에는 큰 견치(犬齒)가 2쌍 있다. 아래턱의 앞 끝에도 위턱의 것보다 작은 견치(犬齒)가 2쌍이 있어 입을 다물면 입 밖으로 드러난다. 양 턱의 옆에는 모두 납작한 첨치(尖齒)가 있다. 몸은 매끄럽고 비늘이 없으며 측선은 완전하다. 등지느러미는 길어서 등을 거의 덮고 있으며 배지느러미는 없다. 꼬리지느러미는 길며 뒤로 차츰 가늘어지고, 끝은 회초리 모양이다. 몸 전체가 은백색이다(그림 3-66). 수심 20~100m의 근해에 서식한다. 따뜻한 바다의 중·저층에서 생활하는 어류이며, 회유하는 습성이 있다. 우리나라에는 이와 비슷한 종으로 갈치가 있으며, 중국의 발해(渤海)와 황해(黃海), 동중국해, 남중국해에 분포한다.

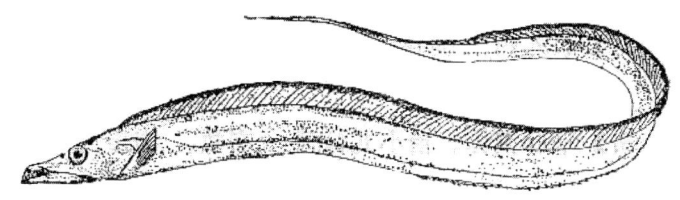

그림 3-66 대어(帶魚)

【성 분】 갈치류(*Trichiurus haumela*)의 고기에는 단백질, 지방, 비타민 A, 비타민 B_1, 비타민 B_2, 니코틴산, Ca, Fe, P, I 등이 함유되어 있다. 비늘을 산으로 처리하면 염산Guanine을 추출할 수 있다.

【약 재】 갈치류(*Trichiurus haumela*) 전체를 약으로 사용한다. 포획한 갈치류를 깨끗이 씻어 비축한다.

【성미 및 귀경】 甘, 鹹, 平. 肝, 心經에 들어간다.

【응 용】 자보강장(滋補强壯), 해독(解毒), 지혈(止血) 효능이 있다. 간염, 옹창종독(癰瘡腫毒), 외상출혈(外傷出血) 등을 치료한다. 양은 적당히 한다.

주: 중국의 상해동해제약공장(上海東海製藥工場)에서 갈치류(*Trichiurus haumela*)

로부터 6-TG를 추출하여 급성 백혈병 169사례를 치료하였으며, 유효율이 70%에 달했다. 용량은 2~2.5㎎/㎏/일이며, 2주일을 1개 치료기간으로 한다. 장기적으로 복용하면 백혈구와 혈소판이 감소하므로, 만약 백혈구가 3,000㎣가 되는 경우에는 약을 중단하여야 된다. 간과 신장의 기능 손상이 심각한 환자는 복용을 금한다.

55. 태어(鮐魚)

【학   명】 *Scomber japonicus* Houttuyn   【한국명】 고등어
【중문명】 鮐魚 tai yu
【영문명】 Chub mackerel
【이   명】 유동어(油桐魚); 청화어(靑花魚); 파어(巴魚); 벽문어(碧紋魚); 태파어(駘巴魚)

태어(鮐魚)는 우리나라의 고등어를 말한다. 고등어는 국내외에서 매우 중요한 수산자원으로, 중국에서는 그에 대한 화학성분과 제제(製劑) 연구가 많으며 임상에서도 점차 약으로 사용을 확장하고 있고 효과도 좋다.

【원동물】 고등어과동물   고등어(鯖科動物   日本鮐魚; *Scomber japonicus* Houttuyn). 몸과 머리는 좌우로 납작하지만 두껍고 몸의 횡단면은 타원형이며, 미병부가 매우 낮은 전형적인 방추형이다. 눈이 크고 지검(脂瞼)이 발달하였다. 콧구멍은 좌우에 2쌍이 있다. 몸은 작은 비늘로 덮여 있으며, 가슴의 비늘은 약간 크다. 측선은 물결 모양이다. 등지느러미는 2개로 분리되었고 등지느러미와 뒷지느러미의 모양은 비슷하다. 등지느러미와 뒷지느러미의 뒤에는 5개의 분리기조가 있다. 꼬리지느러미 기부의 양 옆에는 2개의 융기연이 있다. 등은 연한 청색 바탕에

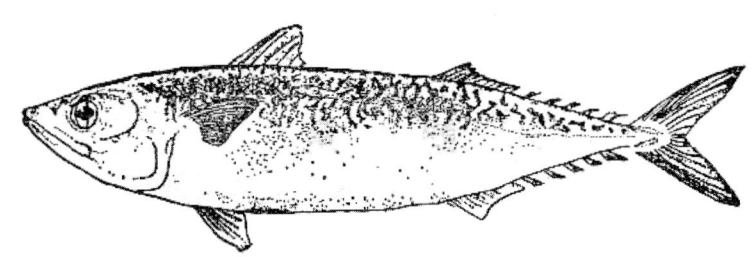

그림 3—67 고등어(鮐魚)

암청색의 얼룩무늬가 있으며, 배는 은백색이다. 각 지느러미는 회갈색이다. 어미의 전장은 50㎝에 달한다(그림 3-67). 따뜻한 원양(遠洋)의 중·상층에서 생활한다. 장거리를 회유하는 습성이 있고 큰 무리를 지어 활동한다. 우리나라의 전 연안에 분포하고, 중국에도 전 연안에 분포한다.

【약 재】 고등어의 육(肉)을 약으로 사용한다. 포획하여 내장을 제거하고 생용(生用)한다.

【성 분】 고등어의 붉은 육질(肉質)에는 히스타민이 함유되어 있다. 100g의 고기에 단백질 21.4g, 지방 7.4g, 탄수화물 0.1g, 회분 1.1g, Ca 20㎎, P 226㎎, Fe 2.0㎎, 비타민 B_1 0.03㎎, 비타민 B_2 0.29㎎, 니코틴산 9.7㎎이 함유되어 있다.

【성미 및 귀경】 甘, 鹹, 溫. 腎, 肺, 脾經에 들어간다.

【응 용】 보익강장(補益強壯) 효능이 있다. 폐로허손(肺癆虛損), 만성 소화기관 질병, 신경쇠약 등을 치료한다. 양은 적당히 한다.

주1: 고등어의 각 부분으로 여러 가지 약을 제제할 수 있다. 육질로는 폐결핵, 구병기허(久病氣虛), 식욕부진, 소화불량 등을 치료할 수 있는 육침고(肉浸膏)를 추출할 수 있다. 고등어의 정(精)에서는 혈정단백(血精蛋白)을 정제할 수 있다. 난(卵)에서는 Lecithin, Cephalin, Neurolecithin, 콜레스테롤도 추출할 수 있으며, 이선(胰線)에서는 인슐린을 추출할 수 있다.

주2: 고등어의 근육은 히스타민산의 함량이 비교적 높고 쉽게 부식되므로 잘 보존하지 않으면 히스타민으로 분해되기가 매우 쉽다. 또 식용 한 후 과민성 중독을 일으키는 경우가 있다. 이 경우 식용한 후 1시간 정도가 지나면 얼굴이나 전신의 피부가 붉어지고 결막 충혈, 두운(頭暈), 복사(腹瀉) 등의 반응도 나타난다. 24시간 지나면 자연적으로 치유된다.

56. 창 어(鯧魚)

【소 속】 *Pampus argenteus* Euphrasen 의 소속　　【한국명】 병어의 류
【중문명】 鯧魚 chang yu
【영문명】 Butterfish
【이 명】 창후어(昌侯魚); 경어(鏡魚); 백창(白昌); 은창(銀鯧)

창어(鯧魚)란 우리나라의 병어속 어류를 말한다. 병어속 어류는 《본초습유(本草拾遺)》에 처음으로 기술하였으며, 창후어(昌侯魚)라고도 한다. "맛은 달고 성이 평하며 무독(無毒)하지만 뱃속의 알은 독이 있어 이질에 걸린다"라고 소개되었다. 《본초강목(本草綱目)》에서는 제44권 인(鱗)부의 3에 "창어(鯧魚)는 모양이 즉어(鯽魚)와 비슷하고, 중국의 복건(福建), 절강(浙江), 광동(廣東), 남해(南海)에서 4~5월이면 산출되며, 몸을 건실하게 하고 기력을 돕는다"라고 하였다. 《중약대사전(中藥大辭典)》과 《아국해양약용생물(我國海洋藥用生物)》에서는 모두 "본초(本草)"의 기술(記述)과 현재 중국 민간에서의 사용 정황을 근거로 모든 것을 소개하고 있다. 우리나라에 병어속 어류는 병어와 덕대, 중국병어 등 모두 3종이 있다.

【원동물】 병어과동물 병어(鯧科動物 銀鯧; *Pampus argenteus* Euphrasen). 몸과 머리는 좌우로 납작하고, 중간 부분의 체고가 매우 높아 체형은 거의 마름모형이다. 눈은 머리의 중앙에 위치하고 눈지름은 주둥이 길이과 비슷하거나 길다. 주둥이는 짧고 끝은 둥글다. 콧구멍은 작고 좌우에 2쌍이 있다. 앞 콧구멍은 원형이고, 뒤 콧구멍은 열봉상(裂縫狀)을 이룬다. 등지느러미와 뒷지느러미는 낫과 같이 안쪽으로 파여있고, 배지느러미는 없다. 꼬리지느러미 후연은 깊

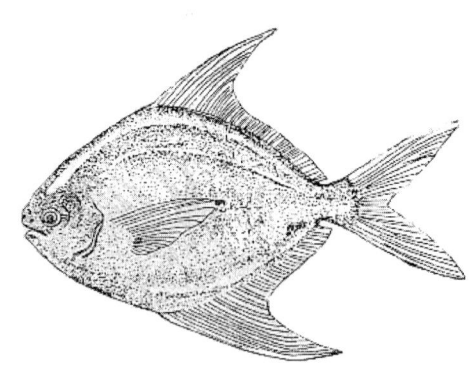

그림 3—68 병어(銀鯧)

게 파여있고, 상하엽의 양 끝은 뾰족하며 하엽의 끝이 길다. 비늘은 작고 원형이며 쉽게 벗겨진다. 몸 전체가 금속성 광택을 띠는 은백색이고, 체측 상반부는 약간 청회색 빛을 띤다. 어미의 전장은 60cm에 달한다(그림 3—68). 근해의 중·저층에 서식하고, 작은 물고기와 규조류 등을 먹는다. 우리나라의 서해와 남해에 분포하고, 중국에는 연해 각지와 동중국해, 남중국해에 분포한다.

【약 재】 병어(또는 덕대와 중국병어) 전체를 약으로 사용한다. 사계절 언제나 포획할 수 있으며, 내장을 제거하고 깨끗이 씻어 비축한다.

【성미 및 귀경】 甘, 苦, 溫, 無毒. 心, 脾經에 들어간다.

【응 용】 익기양혈(益氣養血), 견근건골(堅筋健骨) 효능이 있다. 비위허약(脾胃虛弱), 소화불량, 근골산통(筋骨酸痛), 사지마비(四肢麻痺) 등을 치료한다. 양은 적당히 한다.

1. 비위허약(脾胃虛弱), 소화불량에 대한 치료: 병어 2마리, 백출(白朮) 15g, 진

피(陳皮) 10g을 물에 달여 먹는다.

2. 근골산통(筋骨酸痛), 사지마비(四肢麻痺)에 대한 치료: 병어 2마리, 당귀(當歸) 15g, 신근초(伸筋草) 50g을 물에 달여 하루 2회 복용한다.

57. 노호어(老虎魚)

【학 명】 Inimicus japonicus Cuvier & Valenciennes　　【한국명】 쑤기미(범치)
【중문명】 老虎魚 lao hu yu
【영문명】 Devil stinger
【이 명】 해갈자(海蝎子); 귀유(鬼鮋)

노호어(老虎魚)는 우리나라의 쑤기미를 말하며, 어민들 사이에서 '범치'라는 방언으로 불리워지는 어류이다. 중국 연해 지역에서 흔히 볼 수 있는 어류로서 약으로 사용할 수 있으며, 해갈자(海蝎子)라고도 한다. 지느러미의 가시에 있는 독선(毒腺) 조직은 독기(毒器)로 구성되어 찔리면 참기 힘든 통증을 느낀다. 그러나 그 고기는 요퇴통(腰腿痛)을 치료하며, 효과도 매우 좋아 최근 중국의 민간에서는 약으로 많이 사용한다.

【원동물】 양볼낙과동물 쑤기미(毒鮋科動物 鬼鮋; Inimicus japonicus Cuvier & Valenciennes). 몸의 앞부분은 크고 원통형이며 배가 불룩하지만, 뒷부분은 작고 좌우로 납작하다. 눈은 작고 머리의 등쪽 외곽선 가까이 위치하며 눈의 앞과 뒤에 깊은 홈이 있고, 그 밖에도 등지느러미 앞에서 주둥이 끝에 이르는 부분은 굴곡이 심하다. 아래턱이 위턱 앞으로 돌출되어 입이 위쪽을 향해 열린다. 피부는

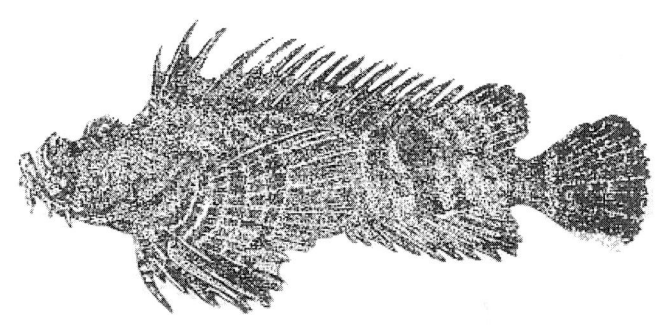

그림 3—69 쑤기미(鬼鮋)

거칠고 융모상의 피부돌기들이 많이 나 있으며 비늘은 없다. 등지느러미는 머리 뒤에서 꼬리지느러미 앞까지 이어지고, 극조부와 연조부 사이에 얕은 홈이 있다. 4번째 극조에서 연조부 앞까지의 각 극조 사이는 지느러미 막이 깊게 파여 있다. 등지느러미에는 16~18개의 가시가 있다. 가슴지느러미가 커서 머리 길이보다 길고, 아래쪽 2개의 연조는 지느러미 막이 없이 손가락 모양으로 분리되어 있다. 몸의 색깔은 변화가 심하고 보통 암갈색 또는 적갈색을 띠며, 황색을 띠는 것도 있다. 지느러미에는 황색 또는 흰색의 얼룩무늬가 있다. 약 25cm 정도 자란다(그림 3—69).

근해의 바닥에 서식하는 육식성 어류이며, 갑각류와 작은 물고기를 먹는다. 우리나라의 전 연안에 분포하고, 중국에는 발해(渤海)와 황해(黃海), 동중국해, 남중국해에 분포한다.

【약　재】 쑤기미의 육(肉)을 약으로 사용한다. 포획하여 깨끗이 씻어 비축한다.

【성분 및 약리】 독액(毒液) 중에는 분자량이 다른 펩티드, 단백질 및 각종 효소의 혼합물이 함유되어 있다.

【성미 및 귀경】 苦, 鹹, 平, 微毒. 肝, 腎經에 들어간다.

【응　용】 자보간신(滋補肝腎) 효능이 있다. 요퇴통((腰腿痛), 간염을 치료한다. 양은 적당히 한다.

1. 요퇴통((腰腿痛)에 대한 치료: 적당한 양의 신선한 쑤기미를 백주(白酒)와 함께 삶아 먹는다.

2. 만성간염에 대한 치료: 적당한 양의 신선한 쑤기미를 대나무 통에 넣고 진흙으로 싸서 구어 말린 다음, 육(肉)을 취하여 베이킹파우다에 타서 복용한다.

주: 쑤기미의 독(毒)은 16~18개의 등지느러미 가시, 2개의 배지느러미 가시, 머리의 돌기에 있다. 지느러미 가시와 머리의 돌기는 독성이 강하여 찔리면 심한 통증이 수반되고 상처는 청자(靑紫), 홍종(紅腫), 작열(灼熱)하며, 불로 지지는 것처럼 아프고 채찍으로 치는 듯한 아픔으로 견디기 어렵다. 때로는 몇칠간 지속되기도 하고 전신진통(全身陣痛)과 발열외한(發熱畏寒) 등의 증세가 수반된다. 일반적으로 상처 주위에 10~50㎖의 에메틴(Emetine)을 2~3차 주사하면 해독되고 낫는다.

58. 합마어(哈蟆魚)

【과   명】 Lophiidae　　　　　　　　　【한국명】 아귀과
【중문명】 哈蟆魚 ha ma yu
【영문명】 Goosefishes

합마어는 우리나라의 아귀 과 어류를 말한다. 합마어(哈蟆魚)는 중국 연해에 흔한 어류로 최근에 약으로 사용할 수 있음을 알게 되었다. 중국에서는 이 어류의 간장의 추출물로 일부 암(癌)을 치료하여 좋은 치료 효과가 있었으며, 담즙(膽汁)으로는 우황산(牛黃酸)을 추출할 수 있다. 우리나라에는 아귀(*Lophiomus setigerus*)와 용아귀(*Lophiodes insidiator*), 황아귀(*Lophius litulon*) 등 3종이 있다.

【원동물】 아귀과동물 황아귀(鮟鱇科動物 黃鮟鱇; *Lophius litulon* Jordan). 머리 부분이 아주 크고 상하로 납작하다. 꼬리 부분은 짧고 가늘며 좌우로 납작하다. 몸 옆에는 나뭇잎 모양의 많은 피판이 있고, 입의 위쪽 융기선에 작은 가시가 있다. 입은 아주 넓고 크며, 입 안의 아래 앞 부분은 황색이다. 아래턱이 약간 길다. 양 턱에는 크기가 다른 많은 이빨이 있다. 아가미구멍은 넓고 크다. 머리에는 골질(骨質)의 가시들이 돋아있

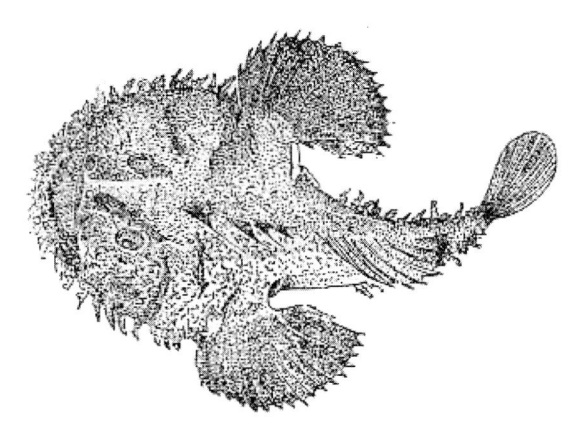

그림 3—70 황아귀(黃鮟鱇)

다. 몸에 비늘은 없고, 측선이 있다. 제1등지느러미는 6개의 극조가 있고, 제1극조는 길이가 매우 길고 유인돌기(illicium)로 변형되어 있으며, 이것으로 작은 물고기를 유인하여 잡아 먹는다. 제2등지느러미와 뒷지느러미는 모두 몸의 후반부에 위치한다. 가슴지느러미는 넓고 크며 가장자리는 둥글다. 꼬리지느러미 후연은 바깥쪽으로 약간 둥글거나 직선형에 가깝다. 몸은 자갈색이고 배는 흰색이며, 각 지느러미는 검은색을 띤다(그림 3—70).

냉난성(冷暖性) 바다의 바닥에 서식하는 어류이다. 항상 해저(海底)에 숨어 산다. 우리나라의 동해와 남해에 분포하고, 중국에는 발해(渤海)와 황해(黃海)와 동중국해 북부에 분포한다.

【약   재】 황아귀(또는 아귀)의 두골을 약으로 사용한다. 포획한 황아귀는 두골(頭骨)을 꺼내어 햇볕에 말려 비축한다. 감담(肝膽)도 따로 보관한다.

【성분 및 약리】 담즙(膽汁)에서 우황산(牛黃酸), $NH_2(CH_2)_2SO_3H$를 추출할 수

있다.

NH$_2$(CH$_2$)$_2$SO$_3$H는 담즙 중에서 담산(膽酸)과 결합하여 우황담산(牛黃膽酸)을 합성하여 Sodium 상태로 담즙에 존재한다. 간장(肝臟) 추출물은 종류(腫瘤; S-180)에 대하여 일정한 억제작용이 있다.

【성미 및 귀경】 苦, 凉, 微毒. 心, 小腸經에 들어간다.

【응 용】 청열해독(淸熱解毒), 제산지통(制酸止痛) 효능이 있다. 옹창종독(癰瘡腫毒), 치은농종(齒齦膿腫), 치통 등을 치료한다. 양은 5~10g으로 한다.

1. 창절(瘡癤)에 대한 치료: 황아귀(또는 아귀) 두골을 약한 불에 말려 가루를 내어 참기름으로 반죽하여 환부에 바른다.

2. 치은농종(齒齦膿腫), 치통에 대한 치료: 적당한 양의 황아귀의 두골(頭骨)을 꺼내어 물에 달여 하루 2회 복용한다.

주1: 황아귀의 위(胃) 속에 있는 작은 물고기를 햇볕에 말려 가루를 낸 후 복용하면 위염, 위산과다를 치료할 수 있다.

주2: 아귀(*Lophiomus setigerus*)의 중요한 특징은 아래턱의 이가 3열이고, 제1 등지느러미는 5개의 극조가 있다. 역시 황아귀와 마찬가지로 약으로 사용하며 효능도 같다. 이 밖에 췌장으로부터 인슐린을 제련할 수 있다.

59. 해마작(海麻雀)

【학 명】 *Pegasus* 　　　　【한국명】 (한국 미기록종)
【중문명】 海麻雀 hai ma que
【영문명】 Seamoth
【이 명】 해연(海燕)

해마작(海麻雀)은 중국의 광동(廣東) 연해 지역 민간에서 흔히 약으로 사용하는 어류(魚類)로서 특히 소아(小兒)의 기관지염(氣管支炎) 치료에 효과가 비교적 좋다. 널리 보급하여 응용할 가치가 있다.

【원동물】 해아어과동물 해아어(海蛾魚科動物 海蛾魚; *Pegasus laternarius* Cuvier). 몸체는 약간 연장되었으며 납작하다. 몸통은 원반상(圓盤狀)이고 꼬리는 짧고 사릉형(四棱形)으로 몸의 높이보다 크다. 주둥이는 돌출되었으며 암컷의 주

둥이는 비교적 짧고 작으며 삼각형으로 첨단(尖端)에는 양 옆에는 잔 톱니가 있다. 수컷의 주둥이는 비교적 크며 짧은 자루 모양이다. 양 옆과 등에는 4~6개의 두드러진 등마루를 공유(共有)하였고 등마루에는 잔 톱니가 있다. 눈은 비교적 크고 옆에 있으며 오목하게 오므라졌다. 콧구멍은 옆 마다 각기 하나씩 있으나 작고 뚜렷

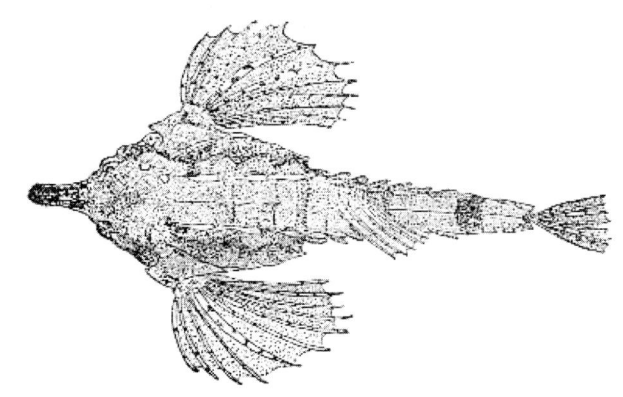

그림 3—71 해아어(海蛾魚)

하지 않다. 입은 작고 아래쪽에 있다. 이는 없다. 몸체에는 비늘이 없고 골판(骨板)이 몸통을 굳게 완전히 덮고 있다. 등지느러미와 뒷지느러미는 대칭으로 위치하여 가슴지느러미는 날개 모양으로 기조(鰭條)는 가시 모양을 이룬다. 제5기조(鰭條)는 굵고 단단하며 강대하다. 꼬리지느러미는 절형(截形)이다. 몸체는 녹갈색이고 배 옆과 꼬리는 엷은 황색(黃色)이다. 꼬리의 등 쪽에는 1~2 줄의 녹갈색 횡대(橫帶)가 있다. 등지느러미, 가슴지느러미 및 꼬리지느러미에는 모두 크기가 같지 않은 녹갈색의 반점(斑點)이 있다(그림 3—71).

근해의 해저에서 서식하는 소형 어류이다. 우리나라에서는 보고되어 있지 않고, 중국에는 동중국해(東中國海)와 남중국해(南中國海)에 분포되어 있다.

【약 재】 해마작(海麻雀) 전체를 약으로 사용한다. 포획하여 내장을 제거하고 깨끗이 씻어 햇볕에 말려 비축한다.

【성미 및 귀경】 鹹, 溫. 肺, 脾經에 들어간다.

【응 용】 화담지해(化痰止咳), 소영산결(消瘿散結), 지사(止瀉) 효능이 있다. 소아의 기관지염(氣管支炎), 해수(咳嗽), 갑상선종(甲狀腺腫), 홍역, 홍역후의 설사(腹瀉) 등을 치료한다. 양은 5~10 마리로 한다.

1. 소아의 기관지염(氣管支炎)에 대한 치료: 해마작(海麻雀) 5개를 물에 달여 복용한다.

2. 갑상선종 종대(甲狀腺腫腫大)에 대한 치료: 해마작(海麻雀) 7개와 적당한 양의 수저육(瘦猪肉; 비계가 없는 猪肉)을 달여 잘 익힌 후 식육음즙(食肉飲汁)한다.

3. 소아의 홍역 후 설사(腹瀉)에 대한 치료: 신선한 해마작(海麻雀)을 담수(淡水)에 깨끗이 씻어 햇볕에 말린 후 건조한 곳에 보관하여 사용할 때에는 물에 달

여 복용한다.

60. 홍갑어(紅甲魚)

【소 속】 Ogcocephalidae 의 소속
【중문명】 紅甲魚
【영문명】 Batfishes

홍갑어는 우리나라의 부치과 어류를 말한다. 홍갑어(紅甲魚)는 좋은 자음(滋陰)보신약(補腎藥)으로 옛 "본초"에는 없다. 중국 광동(廣東)의 민간에서는 많이 사용하고 있으며, 치료 효과도 좋다. 부치과 어류에 속하는 종으로, 우리나라에는 민부치(*Halieutaea fumosa*)와 빨강부치(*Halieutaea stellata*)가 있다.

【원동물】 부치과동물　아랍가어(蝠蝠魚科動物　牙辣茄魚; *Halicmetus reticulatus* Smith et Kadcliffe : 한국 없음). 몸은 상하로 납작하고 꼬리부는 원추형을 이룬다. 머리는 넓고 편평하며 주둥이는 절단형이며 오목한 홈이 하나 있다. 아래턱이 돌출되었고, 양턱에는 융모상(絨毛狀)의 이가 있다. 아가미구멍은 작고, 아가미구멍 아래에 앞으로 향한 삼각형의 가시가 1개 있다. 몸에 비늘이 없다. 머리의 등과 배쪽은 작은 가시로 덮여 있고, 피부는 단단하다. 제1등지느러미에는 잘 발달되지 않은 촉수(觸手)가 있다. 몸은 붉은색을 띠고 등에 구름 모양의 얼룩무늬가 조밀하게 있다(그림 3-72).

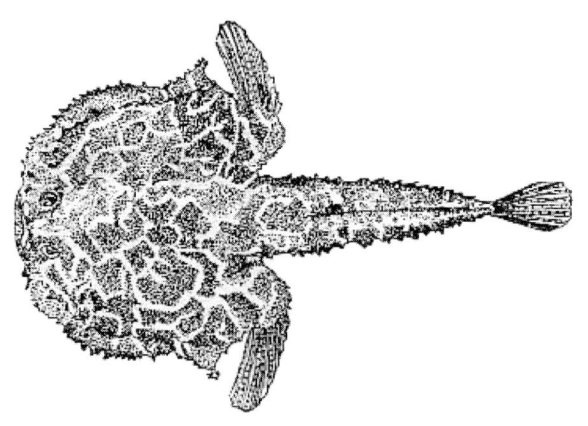

그림 3-72 아랍가어(牙辣茄魚)

따뜻한 바다에 서식한다. 우리나라에는 분포하지 않으며, 중국에는 남중국해에 분포한다.

【약 재】 홍갑어(홍갑어) 전체를 약으로 사용한다. 포획하여 내장을 제거하고 깨끗이 씻어 생용(生用)하거나 햇볕에 말린다.

【성미 및 귀경】 苦, 鹹, 平. 腎, 膀胱經에 들어간다.
【응　용】 보신축뇨(補腎縮尿)의 효능이 있다. 소아유뇨(小兒遺尿)를 치료한다. 적당한 양의 선어(鮮魚)를 삶아 먹거나 적당한 양의 저육(豬肉)을 넣고 푹 고아 복용한다.

61. 나흉선(裸胸鱔)

【소　속】 *Gymnothorax reticularis* Bloch 의 소속　　【한국명】 곰치의 류
【중문명】 裸胸鱔 luo xiong
【영문명】 Moray eels
【이　명】 해황선(海黃鱔)

나흉선은 역대 "본초(本草)"에는 없으나 중국의 광동(廣東)과 광서(廣西)를 비롯한 민간에서는 흔히 약용하는 어류이다. 《남해해양약용생물(南海海洋藥用生物)》, 《중국약용동물지(中國藥用動物誌)》에 기술되어 있다. 우리나라의 곰치(*Gymnothorax kidako*)를 비롯한 가지굴(*Gymnothorax albimarginatus*), 나망곰치(*Gymnothorax reticularis*), 백설곰치(*Gymnothorax mieroszewskii*) 등 4종의 어류가 여기에 포함된다.

【원동물】 곰치과동물 나망곰치(海鱔科動物 網紋裸胸鱔; *Gymnothorax reticularis* Bloch). 몸은 뱀장어형으로 길다. 머리는 크고 몸 뒤로 갈수록 가늘어지며 꼬리 부분은 약간 뾰족하다. 주둥이는 짧고, 입은 커서 양 끝은 눈 뒤를 지난다. 양 턱의 이빨은 납작하고 뾰족하다. 아가미구멍은 갈라진 틈 모양으로 작다. 항문은 몸 중앙보다 약간 앞쪽에 위치한다. 가슴지느러미는 없고 등지느러미와 뒷지느러미의 후단은 꼬리지느러미와 연결되어 있다. 몸에 비늘이 없고 두터운 피막으로 덮여있다. 몸은 연한 유백색 바탕에 14~22개의 암갈색 가로줄무늬가 일정한 간격으로 나타나고, 갈색 점들이 흩어져 있다. 어미의 전장은 약 60㎝이다(그림 3-73).

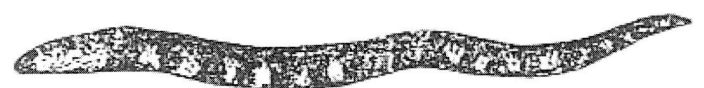

그림 3-73 나망곰치(網紋裸胸鱔)

【약　재】 나망곰치 전체 또는 혈액을 약으로 사용한다. 포획한 나망곰치를 깨끗이 씻은 다음 약한 불에 말리거나 탄(炭)으로 단조(煅造)하여 사용한다. 혈액은 햇볕에 말려 가루로 만들거나 선혈(鮮血)을 여과지에 떨구어 그늘에 말려 비축한다.

【성분 및 약리】 곰치 속 어류에 속하는 일부 어류의 피부점액에는 세포독단백(細胞毒蛋白)을 함유하여 "독어(毒魚)"의 작용이 있고, 강한 용혈능력이 있어서 흰 쥐의 복강에 25su(strontium : 인체에 해로운 방사성 동위체) 주입하면 흰 쥐는 균형 감각을 잃고 후지마비(後肢麻痺), 보행곤란(步行困難), 호흡곤란, 등의 증세를 보이고 약 2시간이 경과하면 죽는다. 또 보도에 의하면 Ciguatoxin이 함유되어 있어서 흰 쥐에 대해 독성을 나타내기도 한다.

【성미 및 귀경】　甘, 微苦, 平, 小毒. 心, 脾, 大腸經에 들어간다.

【응　용】 청열해독(淸熱解毒), 소담지혈(消痰止血) 효능이 있다. 주로 치질, 흉통(胸痛), 외상출혈(外傷出血) 등을 치료한다.

1. 무명중독(無名腫毒)에 대한 치료: 나망곰치 전체를 단탄(煅炭)하여 가루로 만들어 하루 2회 10g씩 황주(黃酒)에 타서 복용한다.

2. 외상출혈(外傷出血)에 대한 치료: 혈액을 흡수한 여과지를 상처에 붙이거나 말린 혈액 가루를 상처에 바른다.

주: 나망곰치 외에도 우리나라 연안에는 곰치(*Gymnothorax kidako*)를 비롯한 가지굴(*Gymnothorax albimarginatus*), 백설곰치(*Gymnothorax mieroszewskii*) 등의 곰치 속 어류가 있으며 모두 같은 약으로 사용할 수 있다.

62. 백단인(白短鮣)

【학　명】　*Remorina albescens*(Temminck et Schlegel)　【한국명】　흰빨판이
【중문명】　白短鮣
【영문명】　White remora
【이　명】

백단인이라 함은 빨판상어과의 흰빨판이를 말한다. 흰빨판이는 역대 "본초(本草)"에는 기록된 바 없으며, 중국 광동성(廣東省)의 민간에서 약으로 사용하며《중국유독어류와 약용어류(中國有毒魚類和藥用魚類)》, 《남해해양약용생물(南海海洋

藥用生物)》 및 《중국약용동물지(中國藥用動物誌)》에는 모두 기술되어 있다. 우리나라의 빨판상어과에 속하는 어류는 빨판상어(*Echeneis naucrates*), 흰빨판이 (*Remorina albescens*), 대빨판이(*Remora remora*) 등 3종이 있다.

【원동물】 빨판상어과동물 흰빨판이(鮣科動物 白短鮣; *Remorina albescens* Temminck et Schlegel). 몸은 원통형으로 머리폭이 넓고 상하로 납작하며 뒤쪽으로 가면서 점차로 좌우로 납작해진다. 머리의 등쪽은 편평하고 윗입술을 제외한 대부분은 등지느러미가 변형된 흡반으로 이루어져 있다. 아래턱이 위턱 앞으로 돌출되었고, 아래턱 끝의 가장자리

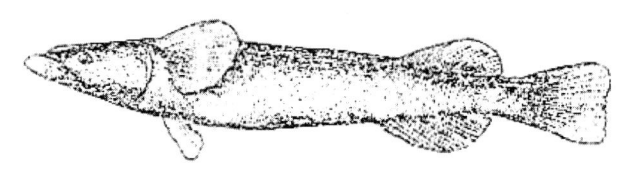

그림 3-74 흰빨판이(白短鮣)

는 둥글다. 흡반의 폭이 매우 넓어서 그 폭은 길이의 3/4에 정도이다. 흡반 안쪽 판상체는 12~13매이고, 판상체 가장자리에 2열의 가시가 있다. 측선은 흡반 뒤부분에서 시작되어 가슴지느러미 뒤에서 아래로 휘어져 내려와 몸의 중앙부에 위치한다. 측선비늘은 매우 작은 둥근비늘로 피부에 묻혀있다. 등지느러미는 2개로 멀리 분리되어 있으며, 뒷지느러미는 몸 후반부에 제2등지느러미와 서로 대칭으로 위치한다. 꼬리지느러미 후연은 직선형이고 중앙부는 약간 오목하다. 몸 색깔은 변화가 많고 암갈색 또는 연한 회백색을 띤다. 배와 각 지느러미 가장자리는 연한 색을 띤다. 어미의 전장은 약 30cm이다(그림 3-74).

온대와 열대 해역에 서식한다. 대개 흡반(吸盤)으로 상어를 비롯한 대형 물고기 아가미 주변에 붙어 있으면서 이들이 먹다 흘린 찌꺼기를 받아 먹고 산다. 우리나라의 남해 서부(목포)에 분포 기록이 있고, 중국에는 동중국해와 남중국해에 분포한다.

【약 재】 흰빨판이의 육(肉)을 약으로 사용한다. 포획하여 내장을 제거하고 깨끗이 씻어 선용한다.

【성미 및 귀경】 辛, 鹹, 溫. 肺, 大腸, 腎經에 들어간다.

【응 용】 자보강장(滋補强壯) 효능이 있다. 폐로(肺癆), 구병체허(久病體虛) 등을 치료한다. 양은 100~200g으로 한다.

폐결핵에 대한 치료: 흰빨판이 200g을 취하여 내장을 제거하고 물에 삶아 먹는다.

제 4 장
양서류

1. 강활어(羌活魚)

【학 명】 *Batrachuperus pinchonii* David   【한국명】 고산도롱뇽
【중문명】 羌活魚 qiang huo yu
【영문명】 Asiatic Salamander
【이 명】

강활어(羌活魚)는 《사천중약지(四川中藥誌)》에서 처음으로 기술하였으며 그 후 《감숙중초약수책(甘肅中草藥手冊)》과 《고원중초약치료수책(高原中草藥治療手冊)》에서 모두 기술하였다. 중국에서는 약재상사에서도 판매하고 있으며 호북(湖北), 사천(四川) 일대에서는 흔히 약으로 사용하고 있다.

【원동물】 도롱뇽과동물 고산도롱뇽(小鯢科動物 山溪鯢; *Batrachuperus pinchonii* David). 체형 전체 길이는 120~160mm로 머리는 약간 납작하고 몸통은 원주 모양(圓柱狀)이거나 혹은 약간 납작하며 꼬리는 옆으로 납작하고 밑 부분은 약간 넓고 꼬리 끝은 무딘 원이나 혹은 약간 뾰족한 원이다. 머리 정수리는 비교적 평탄하여 머리의 길이와 폭은 거의 같으며 주둥이 끝은 둥글고 넓다. 콧구멍은 주둥이 끝에 가깝다. 눈은 크고 주둥이 길이와 거의 같거나 약간 짧다. 구열(口裂)은 눈 뒤 아래까지 이르고 입술 주름은 뚜렷하여 양 옆 아래턱의 뒤 절반을 덮고 있다. 아래 윗턱에는 가는 이가 있으며 서골치(鋤骨齒)는 짧고 내비공(內鼻孔) 내측(內側)에 비스듬히 놓였거나 수평으로 놓여 있으며 좌우가 맞물리지 않는다. 혀는 크고 긴 타원형이다. 사지(四肢)는 알맞고 발가락은 납작하며 끝은 무딘 원을 이루며 기부(基部)에는 물갈퀴가 없다. 꼬리의 길이는 전체 길이의 절반이거나 혹은 약간 길다. 온몸의 피부는 매끄럽고 발바닥과 발가락의 밑 부분에는 다갈색의 각질초(角質鞘)가 덮여 있다. 어떤 것은 발가락 끝에 눈에 잘 뜨이는 흑색 각질초(角質鞘)가 있어 대체로 발톱 모양을 이룬다. 옆몸에는 12 갈래의 늑구(肋溝)가 좌우에 있다. 체색(體色)의 변이는 비교적 크며 보통 감람녹색(橄欖綠色)으로 등에는 짙은 색의 가는 점무늬가 엉기어서

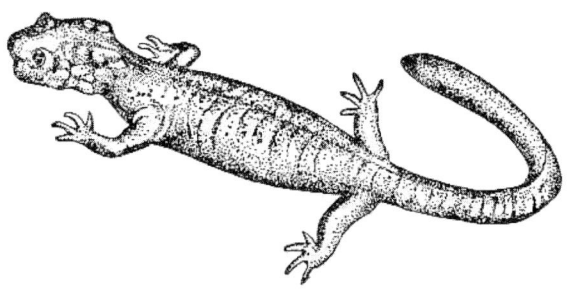

그림 4-1 고산 도롱뇽(山溪鯢)

된 마반(麻斑)이 있고 배는 색이 연하고 마반(麻斑)이 적다(그림 4—1).

높은 산의 계곡 물이나 혹은 수풀 밑 음습한 곳에서 서식하며 낮에는 숨어 있고 밤이면 나와 곤충, 연체 동물, 지렁이, 작은 물고기 등을 먹이로 한다.

중국에는 감숙(甘肅), 서장(西藏), 사천(四川) 등에 분포되었다.

【약 재】 건조한 고산도롱뇽(羌活魚) 전체를 약으로 사용한다. 여름과 가을에 포획하여 술로 질식시켜 햇볕에 말리거나 약한 불에 말리며 생용(生用)할 수도 있다.

마른 약재는 전신의 피육(皮肉)이 쪼글라져 있고 길이는 15cm 정도이다. 머리는 둥글고 꼬리는 납작하며 사지(四肢)는 대개 온전하고 잔등은 척추 골릉(脊椎骨棱)을 뚜렷하게 볼 수 있으며 배는 쪼글라져 있다. 등은 다갈색이고 배는 황갈색을 띤다. 비리고 역한 냄새가 난다(그림 4—2).

【성미 및 귀경】 辛, 鹹, 平, 無毒. 肝, 胃經에 들어간다.

【응 용】 속단접골(續斷接骨), 행기지통(行氣止痛) 효능이 있다. 질타손상(跌打損傷), 골절동통(骨折疼痛), 간위기통(肝胃氣痛) 등을 치료한다. 양은 1~2 마리 혹은 분말 2g으로 한다.

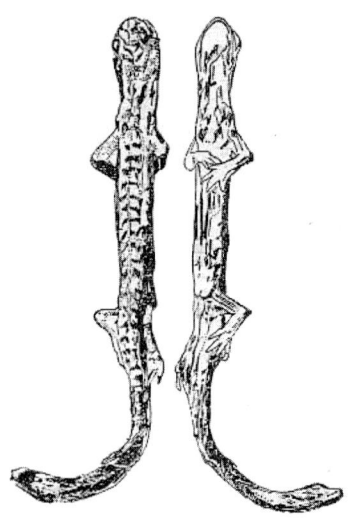

그림 4—2
강활어(羌活魚)약재

1. 질타손상(跌打損傷), 골절(骨折)에 대한 치료: 강활어(羌活魚)를 약한 불에 말려 가루를 만들어 하루 3회 2g씩을 황주(黃酒)로 복용한다.

2. 간위기통(肝胃氣痛)에 대한 치료: 강활어(羌活魚) 2 마리, 홍구(紅蔻) 5g, 당귀(當歸) 10g, 백지(白芷) 10g, 연호삭(延胡索) 10g, 연실(楝實) 5g을 물에 달여 하루 2회 복용한다.

2. 대 예(大鯢)

【학 명】 *Megarobatrachus davidianus* Blanchard　　【한국명】 장수도롱뇽
【중문명】 大鯢 da ni

【영문명】 Chinese giant salamander

【이 명】 예어(鯢魚)

　　대예(大鯢)는 "본초(本草)"에 기술이 없으나 《본초습유(本草拾遺)》에는 예어(鯢魚)가 기술되어 있다. 장기(藏器)는 "예(鯢)는 계곡에서 살며 점(鮎)과 비슷하고 사족(四足)이 있으며 꼬리가 길어 나무에 올라 갈 수 있다…"라고 하였다. 이에 의하면 대예(大鯢)와 유사하다.

【원동물】 장수도롱뇽과동물　　　　중국장수도롱뇽(陰鰓鯢科動物　　大鯢; *Megarobatrachus davidianus* Blanchard). 체형은 크고 납작하며 큰 것은 길이가 1,800mm에 이르고 머리는 넓고 짧은 원이다. 몸통은 굵고 납작하며 꼬리 뒤 끝은 옆으로 납작하고 꼬리 끝은 무딘 원을 이룬다. 머리의 길이와 폭은 거의 같으며 주둥이는 길고 주둥이 끝은 무딘 원을 이루었다. 콧구멍은 주둥이 끝에 매우 가까우며 눈은 작고 눈까풀이 없이 머리 등 쪽에 있다. 입은 크고 눈 뒤 모서리의 뒤쪽에 있다. 윗입술 주름은 돌출(突出)되지 않았고 아랫입술 주름은 입의 후연(後緣)에 뚜렷하게 있으며 아래윗턱에는 가는 이가 있다. 서골치(鋤骨齒)는 좌우로 연결되어 활 모양을 이루어 위턱과 평행되고 혀는

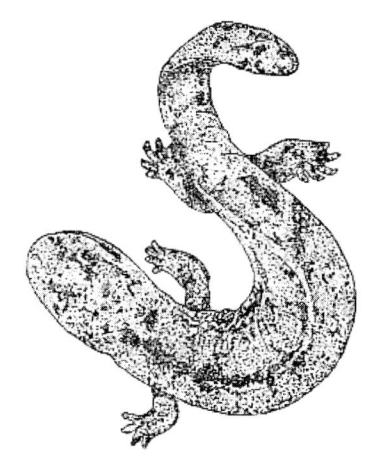

그림 4—3
중국장수도롱뇽(大鯢)

납작하고 둥글다. 사지는 매우 짧고 살쪘고 앞발 발가락과 뒷발 발가락 끝은 멀리 떨어져 있어 넓고 납작하며 짧고 끝은 무딘 원을 이룬다. 겉의 네 발가락 기부(基部)에는 약간의 물갈퀴가 있다. 앞발 발가락은 4개로 제2, 3 지(指)는 1, 4 지(指)보다 약간 길다. 뒷발 발가락은 5개로 길이의 순서는 3, 4, 2, 5, 1이고 제4, 5 지(趾)의 외측연막(外側緣膜)은 발달되여 있다. 꼬리의 길이는 전체 길이의 1/3이고 피부는 매끄러우며 점액이 많다. 전신의 등은 다갈색으로 불규칙적이고 짙은 큰 반점이 있다(그림 4—3).

　　대개 세차게 흐르는 맑은 산간 하류에서 서식하며 일반적으로 낮에는 물 속 큰 암석 틈에 숨어 있고 밤에 기어나와 작은 물고기, 수생곤충 등을 잡아먹는다. 여름에 기후가 무더운 밤이면 강기슭에 기어나와 풀숲에서 곤충과 개구리류를 잡아먹는다.

중국에는 하북(河北), 하남(河南), 산서(山西), 섬서(陝西), 감숙(甘肅), 청해(靑海), 사천(四川), 귀주(貴州), 호북(湖北), 안휘(安徽), 강소(江蘇), 절강(浙江), 강서(江西), 호남(湖南), 복건(福建), 광동(廣東), 광서(廣西) 등에 분포되어 있다.

【약 재】 중국장수도룡뇽(大鯢)의 근육을 약으로 사용한다. 봄부터 가을까지 포획하여 내장(內臟)을 제거하고 육을 채취하여 생용(生用)한다.

【성미 및 귀경】 苦, 溫. 肝, 心經에 들어간다.

【응 용】 보기(補氣), 절학(截瘧) 효능이 있다. 병후허약(病後虛弱), 빈혈(貧血), 신경쇠약(神經衰弱), 학질(瘧疾) 등을 치료한다. 양은 25~50g으로 한다.

신경쇠약(神經衰弱), 병후허약(病後虛弱)에 대한 치료: 대예육(大鯢肉) 200g을 푹 고아 복용한다.

3. 동방영원(東方蠑螈)

【학 명】 Cynops orientalis David   【한국명】 동방영원
【중문명】 東方蠑螈 dong fang rong yuan
【영문명】 Oriental newt
【이 명】

동방영원(東方蠑螈)은 중국의 민간에서 약용하는 것으로 호북(湖北) 일대에서는 흔히 사용하고 있으나 "본초(本草)"에는 기술되어 있지 않다. 그러나 《본초강목습유(本草綱目拾遺)》에서는 인부(鱗部)에 "사족어(四足魚)"가 기술되어 있으며 그 묘사에 의하면 영원류(蠑螈類)와 비슷하다.

【원동물】 영원과동물 동방영원(蠑螈科動物 東方蠑螈; Cynops orientalis David). 체형은 작아 전체 길이는 70mm 정도이며 머리는 납작하고 몸통은 둥글며 꼬리는 옆으로 납작하고 꼬리 끝은 무딘 원이다. 머리의 길이는 폭보다 크고 주둥이 끝은 무딘 원으로 콧구멍은 주둥이 끝에 매우 가깝고 눈 지름은 주둥이 길이와 거의 같거나 약간 짧다. 구열(口裂)은 바로 눈 뒤 모퉁이의 아래쪽에 있다. 아래윗턱에는 가는 이가 있다. 서골치(鋤骨齒)는 두 개가 길고 비스듬하게 几자형을 이루며 앞 끝은 매우 접근하여 있고 두 개의 내비공(內鼻孔) 내측(內側)에서 모이며 뒤끝은 양 옆으로 비스듬하게 향하였다. 혀는 작고 두터우며 난원형(卵圓形)이다. 사지(四肢)는

비교적 약하고 길다. 발가락은 약간 납작하며 가늘고 길다. 끝은 비교적 뾰족하고 둥글며 기부(基部)에는 물갈퀴가 없다. 앞발 발가락은 4개로 길이의 순서는 3, 2, 4, 1이다. 뒷발 발가락은 5개로 길이 순서는 3, 4, 2, 5, 1이다. 꼬리는 길다. 피부는 비교적 매끄러우며 머리, 잔등, 옆몸, 꼬리의 양 옆에는 작은 검은 반점이 가득히 분포되어 있다. 배의 피부는 매끄럽고 가로의 세구문(細溝紋)이 있다. 목의 경습(頸褶)은 뚜렷하여 이후선(耳后腺)의 뒤끝까지 휘감고 있다. 살아 있을 때에는 잔등과 양 옆은 흑색을 이루고 납광(蠟光)이 있으며 배는 주홍색 바탕에 불규칙적인 흑반점(黑斑点)이 엮여져 있으며 변이가 대단히 크다(그림 4—4).

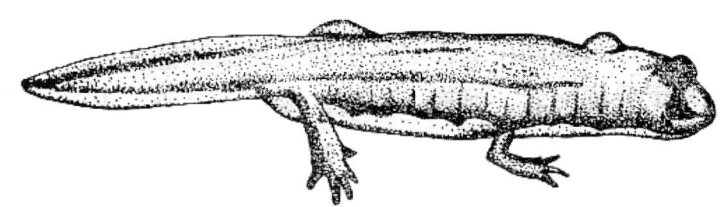

그림 4—4 동방영원(東方蠑螈)

맑고 서늘하며 고요한 못에서 서식하며 4, 5월에 산란한다.
    중국에는 안휘(安徽), 호북(湖北), 강소(江蘇), 절강(浙江), 강서(江西), 운남(雲南) 등에 분포되어 있다.
    【약　재】 내장을 제거한 동부영원(東方蠑螈) 전체를 약으로 사용한다. 봄부터 가을까지 포획하여 내장을 제거하고 햇볕에 말리고 약한 불에 그을린 후 가루를 만들어 비축한다.
    【성미 및 귀경】 苦, 溫. 心, 肺, 大腸經에 들어간다.
    【응　용】 소적(消積), 청열해독(淸熱解毒) 효능이 있다. 소아감적(小兒疳積), 화상 등을 치료한다. 양은 3~5g으로 한다. 외용은 적당한 양으로 한다.
    1. 소아감적(小兒疳積)에 대한 치료: 동방영원분(東方蠑螈粉) 5g과 적당 양의 저육(猪肉)을 잘게 썰어 넣고 뒤섞은 후 삶아서 하루 2회 복용한다.
    2. 화상에 대한 치료: 동방영원분(東方蠑螈粉)을 환처에 뿌리거나 혹은 참기름으로 반죽하여 바른다.
    주: 중국나원(中國螺螈; *Trituroides chinensis* Gray)과 남부 악어살라만더(紅螺疣螈; *Tylototriton verrucosus* Anderson)도 같은 약으로 사용한다.

4. 섬 소(蟾酥)

【학 명】 *Venenum Bufonis* 　　　　【한국명】 두꺼비독
【중문명】 蟾酥 chan su
【영문명】 Cake of toad skin secretion; Dried venom of toads
【이 명】 섬서미지(蟾蜍眉脂); 섬서미소(蟾蜍眉酥); 나함마(癩蛤蟆); 풍계(風鷄)

섬소(蟾酥)의 원명은 섬서미지(蟾蜍眉脂)로 《약성본초(藥性本草)》에서 일화자(日華子)가 처음으로 섬서미소(蟾蜍眉酥)라고 기술하였다. 《본초연의(本草衍義)》에서 구종석(寇宗奭)은 "섬서(蟾蜍) 미간(眉間)의 흰 즙을 섬소(蟾酥)라고 하며 유단지(油單紙)로 미(眉)를 싸고 미(眉)를 갈르면 소(酥)가 지상(紙上)으로 나오고 그늘에서 말리어 사용한다."라고 하여 섬소(蟾酥)라는 명칭이 비롯되었다. 이상을 종합하면 오늘의 섬소(蟾酥)는 "본초(本草)"의 기재와 일치된다.

【원동물】 1. 두꺼비과동물　두꺼비(蟾蜍科動物　中華大蟾蜍; *Bufo bufo gargarizans* Cantor). 몸길이는 보통 100mm이상으로 몸은 굵직하며 머리의 폭은 길이보다 크고 주둥이 끝은 둥글며 뚜렷하다. 콧구멍은 주둥이 끝 가까이에 있고 눈 사이의 거리는 코 사이의 거리보다 크며 고막이 뚜렷하다. 서골치(鋤骨齒)가 없고 아래윗턱에도 이는 없으며 앞다리는 길고 굵다. 앞발 발가락과 뒷발 발가락은 약간 납작하고 앞발 발가락에는 약간의 연막(緣膜)이 있고 물갈퀴는 없으며 앞발 발가락의 길이 순서는 3, 1, 4, 2이다. 지관절(指關節)의 하류(下瘤)는 흔히 짝을 지으며 장돌기(掌突)는 2개로 곁의 것이 크다. 뒷다리는 굵고 단단하고 짧으며 경부(脛跗) 관절은 앞 어깨에 이르며 좌우 발꿈치는 서로 맞물리지 않는다. 뒷발 발가락에는 연막(緣膜)이 있고 물갈퀴는 발달한 편이다. 내척돌(內蹠突)은 길고 크며 외척돌(外蹠突)은 작고 둥글다. 피부는 극히 거칠고 머리 정수리는 매끄러우며 양 옆에는 크고 긴 이후선(耳後腺)이 있으며 그 부분에는 크기가 같지 않은 원형의 나우(瘰疣)가 가득하다. 배의 피부에는 작은 사마귀같은 돌기가 있다. 색의 변이가 매우 커서 생식계절의 수컷 등은 흔히 흑록색이

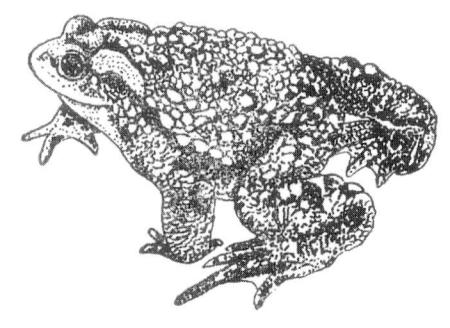

그림 4—5 중화두꺼비(中華大蟾蜍)

고 옆몸에는 연한 색의 얼룩무늬가 있다. 암컷의 등은 색이 비교적 연하며 배는 유황색으로 다갈색 또는 흑색의 가는 꽃무늬가 있다(그림 4—5).

번식시기 외에는 흔히 흙 굴에 있거나 돌 밑, 풀숲에 있다가 야간(夜間)에 활동하며 달팽이, 활유(蛞蝓), 개미, 나방류 등을 먹이로 한다.

대한민국에는 태안반도 도서지역을 제외한 전지역에 서식한다.

중국에는 흑룡강(黑龍江). 길림(吉林), 요녕(遼寧), 하북(河北), 하남(河南), 산동(山東), 안휘(安徽), 강소(江蘇), 복건(福建), 광동(廣東), 강서(江西), 호남(湖南), 사천(四川), 산서(山西), 섬서(陝西), 감숙(甘肅), 내몽고(內蒙古) 등에 분포되어 있다.

2. 두꺼비과동물 검은눈두꺼비(蟾蜍科動物 黑眶蟾蜍; *Bufo melanostictus* Schneider). 몸길이는 70~100mm로 수컷은 약간 작다. 머리는 넓고 짧다. 아래윗턱에는 모두 이가 없다. 머리에는 주둥이 모서리, 눈언저리 상연(上緣), 고막(鼓膜) 전연(前緣)과 아래윗턱의 가장자리를 따라 흑색 골질(骨質)의 모서리가 뚜렷하게 있거나 혹은 흑색의 선이 있으므로 "검은눈두꺼비(黑眶蟾蜍)"라고 하며 이는 기타의 섬서(蟾蜍)와 구별되는 표지이다. 피부와 두골(頭骨)은 긴밀히

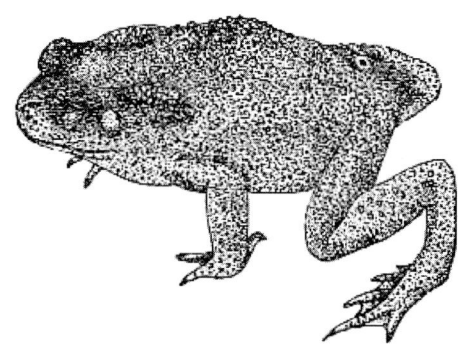

그림 4—6 검은눈두꺼비(黑眶蟾蜍)

이어져 있고 아래윗턱에는 흑색 선이 있다. 고막은 크고 타원형이다. 수컷은 울음주머니가 목 아래에 하나 있다. 앞다리는 가늘고 길며 뒷다리는 짧다. 뒷다리 발가락의 기부(基部)에는 절반 짜리 물갈퀴가 있다. 피부는 거칠고 머리 정수리에 사마귀가 없는 외에 전신에는 크기가 다른 원형의 사마귀가 가득하다. 체색(體色)은 변이가 매우 커서 일반적으로 황갈색으로 약간의 갈적색의 얼룩무늬가 있고 배는 색이 연한 유황색이다. 각 발가락의 끝은 흑색이다. 머리 양 옆에는 긴 타원형의 이후선(耳後腺)이 있어 백색의 유상액(乳狀液)을 분비할 수 있다(그림 4—6).

밭 기슭, 주택, 늪 등 으슥한 곳에서 서식하며 성질이 느리고 둔하여 잘 뛰지 못한다. 여러 가지 곤충과 기타 작은 동물을 잡아먹는다.

중국에는 절강(浙江), 복건(福建), 강서(江西), 사천(四川), 호남(湖南), 광동(廣東), 광서(廣西), 운남(雲南), 귀주(貴州), 대만(臺灣) 등에 분포되어 있다.

【약 재】 두꺼비(蟾蜍)의 이후선(耳後腺)에서 분비되는 흰색의 장액(漿液)을 섬소(蟾酥)라고 하며 약으로 사용한다. 4~8월에 포획하여 깨끗이 씻고 장(漿)을

채취한다. 장액(漿液)을 채취할 때에는 엄지손가락을 섬서(蟾蜍)의 목에 놓고 나머지 손가락으로는 섬체(蟾體)를 잡고 다시 구리 핀세트로 미간(眉間)을 지나치게 힘을 쓰지 말고 집어 1~2회 흰 즙액을 집어내어 40메쉬의 체(篩)로 쳐서 불순물을 제거하고 여과(濾過)한 순수한 즙을 유리판에 펴서 두께는 3~4mm로 하는 것이 좋다. 햇볕에 말리거나 불에 쬐어 말린다. 온도는 40℃~60℃로 하는 것이 적합하다.

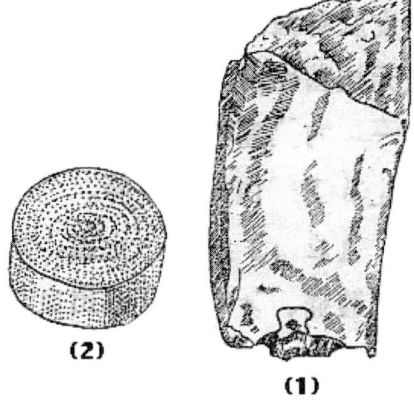

그림 4—7 섬소(蟾酥)약재
(1) 편섬서(片蟾酥) (2) 단섬서(團蟾酥)

중국에서 거래되는 약재 모양은 가공 방법이 각 지방 마다 다르므로 그 모양도 지방에 따라 다르나 일반적으로 편섬소(片蟾酥)와 단섬소(團蟾酥)의 두 가지로 구분한다.

편섬소(片蟾酥)는 모양이 불규칙적이고 크기도 다르며 두께는 1~2mm이고 윗면은 거칠고 아래는 평탄하다. 황갈색이거나 혹은 엷은 다갈색이다. 질이 약하여 쉽게 절단된다. 물을 만나면 백색의 유상액(乳狀液)이 떠오른다.

단섬소(團蟾酥)는 대개 납작한 원형의 덩어리거나 호떡 모양이다. 직경은 7~8cm이고 두께는 약 1cm이며 갈자색이거나 혹은 흑자색이다. 표면은 평탄하며 매끄럽고 질은 단단하며 쉽게 절단되지 않고 단면(斷面)은 윤기가 나며 교질상(膠質狀)을 이룬다(그림 4—7).

【성분 및 약리】 주로 화섬독(華蟾毒; Cinobufoxin), 화섬독소(華蟾毒素; Cinobufotalin), 화섬독정(華蟾毒精; Cinobufagin), 화섬독타리정(華蟾毒他里精; Cinobufotalidin), 19-Oxocinobufagin, 19-Oxocinobufotalin 등이 함유되어 있다. 이 밖에 또 Bufotenine, Mappine, 5-Hydroxytryptamine, 5-Methyl-5-Hydroxytryptamine, 5-Hydroxyindole choline, 콜레스테롤, Adrenalin, Arginine, Suberic acid 등이 함유되어 있다. 보고서에 의하면 화섬독(華蟾毒)은 섬서(蟾蜍)의 선체(腺體) 속에 존재하며 각종 Bufotalin과 Suberylarginine으로 구성된 Ester로 섬소(蟾酥)의 가공과정중에서 각종 Bufotalin과 Suberylarginine로 분해되며 후자는 다시 Suberic acid과 Arginine으로 분해된다.

심장에 대하여 디기탈리스(digitalis) 모양의 강심작용이 있으나 작용은 비교적 약하고 지속 시간이 짧으며 축적작용이 없다. 강심작용의 메카니즘은 아마도 미주

신경(迷走神經)을 거쳐 직접 심장에 작용할 것이다. 강심의 유효 성분으로는 화섬독(華蟾毒), 화섬독소(華蟾毒素), 화섬독정(華蟾毒精) 및 화섬독타리딘(Cinobufotalidin) 등이 있다. 동물의 관상혈관(管狀血管) 및 주위혈관에 대하여 모두 수축 작용이 있고 강심 및 혈관이 수축된 결과 동맥압이 현저히 높아진다. 동물실험에서 이 약은 중추성 호흡 흥분작용이 있어 소백서(小白鼠)에 대하여 진해(鎭咳) 작용이 있고 임상에서 응용할 때 오심성(惡心性) 거담(去痰) 작용이 있으며 동물의 소장, 자궁 및 기관지의 평활근에 대하여 모두 흥분 작용이 있다는 것이 증명된다. 섬소(蟾酥) 중에 함유되어 있는 Suberic acid 및 염기성 아미노산(Arginine)은 이뇨작용이 있다. 임상응용에서는 섬소(蟾酥)가 구강 및 인후부 점막의 마취 시간을 1시간 지속할 수 있고 화섬독정(華蟾毒精) 및 화섬독소(華蟾毒素)가 동물의 피부에 대하여 강대한 국부 마취 작용이 있으며 국부적인 자극 반응은 없다는 것이 증명되었다. 섬소(蟾酥)가 시험관 내에서는 비록 항균작용은 없으나 동물실험에서는 도리어 뚜렷한 항염(抗炎) 작용이 있다. 실험에서 섬소(蟾酥)가 일정한 항암작용이 있다는 것을 증명하였다. 화학 요법 및 방사성 요법과 동시에 응용할 경우 정도의 차이는 있으나 백혈구의 하강을 방지할 수 있었다.

【성미 및 귀경】 甘, 辛, 溫, 有毒. 心, 肺經에 들어간다.

【응 용】 해독(解毒), 지통(止痛), 소종(消腫), 강심(强心) 효능이 있다. 옹창종독(癰瘡腫毒), 인후종통(咽喉腫痛), 중한복통(中寒腹痛), 치통(齒痛), 치은출혈(齒齦出血), 소아감적(小兒疳積), 심장쇠약 등을 치료한다. 양은 0.015~0.03g으로 한다. 외용은 적당한 양으로 한다.

1. 후비(喉痺)에 대한 치료: 조각(皂角)과 초오(草烏)를 각기 같은 양으로 가루를 만들고 섬소(蟾酥)를 배합하여 소두(小豆) 크기로 환(丸)을 지어 1환씩을 가루내어 환처에 바른다.

2. 정독(疔毒)에 대한 치료: 섬소(蟾酥) 2g을 가루 내어 적당한 양의 차유(茶油)로 묽은 풀 모양으로 만들어 먼저 환처를 소독한 다음 약물을 바르고 소독한 거즈로 잘 싸맨다. 매일 2회 치료한다.

3. 심장쇠약에 대한 치료: 섬소(蟾酥) 4mg을 캡슐에 넣어 하루에 2~3회 식후에 끓여 식힌 물로 복용한다. 독성(毒性) 반응으로는 상복부(上腹部)가 편하지 않고 오심(惡心)과 구토(嘔吐) 등 위점막(胃粘膜) 자극 현상이 나타나므로 이 때에는 사용량을 감소하여야 한다.

주1: 섬소(蟾酥)는 극독약(劇毒藥)이므로 사용 시 조심하여야 한다.

주2: 섬서담(蟾蜍膽)은 기관지염(氣管支炎)을 치료할 수 있다. 하루 2회 3개씩

을 끓인 물로 연속 복용한다.

5. 건 섬(乾蟾)

【학 명】 *Bufo bufo gargorizens* Cantor　　【한국명】 두꺼비
【중문명】 乾蟾 gan chan
【영문명】 Dried toad
【이 명】

건섬(乾蟾)은 《명의별록(名醫別錄)》에서 처음으로 보이며 원명을 섬서(蟾蜍)라고 하였으나 "하마(蝦蟆)"와 뒤섞여 헛갈리게 하고 있다. 진장기(陳臟器)는 하마(蝦蟆)와 섬서(蟾蜍)의 구별점을 명확하게 지적하였다. 그는 "하마(蝦蟆)는 못에 있고 등에는 흑점이 있으며 몸은 작고 뛸 수 있으며 많은 곤충을 잡아먹고 까 까 하고 우는소리를 내며 거동이 매우 급하다. 섬서(蟾蜍)는 인가(人家)의 습한 곳에 있고 몸이 크며 청흑색으로 점이 없다. 비뢰(疿磊)가 많고 뛸 수 없으며 소리를 내지 않고 행동이 느릿하다."라고 하였다. 진(陳)씨의 설명에 의하면 현재 사용하고 있는 섬서(蟾蜍)에 부합된다.

【원동물】 1. 두꺼비과동물　중화두꺼비(蟾蜍科動物　中華大蟾蜍; *Bufo bufo gargarzans* Cantor). 섬소(蟾酥) 항을 참조.

2. 두꺼비과동물　참두꺼비(蟾蜍科動物　黑眶蟾蜍; *Bufo melanosticlus* Schneider). 섬소(蟾酥) 항을 참조.

3. 두꺼비과동물 화배섬서(蟾蜍科動物 花背蟾蜍; *Bufo raddei* Strauch). 몸길이는 60mm 정도로 암컷이 비교적 커서 80mm에 달한다. 머리의 너비는 길이보다 길며 주둥이 끝은 둥글고 주둥이 모서리가 뚜렷하다. 코 사이의 거리는 눈 사이의 거리보다 작고 이후선(耳後腺)은 크고 약간 납작하며 고막이 뚜렷하다. 서골치(鋤骨齒)가 없고 아래윗턱에는 모두 이가 없으며 혀는 긴 원형이고 뒤끝에는 결각(缺刻)이 없다. 앞다리는 굵고 짧으며 발가락은 약간 편평하고 끝은 흑색이다. 앞발 발가락 길이의 순서는 3, 1, 2, 4이고 지관절(指關節)의 하우(下疣)는 쌍을 이루지 않았으며 외장돌(外掌突)은 크고 원형이며 짙은 갈색으로 안쪽의 것은 작고 색이 연하다. 뒷다리는 짧고 경부 관절(脛跗關節)이 앞의 어깨에 이르거나 혹은 도달하

지 않으며 좌우의 발꿈치는 서로 마주치지 않는다. 앞발의 첫번째 발가락을 제외하고 모든 발가락에는 연막(緣膜)이 있어 기부(基部)에서 서로 이어져 절반은 물갈퀴를 이루었으며 내척돌(內蹠突)은 비교적 크지만 바깥쪽에는 척돌(蹠突)이 없다. 피부는 거칠고 머리, 윗눈가와 잔등 표면에

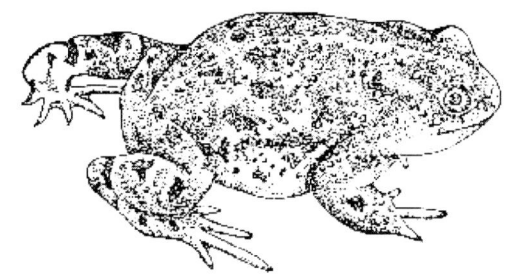

그림 4—8 화배섬서(花背蟾蜍)

는 크기가 다른 사마귀돌기가 가득히 있으며 수컷이 더우 심하다. 이후선(耳後腺)은 크며 사지와 배의 피부는 비교적 매끄럽다. 수컷의 등은 흔히 감람황색(橄欖黃色)으로 우립(疣粒)은 회색이며 위에는 붉은 점이 있다. 암컷의 등은 대개 연한 녹색으로 위에는 아름다운 장색(醬色) 꽃무늬가 있고 사마귀에는 보통 토홍색(土紅色) 점이 있으므로 화배섬서(花背蟾蜍)라고 한다. 배는 유백색이다(그림 4—8).

풀 숲, 돌덩이 밑이나 토굴에서 서식하며 황혼 후에 밖에 나와 먹이를 찾는다.

중국에는 흑룡강(黑龍江), 길림(吉林), 요녕(遼寧), 영하(寧夏), 감숙(甘肅), 청해(靑海), 하북(河北), 산동(山東), 하남(河南), 산서(山西), 섬서(陝西), 내몽고(內蒙古), 강소(江蘇) 등에 분포되어 있다.

【약 재】 섬서(蟾蜍)를 말린 것을 건섬(乾蟾)이라고 하며 전체를 약으로 사용한다. 4~8월에 포획하여 깨끗이 씻어 햇볕에 말리거나 혹은 내장을 제거하고 햇볕에 말린다. 내장을 제거한 것은 섬피(蟾皮)라고 한다.

가공방법이 다르면 형태도 다르다. 건조한 전체는 뒷다리를 포함하여 약 10cm 남짓하고 등 전체에 작은 흑점이 널려 있다. 나우(瘰疣)도 겸유하고 있으며 배는 토갈색으로 흑반(黑斑)도 겸유한다. 내장을 제거한 것은 편편(扁片)상을 이루며 사지가 완전하다(그림 4—9).

사용할 때에는 반드시 포제(炮製)하여야 한다. 먼지와 흙을 털어 버린 후 머

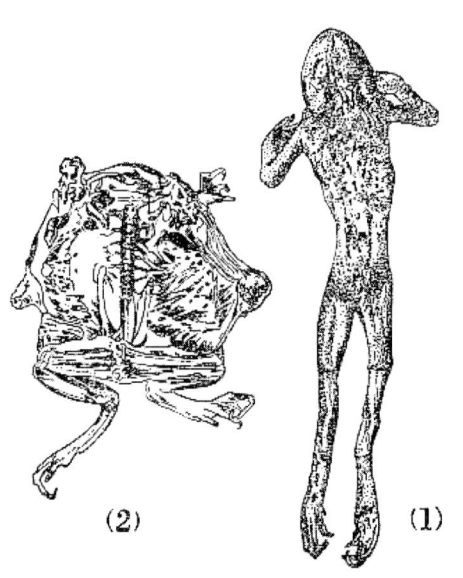

그림 4—9 건섬(乾蟾)과 섬피(蟾皮)약재
(1) 건섬(乾蟾) (2) 섬피(蟾皮)

리, 발톱을 잘라 버리고 네모 나게 자른다. 철사를 솥에 넣고 뜨겁게 구워 자른 건섬(乾蟾) 덩이를 넣고 섞어가며 볶으면 부풀어 오르며 약간 눌었을 때 꺼내어 체로 철사를 쳐버리고 식힌다.

【성　분】 섬서(蟾蜍)의 선체(腺體)에는 화섬독소(華蟾毒素; Cinobufotoxin)가 함유되어 있다.

【성미 및 귀경】 辛, 凉, 有毒. 心, 肝, 脾, 肺經에 들어간다.

【응　용】 해독(解毒), 살충(殺蟲), 정통(定痛), 소종(消腫) 효능이 있다. 옹종악창(癰腫惡瘡), 복창수종(腹脹水腫), 소아감적(小兒疳積), 만성 기관지염(慢性氣管支炎) 등을 치료한다. 양은 0.2~0.3g으로 한다. 외용은 적당한 양으로 한다.

1. 만성 기관지염(慢性氣管支炎)에 대한 치료: 섬서(蟾蜍)를 머리, 피(皮)와 내장을 제거한 후 약한 불에 말려 가루를 낸다. 따로 저담즙(猪膽汁)의 농축액(濃縮液)을 같은 양의 밀가루와 혼합하여 낮은 온도에서 볶아 가루를 낸다. 섬서분(蟾蜍粉)과 저담면분(猪膽麵粉)을 7：3의 비율로 고루 혼합하여 캡슐에 넣어 하루 3회 1.5g씩을 식후에 복용하며 1 치료기간을 10일로 2개 치료기간을 복용한다.

2. 위암(胃癌), 간암(肝癌), 방광암(膀胱癌)에 대한 치료: 살아있는 섬서(蟾蜍)를 햇볕에 말린 후 바싹 구워 가루를 내고 밀가루(蟾蜍粉과 麵粉의 비율은 3：1) 풀로 대두(大豆) 크기로 환(丸)을 만들어 100환(丸) 당 웅황(雄黃) 1.5g의 비율로 옷을 입힌다. 성인은 하루 3회 식후에 5환씩을 끓인 물로 복용한다. 약의 양이 과할 때는 메스껍고 머리가 어지러운 감을 느낀다.

3. 정독(疔毒)에 대한 치료: 섬서(蟾蜍) 1개를 내장을 제거하고 흑후추(黑胡椒) 7입(粒), 생강 한 조각을 섬서(蟾蜍) 배속에 넣고 다시 섬서를 토기관(土器罐)이나 혹은 약탕관에 넣고 약한 불로 구워 가루를 내어 하루 2회 0.25g씩을 복용한다.

주: 보도자료에 의하면 건섬(乾蟾)의 독성은 매우 강하여 섬서를 내복하여 병을 치료할 때 사용량이 지나치게 많으면 중독되어 치사할 수 있으므로 사용할 때 조심하여 의외의 사고를 방지하여야 한다.

6. 우 와(雨蛙)

【학　명】 *Hyla arborea immaculata* Boettage　　【한국명】 청개구리

【중문명】 雨蛙 yu wa
【영문명】 Tree frog
【이 명】

우와(雨蛙)는 엽귤천(葉橘泉)이 편역(編譯)한 《동식물민간약(動植物民間藥)》에서 처음으로 기술하였다. 현재 중국에서는 약재로서 취급하는 것은 없다.

【원동물】 1. 청개구리과동물 청개구리(雨蛙科動物 無斑雨蛙; *Hyla arborea immaculata* Boettage). 소형 와류(蛙類)의 하나로 몸길이는 약 35mm로 암컷이 비교적 커서 44mm에 이른다. 머리의 폭은 길이보다 크고 주둥이는 둥글고 높으며 주둥이 모서리가 뚜렷하고 눈 사이의 거리는 코 사이의 거리보다 크며 고막은 둥글다. 혀는 둥글고 두터우며 뒤끝에는 약간의 결각(缺刻)이 있다. 서골(鋤骨)은 2개의 작은 덩어리다. 앞발 발가락 끝에는 모두 흡반(吸盤)과 횡구(橫溝)가 있으며 발가락은 납작하고 기부(基部)에는 물갈퀴의 흔적이 희미하게 있다. 발바닥에는 작은 사마귀가 많다. 뒷발은 짧고 경부(脛跗) 관절은 앞의 어깨에 이르며 좌우 발꿈치는 서로 마주치지 않거나 혹은 겨우 마주친다. 발이 정강이보다 길다. 뒷발 발가락 끝은 앞발 발가락 끝과 같다. 발가락 등 사이에는 물갈퀴가 없다. 등의 피부는 매끄러우며 가슴, 배와 넓적다리 안에는 편평한 사마귀가 가득하다. 등은 녹색이며 옆몸과 배는 백색으로 옆몸과 앞뒤의 발에는 모두 흑색 반점이 없으며 짙은 갈색 선(線) 무늬도 없다(그림 4-10).

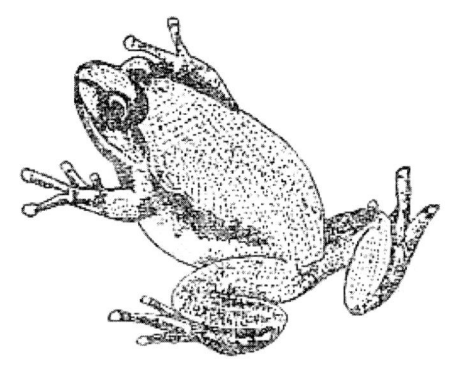

그림 4-10 청개구리(無斑雨蛙)

흔히 물과 가까운 풀숲, 관목림 사이의 습한 곳에서 서식하며 항상 풀잎이나 나뭇잎 위에 머문다. 곤충과 그 유충(幼蟲), 거미 등을 먹이로 한다.

중국에는 길림(吉林), 흑룡강(黑龍江), 요녕(遼寧), 하북(河北), 하남(河南), 섬서(陝西), 내몽고(內蒙古), 귀주(貴州), 호남(湖南), 안휘(安徽), 강소(江蘇), 절강(浙江), 강서(江西), 및 복건(福建) 등에 분포되어 있다.

2. 청개구리과동물 동북청개구리(雨蛙科動物 東北雨蛙; *Hyla arborea japonica* Guenther). 위의 무반우와(無斑雨蛙)와의 구분점은 등에 얼룩무늬가 있고 사지에 횡반(橫斑)이 있는 것이다.

중국에는 흑룡강(黑龍江), 길림(吉林)과 내몽고(內蒙古) 등에 분포되어 있다.

【약 재】 청개구리(雨蛙) 전체를 약으로 사용한다. 여름에 포획하여 생용(生用)

한다.

【성미 및 귀경】 苦, 鹹, 甘, 辛, 平. 心, 大腸經에 들어간다.

【응　　용】 해독살충(解毒殺蟲) 효능이 있다. 습선(濕癬)을 치료한다. 외용은 적당한 양으로 한다.

　　습선(濕癬)에 대한 치료: 우와(雨蛙)의 복부(腹部)를 환처에 붙이고 붕대로 잘 싸맨다. 하루 3회 바꾼다.

7. 금합마(金蛤蟆)

【학　　명】 *Hyla chinensis* Günther　　　**【한국명】** 중국청개구리
【중문명】 金蛤蟆 jin ha ma
【영문명】 Chinese tree frog
【이　　명】 중국우와(中國雨蛙)

　　금합마(金蛤蟆)는 《섬서중초약(陝西中草藥)》에서 처음으로 민간에서 응용하는 동물성 약재의 하나라고 기술하였다.

【원동물】 청개구리과동물 중국청개구리(雨蛙科動物 中國雨蛙; *Hyla chinensis* Günther). 수컷의 몸길이가 28mm이고 암컷은 39mm 정도이다. 머리의 폭은 길이보다 크며 주둥이는 넓고 둥글며 높다. 주둥이 끝은 평평하고 곧게 아래를 향하였으며 주둥이 모서리는 뚜렷하다. 볼은 거의 수직에 가까우며 약간 외측(外側)을 향해 경사졌고 콧구멍은 주둥이 끝 위쪽에 있다. 눈 사이의 거리는 코 사이의 거리나 혹은 위 눈꺼풀의 폭보다 크다. 고막은 둥글고 뚜렷하다. 혀는 크고 비교적 둥글고 두터우며 뒤 끝은 유리(游離)되어 약간의 결각(缺刻)이 있다. 서골치(鋤骨齒)는 2개의 작은 덩이이다. 앞발은 몸길이의 거의 절반으로 앞발 발가락 끝에는 흡반(吸盤)과 횡구(橫溝)가 고루 있으며 기부(基部)에는 물갈퀴가 약간 있다. 뒷발은 길고 뒷발 발가락 끝은 앞발 발가락 끝과 같으나 흡반(吸盤)이 약간 작으며 발바닥과 발등에는 모두 작은 사마귀가 있다. 등의 피부는 매끄럽고 가슴과 배 및 넓적다리 안에는 편평한 사마귀가 가득하며 목은 약간 매끄럽다. 등은 녹색이고 옆몸과 배는 백색이며 뚜렷한 짙은 갈색의 가는 선 모양의 무늬가 두 눈앞 모서리에서 주둥이 모서리를 따라 주둥이 끝을 감돌아 이어져 있고 눈 뒤 모서리에서 어깨에 이르기까지

는 짙은 갈색의 가는 선 모양의 무늬가 뚜렷하게 둘러싸고 있다. 옆몸에는 흑반점(黑斑点) 혹은 서로 이어진 굵은 흑선(黑線)이 있다(그림 4—11).

밤에는 관목 위에서 서식하고 낮에는 나무 뿌리 주위의 돌틈이나 혹은 동굴 속에 있다.

중국에는 섬서(陝西), 하남(河南), 강소(江蘇), 절강(浙江), 강서(江西), 호북(湖北),

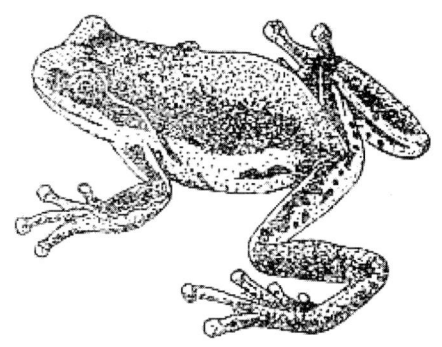

그림 4—11 중국청개구리(中國雨蛙)

호남(湖南), 사천(四川), 광동(廣東), 광서(廣西), 대만(臺灣) 등에 분포되어 있다.

【약 재】 중국청개구리(金蛤蟆) 전체를 약으로 사용한다. 여름과 가을에 포획하여 깨끗이 씻어 온전한 몸체로 기와 위에 놓고 누렇게 구워 가루를 만들어 비축한다.

【성미 및 귀경】 苦, 鹹, 平. 心, 腎經에 들어간다.

【응 용】 지통(止痛), 생기(生肌), 지혈(止血) 효능이 있다. 질타손상(跌打損傷), 골절(骨折), 외상출혈(外傷出血) 등을 치료한다. 양은 5~10g으로 하며 외용은 적당한 양으로 한다.

질타손상(跌打損傷)에 대한 치료: 금합마분(金蛤蟆粉)을 하루 2회 5g씩을 끓인 물로 복용한다.

8. 과 두 (蝌蚪)

【학 명】 *Larvae Ranae*   【한국명】 참개구리 올챙이
【중문명】 蝌蚪 ke dou
【영문명】 Tadpole(Larvae)
【이 명】 가파충(蚵蚾蟲); 활사(活師)

과두(蝌蚪)는 《본초습유(本草拾遺)》에서 처음으로 기술하였으며 《본초강목(本草綱目)》에서는 충부(蟲部)에 열거하였다. 이시진(李時珍)은 "과두(蝌蚪)는 물에서 살며 하마(蝦蟆)나 청와(靑蛙)의 새끼이다."라고 하였다. 따라서 과두(蝌蚪)는

한 종류의 개구리 과두(蝌蚪)만을 지칭하는 것이 아님을 알 수 있다. 현재 중국 시중에서 판매하고 있는 과두(蝌蚪) 약재를 "가파충(蚵蚾蟲)"이라고 하며 역시 여러 가지 개구리의 유체(幼體)를 가공한 것이다.

【원동물】 1. 참개구리과동물 청개구리(蛙科動物 靑蛙; *Rana nigromaculata* Hallowell). 성체(成體)의 형태는 다음의 청와(靑蛙; 참개구리)를 참조. 과두(蝌蚪)는 몸이 크고 뒷발이 5mm일 때 전체 길이는 50mm 정도이며 몸은 둔중하고 꼬리는 비교

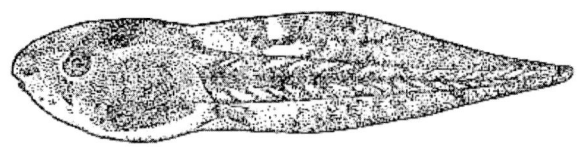

그림 4-12 참개구리 올챙이

적 가늘고 약(弱)하며 꼬리지느러미가 발달하였고 꼬리의 끝은 뾰족하며 둥글고 좁다. 눈은 머리의 뒤쪽에 있고 눈 사이 거리는 비교적 넓다. 입은 작고 순치식(脣齒式)은 Ⅰ: 1-1/Ⅱ: 1-1이다. 각질(角質)의 턱은 적합하며 아랫입술의 유돌(乳突)은 한 줄로 배열되었고 입가에는 부돌(副突)이 있다. 과두(蝌蚪)는 회녹색으로 불규칙적인 짙은 색의 작은 얼룩무늬가 흩어져 있다(그림 4-12).

분포는 청와(靑蛙) 항을 참조.

2. 참개구리과 무미양서류 금개구리(蛙科動物 金線蛙; *Rana plancyi* Lataste) 성체의 형태는 청와(靑蛙)를 참조. 과두(蝌蚪)는 뒷발의 발육이 양호할 때에 전체 길이가 38~45mm로 꼬리의 끝은 가늘고 뾰족하다. 순치식(脣齒式)은 Ⅰ/Ⅰ: 1-1이다. 입가와 아랫입술에는 유돌(乳突)이 있다.

분포는 청와(靑蛙)를 참조.

【약 재】 개구리(靑蛙), 금줄개구리(金線蛙)의 과두(蝌蚪) 전체를 약으로 사용한다. 봄에 물에서 건져내어 불순물을 제거하고 깨끗이 씻어 끓는 물에 데워 불에 쬐거나 햇볕에 말린다.

약재는 납작한 원형이거나 불규칙적인 원편상(圓片狀)으로 쪼그라들었고 회흑색이며 대개는 꼬리가 이미 탈락되었다. 배는 편평하고 등은 두드러졌으며 길이는 15mm이고 너비는 약 8~10mm이며 배에는 나선형의 고리 무늬가 있으나 때로는 뚜렷하지 않다. 질은 약하여 쉽게 부서지며 냄새는 비리다.

【성미 및 귀경】 鹹, 甘, 辛, 凉. 腎, 脾經에 들어간다.

【응 용】 청열해독(淸熱解毒) 효능이 있다. 열결 종독(熱結腫毒), 이하선염(耳下腺炎), 소아감적복창(小兒疳積腹脹) 등을 치료한다. 양은 2~5g으로 한다. 외용은 적당한 양으로 한다.

1. 유행성(流行性) 이하선염(耳下腺炎)에 대한 치료: 살아 있는 과두(活蝌蚪) 500g에 빙편(氷片) 5g을 넣어 녹아서 물이 되면 하루에 3~4회 연속 2~3일을 환처에 바른다.

2. 옹양종통(癰瘍腫痛)에 대한 치료: 살아 있는 과두(蝌蚪) 500g을 단지에 넣고 염니(鹽泥)로 단지 입을 봉한 다음 흙 속에 파묻어 반년이 지나면 과두(蝌蚪)는 물이 되며 이 물에 황련(黃連), 황금(黃芩), 황백말(黃柏末)을 배합하여 환처에 바른다.

9. 청 와(靑蛙)

【학 명】 *Rana nigromaculata* Hallowell   【한국명】 참개구리
【중문명】 靑蛙 qing wa
【영문명】 Brown spotted pond frog
【이 명】 와자(蛙子); 흑반와(黑斑蛙)

와(鼃 즉 蛙)는 《명의별록(名醫別錄)》에서 처음으로 기술하였으며 도홍경(陶弘景)은 "잘 우는 작은 동물의 하나로 와자(鼃子)라고 하는 것이 바로 이것이다."라고 하였다. 소송(蘇頌)은 "현재 어디에나 있고 하마(蝦蟆)와 비슷하나 등은 청록색으로 주둥이는 뾰족하며 배는 가늘어 청와(靑蛙; 참개구리)라고 하며 또 등에 황색의 줄이 있는 경우도 있어 금선(金線)이라고도 한다."라고 하였다. 이상 내용을 종합하면 현재의 청와(靑蛙), 금선와(金線蛙)에 부합된다.

【원동물】 1. 개구리과동물 참개구리(蛙科動物 靑蛙; *Rana nigromaculata* Hallowell). 흑반와(黑斑蛙)라고도 한다. 몸길이는 700~800mm로 수컷은 약간 작다. 머리의 길이는 너비보다 약간 크고 주둥이 끝은 무딘 원을 이루며 약간 뾰족하고 주둥이 모서리는 뚜렷하지 않다. 볼은 밖으로 비스듬하며 콧구멍과 눈 사이의 거리는 주둥이 끝과의 거리보다 가까우며 눈 사이의 거리는 매우 좁고 고막은 크다. 서골치(鋤骨齒)는 2개의 작은 덩어리로 좌우가 맞닿지 않는다. 앞발은 짧고 발가락 끝은 끝이 무디고 발가락 길이의 순서는 3, 1, 2, 4 이며 발가락 옆에는 좁은 연막(緣膜)이 있다. 관절 하류(下瘤)는 뚜렷하며 뒷발은 비교적 짧고 통통하며 정강이 관절은 앞으로 눈 부위에 이르며 좌우 발꿈치는 겨우 맞닿는다. 뒷발 발가락 사이는 거의 온전한 물갈퀴로 되어 있고 내척돌(內蹠突)은 좁고 길며 외척돌(外蹠突)은 작다. 피부는

등이 매끄럽지 않고 배가 매끄럽다. 수컷은 목옆에 1쌍의 외부울음주머니가 있다. 살아 있을 때는 색의 변이가 매우 커서 등은 황록색 혹은 짙은 녹색 혹은 회갈색으로 위에는 불규칙적이고 수량이 다른 흑색 횡반(橫斑)이 있다. 주둥이 끝에서 항부(肛部)까지는 좁고 색이 연한 종척선(縱脊線)이 한 줄 있고 사지의 등에는 흑색 횡반(橫斑)이 있고 배는 어백색(魚白色)이다(그림 4—13).

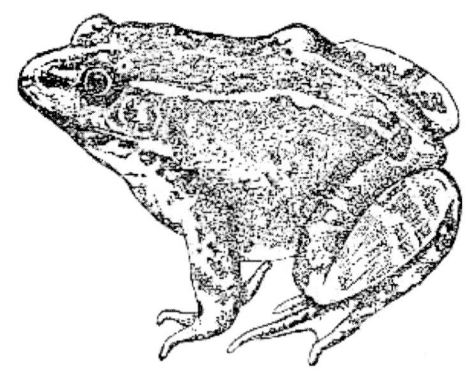

그림 4—13 참개구리(靑蛙)

못, 물도랑, 냇물 혹은 논밭에서 서식하며 항상 머리를 수면에 노출하고 있으며 곤충을 먹이로 한다.

우리나라에서는 전국적으로 논과 웅덩이, 연못, 습지에 살고 있다.

분포가 매우 넓어 중국에는 전국 각지에 모두 분포되어 있다.

2. 개구리과동물 금개구리(蛙科動物 金線蛙; *Rana plancyi* Lataste). 몸길이는 50mm 정도로 수컷은 약간 작고 머리가 약간 납작하며 너비와 길이는 거의 같다. 주둥이는 무딘 원을 이루고 주둥이 모서리는 뚜렷하지 않으며 눈 사이의 거리는 코 사이의 거리 혹은 눈꺼풀의 너비보다 작다. 콧구멍은 주둥이와 눈 사이에 있으며 고막은 크고 뚜렷하며 거의 눈의 지름과 같고 바로 눈 뒤에 이어져 있다. 서골치(鋤骨齒)는 2개의 작은 덩이이다. 앞뒤의 발 발가락 끝은 뾰족한 원을 이루며 앞발 발가락(指) 길이의 순서는 3, 1, 4, 2로 제1, 3 가락은 거의 같다. 관절의 하류(下瘤)는 작고 뚜렷하다. 뒷발은 굵고 짧으며 정강이 관절은 앞의 눈과 고막 사이까지 이르고 좌우 발꿈치는 겨우 맞닿는다. 뒷발 발가락 사이는 거의 온전한 물갈퀴로 되어 있다. 내척돌(內蹠突)은 발달하여 칼날 모양으로 되었고 외척돌(外蹠突)은 작다. 등과 옆몸의 피부에는 사마귀가 분산되어 있고 등에는 눈 뒤에서 사타구니에까지 1쌍의 넓고 두터운 등 옆 주름이 있으나 때로는 뒤 끝까지 이어지지 않는다. 배는 매끄러우며 항부(肛

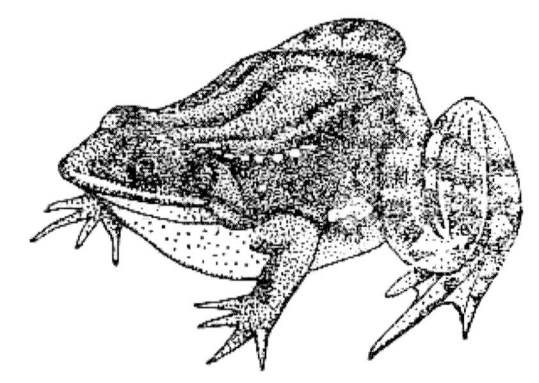

그림 4—14 금개구리(金線蛙)

部)에는 사마귀가 있다. 살아 있을 때 등은 녹색 혹은 감람녹색(橄欖綠色)이고 등 옆 주름과 고막은 갈황색이다. 뒷발 등에는 뚜렷하지 않은 갈색 횡문(橫紋)이 있고 넓적다리 뒤에는 황색 종문(縱紋)이 1줄 있으며 이 종문(縱紋) 아래에는 또 1줄의 비교적 넓은 장색(醬色) 종문(縱紋)이 있다. 배는 선명한 황색 혹은 갈색 점이 있다(그림 4—14).

【약   재】 참개구리(靑蛙) 전체를 약으로 사용한다. 여름과 가을에 포획하여 생용(生用)하거나 음건(陰乾)하여 비축한다.

【성분 및 약리】 전체는 단백질, 지방, 탄수화물, 회분(灰分), Ca, P, Fe, 비타민 B_1, 비타민 B_2, 니코틴산을 함유하고 있다.

청와육(靑蛙肉)의 인산염(燐酸鹽; Phosphate) 완충액(緩衝液) 추출물은 Adrenalin과 Noradrenaline을 파괴하는 작용이 있어 O-Polyphenotase가 함유되어 있을 것이라고 추측된다.

청와(靑蛙)의 피(皮)와 육(肉)에서는 3종의 펩타이드(Peptide)를 분리할 수 있으며 그 중의 하나는 Bradykinin로 이체(離體) 자궁을 수축시킬 수 있고 다른 2종류의 펩타이드는 화학상(化學上)으로는 모두 Bradykinin와 관련되는 펩타이드류이다. 또 피부와 안구(眼球)에서는 7종의 열(熱)에 대하여 안정된 접체(蝶體; Pteroid) 형광색소(熒光色素)를 얻을 수 있으며 이를 와색소(蛙色素; Ranachromes)라고 한다.

【성미 및 귀경】 甘, 凉, 無毒. 腎, 脾經에 들어간다.

【응   용】 이수소종(利水消腫), 청열해독(淸熱解毒), 보허(補虛), 지수(止嗽) 효능이 있다. 수종(水腫), 고장(臌臟), 해수(咳嗽), 천식(喘息), 홍역, 독리(毒痢), 황달(黃疸), 월경과다(月經過多) 등을 치료한다. 양은 1~3 마리로 한다.

1. 부종(浮腫)에 대한 치료: 약한 불에 말린 청와(靑蛙) 2마리와 누고(螻蛄) 7마리를 서리를 맞은 호로(葫蘆) 25g, 노황과피(老黃瓜皮) 25g과 함께 곱게 갈아 가루로 만들어 하루 2회 10g씩을 황주(黃酒)에 타서 복용한다.

2. 부종(浮腫), 해수담중대혈(咳嗽痰中帶血)에 대한 치료: 청와(靑蛙) 1마리의 배에 사인(砂仁), 내복자(萊菔子) 각각 15g씩을 넣고 밖은 흙으로 싸서 소존성(燒存性)으로 구워 흙을 제거하고 함께 곱게 갈아 가루로 만들어 3분하여 하루 1회씩 황주(黃酒)에 타서 복용한다.

3. 습열(濕熱) 황달(黃疸), 소변불리(小便不利)에 대한 치료: 청와(靑蛙) 1마리, 생우(生藕) 25g을 함께 삶아 하루에 2회씩 복용한다.

10. 청와담(靑蛙膽)

【학 명】 *Fel Ranae*　　　　　　　　**【한국명】** 참개구리 쓸개
【중문명】 靑蛙膽 qing wa dan
【영문명】 Frog gall
【이 명】

　청와담(靑蛙膽)은 역대(歷代) "본초(本草)"에는 모두 기술이 없지만 중국에서는 민간에 전해지며 응용되고 있어 최근에 중국에서 출판된 《길림중초약(吉林中草藥)》, 《동북동물약(東北動物藥)》, 《하북중초약(河北中草藥)》 및 《중약대사전(中藥大辭典)》 등 서적(書籍)에는 모두 이를 기술하고 있다.

　【원동물】 1. 개구리과동물 참개구리(蛙科動物 青蛙; *Rana nigromaculata* Hallowell). 형태는 청와(靑蛙) 항을 참조.

　2. 개구리과동물 금개구리(蛙科動物 金線蛙; *Rana Plancyi* Lataste). 형태는 청와(靑蛙) 항을 참조.

　【약 재】 참개구리나 금개구리의 담즙(膽汁)을 약으로 사용한다. 와(蛙)의 담낭(膽囊)을 채취하여 생용(生用)한다.

　【성 분】 청와(靑蛙)의 담즙(膽汁) 속에는 5β-Cyprinol과 소량의 담산(膽酸; Cholic acid)이 함유되어 있으며 또 α-Trihydroxycoprostanic acid, β-Trihydroxy-bisnorsterocholanic acid, Sodium tauro-a-tri hydroxycoprostanate 등이 함유되어 있다.

　【성미 및 귀경】 苦, 凉. 肝, 心, 肺經에 들어간다.

　【응 용】 청열해독(淸熱解毒) 효능이 있다. 폐염(肺炎), 홍역(紅疫) 인후미란(咽喉糜爛) 등을 치료한다. 양은 1~2g으로 한다.

　1. 홍역에 병발(並發)하는 폐염(肺炎)에 대한 치료: 청와담(靑蛙膽) 1개에 명반(明礬)을 조금 넣어 하루 2회 복용한다.

　2. 인후미란(咽喉糜爛)에 대한 치료: 청와담(靑蛙膽)을 하루에 1회 2개씩을 삼킨다. 또 담즙(膽汁)을 환처에 하루 2회 바른다.

11. 극흉와(棘胸蛙)

【학 명】 *Rana spinosa* David　　**【한국명】** 가슴가시개구리
【중문명】 棘胸蛙 ji xiong wa
【영문명】 Spiny-frog
【이 명】

극흉와(棘胸蛙)는 중국의 강남 일대 민간에서 흔히 약으로 사용하고 있다.

【원동물】 개구리과동물 가슴가시개구리(蛙科動物 棘胸蛙; *Rana spinosa* David). 몸길이는 100~125mm로 몸은 굵고 건실하며 머리는 넓고 납작하다. 주둥이 끝은 둥글고 주둥이 모서리는 뚜렷하지 않다. 콧구멍은 주둥이와 눈 사이에 있거나 약간 눈과 가까이 있으며 눈 사이 거리는 코 사이의 거리보다 작거나 같다. 고막은 뚜렷하지 않고 희미하게 보일 뿐이며 서골치(鋤骨齒)는 비스듬하게 놓여 있어 좌우가 맞닿지 않는다. 수컷의 앞발은 특별히 굵직하고 각 발가락 끝은 팽대(膨大)되어 둥근 공 모양을 이루며 앞발 발가락은 약간 편평하고 발가락 옆에는 두터운 연막(緣膜)이 있으며 발가락 길이의 순서는 3, 1, 4, 2 이고 관절 하류(下瘤) 및 장돌(掌突)은 고루 발달하였다. 뒷발은 굵고 크며 정강이 관절은 안부(眼部)까지 이르며 좌우 뒤꿈치는 겨우 맞닿거나 약간 겹치며 부습(跗褶)이 뚜렷하고 뒷발 발가락 사이는 온전한 물갈퀴로 되었으며 제1, 5의 앞발 발가락의 유리된 가장자리에는 연막(緣膜)이 있으며 관절(關節) 하류(下瘤)는 발달하였고 내척돌(內蹠突)은 가늘고 길며 외척돌(外蹠突)은 없다. 피부는 거칠고 수컷의 등에는 좁고 긴 많은 사마귀가 대개 줄로 배열되었거나 불규칙적으로 있다. 이 밖에 작고 둥근 사마귀가 머리, 몸통, 사지의 등과 옆몸에 가득하며 암컷의 등에는 작고 둥근 사마귀가 분산되어 있고 관자놀이 주름은 매우 뚜렷하며 두 눈 뒤에는 가로놓인 피부 홈이 있다. 수컷의 앞발의 내측(內側) 세 발가락에는 모두 검은 가시가 있고 가슴에는 큰 가시 사마귀가 가득히 있으며 사마귀의 기부(基部)는 두드러졌고 중앙에는 뚜렷한 각질의 검은 가시가 있으며 목에도 때로는 검은 가시가 있다. 암

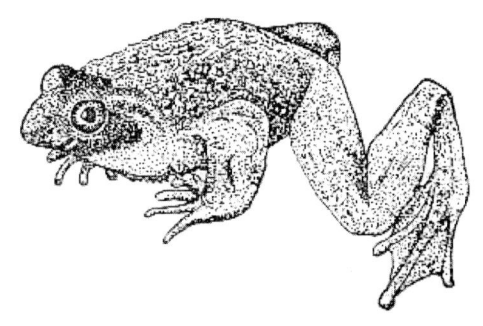

그림 4—15 가슴가시개구리(棘胸蛙)

컷의 배 피부는 매끄럽다. 수컷은 목옆에 내성낭(內聲囊) 1쌍이 있다(그림 4—15).

계곡, 물 웅덩이 바닥 혹은 그 부근 못의 돌틈 혹은 석굴이 있는 폭포 부근에서 서식하며 약간의 방해가 있어도 석굴 속이나 혹은 돌 틈으로 들어가 숨는다.

중국에는 호북(湖北), 안휘(安徽), 강소(江蘇), 절강(浙江), 강서(江西), 호남(湖南), 복건(福建), 광동(廣東), 광서(廣西) 등에 분포되어 있다.

【약 재】 내장을 제거한 신선한 가슴가시개구리(棘胸蛙) 전체를 약으로 사용한다. 여름, 가을에 포획하여 내장을 제거하고 생용(生用)한다.

【성미 및 귀경】 鹹, 辛, 凉. 腎, 肺經에 들어간다.

【응 용】 자보강장(滋補强壯) 효능이 있다. 소아감적(小兒疳積), 영양 실조를 치료한다. 양은 1~2 마리로 한다.

소아감적(小兒疳積), 영양 실조에 대한 치료: 극흉와(棘胸蛙) 2 마리를 취하여 내장을 제거한 후 기름과 소금을 조금 넣고 쪄서 하루 2회 1 마리씩을 연속하여 복용한다.

주: 호랑개구리(虎紋蛙; *Rana tigrina rugulosa* Weigmann)도 사용할 수 있다. 호문와(虎紋蛙)는 극흉와(棘胸蛙)보다 약간 크고 등은 황록색에 다갈색을 약간 띠며 등, 옆몸, 사지의 등에는 불규칙적인 녹색의 얼룩무늬가 있고 사지는 횡문(橫紋)이 뚜렷하다(그림 4—16).

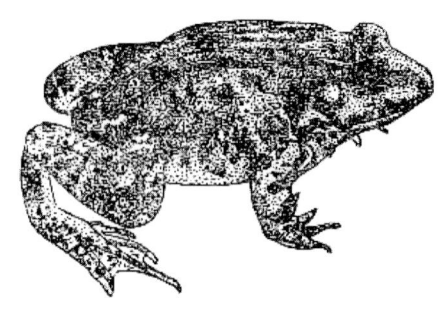

그림 4—16 호랑개구리(虎紋蛙)

12. 합마유(哈蟆油)

【학 명】 *Oviductus Ranae*   【한국명】 중국산개구리기름
【중문명】 蛤蟆油 ha ma you
【영문명】 Forest frog's oviduct oil
【이 명】 전계유(田鷄油)

합마유(蛤蟆油)는 역대의 "본초"에는 모두 기술이 없으며 근대에 와서 발전시킨 좋은 자양제(滋養劑)의 하나로서 시초에는 중국의 야생 임와(林蛙)를 다수 채

취하여 사용하였으나 현재는 각 지방에서 이미 인공으로 사육한다.

【원동물】 개구리과동물 중국산개구리(蛙科動物 中國林蛙; *Rana temporaria sinensis* David). 학술상으로는 유럽산개구리 European common frog라 한다. 합사마(蛤士蟆)라고도 한다. 암컷의 몸길이는 90mm 정도로 외형은 청와(靑蛙)와 비슷하다. 머리의 길이와 너비는 같으며 주둥이 끝은 아래턱으로 약간 돌출(突出)되었으며 고막은 눈 길이의 절반보다 크다. 앞발 발가락은 가늘고 길며 발가락 길이의 순서는 3, 1, 4, 2 로 제1, 3 가락의 길이는 거의 같다. 뒷발은 비교적 길고 정강이 길이는 몸길이의 절반을 초과하며 정강이 관절은 보통 눈을 지나며 좌우 뒤꿈치가 겹치는 경우가 많이 있다. 물갈퀴는

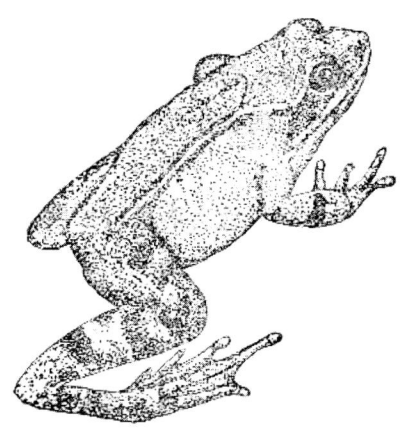

그림 4—17 중국산개구리(中國林蛙)

발달하였다. 양 옆 주름 사이에는 사마귀가 조금 분산되어 있으며 어깨에는 "V"형으로 배열되었다. 피부 색은 계절에 따라 변화하여 가을에는 갈색이고 여름에는 황갈색이다. 암컷의 배는 적황색이다. 두 눈 사이에는 짙은 색의 횡문(橫紋)과 고막 부근의 삼각 무늬가 뚜렷하고 등과 옆몸에 분산된 흑반점(黑斑点)은 보통 사마귀 위에 있으며 사지의 횡문(橫紋)은 뚜렷하다. 수컷의 앞발은 비교적 굵고 튼튼하며 엄지발가락 위의 회색 수정(受精) 홈은 매우 발달되어 있다(그림 4—17).

4월 중순부터 9월 하순까지는 음습한 산비탈의 나무숲에서 살고 있어 수원과 비교적 멀리 떨어져 있으며 9월말에서 이듬해 3월까지는 수서(水棲) 생활을 하며 엄동(嚴冬)에는 깊은 물속의 돌덩이 밑에서 동면하고 2, 3월에 얼음이 녹은 후 산란한다.

중국에는 요녕(遼寧), 길림(吉林), 흑룡강(黑龍江), 내몽고(內蒙古), 감숙(甘肅), 하북(河北), 산서(山西), 산동(山東), 섬서(陝西), 하남(河南), 청해(靑海), 사천(四川) 등에 분포되어 있다.

【약 재】 건조한 수란관(輸卵管)을 합마유(蛤蟆油)라고 하며 약으로 사용한다. 10월에 암컷을 포획하여 삼끈(麻繩)으로 달아매거나 끓는 물에 넣어 죽으면 말리며 마른 후에 유(油; 즉 輸卵管)를 채취한다. 먼저 60~70℃의 뜨거운 물에 1~2분간 담궈 데운 다음 꺼내 마르지 않게 봉하여 하루 밤 지난 이튿날 칼로 복부를 갈라 가볍게 수란관을 꺼내어 알과 내장을 깨끗이 제거하여 통풍이 잘 되는 그늘에서

말린다.

건조된 수란관은 불규칙적인 덩어리 모양으로 크기가 다르며 길이는 약 1.5~2cm로 울퉁불퉁하며 표면은 황백색으로 지방(脂肪) 모양의 광택이 난다. 간혹 회백색의 얇은 막(膜) 모양의 건피(乾皮)가 있고 만지면 매끄러운 감이 있으며 물에 넣으면 10~15배로 팽창한다. 냄새는 특이하다. 맛은 약간 달고 씹으면 끈적끈적하며 매끄럽다(그림 4—18).

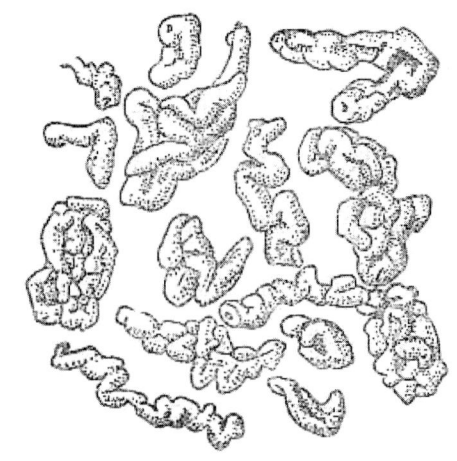

그림 4—18 합마유(蛤蟆油)약재

【성분 및 약리】 주로 단백질을 함유하며 지방은 겨우 4% 정도를 차지하고 당류(糖類)는 약 10%이다. 이 밖에 또 소량의 인(P)과 회분이 함유되어 있다. 비타민 A, B, C 및 다종의 호르몬도 함유되어 있다.

소백서(小白鼠)의 발육에 대해 양호한 영향을 미치고 암컷 소서(小鼠)의 흥분기(興奮期)를 연장시킬 수 있다.

【성미 및 귀경】 鹹, 苦, 凉. 肝, 心, 腎經에 들어간다.

【응 용】 보허퇴열(補虛退熱), 강신익정(强腎翼精) 효능이 있다. 병후(病後)나 산후허약(産後虛弱), 폐로해혈(肺癆咳血), 도한(盜汗), 정력부족(精力不足), 산후무유(産後無乳) 등 소모성 질병을 치료한다. 양은 5~15g으로 한다.

1. 폐로해혈(肺癆咳血)에 대한 치료: 합마유(蛤蟆油) 5g, 백목이(白木耳) 2g, 적당한 양의 백설탕에 물을 넣고 쪄서 하루에 2회 복용한다.

2. 신경쇠약(神經衰弱)에 대한 치료: 합마유(蛤蟆油) 5g과 적당한 양의 백설탕에 물을 넣어 불어나면 쪄서 하루에 2회씩 연속하여 복용한다.

주1: 내장을 제거한 합사마(蛤士蟆)의 건조체(乾燥體)도 약으로 사용할 수 있다. 주로 Ranol이 함유되어 있는 일종의 Cholesterin으로 비장근(腓腸筋) 중의 Adenosine triphosphate의 함유량은 계절에 따라 달라서 제일 높을 때는 240mg%를 초과하며 제일 낮을 때는 150mg%이며 Adenosine diphosphate의 함유량은 제일 높을 때는 40mg%를 초과하고 제일 낮을 때는 20mg%이하로 Adenosine monophosphate는 함유되어 있지 않다. 임상에서 폐(肺)와 신장(腎臟)을 보양하는 데 사용한다. 허로해수(虛癆咳嗽) 등을 치료한다.

2. 합마유(蛤蟆油)를 채취할 수 있는 원동물은 중국임와(中國林蛙) 외에 아무르산개구리(黑龍江林蛙; *Rana amurensis* Boulenger)도 이용할 수 있다. 아무르산개구리(黑龍江林蛙)의 특징은 몸이 납작하고 약간 작다. 뒷등과 옆몸에는 사마귀가 많고 뚜렷하며 정강이 관절은 안부(眼部)까지 이르지 않는다. 수컷에는 울음 주머니가 없다(그림 4—19).

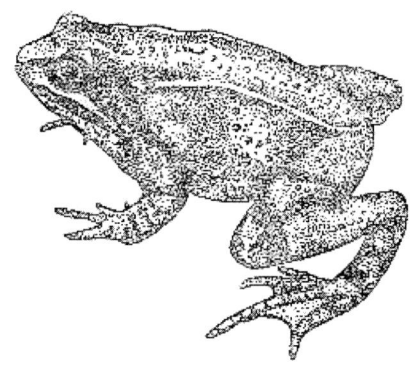

그림 4—19
아무르산개구리(黑龍江林蛙)

13. 화희와(花姬蛙)

【학 명】 *Mierohyla pulehra* Hallowell
【중문명】 花姬蛙 hua ji wa
【영문명】 Answering frog
【이 명】
【한국명】 꼬마맹꽁이

화희와(花姬蛙)는 "본초(本草)"에는 기술이 없으나 중국의 광서(廣西) 일대에서는 흔히 약용하고 있으며 광서(廣西) 특산의 "이두와주(犁頭蛙酒)"는 바로 화희와(花姬蛙)로 만든 것이다.

【원동물】 맹꽁이과동물 꼬마맹꽁이(姬蛙科動物 花姬蛙; *Microhyla pulchra* Hallowell). 체형이 작고 몸길이는 약 30~40mm이다. 머리는 작고 몸은 넓어 삼각형을 이룬다. 주둥이 끝은 뾰족하고 둥글며 고막은 뚜렷하지 않다. 앞발은 가늘고 약하며 뒷발은 굵고 튼튼하다. 피부는 비교적 매끄러우며 사마귀가 소수(少數) 분포되어 있다. 배의 피부는 매끄럽다. 정강이와 항문 부근에는 작은 사마귀가 특히 많다. 살아 있을 때에는 꽃무늬가 아름답고 색도 산뜻하다.

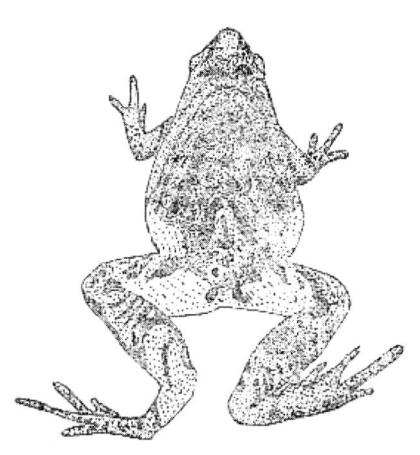

그림 4—20 꼬마맹꽁이(花姬蛙)

등은 분홍색으로 ∧형이 겹쳐진 흑갈색과 연한 갈색의 줄무늬로 단장되어 몸 뒤까지 뻗어 있다. 배는 황백색이다. 수컷의 목에는 짙은 색의 작은 점이 많이 있고 암컷은 색이 비교적 연하다(그림 4—20).

강가, 밭가의 흙 틈에서 서식하며 흔히 밤이나 이른 아침에 나와 활동하고 먹이를 취한다. 작은 곤충을 먹이로 한다.

중국에는 운남(雲南), 귀주(貴州), 호북(湖北), 절강(浙江), 호남(湖南), 복건(福建), 광동(廣東), 해남(海南), 광서(廣西) 등에 분포되어 있다.

【약　재】 꼬마맹꽁이(花姬蛙) 전체를 약으로 사용하며 생용(生用)한다. 5~7월에 포획하여 깨끗이 씻어 술에 담궈 사용한다.

【성미 및 귀경】 苦, 微鹹, 平. 心, 腎經에 들어간다.

【응　용】 활혈거어(活血祛瘀), 서근건골(舒筋健骨) 효능이 있다. 풍습비통(風濕痹痛), 요통(腰痛), 체약무력(體弱無力), 질타손상(跌打損傷) 등을 치료한다. 양은 10g으로 한다.

1. 풍습비통(風濕痹痛)에 대한 치료: 화희와(花姬蛙) 100g을 백주 500mℓ에 담구어 2~3개월 후에 하루 2회 20mℓ씩 복용한다.

2. 질타손상(跌打損傷)에 대한 치료: 화희와(花姬蛙) 10마리, 신선한 석송(石松) 50g을 함께 짓찧어 적당한 양의 소주를 넣고 뜨겁게 볶아 환처에 바른다.

14. 사뇨괴(射尿蜗)

【학　명】 *Rhacophorus Leucomystax* Cravenhorst　　【한국명】 산청개구리
【중문명】 射尿蜗 she niao guai
【영문명】 Spot legaed wood frog
【이　명】

사뇨괴(射尿蜗)는 《육천본초(陸川本草)》에서 처음으로 기술하였으며 근래에는 《잡지(雜誌)》에도 보도 되고 있다.

【원동물】 산청개구리과동물　산청개구리(樹蛙科動物　斑腿樹蛙; *Rhacophorus leucomystax* Cravenhorst). 수컷의 몸길이는 45mm이고 암컷은 61mm 정도로 몸은 편평하다. 머리의 길이와 너비는 거의 같으며 주둥이는 약간 뾰족하고 둥글며

주둥이 모서리는 뚜렷하다. 콧구멍은 주둥이 끝에 가까이 있고 눈 사이의 거리는 코 사이의 거리 또는 위 눈꺼풀의 너비보다 크며 고막은 눈지름의 절반이고 혀의 뒤 끝 홈은 깊으며 서골치(鋤骨齒)는 좁고 길다. 각 발의 발가락 끝은 흡반(吸盤)이 팽대되어 있으며 횡구(橫溝)에 의하여 등과 배가 나누어지며 앞발 발가락 길이의 순서는 3, 4, 2, 1이며 지기(指基)에는 물갈퀴가 없거나 약간 있다. 관절 하류(下瘤)와 장돌(掌突)은 뚜렷하며 때로는 지기하류(指基下瘤)가 있다. 뒷발은 길고 정강이 관절은 앞의 눈과 콧구멍 사이까지 이르며 정강이의 길이는 몸길이의

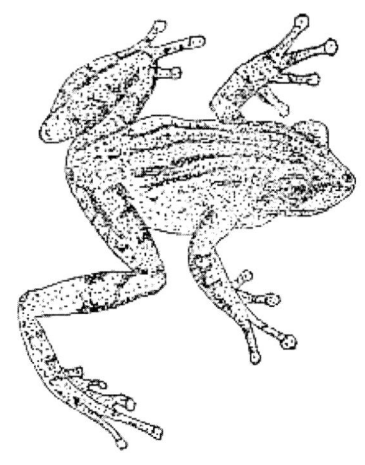

그림 4—21 산청개구리(斑腿樹蛙)

절반이 못되며 뒷발 발가락의 흡반은 앞발 발가락의 흡반보다 약간 작으며 뒷발 발가락 사이의 물갈퀴는 약 1/3이며 관절 하류(下瘤)와 내척돌(內蹠突)은 작고 뚜렷하며 외척돌(外蹠突)은 없다. 등의 피부는 매끄럽고 배에는 과립상의 편평한 사마귀가 가득하며 관자놀이 주름은 똑바르고 길어 어깨 뒤까지 이른다. 색은 생활환경에 따라 변이하여 연한 자황색(赭黃色)이거나 짙은 다갈색이다. 등의 무늬도 변이가 커서 보통 4 줄기의 흑색 종문(縱紋)이 있고 어떤 것은 머리 뒤에 X형 무늬가 있으며 위턱 가장자리에는 가는 선 무늬가 있고 넓적다리에는 3~4 줄기의 횡문(橫紋)이 있다. 대퇴의 뒤와 항부(肛部)에는 그물 모양의 다갈색 얼룩이 매우 선명하다. 배는 유백색이고 목에는 다갈색 점이 조금 있다. 수컷은 단인하내(單咽下內)에 울음 주머니가 있으며 울음 주머니는 빈 원형이다. 앞발 엄지발가락 기부(指基部)에 있는 유백색의 수정(受精) 홈은 매우 선명하다(그림 4—21).

대개 풀숲에서 서식하며 간혹 나무 위나 대나무 위에도 있다.

중국에는 감숙(甘肅), 서장(西藏), 사천(四川), 운남(雲南), 귀주(貴州), 호북(湖北), 안휘(安徽), 강소(江蘇), 절강(浙江), 강서(江西), 호남(湖南), 복건(福建), 대만(臺灣), 광동(廣東), 해남(海南), 광서(廣西) 등에 분포되어 있다.

【약　재】 산청개구리(射尿蛞) 전체를 약으로 사용한다. 여름과 가을에 포획하여 불에 말려 갈아 가루로 만들어 비축하거나 생용(生用) 한다.

【성미 및 귀경】 鹹, 微寒. 心, 腎經에 들어간다.

【응　용】 화어지혈(化瘀止血) 효능이 있다. 외상출혈(外傷出血), 질타손상(跌打損傷), 골절(骨折) 등을 치료한다. 외용은 적당한 양으로 한다.

외상출혈(外傷出血)에 대한 치료: 사뇨괴(射尿蜺)를 불에 말려 갈아 가루로 만들어 외상으로 출혈하는 곳에 뿌린다. 또 사뇨괴(射尿蜺)의 배를 절개하여 내장(內臟)과 함께 외상의 출혈 부위에 붙인다.

주: 동물 실험에서 돼지의 고동맥(股動脈)을 가로로 절반쯤 자르고 국부에 사뇨괴분(射尿蜺粉)을 뿌리면 30분 후에 지혈되는 것이 입증되었다고 한다. 또 5 살 남자아이가 넘어져서 왼쪽 이마에 길이 4cm, 깊이 머리뼈에까지 닿아 멎지 않고 출혈하는 상처에 사뇨괴분(射尿蜺粉)을 사용하여 즉시 지혈시켰으며 5일 후 상처는 유합되었다.

15. 동방령섬(東方鈴蟾)

【학　명】 *Bombina orientalis* Boulenger　　【한국명】 무당개구리
【중문명】 東方鈴蟾 dong fang liong can
【영문명】 Oriental fire bellied toad
【이　명】 영와(鈴蛙); 경와(警蛙)

동방령섬(東方鈴蟾)은 여러 "본초(本草)"에는 기술이 없으며 중국 연변 조선족 자치주 조선족 민간에서 약용하고 있다.

【원동물】 무당개구리과동물　무당개구리(盤舌蟾科動物　東方鈴蟾; *Bombina orientalis* Boulenger). 몸은 납작하고 길이는 45mm 정도이며 주둥이는 거의 둥글고 모서리가 없다. 콧구멍은 입과 눈 사이에 있고 고막은 뚜렷하지 않으며 앞다리는 몸길이의 절반 정도이고 뒷다리는 몸길이의 120% 정도로 좌우 두 발꿈치는 서로 닿지 않는다. 피부는 거칠고 색의 변화가 크지만 흔히 등은 회갈색으로 때로는 녹색이며 배와 사지의 배쪽은 불규칙적인 흑색과 빨간색이 엇갈린 무늬가 있다(그림 4-22).

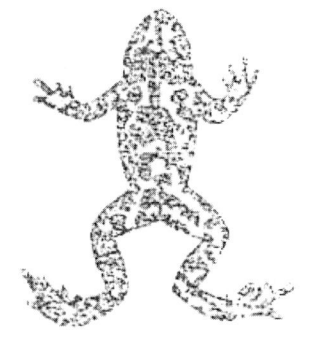

그림 4-22
무당개구리(東方鈴蟾)

산간의 작은 계곡 속에서 서식하며 흔히 돌 밑에 있다.

우리나라에서는 제주도를 포함하여 전국적으로 산간계곡에 서식하고 있다.

중국에는 길림(吉林), 요녕(遼寧), 산동(山東) 등에 분포되어 있다.

【약 재】 동방영섬(東方鈴蟾)의 외피(外皮)를 제거한 선체(鮮體)나 또는 입안의 흰색 분비물을 약으로 사용한다.

【성미 및 귀경】 辛, 溫, 有毒. 肺, 大腸經에 들어간다.

【응 용】 소염해독(消炎解毒) 효능이 있다.

치질(痔疾)에 대한 치료: 살아 있는 동방령섬(東方鈴蟾) 1 마리의 외피를 제거하고 항문에 밀어 넣으며 매일 1회씩 바꾼다. 또 살아 있는 동방령섬(東方鈴蟾) 여러 마리를 함께 죄어 입안의 흰색 분비물을 짜내어 매일 한 번씩 환부에 바른다.

제 5 장
파충류

1. 평흉귀(平胸龜)

【학　명】 *Platysternon megacephalum* Gray　　【한국명】 큰머리거북
【중문명】 平胸龜 ping xiong gui
【영문명】 big-headed turtle
【이　명】 대두귀(大頭龜); 응취귀(鷹嘴龜)

평흉귀(平胸龜)는 "본초(本草)"에는 기술이 없으나 중국의 강남 일대 민간에서는 널리 약으로 응용하고 있다.

【원동물】 큰머리거북과동물　큰머리거북(龜科動物　平胸龜; *Platysternon megacephalum* Gray). 머리가 커서 갑(甲) 속으로 움츠러들지 못한다. 머리는 온전한 덩이의 각질 비늘로 덮였으며 턱은 강하고 갈구리 모양이며 경각판(頸角板)은 작고 넓으며 추각판(椎角板)은 5개이고 늑각판(肋角板)은 옆 마다 4개씩 있고 연각판(緣角板)은 옆 마다 11개씩 있으며 둔각판(臀角板)은 비교적 작다. 배갑(背甲)은 편평하고 배릉(背棱)은 뚜렷하지 않으며 이각판(頤角板)은 짧고 넓으며 굉각판(肱角板)과 고각판(股角板)은 흉각판(胸角板)과 복각판(腹角板)에 비하여 길고 항각판(肛角板)은 비교적 작다. 뒷발은 길고 각 발의 외측 발가락을 제외한 모든 발가락에는 긴 발톱이 고루 있으며 발가락 사이에는 물갈퀴가 있다. 꼬리는 길어 복갑(腹甲)의 길이와 거의 같다. 꼬리의 기부(基部)에는 장방형의 비늘이 고리 모양으로 배열되어 있다. 등은 다갈색이거나 녹갈색이고 배는 황백색이며 유귀(幼龜)는 배갑의 가장자리가 톱니 모양이며 등은 적갈색이고 배는 균적색이다(그림 5—1).

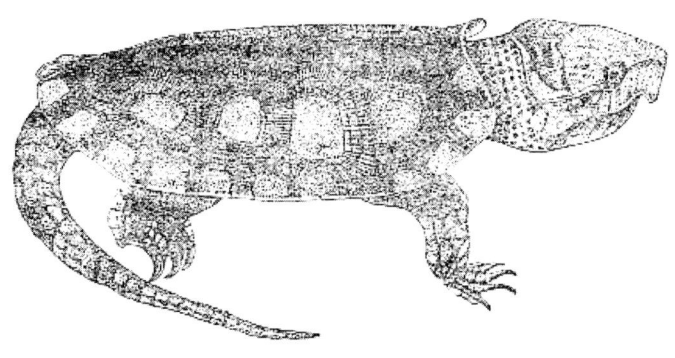

그림 5—1 큰머리거북(平胸龜)

산골 시내에서 서식하며 소택의 물가에도 나타난다. 암벽이나 나무에도 기여오를 수 있으며 연충(蠕蟲)이나 달팽이 등을 먹이로 한다.

중국에는 광동(廣東), 광서(廣西), 복건(福建), 절강(浙江), 안휘(安徽), 강서(江西), 호남(湖南), 강소(江蘇), 운남(雲南) 및 귀주(貴州) 등에 분포되어 있다.

【약 재】 큰머리거북(平胸龜)의 육을 약으로 사용한다. 6~9월에 포획하여 내장(內臟)과 피갑(皮甲)을 제거하고 육을 채취하여 생용(生用)한다.

【성미 및 귀경】 甘, 鹹, 溫. 腎, 肺經에 들어간다.

【응 용】 자음보신(滋陰補腎) 효능이 있다. 병후허약(病後虛弱), 폐결핵(肺結核) 등을 치료한다. 양은 200~300g으로 한다.

폐결핵(肺結核)에 대한 치료: 평흉귀(平胸龜) 1 마리를 피갑(皮甲)과 내장을 제거한 육을 덩이로 썰어 고아서 하루에 1 마리씩 연속하여 여러 날 복용한다.

2. 귀 판(龜板)

【학 명】 Chinemys reevesii **【한국명】** 남생이의 딱지(背·腹甲)
【중문명】 龜板 gui ban
【영문명】 Shell of Reeve's turtle
【이 명】 귀갑(龜甲)

귀판(龜板)은 중국에서는 상용약(常用藥)으로 원명을 귀갑(龜甲)이라 하며 《신농본초경(神農本草經)》에는 상품(上品)에 열거되어 있다. 《본초강목(本草綱目)》에는 개부(介部)에서 이시진(李時珍)은 "……옛 사람들은 상하(上下) 갑(甲)을 모두 사용하였으나 일화(日華)시기에 이르러 귀판(龜板)을 사용하기 시작하였으며 후세 사람들은 이를 따랐다."라고 하였다. 따라서 귀판(龜板)은 모두 귀(龜)의 복갑(腹甲)을 사용하는 것이다. 최근에 와서 귀판(龜板)은 공급원이 부족하여 수요를 따르지 못하게 되자 귀(龜)의 배갑(背甲)도 거리낌 없이 약으로 사용한다.

【원동물】 늪거북과동물 남생이(龜科動物 烏龜; *Chinemys reevesii* Gray). 머리는 매끄럽고 머리 뒤 끝에는 작은 비늘이 있으며 고막은 뚜렷하다. 경각판(頸角板)은 뒤 끝이 넓고 추각판(椎角板)은 5개로 첫번째 것은 앞이 넓고 뒤가 좁으며 그 다음 3개는 너비가 길이보다 크며 늑각판(肋角板)은 옆 마다 4개씩 있고 연각판

(緣角板)은 옆 마다 11개씩 있으며 둔각판(臀角板)은 1쌍으로 장방형에 가깝다. 등의 중앙과 양 옆에는 종릉(縱棱)이 3줄 뚜렷하게 있으나 수컷 성체(成體)에는 뚜렷하지 않다. 부각판(副角板)과 서혜각판(鼠蹊角板)은 모두 뚜렷하다. 복갑(腹甲)과 배갑(背甲)은 길이가 같다. 이각판(頤角板)은 삼각형이고 굉각판(肱角板)의

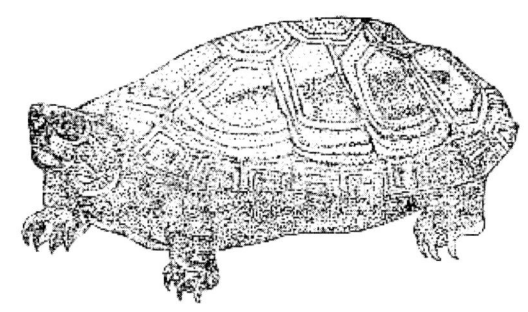

그림 5—2 남생이(烏龜)

두 외연(外緣)은 비교적 넓으며 흉각판(胸角板)과 복각판(腹角板)은 비교적 크고 고각판(股角板)의 외연(外緣)은 중선(中線)보다 약간 넓으며 항각판(肛角板)의 후연(後緣)은 오목하게 함몰되어 있다. 옆머리와 옆목에는 흑색 변(邊)이 있는 황록색 종선(縱線)이 있고 등은 다갈색이거나 또는 흑색이며 배는 보다 연한 색으로 약간 황색을 띠며 각판(角板) 마다 외측(外側) 아래 색은 보다 짙다. 사지는 납작하고 발톱이 있으며 각 발의 발가락 사이에는 온전한 물갈퀴가 있다. 꼬리는 짧고 가늘다(그림 5—2).

반은 수서(水棲)성이다. 항상 호숫가, 강이나 못가에서 서식하며 작은 물고기, 연충(蠕蟲), 달팽이류 등을 먹이로 한다. 또 식물의 줄기와 잎과 양식(糧食)도 먹는다.

우리나라에서는 전국적으로 맑은 하천변에 서식하고 있다.

중국에는 하북(河北), 하남(河南), 산동(山東), 안휘(安徽), 광동(廣東), 광서(廣西), 호북(湖北), 사천(四川), 운남(雲南), 섬서(陝西) 등에 분포되어 있다.

【약 재】 남생이(龜)의 등(背)과 배(腹)의 딱지(甲)를 약으로 사용한다. 복갑(腹甲)은 귀판(龜板)이라고 하고 배갑(背甲)은 귀각(龜殼)이라고 한다. 귀(龜)는 연중 언제나 포획할 수 있으며 포획한 것은 근육을 제거하고 복갑(腹甲)과 배갑(背甲)을 채취하여 깨끗이 씻어 햇볕에 말린 것은 "혈판(血板)"이라 하고 삶은 후에 말린 것은 "탕판(湯板)"이라고 하며 생용(生用)하거나 초(醋)로 구워 사용한다.

건조한 복갑(腹甲)은 약간 판편상(板片狀)으로 장방타원형이며 양측에 늑각판(肋角板)이 붙어 있어 대개 날개 모양을 이룬다. 길이는 10~20cm, 너비는 7~10cm, 두께는 약 5mm이고 겉 표면은 황갈색에 짙은 갈색 꽃무늬를 지니며 안 표면은 황백색이나 회백색으로 12개의 각판(角板)이 서로 맞물리며 박혀져 있다.

귀판(龜板) 약재는 대개 크기가 다른 부서진 편편상(扁片狀)으로 배면(背面)은

평평하고 각판(角板)이 서로 맞물렸던 무늬가 있으며 복면(腹面)은 부위가 다름에 따라 다른 형태의 골릉(骨棱)을 지닌다(그림 5—3).

초자귀판(醋炙龜板)은 모래를 솥에 넣고 볶아 뜨겁게 한 후 생귀판(生龜板)을 넣고 함께 볶아 표면이 희미한 황색으로 되면 재빨리 꺼내어 체로 쳐서 모래를 제거한 후 식초 그릇에 넣어 잠깐 담그고 건져 내여 물로 깨끗이 씻어 햇볕에 말린다.

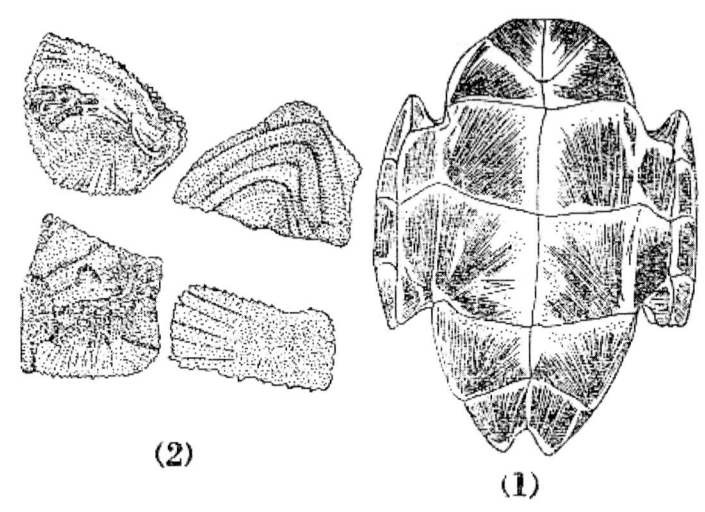

그림 5—3 귀판(龜板) 및 귀각(龜殼)약재
(1) 귀판(龜板) (2) 귀각(龜殼)

【성 분】 교질(膠質), 지방과 칼슘염 등이 함유되어 있다.

【성미 및 귀경】 甘, 鹹, 平. 肝, 腎經에 들어간다.

【응 용】 자음잠양(滋陰潛陽), 보신건골(補腎健骨) 효능이 있다. 신음부족(腎陰不足), 골증로열(骨蒸癆熱), 토혈뉵혈(吐血衄血), 음허해수(陰虛咳嗽), 붕루대하(崩漏帶下), 유정(遺精), 간풍내동(肝風內動), 구리(久痢), 치질(痔疾), 소아의 신문불합(顖門不合) 등을 치료한다. 양은 15~50g으로 한다. 외용은 적당한 양으로 한다.

1. 만성신염(慢性腎炎)에 대한 치료: 자귀판(炙龜板) 25g을 먼저 1시간 정도 달인 후에 생황기(生黃芪) 15g, 의이인(薏苡仁) 25g을 넣고 짙게 달인 다음 찌꺼기를 제거하고 하루 2회씩 연속하여 1~2개월 복용한다.

2. 골결핵(骨結核), 폐결핵(肺結核), 임파선결핵(淋巴腺結核)에 대한 치료: 오귀각(烏龜殼; 背, 腹甲)을 소존성(燒存性)으로 구워 연세(硏細)하여 가루로 만들어 조니(棗泥; 대추 소)로 환을 지어 하루 2회 10g씩을 연속 2개월 복용한다.

3. 임파선결핵(淋巴腺結核)에 대한 치료: 귀판(龜板)을 갈아 가루로 만들고 바

셀린(Vaseline)과 참기름을 조합하여 환처에 매일 2회 약을 바꾸어 바른다. 항결핵약물(抗結核藥物)을 배합하여 복용하면 치료 효과가 더욱 좋다.

주: 귀판(龜板)의 원동물(原動物)은 오귀(烏龜) 한 가지만이 아니다. 중국의 신강(新疆), 광서(廣西), 사천(四川), 절강(浙江), 강소(江蘇) 등에서는 각각 눈무늬물거북(眼斑水龜; *Clemmys bealei* Gray), 황후수귀(黃喉水龜; *Clemmys mutica* Cantor), 세줄무늬궤거북(三線閉殼龜; *Cuora trifasciata* Bell), 중국꽃등궤거북(花龜; *Ocadia sinensis* Gray), 미얀마 뭍거북(緬甸陸龜; *Testudo elongata* Blyth), 사조륙귀(四爪陸龜; *Testudo horsfieldi* Gray) 등의 배(背), 복갑(腹甲)을 귀판(龜板), 귀각(龜殼)과 마찬가지로 간주하여 약으로 사용한다.

3. 귀판교(龜板膠)

【학　명】 *Chinemys reevesii*　　【한국명】 남생이 갑아교
【중문명】 龜甲膠 gui jia jiao
【영문명】 Glue of a tortoise's carapace
【이　명】 귀교(龜膠)

귀판교(龜板膠)는 옛 "본초(本草)"에는 기술이 없으며 귀교(龜膠)라고도 하여 귀갑(龜甲)을 달여 만든 것이다.

【원동물】 늪거북과동물 남생이(龜科動物 烏龜; *Chinemys reevesii* Gray). 형태는 귀판(龜板) 참조.

【약　재】 귀판(龜板)을 달여 만든 교괴(膠塊)를 귀판교(龜板膠)라고 하여 약으로 사용한다. 5~8월에 귀판(龜板)을 물에 담구어 잔육(殘肉)을 부식시켜 골갑(骨甲)과 분리하여 표층의 백막(白膜)을 탈락시키고 물이 흐려지지 않을 때까지 깨끗이 씻은 다음 솥에 넣고 교질이 없어 질 때까지 여러 번 달인 후 찌꺼기를 버린다. 여러 번 달인 교액(膠液)을 여과하여 합치고 명반분(明礬粉)을 조금 넣고 조용히 두어 가라 앉힌다. 맑은 교액(膠液)을 취하여 적당한 양의 황주(黃酒)와 빙탕(冰糖)을 넣고 찐득찐득한 고상(膏狀)이 될 때까지 약한 불로 농축시킨 다음 응교조(凝膠槽)에 넣어 응축시키고 꺼내어 작은 덩어리로 잘라 그늘에서 말린다.

약재는 네모의 납작한 덩어리로 길이는 약 2.5cm이고 너비는 약 2cm이며 두

께는 약 1cm이다. 갈색에 약간 녹색을 띠며 광선을 향해 대고 보면 투명하다. 질은 단단하며 단맛을 느낄 수 있다.

【성미 및 귀경】 甘, 鹹, 微寒. 肝, 腎經에 들어간다.

【응 용】 자음(滋陰), 보혈(補血), 지혈(止血) 등 효능이 있다. 음허발열(陰虛發熱), 토혈뉵혈(吐血衄血), 붕루대하(崩漏帶下), 신허요통(腎虛腰痛) 등을 치료한다. 양은 5~15g으로 한다.

1. 적백대하(赤白帶下)에 대한 치료: 귀판교(龜板膠) 15g을 술에 녹여 한번에 복용한다. 매일 이른 아침에 1회씩 복용한다.

2. 초기 간경화(肝硬化)에 대한 치료: 귀판교(龜板膠) 30g에 적당한 양의 홍당(紅糖; 흑설탕)을 넣어 2회분으로 나누어 아침, 저녁으로 복용한다.

4. 섭 귀(攝龜)

【학 명】 *Cuora flavomargianata* Gray 【한국명】 둥근등궤거북
【중문명】 攝龜 she gui
【영문명】 Box turtle
【이 명】 합사귀(呷蛇龜)

섭귀(攝龜)는 《촉본초(蜀本草)》에서 처음으로 기술하였으며 보승(保升)은 "섭귀(攝龜)는 배가 작고 중심이 가로 접히어 스스로 열고 닫을 수 있으며 뱀을 즐겨 먹는다."라고 하였다. 이에 따르면 현재 사용하고 있는 섭귀(攝龜; 斷板龜)와 부합된다.

【원동물】 늪거북과동물 둥근등궤거북(龜科動物 黃緣閉殼龜; *Cuora flavomarginata* Gray). 합사귀(呷蛇龜)라고도 한다. 머리는 매끄럽고 비늘이 없으며 고막은 둥글고 뚜렷하다. 경각판(頸角板)은 좁고 긴 설형(楔形)이다. 추각판(椎角板)은 5개로 첫 번째 것은 약간 장방형을 이루고 다섯 번째 것은 삼각 모양의 다변형으로 그 앞 끝은 네번째 추각판(椎角板)에 박혀 있어 두번째와 세번째 것은 약간 육각형을 이룬다. 늑각판(肋角板)은 옆 마다 각각 4개씩 있고 연갑판(緣甲板)은 옆 마다 각각 11개씩 있으며 둔각판(臀角板)의 길이와 너비는 거의 같다. 복갑(腹甲)과 배갑(背甲)은 길이가 거의 같으나 뒤 끝은 배갑(背甲) 속에 싸여 있고 앞 끝은 약간 돌출 되어 있으며 양 옆은 인대로 이어져 있다. 이각판(頤角板)은 삼각

형이다. 굉골판(肱骨板)과 고골판(股骨板)은 중선(中線)을 따라 너비가 겨우 그 곁쪽 가장자리 너비의 1/4이다. 흉골판(胸骨板)은 장방형이고 복각판(腹角板)은 대략 방형이며 항각판(肛角板)의 뒤 가장자리는 무딘 원형이다. 복갑(腹甲)은 가슴, 복갑판(腹甲板) 사이에서 인대로 연결되어 있어 머리와 꼬리 및 사지를 갑속에 움츠러드리면 복갑

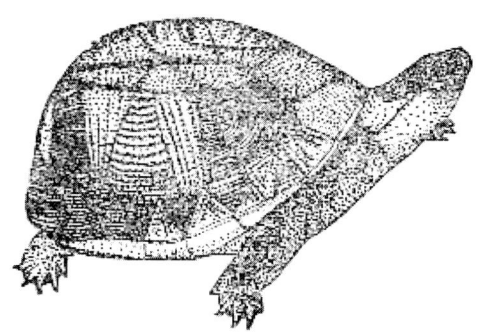

그림 5—4 둥근등궤거북(黃緣閉殼龜)

(腹甲)의 앞뒤 두 반조각은 등쪽으로 움직여 배갑(背甲)에서 닫힌다. 사지는 비늘로 덮여 있고 각 발의 발가락에는 갈구리 모양의 발톱과 물갈퀴가 있다. 꼬리는 약간 길다. 배갑(背甲)의 등은 적갈색 또는 장적색(醬赤色)이고 배갑(背甲)의 복연(腹緣)은 황색이다(그림 5—4).

구릉 혹은 산간 지대의 하천 부근에서 서식하며 작은 물고기, 새우, 달팽이 류 및 지렁이 등을 먹이로 한다.

중국에는 하남(河南), 호북(湖北), 강소(江蘇), 절강(浙江), 호남(湖南), 복건(福建) 및 대만(臺灣) 등에 분포되어 있다.

【약　재】 섭귀(攝龜) 전체를 약으로 사용한다. 여름, 가을에 포획하여 생용(生用)하거나 배복갑(背腹甲)을 취하여 사용한다.

【성미 및 귀경】 甘, 鹹, 溫, 無毒. 心, 腎, 肺經에 들어간다.

【응　용】 활혈파어(活血破瘀), 해독(解毒) 효능이 있다. 질타손상(跌打損傷), 나력(瘰癧), 악창(惡瘡), 쌍단 편도선염(雙單扁桃腺炎), 골결핵(骨結核), 폐결핵(肺結核) 등을 치료한다. 양은 5~15g으로 한다. 외용은 적당한 양으로 한다.

1. 골결핵(骨結核), 폐결핵(肺結核), 임파선결핵(淋巴腺結核)에 대한 치료: 섭귀(攝龜)의 배복갑(背腹甲)을 구워 누릇누릇하게 되면 갈아 가루로 만들고 달인 꿀을 섞어 10g 무게의 환을 지어 하루 2회 1환씩을 연속 2개월간 복용한다.

2. 척추비대증(脊椎肥大症)에 대한 치료: 신선한 섭귀(攝龜) 1개를 장잡(腸雜)을 제거하고 황토로 잘 싸서 소존성(燒存性)한 다음 황토 등을 제거하고 가루로 만들어 하루 2회 2g씩을 황주(黃酒)에 타서 복용한다.

주1: 중국 소주(蘇州) 지역에서는 섭귀(攝龜)로 주사제(注射劑), 편제(片劑; 錠劑) 등을 제조하여 각종 결핵(結核), 치질(痔疾) 및 암증(癌症)의 화학적 치료 후

에 초래되는 백혈구 하강 치료에 사용한다.

   주2: 둥근궤거북(黃緣閉殼龜) 외에 중국에는 광동(廣東), 광서(廣西), 복건(福建) 등에 세줄무늬궤거북(三線閉殼龜; *Cuora trifasciata* Bell)가 있어 약으로 사용한다. 둥근등궤거북(黃緣閉殼龜)과의 주요한 차이점은 세줄무늬궤거북(三線閉殼龜)의 배갑(背甲)은 갈황색이며 배면(背面)에는 3 줄의 흑색 종릉(縱棱)이 있다(그림 5—5).

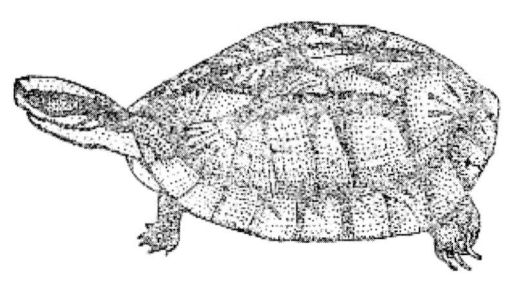

그림 5—5 세줄무늬궤거북(三線閉殼龜)

5. 휴귀(蠵龜)

【학　명】 *Caretta caretta* Linnaeus　　【한국명】 붉은바다거북
【중문명】 蠵龜 xi gui
【영문명】 Loggerhead turtle
【이　명】 주휴(蠵蠵)

   휴귀(蠵龜)를 약으로 사용할 수 있다는 것은 《본초강목(本草綱目)》에서 이미 기술되어 있으며 현재 중국의 연해 지역 민간에서는 널리 응용하고 있으나 약재로서 판매되는 것은 없다.

   【원동물】 바다거북과동물 붉은바다거북(海龜科動物 蠵龜; *Caretta caretta* Linnaeus). 머리에는 대칭되는 비늘이 있고 이마의 비늘은 2쌍이다. 등의 각판(角板)은 평평하게 펴진 모양이며 경각판(頸角板)은 짧고 넓으며 추각판(椎角板)은 6 조각이고 늑각판(肋角板)은 옆 마다 5 혹은 6 조각이 있으며 연각판(緣角板)은 옆마다 11 조각씩 있으며 둔각판(臀角板)은 연각판(緣角板)보다 크며 간이각판(間頤角板)은 작거나 없으며 굉각판(肱角板), 흉각판(胸角板)은 차례로 점차 넓어지고 복각판(腹角板), 고각판(股角板), 항각판(肛角板)은 차례로 점점 좁아진다. 하연각판(下緣角板)이 있다. 머리는 비교적 크고 극히 강한 갈구리 모양의 부리가 있다. 사지는 노 모양으로 앞발은 크고 뒷발이 작다. 안쪽에는 각각 2개의 발톱이 있고

꼬리는 짧다. 몸의 길이는 약 100cm이다. 등은 갈색이고 배는 황색이다(그림 5—6).

물고기, 새우, 게 등을 먹이로 한다.

국내 동물원, 수족관에서도 이따금 사육되고 있으며 늦봄이나 초여름의 산란기에 더러 서해안에 상륙하기도 한다.

중국에는 황해(黃海), 동해(東海), 남해(南海)에 분포되어 있다.

【약 재】 각판(角板)과 발바닥을 약으로 사용한다. 수시로 포획할 수 있으며 생용(生用)한다.

【성미 및 귀경】 甘, 鹹, 平, 無毒. 肝, 腎, 肺經에 들어간다.

【응 용】 자음잠양(滋陰潛陽), 보신유간(補腎柔肝), 해독청열(解毒淸熱) 효능이 있다. 기관지염(氣管支炎), 간경화(肝硬化), 급성결막염 종통(腫痛), 류머티스성 관절염 및 화상 등을 치료한다. 양은 적당히 한다.

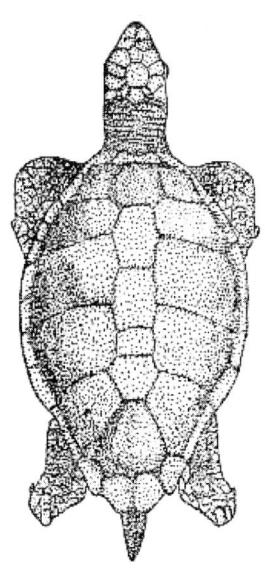

그림 5—6
붉은바다거북(蠵龜)

간경화 초기에 대한 치료: 휴귀(蠵龜) 각판(角板)에 물을 넣고 고아 교상(膠狀)으로 만들어 하루 2회 15g씩을 홍당(紅糖; 흙설탕) 조금을 넣어 복용한다.

주1: 휴귀혈(蠵龜血)은 윤폐지해(潤肺止咳)의 작용이 있다. 기관지염(氣管支炎), 천식(喘息), 건해(乾咳) 등을 치료한다. 신선할 때 백당(白糖)을 넣어 3~4 순가락씩 마신다.

주2: 휴귀담즙(蠵龜膽汁)은 육류(肉瘤) 180에 대한 억제률은 30~50%이다. 애씨암 실체형(艾氏癌實體形)에 대한 억제률은 20~30%이다. L-615 및 애씨 복수형(艾氏腹水型)에 대하여서는 작용이 없다.

주3: 붉은바다거북(蠵龜)외에 푸른바다거북(海龜; *Chelonia mydas* Linnaeus)를 녹해귀(綠海龜)라고도 하여 역시 약으로 사용할 수 있다. 효용은 붉은바다거북(蠵龜)와 같다. 해귀(海龜)의 주요한 특징은 이마 비늘이 1쌍이고 배갑(背甲)의 순편(盾片)이 평평하게 깔려 있고 위턱에는 갈구리가 없는 것이다(그림 5—7).

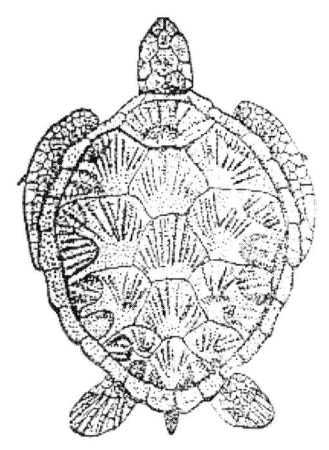

그림 5—7 푸른바다거북(海龜)

6. 대 모(玳瑁)

【학 명】 *Eretmochelys imbricata* 　【한국명】 대모거북의 등껍질
【중문명】 玳瑁 dai mao
【영문명】 Hawksbill sea turtle's shell
【이 명】 대모(瑇瑁)

　대모(玳瑁)는 송(宋)대의 《개보본초(開寶本草)》에서 원명(原名)을 "대모(瑇瑁)"라고 처음으로 기술하였으며 《본초강목(本草綱目)》에서는 개부(介部)에 열거하였다.

　【원동물】 바다거북과동물 대모거북(海龜科動物 玳瑁; *Eretmochelys imbricata* Linnaeus). 머리에는 대칭 되는 비늘이 있으며 이마에도 2쌍의 비늘이 있다. 어릴 때 등(背面)의 각판(角板)은 기와를 덮은 모양으로 배열되었으며 나이가 들면서 평평하게 된다. 경각판(頸角板)은 짧고 넓으며 추각판(椎角板)은 5 조각이다. 늑각판(肋角板)은 옆 마다 4개로 두 번째 것이 가장 크고 연각판(緣角板)은 옆 마다 11개 있으며 몸 뒤쪽은 톱니 모양이며 두 개의 둔각판

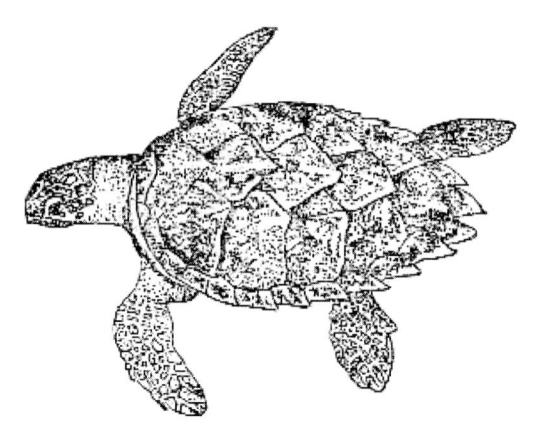

그림 5—8 대모거북(玳瑁)

(臀角板) 사이에는 하나의 틈새가 있다. 한 개의 작은 간이각판(間頤角板)과 하연각판(下緣角板)이 있다. 주둥이는 옆으로 납작하고 턱은 꼬부라졌다. 사지는 노 모양으로 앞발이 크고 2개의 발톱을 지니고 있으며 뒷발은 보다 작고 1개의 발톱을 갖고 있다. 꼬리는 짧고 작다. 등의 각판(角板)은 갈색으로 연한 황색의 작은 꽃무늬가 있으며 배는 황색으로 광택이 있으며 몸길이는 600mm 정도이다(그림 5—8).

　해양(海洋)에서 서식하며 수영이 능란하고 성질이 사납다. 어류, 연체동물, 새우, 게와 해조류를 먹이로 한다.

　국내 수족관에도 이따금 수입 사육되고 있다.

　우리나라에는 동해안과 남해안에 가끔 나타난다.

중국에는 산동(山東) 이남의 해역(海域)에 분포되어 있다.

【약 재】 대모(玳瑁)의 배갑순편(背甲盾片)을 약으로 사용한다. 연중 언제나 포획할 수 있으며 포획한 대모(玳瑁)는 거꾸로 달아매고 끓은 초(醋)를 뿌리어 배갑순편(背甲盾片)을 채취하여 깨끗이 씻어 온수에 담구어 연하게 한 다음 실 모양으로 썰거나 편상(片狀)으로 하면 된다.

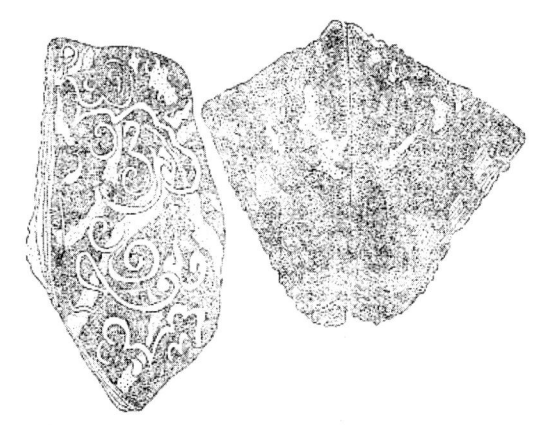

그림 5—9 대모(玳瑁) 약재

약재는 원형에 가깝거나 마름모꼴이거나 삼각형에 가까운 판편(板片)으로 길이는 약 10~25cm이고 두께는 약 2mm이며 가장자리는 보다 얇은 인상(刃狀)이다. 가운데는 보다 두텁고 표면은 매끄럽고 광택이 있으며 어두운 갈색의 반투명체로서 유황색의 얼룩무늬가 섞여 있으며 유황색 부분의 투명도가 더욱 강하다. 배에는 흰 뭉게구름 모양의 얼룩무늬가 가득하다. 질은 약하여 쉽게 끊어진다(그림 5—9).

대모(玳瑁)의 포제(炮製)는 먼저 활석분(滑石粉)을 솥에 넣고 볶아 뜨겁게 한 후 대모편(玳瑁片)을 넣어 함께 볶아 부풀어오르고 질이 바삭바삭해지면 꺼내어 활석분(滑石粉)을 체로 쳐버리고 식은 다음 가루로 만든다.

【성 분】 각단백(角蛋白)과 교질(膠質) 등이 함유되어 있다.

【성미 및 귀경】 甘, 鹹, 寒. 心, 大腸經에 들어간다.

【응 용】 2청열해독(淸熱解毒), 진경식풍(鎭驚熄風) 효능이 있다. 열병섬어(熱病譫語), 경궐(驚厥), 소아경풍(小兒驚風), 옹종창독(癰腫瘡毒) 등을 치료한다. 양은 5~10g으로 한다.

1. 고열신혼(高熱神昏), 경궐(驚厥)에 대한 치료: 대모(玳瑁)등껍질 10g을 가루로 만들어 끓인 물에 타서 복용한다.

2. 소아고열(小兒高熱), 경간(驚癎)에 대한 치료: 대모(玳瑁)등껍질 15g을 물에 달여 하루 2회 복용한다.

7. 별 갑(鱉甲)

- 【학　명】 *Carapax Trionycis*　　【한국명】 중국자라의 배갑(背甲)
- 【중문명】 鱉甲 bie jia
- 【영문명】 Trionychid carapace; Mud turtle's shell
- 【이　명】 갑어(甲魚); 단어(團魚)

　　별갑(鱉甲)은 《신농본초경(神農本草經)》에서 처음으로 기술 중품(中品)에 열거하였으며 《본초강목(本草綱目)》에서는 개부(介部)에 열거하여 이시진(李時珍)은 "별갑(鱉甲)은 충(蟲)으로 물에서도 육지에서도 살며 중앙이 부풀어오른 등은 옆구리와 연결되었고 귀(龜)와 같은 유형으로 4연(緣)에는 육군(肉裙)이 있으므로 귀갑(龜甲) 속은 육(肉)이고 별육(鱉肉) 속은 갑(甲)이라고 한다…"라고 하였다. 이에 의하면 현재의 자라(鱉)에 부합된다.

　　【원동물】　자라과동물 중국자라(鱉科動物　中華鱉; *Trionyx sinensis* Wiegmann). 주둥이가 길고 문돌(吻突)이 형성되어 짧은 관상(管狀)을 이루며 두 콧구멍은 문돌(吻突)의 앞 끝에 있고 아래윗턱에는 모두 이가 없으며 턱 가장자리에는 각질(角質)로 된 경초(硬鞘)가 덮여 있다. 눈은 작고 동공은 원형이다. 목은 비교적 길고 머리와 목은 갑강(甲腔)내에 자유롭게 신축할 수 있다. 체표(體表)에는 각질판(角質板)이 없고 혁질(革質)로 된 피부에 싸여 있다. 골판(骨板)은 발달되지 않았고 등과 배 가장자리에는 두터운 결체조직(結締組織)이 있다. 등 피부에는 작은 사마귀가 종행(縱行)으로 두드러졌고 목 기부(基部)에는 과립 모양의 사마귀가 없으며 그 등은 갈색이고 양 옆과 배에는 황색 줄무늬가 있다. 등은 감람록색(橄欖綠色)으로 흑반(黑斑)을 지니며 배는 육황색(肉黃色)으로 엷은 녹색 반점이 있다. 앞발 발가락은 5개로 안의 3개 발가락은 발톱을 지니며 뒷발도 같으나 발가락 사이의 물갈퀴가 두텁고 발달하였다. 수컷은 암컷보다 몸이 약간 편평하다. 몸은 타원형 혹은 난원형을 이루며 몸길이는 300~400mm이다(그림 5—10).

　　하천, 호수와 못가에서 서식하며 여름의 맑은 날에

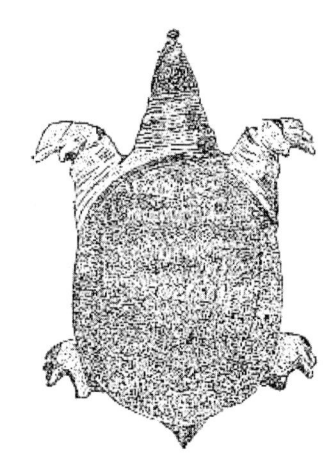

그림 5—10 중국자라(中華鱉)

는 항상 물에서 올라와 기슭에서 등을 햇볕에 쪼이고 기온이 높아지면 나무 그늘 밑에서 더위를 식힌다. 겨울에는 동면한다. 물고기, 새우, 우렁이, 지렁이, 개구리 등을 먹이로 한다.

중국자라는 최근 우리나라에도 이입 양식하고 있다.

우리나라에는 전국적으로 서식하고 있다.

중국에는 녕하(寧夏), 감숙(甘肅), 청해(靑海), 서장(西藏) 등의 지역을 제외한 전국 각지에 고루 분포되어 있다.

【약　재】 자라(鱉)의 배갑(背甲)을 별갑(鱉甲)이라고 하여 약으로 사용한다. 여름에 포획하여 머리를 제거하고 끓인 물에 별체(鱉體)를 넣고 삶은 후 꺼내어 배갑(背甲)의 잔육(殘肉)을 깨끗이 제거하고 햇볕에 말리어 생용(生用)하거나 자용(炙用)한다.

약재는 난원형이거나 타원형의 골편(骨片)으로 대략 길이는 10~20cm이고 너비는 8~17cm이며 두께는 약 5mm이다. 등은 두드러졌으며 중앙에는 뚜렷하지 않은 골절(骨節)이 두드러져 있고 양 옆에는 좌우 대칭의 횡요문(橫凹紋) 8 가닥이 각각 있고 갑(甲)의 가장자리는 이 모양을 이루었으며 등은 회갈색이고 배는 회백색이다. 질은 단단하고 비린내가 약간 나며 맛은 짜다(그림 5—11).

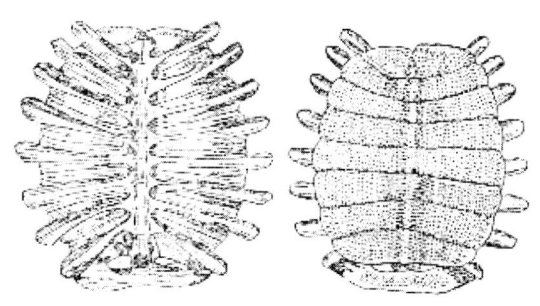

그림 5—11 별갑(鱉甲)약재

자별갑(炙鱉甲)은 모래를 솥에 넣고 가열하여 손이 델 정도로 볶은 다음 깨끗한 별갑(鱉甲)을 넣어 희미한 황색이 될 때까지 볶은 다음 꺼내어 체로 쳐 모래를 제거하고 초(醋)에 넣어 약간 담근 다음 건져 내여 햇볕에 말린다.

【성　분】 동물교(動物膠), 각단백(角蛋白), 요드, 비타민 D 등이 함유되어 있다.

【성미 및 귀경】 鹹, 寒. 肝, 脾經에 들어간다.

【응　용】 자음잠양(滋陰潛陽), 진정(鎭靜), 연견(軟堅), 산결(散結) 효능이 있다. 음허발열(陰虛發熱), 간풍내동(肝風內動), 징가비괴(癥瘕痞塊), 경폐(經閉), 소아경간(小兒驚癎), 노학(癆瘧), 학모(瘧母) 등을 치료한다. 양은 15~50g으로 한다.

1. 폐결핵(肺結核)에 대한 치료: 별갑(鱉甲) 25g, 우슬(牛膝) 50g, 생백작(生白芍) 40g을 물에 달여 하루 3회 복용한다.

2. 고혈압에 대한 치료: 생별갑(生鱉甲) 50g, 우슬(牛膝) 50g, 생백작(生白芍)

40g을 물에 달여 하루 3회 복용한다.

주1: 별혈(鱉血)은 보고에 의하면 골관절결핵(骨關節結核)을 치료하는데 효과가 있다고 한다. 생리 식염수로 별(鱉)을 깨끗이 씻어 무균 상태로 한쪽 경동맥(頸動脈)을 절단(氣管損傷을 피함)하여 피를 무균시험관에 받아 혈청을 분리하고 분리한 혈청을 2℃~4℃ 냉장고에 넣어 비축한다. 사용할 때에는 무균주사기로 2㎖의 별혈청(鱉血淸)을 흡취(吸取)하고 0.25%의 프로카인(Procaine) 0.5㎖와 부신피질호르몬 0.1㎖(혈청의 과민반응을 예방)를 매일 한 번씩 근육 주사한다. 주사하기 전후에 환자는 절대적으로 안정을 유지하여야 한다.

민간에서는 별혈(鱉血)을 복용하여 결핵발열(結核發熱)을 치료한다.

주2: 별담(鱉膽) 중에는 2개의 락톤(Trihydroxy sterocholanie acid lactone 및 —"CH_2"가 많은 락톤)이 함유되어 있다. 임상에서는 치질(痔疾)의 치료에 사용한다.

주3: 별육(鱉肉)은 단백질, 지방, 탄수화물, Ca, P, Fe, 비타민 B_1, 비타민 B_2, 니코틴산 및 비타민 A 등을 함유하고 있다. 임상에서는 자보강장제(滋補强壯劑)로 사용한다.

주4: 중국에는 광동(廣東), 광서(廣西), 운남(雲南), 귀주(貴州) 일대에는 또 다른 종류의 산서자라(山瑞鱉; *Trionyx steindachneri* Siebenrock)이 서식하며 이 역시 별(鱉)과 동등한 약으로 사용한다. 산서자라(山瑞鱉)는 별(鱉)과 매우 흡사하나 몸이 약간 크고 별(鱉)과의 주요 차이점은 산서자라(山瑞鱉)의 목 기부(基部) 양 옆에는 각각 하나의 큰 덩이의 나우(瘰疣)가 있고 배갑(背甲)의 앞 가장자리에도 굵직한 사마귀가 한 줄 있다(그림 5—12).

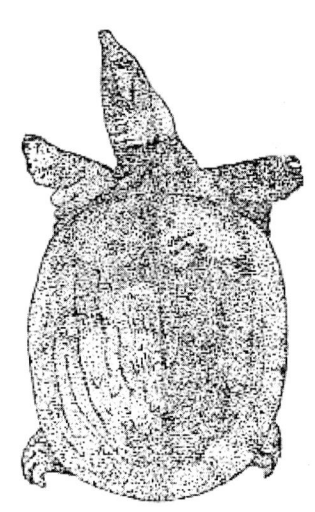

그림 5—12 산서자라(山瑞鱉)

8. 별 수(鱉首)

【학 명】 *Trionyx sinensis*　　【한국명】 중국 자라머리
【중문명】 鱉頭 bie tou

【영문명】 Trionychid head; Mud tutle's head

【이 명】 별두(鱉頭)

별수(鱉首)는 《당본초(唐本草)》에서 원명(原名)을 별두(鱉頭)라고 처음으로 기술하였으며 《본초강목(本草綱目)》에서는 별항(鱉項)에 열거하였다. 《중약지(中藥誌)》에는 별수(鱉首)라고 하였다.

【원동물】 자라과동물 중국자라(鱉科動物 中華鱉; *Trionyx sinensis* Wiegmann). 형태는 별갑(鱉甲) 항을 참조.

【약 재】 자라(鱉) 머리를 약으로 사용한다. 별갑(鱉甲)을 가공할 때 별두(鱉頭)를 채취하여 햇볕에 말린다.

건조한 별수(鱉首)는 긴 원추형으로 주둥이 끝은 뾰족하고 목은 위를 향하여 구부러졌으며 길이는 대략 6cm 정도이며 겉 표면은 회갈색으로 약간 움츠러진 주름이 있다. 질은 단단하며 쉽게 끊어지지 않는다. 냄새는 비리다(그림 5-13).

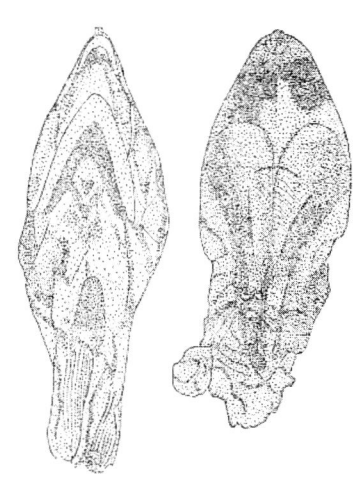

그림 5-13 별수(鱉首)약재

【성미 및 귀경】 鹹, 平. 肝, 腎, 脾經에 들어간다.

【응 용】 보기조양(補氣助陽) 효능이 있다. 탈항(脫肛), 자궁하수(子宮下垂), 음창(陰瘡) 등을 치료한다. 양은 3~5g으로 한다. 외용은 적당한 양으로 한다.

1. 탈항(脫肛), 누창(瘻瘡)에 대한 치료: 별수(鱉首) 1개를 약한 불에 구워 누르면 가루로 만들어 아침 저녁 2회로 나누어 미지근한 물로 복용한다.

2. 뇌진탕후유증(腦震蕩後遺症)에 대한 치료: 별수(鱉首) 1개, 황과자(黃瓜子) 15g을 곱게 갈아 가루로 만들어 하루 3회로 나누어 황주(黃酒)로 복용한다. 5개의 별수(鱉首)를 한 치료 기간으로 연속 몇 개 치료 기간을 복용한다.

9. 별갑교(鱉甲膠)

【학 명】 *Trionyx sinensis* 　　　　　　　【한국명】 중국자라의 갑아교
【중문명】 鱉甲膠 bie jia jiao
【영문명】 Glue of a trionychid's carapace; Glue of a Mud tutle's shell
【이 명】

별갑교(鱉甲膠)는 《위생보감(衛生寶鑑)》에서 처음으로 기술하였으며 《현대실용중약(現代實用中藥)》과 《사천중약지(四川中藥誌)》에도 모두 기술되어 있다. 별갑교(鱉甲膠)는 별갑(鱉甲)을 달여 만든 아교(阿膠) 덩어리로 최근에 와서 별갑(鱉甲)의 공급이 부족하므로 별갑교(鱉甲膠)도 따라서 부족하다.

【원동물】 자라과동물 중국자라(鱉科動物 中華鱉; *Trionyx sinensis* Wiegmann). 형태는 별갑(鱉甲) 항을 참조.

【약 재】 별갑(鱉甲)을 달여 만든 아교 덩이를 별갑교(鱉甲膠)라고 하여 약으로 사용한다. 깨끗한 별갑(鱉甲)을 솥에 넣고 물을 가하여 달여 교즙(膠汁)이 충분히 빠져 나올 때까지 3~5회 달인 다음 매번 달인 즙을 합쳐 여과하여(明礬을 조금 넣을 수 있다) 조용히 놓아 두었다가 맑은 교즙(膠汁)을 취하여 다시 미지근한 불로 가열하면서 계속 휘저어 농축하여(적당한 양의 黃酒, 冰糖을 넣을 수 있다) 짙은 고(膏) 모양으로 만들어 응고조(凝膏槽)에 넣어 응축시킨 다음 꺼내어 작은 덩어리로 썰어 음달진 곳에 놓아 말린다.

약재는 납작하고 네모의 덩이 모양으로 길이는 약 3cm이고 너비는 약 2cm이며 두께는 약 5mm이다. 표면은 다갈색으로 오목한 무늬를 지니고 빛이 나며 반투명하다. 질은 단단하고 약하여 쉽게 끊어지며 단면(斷面)은 평탄하지 않고 광택을 지닌다. 냄새는 비리고 맛은 약간 달다.

【성미 및 귀경】 甘, 苦, 鹹, 平. 心, 腎, 肺經에 들어간다.

【응 용】 자음퇴열(滋陰退熱), 보혈(補血) 효능이 있다. 음허조열(陰虛潮熱), 구학(久虐), 혈허경폐(血虛經閉), 치핵종통(痔核腫痛) 등을 치료한다. 양은 10~15g으로 한다.

폐로해혈(肺癆咳血)에 대한 치료: 별갑교(鱉甲膠) 10g을 미지근한 물 또는 황주(黃酒)에 녹여 하루 2회로 나누어 복용한다.

10. 마종사(馬鬃蛇)

【학   명】 *Calotes versicolor*   【한국명】 인도흡혈도마뱀
【중문명】 馬鬃蛇 ma zong she
【영문명】 Indian bloodsucker
【이   명】

　마종사(馬鬃蛇)는 중국의 광서(廣西) 지역에서는 약으로 사용하며 마종사(馬鬃蛇)로 만든 "마종사주(馬鬃蛇酒)"는 광서(廣西)의 특산물로 유명하다.

　【원동물】 아가마과 흡혈도마뱀(鬣蜥科動物 變色樹蜥) *Calotes versicolor* Daudin). 몸길이는 100mm 정도이고 꼬리는 몸길이의 3배에 가깝다. 주둥이는 무딘 원을 이루며 주둥이의 길이는 눈 지름의 1.5 배이고 주둥이 모서리는 모서리 각이 선명하며 고막은 드러나 있고 눈 지름보다 약간 작다. 머리의 비늘은 크기가 다르며 머리 정수리에는 작고 흰 점이 하나 있고 고막 위에는 가시 모양의 비늘이 2개

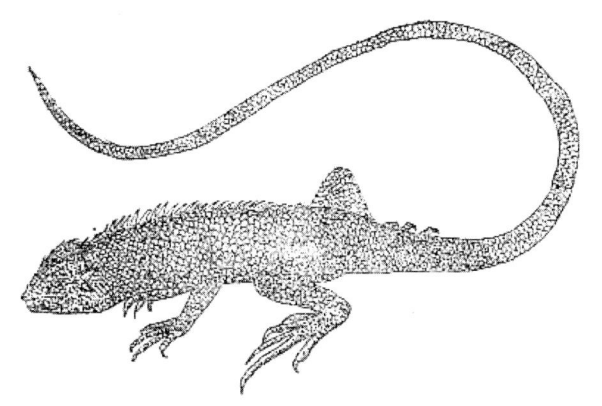

그림 5—14 흡혈도마뱀(變色樹蜥)

있으며 목에는 갈기 비늘 높이가 고막의 지름과 거의 같고 뒤로 갈수록 작아져 꼬리 기부(基部)에 이르러서는 소실된다. 등 비늘은 크고 고르며 비늘 모서리는 비스듬히 뒤와 위로 향하였다. 배의 비늘은 작고 모서리가 강하며 꼬리는 기둥 모양으로 비늘은 강한 모서리를 갖고 있다. 수컷의 갈기 비늘은 발달되어 있다. 사지가 길며 뒷발은 앞발보다 길어 앞으로 내밀면 관자노리까지 이른다. 살아 있을 때에는 쉽게 변색하지만 보통은 연한 갈색이나 회색으로 등에는 짙은 색의 얼룩이 있다. 꼬리에는 짙고 연한 색이 서로 섞인 고리 모양의 무늬가 감겨 있다. 번식 계절에는 수컷의 머리와 어깨는 대개 적색(赤色)이다(그림 5—14).

　흔히 관목 숲에서 서식하며 곤충과 그 유충, 거미 등을 먹이로 한다.

　중국에는 광동(廣東), 광서(廣西), 운남(雲南) 등에 분포되어 있다.

　【약   재】 흡혈도마뱀(馬鬃蛇)의 내장을 제거한 전체를 약으로 사용한다. 봄, 여름, 가을에 포획하여 내장을 제거하여 대나무 조각으로 벌려 놓고 불에 말리거나 햇볕에 말린다. 내장을 제거한 후 생용(生用)할 수도 있다.

【성미 및 귀경】 苦, 鹹, 平. 心, 腎經에 들어간다.
【응　용】 거풍활혈(祛風活血), 자보강장(滋補强壯) 효능이 있다. 요퇴근골동통(腰腿筋骨疼痛), 혈허(血虛), 체약(體弱), 소아감적(小兒疳積) 등을 치료한다. 양은 1~2 마리로 한다.

1. 요퇴근골동통(腰腿筋骨疼痛)에 대한 치료: 마종사(馬鬃蛇) 3마리, 당귀(當歸) 3g을 백주(白酒) 500㎖에 담궈 2개월 후에 하루 2회 20㎖씩을 복용한다.

2. 소아감적(小兒疳積)에 대한 치료: 마종사(馬鬃蛇) 1마리를 피(皮)와 내장을 제거하고 작은 덩어리로 썰어 저육(猪肉)과 함께 쪄서 하루 한번 복용한다.

11. 초록룡석(草綠龍蜥)

【학　명】 *Japalura flaviceps* Barbour et Dum　　【한국명】 자팔루아아가마
【중문명】 草綠龍蜥 cao lu long xi
【영문명】 Grass skink
【이　명】 사각사(四脚蛇)

초록룡석(草綠龍蜥)은 사각사(四脚蛇)라고도 하여 《사천중약지(四川中藥誌)》에서 처음으로 기술하였으며 중국의 사천(四川) 일대 민가에서는 흔히 약으로 사용한다.

【원동물】 아가마과동물　자팔루아아가마(鬣蜥科動物　草綠龍蜥; *Japalura flaviceps* Barbour et Dum). 몸 전체 길이는 200mm 남짓하고 꼬리는 매우 길어 몸 전체 길이의 약 2/3를 차지한다. 몸 전체는 비늘로 싸여 있다. 주둥이는 무딘 원으로 그 길이는 눈 지름의 1.5배이며 콧구멍은 비린(鼻鱗) 중앙에 있으며 배린(背鱗), 문린(吻鱗), 첫 번째 순린(脣鱗) 사이에는 각각 2~3개의 작은 비늘이 끼워 있으며 머리 비늘은 크기가 다르고 모두 모서리가 있다. 고막이 있고 고막에는 작은 비늘이 덮어 있다. 눈꺼풀은 발달되어 움직일 수 있고 동공은 원형이다. 등과 옆몸의 비늘은 비교적 작고 등 중앙에는 갈기 비늘이 있어 뒤로 갈수록 작아져서 꼬리에 이르러 소실되며 그 양 옆에는 각각 한 줄의 모가 난 비늘이 있다. 몸 색은 변이가 많지만 흔히 나타내는 것은 초록색이거나 갈녹색이다. 머리에는 5~6 줄기의 짙은 횡문(橫紋)이 있다. 몸통에는 4~5 줄기의 넓은 횡반(橫斑)이 있고 양

옆에는 황색의 넓은 세로 무늬가 있고 세로 무늬의 곁은 자흑색(紫黑色) 무늬가 있다. 사지에는 가로 무늬가 있다. 꼬리에는 20 여 줄기의 짙고 연한 색이 서로 엇갈린 고리 모양의 무늬가 감겨 있다. 배는 흰색이며 각 발에 있는 5개의 발가락은 옆으로 납작하며 발가락 끝에는 모두 예리한 발톱이 있다(그림 5—15).

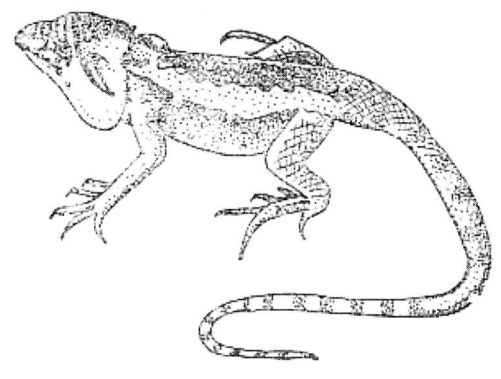

그림 5—15 자팔루아아가마(草綠龍蜥)

길옆, 산비탈의 돌덩이와 흙 위에서 서식하며 잘 기어다닌다. 곤충을 먹이로 한다.

중국에는 사천(四川), 운남(雲南) 등에 분포되어 있다.

【약　재】 자팔루아아가마(草綠龍蜥) 전체를 약으로 사용한다. 여름과 가을에 포획하여 불에 말려 가루로 만들어 사용하거나 또는 생용(生用)한다.

【성미 및 귀경】 辛, 甘, 鹹, 平. 心, 大腸經에 들어간다.

【응　용】 해독소영(解毒消癭) 효능이 있다. 영류(癭瘤), 결핵(結核), 나력(瘰癧) 등을 치료한다. 양은 1~2 마리로 한다. 외용은 적당한 양으로 한다.

1. 나력미궤(瘰癧未潰), 영류(癭瘤), 결핵(結核)에 대한 치료: 초록룡석(草綠龍蜥)을 불에 말리어 가루로 만들어 하루 2회 1g씩을 복용한다.

2. 옹창(癰瘡)에 대한 치료: 초록룡석(草綠龍蜥)을 기름에 몇 주일간 담궜다가 환처에 바른다.

12. 수궁(守宮)

【학　명】 *Gekko swinhonis* Günther　　【한국명】 스윈호도마뱀붙이
【중문명】 守宮 shou gong
【영문명】 Gecko; House lizard
【이　명】 벽호(壁虎)

수궁(守宮)은 《본초강목(本草綱目)》에서 처음으로 기술하였으며 인부(鱗部)에

열거하여 이시진(李時珍)은 "수궁(守宮)은 모든 곳의 인가 담벽에 있으며 모양은 사의(蛇醫 또는 壁虎로 도마뱀붙이)와 같으나 흑회색으로 머리는 납작하고 목은 길며 네발에는 가는 비늘이 있으며 큰 것은 6, 7촌(寸)이며 사람을 문다는 말을 듣지 못하였다."라고 하였다. 그 기술에 의하면 현재 사용하고 있는 수궁(守宮)에 부합된다.

【원동물】 1. 도마뱀붙이과동물 스윈호도마뱀붙이(壁虎科動物 無蹼壁虎; *Gekko swinhonis* Günther). 몸 전체 길이는 115~120mm이고 몸과 꼬리의 길이는 거의 같다. 꼬리는 삼각형이며 앞으로 기울어졌을 뿐만 아니라 납작하다. 콧구멍은 주둥이 끝 가까이에 있으며 눈의 지름은 주둥이보다 약간 짧으며 귓구멍은 작고 난원형이며 고막은 뚜렷하지 않고 혀는 길다. 각

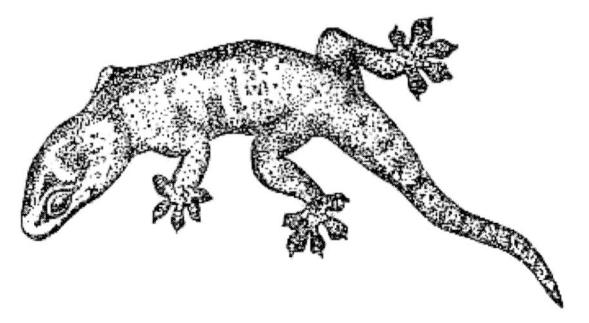

그림 5—16 스윈호도마뱀붙이(無蹼壁虎)

다리에는 모두 5개의 발가락이 있고 물갈퀴는 없으며 발가락 밑에는 한 줄로 횡렬(橫裂)된 추벽피판(皺襞皮瓣)이 있고 첫 번째 발가락을 제외하고는 모두 갈고리 모양의 발톱이 있다. 등은 전부 가는 비늘로 덮여 있다. 주둥이, 눈 위와 침부(枕部)에는 큰 결절(結節)이 몇 개 있다. 아래윗입술의 비늘은 크고 아래턱 비늘은 2쌍이며 뒤 턱 비늘은 작다. 가슴과 배의 비늘은 기와를 덮은 모양이며 꼬리는 배쪽 기부의 둥근 비늘로부터 뒤를 향해 가면서 점차 방형(方形)으로 변하고 꼬리 중앙의 등쪽 3/4인 곳으로부터 끝까지는 세로 배열된 넓은 장방형 비늘이 1 줄 있다. 항문은 횡렬(橫裂)되었고 수컷은 항문 홈이 몇 개 있다. 몸과 사지의 뒤는 회갈색으로 선명하지 않은 짙은 색의 어두운 무늬가 5~6 줄기가 있고 꼬리 위에는 어두운 갈색의 옆 무늬가 15 줄기 정도가 있으며 배는 흰색이다(그림 5—16).

대개 가옥의 벽 틈, 돌덩이 틈에서 서식하며 낮에는 숨어 있다가 밤이면 나와 활동하며 빛이 있는 곳에서 작은 곤충을 잡아먹는다.

우리나라에는 남부지방인 부산 근처에 서식하고 있다.

중국에는 요녕(遼寧), 하북(河北), 산동(山東), 하남(河南), 산서(山西), 섬서(陝西), 안휘(安徽), 강소(江蘇) 등에 분포되어 있다.

2. 도마뱀붙이과동물 도마뱀붙이(壁虎科動物 多疣壁虎; *Gekko japonicus* Dumeril et Bibron). 몸 전체 길이는 대략 100mm이다. 몸은 평평하고 납작하며

머리는 크고 대략 삼각형을 이루었으며 주둥이는 길어 눈 지름의 약 2배로 눈에는 활동성 눈꺼풀이 없고 동공은 타원형이며 안구 겉에는 투명한 얇은 막이 덮여 있으며 고막은 뚜렷하며 아래 윗턱은 길고 가는 이가 있

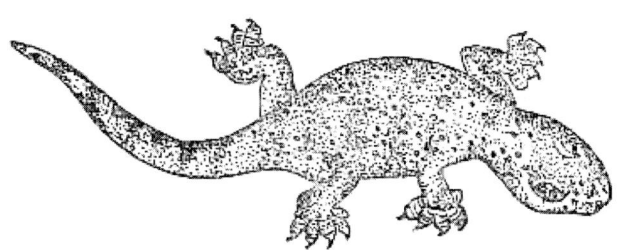

그림 5—17 도마뱀붙이(多疣壁虎)

으며 혀는 넓고 두터우며 위 끝은 오목하게 패였고 점성(黏性)이 풍부하여 곤충을 잡을 때 갑자기 돌출되어 곤충을 점착(黏着) 포획할 수 있다.

사지는 짧고 각각 5개의 발가락을 가졌으며 발가락 끝은 팽대되어 있다. 발가락 사이에는 희미하게 물갈퀴가 있다. 엄지발가락 외에는 모두 갈고리 발톱이 있다. 발가락 밑에는 한 줄의 추벽피판(皺襞皮瓣)을 갖추고 공기를 배제하는 기능이 있어 이로서 매끄러운 평면에 붙어 기여 오르거나 달릴 수 있다. 꼬리는 뾰족하고 길며 몸길이의 약 2/3를 점하고 기부는 원통 모양이며 뒤로 가면서 평평하고 납작하다가 점차 뾰족하고 가늘어진다. 머리와 등 위에는 과립상의 가는 비늘이 덮여 있고 옆몸과 침부(枕部)에는 대형의 결절(結節)이 섞여 있다. 턱 아래 비늘은 2쌍이고 가슴과 배의 비늘은 크고 기와를 덮은 모양으로 배열되었고 꼬리 비늘은 정연하게 배열된 고리 모양으로 감겨 있다. 배 중간에는 가로 배열된 긴 비늘이 한 줄 있다. 등은 회갈색에 회색 무늬 또는 5 갈래의 명확하지 않은 줄무늬가 있고 아래입술 비늘과 배는 흰색으로 작고 검은 점이 흩어져 있다. 꼬리에는 9 갈래의 검은색 횡문(橫紋)이 있다(그림 5—17).

건물의 벽 틈, 돌 밑이나 혹은 나무 굴에서 서식하고 밤에 활동하며 곤충, 거미 등을 먹이로 한다. 늦가을이 지나가면 동면한다.

중국에는 감숙(甘肅), 섬서(陝西), 산서(山西), 산동(山東), 안휘(安徽), 강소(江蘇), 절강(浙江), 강서(江西), 호북(湖北), 호남(湖南), 복건(福建), 사천(四川) 및 귀주(貴州) 등에 분포되어 있다.

【약　재】 도마뱀붙이(守宮) 전체를 약으로 사용한다. 여름과 가을에 포획하여 철사로 머리를 꿰여 햇볕에 말리거나 불에 말린다.

약재는 바싹 말라 쪼글라져 구불어진 모양으로 머리는 난원형을 이루며 꼬리는 대개 불완전하고 등은 검은색이고 배는 황갈색이다. 질은 약하여 쉽게 끊어지며 냄새는 비리다(그림 5—18).

【성미 및 귀경】 鹹, 寒, 小毒. 腎, 肺, 大腸經에 들어간다.

【응 용】 보폐신(補肺腎), 익정혈(益精血), 지해정천(止咳定喘), 거풍활락(祛風活絡), 산결해독(散結解毒), 진정해경(鎭靜解痙) 등 효능이 있다. 허로해수(虛癆咳嗽), 천식(喘息), 각혈(咯血), 음위(陰痿), 류머티스성 관절동통(關節疼痛), 신경통(神經痛), 임파선결핵(淋巴腺結核), 중풍반신불수(中風半身不遂)등을 치료한다. 양은 5~10g으로 한다. 외용은 적당한 양으로 한다.

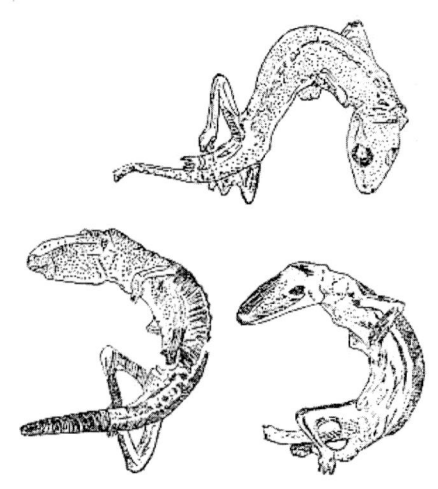

그림 5—18 도마뱀붙이(守宮)약재

1. 나력(瘰癧)에 대한 치료: 수궁(守宮) 100마리를 불에 말리어 곱게 갈아 0호(號) 공심(空心) 캡슐에 넣어 성인은 하루 3회 2~3알씩을 복용한다. 소아는 적당히 양을 줄인다.

2. 피선(皮癬)에 대한 치료: 살아 있는 수궁(守宮) 5마리와 살아 있는 오공(蜈蚣) 5마리를 65° 백주(白酒)에 담궜다가 위에 떠 있는 맑은 액을 취하여 환처에 바른다.

3. 류머티스성 관절염에 대한 치료: 수궁(守宮) 10g, 오공(蜈蚣) 10g, 백지(白芷) 20g을 함께 곱게 갈아 가루로 만들어 하루 2회 4g씩을 복용한다.

주1: 수궁(守宮)을 침제(浸製)하여 만든 주사액(注射液; 壁虎 組織液)을 근육 주사하면 신경쇠약, 위장질환, 소화불량, 식욕부진, 폐결핵(肺結核), 비염(鼻炎), 담마진(蕁麻疹) 등을 치료하며 모두 효과가 양호하다.

주2: 보고에 의하면 수궁분(守宮粉)을 내복하거나 살아 있는 벽호(壁虎)를 담군 백주(白酒)를 마시어 식도암을 치료한다고 한다.

주: 위 2종의 도마뱀붙이(壁虎) 이외에 물갈퀴벽호(蹼趾壁虎; *Gekko subpalmatus* Güenther)와 중국벽호(壁虎; *Gekko chinensis* Gray)도 모두 수궁(守宮)과 같은 약으로 사용할 수 있다.

주4: 중국의 광서(廣西), 운남(雲南) 일대에서는 석호속(蜥虎屬)의 세로무늬도마뱀붙이(縱斑蜥虎; *Hemidactylus bowringii* Gray)와 가로무늬도마뱀붙이(橫斑蜥虎; *Hemidactylus frenatus* Schlegel) 등도 수궁(守宮)과 같은 약으로 사용하고 있다.

13. 합 개(蛤蚧)

【학 명】 Gekko gecko　　【한국명】 왕수궁(王守宮; 토케이도마뱀붙이)
【중문명】 蛤蚧 ge jie
【영문명】 Tokay Gecko
【이 명】 대벽호(大壁虎)

　　합개(蛤蚧)는 《개보본초(開寶本草)》에서 처음으로 기술하였다. 《본초강목(本草綱目)》에서는 인부(鱗部) 용류(龍類)에 열거하였다. 마지(馬志)는 "합개(蛤蚧)는 영남(嶺南; 중국의 廣東, 廣西) 산골짜기나 담벽 혹은 큰 나무 사이에서 살며 형태는 큰 수궁(守宮)과 같고 몸길이는 4, 5촌(寸)으로 꼬리는 몸길이와 같다."라고 하였다. 그에 의하면 현재 사용하고 있는 합개(蛤蚧)와 부합된다.

　　【원동물】 도마뱀붙이과동물 토케이도마뱀붙이(壁虎科動物　大壁虎; Gekko gecko Linnaeus). 합개(蛤蚧)라고도 한다. 벽호과(壁虎科) 동물 중에서 대형 종류로 몸 전체 길이는 30cm에 이른다. 머리는 삼각형이고 주둥이 끝은 둥글게 돌출 되었으며 콧구멍은 주둥이 끝에 가깝고 귓구멍은 타원형이며 눈은 크고 돌출 되어 있다. 입는 크고 아래윗턱에는 가는 이가 많다. 온몸에는 가는 비늘이 촘촘히 나있고 등에는 사마귀가 뚜렷하다. 머리와 등의 비늘은 작고 다각형이다. 흉부와 복부의 비늘은 비교적 크고 기와를 덮은 모양으로 배열되었다. 꼬리 비늘은 일정하지 않은 고리 모양으로 배열되었고 앞발 뒷발의 발가락 끝은 팽대되었으며 발가락 바닥에는 한 줄의 습벽피판(褶襞皮瓣)이 있어 절벽에 붙을 수 있다. 꼬리와 몸의 길이는 같고 꼬리는 잘 끊어지며 재생할 수 있다. 몸 색의 변이는 매우 크며 등은 자회색(紫灰色)으로 붉은 벽돌 색과 남색의 반점이 있으며 배는 회백색으로 분홍색이나 혹은 황색의 반점이 흩어져 있다. 꼬리에는 6~7 갈래의 흰색의 고리 무늬가 감겨 있다(그림 5—19).

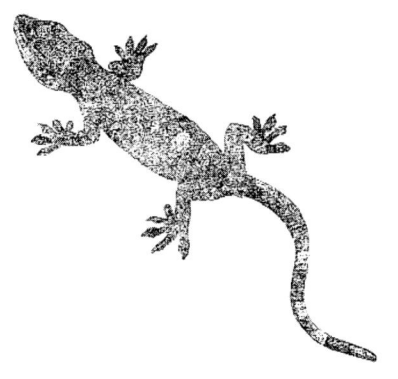

그림 5—19
왕수궁(토케이도마뱀붙이, 大壁虎)

　　산의 암석 틈, 나무 구멍이나 혹은 집의 처마, 담벽에서 서식한다. 대개 밤에 활동하며 곤충을 잡아먹고 기타 벽호(壁虎), 작은 뱀, 작은 새 등의 동물도 먹는다. 흔히 암수가 짝을 지어 활동하며 암수가 떨어지면 수컷이 끊임없이 소리를 낸다.

중국에는 운남(雲南), 복건(福建), 대만(臺灣), 광동(廣東) 및 광서(廣西) 등에 분포되어 있다.

【약 재】 토케이도마뱀붙이(왕수궁;蛤蚧)의 내장을 제거하고 건조한 전체를 약으로 사용한다. 5~9월에 포획하여 안구와 내장을 제거한 다음 죽판(竹板)으로 흉복벽(胸腹壁)을 펼치고 가제로 혈액을 닦는다. 물로 씻으면 안 된다. 다음에는 사지와 꼬리를 끊어지지 않도록 곧게 펴서 잘 보호하여야 한다. 약한 불에 말리고 크기가 같은 2 마리를 1쌍으로 하여 끈으로 잘 동여맨다.

죽편(竹片)으로 잘 고정하고 건조한 것은 편편상(扁片狀)으로 전체 길이는 30cm 정도이며 머리는 납작하고 길며 안부(眼部)는 움푹 들어가 구멍을 이루고 흉복벽(胸腹壁)의 상반신은 네모이고 하반신은 타원형이다. 등은 회흑색이거나 혹은 은회색으로 회갈색이나 혹은 회녹색의 반점이 있으며 온몸은 가는 비늘에 덮여 있고 광택이 약간 있다. 발가락 바닥에는 가죽 구두 모양의 흡반이 있다(그림 5—20).

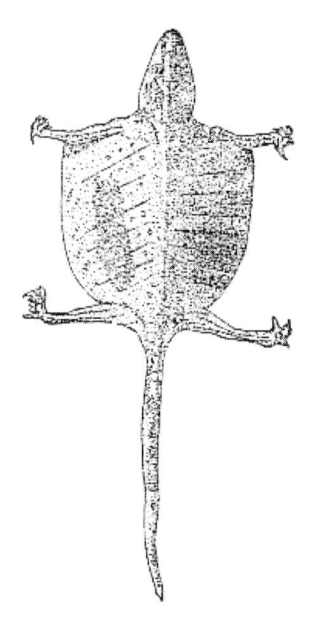

그림 5—20
합개(蛤蚧)약재

【성미 및 귀경】 鹹, 平, 小毒. 肺, 腎經에 들어간다.

【응 용】 보폐익신(補肺益腎), 조양전정(助陽塡精), 정천지수(定喘止嗽) 등 효능이 있다. 허로해수(虛癆咳嗽), 음위(陰痿), 각혈(咯血), 소갈(消渴) 등을 치료한다. 양은 5~10g으로 한다.

1. 폐결핵(肺結核)에 대한 치료: 합개(蛤蚧) 1쌍, 동충하초(冬蟲夏草) 20g, 패모(貝母) 20g, 백합(百合) 20g, 백급(白芨) 20g을 함께 곱게 갈아 가루로 만들어 하루 2회 3g씩을 복용한다.

2. 성신경쇠약(性神經衰弱), 기관지천식(氣管支喘息)에 대한 치료: 합개(蛤蚧)를 가루로 만들어 하루 2회 5g씩을 끓인 물에 타서 복용한다.

3. 신허요통(腎虛腰痛)에 대한 치료: 합개(蛤蚧) 1쌍을 작게 썰어 백주(白酒) 100㎖에 2개월간 담갔다가 하루 1회 30㎖씩을 음주(飮酒)한다.

주: 약재 중에는 항상 가짜 합개(蛤蚧)가 발견되며 그 몸 크기는 합개(蛤蚧)와 비슷하며 대개는 희산렵석(喜山鬣蜥; *Agama himalayana* Steindachner)을 가공한 것이다. 합개(蛤蚧)와의 주요한 구별 점은 합개(蛤蚧)는 눈꺼풀이 없고 등 비늘은

양감(鑲嵌) 배열로 입린(粒鱗) 또는 우린(疣鱗)으로 되였다. 각 발의 발가락은 넓고 납작하며 발톱은 짧다. 가짜 합개(蛤蚧) 즉 희산렵석(喜山鬣蜥)은 눈꺼풀이 있고 등의 비늘은 기와를 덮은 모양으로 배열되였고 모서리 비늘(棱鱗片)로 시작되였으며 각 발의 발가락은 좁고 길며 발톱도 길다.

14. 석룡자(石龍子)

【학　명】 *Lygosoma indicum* Gray　　　　【한국명】 도마뱀
【중문명】 石龍子 shi long zhi
【영문명】 Skink
【이　명】 언정(蝘蜓); 동설석(銅楔蜥); 동석룡자(銅石龍子); 천용(泉龍)

석룡자(石龍子)는 《신농본초경(神農本草經)》에서 처음으로 기술하였다. 《본초강목(本草綱目)》에서는 인부(鱗部) 용류(龍類)에 열거하였다. 여러 사람들의 서술에 의하면 석룡자(石龍子)는 결코 한 가지 동물만을 가리키는 것이 아니며 도홍경(陶弘景)은 "그 종류(種類)는 4종으로 형태가 크고 순수한 황색인 것을 사의(蛇醫) 또는 사구모(蛇舅母)라고도 하며 약으로 사용하지 않는다. 사의(蛇醫)와 비슷하나 형태가 작고 꼬리가 길며 사람을 보면 움직이지 않는 것을 용자(龍子)라고 한다. 형태가 작고 오색(五色)으로 꼬리가 푸르고 귀여운 것을 석척(蜥蜴)이라고 하며 사람을 물지 않는다. 또 한가지 울타리를 따라 기어다니며 형태가 작고 색깔이 검은 것은 언정(蝘蜓)이다."라고 하였다. 지금 약으로 사용하는 석룡자(石龍子)는 대개가 언정(蝘蜓)이다.

【원동물】 도마뱀과동물 리고소마(石龍子科動物 蝘蜓; *Lygosoma indicum* Gray). 몸은 긴 원형으로 길이는 약 90mm이다. 꼬리는 몸길이의 1.5배 정도다. 온몸은 둥근 비늘로 덮였고 빗살처럼 배열된 것이 마치 기와 모양 같고 매끄러우며 능척(棱脊)이 없으며 머리는 무딘 원을 이루고 주둥이 비늘은 크며 콧구멍은 비린(鼻鱗)과 비전린(鼻前鱗)사이에 있다. 귓구멍은 난원형으로 눈지름보다 작다. 아래 눈꺼풀에는 반투명한 비늘이 있다. 아래윗입술에는 7개의 비늘이 고루 있다. 항전(肛前)의 비늘은 가운데의 1쌍이 매우 크다. 꼬리의 뒤편은 옆으로 납작하고 자잔(自殘; 스스로 절단)과 재생(再生)의 능력을 갖고 있으며 등은 짙은 갈색으로 중앙에는 한 줄기

흑색 척문(脊紋)이 있으며 척문 양 옆에는 흑점(黑點)으로 연결된 줄이 있다. 눈에서 옆몸을 따라 꼬리의 양쪽까지 넓은 흑색 종문이 뻗었으며 무늬 위는 색이 연하고 아래는 대략 갈홍색에 작은 흑점(黑點)이 섞여 있다. 배는 황백색이다(그림 5—21).

산비탈 돌더미 잡초 사이에서 서식하며 오전과 저녁 무렵에 가장 활발하게 활동한다. 곤충을 먹이로 한다.

우리나라에서는 전국적으로 분포하고 있다.

중국에는 하남(河南). 섬서(陜西), 감숙(甘肅), 서장(西藏), 사천(四川), 운남(雲南), 귀주(貴州), 호북(湖北), 안휘(安徽), 강소(江蘇), 절강(浙江), 강서(江西), 호남(湖南), 복건(福建), 대만(臺灣), 광동(廣東), 해남(海南), 광서(廣西) 등에 분포되어 있다.

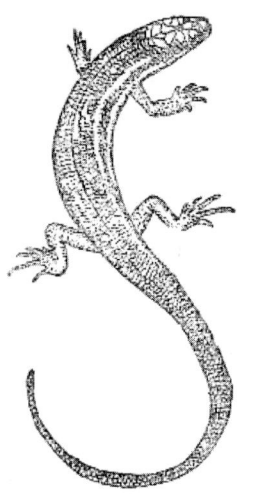

그림 5—21
리고소마(蝘蜓)

【약 재】 도마뱀(石龍子)의 내장을 제거하고 건조한 전체를 약으로 사용한다. 여름과 가을 사이 산비탈의 잡초 사이에서 포획하여 내장을 제거하고 통풍이 잘 되는 곳에 놓아 건조시킨다.

【성미 및 귀경】 鹹, 寒, 有毒. 心, 肺, 大腸經에 들어간다.

【응 용】 해독(解毒), 거풍(祛風), 지양(止痒) 등 효능이 있다. 폐옹(肺癰), 임파선결핵(淋巴腺結核), 류머티스성 관절염(關節炎), 양진(痒疹), 창독(瘡毒) 등을 치료한다. 양은 2~5g으로 한다.

1. 임파선결핵(淋巴腺結核)에 대한 치료: 같은 양의 석룡자(石龍子), 복사(蝮蛇), 소모간(小毛茛)을 고(膏)로 될 때까지 달이고 웅유(熊油)로 반죽하여 환처에 바른다.

2. 각종 창독(各種瘡毒)에 대한 치료: 같은 양의 석룡자(石龍子), 지고우(地牯牛), 복사(蝮蛇) 등을 갈아 가루로 만들고 설저유(雪猪油)로 반죽하여 환처에 바른다.

주: 상술한 종류 이외에 중국스킹크(中華石龍子; *Eumeces chinensis* Gray)와 남색꼬리스킹크(藍尾石龍子; *Eumeces elegans* Boulenger)의 두 종류가 있어 역시 석룡자(石龍子)와 같은 약으로 사용할 수 있다.

15. 석 척(蜥蜴)

【학   명】 *Eremias argus* Peters 　　【한국명】 표문장지뱀
【중문명】 蜥蜴 xi yi
【영문명】 Tiger Lizard
【이   명】 마사자(馬蛇子);

　석척(蜥蜴)은 《길림중초약(吉林中草藥)》에서 처음으로 기술하였으며 최근 중국에서는 석척(蜥蜴)을 임상에서 사용하여 치료 효과가 매우 좋다고 자주 보도되고 있다.

　【원동물】 장지뱀과동물 표문장지뱀(蜥蜴科動物 麗斑麻蜥; *Eremias argus* Peters). 몸길이는 약 50~60mm이고 꼬리 길이는 54~70mm이다. 몸은 긴 원형으로 약간 납작하다. 머리와 주둥이는 뾰족하게 나왔고 콧구멍은 3 조각의 비린(鼻鱗) 사이에 있고 머리 위에는 좌우로 대칭 되는 큰 비늘이 덮여 있고 액비린(額鼻鱗)은 짝으로 좌우가 서로 맞닿는다. 비상린(鼻上鱗)의 바로 뒤에는 전후로 배열된 큰 안상린(眼上鱗) 2쌍이 바싹 붙어 있다. 안하린(眼下鱗)은 3 조각으로 그중 가장 큰 한 조각은 제5, 6, 7 조각의 윗입술 비늘과 인접되어 있다. 아래턱 비늘은 4~5쌍이고 목에는 뚜렷한 목 주름이 있다. 사지에는 각각 5개 발가락이 있고 발가락 밑에는 모서리가 나있고 끝에는 발톱이 있으며 대퇴의 안쪽에는 고공(股孔)이 9~11개 있다. 꼬리는 둥글고 길며 비늘은 장방형(長方形)으로 모서리가 있어 병행하는 고리를 이룬다. 등 비늘은 작은 과립상이며 배 비늘은 방형으로 납작하다. 등은 갈녹색(褐綠色)으로 흑색 테두리가 있는 황갈색의 종행(縱行) 얼룩무늬가 6~8 줄 있으며 때로는 반점(斑點)이 서로 이어져 줄무늬 모양을 이룬다. 배와 사지 안쪽은 황백색이지만 번식 계절이 되면 웅석(雄蜥)은 선명하고 아름다운 핑크빛을 나타낸다(그림 5—22).

　모래 땅의 들판에서 서식하며 일반적으로 낮에 해가 뜨고 기온이 오른 후 밖에 나와 먹이를 찾기 시작한다. 낮게 비상하는 나방, 파리, 벌, 나비 류 등의 유충을 잡아 먹는다.

　우리나라에서는 서해안 해안 사구 등지에 서식한다.

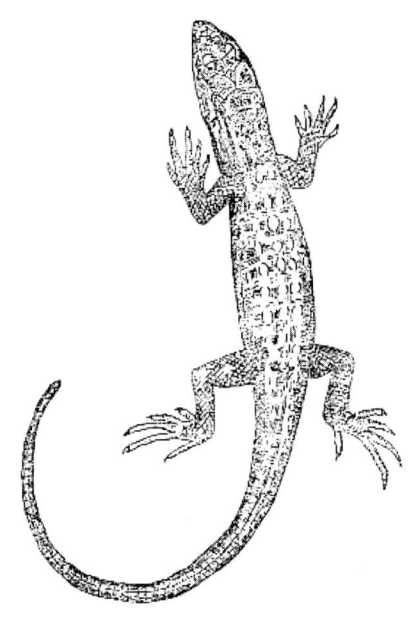

그림 5—22 표문장지뱀(麗斑麻蜥)

중국에는 흑룡강(黑龍江), 길림(吉林), 요녕(遼寧), 하북(河北), 산동(山東), 하남(河南), 산서(山西), 섬서(陝西), 내몽고(內蒙古), 영하(寧夏), 감숙(甘肅), 청해(靑海), 안휘(安徽), 강소(江蘇) 등에 분포되어 있다.

【약 재】 장지뱀(蜥蜴) 전체를 약으로 사용한다. 여름과 가을에 포획하여 철사에 꿰여 햇볕에 말리거나 불에 말린다.

건조한 몸체는 10cm 정도로 머리는 삼각형이며 사지는 뒤를 향해 굴곡되고 등은 회갈색으로 몇 줄의 세로 반점을 볼 수 있고 배의 색은 비교적 연한 회백색을 이룬다. 어떤 것의 뒷다리 안쪽은 핑크색을 이룬다. 비늘 면은 매끄럽고 가로 배열되어 있으며 꼬리는 가늘고 길며 쉽게 끊어진다(그림 5—23).

【성미 및 귀경】 辛, 鹹, 微寒. 心, 腎, 肺經에 들어 간다.

【응 용】 활혈거어(活血祛瘀), 소영산결(消癭散結), 해독(解毒), 진정(鎭靜) 등 효능이 있다. 골절(骨折), 임파선결핵(淋巴腺結核), 기관지염(氣管支炎), 전간(癲癇), 골결핵(骨結核)과 골수염(骨髓炎) 등을 치료한다. 양은 1~3개로 한다. 외용은 적당한 양으로 한다.

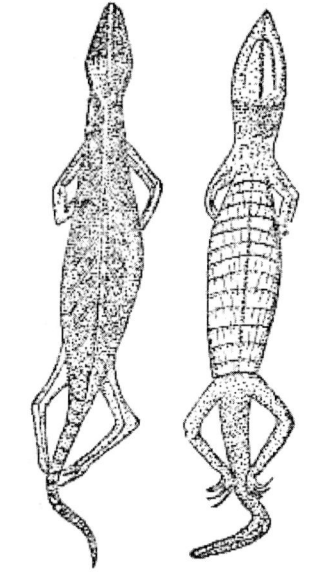

그림 5—23
석척(蜥蜴; 장지뱀)약재

1. 만성기관지염(慢性氣管支炎)에 대한 치료: 석척(蜥蜴)을 소존성(燒存性)으로 구운 후 가루로 만들어 캡슐에 넣어 하루 1회 0.6~0.9g씩을 복용한다.

2. 임파선결핵(淋巴腺結核), 골결핵(骨結核)과 골수염(骨髓炎)에 대한 치료: 석척(蜥蜴)을 약한 불에 말려 가루로 만들어 매일 1회 공동(空洞) 속에 뿌려 넣는다.

3. 전간(癲癇)에 대한 치료: 석척(蜥蜴)을 약한 불에 말려 가루로 만들어 하루 2회 2.5g씩을 복용한다. 연속 50g 복용을 1개 치료 기간으로 한다.

주1: 최근 임상에서 석척분(蜥蜴粉)으로 위암을 치료하였으며 또 살아 있는 석척(蜥蜴)을 참기름에 튀겨 복용하고 홍반성랑창(紅斑性狼瘡)을 치료하였으니 더욱 더 관찰이 기대 된다.

주2: 상술한 종류 이외에 또 산지장지뱀(山地麻蜥; *Eremias brenchleyi* Güenther)과 점박이장지뱀(密点麻蜥; *Eremias multiocellata* Güenther)도 같은 약으로 사용한다.

주3: 중국 동북 지역에서는 또 줄장지뱀(白條草蜥; *Takydromus wolteri* Fischer)

과 아무르장지뱀(龍江草蜥; *Takydromus amurensis* Peters)도 석척(蜥蜴)으로 간주하여 약으로 사용한다.

16. 취 사(脆蛇)

【학 명】 *Ophisaurus harti* Boulenger　　【한국명】 유리無足도마뱀
【중문명】 脆蛇 cui she
【영문명】 Glass lizard snake
【이 명】 금사(金蛇); 취사석(脆蛇蜥)

　　취사(脆蛇)의 원명은 금사(金蛇)로 《개보본초(開寶本草)》에서 처음으로 기술하였다. 《본초강목(本草綱目)》에서는 인부(鱗部) 사류(蛇類)에 열거하였다. 취사(脆蛇)라는 명칭은 《본초강목습유(本草綱目拾遺)》에 기술되어 있다. 취사(脆蛇)는 뱀류가 아니고 도마뱀류(蜥蜴類)에 속하므로 현재의 명칭은 취사석(脆蛇蜥)이다.

　　【원동물】 무족도마뱀과동물 무족도마뱀(蛇蜥科動物 脆蛇蜥; *Ophisaurus harti* Boulenger). 몸 전체 길이는 600mm로 사지는 퇴화하였고 외형은 뱀과 비슷하며 움직일 수 있는 눈꺼풀이 있다. 귓구멍이 있다. 전신은 기와를 덮은 모양의 비늘로 덮였고 옆몸에는 세로 홈이 각기 한 줄씩 있으며 꼬리의 길이는 머리와 몸의 길이 보다 길고 꼬리는 여러 마디로 잘 끊어지며 끊어 진 후에는 일정 길이로 재생할 수 있다. 등은 다갈색이고 배는 약간 연하며 금속 광택이 약간 있다. 수컷의 등에는 길이가 다른 비취색의 횡반(橫斑)이 있다(그림 5—24).

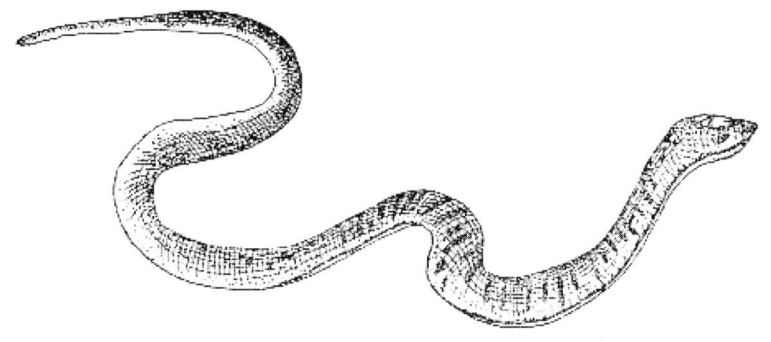

그림 5—24 유리무족도마뱀(脆蛇蜥)

저산 지대의 전장(田莊)이나 관목 숲에서 서식하며 땅속에 굴을 만들고 산다. 연충(蠕蟲), 달팽이, 활유(蛞蝓) 등을 먹이로 한다.

중국에는 사천(四川), 운남(雲南), 귀주(貴州), 강소(江蘇), 절강(浙江), 복건(福建), 대만(臺灣) 및 광서(廣西) 등에 분포되어 있다.

【약 재】 건조한 무족도마뱀(脆蛇) 전체를 약으로 사용한다. 봄, 가을에 포획하여 단지에 넣고 술로 마취시켜 죽은 후에 머리를 중심으로 둘둘 감아 대나무 꼬챙이로 고정시켜 약한 불에 말린다.

약재는 반형(盤形)으로 반경(盤徑)은 6~10cm이다. 등은 갈황색이거나 녹색으로 광택이 있다. 배는 황백색으로 대나무 꼬챙이의 흔적이 이으며 배 옆에는 움푹한 홈이 각기 한 줄기씩 있고 머리는 삼각형이며 꼬리는 가늘고 뾰족하다. 가벼우며 질(質)이 약하고 약간의 비린내가 있다.

【성미 및 귀경】 鹹, 平, 小毒. 肝, 腎, 脾經에 들어간다.

【응 용】 활혈산어(活血散瘀), 해독소종(解毒消腫) 등 효능이 있다. 질타손상(跌打損傷), 골절(骨折), 옹창종독(癰瘡腫毒), 나병(癩病) 등을 치료한다. 양은 5~15g으로 한다. 외용은 적당한 양으로 한다.

1. 질타손상(跌打損傷), 골절(骨折)에 대한 치료: 취사(脆蛇) 25g, 유향(乳香) 15g, 몰약(沒藥) 15g, 자연동(自然銅) 20g을 함께 곱게 갈아 가루로 만들어 하루 2회 5g씩을 끓인 물로 복용한다.

2. 영양불량(營養不良), 두혼목현(頭昏目眩)에 대한 치료: 취사(脆蛇) 머리를 제거한 후 기와 위에 놓고 약한 불에 말려 곱게 갈아 가루로 만들어 하루 2회 10g씩을 끓인 물로 복용한다.

3. 풍습통(風濕痛)에 대한 치료: 취사(脆蛇) 5 마리를 백주(白酒)에 담궜다가 10일 후에 매일 2회 5~10ml씩을 음주(飮酒)한다.

주: 중국 서장(西藏), 운남(雲南), 귀주(貴州), 광서(廣西) 등에는 또 다른 일종의 세사석(細蛇蜥; *Ophisaurus gracilis* Cray)이 있으며 취사(脆蛇)와 같은 약으로 사용하고 있다.

17. 망 사(蟒蛇)

【학　명】 *Python molurus bivittatus* Schlegel　　　【한국명】 인도왕뱀
【중문명】 蟒蛇 mang she
【영문명】 Indian Python
【이　명】 염사(蚦蛇); 왕사(王蛇)

망사(蟒蛇)는 《명의별록(名醫別錄)》에서 원명(原名)을 염사(蚦蛇)라고 처음으로 기술하였다. 《본초강목(本草綱目)》에서는 인부(鱗部) 사류(蛇類)에 열거하였다. 중국에서는 그 육(肉), 담(膽), 지방을 모두 약으로 사용하며 남방에서 보다 많이 사용한다.

【원동물】 왕뱀과동물 인도왕뱀(蟒科動物 蟒蛇; *Python molurus bivittatus* Schlegel). 몸 전체 길이는 6m에 달한다. 머리는 작고 주둥이 끝은 납작하다. 상순린(上脣鱗)은 11~13개로 눈과 서로 닿지 않는다. 눈의 전연(前緣), 하연(下緣), 후연(後緣)은 6~8개의 안린(眼鱗)으로 둘러싸여 있다. 눈은

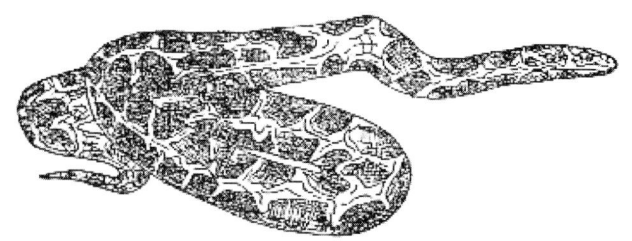

그림 5-25 인도왕뱀(蟒蛇; 인도비단구렁이)

작고 동공은 수직으로 타원형이다. 머리 뒤의 비늘은 대칭으로 작고 수량이 비교적 많다. 체린(體鱗)은 매끄럽고 모서리가 없으며 목에는 54~64 줄, 체중부(體中部)에는 65~72 줄, 항전부(肛前部)에는 40~44 줄로 되어 있다. 복린(腹鱗)은 255~262개, 미하린(尾下鱗)은 65~71개이다. 항문의 양 옆에는 거상(距狀)으로 된 뒷다리의 흔적이 있다. 등과 그 양 옆에는 운표상(雲豹狀)의 큰 얼룩무늬가 고루 있으며 머리 뒤는 흑색이다. 노정린(顱頂鱗; 정수리 비늘)의 뒤에서 목까지는 약 10개 비늘이 길게 있고 3개 비늘 너비의 황갈색 얼룩이 한 줄기 있다. 또 주둥이 끝에서 콧구멍의 상연(上緣)과 눈 앞 비늘의 1/2되는 곳을 따라 눈 뒤쪽까지 양 옆에는 약 2.5개 비늘 너비의 황색 띠무늬가 각기 한 줄씩 등 양 옆을 지나 꼬리 끝까지 뻗어 있다. 눈 뒤와 눈 아래에는 흑색 얼룩무늬가 하나 있고 목 아래는 황백색이다(그림 5-25).

삼림에서 서식하며 체중이 10~15kg의 야생 사슴과 산양(山羊) 등 동물을 교살(絞殺)하여 삼켜먹기도 하지만 주로 쥐, 새, 뱀, 개구리 등을 먹이로 한다. 무독(無毒)하다.

국내 각 동물원에서 사육되고 있으며 번식도 하고 있다.

중국에는 광동(廣東), 광서(廣西), 운남(雲南), 복건(福建) 등 지역에 분포되어 있다.

【약 재】 인도왕뱀(蟒蛇)의 육(肉)을 약으로 사용한다. 생용(生用)하며 지방은 제유(製油)하여 사용한다.

【성미 및 귀경】 甘, 溫, 小毒. 肝, 脾, 大腸經에 들어간다.

【응 용】 거풍(祛風), 살충(殺蟲) 등 효능이 있다. 풍비(風痹), 반신불수(半身不遂), 역풍(癧風), 개선(疥癬; 옴) 등을 치료한다. 지방으로는 화상(火傷)과 피부군렬(皮膚皸裂) 등을 치료한다. 양은 적당히 한다.

1. 동상(凍傷), 화상(火傷), 피부 군렬(皮膚皸裂)에 대한 치료: 망사(蟒蛇)의 지방을 채취 제유(製油)하여 환처에 바른다.
2. 치질(痔疾)에 대한 치료: 망사담(蟒蛇膽)을 환처에 바른다.

18. 백선사(白線蛇)

【학 명】 Coluber spinaris Peters 　　【한국명】 채찍뱀
【중문명】 白線蛇 bai xian she
【영문명】 Yellow backed racer
【이 명】 백척사(白脊蛇); 황척사(黃脊蛇); 실뱀

백선사(白線蛇)는 《동북동물약(東北動物藥)》에서 저명한 약용사류(蛇類)의 일종으로 흔히 술에 담궈 사용한다라고 처음으로 기술하였다.

【원동물】 뱀과동물 노란등채찍뱀(游蛇科動物 黃脊游蛇; *Coluber spinalis* Peters). 몸 전체 길이는 대개 700~900mm 이다. 머리의 길이는 너비보다 배로 길며 주둥이는 둥글다. 콧구멍은 두개의 비린(鼻鱗) 사이의 위쪽 옆으로 열려 있다. 전액린(前額鱗)의 너비는 길이보다 크지만 비간린(鼻間鱗) 보다는 작다. 액린(額鱗)은 매우 길다. 노정린(顱頂鱗)은 액린(額鱗)보다 약간 길며 협린(頰鱗)은 가늘고 세로 길다. 광전린(眶前鱗)은 2개이고 상린(上鱗)은 크지만 액린(額鱗)과 서로 겹치지 않으며 하린(下鱗)은 매우 작다. 광상린(眶上鱗)은 한 조각으로 액린(額鱗)의 길이와 같으며 앞이 좁고 뒤가 넓다. 광후린(眶后鱗)은 2 조각이다. 섭유린(顳顬鱗)은 2 + 3 + 4 이다. 상순린(上脣鱗)은 8 조각으로 제4, 5 조각은 눈으로 들어간

다. 하순린(下脣鱗)은 10 조각이다. 해린(頰鱗)은 2쌍이고 뒤의 1쌍은 앞의 1쌍보다 약간 길며 몸통은 가늘고 길다. 배린(背鱗)은 17 줄로 가장 밖에 있는 한 줄의 비늘 너비는 중척(中脊)의 비늘 줄의 배(倍)가 된다. 복린(腹鱗)은 203 조각이고 항린(肛鱗)은 넓으며 미하린(尾下鱗)은 96쌍이다. 배린(背鱗)은 갈색이고 정배(正

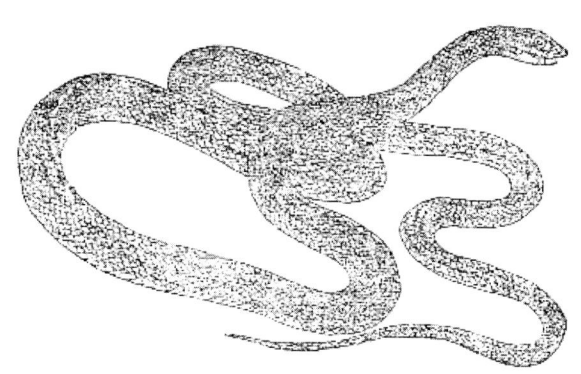

그림 5—26 노란등채찍뱀(黃脊游蛇)

背)의 중척(中脊)에는 황백색의 긴 무늬가 세로 한 줄 있으며 양 옆 가장자리는 흑색이고 액린(額鱗)의 정수리 끝에서 뒤로 꼬리 끝까지 바로 뻗었다. 전액린(前額鱗), 광전린(眶前鱗)과 광후린(眶後鱗)의 뒤 가장자리에는 각기 한 줄기의 황색 횡반(橫斑)이 있다. 상순린(上脣鱗)과 배쪽은 황색이다(그림 5—26).

항상 계류 물 부근에서 활동하고 때로는 보다 건조한 지역이나 사막 지대에도 나타난다. 보통 낮에 활동하고 간혹 밤에도 나온다. 도마뱀을 먹이로 한다. 독이 없다.

우리나라에서는 전국적으로 서식한다.

중국에는 흑룡강(黑龍江), 길림(吉林), 요녕(遼寧), 하북(河北), 산동(山東), 하남(河南), 산서(山西), 섬서(陝西), 내몽고(內蒙古), 감숙(甘肅) 및 신강(新疆) 등에 분포되어 있다.

【약 재】 백선사(白線蛇) 전체를 약으로 사용한다. 봄부터 가을까지 포획하여 내장을 제거하고 햇볕에 말린다.

【성미 및 귀경】 甘, 鹹, 平, 無毒. 腎, 脾經에 들어간다.

【응 용】 거풍습(祛風濕), 지통(止痛) 효능이 있다. 류머티스성 관절동통(關節疼痛), 피부와 근육의 마비 등을 치료한다. 양은 적당히 한다.

류티머스성 관절동통(關節疼痛), 근육과 피부마비(皮膚痲痺)에 대한 치료: 백선사(白線蛇) 1 마리와 백주(白酒) 500㎖을 병에 넣어 3~4 주 담궈 둔 것을 "백선사주(白線蛇酒)"라고 하며 하루 2회 10~20㎖씩을 복용한다.

19. 화적련사(火赤鏈蛇)

【학　　명】　Dinodon rufozonatus Cantor　　【한국명】　능구렁이
【중문명】　赤鏈蛇 chi lian she
【영문명】　red chain snake
【이　　명】　적련사(赤棟蛇)

화적련사(火赤鏈蛇)는 《본초강목(本草綱目)》에서 원명을 "적련사(赤棟蛇)"라고 처음으로 기술하였으며 이시진(李時珍)은 "적련홍흑(赤棟紅黑)이 마디마다 번갈아 있어 마치 적련상근(赤棟桑根)의 모양과 같으며…독이 심하지 않다."라고 하였다.

【원동물】 뱀과동물 능구렁이(游蛇科動物 火赤鏈蛇; Dinodon rufozonatus Cantor). 몸은 굵고 튼튼하며 길이는 1,200mm에 이른다. 머리는 짧고 편평하며 주둥이 끝은 무딘 원을 이루었으며 꼬리는 중등 길이로 비교적 굵다. 주둥이 비늘은 머리 뒤에 뚜렷이 드러나 있고 비간린(鼻間鱗)은 때로는 오각형으로 너비는 길이보다 길다. 전액린(前額鱗)은 오각형에 가깝고 비교적 넓다. 액린(額鱗)은 한 조각이 방패 모양으로 짧고 넓으며 전연(前緣)은 펴져 있고 후연(後緣)은 쪼그라들어 있다. 광상린(眶上鱗)은 액린(額鱗)에 비하여 짧고 좁다. 광전린(眶前鱗)은 한 조각이고 광후린(眶後鱗)은 2 조각이다. 노정린(顱頂鱗)이 가장 길고 크며 길이는 액린(額鱗)과 전액린(前額鱗)을 합친 것과 거의 같다. 섭유린(顳顬鱗)은 2 + 3이다. 콧구멍은 작고 난원형이며 전후 두 비린(鼻鱗) 사이에 있다. 협린(頰鱗)은 종향(縱向)으로 가늘며 후단(後端)은 안광(眼眶)에 맞물려 들어갔다. 상순린(上脣鱗)은 8 조각이고 하순린(下脣鱗)은 10~11 조각이다. 해린(頦鱗)은 2쌍으로 앞의 쌍은 뒤의 쌍보다 뚜렷이 길다. 배린(背鱗)은 17-17-15 줄로 가끔씩 19(20)-19-17 줄도 있다. 복린(腹鱗)은 188~221 조각이고 항린(肛鱗)은 한 조각이며 미하린(尾下鱗)은 60~88 조각이다.

등은 산호(珊瑚) 같은 홍

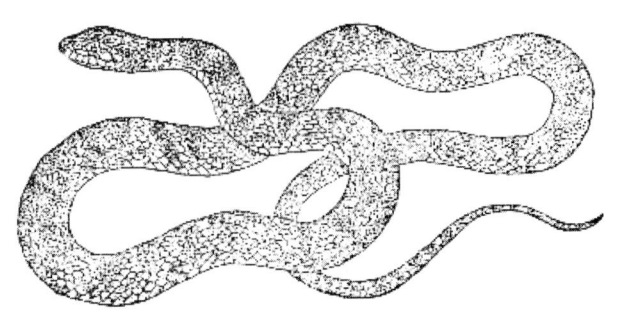

그림 5—27 능구렁이(火赤鏈蛇)

색으로 폭이 넓은 갈흑색의 횡반(橫斑)이 있다. 각 횡반(橫斑)은 2~3 줄의 비늘 조각(鱗片)을 접한다. 머리 정수리는 갈흑색으로 비늘 가장자리는 새빨간색이다. 복린(腹鱗)은 연한 황백색으로 무늬가 없다(그림 5-27).

들판, 마을의 수원(水源) 부근 지대에서 서식하며 개구리, 물고기, 도마뱀 등을 먹이로 한다. 성질이 사납지만 독은 없다.

중국에는 분포가 매우 넓어 서북(西北) 지역을 제외한 모든 지역에 고루 분포되어 있다.

【약　재】 능구렁이(火赤鏈蛇) 전체를 약으로 사용한다. 봄부터 가을까지 포획하여 단지에 넣고 맑은 물을 넣어 며칠간 사육하여 분변(糞便)을 모두 배출하게 한 다음 꺼내어 깨끗이 씻고 술에 담궈 사용하거나 약한 불에 말려 가루로 만들어 사용한다.

【성미 및 귀경】 苦, 鹹, 溫, 無毒. 心, 肺經에 들어간다.

【응　용】 거풍습(祛風濕), 지통(止痛), 해독(解毒)의 효능이 있다. 류머티스성 관절염(關節炎), 전신동통(全身疼痛), 임파선결핵(淋巴腺結核), 만성누관(慢性瘻管), 궤양(潰瘍) 및 개선(疥癬; 옴) 등을 치료한다. 양은 적당히 한다.

1. 류티머스성 관절염(關節炎)에 대한 치료: 화적련사(火赤鏈蛇) 1 마리를 고량주(高粱酒)에 넣어(蛇 500g에 술 1,500㎖의 비율) 한 달 간 담궜다가 하루 2회 1잔씩 음주(飮酒)한다.

2. 만성 결핵성 누관(瘻管)에 대한 치료: 능구렁이(火赤鏈蛇) 1 마리를 기와 위에 놓고 약한 불에 구워 가루로 만든 적련사분(赤棟蛇粉)을 종이에 말아 환부에 꽂아 넣는다. 궤양면(潰瘍面)에 사분(蛇粉)을 뿌리고 거즈로 싸맬 수도 있다. 2일마다 한 번씩 약을 바꾼다.

20. 백화금사(百花錦蛇)

【학　명】 *Elaphe moellenderffi* Boetteger　　【한국명】 몰렌돌프구렁이
【중문명】 百花錦蛇 bai hua jin she
【영문명】 Rat snake
【이　명】 백화사(百花蛇); 국화사(菊花蛇)

백화금사(百花錦蛇)는 《광서중약지(廣西中藥誌)》에서 처음으로 기술하였으며 중국 광서(廣西) 지역에서는 이를 "백화사(白花蛇)"라고 하여 약으로 사용한다.

【원동물】 뱀과동물 백화금사(游蛇科動物 百花錦蛇; *Elaphe moellendorffi* Boetteger). 몸은 가늘고 길며 전체 길이는 1,400~2,000mm이다. 머리는 좁고 길다. 안전린(眼前鱗)은 한 조각이고 안후린(眼後鱗)은 2 조각이다. 협린(頰鱗)은 단일이며 상순린(上脣鱗)은 9 조각이고 하순린(下脣鱗)은 10~12 조각이다. 배린(背鱗)은 24(26)—27—18(20) 줄이다. 미하린(尾下鱗)은 86~99 조각이다. 항린(肛鱗)은 2 조각이고 복린(腹鱗)은 268~277 조각이다. 체린(體鱗)은 모서리가 있다. 가장 밖에 있는 2~3 줄은 매끄럽다. 몸은 초록색이며 배면(背面) 색은 비교적 짙고 양 옆은 약간 엷다. 몸에는 대략 6각형의 얼룩점이 3 줄 있다. 각 얼룩점 가장자리에는 짙은 남색이고 중앙은 갈녹색이다. 몸에는 또 불규칙적인 짙은 남색의 작은 얼룩점이 있으며 어떤 인연(鱗緣)은 황백색 혹은 백색이다. 머리 뒤와 목 앞 그리고 미하린(尾下鱗)은 자홍색이다(그림 5—28).

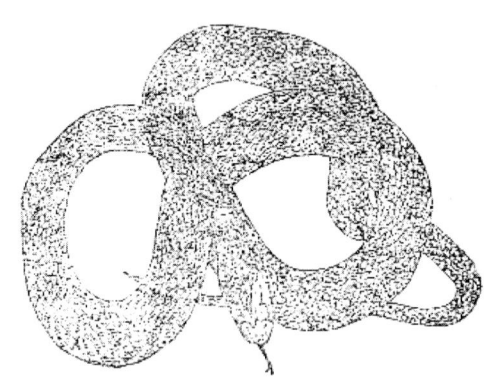

그림 5—28 묄렌돌프구렁이(百花錦蛇)

산간 지대의 석굴 혹은 풀숲에서 서식하며 주야로 활동하면서 쥐류(鼠類), 도마뱀, 새, 개구리 등을 먹이로 한다. 독은 없다.

중국에는 광동(廣東), 광서(廣西) 및 귀주(貴州) 등에 분포되어 있다.

【약　재】 묄렌돌프구렁이(百花錦蛇)의 내장을 제거한 전체를 약으로 사용한다. 여름, 가을에 포획하여 내장을 제거한 후 머리를 중심으로 원반 모양(圓盤狀)으로 감아 3개의 좁은 대나무 꼬챙이를 같은 간격으로 뱀의 몸에 꽂아 고정한 후 불에 말린다.

【성미 및 귀경】 苦, 鹹, 平, 無毒. 心, 腎經에 들어간다.

【응　용】 거풍제습(祛風除濕), 통경활락(通經活絡), 지통정경(止痛定驚) 효능이 있다. 중풍반신불수(中風半身不遂), 류머티스성 관절동통(關節疼痛), 근육마비(筋肉痲痺), 파상풍(破傷風), 소아경풍(小兒驚風) 등을 치료한다. 양은 5~15g으로 한다.

1. 풍습비통(風濕痺痛), 반신불수(半身不遂)에 대한 치료: 내장을 제거한 백화금사(百花錦蛇)를 백주(白酒)에 담구어(百花錦蛇 500g에 白酒 2,000㎖의 비율) 3개월 후에 하루 2회 20㎖씩을 마신다.

2. 피부 군렬(皮膚皸裂), 화상(火傷)에 대한 치료: 백화금사(百花錦蛇)의 지방을 채취하여 햇볕에 말린 후 솥에 넣고 기름을 제련하여 환처에 바른다.

21. 호반유사(虎斑游蛇)

【학　　명】 *Rhabdophis tigrinus* Berthord　　【한국명】 유혈목이
【중문명】 虎斑游蛇 hu ban you she
【영문명】 Water snake
【이　　명】 야계발자(野鷄脖子)

호반유사(虎斑游蛇)는 《동북동물약(東北動物藥)》에서 처음으로 기술하였다. 중국에서는 민간약으로서 효용도 좋고 자원도 풍부하여 널리 보급하여 사용할 가치가 있다.

【원동물】 뱀과동물　유혈목이(游蛇科動物　虎斑游蛇; *Rhabdophis tigrinus* Berthord). 몸 전체 길이는 100cm에 이르며 암컷이 비교적 크다. 체형은 굵고 튼튼하며 머리는 편평하고 약간 넓다. 꼬리는 전체 길이의 2/9를 점한다. 문린(吻鱗)은 횡(橫)으로 넓으며 머리 위에 드러나 있다. 비간린(鼻間鱗)과 전액(前額)의 길이는 비슷하며 비교적 좁다. 전액린(前額鱗) 중선(中線)의 앞 끝은 편평하고 고르며 뒤 끝은 오목하게 들어갔다. 액린(額鱗)은 방패 모양이며 길이는 액린(額鱗)과 문린(吻鱗) 사이의 거리와 같다. 광상린(眶上鱗)과 액린(額鱗)의 길이는 같으며 앞은 좁고 뒤는 넓다. 전후연(前後緣)의 외측에는 모두 광전린(眶前鱗), 광후린(眶後鱗)의 앙각(仰角)이 있으며 노정린(顱頂鱗)이 가장 크다. 원형의 콧구멍은 옆으로 두 조각의 비린(鼻鱗) 사이에 구멍이 열려 있다. 협린(頰鱗)은 낮고 작으며 변의 길이가 서로 다른 사각형을 이룬다. 광전린(眶前鱗)은 2 조각이고 광후린(眶后鱗)은 3 조각이다. 상순린(上脣鱗)은 7 조각이고 3, 4번째는 눈자위로 들어갔다. 하순린(下脣鱗)은 9 조각이고 앞 5 조각은 뒤로 가면서 점점 커진다. 노정린(顱頂鱗) 사이의 중선을 정면으로 마주 향한 목뒤와 등에는 얕은 섬경구(纖頸溝)가 있으며 그것은 15개의 비늘 길이다. 피하(皮下)에는 짝으로 된 독선(毒腺)이 있어 도관(導管)이 없는 피부선(皮膚腺)으로서 자위의 보호 작용이 있으며 이는 뱀류에서 이 종류만이 가지고 있는 선체(腺體)이다. 체린(體鱗)은 19—19—17 줄로 모서리가

있다. 복린(腹鱗)은 148~154 조각이고 항린(肛鱗)은 2 조각이며 미하린(尾下鱗)은 60~73 쌍이다.

몸 색은 미려(美麗)하여 등은 어두운 녹색이고 하순(下脣)과 목옆은 백색이며 목에서 시작하여 몸의 양 옆에는 붉은 색과 흑색의 반점이 서로 교차로 배열되어 있으며 몸의 중부에 이른 다음부터는 붉은 색이 점차 소실된다(그림 5-29).

물이 가깝고 풀이 많은 곳에서 서식하며 두꺼비(蟾蜍), 개구리 등을 먹이로 한다. 독은 없다.

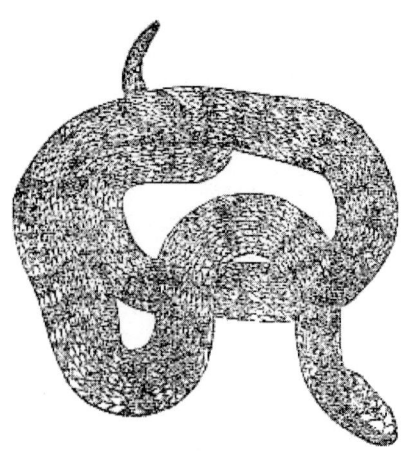

그림 5-29 유혈목이(虎斑游蛇)

우리나라에는 전국적으로 뱀류중에서 우점을 차지하고 있다.

중국에는 분포가 비교적 넓어 신강(新疆), 서장(西藏), 감숙(甘肅), 광동(廣東), 대만(臺灣) 등을 제외한 모든 지역에 고루 분포되어 있다.

【약　재】 유혈목이(虎斑游蛇) 전체를 약으로 사용한다. 봄부터 가을까지 포획하여 단지에 넣어 2~3일 굶긴 후에 포살(捕殺)하여 될수록 빨리 말린 다음 가루로 만든다.

【성미 및 귀경】 苦, 鹹, 凉, 無毒. 心, 腎經에 들어간다.

【응　용】 해독(解毒), 풍습제거(風濕除去), 지통(止痛) 효능이 있다. 골결핵(骨結核), 골질증생(骨質增生), 류티머스성 관절염(關節炎) 등을 치료한다. 중국에서는 근년에 위암(胃癌), 유선암(乳線癌), 식도암(食道癌) 등에도 시험적으로 사용하고 있다. 양은 3~5g으로 한다.

풍습통(風濕痛)에 대한 치료: 호반유사분(虎斑游蛇粉)을 하루 2회 3g씩을 연속 복용한다.

22. 회서사(灰鼠蛇)

【학　명】 Ptyas korros Schlegel　　　　【한국명】 회색쥐잡이뱀

【중문명】 灰鼠蛇 hui shu she

【영문명】 Indian rat snake

【이 명】 황초사(黃梢蛇)

회서사(灰鼠蛇)는 《광서중약지(廣西中藥誌)》에서 처음으로 기술하였으며 중국의 남방에서는 저명한 약용 사류(蛇類)의 하나이다.

【원동물】 뱀과동물 회색쥐잡이뱀(游蛇科動物 灰鼠蛇; *Ptyas korros* Schleger). 몸은 약간 가늘고 길며 전체 길이는 보통 1m 이상이다. 눈은 크고 둥글며 협린(頰鱗)이 한 조각 이상인 것이 뱀의 특징이다. 배린(背鱗)은 15—13—11 줄로 매끄럽거나 혹은 뒤의 중앙 몇 줄은 약한 모서리로 등은 다갈색이거나 혹은 감람회색(橄欖灰色)이며 몸통 뒤와 꼬리 뒤 비늘 가장자리는 흑갈색으로 몸 전체는 대략 그물 모양의 무늬를 나타내고 있다. 상순(上脣) 및 복면(腹面)은 연한 황색 이다(그림 5—30).

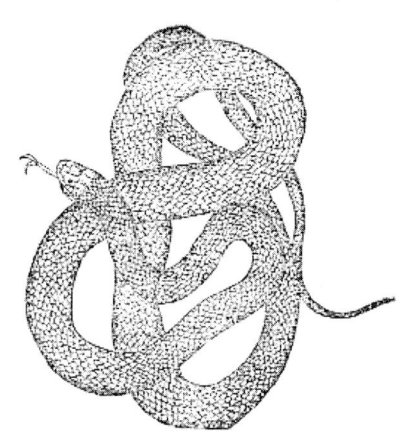

그림 5—30
회색쥐잡이뱀(灰鼠蛇)

평원, 구릉과 낮은 산에서 서식하며 항상 시냇물가의 관목이나 또는 대나무 숲에 기어 오른다. 낮에 활동하며 주로 개구리류와 도마뱀을 먹고 새, 쥐 등도 먹는다. 독은 없다.

중국에는 광동(廣東), 광서(廣西), 복건(福建), 대만(臺灣), 호남(湖南), 강서(江西), 절강(浙江), 운남(雲南) 및 귀주(貴州) 등에 분포되어 있다.

【약 재】 인도구렁이(灰鼠蛇)의 내장을 제거한 전체를 약으로 사용한다. 봄, 여름, 가을에 포획하여 내장을 제거한 후 약한 불에 말린다.

【성미 및 귀경】 苦, 鹹, 涼, 無毒. 心, 腎經에 들어간다.

【응 용】 거풍제습(祛風除濕), 지통(止痛) 효능이 있다. 풍습비통(風濕痺痛), 기부마비(肌膚麻痹), 반신불수(半身不遂), 소아마비(小兒痲痺) 등을 치료한다. 양은 5~10g으로 한다.

"삼사주(三蛇酒)"를 만들어 응용한다. 삼사주(三蛇酒)의 제조법은 24. 금환사 항(후술)을 참조.

23. 오초사(烏梢蛇)

【학 명】 *Zaocys dhumnades* Cantor　　【한국명】 먹구렁이
【중문명】 烏梢蛇 wu shao she
【영문명】 Black snake
【이 명】 오사(烏蛇); 흑화사(黑花蛇)

　오초사(烏梢蛇)는 송대(宋代)의 《개보본초(開寶本草)》에서 원명을 오사(烏蛇)라고 처음으로 기술하였다. 《본초강목(本草綱目)》에서는 인부(鱗部) 사류(蛇類)에 열거하였으며 이시진(李時珍)은 "오사(烏蛇)는 2종이 있어 하나는 검척세미(劍脊細尾)인 것이 좋고 다른 하나는 풍초사(風梢蛇)로 역시 풍(風)을 치료하지만 효과가 미치지 못한다."라고 하였다. 이로서 오초사(烏梢蛇)의 원동물(原動物)은 한 종류가 아니라는 것을 오래 전부터 알고 있었다는 것을 알 수 있다. 현재 중국에서는 약재로 가공하는 오초사(烏梢蛇)의 뱀 종류는 비교적 많아 혼란스럽다.

　【원동물】 뱀과 먹구렁이(游蛇科動物 烏梢蛇; *Zaocys dhumnades* Cantor). 몸이 길고 크며 2,000mm 정도에 이르며 보통 암컷이 수컷보다 짧다. 눈은 크며 콧구멍은 크고 타원형이며 두 비린(鼻鱗) 사이에 위치한다. 문린(吻鱗)은 머리 정수리에 희미하게 드러나 있고 비간린(鼻間鱗)의 너비는 길이보다 크다. 전액린(前額鱗)의 너비는 길이보다 크며 외연(外緣)은 머리 옆까지 둘러쌋다. 액린(額鱗)의 앞은 넓고 뒤는 좁으며 대략 오각형을 이루었다. 안상린(眼上鱗)은 넓다. 상순린(上脣鱗)은 8 조각으로 제 4, 5 조각은 입안(入眼)하였다. 협린(頰鱗)은 한 조각이며 제 2, 3 조각의 상순린(上脣鱗)과 인접(隣接)하였다. 후섭린(後顳鱗)은 2~3 조각이고 하순린(下脣鱗)은 10 조각으로 앞 5 조각과 인두린(咽頭鱗)은 서로 이어져 있으며 제 6 조각이 가장 크다. 목뒤에서 등 중앙에 있는 2~4 줄의 비늘 모서리가 뚜렷하다. 배린(背鱗)의 전단(前段)은 16 줄이고 후단(後段)은 14 줄이다. 복린(腹鱗)은 186~205 조각이고 항린

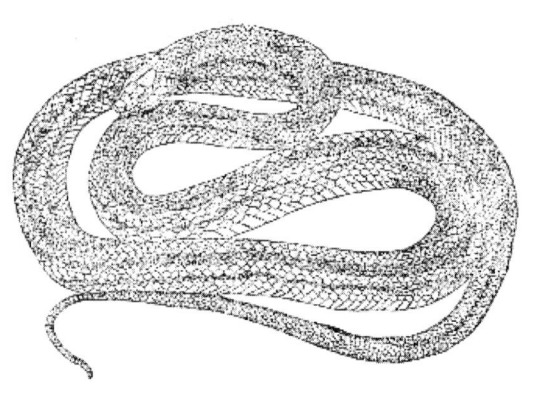

그림 5　31 먹구렁이(烏梢蛇)

(肛鱗)은 서로 갈라졌으며 미하린(尾下鱗)은 121~128 조각이다. 몸 색의 변이는 매우 커서 유체(幼體)는 녹색으로 종행(縱行) 흑선(黑線)이 4 줄 있다. 성체(成體)는 녹갈색과 다갈색에서 흑갈색까지로 흑색 세로 무늬가 뚜렷하지 않으며 어떤 것은 온몸이 흑갈색이다. 중국의 사류(蛇類) 중에서 유일하게 짝수 줄의 배린(背鱗)을 갖고 있는 종류이다(그림 5—31).

구릉지대(丘陵地帶)와 들에서 서식하며 주로 개구리류를 먹이로 한다. 독이 없다.

중국에는 하남(河南), 섬서(陝西), 감숙(甘肅), 사천(四川), 안휘(安徽), 강소(江蘇), 절강(浙江), 강서(江西), 호남(湖南), 복건(福建), 대만(臺灣), 광동(廣東) 및 광서(廣西) 등에 분포되어 있다.

【약 재】 먹구렁이(烏梢蛇)의 내장을 제거하고 건조한 전체를 약으로 사용한다. 봄부터 가을까지 포획하여 내장을 제거하고 원반(圓盤) 모양으로 감는다. 철사로 만든 석쇠 위에 놓고 나무 불에 그을리면서 자주 뒤집어 검게 그을려지면 꺼내어 1, 2일간 햇볕에 쪼이면 된다.

약재는 대개 원반 모양으로 머리는 중앙에 놓여 있고 꼬리는 점점 가늘어지고 등은 지붕 모양으로 두드려져 있다. 몸 전체는

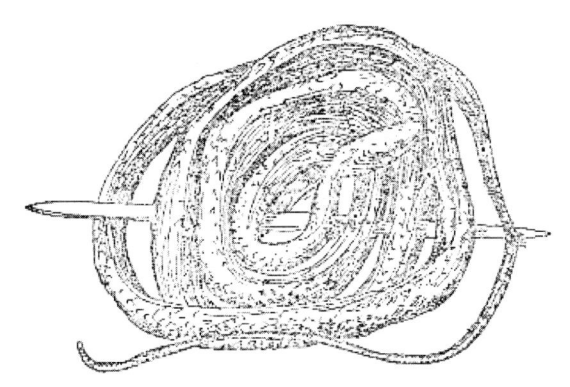

그림 5—32 오초사(烏梢蛇) 약재

새까만 색으로 표면에는 마름모꼴의 가는 비늘을 볼 수 있으며 배에는 정연하게 배렬된 늑골을 볼 수 있다. 질은 단단하고 냄새는 비리다(그림 5—32).

【성 분】 먹구렁이(烏梢蛇) 육(肉)에는 단백질 22.1%, 지방 1.7%가 함유되어 있다. 단백질의 함량은 수우육(瘦牛肉)과 비슷하다.

【성미 및 귀경】 甘, 鹹, 平, 小毒. 肺, 脾經에 들어간다.

【응 용】 풍습제거(風濕除去), 통경락(通經絡), 지통(止痛), 정경(定驚) 효능이 있다. 류티머스성 관절동통(關節疼痛), 기부마비(肌膚麻痺), 피부은진(皮膚癮疹), 개선(疥癬; 옴), 나병(癩病), 파상풍(破傷風), 소아마비(小兒痲痺), 골결핵(骨結核) 등을 치료한다. 양은 5~15g으로 한다.

1. 전간(癲癇)에 대한 치료: 오초사(烏梢蛇) 500g을 약한 불에 말려 곱게 갈아 가루로 만들어 성인은 아침 저녁으로 하루 2회 15g씩을 미지근한 물로 복용한다. 500g을 전부 복용하는 기간을 한번의 치료 기간으로 하며 효과가 없는 경우 다시

한두 번의 치료 기간을 관찰할 수 있다.

2. 골(骨), 관절결핵(關節結核)에 대한 치료: 오초사(烏梢蛇)의 머리, 껍질, 내장을 제거한 후 약한 불에 말리어 가루로 만들고 체로 친 다음 00호 캡슐에 넣어 첫 주일에는 아침 저녁으로 2개 캡슐씩 복용하고 두번째 주는 아침, 점심, 저녁으로 각각 2개씩 복용하고 세번째 주에는 아침 저녁으로 각각 3개씩을 복용하고 점심에는 2개를 복용하며 넷째 주에는 아침, 점심, 저녁으로 각각 3개씩 복용한다.

3. 맥관종(脈管腫)에 대한 치료: 오초사(烏梢蛇) 20g, 부자(附子), 적작(赤芍) 15g을 소주(白酒) 500㎖에 담궜다가 2일 후부터 하루 2회 10g씩을 복용한다.

주: 중약(中藥)의 모든 문헌(文獻)에 의하면 오초사(烏梢蛇)의 원동물을 오직 오초사(烏梢蛇; *Zaocys dhumnades* Cantor) 일종만을 기술하였으나 조사에 의하면 중국의 강소(江蘇), 안휘(安徽) 일대에서는 모든 무독사(無毒蛇)를 모두 오초사(烏梢蛇)로 가공하여 약으로 사용(赤鏈蛇는 毒蛇로 오인하여 烏梢蛇로 가공하지 않고 제외)하고 있다. 또 독이 있는 살모사(蝮蛇; *Agkistrodon halys*), 코브라(眼鏡蛇; *Naja naja*)를 오초사(烏梢蛇)로 잘못 사용한 것을 발견하였다. 감별 요점은 등 비늘의 줄 갯수이다. 오초사(烏梢蛇)의 등 비늘의 줄은 14~18 줄로 짝수이고 기타 뱀의 등 비늘의 줄은 모두 홀수이다.

24. 금환사(金環蛇)

【학 명】 *Bungarus fascatus* Scheneider 　　【한국명】 금띠무늬우산뱀
【중문명】 金環蛇 jin huan she
【영문명】 Gold banded krait
【이 명】 수건사(手巾蛇)

금환사(金環蛇)는 중국의 광동(廣東), 광서(廣西) 일대에서는 약으로 사용하는 저명한 사류(蛇類)이다. "삼사주(三蛇酒)"는 바로 금환사(金環蛇), 안경사(眼鏡蛇; 코브라) 회서사(灰鼠蛇)로 제조한 것이다.

【원동물】 코브라과동물 금띠크레이트(우산뱀)(眼鏡蛇科動物 金環蛇; *Bungarus fasciatus* Scheneider). 몸 전체 길이는 보통 1,000mm 정도로 가장 큰 것은 1,800mm에 이른다. 머리는 작고 거의 타원형이나. 눈은 작고 타원형이다. 비린(鼻

鱗)은 2 조각이고 상순린(上脣鱗)은 7 조각이며 광전린(眶前鱗)은 1 조각이고 광후린(眶後鱗)은 2 조각이다. 전섭린(前顳鱗)은 1 조각이고 후섭린(後顳鱗)은 2 조각이며 협린(頰鱗)은 없다. 체린(體鱗)은 매끄럽고 모서리가 없으며 배린(背鱗)은 15 줄이다. 복린(腹鱗)은 214~216 조각이고 항린(肛鱗)은 단일이며 미하린(尾下鱗)은 한 줄이다. 머리 뒤는 흑색으

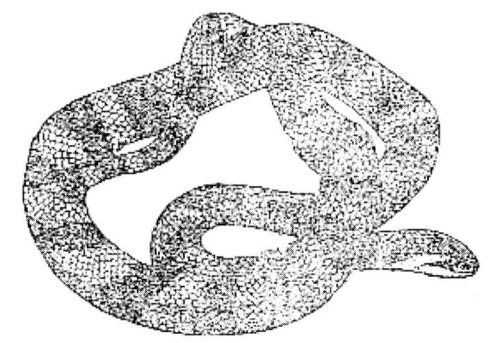

그림 5—33 금띠크레이트(金環蛇)

로 ∧형의 황색 무늬가 비스듬하게 목옆까지 이른다. 몸통과 꼬리에는 흑과 황이 서로 엇갈린 넓은 고리 무늬가 온 몸을 감고 있으며 흑색과 황색의 양자 너비는 비슷하여 대개 3~5 조각의 비늘이 접한다. 황색의 고리 무늬 수는 20—28+3—5개이다. 배는 비교적 엷은 색이다(그림 5—33).

산간 지대나 혹은 구릉 지대에서 서식하며 항상 습한 지역이나 물가에 있으며 밤에 물고기, 개구리, 도마뱀이나 기타의 뱀류를 포식(捕食)하며 활동한다. 독성이 강하며 신경성 독에 속한다.

중국에는 운남(雲南), 강서(江西), 복건(福建), 광동(廣東), 해남(海南), 광서(廣西) 등에 분포되어 있다.

【약　재】 우산뱀(金環蛇)의 내장을 제거한 전체를 약으로 사용한다. 여름, 가을에 포획하여 내장을 제거하고 불에 말리거나 신선한 것을 바로 술에 담군다.

"삼사주(三蛇酒)"는 금띠크레이트(金環蛇), 코브라(眼鏡蛇), 회색쥐잡이뱀(灰鼠蛇)을 술에 담궈 만든다. 머리와 내장을 제거한 3종의 뱀을 깨끗이 씻고 가제로 잘 닦아 50%이상의 백주(白酒)에 담군(뱀과 술의 비례는 1:4) 다음 2~3개월간 밀봉해 둔다. 소량의 당귀(當歸)를 가하면 술맛을 조절하고 약효를 증가할 수 있다.

【성미 및 귀경】 甘, 鹹, 苦, 溫, 有毒. 肝, 心, 脾經에 들어간다.

【응　용】 활혈통락(活血通絡), 거풍진통(祛風鎭痛) 효능이 있다. 풍습비통(風濕痺痛), 반신불수(半身不遂), 상습부종(傷濕浮腫) 등을 치료한다. 양은 3~8g으로 한다.

풍습비통(風濕痺痛), 반신불수(半身不遂)에 대한 치료: 삼사주(三蛇酒)를 매일 3회 20㎖씩을 복용한다.

주: 중국 광동(廣東) 일대에서는 금띠크레이트(金環蛇)의 내장을 제거하고 원반 모양으로 감아 대 꼬챙이로 고정한 후 불에 말려 은띠크레이트(白花蛇)로 간주하여 응용한다.

25. 금전백화사(金錢白花蛇)

【학 명】 *Bungarus multicinctus* Blyth   【한국명】 은띠무늬크레이트(우산뱀)
【중문명】 金錢白花蛇 jin qian bai hua she
【영문명】 Little silver banded krait
【이 명】 은환사(銀環蛇)

　금전백화사(金錢白花蛇)는 고대 "본초(本草)"에는 기술이 없다. 현재 중국의 시중에서 판매하고 있는 것은 은환사(銀環蛇)의 유체(幼体)를 가공하여 만든 것이다.

　【원동물】 코브라과동물　은띠무늬크레이트(우산뱀)(眼鏡蛇科動物　銀環蛇; *Bungarus multicinctus* Blyth). 몸 전체 길이는 600~1,200mm이다. 머리가 목보다 약간 크다. 눈은 작고 타원형이다. 비린(鼻鱗)은 2 조각이며 콧구멍은 타원형으로 두 비늘(鱗片) 사이에 있다. 협린(頰鱗)은 없다. 상순린(上脣鱗)은 7 조각으로 어떤 것은 6 조각이다. 안전린(眼前鱗)은 1 조각이고 안후린(眼後鱗)은 2 조각이다. 전섭린(前顳鱗)은 한 조각으로 어떤 것은 2 조각이다. 후섭린(後顳鱗)은 2 조각이다. 체린(體鱗)은 매끄러우며 배린(背鱗)은 15 줄이다. 복린(腹鱗)은 200~211 조각이고 항린(肛鱗)은 단일이며 미하린(尾下鱗)은 단열로 41~51 조각이다. 등은 흑색으로 백색의 가로 띠를 많이 갖고 있어 몸통 위에는 35~45개가 있고 꼬리에는 9~16개가 있으며 배는 백색이다(그림 5—34).

　평원과 산기슭의 물이 많은 곳에서 서식하며 밤에 물고기, 개구리, 쥐나 기타

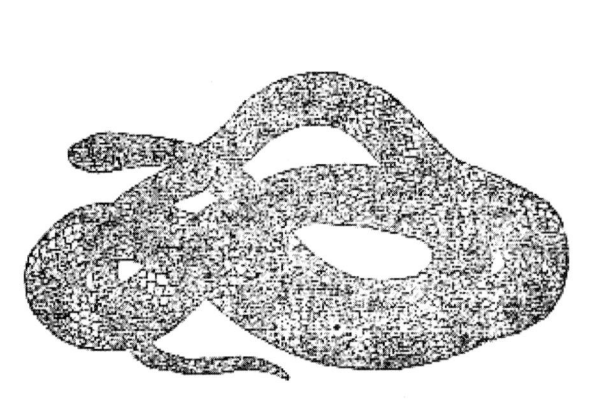

그림 5—34
은띠무늬크레이트(銀環蛇)

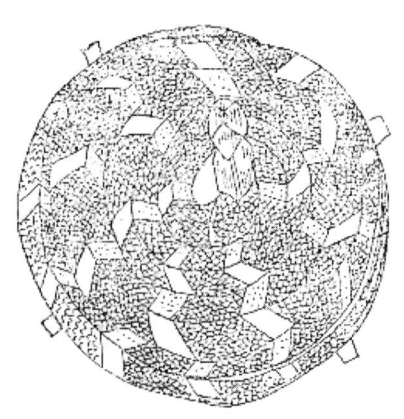

그림 5—35
금전백화사(金錢白花蛇) 약재

뱀류를 포식하면서 활동한다. 강렬한 신경성 독을 갖고 있다.

중국에는 운남(雲南), 귀주(貴州), 호북(湖北), 안휘(安徽), 절강(浙江), 강서(江西), 호남(湖南), 복건(福建), 대만(臺灣), 광동(廣東), 해남(海南) 및 광서(廣西) 등에 분포되어 있다.

【약　재】 은띠무늬크레이트(우산뱀)(銀環蛇)의 내장을 제거한 전체를 약으로 사용하며 금전백화사(金錢白花蛇)라고 한다. 여름에 유사(幼蛇)를 포획하지만 지금은 대개 사육한다. 부화하여 21일이 된 유사를 취하여 내장을 제거한 후 원반형으로 감아 대 꼬챙이로 고정하여 불에 말린다.

건조된(乾燥體) 것는 매우 작아 반경(盤徑)이 3cm 정도로 사체(蛇體)의 직경은 겨우 4cm이고 머리는 가운데에 있으며 꼬리는 입에 들어가 있다. 등은 흑갈색으로 광택이 있고 많은 백색의 고리 무늬를 지니고 있으며 뚜렷하게 돌기한 등 모서리도 한 줄 있다. 배는 황백색이다. 비린내가 약간 있다(그림 5—35).

【성미 및 귀경】 甘, 鹹, 苦, 溫, 有毒. 肝, 心, 脾經에 들어간다.

【응　용】 풍습제거(風濕除去), 정경추(定驚抽) 효능이 있다. 류머티스성 관절동통(關節疼痛), 사지 근맥구급(四肢筋脈救急), 반신불수, 옴, 매독, 나병(癩病) 등을 치료한다. 양은 3~8g으로 한다.

소아마비 회복기에 대한 치료: 금전백화사(金錢白花蛇) 가루를 하루 2회 3g씩을 황주(黃酒)로 복용한다.

주1: 중국 광동(廣東) 일대에서는 은띠무늬크레이트(銀環蛇)의 성체(成體)와 금띠무늬우산뱀(金環蛇; *Bungarus fasciatus* Scheneider)의 성체를 모두 백화사(白花蛇)로서 가공하여 약으로 사용한다.

주2: 금전백화사(金錢白花蛇)에는 가끔 금환사(金環蛇), 백환사(白環蛇), 적련사(赤鏈蛇)의 유사(幼蛇)를 혼합한 것도 있어 그 주요 구별 점은 금전백화사(金錢白花蛇)의 등 한가운데에는 1 줄의 비늘이 확대되어 6각형을 이루었고 고리 무늬의 특징은 은환사(銀環蛇)와 서로 같다.

26. 안경사(眼鏡蛇)

【학　명】 *Naja naja* Linnaeus　　　　**【한국명】** 코브라

【중문명】 眼鏡蛇 yan jing she
【영문명】 Cobra
【이 명】 취풍사(吹風蛇); 팽경사(彭頸蛇); 오독사(五毒蛇)

코브라(眼鏡蛇)는 《광서중약지(廣西中藥誌)》에서 처음으로 나온다. 《광서약용동물(廣西藥用動物)》에도 기술되어 있다. 중국의 광서(廣西) 지역에서는 약용할 수 있는 중요한 사류(蛇類)의 하나로 "삼사주(三蛇酒)"의 한 원료이다.

【원동물】 코브라과동물 아시아코브라(眼鏡蛇科動物 眼鏡蛇; *Naja naja* Linnaeus). 몸 전체 길이는 1,000~2,000mm 이다. 머리는 약간 납작하고 둥글며 협린(頰鱗)이 없다. 상순린(上脣鱗)은 7 조각이고 하순린(下脣鱗)은 8 조각이다. 광전린(眶前鱗)은 1 조각이고 광후린(眶後鱗)은 2~3 조각이다. 배린(背鱗)은 매끄럽고 삐뚜러진 줄이 23—21(19)—15 줄 있다. 복

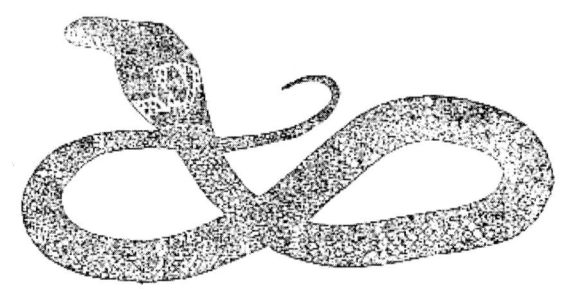

그림 5—36 아시아코브라(眼鏡蛇)

린(腹鱗)은 164—178 조각이고 항린(肛鱗)은 1 조각이며 미하린(尾下鱗)은 두 줄이다. 등은 다갈색이거나 어두운 갈색이고 목뒤에 흰 테를 두른 검은 무늬가 있어 안경과 같은 모양으로 목을 납작하게 펼칠 때에는 그 모양이 매우 뚜렷하다. 목앞에는 검고 넓은 가로 무늬 하나가 있고 그 앞 양 옆에는 검은 무늬가 각기 하나씩 있다. 몸과 꼬리의 등에는 항상 가는 가로 무늬가 고르게 엇갈려 있으며 유사(幼蛇)에 특히 뚜렷하다(그림 5—36).

구릉, 산간 지대의 산림 속에 있는 암석 동굴 내에서 서식하며 항상 몸의 앞부분을 세워 목을 좌우로 확장하며 "훅훅"하는 소리를 내면서 김을 내뿜는다. 때로는 주동적으로 사람을 문다. 쥐, 새, 개구리, 도마뱀, 뱀류를 먹이로 한다. 독성이 강열하며 신경성 독이다.

중국에는 운남(雲南), 귀주(貴州), 안휘(安徽), 절강(浙江), 강서(江西), 호남(湖南), 복건(福建), 대만(臺灣), 광동(廣東), 해남(海南), 광서(廣西) 등에 분포되어 있다.

【약 재】 코브라(眼鏡蛇)의 내장을 제거하고 건조한 전체를 약으로 사용한다. 여름, 가을에 포획하여 내장을 제거하고 원반 모양으로 감아 약한 불에 말린다.

【성미 및 귀경】 甘, 鹹, 溫, 有毒. 肝, 心, 腎經에 들어간다.

【응 용】 거풍(祛風), 활락(活絡), 지통(止痛) 효능이 있다. 풍습통(風濕痛), 반

신불수, 소아마비 등을 치료한다. 양은 3~8g으로 한다.

1. 풍습통(風濕痛)에 대한 치료: 안경사(眼鏡蛇)의 육 200g을 고아 매일 1회 복용한다.

2. 반신불수(半身不遂)에 대한 치료: "삼사주(三蛇酒)"를 매일 3회 20㎖씩을 마신다.

주: 안경옥사(眼鏡玉蛇; *Ophiophagus hannah*; Cantor)도 안경사를 대체하여 "삼색주(三蛇酒)"로 만들어 약으로 사용할 수 있다.

27. 해 사(海蛇)

【학　명】 *Lapemis hardwickii* Gray 　　【한국명】 하드빅바다뱀
【중문명】 海蛇 hai she
【영문명】 Sea snake; Sea serpent
【이　명】 사파(蛇婆);

해사(海蛇)는 《본초습유(本草拾遺)》에서 원명을 사파(蛇婆)라고 처음으로 기술하여 진장기(陳藏器)는 "사파(蛇婆)는 바다에 살고 있으며 뱀과 같이 항상 헤엄쳐 다닌다."라고 하였다. 해사(海蛇)의 종류는 많고 대개 약으로 사용한다. 여기서는 평해해사(平頦海蛇)를 대표로 선택한다.

【원동물】 바다뱀과동물 하드빅바다뱀(海蛇科動物 平頦海蛇; *Lapemis hardwickii* Gray). 머리는 크고 몸은 굵고 짧다. 몸 전체 길이는 700~900mm이다. 배 비늘은 작으며 몸의 뒷부분은 극히 퇴화되어 심지어는 없는 것 같다. 옆몸 아래와 등 비늘에는 모서리가 있거나 짧은 가시가 있으며 가장 아래쪽의 3, 4 줄의 비늘은 크고 모서리가 강하다. 등 비늘은 6각형이거나 사각형으로 서로 맞물려 배열되어 있으며 가장 굵은 부위의 비늘은 25~51 줄이다. 머리 뒤는 회감람색(灰橄欖色) 내지 회색이며 머리 옆

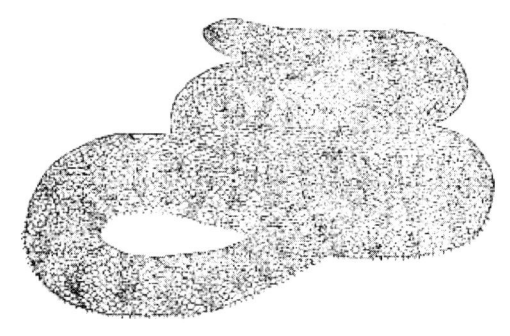

그림 5—37 하드빅바다뱀(平頦海蛇)

쪽에는 간혹 횡문(橫紋)이 있다. 등에는 녹색이거나 황감람색으로 짙은 회남색 혹은 갈색과 함께 35~45개의 횡문을 구성하였다. 등 한가운데의 짙은 색 무늬 사이의 거리는 겨우 1~2 조각의 비늘의 길이와 같고 배의 양 옆으로 갈수록 사이 거리는 넓다. 짙은 색 무늬는 배에서는 고리 무늬를 잘 이루지 않는다. 배는 황색이다. 성체(成體) 뱀의 등은 색이 고르고 일치하며 얼룩무늬가 뚜렷하지 않다(그림 5—37).

해양에서 서식하며 난태생(卵胎生)으로 어류를 포식한다. 독성이 매우 강하다.

중국에는 산동(山東), 대만(臺灣), 광동(廣東), 해남(海南), 광서(廣西)의 연해 지역에 분포되어 있다.

【약 재】 바다뱀(海蛇) 전체를 약으로 사용한다.

【성미 및 귀경】 鹹, 平, 無毒. 心, 腎經에 들어간다.

【응 용】 거풍제습(祛風除濕), 활혈통락(活血通絡), 자양보허(滋養補虛) 효능이 있다. 풍습요통(風濕腰痛), 소아의 영양불량(營養不良) 등을 치료한다. 양은 10~20g으로 한다.

1. 류머티스성 관절염(關節炎), 근골마비(筋骨麻痹)에 대한 치료: 해사(海蛇) 1마리를 60% 백주(白酒) 500㎖에 담구어 반년간 밀봉해 둔 해사주(海蛇酒)를 매일 2회 20㎖씩을 음주한다.

2. 소아의 영양불량에 대한 치료: 적당한 양의 신선한 해사육(海蛇肉)을 고아 먹는다.

주: 해사담(海蛇膽)은 청열소염(淸熱消炎)의 작용이 있어 기관지염(氣管支炎), 폐열 해수(肺熱咳嗽)를 치료한다. 해사유(海蛇油)는 화상(火傷) 치료에 바를 수 있다.

28. 백화사(白花蛇)

【학 명】 *Agkistrodon acutus* Günther   【한국명】 히말라야살모사
【중문명】 白花蛇 bai hua she
【영문명】 Long noded pit Viper
【이 명】 첨문복(尖吻蝮); 오보사(五步蛇); 은환사(銀環蛇); 건비사(褰鼻蛇)

백화사(白花蛇)는 《개보본초(開寶本草)》에서 처음으로 기술하였다. 《본초연의(本草衍義)》를 지은 구종석(寇宗奭)은 이에 대하여 "여러 종류의 뱀의 코는 아

래로 향하였으나 유독 이 뱀의 코는 위로 향하였으며 등에는 아름다운 꽃 무늬의 네모가 있어 백화사(白花蛇)라고 하였다."라고 상세히 기술하고 있다. 이에 의하면 현재 시중에서 판매하고 있는 대백화사(大白花蛇)—첨문복(尖吻蝮)에 부합된다.

【원동물】 구아살모사과동물 히말라야살모사(蝰科動物 尖吻蝮; *Agkistrodon acutus* Cüenther). 몸 전체 길이는 1,200~1,500mm이다. 머리는 크고 삼각형이며 주둥이 끝에는 돌기가 하나 들려 있어 연장된 문린(吻鱗)과 비간린(鼻間鱗)으로 덮여 있다. 등 비늘은 21(23)—21(23)—17(19) 줄로 강한 모서리가 섰으며 모서리 뒤는 두드러진 등을 이루었다. 등 뒤에는 작은 결절이 있다. 미하린(尾下鱗)의 앞

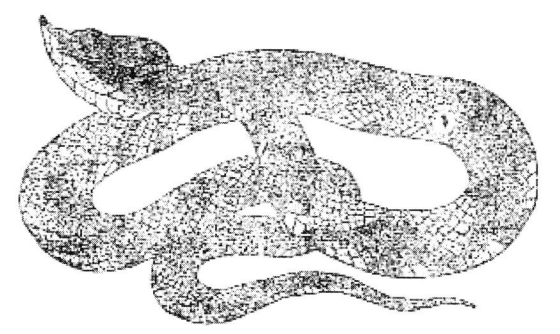

그림 5—38 히말라야살모사(尖吻蝮)

부분은 약 20 조각이 한 줄로 되었거나 혹은 개별적으로 짝을 지은 것이 섞여 있으며 꼬리 뒷부분은 모두 두 줄이다. 머리 뒤는 갈흑색이고 머리 옆은 토황색으로 두 가지 색이 분명하다. 옆몸은 다갈색을 위주로 간혹 약간의 녹색을 띤다. 등에는 20개 정도의 큰 네모꼴 얼룩이 규칙적으로 있다. 네모의 얼룩은 좌우 양 옆의 큰 삼각형 얼룩이 등 중앙선에서 합쳐져 이루어졌으며 간혹 엇갈리게 배열된 것도 있다. 얼룩무늬의 가장자리는 색이 짙다. 배는 유백색이다. 목에는 불규칙적으로 배열된 작고 검은 점이 있다. 배 비늘의 중앙과 양 옆에는 큰 흑반이 있다(그림 5—38).

구릉이나 나무가 무성한 산간 지대의 계곡 물가 암석 밑이나 혹은 잡초 속에서 서식한다. 흐리고 비오는 날 비교적 활동적이며 쥐, 새, 도마뱀 등을 먹이로 한다. 독성이 강하다.

중국에는 귀주(貴州), 호북(湖北), 안휘(安徽), 절강(浙江), 강서(江西), 호남(湖南), 복건(福建), 대만(臺灣), 광동(廣東) 및 광서(廣西) 등에 분포되어 있다.

【약 재】 첨문복(尖吻蝮)을 백화사(白花蛇) 혹은 기사(蘄蛇)라고 하며 내장을 제거하고 건조한 전체를 약으로 사용한다. 보통 여름에 포획하여 내장을 제거하고 원반형으로 감아 대 꼬챙이로 벌려 불에 말린다.

약재는 원반형으로 머리는 중앙에 있으며 반(盤)의 지름은 25cm 정도이고 사체(蛇體)의 지름은 약 3cm이다. 머리는 삼각형으로 편평하다. 입은 비교적 크고 코 끝은 위를 향하였다. 위턱에는 긴 독아(毒牙)가 있다. 등은 다갈색으로 네모꼴 회백

색 무늬가 세로로 배열되어 있다. 배는 황백색이다. 척추골(脊椎骨)은 돌출이 뚜렷하며 양 옆에는 많은 늑골이 있다. 비린내가 약간 나고 맛은 좀 짜다(그림 5—39).

사용할 때에는 포제(炮製)한다. 머리와 꼬리를 제거하고 온수로 축축하게 한 후 작은 덩어리로 잘라 햇볕에 말리거나 혹은 황주(黃酒)에 넣고 꼭 덮어 눅눅하게 한 다음 껍질과 뼈를 제거하고 햇볕에 말린다.

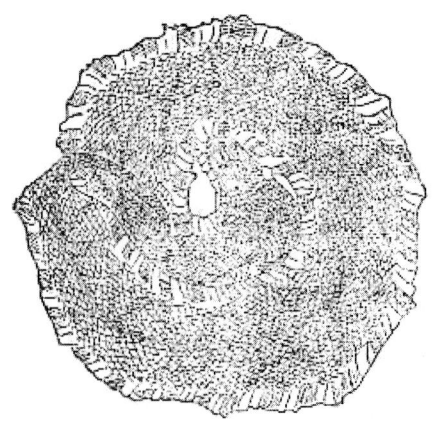

그림 5—39 백화사(白花蛇)약재

【성분 및 약리】 건사(乾蛇)에는 주로 단백질과 지방이 함유되어 있다. 머리의 독선에는 많은 양의 출혈성 유독 물질과 소량의 신경성 독 그리고 미량의 용혈 성분과 혈액 응고를 촉진하는 성분이 함유되어 있다. 그 주요 독성 성분은 강력한 출혈성 독이다.

오보사(五步蛇)로 만든 주사제(注射劑)는 고혈압병을 치료할 수 있다. 마취한 개의 몸에서도 강압 작용(降壓作用)이 현저하게 나타난다. 동물 급성 실험의 결과 분석에 의하면 그 강압 작용은 주로 혈관을 직접 확장하는 원인에서 온다. 작은 쥐에 대하여 진정, 최면(催眠) 작용이 있으며 또 일부 진통 작용이 있다. 토끼의 뇌전도(腦電圖)에서는 만파(慢波), 고진폭(高振幅)이 출현하고 있어 곧 억제 작용이 있다는 것을 나타낸 것이다. 그 독성은 매우 작다.

【성미 및 귀경】 甘, 酸, 溫, 有毒. 肝, 脾經에 들어간다.

【응 용】 거풍제습(祛風除濕), 서근활락(舒筋活絡), 지경공독(止驚攻毒) 효능이 있다. 풍습탄탄(風濕癱瘓), 골절동통(骨節疼痛), 나병(癩病), 개라(疥癩), 소아의 경풍추휵(驚風抽搐), 파상풍(破傷風), 나력악창(瘰癧惡瘡) 등을 치료한다. 양은 3~8g으로 한다.

1. 좌골신경통(坐骨神經痛)에 대한 치료: 백화사(白花蛇) 15g, 전갈(全蝎) 15g, 오공(蜈蚣) 15g을 약한 불에 구워 가루로 만들어 8회분으로 나누어 복용한다. 제일 첫 날에는 오전, 오후에 각각 1회씩, 후에는 매일 오전에 1회씩 복용한다. 7일을 한 치료 기간으로 한다.

2. 류머티스성 관절염에 대한 치료: 백화사(白花蛇) 15g, 지룡(地龍) 50g을 함께 곱게 갈아 가루로 만들어 하루 2회 15g씩을 복용한다.

3. 나병(癩病)에 대한 치료: 백화사(白花蛇)를 가루로 만들어 10~15g씩을 황주

(黃酒)로 복용하고 잠을 자면서 땀을 낸다. 연속하여 여러 날 복용한다. 약을 복용하는 기간에는 대량의 물을 마시거나 정맥에 10%의 포도당 500-1,000㎖를 점적 주사하면서 해독한다.

주1: 백화사(白花蛇)의 원동물(原動物)은 복잡하여 현재 중국 시중에서 판매하고 있는 백화사(白花蛇)의 약재는 적어도 네 종류나 된다. 오보사(五步蛇) 이외에 또 은띠무늬크레이트(銀環蛇; *Bungarus multicinctus multicinctus* Blyth)의 유사(幼蛇)를 가공한 후 금전백화사(金錢白花蛇)라고 부르며 금띠무늬크레이트(金環蛇; *Bungarus fasciatus* Schneider), 묄렌돌프구렁이(百花錦蛇; *Elaphe moellendorffi* Boettger) 등이 있어 지역에 따라서는 모두 백화사(白花蛇)로 간주하여 약으로 사용한다.

주2: 장맹문(張孟聞) 선생의 고증(考證)에 의하면 《본초강목(本草綱目)》에서 기술한 백화사(白花蛇)는 곧 기사(蘄蛇)로 그 원동물 중국하부(Habu, 蝮科烙鐵頭; *Trimeresurus mucrosquamatus* Cantor)는 오보사(五步蛇)가 아니며 다음 항에 기술되어 있는 복사(蝮蛇; 反鼻)가 바로 오보사(五步蛇)이다. 그러나 현재 중국 시중에서 판매하고 있는 기사(蘄蛇)는 오보사(五步蛇)가 확실하며 낙철두(烙鐵頭)를 기사(蘄蛇)로 가공한 것은 아직 발견하지 못하였다.

29. 복 사(蝮蛇)

【학 명】 *Agkistrodon halys* Pallas 　　【한국명】 살모사
【중문명】 蝮蛇 fu she
【영문명】 Halys pit viper
【이 명】 반비(反鼻); 토훼(土虺)

살모사(蝮蛇)는 《명의별록(名醫別錄)》에서 처음으로 기술하였다. 《본초강목(本草綱目)》에서는 인부(鱗部) 사류(蛇類)에 열거하였다. 그 "집해(集解)" 항(項)에 기술(記述)한 것에 의하면 복사(蝮蛇)는 포괄하여 두 종류로 복사(蝮蛇)와 훼사(虺蛇)이다. 이시진(李時珍)에 의하면 "복사(蝮蛇)는 오직 남방에만 있고 반비(反鼻)라고도 하며 목은 가늘고 머리가 크며 초미(焦尾)이다. 코 위에는 침(鍼)이 있으며 금문(錦紋)이 끈과 같다… 훼(虺)가 있는 곳에서는 보통 토훼(土虺)라고 하며

땅과 같은 색이다."라고 하였다. 이시진(李時珍)의 이 기술에 의하면 전자는 오늘의 첨문복(尖吻蝮; 五步蛇)과 부합되고 후자는 오늘의 복사(蝮蛇)와 부합된다.

【원동물】 살모사과동물 살모사(蝰科動物 蝮蛇; *Agkistrodon halys* Pallas). 몸 전체 길이는 600~700mm이다. 머리는 삼각형이고 문린(吻鱗)이 뚜렷하고 비간린(鼻間鱗)은 넓으며 외측연(外側緣)은 첨세(尖細)하다. 전액린(前額鱗)의 너비는 길이보다 길다. 액린(額鱗)은 앞이 넓고 뒤가 좁으며 노정린(顱頂鱗)이 가장 길고 크다. 협린(頰鱗)은 2 조각이고 협공(頰孔)은 눈과 가까이 있다. 광전린(眶前鱗)은 2 조각이고 안후린(眼後鱗)은 2 혹은 3 조각이다. 상순린(上脣鱗)은 7 조각으로 제3, 4 조각이 가장 크며 하순린(下脣鱗)은 11 조각이다. 체린(體鱗)은 연복린(沿腹鱗) 2 줄을 제외하고 모두 모서리가 섰으며 23—21—17 줄이다. 복린(腹鱗)은 135~181이다. 항린(肛鱗)은 1 조각이고 미하린(尾下鱗)은 28~56쌍이다. 등은 회갈색 또는 짙은 갈색이다. 옆몸에는 흑갈색의 얼룩무늬가 있고 머리 옆의 광전린(眶前鱗)이 있는 곳에는 짙은 갈색 미문(眉紋)이 하나 있으며 황백색의 뚜렷한 가는 선이 새겨져 있다. 몸 색과 얼룩무늬는 변이가 매우 크다(그림 5—40).

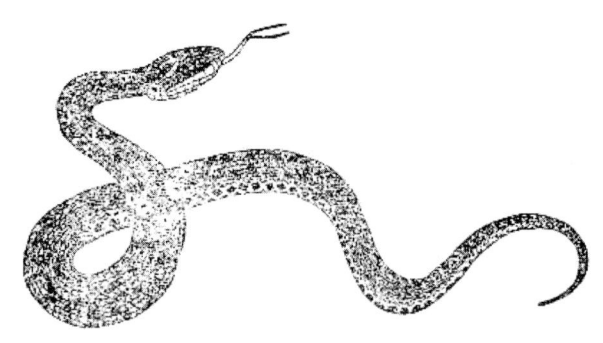

그림 5—40 살모사(蝮蛇)

항상 돌덩이가 중첩으로 널려 있고 잡초가 무성한 높고 메마른 산비탈에서 서식한다. 햇볕 쪼이기를 즐기며 온기를 얻는다. 쥐, 새, 뱀, 도마뱀과 개구리, 물고기 등을 먹는다. 독이 있다.

우리나라에는 제주도를 제외하고 전국적으로 분포하고 있다.

중국에는 흑룡강(黑龍江), 길림(吉林), 요녕(遼寧), 하북(河北), 산동(山東), 하남(河南), 산서(山西), 섬서(陝西), 내몽고(內蒙古), 영하(寧夏), 감숙(甘肅), 신강(新疆), 사천(四川), 귀주(貴州), 호북(湖北), 안휘(安徽), 강소(江蘇), 절강(浙江), 강서(江西), 호남(湖南), 복건(福建), 대만(臺灣) 등에 분포되어 있다.

【약 재】 복사(蝮蛇)의 내장을 제거한 전체를 약으로 사용한다. 봄부터 가을까지 포획하여 내장을 제거한 다음 건조기로 말리거나 약한 불에 말려 곱게 갈아 가루로 만든다. 혹은 산 뱀의 내장을 제거한 후 깨끗이 씻어 60° 백주(白酒)에 넣는다. 뱀 1 마리에 백주(白酒) 1,000㎖를 사용하여 3개월 담궈 둔다. 혹은 1 마리

의 복사분(蝮蛇粉)에 인삼 25g을 첨가하여 백주 500㎖에 담근 후 밀봉하여 찬 곳에 두었다가 3개월 후에 사용한다.

【성　분】 복사분(蝮蛇粉)에는 주로 콜레스테롤(Cholesterol), 우황산(牛黃酸; Taurine)과 지방이 함유되어 있다.

【성미 및 귀경】 甘, 溫, 有毒. 心, 腎, 脾經에 들어간다.

【응　용】 거풍(祛風), 진통(鎭痛), 해독(解毒), 보익(補益), 최유(催乳) 효능이 있다. 풍습비통(風濕痺痛), 나병(癩病), 임파선결핵(淋巴腺結核), 창절(瘡癤), 병후허약(病後虛弱), 다한(多汗), 신경쇠약, 유즙부족(乳汁不足) 등을 치료한다. 양은 복사분(蝮蛇粉)의 경우는 1~3g, 복사주(蝮蛇酒)의 경우는 5~10㎖로 한다.

1. 류머티스성 관절통에 대한 치료: 복사분(蝮蛇粉)을 하루 2회 1g씩을 연속 3개월 복용한다. 혹은 복사주(蝮蛇酒)를 마셔도 된다.

2. 나병에 대한 치료: 잠자기 전에 복사분(蝮蛇粉) 5~10g을 적당한 양의 황주(黃酒)로 연속 3~4일 복용한다. 복약(服藥)하는 기간에는 액체를 보충하여 해독한다.

3. 임파선결핵(淋巴腺結核), 창절(瘡癤)에 대한 치료: 복사(蝮蛇) 1 마리를 도자기 그릇에 넣고 참기름 500㎖을 가하여 봉하고 땅속에 파묻어 100일 후 꺼내어 반쯤 마르게 한 다음에 찧어서 고상물(膏狀物)로 만들어 환처에 바른다.

주1: 근래 중국에서는 복사독(蝮蛇毒)으로 만든 주사액으로 소백서(小白鼠)의 암류(癌瘤) 생장을 억제한다는 것을 실험하여 증명하였다. 어떤 부문에서는 이미 초기 위암(胃癌)에 사용하여 치료 효과가 현저하다고 소개하고 있다.

주2: 바이퍼(蝮蛇)를 증류(蒸溜) 방법으로 주사액을 만들어 폐결핵(肺結核), 골결핵(骨結核), 골수염(骨髓炎) 등의 병에 사용하여 모두 일정한 효과를 거두었다.

주3: 중국에는 감숙(甘肅), 청해(靑海), 서장(西藏) 등에서 나는 고원바이퍼(高原蝮; *Agkistrodon strauchii* Bedriaga)도 약으로 사용할 수 있으며 그 효과는 복사(蝮蛇)와 같다.

30. 사 태(蛇蛻)

【학　명】 *Periostracum Serpentis* 　　　【한국명】 줄꼬리뱀 허물
【중문명】 蛇蛻 she tui

【영문명】 Snake slong
【이 명】 용자의(龍子衣)

사태(蛇蛻)는 용자의(龍子衣)라고도 하여 《신농본초경(神農本草經)》에서 처음으로 기술하였으며 도홍경(陶弘景)은 "풀 속에서는 훼복태(虺蝮蛻)를 보기는 드물고 오직 긴 것만 있어 그 껍질은 분별할 수 없으나 대개 적련황함(赤鏈黃頷)의 무리로 돌 위에 있는 온전한 것을 취하면 좋다."라고 하였다. 이로부터 사태(蛇蛻)의 원 동물은 한 종류만이 아니라는 것을 알 수 있다. 현재 사태(蛇蛻)도 역시 뱀종을 가리지 않고 뱀이 탈피한 것이면 모두 사태(蛇蛻)로 약용할 수 있다. 현재 유사과(遊蛇科) 중에서 흔히 볼 수 있는 몇 가지 원 동물을 대표로 아래에 서술한다.

【원동물】 1. 뱀과동물 줄꼬리뱀(遊蛇科動物 黑眉錦蛇; *Elaphe taeniur* Cope). 황함사(黃頷蛇)라고도 한다. 몸 전체 길이는 1,500mm이상이다. 머리에는 비늘이 쌍으로 있다. 상순린(上脣鱗)은 9 조각이고 광전린(眶前鱗)은 2~3 조각이며 광후린(眶後鱗)은 2 조각이다. 전섭린(前顳鱗)은 2 조각이며 후섭린(後顳鱗)은 3 조각이다. 체린(體鱗)은 약간 두드러져 모서리가 섰으며 25—23(25)—19 줄이다. 복린(腹鱗)은 230~259 조각이며 미하린(尾下鱗)은 84~105 조각이다. 몸 뒤는 감람색으로 가로 배열된 흑색 사다리꼴 무늬가 있으며 이는 몸 앞부분에서는 비교적 뚜렷하지만 몸 뒷부분에 이르면서 점차적으로 뚜렷하지 않

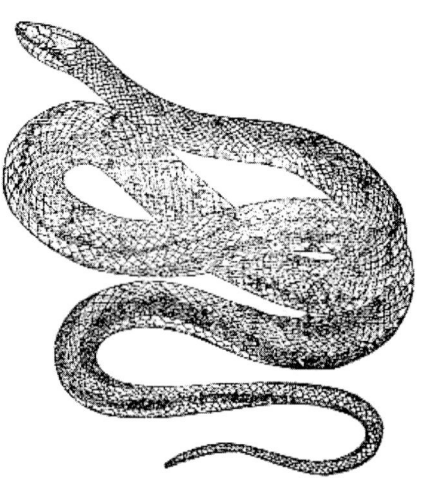

그림 5—41 줄꼬리뱀(黑眉錦蛇)

다. 몸의 중앙에는 4 줄기의 세로로 뻗은 검은 띠가 꼬리 끝까지 뻗었다. 머리는 갈황색이다. 눈 뒤에는 두 갈래의 뚜렷한 검은 무늬가 목을 향하여 뻗어 있다. 배는 엷은 황색으로 짙은 색의 점과 흑색의 띠가 있다(그림 5—41).

촌락, 산지, 초지 등에서 서식하며 놀라면 머리를 세워 입을 벌려 후후 소리를 낸다. 쥐 류, 새, 개구리, 곤충 등을 먹이로 한다. 독이 없다.

우리나라에는 북한에서만 서식한다.

중국에는 분포가 넓어 흑룡강(黑龍江), 길림(吉林), 내몽고(內蒙古), 감숙(甘肅), 신강(新疆), 청해(青海)를 제외한 모든 지역에 분포되어 있다.

2. 뱀과동물 왕금사(遊蛇科動物 王錦蛇; *Elaphe carinata* Günther). 몸 전체 길

이는 1,800mm에 이른다. 머리는 목보다 약간 크고 몸은 비교적 굵다. 두배린(頭背鱗)은 전액부(前額部)에서 "王"자 모양을 이루고 있어 왕금사(王錦蛇)라고도 한다. 상순린(上脣鱗)은 8 조각이고 하순린(下脣鱗)은 10 조각이다. 전해린(前頰鱗)은 후해린(後頰鱗)보다 크다. 체린(體鱗)은 23—23—19 줄이다. 곁의 매끄러운 1, 2 줄 이외에 나머지는 모두 모

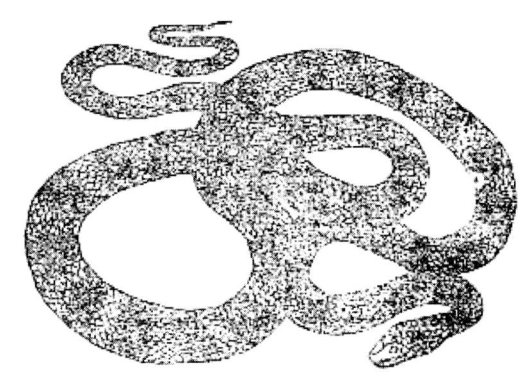

그림 5—42 왕금사(王錦蛇)

서리가 서 있다. 복린(腹鱗)은 215~226 조각이고 항린(肛鱗)은 2개로 갈라졌다. 미하린(尾下鱗)은 84~101쌍이다. 유사(幼蛇)와 성체(成體)는 색반(色斑)의 변화가 매우 커서 유사의 온 몸은 연한 적자색으로 등은 간혹 약간의 다갈색 점이 있다. 커짐에 따라 비늘도 채화(菜花)되어 황색으로 변한다. 부분적인 등 비늘 가장자리에는 흑색이 부분적으로 나타나 전신에는 흑색의 그물 무늬로 나타난다. 늙은 것은 흑색의 그물 무늬가 뚜렷하며 다만 등 비늘의 중심만이 황백색일 뿐이다(그림 5—42).

평원, 구릉과 산지 등에서 서식하면서 쥐, 개구리, 새와 도마뱀을 먹이로 한다. 중국에는 분포가 비교적 넓어 동북과 서북 지역을 제외하고 나머지 각 지방에 모두 분포되어 있다.

3. 뱀과동물 무자치(遊蛇科動物 紅点錦蛇; *Elaphe rufodorsata* Cantor). 몸길이는 500~750mm이다. 몸은 날씬하고 길쭉하며 머리는 약간 편평하다. 뒷부분은 비교적 좁으며 꼬리는 둥글고 길다. 문린(吻鱗)은 거의 삼각형과 비슷하며 등은 약간 드러나 있으며 너비는 높이의 2배이다. 비간린(鼻間鱗)은 전액린(前額鱗)보다 작아 삼각형에 가까우며 전연은 쪼그라들어 있다. 전액린(前額鱗)은 거의 네모꼴로 길이는 비간린(鼻間鱗)과 비슷하다. 액린(額鱗)은 한 조각으로 방패꼴이며 길이는 주둥이 끝과의 거리와 같다. 광상린(眶上鱗)은 긴 삼각형으로 액린(額鱗)보다 더 길다. 노정린(顱頂鱗)이 가장 크다. 콧구멍은 원형이며 두 비린(鼻鱗) 사이에 열려 있다. 협린(頰鱗)은 흔히 1 조각이고 길이는 높이를 초과하며 거의 구형(矩形)을 이룬다. 광전린(眶前鱗)은 한 조각이고 광후린(眶後鱗)은 2 조각이다. 상순린(上脣鱗)은 7 조각이며 하순린(下脣鱗)은 8 조각이다. 체린(體鱗)은 21—19—17 줄이다. 복린(腹鱗)은 165~184 조각이며 미하린(尾下鱗)은 55~56쌍이다. 머리에는 ∧자 모양의 흑색 얼룩이 있다. 등은 엷은 적갈색이고 옆몸에는 각각 어두운 흑갈색 얼룩무늬

로 된 두 가닥의 세로선이 있다 (그림 5—43).

물과 가까운 풀숲에서 서식한다. 반 수생성으로 수영에 능란하다. 어류, 와류(蛙類)를 먹이로 한다. 독이 없다.

우리나라에는 논과 경작지 등 전국적으로 분포한다. 농약으로 개체가 줄어들고 있는 실정이다.

중국에는 흑룡강(黑龍江), 길림(吉林), 요녕(遼寧), 하북(河北), 산동(山東), 하남(河南), 산서(山西), 호북(湖北), 안휘(安徽), 강소(江蘇), 절강(浙江), 강서(江西), 복건(福建), 대만(臺灣) 등에 분포되어 있다.

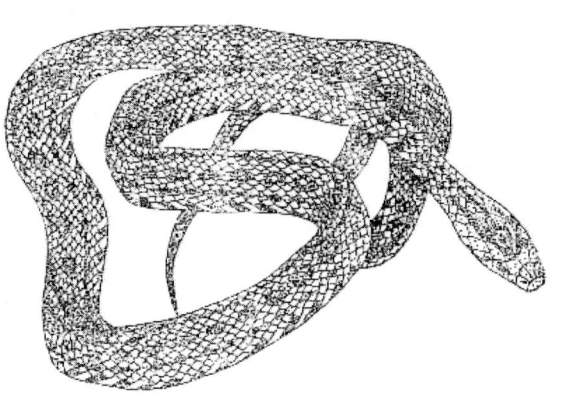

그림 5—43 무자치(紅点錦蛇)

【약 재】 뱀이 탈피한 건조 피막을 사태(蛇蛻)라고 하여 약으로 사용한다. 연중 언제나 채집할 수 있으나 3~4월에 가장 많다. 채집한 사태(蛇蛻)는 모래와 흙을 떨어 제거하고 햇볕에 말린다. 건조한 태피(蛻皮)는 흔히 회백색의 반투명한 얇은 막으로 원통형을 이룬다. 항상 납작하게 눌리워져 있거나 쪼그라들어 있다. 완전한 것은 일반적으로 1,000mm 정도이며 머리와 꼬리 부분은 가늘고 등은 마름모

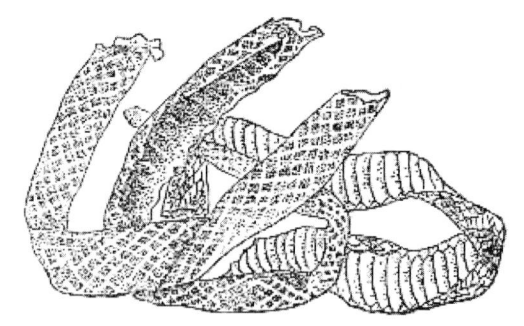

그림 5—44 사태(蛇蛻)약재

꼴로 된 비늘이 있다. 배에는 대개 은백색으로 된 가로 배열된 긴 타원형의 비늘 무늬가 한 줄 있다. 가볍고 질은 약하여 쉽게 부서지며 비린내가 난다(그림 5—44).

【성 분】 사태(蛇蛻)에는 아교가 함유되어 있다.

【성미 및 귀경】 甘, 鹹, 平, 無毒. 肝, 脾經에 들어간다.

【응 용】 거풍(祛風), 정경(定驚), 퇴예(退翳), 소종(消腫), 살충(殺蟲) 효능이 있다. 제창 옹종(諸瘡癰腫), 개선(疥癬; 옴), 나력(瘰癧), 후비(喉痺), 목예(目翳), 소아경풍(小兒驚風) 등을 치료한다. 양은 5~10g으로 한다.

1. 뇌낭충(腦囊蟲)에 대한 치료: 사태(蛇蛻)를 곱게 가루로 만들어 하루 2회 5g씩을 미지근한 물로 복용한다. 동시에 대극탕(大戟湯: 檳榔 100g, 大戟 5g, 木瓜

30g, 鉤藤 20g에 머리가 어지러우면 菊花 20g을 더 첨가하고 간염이 있는 자는 檳榔을 제거하고 雷丸 30g을 넣어 물 500㎖를 넣고 150㎖가 되게 달인 탕약을 하루 2회 50㎖씩 연속 30 劑 정도를 배합 복용한다.

  2. 유행성 이하선염(流行性耳下腺炎)에 대한 치료: 사태(蛇蛻) 10g(12세 이상의 아동은 사용량을 배로 증가)을 깨끗이 씻은 후 잘게 썰고 계란 2개와 함께 섞어 기름에 볶아(소금을 넣어도 좋다) 한번에 복용한다.

  3. 중이염(中耳炎)에 대한 치료: 사태(蛇蛻)를 태워 가루로 만들어 참기름에 반죽하여 사용한다. 하루에 1회씩 먼저 과산화 수소수로 귀를 깨끗이 씻고 닦은 다음 면봉에 약을 묻이어 환부에 바른다.

31. 사 담(蛇膽)

【학　명】 *Naja naja, Bungarus fasciatus, Ptyas korros*
【한국명】 코브라, 인도구렁이, 금띠무늬크레이트의 쓸개
【중문명】 蛇膽 she dan
【영문명】 Snake gall; Snake bile
【이　명】

사담(蛇膽)을 약으로 사용한 역사는 유구하여 일찌기 《명의별록(名醫別錄)》에 기술되어 오늘까지 계속하여 사용되고 있으며 여전히 사람들의 중시를 받고 있다. 보통 사담(蛇膽)은 모두 약으로 사용할 수 있으나 중국 약재상에서 구입하는 것은 크기가 중간 정도이거나 비교적 큰 뱀류로 흑미금사(黑眉錦蛇), 오초사(烏梢蛇), 회서사(灰鼠蛇), 활서사(滑鼠蛇), 왕금사(王錦蛇), 안경사(眼鏡蛇; 코브라), 금환사(金環蛇) 등의 담낭이다. 그중에서 안경사(眼鏡蛇; 코브라), 금환사(金環蛇), 회서사(灰鼠蛇) 등 3종의 사담(蛇膽)을 합쳐 "삼사담(三蛇膽)"이라고 하여 비교적 유명하다.

【원동물】 1. 코브라과동물 코브라(眼鏡蛇科動物 眼鏡蛇; *Naja naja* Linnaeus) 형태는 안경사(眼鏡蛇) 항을 참조.

  2. 코브라과동물 금띠무늬우산뱀(眼鏡蛇科動物 金環蛇; *Bungarus fasciatus* Schneider) 형태는 금환사(金環蛇) 항을 참조.

  3. 유사과 회색쥐잡이뱀(遊蛇科動物 灰鼠蛇; *Ptyas korros* Schleger) 형태는 회

서사(灰鼠蛇) 항을 참조.

【약 재】 뱀 쓸개를 약으로 사용한다. 뱀 쓸개의 채취는 뱀을 포획하여 며칠 굶겼다가 담을 채취하는 것이 가장 좋다. 쓸개을 채취할 때는 왼 발로 뱀의 머리와 목을 밟고 왼 손으로는 몸 중앙의 담낭(膽囊) 부위를 꽉 쥐고 배를 겉으로 향하게 하고 오른 손으로 예리한 작은 칼을 잡고 복벽을 1~1.5cm의 길이로 세로로 절개한다. 왼손으로 담낭(膽囊)을 압박하여 검푸른색의 쓸개를 절구(切口)에서 나오게 한 후 조심스레 담낭관(膽囊管)을 절단하면 바로 담낭을 취할 수 있다. 채취한 담낭은 실로 담낭관을 잘 동여 매고 달아매어 음건하여 비축한다. 혹은 담낭을 직접 백주(白酒)에 담궈 비축할 수도 있다.

양사취담즙법(養蛇取膽汁法)도 활사(活蛇)의 취담 방법과 같이 왼손으로 담낭을 정확하게 만진 후 압력을 약간 가하여 복벽에서 담낭이 약간 돌출 되게 하여 알코올로 그곳의 피부를 소독하고 주사기 침으로 담낭에 수직으로 자입하여 천천히 담즙을 뽑아 낸다. 뱀의 크기로 한번에 0.5~3㎖씩 추출할 수 있으며 전부 뽑지 않는 것이 좋으며 1개월후에는 또 담즙 채취가 가능하며 뱀을 사육하면 1마리의 뱀에서 여러 번 담즙을 채취할 수 있다. 추출한 담즙은 소독한 유리병에 담아 진공에서 건조 처리하여 황록색의 결정을 얻은 다음 앰플에 넣어 저장한다.

사담주(蛇膽酒)는 백주(白酒) 500㎖ 마다 사담(蛇膽) 2~3개의 담낭을 절개하여 넣고 1개월간 담구어 두면 된다.

【성미 및 귀경】 苦, 微甘, 寒. 肝, 肺, 大腸, 胃經에 들어간다.

【응 용】 거풍제습(祛風除濕), 청열명목(淸熱明目), 해독 효능이 있다. 간열목적(肝熱目赤), 폐열해수(肺熱咳嗽), 위열동통(胃熱疼痛), 급성류머티스성 관절염(關節炎), 치질, 피부열독(皮膚熱毒) 등을 치료한다. 양은 1~2개로 한다. 외용은 적당한 양으로 한다.

1. 외치(外痔)에 대한 치료: 뱀의 담즙을 참기름에 배합하여 하루 1회씩 환처에 바른다.

2. 급성 류머티스성 관절염에 대한 치료: 사담주(蛇膽酒)를 하루 2회 20㎖씩을 복용한다.

32. 사 독(蛇毒)

【학 명】 *Venenum Serpentis*　　　　【한국명】 뱀 독
【중문명】 蛇毒 she du
【영문명】 Snake venom
【이 명】

사독(蛇毒)은 과거에는 이용하지 않았다. 중국에서는 최근에 와서 이에 대한 연구가 많고 현재는 이미 이에 대한 제제(製劑)를 만들어 임상에 이용하고 있다.

【원동물】 1. 코브라과동물 코브라(眼鏡蛇科動物 眼鏡蛇; *Naja naja* Linnaeus). 형태는 안경사(眼境蛇) 항을 참조.

2. 살모사과동물 살모사(蝰科動物 蝮蛇; *Agkistrodon halys* Pallas) 형태는 복사(蝮蛇) 항을 참조.

【약 재】 사독(蛇毒)의 제제(製劑)를 약으로 사용한다. 사독(蛇毒)을 채취할 때에는 작은 유리 컵, 작은 자기 접시, 자기 숟가락 등을 사용한다. 독을 채취할 때 한 손으로는 뱀의 목을 잡아 뱀이 움직이지 않도록 하고 다른 한 손으로는 독을 채취할 도구를 독사의 입안에 넣어 뱀이 취독 도구를 물면 독아(毒牙)에서 독액 방울이 흘러 나오는 것을 볼 수 있다. 독액 배출이 멈추면 도구를 꺼낸다. 한 마리 뱀에서 반달에 1회씩 반복하여 채독할 수 있으며 여러 번 채독할 수 있다.

채취한 독액이 가장 좋은 것은 제때에 건조 처리하여 장기적으로 보존할 수 있도록 하는 것으로 일반적으로 상온에서 진공 건조 처리한다. 증발 접시에 신선한 사독(蛇毒)을 담아 진공건조기에 놓고 실리카겔(Silica gel), 염화칼슘(Calcium chloride)이나 혹은 오산화인산(Phosphoric anhydride) 등의 과립상 건조제를 선택 사용하는 것이 보다 합리적이다. 건조제에 가제를 한층 씌워 가루와 먼지가 사독(蛇毒)을 오염하는 경우를 방지하여야 한다. 진공건조기를 밀폐한 후 배기 펌프로 배기하는 과정에 용기 내 사독(蛇毒)의 건조 상태에 주의를 요한다. 만약 대량의 기포가 생기면 독액이 밖으로 흘러나오는 것을 방지하기 위하여 잠깐 정지하였다가 다시 계속하여 배기한다. 이를 여러 번 반복하여야 하며 독액(毒液)이 마르기 시작하면 배기를 정지하고 진공건조 장치에 그대로 24시간 조용히 놓아 두어 충분히 건조되면 결정과 유사한 비늘 부스러기 모양의 작은 덩어리나 과립이 형성되며 이것이 곧 조제(粗製)한 건독(乾毒)이다.

【성분 및 약리】 1. 안경사독(眼鏡蛇毒)은 주로 신경독으로 용혈 작용도 있다. 신경독 부분을 분리하여 정제한 것을 안경사 신경독(眼鏡蛇神經毒; Cobratoxin)이라고 한다. 사독(蛇毒)중의 용혈소를 정제하면 바로 Lecithinase라는 것이 증명된다. 사독(蛇毒)중에는 또 세포독, 심장독, 국부를 괴사(壞死)시키는 일종의 성분이

함유되어 있으며 이 외에도 안경사 인자(眼鏡蛇因子), 항응혈 인자(抗凝血因子), 다종의 효소류, Nucleotide, Choline esterase의 억제 물질 등이 함유되어 있다.

신경계통에 대한 작용은 광범하고 복잡하다. 우선 호흡 기능의 마비로 이는 사망을 일으키는 주요한 원인이다. 순환 계통에 대한 독성은 대다수 환자들에게서 심근(心筋) 손상과 심근염(心筋炎)의 심전도(心電圖) 변화가 나타난다. 따라서 순환 계통에 대한 해독(害毒)도 중독 치사하게 하는 중요한 요인이다. 사독(蛇毒)에는 많은 효소가 함유되어 있어 유기체에 대하여 심각한 해독(害毒)을 끼친다.

2. 바이퍼독(蝮蛇毒)에는 Lecithinase과 동물을 중독시켜 출혈하게 하는 독성 물질이 함유되어 있다.

바이퍼독(蝮蛇毒)은 국부에 대하여 자극 작용으로 혈관의 삼투성(滲透性)을 증강시켜 국부 출혈과 조직 괴사를 일으킨다. 집토끼와 개의 정맥에 주사하면 소량일 때는 호흡을 흥분시키고 양이 많을 때는 호흡과 심장을 억제시키고 혈압을 강하시킨다. 토끼의 재체(在體) 장관(腸管)에 대하여서는 우선 미약한 흥분 작용이 있으며 이어서 강한 억제 작용이 있다. 이체(離体) 와심(蛙心)에 대하여서는 비교적 강한 억제 작용이 있다. 이 외에 혈액 응고를 연장하는 경향이 있다. LD_{50}은 소백서(小白鼠)의 정맥주사를 $6\mu g/g$로 하며 피하 주사는 정맥주사의 약 2배 정도로 하며 집토끼의 정맥주사는 6mg/kg으로 한다. 동물에 대한 치사 원인은 호흡 마비이다.

사람이 복사(蝮蛇)에게 물려 상하면 국부 종창이 뚜렷하며 두훈(頭暈), 번조(煩躁), 시물모호(視物模糊), 안검하수(眼瞼下垂), 호흡급촉(呼吸急促), 뇨소(尿少) 등 전신중독 증세도 나타난다. 심각한 경우는 뇨폐(尿閉), 혈색소요증(血色素尿症), 심근손상(心筋損傷), 급성 신기능쇠갈(腎機能衰弱), 추휵(抽搐), 전간발작(癲癎發作)과 중독성 쇼크 등이 나타낸다.

【성미 및 귀경】 酸, 苦, 辛, 溫, 有毒. 肝, 心經에 들어간다.

【응 용】 1. 안경사독(眼鏡蛇毒)은 강력한 진통 작용이 있다. 삼차신경통(三叉神經痛), 좌골신경통(坐骨神經痛), 늑간신경통(肋間神經痛), 관절통(關節痛), 말기암종통(末期癌腫痛), 나병, 신경통(神經痛) 등에 대하여 모두 진통작용이 있으며 소아마비(小兒痲痺)의 후유증과 추체외신경마비(椎體外神經痲痹)를 치료할 수 있다.

2. 복사독(蝮蛇毒)은 응혈(凝血) 작용이 있다. 혈우병(血友病)을 치료한다.

33. 장합개(藏蛤蚧)

【학 명】 *Agama himalayana* Steindachner　　【한국명】 히말라야아가마
【중문명】 藏蛤蚧 zang ge jie
【영문명】 Rainbow lizard
【이 명】 희산렵석(喜山鬣蜥)

장합개(藏蛤蚧)는 중국 장족(藏族) 지역 민간에서 이를 이용하여 위병(胃病)을 치료하고 있다. 어떤 사람은 그 약성(藥性)을 모르고 합개(蛤蚧)로 간주하여 사용한 경우가 있으나 이는 마땅히 고쳐야 한다.

【원동물】 아가마과동물 히말라야아가마(鬣蜥科動物 喜山鬣蜥; *Agama himalayana* Steindachner).

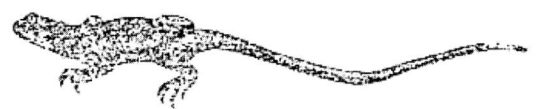

그림 5—45 히말라야아가마(喜山鬣蜥)

몸은 납작하고 머리 길이는 130mm 정도이며 꼬리는 머리 보다 길다. 주둥이는 무디고 둥글며 모서리가 뚜렷하며 콧구멍은 입 끝에 가깝다. 고막은 노출되어 있으며 눈의 지름보다 작다. 머리 부분의 비늘은 매끄럽거나 모서리가 있고 크기가 다르며 머리 뒤와 목옆에는 추상(錐狀) 비늘이 고막을 에워싸고 배열되었으며 나머지 목의 비늘은 작다. 등 중앙의 비늘은 크다. 목의 비늘은 배의 비늘보다 작다. 옆목과 옆몸 피부는 느슨하고 꼬리 기부는 넓고 납작하며 점차 회초리 모양으로 비늘은 강한 모서리가 있어 활동할 때 쉽게 끊어지지 않는다. 사지는 튼튼하고 발가락 끝은 옆으로 약간 납작하며 발톱이 발달하였다. 등은 회갈색으로 갈흑색의 반점이 가득하며 배는 기와 같은 회색이다. 수컷 가슴과 항문 앞의 판린(板鱗)은 황색이고 꼬리와 사지는 흑갈색이다(그림 5—45).

흔히 암석이 많은 산비탈에서 서식하며 해가 뜬 후 활동이 빈번하다. 항상 양지쪽의 돌덩이에 엎드려 있다가 놀라면 재빨리 돌 틈으로 도망한다.

중국에는 서장(西藏)과 신강(新疆)에 분포되어 있다.

【약 재】 히말라야아가마(藏蛤蚧)의 내장을 제거하고 건조한 전체를 약으로 사용한다. 포획하여 내장을 제거하고 대나무 꼬챙이로 벌려 햇볕에 말리거나 불에 말린다. 약재는 편상(片狀)을 이루고 사지는 수평으로 벌려져 있으며 발가락은 가늘고 길며 눈은 감았고 전체 길이는 약 30cm이며 등은 흑갈색이다.

【성미 및 귀경】 鹹, 平. 肺, 腎經에 들어간다.

【응 용】 행기지통(行氣止痛) 효능이 있다.

1. 위통(胃痛)에 대한 치료: 장합개(藏蛤蚧) 1 마리를 가루로 만들어 하루 2회 3g씩을 쌀죽으로 복용한다.

2. 구병허손(久病虛損)에 대한 치료: 먼저 양육(羊肉) 적당 양을 가자(訶子: 가리륵)의 침출액(浸出液)으로 깨끗이 닦고 그 양육(羊肉)으로 장합개(藏蛤蚧) 1 마리(머리 제거)와 사향(麝香) 약간을 잘 싸매어 불에 구어 익힌다. 식은 후 가루로 만들어 하루 2회 3g씩을 복용한다.

주: 히말라야아가마(喜山鬣蜥)의 뇌와 담도 약으로 사용한다. 염창생기(斂瘡生肌) 효능이 있어 가루로 만들어 외용한다.

34. 비룡(飛龍)

【학　명】 *Draco maculatus* Gray　　【한국명】 날도마뱀
【중문명】 斑飛蜥 ban fei xi
【영문명】 Flying agama
【이　명】 비사(飛蛇)

비룡(飛龍)은 비사(飛蛇)라고도 하며 중국의 광동(廣東)과 광서(廣西) 일대의 민간에서는 흔히 이를 약으로 사용하고 있다.

【원동물】 아가마과동물 날도마뱀(鬣蜥科動物 斑飛蜥; *Draco maculatus* Gray). 몸은 작고 납작하며 꼬리는 회초리 모양으로 가늘고 길며 몸길이가 8cm인 비룡(飛龍)은 꼬리 길이가 약 12.5cm이다. 머리는 높고 주둥이는 납작하다. 인후 아래와 목옆에는 낭습(囊褶)이 있고 끝은 예리하게 뾰족하다. 옆몸에는 날개 모양의 피막이 있고 피막은 옆몸의 피부가 뻗어 형성된 것으로서 연장되어 나온 늑골 5 가닥에 의하여 지지된다. 머리와 등의 비늘은 배의 비늘보다 크고 모서리가 있다. 등은 회갈색이고 눈 사이와 눈 뒤에는 항상 짙은 색의 얼룩이 있으며 옆은 3~5 갈래의 너비가 다른 가로 무늬가 있다. 피막은 귤홍색에 황록색을 띠었으며 윗면은 흑색의 반점이 있고 피막 복면은 연한 황색이다(그림 5—46).

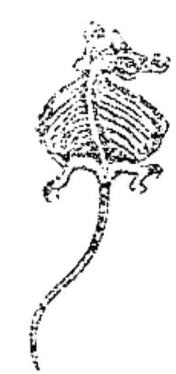

그림 5—46
날도마뱀
(斑飛蜥)

낮은 산간 지대의 산림 가에서 서식하며 나무 위에서 살고 지면(地面) 활동은 매우 적으며 무리짓기를 즐기며 행동이 날렵하다. 정지하여 있을 때는 피막은 부

채처럼 접혀져 몸 옆에 붙어 있고 나무에서 나무로 이동할 때에는 피막을 펼쳐 마치 낙하산과 같고 놀라면 곧 무리를 지어 도망간다. 곤충을 먹이로 한다.

중국에는 광동(廣東), 해남(海南), 광서(廣西), 운남(雲南), 서장(西藏) 등에 분포되어 있다.

【약 재】 날도마뱀(飛龍)의 내장을 제거하고 건조한 전체를 약으로 사용한다. 봄, 여름, 가을에 포획하여 내장을 제거하고 가는 대나무 꼬챙이로 사지를 벌려 피막을 펼친 다음 두 개의 얇은 대나무 조각을 교차되게 하여 체벽(體壁)을 펼치고 또 하나의 작은 대나무 꼬챙이를 정수리에 꽂고 다른 한 끝은 꼬리를 고정하여 약한 불에 구워 말린다.

약재의 전체 길이는 16~20cm이며 사지는 벌려져 있고 발은 구부러졌고 피막은 펼쳐져 있으며 흑색 얼룩무늬와 반점이 있으며 복면은 핑크색이고 꼬리는 쉽게 끊어지지 않으며 냄새는 비리다.

【성 분】 비룡육(飛龍肉)에는 단백질, 지방, 다종의 Amino acid, Glucogen, Myoglobin, Glycogensynthetase, phospharylase 등을 함유한다.

【성미 및 귀경】 鹹, 寒. 肝, 腎經에 들어간다.

【응 용】 청열해독(淸熱解毒), 투진(透疹) 효능이 있다. 소아홍역(小兒紅疫)의 투출(透出)은 할 수 없다.

소아진출불창(小兒疹出不暢)에 대한 치료: 비룡(飛龍) 한 마리를 가루로 만들어 하루 2회씩 쌀죽으로 마신다.

35. 납피석(蠟皮蜥)

【학 명】 *Leiolepis belliana rubritaeniata* Mertens 　　【한국명】 매끈비늘아가마
【중문명】 蠟皮蜥 la pi xi
【영문명】 Smooth-sealed agamid
【이 명】 해남파룡(海南坡龍)

납피석(蠟皮蜥)은 "본초(本草)"에는 기술이 없으며 중국의 광동성(廣東省) 민간에서는 해남파룡(海南坡龍)이라고 부르며 소아감적(小兒疳積)을 치료하는 약으로 사용한다.

【원동물】 아가마과동물 매끈비늘아가마(鬣蜥科動物 蠟皮蜥; *Leiolepis belliana rubritaeniata* Mertens). 몸길이는 150mm이고 꼬리의 길이는 몸길이의 2배이며 머리는 높지만 짧고 꼬리는 굵고 튼튼하다. 콧구멍은 크고 콧구멍과 윗입술 비늘 사이에는 4~5 줄의 작은 비늘이 있다. 귓구멍은 타원형으로 눈의 지름과 비슷하다.

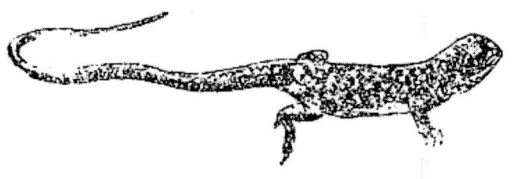

그림 5—47 매끈비늘아가마(蠟皮蜥)

주둥이와 머리 정수리의 비늘은 크고 모서리가 있으며 등 비늘은 비교적 작아 과립 모양이다. 사지의 외측과 가슴, 배의 비늘은 크고 매끄러우며 목 부분에는 큰 비늘이 한 줄로 배열되어 있다. 목의 피부는 느슨하며 꼬리 끝은 회초리 모양이며 뒷다리는 튼튼하고 크고 발톱은 발달하였으며 옆 마다 고와(股窩) 13~18개가 있다. 살아 있을 때는 색의 변이가 매우 커서 등은 보통 회색이나 짙은 갈색으로 귤황색의 둥근 반점이 가득하며 옆몸에는 양색(兩色)이 엇갈린 가로무늬가 있다. 배는 유황색(乳黃色)으로 반점이 없거나 죽은 깨가 있다. 어린 것의 꼬리는 선명한 벽돌 같은 적색이다(그림 5—47).

근해 지역 해변에서 서식한다. 발과 주둥이로 굴을 파고 암수가 짝을 지어 굴에서 살며 잡식성이다.

중국에는 광동(廣東), 해남(海南), 광서(廣西) 등 지역에 분포되어 있다.

【약 재】 매끈비늘아가마(蠟皮蜥)의 내장을 제거한 전체를 약으로 사용한다. 포획하여 내장을 제거하고 복벽(腹壁)을 수평으로 편 다음 꼬리부분을 감아 복면에 넣고 햇볕에 말리거나 불에 말린다. 약재는 대개 둘씩 짝으로 묶는다. 등은 회색으로 백색 반점이 은은히 나타나며 양 늑부(兩肋部)는 귤황색 가로 무늬가 있으며 사지는 길고 발톱이 있으며 눈은 감겨져 있다(그림 5—48).

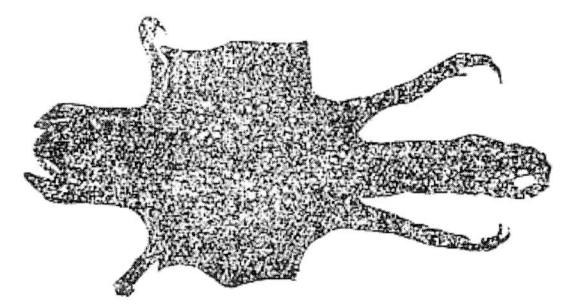

그림 5—48 납피석(蠟皮蜥)약재

【성미 및 귀경】 苦, 鹹, 平. 心, 小腸經에 들어간다.

【응 용】 자보강장(滋補强壯), 소감적(消疳積) 효능이 있다. 주로 신허요통(腎

虛腰痛), 음위(陰痿), 소아감적(小兒疳積)등을 치료한다. 양은 3~5g으로 한다.

소아감적(小兒疳積)에 대한 치료: 납피석(蠟皮蜥) 1 마리를 가루로 만들어 하루 2회 2g씩을 쌀죽으로 마신다. 계란과 함께 복용하면 효과가 더욱 좋다.

주1: 중국 광주(廣州)에서는 시중에서 납피석(蠟皮蜥)을 합개(蛤蚧)로 위장하여 판매하고 있으며 이는 마땅히 시정되어야 한다.

주2: 합개(蛤蚧)에도 납피석(蠟皮蜥)과 같이 붉은 점이 있는 것으로 묘사되는 경우가 있다. 합개(蛤蚧)와의 구별은 납피석(蠟皮蜥)의 옆구리에는 귤홍색의 횡반이 있는 외에 꼬리는 몸길이의 2배이며 발가락이 가늘고 길며 모두 발톱이 있고 눈꺼풀이 있다. 합개(蛤蚧)의 꼬리 길이는 몸길이와 거의 같고 발가락 끝이 팽창되었고 발가락이 크고 발톱이 없으며 눈꺼풀이 없다.

36. 초원사석(草原沙蜥)

【학 명】 *Phrynocephalus frontalis* Strauch 【한국명】 모래아가마
【중문명】 草原沙蜥 cao yuan sha xi
【영문명】 Toad-headed agamid
【이 명】 섬두석(蟾頭蜥)

초원사석(草原沙蜥)은 《내몽고약용동물(內蒙古藥用動物)》에서 처음으로 기술하였으며 몽골의(蒙古醫)들이 흔히 약으로 사용한다.

【원동물】 아가마과동물 모래아가마(鬣蜥科動物 草原沙蜥; *Phrynocephalus frontalis* Strauch). 몸길이는 약 30mm이고 꼬리의 길이는 약 35cm이다. 머리와 주둥이는 짧고 무디며 납작하고 둥글어 두꺼비와 비슷하므로 섬두석(蟾頭蜥)이라고도 한다. 머리는 서로 맞서지 않은 작은 비늘이 있고 머리 정수리 중앙에는 투명한 원형의 정안(頂眼)이 하나 있다. 아래위 눈꺼풀 가장자리는 톱니 모양이고 귓구멍은 피하에 파묻혀 있어 뚜렷하지 않다. 입은 크게 갈라졌고 아래턱 밑에는 해하린(頦下鱗)이 짝으로 되어 있지 않다. 사지와 발가락은 보다 길며 발가락 양 옆에는 빗(櫛) 같은 돌기가 있고 끝은 발톱이 있다. 수컷의 꼬리 기부는 팽창하였고 뒤쪽으로 가면서 점차 가늘어져 회초리 모양으로 되었다. 등은 사황색(沙黃色)으로 회색, 백색, 흑색 등 여러 가지 색으로 조성된 얼룩무늬가 있고 배는 황백색이고 꼬

리에는 흑백이 서로 엇갈린 색의 고리무늬가 있다. 겨드랑 뒤에는 장미색의 둥근 반점이 뚜렷하다(그림 5—49).

초원의 모래 언덕, 황무지, 관목 숲에서 서식하며 오전 9~11시와 오후 3~6시에 활동이 빈번하고 정오 햇볕이 쨍쨍하게 비칠 때는 외출이 적다. 각종 곤충을 먹이로 한다.

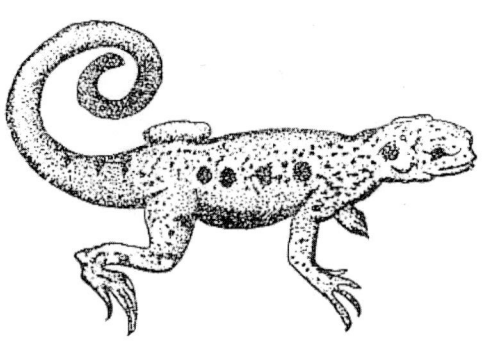

그림 5—49 모래아가마(草原沙蜥)

중국에는 하북(河北), 내몽고(內蒙古), 섬서(陝西), 감숙(甘肅) 등에 분포되어 있다.

【약　재】 모래아가마(草原沙蜥) 전체를 약으로 사용한다. 포획하여 백주(白酒)를 뿜어 죽이고 통풍이 잘 되는 곳에 두어 말리거나 철사로 꿰어 바람에 말리며 사용할 때에는 와편(瓦片)에 놓고 배건(焙乾)하여 가루로 만든다.

【성미 및 귀경】 辛, 鹹, 微寒. 心, 腎, 肺經에 들어간다.

【응　용】 해독(解毒), 거풍(祛風), 안신(安神), 진정(鎭靜) 및 보신장양(補腎壯陽) 효능이 있다. 주로 임파선결핵(淋巴腺結核), 전간(癲癇), 신허(腎虛), 음위(陰痿) 등을 치료한다.

1. 임파선결핵(淋巴腺結核)에 대한 치료: 초원사석(草原沙蜥) 1 마리를 가루로 만들고 계란 1개를 취하여 먼저 계란에 작은 구멍 하나를 뚫고 초원사석(草原沙蜥) 가루를 계란 속에 넣어 고루 휘저은 다음 젖은 종이로 단단히 봉하여 목탄불에 놓고 익혀 한번에 하나씩 하루 2회 연속 며칠간 복용한다.

2. 음위(陰痿)에 대한 치료: 먼저 가자(訶子) 하나를 가루로 만들고 사향(麝香) 조금과 같이 사발에 넣고 물을 가하여 고루 섞은 다음 그 액체를 내장을 제거한 초원사석(草原沙蜥)에 바르고 반죽한 밀가루로 싸서 약한 불에 구워 말린 다음 밀가루를 제거하고 가루로 만들어 하루 1회 2 마리씩을 복용한다.

주1: 초원사석(草原沙蜥)의 혈(血)도 약으로 사용할 수 있으며 내장손상을 치료한다.

주2: 초원사석(草原沙蜥) 이외에 중국에는 또 청해사석(靑海沙蜥; *Phrynocephalus vlangalii* Strauch), 변색사석(變色沙蜥; *Phrynocephalus versicolor* Strauch), 황막사석(荒漠沙蜥; *Phrynocephalus przewalskii* Strauch) 등이 있으며 모두 같은 약으로 사용한다.

37. 타 갑(鼉甲)

【학 명】 *Alligator sinensis* Fauvel **【한국명】** 양자강악어
【중문명】 鼉甲 tuo jia
【영문명】 Chinese alligator
【이 명】 타어갑(鼉魚甲)

타갑(鼉甲)은 《신농본초경(神農本草經)》에서 원명을 타어갑(鼉魚甲)이라고 처음으로 기술하였다. 진장기(陳藏器)는 "타어(鮀魚)를 합쳐 타(鼉) 자로 만들었으며……타(鼉)를 타(鮀)로 한 것이 아니라 마땅히 타(鮀)를 고쳐야 한다."라고 하였다. 《본초강목(本草綱目)》에서는 용류(龍類)에 열거하였다.

【원동물】 아리게이터과동물 양자강악어(鼉科動物 揚子江鰐魚; *Alligator sinensis* Fauvel). 큰 것은 몸길이가 2m 정도이고 몸 전체는 인갑(鱗甲)에 덮혀 있으며 머리는 납작하고 주둥이는 짧고 넓으며 위턱의 양 옆에는 18개씩의 이가 있고 아래턱의 양 옆에는 19개씩의 이가 있다. 눈은

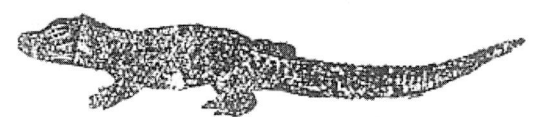

그림 5—50 양자강악어(揚子鰐)

크고 눈꺼풀과 순막(瞬膜)이 있다. 귓구멍은 갈라진 모양으로 판막(瓣膜)이 있어 닫힐 수 있다. 콧구멍은 1쌍으로 주둥이 앞 위쪽에 열려 있으며 활판(活瓣)이 있어 스스로 여닫을 수 있다. 목은 보다 가늘고 몸통은 납작하며 꼬리는 길고 옆으로 납작하다. 앞다리는 발가락이 5개이고 뒷다리는 발가락이 4개이며 모든 발가락 끝에는 발톱이 있다. 등은 흑록색에 가깝고 배는 회색이며 꼬리는 회색과 흑색이 엇갈린 고리 무늬가 있다(그림 5—50).

강가에서 서식하며 굴을 파고 산다. 항상 물에서 생활하며 때로는 강가에 기어 올라와서 햇볕을 쪼인다. 밤에 활동을 많이 한다. 성질이 사납고 연체 동물, 갑각류, 조류와 비교적 큰 포유동물을 포식(捕食)한다. 10월부터 이듬해 3월까지는 동면한다.

중국에는 안휘(安徽), 강소(江蘇), 절강(浙江), 강서(江西) 등에 분포되어 있다.

【약 재】 양자강악어(鼉魚)의 인갑(鱗甲)을 약으로 사용한다. 인갑(鱗甲)을 취하여 햇볕에 말려 비축한다. 사용할 때는 소자(酥炙) 또는 주자(酒炙)하여 사용한다.

【성미 및 귀경】 辛, 溫, 有毒. 肝, 脾經에 들어간다.

【응   용】 활혈행어(活血行瘀), 소적살충(消積殺蟲) 효능이 있다. 주로 징가(癥瘕), 적취붕루대하(積聚崩漏帶下), 나력악창(瘰癧惡瘡), 옴(疥瘡) 등을 치료한다. 양은 3~5g으로 한다.

장풍치질(腸風痔疾)에 대한 치료: 타갑(鼉甲) 및 뼈를 태운 재를 한번에 10g씩 쌀죽으로 복용한다.

제 6 장

조 류

1. 유 압(油鴨)

【학 명】 *Podiceps ruficollis*   【한국명】 논병아리
【중문명】 油鴨 you ya
【영문명】 Little Grebe
【이 명】 체(鷉); 벽체(鷿鷉); 왕팔압자(王八鴨子); 조압(刁鴨); 소호로(水葫蘆)

유압(油鴨)은 원명이 체(鷉)로 《이아(爾雅)》에서는 "체(鷉)는 곧 벽체(鷿鷉)로서 부(鳬)와 흡사하며 작다."라고 하였다. 《본초습유(本草拾遺)》에서는 "벽체(鷿鷉)는 수조(水鳥)로 구압(鳩鴨)과 같으며 발이 꼬리와 이어져 육지에서는 다닐 수 없으며 항상 물에 있으면서 사람이 이르면 곧 잠기며 간혹 건드리면 일어난다."라고 하였다. 《본초강목(本草綱目)》에서는 벽체(鷿鷉) 또는 유압(油鴨)이라고 부르고 있다.

【원동물】 논병아리과동물 논병아리(鷿鷉科動物 小鷿鷉; Tachybaptus *ruficollis* Pallas). 몸은 작아 길이가 약 26cm로 꼬리는 매우 짧고 발은 몸 뒤 끝에 달려 있다. 번식 시기에는 머리가 검은 색이고 상체의 나머지 부분은 갈색으로 목은 붉은 밤색이며 하체는 백색이다. 겨울에는 턱과 턱밑 목은 백색으로 머리와 목은 엷은 황갈색으로 된다(그림 6—1).

강과 호택(湖澤)에서 서식하며 항상 수압류(水鴨類)와 함께 살고 있어 어떤 사람은 오리(鴨)로 오인하고 있다. 수영과 잠수에 능하다.

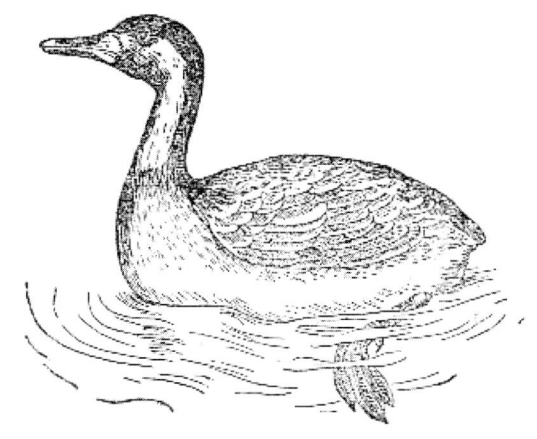

그림 6—1 논병아리(小鷿鷉)

중국에는 대부분의 지역에 고루 분포되어 있으며 동북과 동부 연해 일대에 비교적 많다.

【약 재】 논병아리(油鴨)의 육을 약으로 사용한다. 연중 언제나 포획하여 육을 채취하여 생용(生用)하거나 혹은 불에 말린다.

【성미 및 귀경】 甘, 鹹, 微寒. 腎, 膀胱經에 들어간다.

【응 용】 보중익기(補中益氣), 수렴지리(收斂止痢) 효능이 있다. 치질(痔疾), 탈항(脫肛), 유뇨(遺尿) 등을 치료한다. 적당한 양으로 한다.

1. 유뇨(遺尿)에 대한 치료. 적당한 양의 유압(油鴨) 육(肉)을 끓여 익힌 후 식육음즙(食肉飮汁)한다.

2. 치질(痔疾), 탈항(脫肛)에 대한 치료. 유압(油鴨)을 구워 누릇누릇해진 다음 가루로 만들어 매일 2회 15g씩을 복용한다.

주: 홀사혜(忽思慧)는 《음선정요(飮膳正要)》에서 甘, 平, 無毒하다."라고 하였고 또 "보중익기(補中益氣)의 효능이 있어 구워 먹으면 좋다."라고 하였다.

벽체(鸊鷉)는 종류도 많고 각 지방에서 약용하는 것은 모두 작은 것이다.

2. 제 호(鵜鶘)

【학 명】 *Pelecanus onocrotalus*　　【한국명】 분홍사다새
【중문명】 鵜鶘 ti hu
【영문명】 Pelecan
【이 명】 당아(塘鵝); 도하(淘河); 도하(逃河); 도아(淘鵝);

제호(鵜鶘)는 《가우본초(嘉祐本草)》에서 처음으로 기술하였다. 《본초강목(本草綱目)》에서는 제47권 금(禽)의 하나로 기술하고 있다. 현재는 보통 제호(鵜鶘) 혹은 도아(淘鵝)라고 한다.

【원동물】 사다새과동물 분홍사다새(鵜鶘科動物 斑嘴鵜鶘; *Pelecanus onocrotalus* Gmelin). 당아(塘鵝) 또는 도하(淘河), 도하(逃河)라고도 한다. 대형 조류이다. 머리와 목은 모두 흰색이다. 침부(枕部)에는 분홍색의 우관(羽冠)이 있고 뒤 목덜미에는 분홍색의 긴 깃털이 한 줄 있

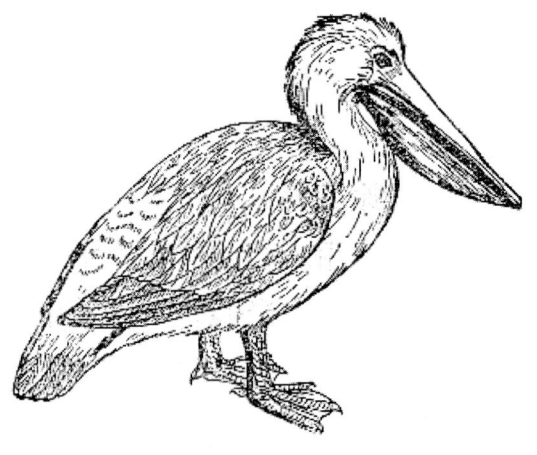

그림 6—2 분홍사다새(斑嘴鵜鶘)

다. 등과 어깨는 모두 엷은 황갈색이다. 아래 등과 허리는 희고 엷은 붉은 색으로 물들어 있다. 꼬리 깃은 은회색이다. 가슴, 배는 흰색이다. 부리는 엷은 적황색으로 윗부리 가장자리에는 큰 남흑색 반점이 있다. 발은 흑색이고 발톱은 각질의 황색이다(그림 6—2).

강, 호박과 연해에서 서식하며 비행력이 강하고 시력이 예민하다. 물고기를 먹이로 하며 때로는 소형의 양서 동물과 소형의 조류를 먹이로 한다.

중국에는 광동(廣東), 광서(廣西), 운남(雲南), 복건(福建), 강소(江蘇), 절강(浙江) 등 지역에 분포되어 있으며 하북(河北), 산동(山東) 등에서도 간혹 볼 수 있다.

【약 재】 제호(鵜鶘)의 지방을 약으로 사용한다. 가을과 겨울에 포획하여 내장을 제거하고 깃털, 피낭(皮囊), 부리 등을 떼어 내어 햇볕에 말리고 다시 나머지 전체를 솥에 넣고 끓여 익힌 후 기름을 건져 내어 식히면 된다.

【성미 및 귀경】 鹹, 溫, 無毒. 腎, 肺經에 들어간다.

【응 용】 청열해독(淸熱解毒), 거풍통락(祛風通絡) 효능이 있다. 옹종(癰腫), 풍습비통(風濕痹痛) 등을 치료한다. 양은 적당히 한다.

주1: 부리는 적백구리(赤白久痢)를 치료한다. 소존성(燒存性)하여 가루로 만들어 매일 2회 5g씩을 끓인 맹물로 복용한다.

주2: 피, 깃털은 번위토식(翻胃吐食)을 치료한다. 소존성(燒存性)하여 가루로 만들어 매일 2회 3 g씩을 끓인 맹물로 복용한다.

주3: 혀는 정창종독(疔瘡腫毒)을 치료한다. 혀를 소존성(燒存性)하여 곱게 가루로 만들어 참기름으로 반죽하여 환부에 바른다. 이미 곪은 환부에는 바를 수 없다.

3. 노자육(鸕鷀肉)

【학 명】 *Phalacrocoraciax Carbo*　　【한국명】 민물가마우지(原動物)
【중문명】 鸕鷀肉 lu ci rou
【영문명】 Great Cormorant
【이 명】 수로압(水老鴨); 어응(魚鷹)

노자(鸕鷀)는 《이아(爾雅)》에 기술되어 있다. 《명의별록(名醫別錄)》에는 노자(鸕鶿)는 있으나 그 효능에 대해서는 기술이 없다. 《포자론(炮炙論)》에서는 "체한복대(體寒腹大)의 치료는 전적으로 노자(鸕鶿)에 의지한다."라고 하였다. 《본초연의(本草衍義)》에서는 또 수로압(水老鴨)이라고 부르고 있다. 《본초강목(本草綱目)》에서는 "노자(鸕鶿)는 물가 어느 곳이나 있으며 역(鷁)과 비슷하고 작으며 색이 검어서 갈가마귀로 여기지만 긴 부리가 약간 구부러졌다. 물속에 들어가 물고기를 잡는데 능하며 낮에는 강가운데 모래톱에 모이고 밤에는 수림에 들어간다…"라고 노자(鸕鶿)에 대하여 상세히 묘사하고 있다. 현재 중국 남방 여러 지방에서는 모두 양식하고 있으며 민간에서 약으로 사용한다.

【원동물】 가마우지과동물 민물가마우지(鸕鶿科動物 鸕鶿) Phalacrocorax carbo Linné). 몸은 크고 오리와 비슷하다. 전체는 검은 색으로 어깨와 날개는 청동갈색의 금속광택을 띤다. 번식 시기에는 머리와 목에 흰 깃이 가득 섞여 있으며 하협(下脇)에는 흰 반점이 있다. 유조(幼鳥)는 연한 갈색으로 하체 중앙은 대개가 흰색이다. 부리는 좁고 길어 원추형을 이룬다. 윗부리의 양 옆에는 갈구리가 있으며 첨단에도 갈구리가 있다. 아래 부리에는 소낭(小囊)이 있다. 발은 몸의 뒤쪽에 위치하였으며 검은 색으로 네 발가락은 앞을 향하였고 물갈퀴와 예리한 발톱이 있다. 식별이 매우 쉽다(그림 6—3).

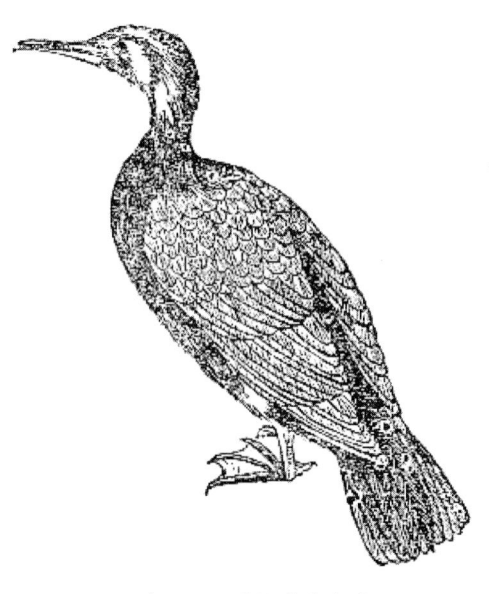

그림 6—3 민물가마우지

강하(江河)나 호택(湖澤)에서 서식하며 유영(遊泳)과 잠수가 능하며 교묘하게 물고기를 잡는다. 갈대 숲이나 키 작은 나무 또는 절벽에 둥지를 튼다.

중국에는 각 지방에 널리 분포되어 있다. 남방의 각 지방에서는 집에서 양식한다.

【약　재】 민물가마우지(鸕鶿)의 육을 약으로 사용한다. 연중 언제나 포획하여 육을 채취하여 소존성(燒存性)하여 사용한다.

【성미 및 귀경】 酸, 鹹, 寒, 微毒. 肝, 腎經에 들어간다.

【응　용】 이수소종(利水消腫) 효능이 있다. 수종을 치료한다. 양은 5~10g으로

한다.

주1: 노자골(鸕鶿骨)을 소존성(燒存性)하여 가루로 만들어 같은 양의 백지분(白芷粉)과 합하여 저지방(猪脂肪)으로 반죽하여 얼굴에 바르면 주근깨가 치료된다.

주2: 민물가마우지 소낭(鸕鶿嗉囊)을 소존성으로 구워 가루로 만들어 끓인 물로 복용하면 생선 가시나 보리가시가 목에 걸린 것이 치료된다.

주3: 노자연(鸕鶿涎)으로는 백일해(百日咳), 어자경인(魚刺硬咽)을 치료한다.

4. 노 육(鷺肉)

【학 명】 *Egrettae garzetta*   【한국명】 쇠백로(原動物)
【중문명】 鷺肉 lu rou
【영문명】 Little Egret
【이 명】 백로육(白鷺肉)

노육(鷺肉)은 《식물본초(食物本草)》에 있으며 《본초강목(本草綱目)》에서는 제 47권 금류(禽類)의 하나로 기술하고 있다. 《중약대사전(中藥大辭典)》에서도 약용으로 인용하였다.

【원동물】 백로과동물 쇠백로(鷺科動物 白鷺; *Egretta garzetta* Linné). 소형 해오라기 류(鷺類)로 암수가 같은 색이며 전신이 유백색이다. 침부(枕部)에는 두 갈래의 쌍빈(雙鬢) 모양의 긴 깃이 있다. 어깨에는 도롱이 모양의 깃이 뒤를 향하여 등을 덮고 꼬리까지 뻗어 착생(着生)하였다. 앞 목에도 창 모양의 깃이 착생하여 우관(羽冠)과 같은 모양으로 아래를 향하여 가슴 앞까지 덮었다. 부리는 검은 색이고 부리가 갈라진 곳과 아래 부리의 기부는 엷은 각질의 황색이다. 발은 검은 색이고 발가락은 각질의 황록색이다(그림 6—4).

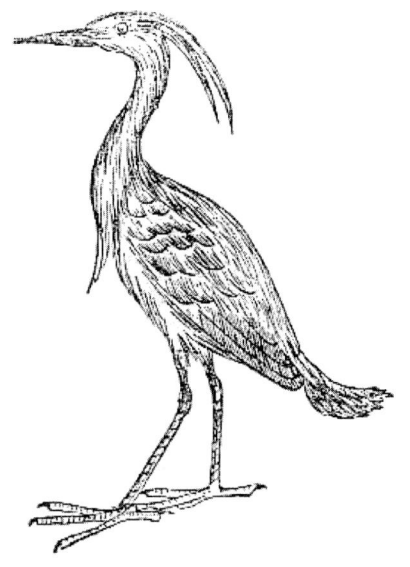

그림 6—4 쇠백로(白鷺)

여름에는 논밭, 진펄, 못에서 서식한다. 대형의 호수, 바다의 얕은 여울이나 모래톱에서도 볼 수 있다. 항상 3~5 마리가 무리지어 활동한다. 어류를 즐겨 먹으며 개구리, 곤충 및 기타 식물도 먹는다.

중국에는 양자강(揚子江) 이남의 여러 곳에 분포되어 있다.

【약　재】 쇠백로(白鷺)의 육을 약으로 사용한다. 연중 언제나 포획하여 깃털과 내장을 제거하고 육을 채취하여 생용(生用)한다.

【성미 및 귀경】 鹹, 平, 無毒. 腎, 脾經에 들어간다.

【응　용】 보비익기(補脾益氣) 효능이 있다. 비허설사(脾虛泄瀉), 소화불량(消化不良), 식욕부진(食欲不振), 붕루(崩漏), 탈항(脫肛) 등을 치료한다. 양은 적당히 한다.

1. 비허작설(脾虛作泄)에 대한 치료: 노육(鷺肉) 50g, 백출(白朮) 50g, 복령(茯苓) 15g, 편두(扁豆) 15g, 당삼(黨參) 10g을 물에 달여 매일 두번 복용한다.

2. 탈항(脫肛)에 대한 치료: 노육(鷺肉) 50g와 별두(鼈頭; 자라머리) 두 마리를 물에 끓여 잘 익혀 매일 2회 식육음즙(食肉飲汁) 한다.

3. 붕루(崩漏)에 대한 치료: 노육(鷺肉) 50g, 황기(黃芪) 50g을 달여 잘 익혀 매일 2회 식육음즙(食肉飲汁)한다.

5. 관 골(鸛骨)

【학　명】 *Ciconiae ciconiae* 　　　【한국명】 황새(原動物)
【중문명】 鸛骨 guan rou
【영문명】 Stork flesh
【이　명】

관골(鸛骨)은 《명의별록(名醫別錄)》에서 "味甘, 無毒하며 주로 심복질(心腹疾)을 치료한다."라고 처음으로 기술하였다. 《본초습유(本草拾遺)》에서는 "발 뼈와 부리는 주로 후비(喉痺)를 치료한다."라고 하였다. 지금 중국에서는 관의 골육(鸛骨肉)을 모두 약으로 사용한다.

【원동물】 황새과동물 황새(鸛科動物 白鸛; *Ciconia ciconia* Linne). 대형 조류

이다. 전신은 대개 흰색이나 두 날개는 흔히 검은 색이다. 어깨 깃은 비교적 길며 검은 금속의 자동색(紫銅色) 빛이 난다. 목 아래 깃털은 길어 창 모양이다. 부리는 길고 각질은 흑색으로 앞 끝은 약간 엷다. 발은 길고 뒷발가락이 비교적 발달하여 지면을 밟는다. 이 특징들은 백학과 서로 구별된다 (그림 6—5).

항상 작은 무리를 이루거나 단독으로 광활한 평원의 못이나 소택지의 얕은 물에서 천천히 거닐면서 먹이를 찾는다. 때로는 수림과 산간 지대에도 나타나 비교적 굵은 나무 가지 위에 머문다. 비상할 때는 목과 발을 일직선으로 한다. 물고기, 개구리, 곤충 및 소형의 서류(鼠類)를 먹이로 한다.

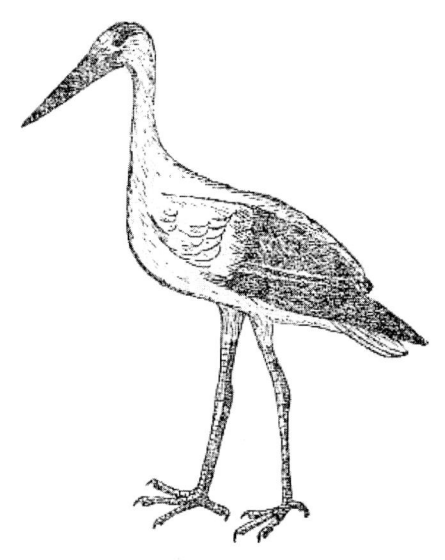

그림 6—5 황새(白鶴)

중국에는 대부분의 지역에 모두 분포되어 있다. 그러나 수량이 비교적 적다.

【약 재】 황새(白鶴)의 뼈를 약으로 사용한다. 연중 언제나 포획하여 뼈를 채취하여 그늘지고 서늘한 곳에 놓아 두어 비축한다.

【성미 및 귀경】 甘, 寒, 無毒. 心, 腎, 脾經에 들어간다.

【응 용】 해독(解毒), 지통(止痛) 효능이 있다. 흉복작통(胸腹作痛), 후비(喉痺) 등을 치료한다. 양은 적당히 한다.

1. 복통(腹痛)에 대한 치료: 적당양의 관골(鸛骨)을 소제(酥製)로 가루를 만들어 끓인 물 또는 더운술로 복용한다.

2. 창절종통(瘡癤腫痛)에 대한 치료: 적당 양의 관골(鸛骨)을 소제(酥製)로 가루를 만들어 유향(乳香), 몰약(沒藥)을 각각 10g씩 고루 섞은 후 포공영(蒲公英) 100g으로 달여 복용한다.

주: 관육(鸛肉)은 건혈노(乾血癆), 경혈(經血)이 오랫동안 오지 않는 증상과 신통발열(身痛發熱), 천해(喘咳) 등을 치료한다. 사용법은 달여 식육음즙(食肉飮汁) 한다.

6. 안 지 (雁脂)

【학　명】 Anser cygnoides　　　【한국명】 개리(原動物)
【중문명】 雁脂 yan zhi
【영문명】 Swan Goose
【이　명】 목방(鶩肪); 안고(雁膏)

　　안지(雁脂)는 《신농본초경(神農本草經)》에서 원명을 목방(鶩肪)이라고 하여 "풍련구급편고(風攣拘急偏枯), 기불통리(氣不通利)를 주로 치료한다."라고 처음으로 기술하였다. 당대(唐代)의 맹선(孟詵)은 《식료본초(食療本草)》에서 안고(雁膏)라고 하여 "안고(雁膏)는 합성하여 고(膏)를 만들 수 있으며 이롱(耳聾)을 치료할 수 있다."라고 하였다. 《본초강목(本草綱目)》에서는 "옹종이감(癰腫耳疳)에 바르며 또한 결열흉비구토(結熱胸痞嘔吐)를 치료한다."라고 하였다. 중국에서는 현재 안지(雁脂)라고 통칭한다.

　　【원동물】 오리과동물 개리(鴨科動物 鴻雁; *Anser cygnoides* Linné). 대안(大雁)이라고도 부른다. 몸이 크고 목이 길며 암수가 비슷하다. 상체는 대개가 암갈색이나 머리 정수리와 뒷목 바로 가운데는 다갈색이다. 하체는 흰색에 가깝다. 부리는 검은 색이고 발등은 등황색이며 발톱은 검은 색이다. 수컷 윗부리의 기부에는 혹 모양의 돌기가 하나 있어 매우 쉽게 구별할 수 있다(그림 6—6).

　　항상 넓은 들판이나 소택지, 호수의 연안에서 서식한다. 수생식물이 많이 자라는 물가를 특히 좋아한다. 잡초를 주요한 먹이로 하며 소형의 패각류도 먹는다.

　　중국에는 많은 지역에 분포되어 있다.

　　【약　재】 개리(鴻雁)의 지방을 약으로 사용한다. 봄 겨울에 포획하여 털과 내장을 제거한 후 지방을 채취 연유(煉油)하여 비축한다.

　　【성미 및 귀경】 甘, 平, 無毒. 心, 腎

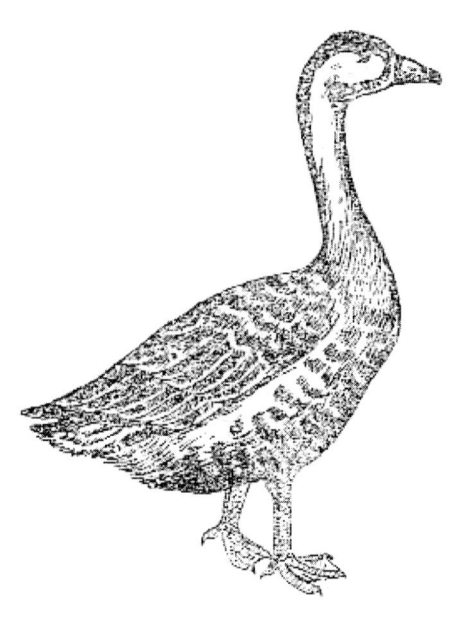

그림 6—6 개리(鴻雁)

經에 들어간다.

【응　용】 서근활혈(舒筋活血), 익기해독(益氣解毒) 효능이 있다. 기혈부족(氣血不足), 근련구급(筋攣拘急), 신허탈발(腎虛脫髮), 옹종창독(癰腫瘡毒) 등을 치료한다. 매번 한 숟가락씩을 복용하며 외용은 적당한 양으로 한다.

주1: 안육(雁肉)은 풍습을 제거하고 근골(筋骨)을 튼튼하게 한다. 풍습비통(風濕痺痛), 전신마비(全身麻痹), 근련(筋攣) 등을 치료한다. 양은 적당히 한다.

주2: 안모(雁毛)는 소존성(燒存性)하여 가루로 만들어 소아경간(小兒驚癇) 치료에 사용할 수 있다. 《강소중의(江蘇中醫)》1966년 제1 기에 의하면 안모(雁毛)는 소아의 천식성기관지염을 치료한다고 하였다.

주3: 홍안(鴻雁) 이외에 또 흔히 볼 수 있는 것은 두안(豆雁; *Anser fabalis*)과 백액안(白額雁; *A. albifrons*), 회안(灰雁; *A. anser*)이 있으며 역시 약으로 사용할 수 있다.

7. 천아모(天鵝毛)

【학　　명】 *Cygnus cygnus*　　**【한국명】** 큰고니(原動物)
【중문명】 天鵝毛 tian e mao
【영문명】 Whooper swan
【이　　명】 곡융모(鵠絨毛)

천아모(天鵝毛)는 명대(明代)의 《식물본초(食物本草)》에서 원명을 곡융모(鵠絨毛)라고 하였다. 이시진(李時珍)의 《본초강목(本草綱目)》에서는 곡유(鵠油)라는 기술이 있으며 원대(元代)의 《음선정요(飮膳正要)》에서는 "천아(天鵝)는 3, 4 등급이 있어 금두아(金頭鵝)를 상품으로 한다…"라고 기술하고 있어 고대부터 각종 천아(天鵝)를 모두 약으로 사용한 사실을 알 수 있으며 현재도 중국에서는 천아(天鵝)의 우모(羽毛)를 가장 많이 사용한다.

【원동물】 오리과동물 큰고니(鴨科動物 天鵝; *Cygnus cygnus* Linné). 대곡(大鵠) 또는 곡(鵠), 금두아(金頭鵝)라고도 부른다. 대형 조류로 몸길이는 150cm에 이른다. 성조(成鳥)의 겨울 깃은 전신이 흰색이며 눈에서 부리까지는 엷은 황색이다. 홍막(虹膜)은 어두운 갈색이다. 부리는 대개 검은 색이다. 윗부리 기부(콧구멍이

있는 곳)는 황색이며 아랫부리 기부와 중앙 부위도 황색이다. 발등, 발가락과 물갈퀴는 검은 색이다. 유조(幼鳥)의 몸 전체는 엷은 회갈색이며 부리는 암담색이다(그림 6—7).

호수와 소택지 일대에서 서식한다. 항상 강가의 수초가 무성한 수면에 머물면서 주로 식물을 먹으며 곤충, 패류, 갑각류 등 작은 동물도 먹는다.

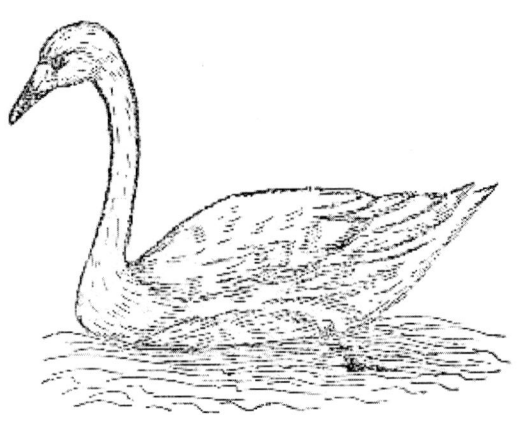

그림 6—7 큰고니(天鵝)

중국에는 동북의 북부에서 번식하고 겨울에는 양자강(揚子江) 이남의 각 지역으로 이동한다.

【약 재】 큰고니(天鵝)의 깃털을 약으로 사용한다. 사계절 언제나 포획하여 깃털을 채취하여 태워 재를 비축한다.

【성미 및 귀경】 甘, 微鹹, 平. 心, 腎經에 들어간다.

【응 용】 지혈(止血) 효능이 있다. 도상(刀傷) 출혈을 치료한다. 적당한 양을 환처에 바른다.

주1: 천아유(天鵝油)는 옹종(癰腫)에 바르면 효과가 있다.
주2: 천아육(天鵝肉)은 오장(五臟)에 이롭게 하고 기력(氣力)을 돕는다.

8. 황 압(黃鴨)

【학 명】 *Tadorna ferruginea*   【한국명】 황오리
【중문명】 黃鴨 huang ya
【영문명】 Ruddy Shelduck
【이 명】

황압(黃鴨)은 의약 문헌에는 기술이 없지만 중국 민간에서는 황압(黃鴨) 전체를 보신장양(補腎壯陽)의 약으로 응용하고 있다.

【원동물】 오리과동물 황오리(鴨科動物 赤麻鴨; *Tadorna ferruginea* Pallas).

대형 압류(鴨類)로 암수가 비슷하다. 머리와 목은 모두 갈백색이며 목 기부에는 검은 색의 목고리가 하나 있다. 익경(翼鏡)은 녹색으로 빛이 반짝인다. 등, 어깨, 옆구리와 하체는 모두 등갈색으로 흑갈색 물결 모양의 잔무늬가 섞여 있다. 꼬리의 복우(覆羽)와 미우(尾羽)는 모두 흑색이다. 부리는 자홍색으로 끝은 흑색이다. 발은 검은 색이다(그림 6—8).

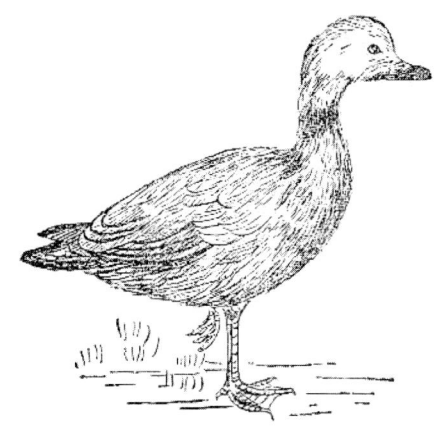

그림 6—8 황오리(赤麻鴨)

수초가 무성한 소택이나 강기슭에서 서식한다. 때로는 수백 마리씩 무리지어 물가의 모래톱에 머물기도 한다. 강가의 토혈(土穴)이나 현암(懸岩) 혹은 들판의 도랑에 둥지를 만든다. 잡식성으로 주로 식물을 먹는다.

중국에는 각 지역에 광범위하게 분포되어 있다.

【약　재】 황오리(黃鴨)의 육을 약으로 사용한다. 사계절 언제나 포획하여 깃털과 내장을 제거하고 생용(生用)하거나 구워 말리어 비축한다.

【성미 및 귀경】 甘, 鹹, 溫. 腎, 膀胱經에 들어간다.

【응　용】 보신 장양(補腎壯陽)하고 창종(瘡腫)을 없애고 풍습(風濕)을 제거하는 효능이 있다. 신허음위(腎虛陰痿), 유정(遺精), 제창종통(諸瘡腫痛), 류머티스성 요퇴통(腰腿痛) 등을 치료한다. 양은 적당히 한다.

1. 신허음위(腎虛陰痿)에 대한 치료: 내장과 깃털을 제거한 황압(黃鴨) 한 마리의 뱃속에 대총(大葱) 3 대, 선모(仙茅) 3g, 육종용(肉蓯蓉) 10g, 파극천(巴戟天) 5g을 넣고 잘 익힌 후 식육음즙(食肉飮汁)한다. 양은 제한하지 않는다. 뼈는 배소(焙酥)하여 가루로 만들어 5g씩을 끓인 물로 복용한다.

2. 풍습 요퇴통(風濕腰腿痛)에 대한 치료: 황압(黃鴨)을 구워 가루로 만들어 매일 2회 5g씩을 노관근(老貫筋) 50g을 달인 물로 복용한다.

3. 창양 궤란(瘡瘍潰爛)에 대한 치료: 황압육(黃鴨肉) 50g, 황기(黃芪) 25g, 포공영(蒲公英) 50g을 달여 매일 2회 식육음즙(食肉飮汁) 한다.

9. 수압모(水鴨毛)

【학 명】 Anas platyrhynchos   **【한국명】** 청둥오리(原動物)
【중문명】 水鴨毛 shui ya mao
【영문명】 Mallard's feathers
【이 명】 야압(野鴨); 수압자(水鴨子); 부(鳧)

수압(水鴨)은 곧 야압(野鴨)이다. 《식료본초(食療本草)》에서는 부(鳧)라고 하였다. 《본초강목(本草綱目)》에서는 제47권 금(禽)의 하나로 기술하였으며 종류가 많다. 지금은 녹두압(綠頭鴨)의 분포가 가장 넓다.

【원동물】 오리과동물 청둥오리(鴨科動物 綠頭鴨; *Anas platyrhynchos* Linné). 보통 수압자(水鴨子)라고 한다. 비교적 큰 압류(鴨類)의 한 종류로 가장 보편적이고 수량도 많다. 수컷의 상체는 대개 어두운 회갈색이며 하체는 회백색이다. 백색의 목고리는 흑녹색의 머리와 밤색의 가슴을 갈라 놓았다. 익경(翼鏡)은 자색으로 상하연(上下緣)은 넓은 흰 변을 띠고 있다. 꼬리 깃 바로 중앙에 있는 4매(枚)의 융(絨)은 흑색으로 끝은 위로 굽어 갈구리와 같다. 암컷의 등 깃은

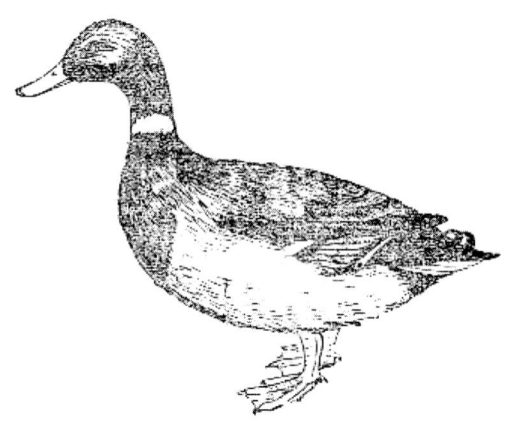

그림 6—9 청둥오리(綠頭鴨)

흑갈색으로 연한 갈적색의 넓은 변이 섞여 있고 배는 연한 다갈색으로 갈색 반점이 흩어져 있다. 익경(翼鏡)은 수컷과 같다(그림 6—9).

강, 호수에서 서식한다. 항상 무리지어 물가의 잡초가 무성한 수면에 머문다. 식물을 주요 먹이로 하며 수중의 곤충, 소형의 연체 동물 등도 먹는다.

중국에는 전국 각 지역에 모두 분포되어 있다.

【약 재】 청둥오리(水鴨)의 깃털을 약으로 사용한다. 사계절 언제나 포획하여 깃털을 채취하여 소존성(燒存性)으로 가루를 만들어 사용한다.

【성미 및 귀경】 鹹, 平, 無毒. 心, 腎經에 들어간다.

【응 용】 수렴(收斂), 해독(解毒) 효능이 있다. 화상(火傷)을 치료한다. 외용은

적당한 양으로 한다.

　주1: 수압육(水鴨肉)은 보중익기(補中益氣)하고 소식건위(消食健胃) 한다.

　주2: 수압혈(水鴨血)은 뜨거운 것을 마시면 용토약(涌吐藥)이 된다. 보통 식물 중독이나 약물 중독에 응급처치로 사용한다.

　주3: 수압각장(水鴨脚掌) 혹은 취각(嘴殼)은 부녀자가 산후 바람을 맞아 생긴 요배 사지 동통(腰背四肢疼痛)을 치료한다. 본 품종을 채취하여 배소(焙酥)하여 가루로 만들어 매일 2회 5g씩을 끓인 물로 복용한다.

10. 어압자(魚鴨子)

【학　　명】 Mergus merganser　　　【한국명】 비오리
【중문명】 魚鴨子 yu ya zhi
【영문명】 Common merganser
【이　　명】

　어압자(魚鴨子)는 의약 전문 서적에는 없다. 중국에서는 보통 어민들이 이를 사용하여 폐결핵과 부종을 치료한다. 《청장고원약물도감(靑藏高原藥物圖鑑)》에서는 "티벳의 의자(醫者)들이 이것을 이용하여 아니로병(阿泥洛病; 주1: 참조)을 치료한다."라고 하였다. 중국 북방에서는 수종(水腫) 치료에 흔히 이를 이용한다.

【원동물】 오리과동물 비오리(鴨科 動物 秋沙鴨; Mergus merganser Linné). 머리에는 선명한 우관(羽冠)이 있다. 머리와 목 위는 검은 색으로 녹색의 금속 광택이 있다. 등 위와 어깨는 검은 색이고 등 아래와 허리와 꼬리 위를 덮은 깃털과 꼬리 깃은 연한 회색으로 흑색

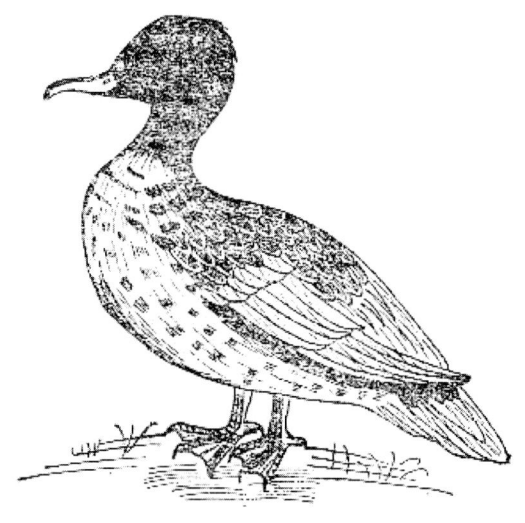

그림 6-10 비오리(秋沙鴨)

의 잔무늬가 가득히 섞여 있다. 하체는 거의 순백색이다. 부리와 발은 모두 등적색이다(그림 6-10).

무리지어 호수, 못 혹은 강에서 서식한다. 비상 할 때에는 머리와 목과 두 다리를 곧게 편다. 물고기와 새우를 먹이로 한다.

중국에는 대부분의 지역에 모두 분포되어 있다.

【약 재】 비오리(魚鴨子)의 육을 약으로 사용한다. 사계절 언제나 포획하여 육골(肉骨)을 분리하여 생용(生用)하거나 햇볕에 말린다.

【성미 및 귀경】 甘, 鹹, 溫. 腎, 肺經에 들어간다.

【응 용】 자양강장(滋養强壯), 이수소종(利水消腫) 효능이 있다. 폐결핵, 지체종만(肢體腫滿), 소변불리(小便不利) 등을 치료한다. 양은 적당히 한다.

1. 폐결핵, 체약 식소소수(體弱食少消瘦), 해수(咳嗽), 담중대혈(痰中帶血)에 대한 치료: 어압자(魚鴨子) 육(肉) 100g, 백합(百合) 50g, 황정(黃精) 50g을 물에 달여 매일 2회 식육음즙(食肉飲汁) 한다.

2. 사지종창(四肢腫脹), 소변 불리(小便不利)에 대한 치료: 어압자(魚鴨子) 한 마리의 뱃속(腹內)에 저령(豬苓) 10g, 백출(白朮) 20g, 진피(陳皮) 5g을 넣고 물에 삶아서 잘 익혀 식육음즙(食肉飲汁) 한다. 양은 제한하지 않는다.

주1: 아니로병(阿泥洛病)은 중국의 청장고원(靑藏高原; 靑海와 西藏高原)에서 발생하는 일종의 병으로 갑작히 발병(發病)하여 두통(頭痛), 발랭(發冷), 발열(發熱)이 엇갈아 생기며 상토 하사(上吐下瀉)한다. 탈수 후에는 비장근경련(腓腸筋痙攣), 변형(變形), 동통(疼痛)이 생기며 때로는 맥박이 부족하다.

주2: 뼈는 소존성(燒存性)하여 가루로 만들어 전신성 수종(水腫)을 치료한다.

11. 원 앙(鴛鴦)

【학 명】 Aix Galericulatae　　　　　【한국명】 원앙새
【중문명】 鴛鴦 yuan yang
【영문명】 Mandarin Duck
【이 명】

원앙(鴛鴦)은 《천금·식치(千金·食治)》에서 처음으로 기술하였으며 《본초강

목(本草綱目)》에서는 제 47권 금(禽)의 하나로 황압(黃鴨)이라고 기술하였다. 지금은 모두 원앙(鴛鴦)이라고 부르며 중국의 민간에서는 약으로 널리 사용한다.

【원동물】 오리과동물 원앙(鴨科動物 鴛鴦; *Aix galericulatae* L.). 형태가 작은 오리(小鴨)와 비슷하다. 수컷의 깃털 색은 매우 아름답다. 이마와 머리 정수리 중앙은 취녹색(翠綠色)으로 금속 광택이 있다. 침관(枕冠)은 동적(銅赤), 자(紫), 녹(綠)과 흰색 등의 긴 깃털로 조성되었다. 머리 양 옆에는 순백색의 미문(眉紋)이 있다. 목옆과 목덜미의 깃은 가늘고 길어 창과 같으며 회율색(灰栗色)을 이룬다. 등과 허리는 어두운 갈색으로 동녹색(銅綠色)의 금속 광택이 있다. 어깨의 양

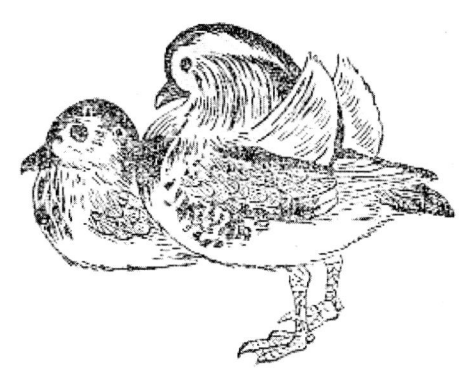

그림 6—11 원앙(鴛鴦)

옆에는 흰 무늬가 두 줄 있다. 맨 안쪽에는 2매의 3급 비우(飛羽)가 부채 모양으로 확대되어 세워져 있어 돛대와 같다. 하체는 대개 자갈색(紫褐色)으로 금속 광택이 있다. 암컷은 비교적 작고 전체는 푸른 갈색이며 돛대 같은 깃이 없다. 부리는 적갈색이고 발은 적황색이다(그림 6—11).

산간 지대의 계류나 내륙의 호수에서 서식한다. 평소 짝을 지어 산다. 나무 구멍에 둥지를 만들어 9~11개의 알을 낳아 부화(孵化)하며 잡식성(雜食性)이다.

중국에는 각지에 광범위하게 분포되어 있지만 수가 많지 않다.

【약 재】 원앙(鴛鴦)의 육을 약으로 사용한다. 사계절 언제나 포획하여 깃털과 내장을 제거한 후 생용(生用)하거나 불에 말린 다음 가루로 만든다.

【성미 및 귀경】 酸, 鹹, 微寒. 肝, 腎, 大腸經에 들어간다.

【응 용】 청열해독(淸熱解毒), 지혈(止血), 살충(殺蟲) 효능이 있다. 치질(痔疾), 개선(疥癬; 옴), 치통(齒痛) 등을 치료한다. 양은 적당히 한다.

1. 치질출혈(痔疾出血)에 대한 치료: 원앙(鴛鴦) 한 마리를 삶아 식육음즙(食肉飮汁) 한다.

2. 개선(疥癬; 옴)에 대한 치료: 원앙(鴛鴦)을 삶아 절편(切片)하여 부친다.

12. 백아고(白鵝膏)

【학　명】 *Anser domestica*　　【한국명】 거위(原動物)
【중문명】 白鵝膏 bai e gao
【영문명】 Goose
【이　명】 가안(家雁); 아(鵝)

　　거위(鵝)는 오래 전부터 약으로 사용하였으며 《명의별록(名醫別錄)》에서는 "육(肉)은 오장(五臟)에 이롭다."라고 하였다. 《본초습유(本草拾遺)》에서는 "주로 소갈(消渴)에 거위를 삶아 즙(汁)을 마신다."라고 하였다. 《본초강목(本草綱目)》에서는 "혈해약독(血解藥毒)"이라고 하였다. 지금 중국에서는 보통 거위의 지방을 백아고(白鵝膏)라고 하여 약용한다.

　　【원동물】 오리과동물 거위(鴨科動物 鵝; *Anser domestica* Geese). 중국에서는 각 지역에서 흔히 볼 수 있는 가금(家禽)이다. 장기적으로 사육하면서 교잡한 결과 많은 품종이 형성되었다. 대개 회색과 백색 두 유형으로 약용은 흰 것이 좋다고 한다(그림 6—12).

　　【약　재】 거위(白鵝)의 지방을 약으로 사용한다. 사육(飼育)하는 가금(家禽)이므로 언제나 포획하여 깃털과 내장을 제거한 후 지방을 채취하거나 육을 삶아 기름을 취하여 다시 달여 만든다.

　　【성미 및 귀경】 甘, 寒, 無毒. 心, 腎, 大腸經에 들어간다.

　　【응　용】 소종해독(消腫解毒)하며 피부를 윤택하게 한다. 옹종창독(癰腫瘡毒), 수족균열(手足皸裂)을 치료한다. 적당한 양으로 외용한다.

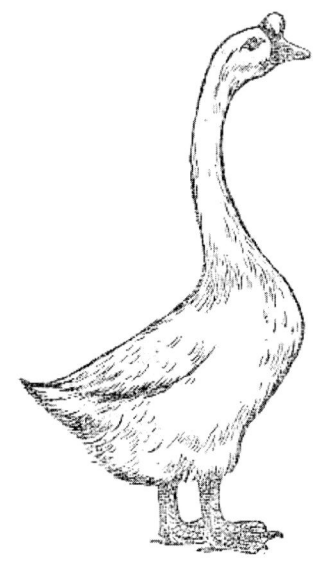

그림 6—12 거위(鵝)

　　주1: 유사호(劉嗣鎬)는 보고(《新醫學》, 1975)에서 아혈(鵝血), 구채즙(韭菜汁; 부추즙)은 망상세포육류(罔狀細胞肉瘤) 치료에 효과가 있다고 하였다. 사용법은 신아혈(新鵝血) 200mg에 구채(韭菜) 250g을 짜낸 즙액(汁液) 약 100mg을 섞어 저으면서 마신다. 매일 혹은 격일로 복용한다. 처음에는 복통, 오심(惡心), 구토(嘔吐) 등의 부작용이 있으나 4제(劑)를 복용한 후에는

부작용(副作用)이 소실한다. 10제(劑)를 복용한 후에는 병상에서 일어나 활동할 수 있으며 종괴(腫塊)도 작아진 것을 발견할 수 있다. 50제(劑)를 복용한 후에는 종괴(腫塊)가 소실된 것을 감지할 수 있다. 위장(胃腸)의 바륨 검사에서도 종류(腫瘤; 종양)는 나타나지 않는다. 중국 의자(中醫)들은 본품(本品)에 해독강역(解毒降逆) 작용이 있다고 인정한다. 열격번위(噎膈翻胃)를 치료한다.

주2: 중국 북경시중약과학연구소(北京市中藥科學硏究所)의 1975년 보고에 의하면 아담(鵝膽)은 수분(水分) 80%, 담색소(膽色素)2.58%, 담즙산염(膽汁酸鹽)과 점단백(粘蛋白)이 14.96%, 인지(磷脂) 0.36%, 지방산 0.36%, 무기염(無機鹽) 2.1%를 함유하고 있다고 하였다. 또 아담(鵝膽)은 치질의 초기 종통(腫痛) 때 겉에 바르면 치료된다.

주3: 아모(鵝毛)는 소존성(燒存性)하여 가루로 만들어 초(醋)로 반죽하여 창종(瘡腫), 나력(瘰癧), 개선(疥癬; 옴) 등에 겉에 바르면 치료된다. 소아의 경간(小兒驚癎)도 치료할 수 있으며 태운 재를 복용하면 좋다.

주4: 아육(鵝肉)은 단백질, 지방, 마그네슘, 인, 철, 동, 망간을 함유하고 있으며 또 비타민 A₁, B₁, B₂ 등도 함유하고 있다. 익기보허(益氣補虛)하며 화위 지갈(和胃止渴)하는 작용이 있다.

주5: 아연(鵝涎)은 맥망(麥芒; 보리 가시), 물고기 가시가 인중(咽中)에 걸린 것을 치료하며 천천히 삼키면 효과가 있다.

주6: 아내금(鵝內金)은 건비지리(健脾止痢)하고 소화를 돕는 작용이 있다. 그러나 계내금(鷄內金)보다는 효과가 현저하지 않다.

13. 압 혈(鴨血)

【학 명】 *Anas domesticae* 　　【한국명】 집오리(原動物)
【중문명】 鴨血 ya xue
【영문명】 Domestic Duck
【이 명】

압혈(鴨血)은 《신농본초경집주(神農本草經集註)》에 있으며 《식료본초(食療本草)》에서는 "야갈독(野葛毒)을 제거한다."라고 하였으며 《본경봉원(本經逢

原)》에서는 "보혈해독(補血解毒)하고 노상토혈(勞傷吐血)을 치료할 수 있어 따뜻한 술에 타서 복용한다."라고 하였다. 《본초편독(本草便讀)》에서는 "압혈(鴨血)은 오로지 해독 효능이 있으나 따뜻할 때에 마셔야 해독할 수 있다는 것이 역시 고금에 전해진 방법이다."라고 하였다.

【원동물】 오리동물 집오리(鴨科動物 鴨; *Anas domesticae* L.). 중국에서는 각 지역에서 모두 사육하며 번식과 교잡한 결과 품종이 많고 모두 약으로 사용한다(그림 6—13).

【약　　재】 집오리의 피를 약으로 사용한다. 수시로 포획하여 혈을 채취하여 생용(生用)한다.

【성미 및 귀경】 鹹, 寒, 無毒. 肝, 心, 脾經에 들어간다.

【응　　용】 청열지경(淸熱止痙), 해독(解毒), 보혈(補血)한다. 중풍(中風), 노상토혈(勞傷吐血), 이질(痢疾) 등을 치료한다. 양은 적당히 한다.

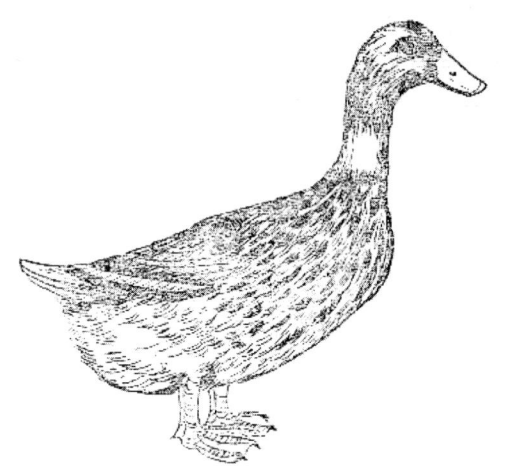

그림 6—13 집오리(鴨)

1. 중풍(中風)에 대한 치료: 생압혈(生鴨血)을 매일 아침 저녁으로 식사 1시간 전에 한잔씩 마신다.

2. 소아백리(小兒白痢)에 대한 치료: 적당한 양의 백압혈(白鴨血)을 곤주(滾酒; 뜨거운 술)에 타서 복용한다.

주1: 압두(鴨頭)는 삶아 뇌(腦)와 육(肉)을 먹고 즙(汁)을 마시면 통리소변(通利小便) 할 수 있으므로 소변불리(小便不利)로 인한 수종(水腫)을 치료하는데 매우 좋다.

주2: 압담(鴨膽)은 치질(痔疾)의 초기 종통(腫痛)에 바른다. 또 목적종통(目赤腫痛)을 치료할 수 있으며 보통 3~5차례 눈에 담즙(膽汁)을 떨구어 넣으면 효과가 있다.

주3: 압유(鴨油)는 나력루창(瘰癧漏瘡)을 치료한다. 하고초(夏枯草)와 함께 찧어 바른다.

주4: 압연(鴨涎)은 맥망(麥芒; 보리 가시)이 목에 걸려 내려가지 않는 것을 제거한다. 적당 양의 압연(鴨涎)을 천천히 마시면 효과가 있다.

주5: 오리알(卵)은 단백질, 지방, 탄수화물, 비타민, 비타민 B$_1$, 비타민 B$_2$, 니코틴산, Ca, P, Fe, Mg, K, Na, Cl 등을 함유하고 있다. 자음청폐(滋陰淸肺)의 작용이 있으며 해수(咳嗽), 인통(咽痛)을 치료한다.

14. 연 뇌(鳶腦)

【학 명】 *Milvus migrans*　　　　【한국명】 솔개(原動物)
【중문명】 鳶腦髓 yuan nao sui
【영문명】 Black Kite
【이 명】

소리개(鳶)는 옛 "본초(本草)"에는 기술이 없다. 《동북동물약(東北動物藥)》에서는 "연(鳶)의 뇌수(腦髓)는 치루(痔瘻)를 치료한다."라고 하였다. 《사천중약지(四川中藥誌)》, 《광서약용동물(廣西藥用動物)》, 《중약대사전(中藥大辭典)》 등에도 모두 기술하고 있다.

【원동물】 매과동물 연(鷹科動物 鳶; *Milvus migrans* Gmelin). 흔히 노응(老鷹) 또는 요응(鷂鷹)이라고 한다. 몸은 비교적 크다. 이 새는 깃털 색의 변이가 비교적 크지만 보통 성조(成鳥)의 전신(全身)은 대개 어두운 갈색이다. 이우(耳羽)가 순흑갈색이므로 흑이연(黑耳鳶)이라도 한다. 날개 밑 좌우에는 흰 점이 각기 하나씩 있어 고공 비상 시에 더욱 선명하다. 꼬리는 갈라진 모양으로 다른 맹금(猛禽)의 둥근 꼬리와 뚜렷이 구별된다. 유조(幼鳥)는 머리와 배에 세로 무늬가 가득하다(그림 6—14).

항상 맑은 날에 단독으로 하늘 높이 비상하며 오래도록 멈추지 않는다. 높은 나무나 현암(懸岩)에 둥지를 만든다. 소형 동물을 먹이로 한다.

중국에는 전국 각지에 모두 분포되어 있다.

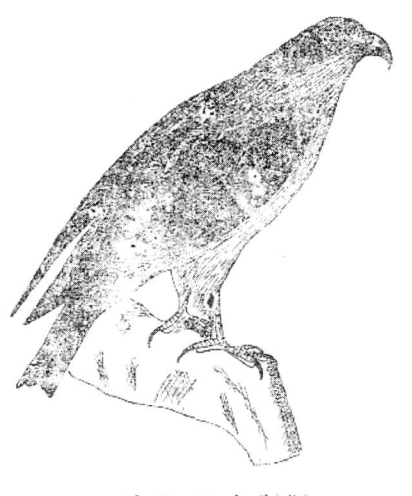

그림 6—14 솔개(鳶)

【약   재】 솔개의 뇌수(腦髓)를 약으로 사용한다. 사계절 언제나 포획하여 뇌를 채취하여 생용(生用)하거나 햇볕에 말리고 약한 불에 노랗게 구워 가루로 만들어 사용한다.

【성미 및 귀경】 甘, 苦, 平, 無毒. 心, 脾經에 들어간다.

【응   용】 해독(解毒), 지통(止痛) 효능이 있다. 치질(痔疾), 신경성 두통을 치료한다. 양은 1~2개로 한다.

1. 치질(痔疾)에 대한 치료: 연뇌(鳶腦) 1개를 약한 불에 노랗게 말리어 가루를 만들어 황주(黃酒)에 타서 복용한다.

2. 신경성 두통(頭痛)에 대한 치료: 연뇌(鳶腦) 1개, 천마(天麻) 15g, 백지(白芷) 10g을 물로 달여 매일 두번씩 복용한다.

주1: 연조(鳶爪)는 소아경풍(小兒驚風)을 치료한다. 연조(鳶爪) 1쌍을 약한 불에 말린 후 가루로 만들어 2회분으로 나누어 끓인 물에 타서 복용한다. 또는 황우각(黃牛角), 전갈(全蝎)을 배합하여 달여 복용한다.

주2: 연담(鳶膽)은 심위기통(心胃氣痛)을 치료한다. 연담(鳶膽), 연심(鳶心), 연두(鳶肚)를 약한 불에 말린 후 가루로 만들어 끓인 맹물로 복용한다.

주3: 연유(鳶油)는 연(鳶)의 지방을 채취하여 기름을 정제하고 연유(煙油; 담배진)와 1:1의 비율로 혼합하여 개라(疥癩) 치료에 바른다.

주4: 연육(鳶肉)은 천식을 치료한다. 연(鳶) 한 마리를 깃털과 내장을 제거하고 뱃속에 천패모(川貝母), 동충하초(冬蟲夏草) 각각 25g씩 넣고 봉합한 다음 물에 푹 삶아 2회로 나누어 먹는다.

15. 응 골(鷹骨)

【학   명】 *Accipiter gentilis*　　　　**【한국명】** 참매의 뼈
【중문명】 鷹骨 ying gu
【영문명】 Goshawk
【이   명】 각응(角鷹)

응골(鷹骨)은 《본초강목(本草綱目)》에서 제49 권 금(禽) 4에 각응(角鷹)이라고 기술하였다. 《의림찬(醫林纂)》에서는 "근육과 뼈를 튼튼하게 하고 기력에 좋

다."라고 하였다. 《육천본초(陸川本草)》에서는 "근육과 뼈를 이어주고 풍습을 제거한다."라고 하였다.

【원동물】 매과동물 참매(鷹科動物 蒼鷹; *Accipiter gentilis* Linné). 몸길이는 약 50cm이다. 앞 이마에서 목뒤까지 어두운 석판회색(石板灰色)이다. 눈의 위쪽에는 흰색의 미문(眉紋)이 있다. 이우(耳羽)는 검은 색이다. 어깨, 등, 허리와 꼬리 위를 덮은 깃털은 모두 석판회색으로 어깨와 꼬리를 덮은 깃털에는 백색의 가로 무늬가 있다. 하체는 회백색으로 가슴과 배 두 옆구리와 두 다리 위에는 흑갈색의 횡반(橫斑)이 고루 섞여 있다. 부리는 검고 기부는 짙은 남색을 띤다. 발은 녹황색(綠黃色)이고 발톱은 흑색이다(그림 6-15).

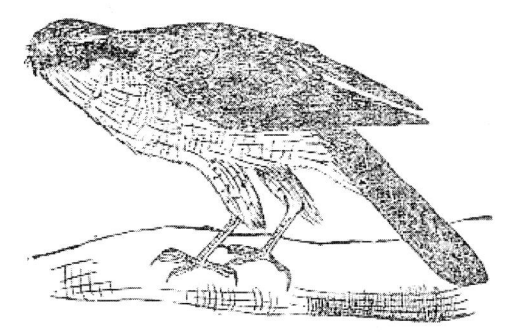

그림 6-15 참매(蒼鷹)

산간 지대의 삼림에서 서식한다. 비행이 신속하다. 높은 하늘에서 비상할 때 먹이를 만나면 보통 직선으로 활공 추격하여 사냥한다. 조류와 설치(囓齒) 동물을 먹이로 한다.

중국에는 전국 각지에 모두 분포되어 있다.

【약 재】 참매(鷹)의 뼈를 약으로 사용한다. 사계절 언제나 포획하여 깃털과 육을 제거한 후 뼈를 채취하여 그늘지고 서늘하며 통풍이 잘되는 곳에 놓아둔다.

【성미 및 귀경】 辛, 鹹, 溫. 腎, 脾經에 들어간다.

【응 용】 풍습(風濕)을 제거하고 근육과 뼈를 튼튼하게 한다. 류머티스성 골절산통(骨節酸痛)을 치료한다. 양은 10~15g으로 한다.

1. 류머티수성 요퇴동통(腰腿疼痛)에 대한 치료: 응골(鷹骨) 50g을 약한 불에 말리어 곱게 가루를 만든 응골말(鷹骨末)을 매일 2회 3g씩을 금모구척(金毛狗脊) 15g, 두중(杜仲) 15g, 독활(獨活) 15g, 위령선(威靈仙) 15g을 함께 달인 물로 복용한다.

2. 근골의 위연무력(痿軟無力)에 대한 치료: 응골(鷹骨) 50g을 약한 불에 말리어 곱게 가루로 만든 응골말(鷹骨末)을 매일 2회 3g씩을 오가피(五加皮) 15g, 목과(木瓜) 15g, 우슬(牛膝) 15g을 달인 물로 복용한다.

16. 조 골(鵰骨)

【학 명】 *Aquila Chrysaetos*　　【한국명】 검독수리(原動物)
【중문명】 鵰骨 diao gu
【영문명】 Golden Eagle
【이 명】 검독수리

　조골(鵰骨)은 중국 민간에서는 오래 전부터 이용하여 병을 치료하였다. 최근에 와서는 약재로서 수매(收買)도 한다. 《동북동물약(東北動物藥)》에서는 약용으로 기술하고 있다.

　【원동물】 매과동물 검독수리(鷹科動物 金鵰) *Aquila chrysaetos* Linné). 대형의 맹금이다. 머리 정수리는 흑갈색이다. 목뒤는 어두운 적갈색으로 흑색의 세로 무늬가 있다. 상체는 보통 어두운 적갈색이다. 등과 두 날개는 자색 광택이 있다. 하체는 보통 흑갈색이다. 가슴 중앙에는 엷은 세로 무늬가 있다. 다리를 덮은 깃털은 어두운 적갈색으로 흑색의 세로 무늬가 있다. 부리는 강대하고 갈고리 모양으로 구부러졌으며 흑갈색이다. 발가락은 황색이고 발톱은 흑색이다(그림 6—16).

　고산 초원과 침엽림 지역에서 서식한다. 성질이 사납고 각종 조류, 사슴, 산양(山羊; 염소), 양(羊), 야생 토끼와 기타 설치(齧齒) 동물을 먹이로 한다. 높은 나무에 둥지를 만들고 산다.

　중국에는 각 지역에 널리 분포되어 있지만 수량이 많지 않다.

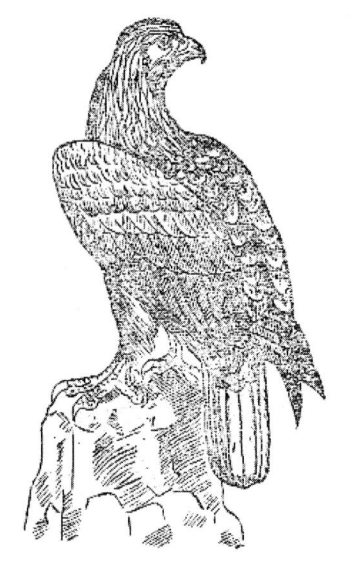

그림 6—16 금독수리(金鵰)

　【약 재】 검독수리의 뼈를 약으로 사용한다. 사계절 언제나 포획하여 깃털과 내장을 깨끗이 제거하고 뼈와 육을 채취한 후 뼈는 통풍이 잘 되는 곳에서 말리며 육은 생용(生用)한다.

　【성미 및 귀경】 甘, 鹹, 溫. 腎, 脾經에 들어간다.

　【응 용】 활혈지통(活血止痛) 효능이 있다. 질박골절(跌撲骨折)을 치료한다. 양은 5~15g으로 한다.

1. 질박골절(跌撲骨折), 어혈작통(瘀血作痛)에 대한 치료: 조골(鵰骨) 50g을 약한 불에 말리어 곱게 가루로 만든 조골말(鵰骨末) 3g씩을 매일 2회 자연동(自然銅) 15g, 골쇄보(骨碎補) 15g, 홍화(紅花) 10g을 달인 물로 복용한다.

2. 창양동통(瘡瘍疼痛)에 대한 치료: 조골(鵰骨) 50g을 소제(酥製)하여 가루로 만들고 유향(乳香) 15g, 몰약(沒藥) 15g, 금은화(金銀花) 30g을 모두 가루로 만들어 섞어 매일 2회 5g씩을 복용한다.

주: 조육(鵰肉)은 근육과 뼈를 튼튼하게 하고 기력에 좋으며 체질이 연약하고 무력한 것을 치료하므로 삶아 먹는다.

17. 좌산조(坐山鵰)

【학 명】 *Aegypius monachus*
【한국명】 독수리
【중문명】 坐山鵰 zuo shan diao
【영문명】 Black Vulture
【이 명】 독취(禿鷲)

좌산조(坐山鵰)는 최근에 와서 중국 민간에서 약으로 사용하는 것을 발견하였으며 《청장고원약물도감(靑藏高原藥物圖鑒)》에는 약의 작용이 기술되어 있다.

【원동물】 매과동물 독수리(鷹科動物 禿鷲; *Aegypius monachus* Linnaeus). 대형 맹금이다. 몸 전체가 대개 검은 갈색이다. 머리는 흐린 갈색 솜털로 덮혀 있다. 목의 드러난 부분은 연남색(鉛藍色)이다. 주름진 목덜미는 엷은 갈색으로 흰색에 가깝다. 앞가슴은 털 모양의 솜털로 덮혀 있다. 양 옆에는 텁수룩한 창 모양의 긴 깃털이 각기 한 묶음씩 있다. 가슴과 배에는 엷은 색의 세로 무늬가 희미하게 있다. 항문 주위와 꼬리 밑을 덮은 깃털은 갈백색(褐白色)이다. 다리를 덮은 깃털은 흑갈색이다. 부리는 강대하며 갈고리 모양으로 구부러졌고 흑갈색이

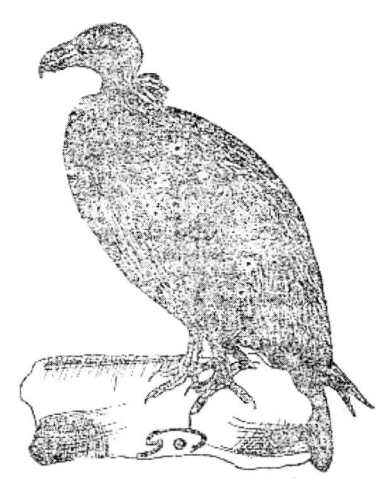

그림 6—17 독수리(禿鷲)

며 납질의 막은 연남색(鉛藍色)이다. 발과 발가락은 주회색(珠灰色)이고 발톱은 흑색이다(그림 6—17).

대개 해발이 2,000m 이상의 고산 초원과 산기슭 일대에서 서식한다. 단독이나 아니면 4~5 마리가 함께 짐승의 시체를 취하여 먹는다. 소나무 위에 둥지를 틀고 1~2개의 알을 산란한다.

중국에는 청해(青海), 서장(西藏), 감숙(甘肅) 등에 분포되어 있다. 또 흑룡강(黑龍江), 길림(吉林), 요녕(遼寧), 강소(江蘇), 절강(浙江)과 복건(福建) 등에도 분포되어 있다.

【약　재】 독수리(坐山鵰)의 육을 약으로 사용한다. 사계절 언제나 포획하여 육(肉), 골(骨), 심(心), 위(胃), 후두(喉頭), 담(膽)을 각각 따로 보존한다. 생용(生用) 또는 햇볕에 말린다.

【성미 및 귀경】 甘, 鹹, 溫. 腎, 脾經에 들어간다.

【응　용】 건위(健胃), 소영산결(消癭散結) 한다. 번위구토(翻胃嘔吐, 공복인 경우에 더욱 심하다), 갑상선종대(甲狀腺腫大) 등을 치료한다. 양은 적당히 한다.

주1: 좌산조골(坐山鵰骨)을 소존성(燒存性)하여 곱게 가루로 만들어 내복하면 이뇨(利尿) 효과가 있다.

주2: 후두(喉頭)를 약한 불에 말린 후 곱게 가루로 만들어 내복하면 건위(健胃) 효과가 있다. 소화불량을 치료한다.

주3: 담즙(膽汁)을 내복하면 폐결핵(肺結核)을 치료한다. 눈에 떨구어 넣으면 목적종통(目赤腫痛)을 치료한다.

18. 대호자조(大鵠子鵰)

【학　명】 Gypaeti barbati　　　　【한국명】 수염수리
【중문명】 大鵠子鵰 da hu zi diao
【영문명】 Bearded vulture stomach
【이　명】

대호자조(大鵠子鵰)는 《청장고원약물도감(靑藏高原藥物圖鑒)》에서 그 전체와 각 부위를 모두 약으로 사용한다고 하였다.

【원동물】 매과동물 수염수리(鷹科動物 胡兀鷲; *Gypaetus barbatus* Linné). 대형 맹금이다. 이마와 머리 정수리에는 엷은 황백색 솜털로 덮여 있다. 눈 앞, 납막(蠟膜)은 모두 흑색의 긴 강모(剛毛)가 있고 턱과 아래 부리가 연접된 곳에도 같은 강모가 있다. 많은 강모는 마치 수염과도 같으므로 대호자조(大鬍子鵰)라고 부른다. 어깨, 등, 허리와 꼬리 위를 덮은 깃털은 은회색을 이룬다. 뒷머리, 귓털, 턱, 뒷턱, 옆목, 목, 가슴 배는 모두 엷은 유황백색(乳黃白色)이다. 윗가슴은 거의 황갈색으로 흑색의 세로 무늬가 있어 불완전한 넓은 가슴 띠를 형성하였다. 부리는 높고 크며 옆으로 납작하며 앞 끝이 특히 구부러졌으며 각질의 갈색이다. 발가락은 푸른 회색이고 발톱은 흑색이다(그림 6—18).

해발 2,000~4,500m 높이의 고원과 산기슭에서 서식한다. 늘 무리지어 비상(飛翔)한다. 동물의 시체를 먹이로 뼈와 기타 동물, 산양(山羊; 염소), 야생 토끼도 즐겨 먹는다.

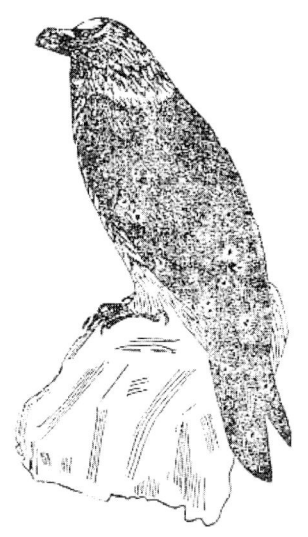

그림 6—18
수염수리(胡兀鷲)

중국에는 청해(青海), 서장(西藏), 신강(新疆), 감숙(甘肅) 등에 분포되어 있다. 운남(雲南), 사천(四川), 산서(山西), 호북(湖北), 하북(河北), 내몽고(內蒙古), 요녕(遼寧) 등에도 나타난다.

【약 재】 수염수리(大鬍子鵰)의 위(胃)를 약으로 사용한다. 사계절 언제나 포획하여 육, 뇌, 목과 머리, 위, 깃털 등을 따로 분리하여 말린 후 비축한다.

【성미 및 귀경】 甘, 辛, 溫. 肺, 脾, 胃經에 들어간다.

【응 용】 산결(散結), 건위(健胃) 효능이 있다. 위암(胃癌), 만성위장염(慢性胃腸炎), 소화불량(消化不良) 등을 치료한다.

주1: 뇌(腦)를 말리어 곱게 가루로 만들어 내복하면 폐옹(肺癰), 장옹(腸癰)을 치료한다.

주2: 후두(喉頭)를 말리어 곱게 가루로 만들어 내복하면 식적(食積)을 치료한다.

주3: 깃털을 노랗게 구워 곱게 가루로 만들어 내복하면 전간(癲癇)을 치료한다.

19. 어응골(魚鷹骨)

【학 명】 Pandion haliaetus　　　　　【한국명】 물수리(原動物)
【중문명】 魚鷹骨 yu ying gu
【영문명】 Osprey
【이 명】 악골(鶚骨);

어응골(魚鷹骨)은 《본초강목(本草綱目)》에서 제49 권 금(禽) 4에 원명을 악골(鶚骨)이라고 하여 "물위를 비상(飛翔)하면서 물고기를 잡아먹는다. 강표인(江表人; 揚子江 이남 지역 사람)은 식어응(食魚鷹)이라고 불렀다."라고 하였다. 현재 중국에서는 어응(魚鷹) 또는 어조(魚鵰)라고 통칭하며 중국 북방 지역에서는 흔히 약으로 사용한다.

【원동물】 매과동물 물수리(鷹科動物 鶚; *Pandion haliaetus* Linné). 대형 응류(鷹類)이다. 상체는 대략 어두운 갈색으로 윗등이 특히 짙다. 그러나 머리 정수리와 목 뒤의 깃털은 흰색으로 어두운 갈색의 세로 무늬가 있다. 머리 뒤의 깃털은 연장되어 창 모양으로 되였다. 귓털은 흑갈색으로 하나의 넓은 무늬를 형성하였으며 옆 목까지 뻗어 있다. 하체는 흰색으로 가슴은 다갈색의 세로의 무늬가 섞여 있다. 부리는 흑색이다. 발과 발가락은 황색에 가깝고 발톱은 흑색이며 발가락 밑에는 모두 세자가 나 있다(그림 6—19).

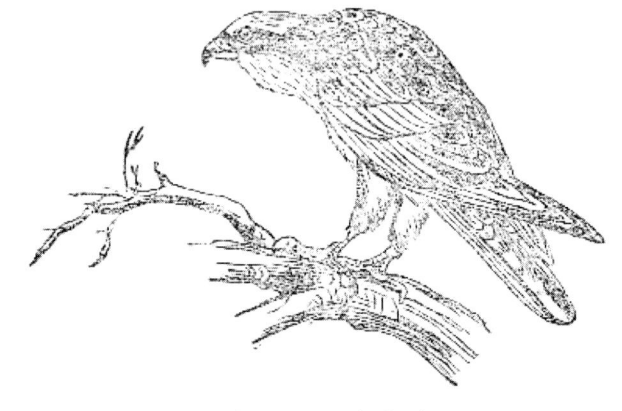

그림 6—19 물수리(鶚)

강, 호수와 늪 및 해변가 일대에서 흔히 볼 수 있으며 때로는 수면을 스쳐 날기도 하고 때로는 물과 가까이 있는 암석 위에 멈추어 휴식하면서 물 속에 있는 물고기를 보기만 하면 곧 잡아먹는다.

중국에는 대부분 지역에 모두 분포되어 있으나 수량이 많지 않다.

【약 재】 물수리(魚鷹)의 뼈를 약으로 사용한다. 사계절 언제나 포획하여 깃

털과 육을 제거하고 뼈를 채취하여 통풍이 잘 되는 곳에 놓아 말린다.

【성미 및 귀경】 甘, 鹹, 溫. 腎, 脾經에 들어간다.

【응 용】 속근접골(續筋接骨), 소종지통(消腫止痛) 효능이 있다. 질박골절(跌撲骨折)을 치료한다. 양은 3~5g으로 한다.

질박골절(跌撲骨折)에 대한 치료: 어응골(魚鷹骨)을 소존성(燒存性)하여 가루로 만들고 골쇄보(骨碎補), 자연동(自然銅)을 곱게 가루로 만들어 1 : 1 : 1의 비례로 고루 섞어 매일 2회 5g씩을 물로 복용한다.

20. 설 계(雪鷄)

【학 명】 Musculus tetraogalli　　**【한국명】** 티벳설계
【중문명】 雪鷄 xue ji
【영문명】 Tibetan Snowcock flesh
【이 명】

설계(雪鷄)는 《본초강목습유(本草綱目拾遺)》에서 "약으로 사용하는 것은 수컷이 좋으며 단전(丹田; 배꼽 한치 아래의 곳)을 덥히고 양기(陽氣)를 북돋는다. 모든 적랭음한(積冷陰寒)의 고질병을 제거한다."라고 하였다. 《청장고원약물도감(靑藏高原藥物圖鑒)》에서도 약용으로 기술하였으며 중국의 민간에서는 진품(珍品)의 약재로 여긴다.

【원동물】 꿩과동물　설계(雉科動物　藏雪鷄; Tetraogallus tibetanus Gould). 자웅(雌雄)이 비슷하다. 머리와 목은 대개 짙은 회색이며 턱, 목과 윗가슴은 모두 흰색이다. 윗등과 목이 교접하는 곳에는 넓은 살갗의 황색(黃色) 대반(帶斑)이 하나 있어 대체로 가슴의 회색으로 물든 한 줄기의 대반(帶斑)과 서로 이어져 있으며 그 위에 회색 혹은 검은 색의 분상(粉狀)의 가는 점이 가득하다. 등은 회갈색으로 살갗의 황색 잔 점이 가득하다. 배와 그 양 옆구리는 모두 흰색으로 흑색의

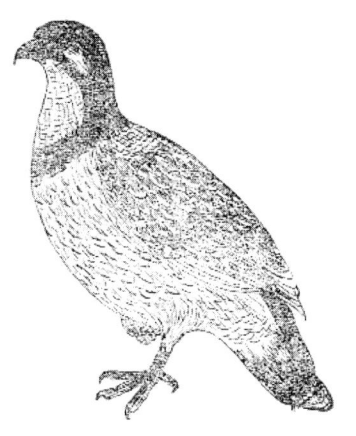

그림 6—20 장설계(藏雪鷄)

세로 무늬가 뚜렷하게 있다(그림 6—20).

대개 설선(雪線)부근의 나암(裸岩) 지대에서 서식한다. 번식기 이외에는 보통 무리지어 활동한다. 식물의 뿌리와 잎을 먹으며 때로는 누리(메뚜기과에 속하는 蝗蟲)도 먹는다.

중국에는 청해(青海), 서장(西藏), 신강(新疆), 감숙(甘肅), 사천(四川) 등에 분포되어 있다.

【약 재】 설계(雪鷄)의 육을 약으로 사용한다. 가을과 겨울에 포획하여 육과 깃털을 따로 채취하여 보존한다. 선용하거나 혹은 햇볕에 말린다.

【성미 및 귀경】 甘, 鹹, 溫. 腎, 脾經에 들어간다.

【응 용】 자보강장(滋補强壯) 효능이 있다. 전간(癲癇), 풍습요퇴통(風濕腰腿痛), 음위(陰痿)를 치료한다. 양은 적당히 한다.

주: 깃털로는 전간(癲癇)을 치료할 수 있다.

21. 화 계(花鷄)

【학 명】 Fringilla montifringilla　　【한국명】 되 새
【중문명】 花鷄 hua ji
【영문명】 Brambling
【이 명】 잔무늬자고(鷓鴣); 월치(越雉)

화계(花鷄)는 《당본초(唐本草)》에서 원명을 자고(鷓鴣)라고 처음으로 기술하였으며 《본초강목(本草綱目)》에서는 제48 권 금(禽) 2에 월치(越雉)라고 기술하였다. 《광서약용동물(廣西藥用動物)》, 《중약대사전(中藥大辭典)》에서도 약용으로 기술하고 있으며 중국의 민간에서는 보통 화계(花鷄)라고 하여 약으로 흔히 사용한다.

【원동물】 꿩과동물 잔무늬자고(雉科動物 鷓鴣; *Francolinus pintadeanus* Scopoli). 몸체는 닭과 비슷하나 작다. 머리 양 옆에는 율황색(栗黃色)의 세로 무늬를 갖고 있으며 그 세로 무늬는 이마와 침부(枕部)에서 서로 이어져 타원형의 고리 무늬를 이루어 머리 정수리의 흑갈색 부분을 둘러싸고 있다. 미문(眉紋)은 흑색이다. 목은 흑색으로 난원형의 흰 무늬가 가득히 있다. 상체는 대개 검은 밤색으로 가는 물결 모양의 흰색 가로 무늬가 가득히 섞여 있다. 하체는 대개 흑색

으로 원형의 흰 반점이 가득히 분포되어 있으며 하복(下腹)에 이르러 반점은 더욱더 확대되어 밤 황색으로 물들어 있다. 암수는 비슷하지만 암컷의 깃털은 약간 옅다. 부리는 검은 색이고 아랫부리의 기부는 각질색이며 발은 등황색(橙黃色)이다(그림 6—21).

항상 낮은 산이나 관목 숲에서 서식하며 때로는 3~5 마리가 무리지어 활동한다. 성질이 민첩하여 놀랐을 때는 재빨리 관목 숲 깊은 곳으로 숨는다. 잡식성(雜食性)이다.

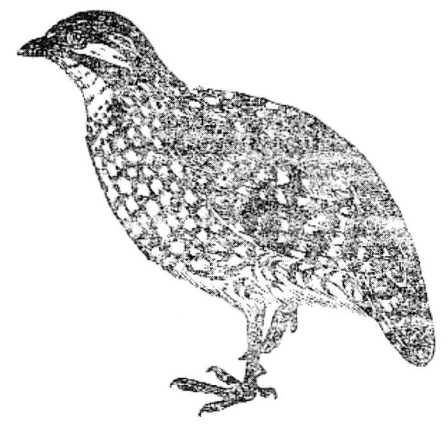

그림 6—21 잔무늬자고(鷓鴣)

중국에는 복건(福建), 절강(浙江), 운남(雲南), 귀주(貴州), 광동(廣東), 광서(廣西) 등에 분포되어 있다.

【약 재】 잔무늬자고새(鷓鴣)의 내장을 제거하고 전체를 약으로 사용한다. 가을에 포획하여 깃털과 내장을 제거하고 선용한다.

【성미 및 귀경】 甘, 溫, 微毒. 脾, 胃, 心經에 들어간다.

【응 용】 자양보허(滋養補虛), 화담(化痰) 효능이 있다. 체허핍력(體虛乏力), 해수담다(咳嗽痰多) 등을 치료한다. 양은 1~2 마리로 한다.

1. 구병체허핍력(久病體虛乏力)에 대한 치료: 화계(花鷄) 한 마리의 뱃속에 사삼(沙蔘) 10g, 옥죽(玉竹) 10g, 구기자(枸杞子) 10g, 원육(圓肉)10g을 넣고 푹 삶아 식육음즙(食肉飮汁)한다. 매일 1회 연속 3 마리를 복용한다.

2. 위환작통(胃脘作痛)이 시발시지(時發時止)하여 연구불유(年久不愈)에 대한 치료: 적당한 양의 화계순피(花鷄肫皮; 鷓鴣의 胃內壁)를 취하여 약한 불에 말린 후 가루로 만들어 3~5g씩을 온수(溫水)로 복용하며 오래 복용하면 효과가 있다.

22. 암 순(鵪鶉)

【학 명】 *Coturnicis coturnicis*　　　　　【한국명】 메추리

【중문명】 鵪鶉 an chun
【영문명】 Quail flesh
【이 명】 Common quail

암순(鵪鶉)은 예로부터 약으로 사용하였다. 《가우본초(嘉祐本草)》에서는 "소두(小豆; 팥)과 생강(生薑)을 함께 삶아 먹으면 사리(瀉痢)를 멈추게 한다."라고 하였다. 《본초강목(本草綱目)》에서는 제48 권 금(禽) 2에 기술하였다. 《동북동물약(東北動物藥)》, 《광서약용동물(廣西藥用動物)》, 《중국경제동물지의 조류(中國經濟動物誌·鳥類)》 등에서도 모두 약용으로 인용하였다.

【원동물】 꿩과동물 유럽메추라기(雉科動物 鵪鶉; *Coturnix coturnix* L.). 몸이 작아 병아리 모양이다. 수컷의 이마, 옆머리, 턱과 목은 모두 붉은 벽돌색 이다. 가을에는 그 붉은 색이 부분적으로 소실되어 목에는 "닻 모양의 무늬"를 갖는다. 미문(眉紋)은 흰색이 뚜렷하다. 머리 정수리의 중앙에는 좁은 관문(冠紋)이 한 줄 있다. 등은 얼룩얼룩한 갈색이다. 배는 흰색에 가깝다. 양 옆구리는 밤색으로 흰색 깃털의 줄기 무늬가 뚜렷하게 있다. 암컷은 수컷보다 색이 선명하고 아름답지 못하다. 턱과 목은 흰색에 가깝다(그림 6—22).

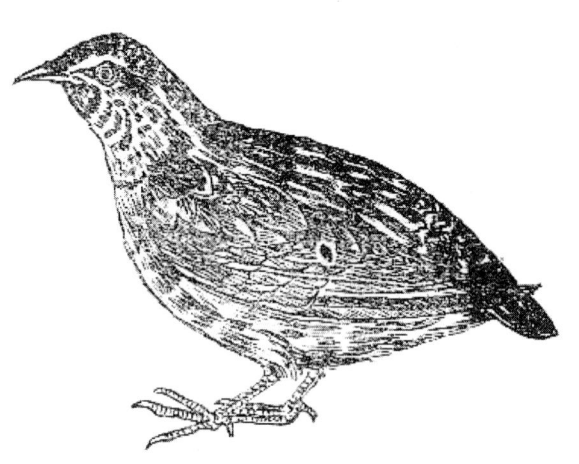

그림 6—22 메추라기(鵪鶉)

초지, 관목 숲, 황폐한 산비탈에서 서식한다. 겨울에는 보통 짝지어 산다. 환절기에는 큰 무리를 이룬다. 식물의 종자, 어린 잎을 먹이로 하며 때로는 곤충도 먹는다.

중국에는 전국 각 지방에 광범하게 분포되어 있다.

【약 재】 메추라기(鵪鶉)의 육을 약으로 사용한다. 사계절 언제나 포획하여 깃털과 내장을 제거하고 육을 채취하여 선용한다.

【성미 및 귀경】 甘, 溫, 無毒. 肺, 脾經에 들어간다.

【응 용】 보중기(補中氣), 장근골(壯筋骨), 지사(止瀉), 지리(止痢), 지해(止咳) 효능이 있다. 구병체약(久病體弱), 소아감적(小兒疳積), 복사(腹瀉), 백일해(百日咳) 등을 치료한다. 양은 적당히 한다.

1. 백일해(百日咳)에 대한 치료: 암순(鵪鶉)을 노랗게 구워 가루로 만들어 매일 2회 3g씩을 복용한다.
2. 복사(腹瀉)에 대한 치료: 암순(鵪鶉) 한 마리, 적소두(赤小豆; 붉은팥) 25g, 생강(生薑) 3조각을 물에 달여 매일 2회 복용한다.

주: 메추라기 알을 삶아 먹으면 심장병(心臟病), 실면(失眠), 위병(胃病), 폐병(肺病) 등을 치료한다.

23. 죽계(竹鷄)

【학 명】 *Musculus bambusicolae*　　【한국명】 중국 대자고
【중문명】 竹鷄 zhu ji
【영문명】 Chinese Bamboo partridge
【이 명】 산균자(山菌子); 이활활(泥滑滑)

죽계(竹鷄)는 《본초습유(本草拾遺)》에서 산균자(山菌子)라고도 처음으로 기술하였으며 《본초강목(本草綱目)》에서는 제48권 금(禽) 2에 이활활(泥滑滑)이라고 기술하였다. 지금 중국에서는 죽계(竹鷄)라고 통칭한다.

【원동물】 꿩과동물 중국대자고(雉科動物 竹鷄) *Bambusicola thoracica* Temminck). 몸길이는 약 30cm이다. 머리, 옆목, 턱, 목 등 부분은 모두 밤갈색이다. 상체는 대개 누런 감람갈색(黃橄欖褐色)이다. 남회색(藍灰色)의 미문(眉紋)은 뒤를 향하여 거의 등의 옆까지 뻗었다. 중앙의 꼬리 깃털은 엷은 육계밤색으로 좀벌래 모양의 무늬가 가득 섞여 있다. 하체는 다갈색으로 앞은 짙고 뒤는 엷으며 양 옆구리에는 흑갈색 반점이 가득 섞여 있다. 발과 발가락은 황갈색이다(그림 6—23).

산간 지대의 나무숲 사이에서 서식한다. 밤이면 나무 위에 머문다. 잠복에 능하다. 부득이한 경우가 아니라면 날

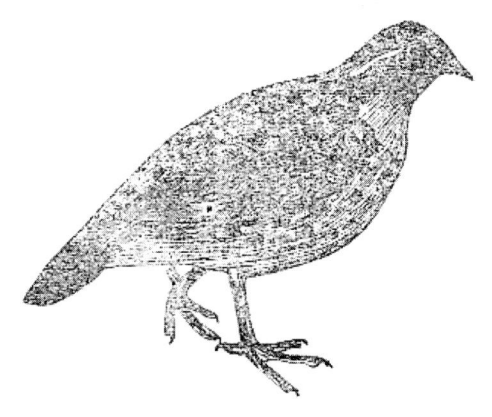

그림 6—23 중국대자고(竹鷄)

지 않는다. 비상은 낮고 신속하다. 식물의 여린 잎과 열매, 종자를 주요한 먹이로 하며 곤충도 먹는다.

중국에는 양자강(揚子江) 이남의 각 지방에 광범위하게 분포되어 있다.

【약 재】 중국대자고(竹鷄)의 육을 약으로 한다. 사계절 언제나 포획하여 깃털과 내장을 제거하고 생용(生用)한다.

【성미 및 귀경】 甘, 溫, 無毒. 肝, 心, 脾經에 들어간다.

【응 용】 보중익기(補中益氣), 살충(殺蟲) 효능이 있다. 비위허약(脾胃虛弱), 소화불량(消化不良), 변당(便溏) 등을 치료한다. 양은 적당히 하며 물에 달여 식육음즙(食肉飮汁)한다.

24. 백 한(白鷳)

【학 명】 Musculus lophurae 【한국명】 백 한
【중문명】 白鷳 bai xian
【영문명】 Silver Pheasant
【이 명】 월금(越禽)

백한(白鷳)은 그 이름이 《본초도경(本草圖經)》에서 나오며 《식물본초(食物本草)》에서는 "보중 해독(補中解毒) 한다."라고 하였다. 《본초강목(本草綱目)》에서는 제48 권 금(禽) 2에 기술하고 있다. 《동물학대사전(動物學大辭典)》에서는 월금(越禽)이라 부르고 있다.

【원동물】 꿩과동물 백한(雉科動物 白鷳; *Lophura nycthemera* Linné). 대형 계류(鷄類)이다. 수컷의 머리 위에 있는 긴 관(冠)과 하체는 모두 광채가 나는 남흑색(藍黑色)이다. 상체와 두 날개는 모두 흰색으로 정연한 "V" 모양의 검은 무늬가 가득히 분포되어 있

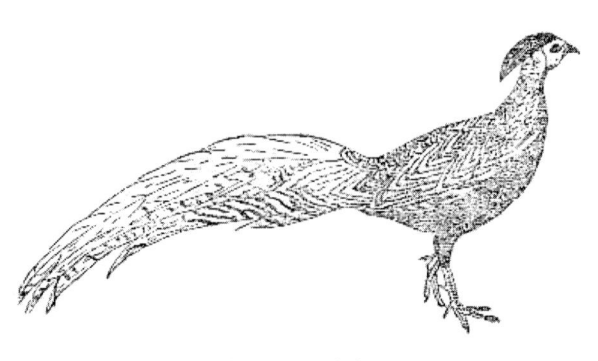

그림 6-24 백한(白鷳)

다. 꼬리는 매우 길며 중앙의 꼬리 깃털은 대개 순백색이다. 얼굴이 드러난 부분은 새 빨간색이고 부리는 연한 녹색이며 발은 회홍색(灰紅色)이다(그림 6—24).

나무가 많은 산지에서 서식하며 죽림(竹林) 풀숲에서 활동하기를 더욱 즐긴다. 대개 해발 1,500~2,000m 높이에서 서식하는 것이 일반적이다. 식물성 먹이를 주로 먹는다.

중국에는 운남(雲南), 광서(廣西), 광동(廣東), 해남(海南), 복건(福建), 절강(浙江) 등 지역에 분포되어 있다.

【약 재】 백한(白鵰)의 육을 약으로 사용한다. 사계절 언제나 수요에 따라 포획하여 깃털과 내장을 제거하고 육을 채취하여 선용한다.

【성미 및 귀경】 甘, 酸, 平, 無毒. 肝, 脾, 胃經에 들어간다.

【응 용】 보중익기(補中益氣), 해독(解毒) 효능이 있다. 비위허약(脾胃虛弱), 식욕부진(食欲不振), 식후창포(食後脹飽), 소화불량(消化不良) 등을 치료한다. 양은 적당히 한다.

1. 비허설사(脾虛泄瀉), 소화불량(消化不良)에 대한 치료: 백한(白鵰) 한 마리의 뱃속에 진피(陳皮) 15g, 산사(山査) 100g, 맥아(麥芽) 50g을 넣고 삶아 매일 2~3회 식육음즙(食肉飲汁)한다.

2. 식후창포(食後脹飽)에 대한 치료: 백한(白鵰) 1 마리에 물을 1:1의 비례로 혼합한 후 진피(陳皮) 15g, 내복자(萊菔子) 50g을 넣고 달여 매일 2회 복용한다.

25. 산 계(山鷄)

【학 명】 *Musculus galli Galli* 　　　　　【한국명】 적색야계
【중문명】 山鷄 shan ji
【영문명】 Flesh of a Red jungle fowl
【이 명】 적계(鸐鷄); 산치(山雉); 원계(原鷄)

산계(山鷄)는 《식료본초(食療本草)》에서 원명을 적계(鸐鷄)라고 처음으로 기술하였으며 《본초강목(本草綱目)》에서는 제48 권 금(禽)부에 산치(山雉)라고 기술되어 있다. 《육천본초(陸川本草)》에서는 산계(山鷄)라고 하였다.

【원동물】 꿩과동물 적색야계(雉科動物 原鷄; *Gallus gallus* Linné). 집 닭의

선조로서 형태는 집 닭과 비슷하나 몸체가 좀 작다. 육관(肉冠), 육수(肉垂)와 드러난 뺨과 목은 모두 새빨간 색이다. 수컷의 머리와 목의 깃털은 앞 절반은 짙은 홍색으로 뒤를 향하면서 황금색으로 변한다. 등은 대개 어두운 홍색이다. 꼬리 깃털은 특히 길고 검은 색으로 금속 광택이 있다. 하체는 순 검은색이다. 발은 굵고 짧으며 튼튼하다. 암컷의 상체는 대개 어두운 갈색으로 황갈색의 충낭상(蟲

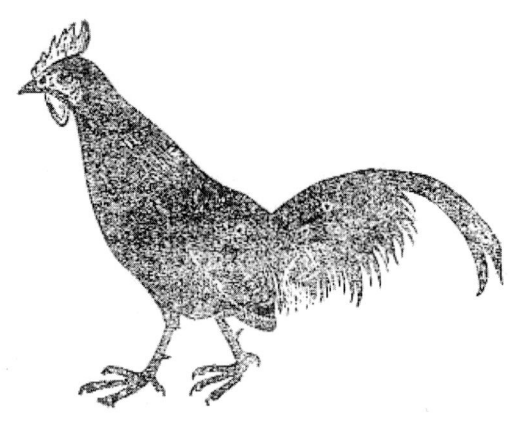

그림 6—25 적색야계(原鷄)

囊狀)의 반점으로 엮어져 있다. 가슴은 적갈색이다. 배는 갈색에 황색이 섞여 있다. 꼬리 밑을 덮은 깃털은 검은 색이다(그림 6—25).

열대림지역의 조류(鳥類)이다. 1,000m이하의 원시 삼림, 티이크(teak)림과 재생(再生)한 죽활혼합림(竹闊混合林)에서 서식하며 때로는 나무가 적은 관목 숲에도 나타난다. 항상 5~7 마리가 무리지어 활동한다. 잡식성으로 식물을 주로 먹는다.

중국에는 운남(雲南), 광서(廣西) 및 해남(海南)에 분포되어 있다.

【약　재】 적색야계(山鷄)의 육을 약으로 사용한다. 사계절 언제나 포획하여 깃털과 내장을 제거하고 육을 채취하여 선용한다.

【성미 및 귀경】 甘, 溫, 無毒. 肝, 腎, 脾經에 들어간다.

【응　용】 보간익신(補肝益腎), 강근장골(強筋壯骨) 효능이 있다. 붕루대하(崩漏帶下), 근골위연무력(筋骨痿軟無力) 등을 치료한다. 양은 적당히 한다. 삶아 식육음즙(食肉飮汁)한다.

주: 원계(原鷄)의 건조한 위내벽(胃內壁)도 계내금(鷄內金)과 같은 약으로 사용한다.

26. 야계육(野鷄肉)

【학　명】 Musculus; Phasianus colchicus　　【한국명】 꿩(原動物)

【중문명】 野鷄 ye ji rou
【영문명】 Ring-necked pheasant
【이 명】 치(雉); 고려雉

야계(野鷄)는 《명의별록(名醫別錄)》에서 원명을 치(雉)라고 처음으로 기술하였으며 "주로 보중(補中)하고 기력을 돕는다(益氣力)."라고 하였다. 《의학입문(醫學入門)》에서는 "담기상천(痰氣上喘)을 치료한다."라고 하였으며 《본초강목(本草綱目)》에서는 제48 권 금(禽) 2에 기술되어 있다. 《동북동물약(東北動物藥)》, 《절강약용동물(浙江藥用動物)》에서도 모두 약용한다고 기술하고 있으며 야계(野鷄)라고 통칭하고 있다.

【원동물】 꿩과동물 꿩(한국꿩)(雉科動物 環頸雉; *Phasianus colchicus* Linné). 야계(野鷄) 또는 산계(山鷄)라고도 부른다. 암수의 색이 다르다. 수컷은 선명한 자록색(紫綠色)의 목과 이와 뚜렷하게 대비되는 흰색 목고리를 갖고 있다. 꼬리 깃털은 매우 길고 횡반(橫斑)이 있다. 암컷의 깃털 색은 그다지 아름답지 못하고 녹색의 목과 흰 고리가 없으며 등은 회색, 밤자색과 흑색이 서로 섞였고 꼬리는 그다지 길지 않다. 따라서 암수의 식별이 매우 쉽다(그림 6—26).

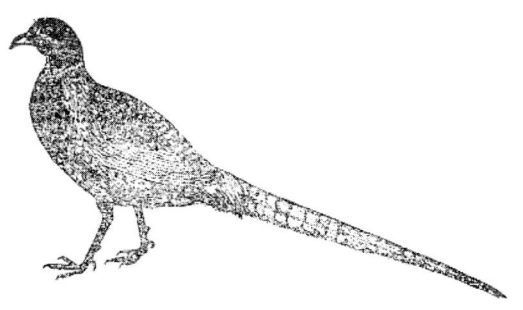

그림 6—26 꿩(한국꿩)(環頸雉)

보통 야초(野草)가 무성한 구릉지대에서 서식한다. 또한 강가의 갈대가 무성한 위당(葦溏)에서도 볼 수 있으며 주위가 농경지인 구릉 지대에 더욱 많다. 잡식성이다.

중국에는 각 지방에 광범위하게 분포되어 있다.

【약 재】 꿩(野鷄)의 육을 약으로 사용한다. 가을과 겨울에 포획하여 털과 내장을 제거하고 육을 채취 소존성(燒存性)하여 가루로 만든다.

【성 분】 육에는 단백질, 지방, Ca, P, Fe, 비타민 A, B_1, B_2, C 등 성분이 함유되어 있다.

미선(尾腺) 분비물은 에스테르와 납(蠟)의 혼합물이다. 이 에스테르의 한 개 알콜성분과 일련의 C_9~C_{19} 지방산이다.

【성미 및 귀경】 甘, 酸, 溫, 無毒. 心, 胃經에 들어간다.

【응 용】 보중익기(補中益氣) 효능이 있다. 비허설사(脾虛泄瀉), 흉복창만(胸

腹脹滿), 하리(下痢), 소변빈삭(小便頻數) 등을 치료한다. 적당한 양으로 한다.

주1: 야계뇌(野鷄腦)는 동상(凍傷)을 치료한다. 야계뇌(野鷄腦)와 같은 양의 황랍(黃蠟)을 함께 찧어 부수고 다시 참기름과 혼합하여 달여 고약을 만들어 창면(瘡面)에 바른다.

주2: 치미(雉尾)는 단독(丹毒)을 치료할 수 있다. 치미(雉尾)를 태워 재를 만들어 참기름으로 반죽하여 바른다.

27. 적 치(鸐雉)

【학 명】 Musculus symatici Reevesii
【한국명】 긴꼬리꿩
【중문명】 鸐雉 di zhi
【영문명】 Reeve's pheasant flesh
【이 명】 적계(鸐鷄); 장미계(長尾鷄);

적치(鸐雉)는 《식료본초(食療本草)》에서 처음으로 기술하였다. 《본초강목(本草綱目)》에서는 제48권 금(禽) 2에 기술하였다. 《금경(禽經)》에서는 적계(鸐鷄) 또는 산계(山鷄)라고 하였다. 꼬리가 특히 길어 사람들은 장미계(長尾鷄)라고 한다.

【원동물】 꿩과동물 긴꼬리꿩(雉科動物 長尾雉; Syrmaticus reevesii Grey). 수컷의 머리와 목은 모두 흰색이며 하나의 검은 색은 부리 기부에서 눈가를 지나 목 뒤까지 고리를 이루었으며 눈 아래에는 큰 흰 점이 하나 있다. 몸 전체는 대개 황금색으로 흑백(黑白)이 서로 섞여 얼룩덜룩하다. 가슴, 옆구리와 두 날개의 흰 무늬는 더욱 뚜렷하다. 꼬리는 특히 길고 검은 색과 밤색의 횡반(橫斑)이 있다. 암컷은 꼬리가 보다 짧고 깃털 색은 수컷보다 선명하지 않다. 부리는 녹색을 띠었고 발과 발가락은 갈색이다(그림 6—27).

해발 600~1,800m인 산간 지대에서 서식하며 산골짜

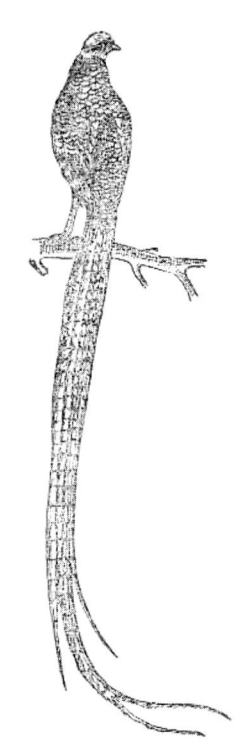

그림 6—27
긴꼬리꿩(長尾雉)

기 양측의 현암 절벽의 백송나무 위에서 활동하면서 주로 그 씨를 먹는다.

중국에는 하북(河北), 산서(山西), 섬서(陝西), 하남(河南), 호북(湖北), 안휘(安徽) 및 사천(四川) 등 지역에 분포되었다.

【약　재】 긴꼬리꿩(鸐雉)의 육을 약으로 사용한다. 사계절 언제나 포획하여 깃털과 내장을 제거하고 육을 채취하여 생용(生用)한다.

【성미 및 귀경】 甘, 平, 小毒. 肝, 肺經에 들어간다.

【응　용】 보중익기(補中益氣)의 효능이 있다. 기허천촉(氣虛喘促)을 치료한다. 양은 적당히 한다. 물에 삶아 식육음즙(食肉飮汁)한다.

28. 금 계(金鷄)

【학　명】 Chryslophus pictus 　　　**【한국명】** 금 계
【중문명】 金鷄 jin ji
【영문명】 Golden pheasant
【이　명】 별치(鷩雉)

금계(金鷄)는 《본초습유(本草拾遺)》에서 원명을 별치(鷩雉)라고 처음으로 기술하였다. 《본초강목(本草綱目)》에서는 제48 권 금(禽) 2에 금계(金鷄)라고 기술하였다. 《중약대사전(中藥大辭典)》에서도 약용으로 인용하고 있다.

【원동물】 꿩과동물 홍복금계(雉科動物 紅腹錦鷄; *Chrysolophus pictus* L.). 중형 조류(鳥類)이다. 수컷의 상체는 황금색으로 머리에는 황금색의 실 모양의 우관(羽冠)이 목덜미 위까지 덮었으며 얼굴, 턱과 목은 모두 붉은 색이다. 등위는 짙은 녹색이고 깃털 가장자리는 검으며 다른 부위는 짙은 황금색이다. 각 깃털은 갈라져 흩어진 것 같다. 중앙의 꼬리 깃털은 흑갈색으로 계황색(桂黃色)의 반점이 가득하다. 목 아래부터의 하체는 대개 짙은 적색이다. 암컷은 수컷보다 아름답지 못하다. 부리와 발은 모두 각질의 황색이다(그림 6—28).

암석이 많고 돌출된 대지와 잡초가 무성하고 가파른 산비탈에서 서식한다. 관목 숲이나 죽림(竹林)에 출몰하면서 밤에는 소나무 가지 위에 머문다. 겨울에는 무리지어 제전(梯田; 계단식 밭)에서 먹이를 찾는다. 달음질을 잘 하며 필요하지

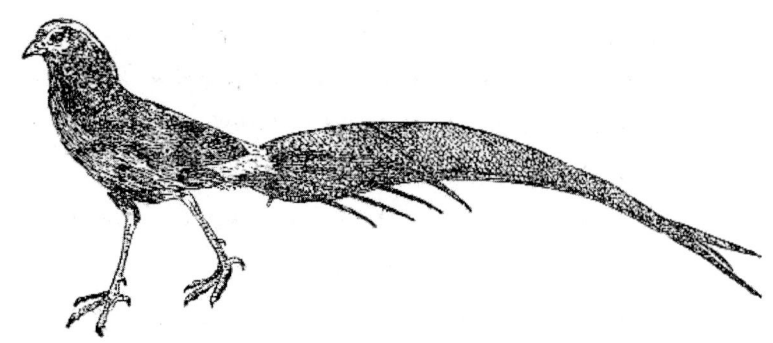

그림 6—28 금계(紅腹錦鷄)

않을 때는 날지 않는다. 잡식성으로 식물을 주로 먹는다.

중국에는 청해(青海), 감숙(甘肅), 섬서(陝西), 귀주(貴州), 광서(廣西) 등 지역에 분포되어 있다.

【약 재】 금계(金鷄)의 털과 내장을 제거하고 전체를 약으로 사용한다. 겨울에 포획하여 털과 내장을 제거하고 육을 채취하여 선용한다.

【성미 및 귀경】 甘, 辛, 溫, 微毒. 肝, 肺經에 들어간다.

【응 용】 양간보혈(養肝補血), 온중익기(溫中益氣) 효능이 있다. 혈기부족으로 인한 체약무력(體弱無力)을 치료한다. 양은 적당히 한다.

1. 빈혈체약(貧血體弱)에 대한 치료: 금계(金鷄) 한 마리를 털과 내장을 제거하고 뱃속에 황정(黃精)50g, 수오(首烏) 50g, 황기(黃芪) 30g을 넣고 삶아 식육음즙(食肉飮汁)한다.

2. 구병기허(久病氣虛), 식욕부진(食欲不振)에 대한 치료: 금계(金鷄) 한 마리의 뱃속에 진피(陳皮) 15g, 당삼(黨參) 50g, 황기(黃芪) 15g을 넣고 삶아 식육음즙(食肉飮汁)한다.

29. 공작미(孔雀尾)

【학 명】 *Pinna pavinis*　　【한국명】 초록공작
【중문명】 孔雀尾 kong que yu
【영문명】 Green Peafowl feather; Green Peacock feather

【이 명】

공작미(孔雀尾)는 중국 민간에서는 병 치료에 이용하였으며 《청장고원약물도감(青藏高原藥物圖鑒)》에서도 공작(孔雀)의 육(肉), 꼬리 깃, 분(糞)은 모두 약으로 사용한다고 기술하고 있다.

【원동물】 꿩과동물 초록공작(참공작)(雉科動物 綠孔雀; *Pavo muticus* Linné). 대형 치류(雉類)이다. 수컷은 몸 전체가 거의 취남록색(翠藍綠色)으로 빛이 난다. 머리 위에 높이 솟은 취남록색(翠藍綠色)의 우관(羽冠)은 뚜렷하다. 목과 가슴은 빛나는 금동색(金銅色)으로 우기(羽基)는 어두운 자남색(紫藍色)이다. 꼬리를 덮은 깃털은 특히 연장되어 미병(尾屛)을 이루고 깃의 끝 가까이에는 타원형의 눈 모양의 무늬가 있으며 무늬 중앙에는 어두운 자색의 신장 모양이거나 원형의 작은 무늬가 있고 겉에는 빛나는 남록색(藍綠色)이 에워싸고 이 색은 동색권(銅色圈) 내에 둘러 싸여 그 겉은 연한 황색으로 덮였으며 가장 바깥에는 연한 포도홍색(葡萄紅色)이 있다. 암컷은 수컷보다 아름답지 못하다. 부리는 흑갈색으로 아래 부리는 보다 엷다. 발은 각질색이고 볼의 드러난 부분은 선명한 황색이다(그림 6—29).

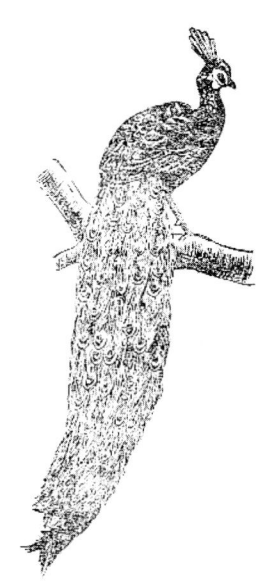

그림 6—29
초록공작(綠孔雀)

2,000m 이하의 나무가 적은 넓은 초원에서 서식한다. 강가나 수림 속의 빈터에서 활동하기를 즐긴다. 잡식성이다. 중국에는 각 동물원에서 대개 사육한다.

중국에는 운남(雲南)성에 분포되어 있으나 각 동물원에서 대개 사육하고 있다.

【약 재】 초록공작(孔雀)의 꼬리깃을 공작미(孔雀尾)라고 하여 약으로 사용한다. 사계절 언제나 포획하여 꼬리 깃(尾羽)을 채취하야 소존성(燒存性)하여 가루로 만들어 비축한다.

【성미 및 귀경】 甘, 鹹, 溫. 腎, 肺經에 들어간다.

【응 용】 청열해독(清熱解毒), 배농소종(排膿消腫) 효능이 있다. 폐내감염(肺內感染), 폐옹(肺癰), 인후종통(咽喉腫痛), 제창옹종(諸瘡癰腫) 등을 치료한다. 양은 5~10g으로 한다.

1. 폐내감염(肺內感染)에 대한 치료: 공작미(孔雀尾) 10g를 매일 2회 길경(桔梗)

15g, 감초(甘草) 10g, 쌍화(雙花) 15g, 판람근(板藍根) 15g을 달인 물로 복용한다.

2. 옹창종통(癰瘡腫痛)에 대한 치료: 공작미(孔雀尾) 5g를 매일 2회 포공영(蒲公英) 50g, 지정(地丁) 50g을 달인 물로 복용한다.

3. 인후종통(咽喉腫痛)에 대한 치료: 공작미(孔雀尾) 5g를 길경(桔梗) 15g, 국화(菊花) 10g, 박하(薄荷) 5g, 우방자(牛蒡子) 10g을 달인 물로 복용한다.

30. 계(鷄)

【학 명】 Gallinus domestica
【중문명】 鷄 ji
【영문명】 Chicken
【한국명】 닭
【이 명】

계(鷄)는 일찍부터 약으로 사용하였다. 《신농본초경(神農本草經)》에서는 "단웅계(丹雄鷄; 붉은 수탉)는 甘, 微溫하다. 주로 부녀의 붕중루하(崩中漏下)를 치료한다."라고 기술하였다. 《본초습유(本草拾遺)》에서는 "백계(白鷄)는 소변에 이롭고 단독풍(丹毒風)을 제거한다."라고 기술하였다. 《본초강목(本草綱目)》에서도 "태화노계(泰和老鷄)는 내탁(內托; 종기를 짼 뒤에 쇠약한 몸을 보함)하고 소아의 두창(小兒頭瘡)을 치료한다."라고 기술하였다. 여러 품종의 계(鷄)을 모두 약으로 사용한다.

【원동물】 꿩과동물 닭(雉科動物 鷄; Gallus gallus domesticus Brisson). 장기간 사육하고 교잡한 결과 많은 품종이 형성되었다. 품종에 상관없이 약으로 사용한다(그림 6—30).

【약 재】 닭(鷄)의 육을 약으로 사용한다. 수요에 따라 수시로 포획하여 내장과 털을 제거하여 사용한다.

【성 분】 단백질, 지방, Ca, P, Fe, 비타민 B_1, 비타민 B_2, 니코틴산, 비타민 A, 비타민 C, 비타민 E, Mg, K, Na을 함유하고 있다. 이 외

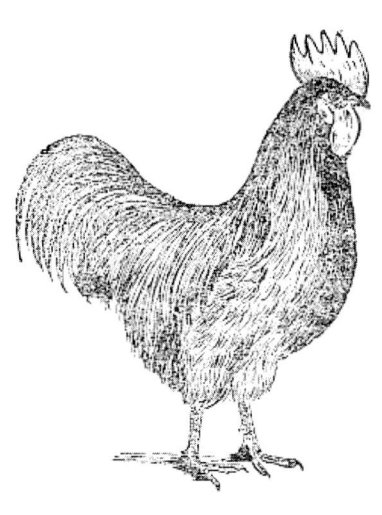

그림 6—30 계(鷄)

에 콜레스테롤과 3—메틸 히스타딘도 함유하고 있다.

구운 육의 지방에는 고도의 불포화 지방산과 $C_{18:2}$ 지방산이 함유되어 있다. 가슴과 대퇴 중 지방에는 $C_{18:2}$, $C_{18:3}$, $C_{20:4}$의 지방산이 비교적 많다.

【성미 및 귀경】 甘, 溫. 脾, 胃經에 들어간다.

【응 용】 온중(溫中), 익기(益氣), 전정(塡精), 보수(補髓) 효능이 있다. 체허소수(體虛消瘦), 식욕부진(食欲不振), 복사하리(腹瀉下痢), 소변빈삭(小便頻數), 붕루대하(崩漏帶下), 산후유소(産後乳少) 등을 치료한다.

1. 구병허손(久病虛損)에 대한 치료: 계(鷄) 한 마리의 뱃속에 생지(生地) 500g, 이당(飴糖) 500g을 넣고 쪄 식육음즙(食肉飮汁)한다.

2. 번위(翻胃)에 대한 치료: 계(鷄) 한 마리를 삶아 뼈를 제거하고 인삼(人蔘), 당귀(當歸), 식염(食鹽)을 각각 25g씩 넣어 다시 달여 식육음즙(食肉飮汁)한다.

3. 신허이롱(腎虛耳聾)에 대한 치료: 닭 한 마리에 적당한 양의 백주(白酒)를 넣어 삶아 먹는다.

주1: 계혈(鷄血)은 鹹, 平이다. 거풍(祛風), 활혈(活血), 통락(通絡)의 효능이 있다. 소아경풍(小兒驚風), 구면왜사(口面歪斜), 목적류루(目赤流淚), 옹저창선(癰疽瘡癬)을 치료한다.

주2: 계간(鷄肝)은 단백질, 지방, 탄수화물, Ca, P, Fe, 비타민 A, 비타민 B_1, 니코틴산, 비타민 C 등 성분을 함유한다. 보간신(補肝腎) 작용이 있다. 간허목암(肝虛目暗), 부인 태루(胎漏)를 치료한다.

주3: 계장(鷄腸)은 유정(遺精), 유뇨(遺尿), 백탁(白濁), 치질(痔疾) 등을 치료한다.

주4: 계뇌(鷄腦)는 Histidine, 펩티드, Asparticavid, Glutamicaid acid, Serine, Threonine, Proline, Glycine, Alanine, β-Aranine, Piperidic acid, Valine, Phenylalanine, Tyrosine, Lysine 및 Arganine 등을 함유하고 있다.

소아한증(小兒寒症)과 난산(難産) 등을 치료한다.

주5: 계소(鷄嗉; 닭의 멀떡구니)는 열격(噎膈; 식도암), 소변실금(小便失禁), 발배(發背) 등을 치료한다.

주6: 계담(鷄膽)은 소염(消炎), 해독(解毒), 지해(止咳), 거담(去痰), 명목(明目)등 효능이 있다. 백일해(百日咳), 만성기관지염(慢性氣管支炎), 소아의 균리(小兒菌痢), 이후습창(耳後濕瘡), 치질(痔疾), 목적다루(目赤多淚) 등을 치료한다.

주7: 중국 하남성 안양시(河南省安陽市) 안과병원 신의실(新醫室)(《절강중의약(浙江中醫藥)》, 1977, No.1, p.47.)에는 신선한 계담(鷄膽)의 희석 액을 눈에 떨구

어 백내장을 치료한 경험에 근거하여 신선한 닭의 담즙을 생리 식염수로 희석한 후 이온 유입으로 백내장을 3 사례나 치료하였으며 모두 비교적 좋은 치료 효과를 얻어 시력이 현저하게 향상되었다고 한다. 방법은 신선한 담낭(膽囊)을 취하여 알콜로 담낭을 소독한 후 주사기로 담즙을 추출하여 식염수로 희석하고 엷은 녹색으로 되면 pH 7로 냉장 보존한다. 투입할 때에는 직류 전료기(直流電療機)를 이용하여 양극을 침부(枕部)에 놓고 담즙 희석액 3~5 방울을 떨구어 넣은 후 눈을 감는다. 담즙에 담구었던 약솜을 눈가에 놓고 음극면(陰極棉)을 놓은 다음 다시 가제로 눌러 놓는다. 이온 유입기를 열고 환자가 받아 낼 수 있을 만큼 전류를 조절한다. 중간에 약액을 한차례 더 첨가한다. 한번에 20분씩 매일 1회 진행하며 10차례를 한 치료 기간으로 한다.

31. 계내금(鷄內金)

【학 명】 *Endothelium Corneum Gigeriae Gallinus*
【한국명】 닭의 모래주머니 점막(껍질)
【중문명】 鷄內金 ji nei jin
【영문명】 Membrane of a chicken gizzard
【이 명】 비지리황피(肶胵里黃皮 또는 膔胵里黃皮); 계순피(鷄肫皮)

계내금(鷄內金)은 《신농본초경(神農本草經)》에서 단웅계(丹雄鷄; 붉은 숫닭) 항에 원명을 비지리황피(肶胵里黃皮)라고 처음으로 기술하였다. 《본초강목(本草綱目)》에서는 비지리황피(膔胵里黃皮)라고 하였다. 《본초비요(本草備要)》에서는 계순피(鷄肫皮)라고 하였으며 또 계내금(鷄內金)이라고도 하였다.

【원동물】 꿩과동물 계(雉科動物 鷄; *Gallus gallus domesticus* Brisson). 보통의 가금(家禽)이다. 장기간 사육하고 교잡한 결과 많은 새 품종들이 형성되었으며 품종에 관계없이 약으로 사용한다.

【약 재】 건조한 닭의 모래주머니점막(砂囊粘膜)을 약으로 사용한다. 연중 언제나 채취할 수 있으며 계순(鷄肫)을 취하는 즉시 절개하여 내벽을 채취하여 깨끗이 씻어 햇볕에 말리어 비축한다.

본품은 불규칙적인 낭편상(囊片狀)으로 내면에는 파도 모양의 세로 혹은 가로 줄 모서리 모양의 주름 무늬가 있으며 온전한 것은 길이가 약 30mm, 너비가 약 34mm, 두께가 약 5mm 정도이다. 황갈색으로 소수는 황금색이다. 질은 약하여 쉽게 절단된다. 단면은 교질 모양으로 광택이 있다. 약간 비린내가 난다(그림 6—31).

생것으로 사용하거나 구워 사용한다.

초내금(炒內金)은 생내금(生內金)을 솥에 넣고 약한 불로 부풀어 날 정도로 볶아 약간 황색으로 변하였을 때 초(醋)를 뿌린 후 꺼내어 햇볕에 말린 것이다.

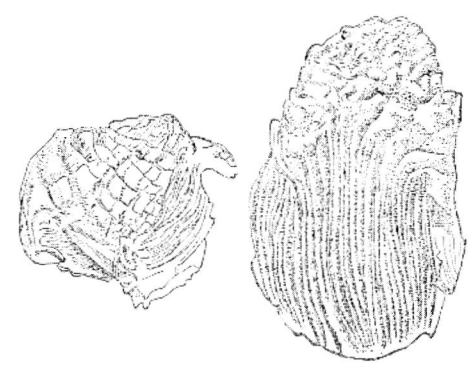

그림 6—31 계내금(鷄內金)

초내금(焦內金)은 생내금(生內金)을 솥에 넣고 강한 불로 초황색(焦黃色)이 될 때까지 볶다가 초를 뿌리고 꺼내어 햇볕에 말린 것이다.

【성분 및 약리】 주로 단백질을 함유하며 위 호르몬(Ventrieulin) 등도 함유하고 있다.

실험에 의하면 계내금(鷄內金) 가루를 복용하면 위액 분비량, 산(酸) 알카리도, 소화력의 3자(者)가 모두 증가되고 위(胃) 운동 시간도 연장되며 유동파(蠕動波)도 증강하므로써 위의 운동 기능이 현저하게 강화되어 위의 배공(排空)이 크게 가속화되었다는 사실이 증명되었다.

【성미 및 귀경】 甘, 澁, 平. 脾, 胃經에 들어간다.

【응 용】 소식화적(消食化積), 삽정축뇨(澁精縮尿) 효능이 있다. 소화불량(消化不良), 번위구토(翻胃嘔吐), 유정(遺精), 유뇨(遺尿) 등을 치료한다. 양은 5~15g로 한다.

1. 소화불량(消化不良)에 대한 치료: 초계내금(焦鷄內金) 30g을 가루로 만들어 12 봉지로 나누어 하루에 3회 식후마다 한 봉지씩 복용한다.

2. 번위토식(翻胃吐食)에 대한 치료: 계내금(鷄內金) 50g을 소존성(燒存性)하여 가루로 만들어 매일 2회 5g씩 복용한다.

3. 유정(遺精), 유뇨(遺尿)에 대한 치료: 계내금(鷄內金)을 가루로 만들어 3g씩을 끓인 물로 복용한다. 특히 저녁 자기 전에 복용하면 더욱 좋다.

32. 봉황의(鳳凰衣)

【학　명】 Membrana Folliculais Ovi　　【한국명】 달걀속껍질
【중문명】 鳳凰衣 feng huang yi
【영문명】 Phoenix coat
【이　명】 난각중백피(卵殼中白皮); 봉황퇴(鳳凰退)

봉황의(鳳凰衣)는 《명의별록(名醫別錄)》에서 원명을 난각중백피(卵殼中白皮)라고 처음으로 기술하였다. 《본초몽전(本草蒙筌)》에서는 봉황퇴(鳳凰退)라고 하였다. 《의학입문본초(醫學入門本草)》에서는 봉황의(鳳凰衣)라고 하였으며 지금 중국에서는 이 명칭이 널리 사용되고 있다.

【원동물】 계(鷄) 항을 참조.

【약　재】 계란각(鷄卵殼)의 내막(內膜)을 봉황의(鳳凰衣)라고 하여 약으로 사용한다. 봄부터 가을까지 병아리가 부화(孵化)한 후에 난각(卵殼)에서 내막을 채취하여 깨끗이 씻어 그늘진 곳에서 말린다.

약재는 크기가 일정하지 않은 추절상(皺折狀)의 얇은 막으로 된 조각이다. 한 면은 백색이고 다른 면은 엷은 황색으로 갈색의 줄 모양의 핏줄이 있다. 질은 가볍고 약하며 약간의 인성이 있으나 쉽게 파쇄된다. 맛은 담담하다(그림 6—32).

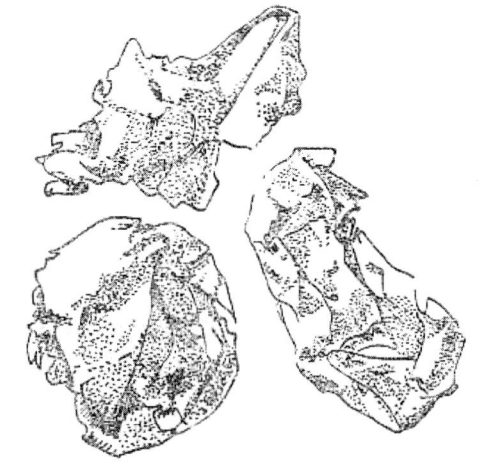

그림 6—32 봉황의(鳳凰衣) 약재

【성　분】 주로 각단백(Keratin)을 함유하고 그 중에는 소량의 점단백섬유(Mucin fibers)가 있다.

【성미 및 귀경】 淡, 甘, 平. 肺, 脾, 胃經에 들어간다.

【응　용】 양음(養陰), 청폐(淸肺), 소구창(消口瘡), 골절치료(骨折治療)의 효능이 있다. 구해기천(久咳氣喘), 인후종통(咽喉腫痛), 임파선결핵(淋巴腺結核), 창양(瘡瘍), 창상(創傷), 골절(骨折) 등을 치료한다. 양은 5~15g으로 한다.

1. 해수일구(咳嗽日久)에 대한 치료: 봉황의(鳳凰衣) 10g, 자완(紫莞) 5g, 마황

(麻黃) 5g을 함께 곱게 가루로 만들어 매일 3회 3g씩을 끓인 물로 복용한다.

2. 구창(口瘡)에 대한 치료: 환처에 봉황의(鳳凰衣)를 붙인다. 매일 2회 바꾼다.

3. 질박골절(跌撲骨折)에 대한 치료: 적당한 양의 봉황의(鳳凰衣)를 가루로 만들어 5g씩을 복용한다. 기타 접골(接骨) 약과 함께 복용하면 골절유합(骨折愈合)을 촉진하는 작용이 있다.

33. 계단청(鷄蛋淸)

【학　명】 *Gallinus gallinus*　　　【한국명】 달걀흰자위
【중문명】 鷄蛋淸 ji dan qing
【영문명】
【이　명】 계자백(鷄子白); 계란백(鷄卵白); 계자청(鷄子淸)

계단청(鷄蛋淸)은 《신농본초경집주(神農本草經集註)》에서 원명을 계자백(鷄子白)이라고 처음으로 기술하였다. 《명의별록(名醫別錄)》에서는 계란백(鷄卵白)이라고 하였으며 《식료본초(食療本草)》에서는 계자청(鷄子淸)이라고 하였다. 지금 중국에서는 계단청(鷄蛋淸)이라고 통칭한다.

【원동물】 닭(鷄) 항을 참조.
【약　재】 계란(鷄卵)의 단청(蛋淸)을 약으로 사용한다. 수시로 채취할 수 있다.
【성　분】 단백질, 지방, 탄수화합물, Ca, P, Fe, 비타민 B_2, 니코틴, 비타민 B_1, P-aminobenzoic acid 등을 함유한다.
【성미 및 귀경】 甘, 微寒. 肺, 肝經에 들어간다.
【응　용】 윤폐리인(潤肺利咽), 청열해독(淸熱解毒) 효능이 있다. 인통(咽痛), 목적(目赤), 해수(咳嗽), 옹종열통(癰腫熱痛) 등을 치료한다. 양은 적당히 한다.

1. 화상(火傷)에 대한 치료: 계단청(鷄蛋淸), 백주(白酒)로 상처를 씻는다.

2. 인후 종통(咽喉腫痛), 어성불출(語聲不出)에 대한 치료: 계란 1개의 노란자위를 제거한 흰자위에 반하(半夏) 5g을 넣고 식초로 끓이어 천천히 먹는다.

주1: 계단황(鷄蛋黃; 노란 자위)은 단백질을 함유하고 그 중에는 Ovovitellin, Globulin 등이 있고 지방에는 Lecithin, Olein acid, Linolein acid, Linolenic acid Saturated acid, Cholesterin 등이 있다. 이 외에 Ca, P, Fe, 비타민 A, 비타민 B_1,

비타민 B2, Nicotinic acid, P-aminobenzoic acid, Carotenol 등을 함유하고 있다.
　자음윤조(滋陰潤燥), 양혈식풍(養血息風), 살충해독(殺蟲解毒)의 효능이 있다. 심번불면(心煩不眠), 허로토혈(虛癆吐血), 간염(肝炎), 소화불량(消化不良), 복사(腹瀉), 누창(漏瘡) 등을 치료한다.
　주2: 계란각(鷄蛋殼)은 탄산칼슘, 탄산마그네슘, 인산 칼슘 등을 함유하고 있다. 강역(降逆), 지경(止痙)의 효능이 있다. 번위(翻胃), 창포위통(脹飽胃痛), 소아의 발육불량구루병(發育不良佝僂病), 각종출혈(各種出血), 창절동통(瘡癤疼痛) 등을 치료한다.
　주3: 계란은 신경성 피부염(神經性皮膚炎)을 치료한다. 신선한 계란 30개를 단지에 넣고 식초를 넣어(계란이 잠길 정도로) 밀봉하여 담장 밑 음지에 3자(尺) 깊이로 묻고 5~14일이 지난 후 계란 껍질이 연해지면 꺼내어 냉장고에 넣어 비축한다. 약으로 사용 할 때에는 계란을 잘 저어 환처에 매일 1~2회 바른다. 곪아서 터진 환처에는 사용할 수 없다.

34. 오골계(烏骨鷄)

【학　명】 *Gallus gallus domesticus*　　【한국명】 오골계
【중문명】 烏骨鷄 wu gu ji
【영문명】 Sylky fowl
【이　명】 오계(烏鷄)

　오골계(烏骨鷄)는 《본초강목(本草綱目)》에서 처음으로 기술하였으며 "허로(虛癆) 이약(羸弱)을 보(補)하고 소갈(消渴), 중오(中惡)를 치료하며 산부(産婦)에게 좋다…"라고 하였다. 그 후 《전남본초(滇南本草)》에서는 "보중(補中) 지갈(止渴)한다."라고 하였다. 지금은 중국에서 유명한 오계백봉환(烏鷄白鳳丸)의 주요한 약재이다.
　【원동물】 꿩과동물 오골계(雉科動物 烏骨鷄; *Gallus gallus domesticus* Brisson). 닭(鷄)의 한 종류로 오골계(烏骨鷄)라고 하며 아직 확정된 명칭이 없다 (그림 6—33).
　【약　재】 오골계(烏骨鷄)의 뼈와 육을 약으로 사용한다. 필요할 때에 수시로

포획하여 뼈와 육을 채취하여 깨끗이 씻어 동제(銅製) 그릇에 넣고 적당한 양의 황주(黃酒)를 넣어 밀봉으로 쪄서 사용한다.

【성 분】 주로 단백질과 지방을 함유하고 있다.

【성미 및 귀경】 鹹, 甘, 溫. 肝, 腎經에 들어간다.

【응 용】 보간신(補肝腎), 익기혈(益氣血), 청허열(淸虛熱) 효능이 있다. 유정(遺精), 활정(滑精), 구사구리(久瀉久痢), 소갈(消渴), 적백대하(赤白帶下), 골증로열(骨蒸癆熱) 등을 치료한다. 양은 적당히 한다.

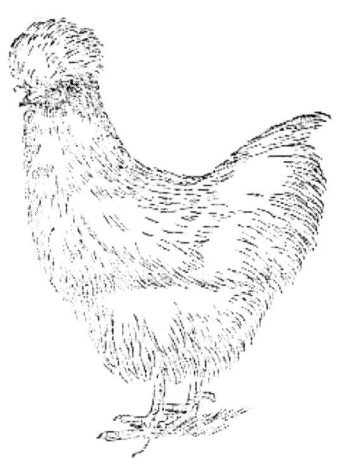

그림 6-33 오골계(烏骨鷄)

1. 허로소수(虛癆消瘦), 사지권태(四肢倦怠), 식욕부진(食欲不振), 해수농혈(咳嗽膿血)에 대한 치료: 오골계(烏骨鷄) 1 마리의 뱃속에 당삼(黨參), 황기(黃芪), 백출(白朮), 복령(茯苓), 숙지(熟地), 백작(白芍), 지모(知母), 당귀(當歸), 패모(貝母), 오미자(五味子)를 각각 20g씩을 함께 곱게 갈아 가루로 만들어 넣고 쪄서 7일분으로 나누어 복용한다.

2. 적백대하(赤白帶下), 유정(遺精), 유뇨(遺尿)에 대한 치료: 오골계(烏骨鷄) 1 마리의 뱃속에 백과(白果), 연육(蓮肉)을 각각 25g, 호초(胡椒) 5g을 함께 가루로 만들어 넣고 삶아 공복에 복용한다.

35. 수암순(水鵪鶉)

【학 명】 *Turnix tanki* 　　　【한국명】 세가락메추라기
【중문명】 水鵪鶉 shui an chun
【영문명】 Burmese Botton Quail
【이 명】 안(鷃)

수암순(水鵪鶉)은 《본초습유(本草拾遺)》에 원명이 안(鷃)이라고 있다. 《본초강목(本草綱目)》에서는 제48 권의 금(禽) 2에 기술하고 있다. 《중약대사전(中藥

大辭典)》에서도 이를 수록하고 있다.

【원동물】 세가락메추라기과 세가락메추라기(三趾鶉科 黃脚三趾鶉; *Turnix tanki* Blyth). 몸은 암순(鵪鶉; 메추라기)과 비슷하나 작다. 상체는 대개 갈색과 밤 황색이 서로 섞인 깃털을 갖고 있으며 가슴의 양 옆과 옆구리에는 흑갈색의 둥근 점이 있다. 암컷은 몸이 비교적 크고 색깔도 아름답다. 머리 정수리와 침부(枕部)는 흑갈색이며 머리 뒤에는 회황백색(灰黃白色)의 가로 무늬가 하나 있다. 가슴은 등율색(橙栗色)으로 가슴 옆에는 흑색의 둥근 반점이 있다. 배는 엷은 황백색이다. 수컷은 암컷과 비슷하지만 보다 작다. 윗부리는 희미하게 검고 부리 끝은 황색이며 발은 황색이다(그림 6—34).

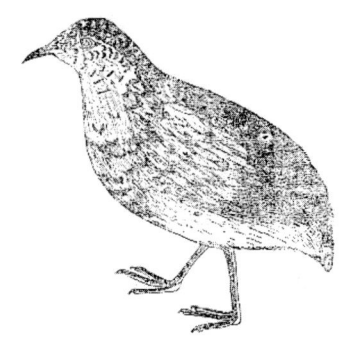

그림 6—34
세가락메추라기(黃脚三趾鶉)

산비탈 관목 숲이나 초원에서 흔히 볼 수 있다. 사람을 두려워하고 초목 숲에서 숨어 다니며 주행(走行)이 빠르고 비상은 별로 하지 않는다. 잡식성이다.

중국에는 전국 각지에 널리 분포되었다.

【약　재】 세가락메추라기(水鵪鶉)의 육을 약으로 사용한다. 사계절 언제나 사냥으로 포획하여 깃털과 내장을 제거하고 육을 채취하여 생용(生用)한다.

【성미 및 귀경】 甘, 鹹, 平. 心, 腎經에 들어간다.

【응　용】 청열해독(淸熱解毒) 효능이 있다. 제창종독(諸瘡腫毒)을 치료한다. 양은 적당히 한다.

1. 무명종독(無名腫毒)에 대한 치료: 먼저 수암순(水鵪鶉) 1 마리를 삶은 다음에 포공영(蒲公英) 50g, 쌍화(雙花) 30g, 지정(地丁) 50g을 넣고 5분 후 식육음탕(食肉飮湯)한다. 하루 2회 복용한다.

2. 장치(腸痔)에 대한 치료: 수암순(水鵪鶉) 1 마리, 지유(地楡) 15g, 괴각(槐殼) 15g, 지정(地丁) 15g, 포공영(蒲公英) 15g을 함께 삶아 하루에 2회 식육음탕(食肉飮湯)한다.

36. 학 골(鶴骨)

【학　명】 *Grus Japonensis*　　　　【한국명】 두루미뼈
【중문명】 鶴骨 he gu
【영문명】 Manchurian Grane
【이　명】 단정학골(丹頂鶴骨); 백학골(白鶴骨)

학(鶴)은 일찍부터 약으로 사용하였다. 각 서적에 기술된 내용은 차이가 있다. 학골(鶴骨)은 《본초강목(本草綱目)》에서 제47권 금(禽) 1에 처음으로 기술하였다.

【원동물】 두루미과동물 두루미(鶴科動物 丹頂鶴; *Grus japonensis* P. L. S. Müller). 대형 조류(鳥類)이다. 전신(全身)이 거의 순백색이다. 머리 정수리에 노출된 부위는 선명한 적색이므로 단정학(丹頂鶴)이라고 한다. 이마와 눈 앞에는 검은 깃털이 약간 있다. 볼과 목의 대부분은 어두운 갈색이며 2급과 3급의 날개 깃은 흑색으로 또한 길게 구부러져 활 모양을 이루어 흰색의 꼬리 깃 위를 전부 덮으므로 항상 흑색 꼬리라고 오인하고 있다. 암수가 같은 색이다. 부리는 길고 푸르스름한 잿빛이며 발은 회흑색으로 발톱은 회색이다(그림 6—35).

갈대나 기타 잡초가 우거진 소택 지대에서 서식한다. 밤에는 사면이 물로 둘러싸인 얕은 물가에 머문다. 잡식성이다.

번식기에는 중국 흑룡강(黑龍江)성 서북부에서 살고 겨울에는 중국의 강서(江西), 강소(江蘇)와 산동(山東) 등에 나타난다.

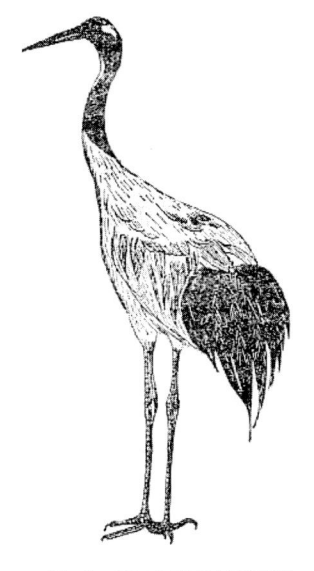

그림 6—35 단정학(丹頂鶴)

【약　재】 두루미(鶴)의 뼈를 약으로 사용한다. 겨울에 포획하여 깃털과 육을 깨끗이 제거하고 뼈를 채취하여 그늘지고 선선하며 통풍이 잘 되는 곳에 둔다. 사용할 때는 소자(酥炙)하여 가루로 만든다.

【성미 및 귀경】 辛, 鹹, 溫, 無毒. 腎, 脾經에 들어간다.

【응　용】 보허(補虛), 제비(除痹), 장골(壯骨), 해독(解毒) 효능이 있다. 근골위약(筋骨痿弱), 풍습비통(風濕痹痛) 등을 치료한다. 양은 5~10g으로 한다.

1. 근골동통(筋骨疼痛)에 대한 치료: 학골(鶴骨)을 하루 2회 5g씩을 목과(木瓜) 25g, 천지룡(穿地龍) 25g을 물에 달인 약물로 복용한다.

2. 구병지체연약무력(久病肢體軟弱無力)에 대한 치료: 학골(鶴骨) 10g, 하수오(何首烏) 20g, 당귀(當歸) 15g, 황기(黃芪) 50g, 당삼(黨參) 15g을 물에 달여 하루 2회 복용한다.

3. 치질(痔疾)에 대한 치료: 학골(鶴骨) 50g을 소제(酥製)하고 지유(地楡) 10g, 괴각(槐殼) 10g, 전라(田螺) 5개와 함께 곱게 가루로 만들어 참기름으로 고루 배합하여 매일 저녁 잠 자기 전 환부에 바른다.

37. 흑두학골(黑頭鶴骨)

【학 명】 Grus nigrjcollis
【한국명】 검은목두루미(原動物)
【중문명】 黑頭鶴骨 hei tou he gu
【영문명】 Black necked Crane bone
【이 명】

흑경학골(黑頸鶴骨)은 중국 민간에서 병 치료에 이용하였으며 《청장고원약물도감(靑藏高原藥物圖鑒)》에서도 약용으로 기술하고 있다.

【원동물】 두루미과동물 검은목두루미(鶴科動物 黑頸鶴; Grus nigricollis Przevalski). 대형 금류(禽類)이다. 전신은 거의가 흰색이다. 머리의 피부는 노출되어 있다. 이마, 눈앞, 볼, 목은 대개가 흑갈색이다. 2급과 3급 날개 깃은 모두 흑색으로 흰색의 꼬리 깃 위를 덮어 항상 흑색의 꼬리라고 오인하고 있다. 부리는 곧고 옆으로 조금 납작하다(그림 6—36).

넓은 초원과 소택지에서 흔히 볼 수 있다. 좀처럼 나무 가지에 머물지 않는다. 비상할 때는 머리, 목과 두 발을 모두 곧게 뻗어 두 날개와 더불어 "十"자형을 이룬다. 잡식성이

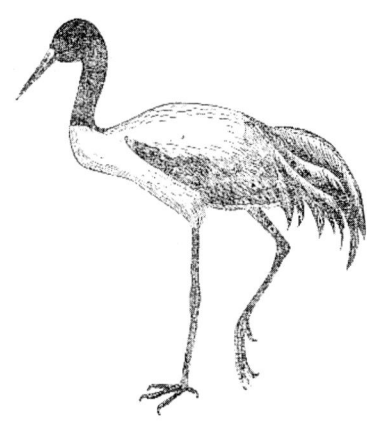

그림 6—36 검은목두루미(黑頸鶴)

다.

　　번식기에는 얕은 여울의 마른 풀숲에 둥지를 틀고 2~3개의 알을 낳는다.

　　중국에는 청해(靑海), 서장(西藏), 감숙(甘肅) 및 사천(四川) 등에 분포되어 있다.

　　【약　재】　검은목두루미뼈(黑頸鶴骨)의 뼈를 약으로 사용한다. 여름, 가을에 포획하여 깃털과 내장을 제거하고 뼈와 육을 분리 채취하며 뼈는 소존성(燒存性)하여 가루로 만들어 비축한다.

　　【성미 및 귀경】　甘, 苦, 鹹, 平. 腎, 膀胱經에 들어간다.

　　【응　용】　이뇨(利尿) 통림(通淋) 효능이 있다. 소변불리(小便不利)를 치료한다. 양은 5~10g으로 한다.

　　1. 소변불리(小便不利)에 대한 치료: 흑두학골(黑頭鶴骨) 15g을 매일 2회 5g씩을 저령(豬苓) 15g, 복령(茯苓) 15g, 목통(木通) 10g, 백모근(白茅根) 15g를 달인 물로 복용한다.

　　2. 소변림리(小便淋漓), 요도삽통(尿道澁痛)에 대한 치료: 흑두학골(黑頭鶴骨) 15g을 2회분으로 나누어 활석(滑石) 15g, 편축(萹蓄) 15g, 금전초(金錢草) 15g, 구맥(瞿麥) 15g을 달인 물로 하루에 전부 복용한다.

38. 추 계(秋鷄)

　　【학　명】　*Rallus Aquaticus*　　　　【한국명】　흰눈썹뜸부기
　　【중문명】　秧鷄 yang ji
　　【영문명】　Water Rail flesh
　　【이　명】　앙계(秧鷄)

　　추계(秋鷄)는 《식물본초(食物本草)》에서 원명을 앙계(秧鷄)라고 처음으로 기술하였으며 《본초강목(本草綱目)》에서는 제48권 금(禽) 2에 기술되어 있다. 《중약대사전(中藥大辭典)》에도 기술되어 있다. 현재 중국 민간에서는 대개 추계(秋鷄)라고 한다.

　　【원동물】　뜸부기과동물 흰눈썹뜸부기(秧鷄科動物 秧鷄; *Rallus aquaticus* Blyth). 몸길이는 약 30cm이다. 상체는 대개가 어두운 회갈색으로 흑색 얼룩무늬를 띠었고 그 머리의 얼룩무늬는 더욱 뚜렷하다. 하체는 갈색으로 두 겨드랑이에

는 흰 반점이 있으며 항문 주위와 꼬리 밑을 덮은 깃털은 흑백이 서로 섞였다. 부리의 기부는 적색으로 앞 끝은 엷은 흑색이다. 발은 적갈색을 띠고 앞발가락은 몹시 길어 거의 부리의 길이와 같다. 발가락에는 물갈퀴가 없다(그림 6-37).

항상 소택지나 물 가까이 있는 풀숲에서 서식한다. 보행이 빠르지만 높이 날지 않는다. 곤충, 소형 나류(螺類)를 먹으며 식물의 여린 싹도 먹는다.

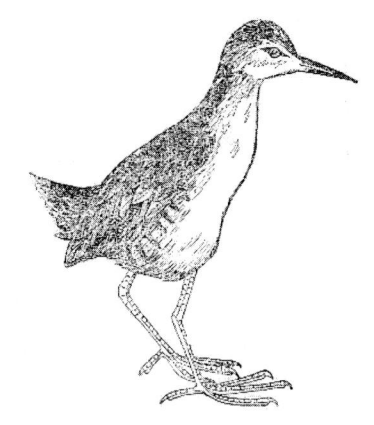

그림 6-37 흰눈썹뜸부기(秧鷄)

중국에는 동부 지역에 널리 분포되어 있어 북은 흑룡강(黑龍江)에서 남은 광동(廣東)까지 있다. 그러나 수량이 많지 않다.

【약　　재】 흰눈썹뜸부기(秋鷄)의 육을 약으로 사용한다. 사계절 언제나 포획하여 털과 내장을 제거하고 생용(生用)하거나 약한 불에 말린다.

【성미 및 귀경】 甘, 溫, 無毒. 肺, 脾, 大腸經에 들어간다.

【응　　용】 살충해독(殺蟲解毒), 보중익기(補中益氣) 효능이 있다. 의루(蟻瘻), 비위허약(脾胃虛弱) 등을 치료한다. 삶아 먹는다.

39. 홍골정(紅骨頂)

【학　　명】 *Gallinulae chloropus*　　　　【한국명】 쇠물닭고기
【중문명】 紅骨頂 hong gu ding
【영문명】 Common Gallinule
【이　　명】

홍골정(紅骨頂)은 《동방약용동물지(東邦藥用動物誌)》에서 기술되여 있으며 중국 민간에서는 최근에 이를 널리 이용하여 병을 치료하고 있으며 효과도 좋다.

【원동물】 뜸부기과동물　쇠물닭(秧鷄科動物　黑水鷄; *Gallinula chloropus* Linne). 머리, 목과 등 위는 회흑색이고 등 아래, 날개쭉지와 꼬리는 모두 감람갈색(橄欖褐色)이다. 몸의 옆과 하체는 회갈색으로 하체에는 흑백이 서로 섞여 있는

얼룩점이 있다. 양 옆구리는 넓은 백색 줄무늬가 있다. 부리 끝은 연한 황록색으로 기부와 이마는 선명한 적등색(赤橙色)이다. 발등의 앞은 연한 황녹색이고 뒤와 발가락은 회녹색이다(그림 6—38).

평원이나 산지의 소택이나 시냇물가의 갈대 숲에서 서식하며 때로는 논밭에도 나타난다. 수서(水棲) 곤충, 연충(蠕蟲), 연체동물과 식물의 여린 잎을 먹이로 한다.

중국에는 전국 각 지역에 널리 분포되어 있다.

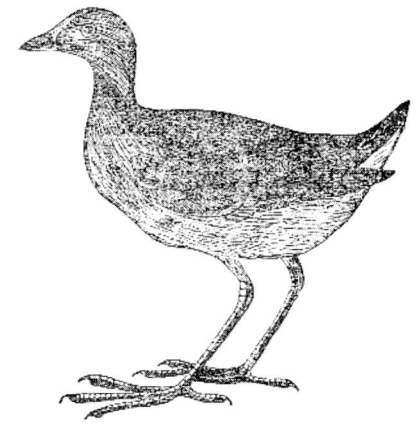

그림 6—38 쇠물닭(黑水鷄)

【약　재】 쇠물닭(紅骨頂)의 육을 약으로 사용한다. 사계절 언제나 포획하여 깃털과 내장을 깨끗이 제거하고 육을 채취하여 약으로 사용한다.

【성미 및 귀경】 甘, 辛, 溫. 脾, 胃經에 들어간다.

【응　용】 자보강장(滋補强壯), 개위진식(開胃進食) 효능이 있다. 비위허약(脾胃虛弱), 식욕부진(食慾不振), 소화불량(消化不良) 등을 치료한다. 양은 적당히 한다.

1. 비위허약(脾胃虛弱), 소화불량(消化不良)에 대한 치료: 홍골정(紅骨頂) 1 마리, 맥아(麥芽) 15g, 진피(陳皮) 10g, 내복자(萊菔子) 15g, 산사(山楂) 50g, 복령(茯苓) 50g을 함께 삶아 식육음즙(食肉飮汁) 한다.

2. 신체허약(身體虛弱), 식욕부진(食慾不振)에 대한 치료: 홍골정(紅骨頂) 1 마리, 이추어(泥鰍魚; 미꾸라지) 5 마리를 함께 삶아 식육음즙(食肉飮汁)한다.

40. 보 유(鴇油)

【학　명】 *Otis tarda* 　　　　　【한국명】 느시(原動物)
【중문명】 鴇 bao rou
【영문명】 Greet Bustard fat
【이　명】
보(鴇)는 《이아(爾雅)》에서 독표(獨豹)라고 하였다. 《음선정요(飮膳正要)》에서는 보(鴇)라고 하였다. 《동북동물약(東北動物藥)》에서는 지포(地鵏)라고 하였다. 중국에서는 보(鴇)의 지방을 널리 약으로 사용하고 있다.

【원동물】 느시과동물 느시(鴇科動物 大鴇) *Otis tarda* Linné. 몸이 크고 머리는 남회색이다. 목은 가늘고 긴 섬유 깃에 싸여 있고 겉을 향해 수염 같이 튀어나왔으며 목뒤에는 다갈색의 반령권(半領圈)이 있다. 상체는 대개 연한 다갈색으로 넓은 흑색 횡반(橫斑)이 가득하다. 앞 가슴과 등은 같은 색으로 앞 가슴부터 이하는 순수한 백색이다. 암컷의 목에는 수염이 없다. 부리는 납 같은 회색으로 앞 끝은 흑색이다. 발과 발톱은 흑색이며 발가락은 3개뿐이다(그림 6—39).

대개 넓은 초원에서 서식한다. 기복이 많아 높은 곳은 10m 남짓하고 낮은 곳은 흔히 습한 웅덩이가 있는 사이에서 살며 잡식성이다. 달음질에 능하며 비행은 느리다.

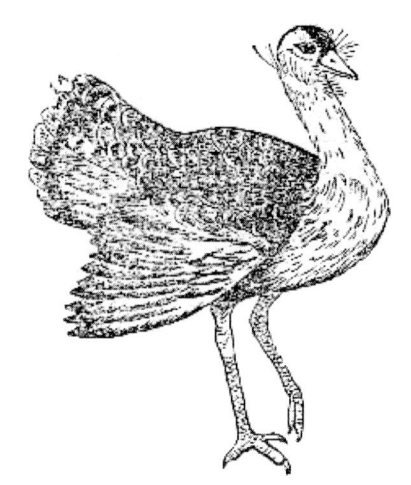

그림 6—39 느시(大鴇)

중국에는 주로 흑룡강(黑龍江), 길림(吉林), 요녕(遼寧), 내몽고(內蒙古), 하북(河北), 산서(山西), 감숙(甘肅), 영하(寧夏), 하남(河南) 등에 분포되어 있다.

【약 재】 느시(鴇)의 지방을 약으로 사용한다. 겨울부터 다음 봄까지 포획하여 털과 내장을 제거하고 육을 삶아 위에 뜨는 기름을 취하여 다시 솥에 넣고 정제하여 수분을 없애고 식히면 지방이 응고(凝固)한다.

【성미 및 귀경】 甘, 平. 心, 脾, 腎經에 들어간다.

【응 용】 보신장양(補腎壯陽), 해독익기(解毒益氣), 윤택기부(潤澤肌膚) 효능이 있다. 신허탈발(腎虛脫髮), 옹창종독(癰瘡腫毒), 기부조렬(肌膚粗裂) 등을 치료한다. 양은 1~2 숟가락으로 한다. 외용은 적당한 양으로 한다.

1. 신허탈발(腎虛脫髮)에 대한 치료: 보유(鴇油) 50g, 제수오(製首烏) 100g, 숙지(熟地) 100g로 개당 5g의 환을 만들어 아침 저녁으로 1환씩 복용한다.

2. 기부조렬(肌膚粗裂)에 대한 치료: 적당한 양의 보유(鴇油)를 환부에 바른다.

주: 보육(鴇肉)은 자 익기(滋補益氣)하는 효능이 있다.

41. 휼 육(鷸肉)

【학 명】 *Tringa totanus* 　　　　【한국명】 도요새(原動物)
【중문명】 鷸肉 yu rou
【영문명】 Redshank flesh; Eastern curlew flesh
【이 명】

휼조(鷸鳥)는 《본초습유(本草拾遺)》에서 처음으로 기술하였으며 《본초강목(本草綱目)》에서는 제48 권 금(禽) 2에 기술되어 있으나 한 종류가 아니다. 현재 중국의 전국 각지에서 흔히 볼 수 있는 휼조류(鷸鳥類)와 민간에서 약용하고 있는 현황을 아래에 서술한다.

【원동물】 1. 도요과동물 붉은발도요(鷸科動物 紅脚鷸; *Tringa totanus* Linné). 중형의 도요류(鷸鳥類)이다. 상체는 대개 회갈색으로 흑갈색의 세로 무늬와 횡반(橫斑)이 섞여 있다. 등 아래와 허리는 백색이다. 꼬리는 희고 검정 얼룩이 있다. 두 날개에는 모두 백색의 얼룩무늬가 있다. 하체는 백색으로 갈색 반점이 가득하다. 부리 끝은 검고 윗부리 기부는 갈색이고 아랫부리의 기부는 각질의 황색이며 발과 발가락은 등적색이고 발톱은 흑색이다(그림 6—40).

보통 바닷가, 소택, 못, 하구의 삼각주에서 서식하며 때로는 산간 지대의 물가에서도 볼 수 있으며 흔히 단독으로 활동한다. 유조(幼鳥)는 크게 무리지어 천천히 거닐기를 즐긴다. 곤충, 소형의 연체 동물과 갑각(甲殼) 동물을 먹이로 한다.

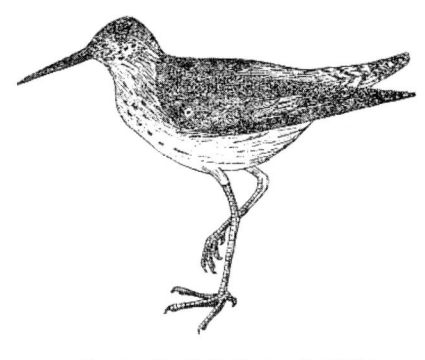

그림 6—40 붉은발도요(紅脚鷸)

중국에는 각 지역에 모두 분포되어 있다.

2. 도요과동물 알락꼬리마도요(鷸科動物 大杓鷸; *Numenius madagascariensis* Linné). 대형 도요류(鷸鳥類)이다. 상체는 대개 흑갈색으로 허리의 깃털 가장자리에는 연한 적갈색과 엷은 황색이 혼합된 얼룩이 있다. 꼬리 깃털은 연한 황회색으로 흑갈색의 횡반(橫斑)이 섞여 있다. 하체는 백색으로 회갈색의 깃의 줄기 무늬가 있으며 옆구리와 겨드랑이의 깃털은 회갈색 횡반(橫斑)이 있다. 부리 끝은 흑색으로 아랫부리의 기부는 각질의 토황색(土黃色)이고 윗부리의 기부는 각질색이다. 발과

발가락은 청회색이다(그림 6—41).

바닷가, 하구의 삼각주, 소택, 못, 초원, 논밭 등에서 흔히 볼 수 있으며 20~30 마리가 무리지어 활동하거나 혹은 단독 활동한다. 잡식성이며 주로 동물성 먹이를 먹는다.

중국에는 각 지역에 모두 분포되어 있으며 연해 지역에 특히 많다.

【약　　재】 도요(鷸鳥)의 육(肉)을 약으로 사용한다. 사계절 언제나 포획하여 깃털과 내장을 제거하고 육을 채취하여 생용(生用)한다.

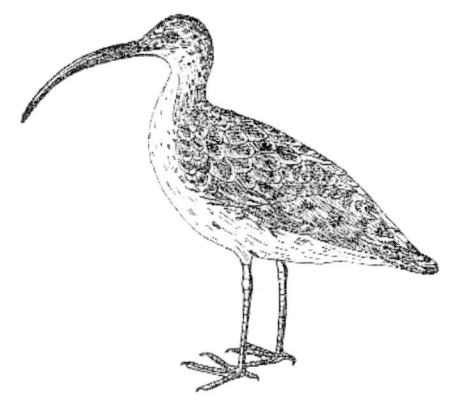

그림 6—41 알락꼬리마도요(大杓鷸)

【성미 및 귀경】 甘, 溫, 無毒. 肝, 脾經에 들어간다.

【응　　용】 자양보허(滋養補虛), 강위건비(强胃健脾), 익정명목(益精明目) 효능이 있다. 구병허약무력(久病虛弱無力), 간신부족(肝腎不足), 시물불청(視物不淸) 등을 치료한다. 양은 20~30g으로 한다.

1. 구병체약(久病體弱)에 대한 치료: 휼육(鷸肉) 50g, 희작(喜鵲) 1 마리(털과 내장을 제거), 황기(黃芪) 30g, 당삼(黨參) 30g을 물에 달여 하루 2회 식육음즙(食肉飮汁)한다.

2. 간신부족(肝腎不足), 시물불청(視物不淸)에 대한 치료: 휼육(鷸肉) 50g, 야명사(夜明砂) 10g, 숙지(熟地) 30g을 함께 달여 하루 2회 식육음즙(食肉飮汁)한다.

3. 비위허약(脾胃虛弱), 식욕부진(食欲不振)에 대한 치료: 휼육(鷸肉) 50g, 진피(陳皮) 10g, 맥아(麥芽) 10g, 내복자(萊菔子) 10g을 물에 달여 하루 2회 복용한다.

42. 조어랑(釣魚郞)

【학　　명】 Larus ridibundus　　　【한국명】 붉은부리갈매기
【중문명】 釣魚郞 diao yu lang
【영문명】 Black-headed Gull
【이　　명】

조어랑(釣魚郞)을 "본초(本草)"에서는 구(鷗)라고 하였으며 《식물본초(食物本草)》에서 처음으로 나타난다. 《본초강목(本草綱目)》에서는 제47권 금(禽) 1에 "육(肉)을 약용하나 기미(氣味)를 모르며 기재된 것도 한 종류가 아니다."라고 하였다. 지금 중국에서는 조어랑(釣魚郞)이라고 통칭한다.

【원동물】 갈매기과동물 붉은부리갈매기(鷗科動物 紅嘴鷗; *Larus ridibundus* L.). 머리와 목은 전부 쵸코렛빛 갈색이고 상체는 거의가 백색이지만 등 아래, 어깨, 허리와 두 날개의 안쪽을 덮은 깃털은 모두 진주회색(珍珠灰色)이다. 꼬리를 덮은 깃과 꼬리깃은 모두 백색이다. 하체는 모두 백색이며 가슴과 배는 거의 엷은 회색으로 물들어 있다(그림 6—42).

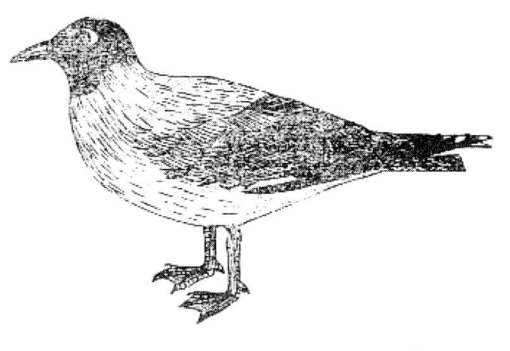

그림 6—42 붉은부리갈매기(紅嘴鷗)

항상 연해와 내륙의 호수, 하천 등에 나타나며 3~5 마리가 무리지어 활동한다. 어류와 기타 작은 동물을 먹이로 한다.

【약 재】 붉은부리갈매기(釣魚郞)의 육을 약으로 사용한다. 사계절 언제나 포획하여 털과 내장을 제거하고 생용(生用)한다.

【성미 및 귀경】 甘, 平, 無毒. 肝, 腎經에 들어간다.

【응 용】 양음윤조(養陰潤燥), 제번지갈(除煩止渴) 효능이 있다. 열병후열이 떨어지지 않아 아직 맑지 않거나 인건구갈(咽乾口渴), 허번불면(虛煩不眠), 대변건결(大便乾結) 등을 치료한다. 양은 적당히 한다.

1. 허번불면(虛煩不眠)에 대한 치료: 조어랑(釣魚郞) 1 마리, 조인(棗仁) 50g을 물에 달여 매일 2회씩 복용한다.

2. 장조변비(腸燥便秘)에 대한 치료: 조어랑(釣魚郞) 1 마리, 생지(生地) 50g, 현삼(玄蔘) 50g을 물에 달여 매일 2회 복용한다.

43. 사반계(沙半鷄)

【학 명】 *Musculus; syrrhaptes* 　　　　【한국명】 사막꿩

【중문명】 沙半鷄 sha ban ji
【영문명】 Musculus; Palla sandgrouse flesh
【이 명】 돌궐작(突厥雀); 구치(寇雉)

사반계(沙半鷄)는 《본초습유(本草拾遺)》에서 원명을 돌궐작(突厥雀)이라고 처음으로 기술하였으며 또 구치(寇雉)라고도 하였다. 《본초강목(本草綱目)》에서는 제48권 금(禽) 2에 기술되어 있다. 지금 중국에서는 사반계(沙半鷄)라고 통칭한다.

【원동물】 사막꿩과동물 사막꿩(沙鷄科動物 毛腿沙鷄; *Syrrhaptes paradoxus* Pallas). 몸의 크기는 비둘기와 비슷하다. 머리의 앞쪽, 미문(眉紋), 옆머리는 순수한 황색이다. 머리의 뒤쪽과 목뒤는 갈회색이고 목옆은 회색이며 목과 목뒤 기부 양 옆의 얼룩무늬는 모두 붉은 색이다. 상체는 사갈색(砂褐色)으로 흑색의 횡반(橫斑)이 가득 섞였다. 초급(初級)의 날개 깃 제1 매(枚)는 특히 뾰족하고 길어 끝이 실 모양이다. 꼬리도 사갈색(砂褐色)으로 중앙의 꼬리 깃은 특히 길게 뻗어 있다. 하체는 사회갈색(砂灰褐色)으로 중앙에는 큰 얼룩점이 하나 있다. 부리는 남회색이며 발에는 발가락 3개가 깃털로 덮여 있다. 발톱은 흑색이다(그림 6-43).

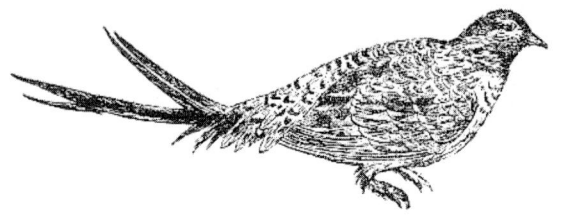

그림 6-43 사막꿩(毛腿沙鷄)

광활한 초원 일대에서 서식한다. 중국 내몽고(內蒙古), 감숙(甘肅), 신강(新疆) 일대에서 번식하며 겨울에 큰 무리가 동북으로 이행한다. 감봉(鹼蓬)이 무성한 곳에 특히 많다.

중국에는 흑룡강(黑龍江), 길림(吉林), 요녕(遼寧), 하북(河北), 산서(山西), 내몽고(內蒙古), 감숙(甘肅), 영하(寧夏), 신강(新疆) 등 지역에 분포되어 있다.

【약 재】 사막꿩(沙半鷄)의 육을 약으로 사용한다. 겨울 밤에 손전등 빛으로 비추어 포획하여 털과 내장을 제거하고 생용(生用)하거나 냉장하여 비축한다.

【성미 및 귀경】 甘, 溫. 脾, 胃經에 들어간다.

【응 용】 보중익기(補中益氣), 난위건비(暖胃健脾) 효능이 있다. 비허설사(脾虛泄瀉), 위한애역(胃寒呃逆), 탈항(脫肛), 붕루(崩漏) 등을 치료한다. 양은 적당히 한다.

1. 비위허약(脾胃虛弱), 복창복사(腹脹腹瀉)에 대한 치료: 사반계(沙半鷄) 1 마

리를 소존성(燒存性)으로 가루를 만들어 매일 2회 10g씩을 백출(白朮), 복령(茯苓), 산사(山査), 신곡(神麯), 맥아(麥芽) 각기 15g씩을 달인 즙으로 복용한다.

2. 탈항(脫肛)에 대한 치료: 사반계(沙半鷄) 1 마리, 황기(黃芪) 40g, 승마(升麻) 5g, 시호(柴胡) 5g을 물에 달여 매일 2회 복용한다.

44. 합자육(鴿子肉)

【학 명】 *Columba rupestris* 【한국명】 집비둘기(原動物)
【중문명】 鴿子肉 ge zi rou
【영문명】 Rock Dove
【이 명】 발합(鵓鴿)

합자(鴿子)는 《가우본초(嘉祐本草)》에서 처음으로 나타난다. 《식료본초(食療本草)》에서는 발합(鵓鴿)이라고 하였다. 《본초강목(本草綱目)》에서는 제48 권 금(禽) 2에 기술되어 있다. 《동북동물약(東北動物藥)》, 《광서약용동물(廣西藥用動物)》, 《절강약용동물(浙江藥用動物)》 등에서도 이를 모두 수록하고 있다. 중국에서는 약으로 널리 사용하고 있으며 치료 효과도 좋다.

【원동물】 비둘기과동물 집비둘기(鳩鴿科動物 家鴿; *Columba livia domestica* Gmelin). 모든 곳에서 고루 사육하며 품종이 많고 모두 약으로 사용할 수 있다(그림 6—44).

【약 재】 비둘기(鴿子)의 육을 약으로 사용한다. 사계절 언제나 포획하여 깃털과 내장을 제거하고 생용(生用)한다.

【성미 및 귀경】 甘, 鹹, 平. 肝, 腎經에 들어간다.

【응 용】 익기해독(益氣解毒), 거풍화혈(祛風和血), 조경지통(調經止痛) 효능이 있다. 홍역(紅疫), 성홍열(猩紅熱), 악창(惡瘡), 개선(疥癬; 옴), 혈허경폐(血虛經閉), 구병체허(久病

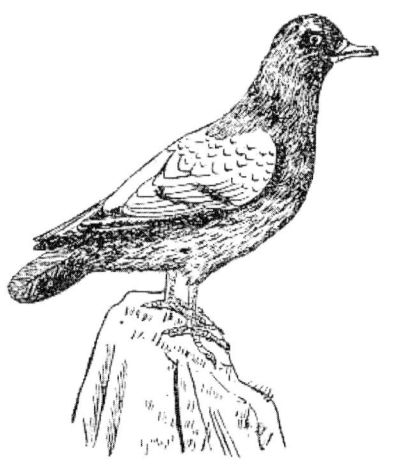

그림 6—44 집비둘기

體虛) 등을 치료한다. 양은 적당히 한다.
  1. 홍역욕출불창(紅疫欲出不暢)에 대한 치료: 합자(鴿子) 1 마리를 배를 갈라 환아(患兒)의 가슴에 붙이고 붕대로 싸맨다. 하루에 3회 바꾼다.
  2. 부녀의 혈허경폐(血虛經閉)에 대한 치료: 합자(鴿子) 1 마리, 야명사(夜明砂), 별갑(鱉甲), 귀판(龜板)을 각각 적당 양을 함께 삶아 복용한다.
  주1: 합란(鴿卵)은 홍역을 예방할 수 있다. 홍역이 유행 할 때 익은 합란(鴿卵)을 매일 2개씩 8~10개를 연속 복용한다.
  주2: 합분(鴿糞)은 나력창독(瘰癧瘡毒)을 치료한다. 적당한 양의 합분(鴿糞), 벽호(壁虎) 1 마리(약한 불에 누렇게 구워 가루로 만든다)를 고루 섞고 참기름으로 반죽하여 바른다.
  주3: 왕문령(王文苓) 등은 《赤脚醫生雜誌》1975에서 "가합분(家鴿糞)은 지선(肢癬) 치료에 효과가 있으며 사용법은 식초를 끓인 다음 가합분(家鴿糞)을 넣고 휘저어 풀 모양으로 만들어 매일 저녁 털로 된 솔에 묻여 바른다. 심한 자는 낮에 더 바른다."라고 보고하였다.

45. 반 구(斑鳩)

【학   명】 *Streptoperiae orientalis*
【한국명】 산비둘기(또는 멧비둘기)
【중문명】 斑鳩 ban jiu
【영문명】 Turtle Dove flesh
【이   명】 동방반구(東方斑鳩); 산합자(山鴿子);

  반구(斑鳩)는 《가우본초(嘉祐本草)》에서 "주로 명목(明目)의 효능이 있다."라고 처음으로 기술하였다. 《본초연의(本草衍義)》에서는 "구병허손(久病虛損)한 사람이 먹으면 기(氣)를 보한다."라고 하였다. 《본초강목(本草綱目)》에서는 제49 권 금(禽) 3에 기술되어 있다. 현재 중국의 각 지역에서는 약으로 널리 사용하고 있다.
  【원동물】 비둘기과동물 멧비둘기(鳩鴿科動物 山斑鳩; *Streptopelia orientalis* Latham). 머리와 목은 회갈색으로 포도주색을 띠고 이마와 정수리는 남회색이다. 윗등은 갈색이고 아랫등과 허리는 남회색이다. 꼬리를 덮은 깃털은 어두운 갈색이다.

하체는 포도주색이며 배의 중앙은 보통 엷은 회색이다. 부리는 어두운 납색이고 발등과 발가락은 적색이며 발톱은 적흑색(赤黑色)이다(그림 6-45).

수림에서 서식하며 항상 무리지어 활동한다. 나무 가지에 둥지를 만들며 둥지는 간단하다. 알은 2개씩을 낳는다.

중국에는 대부분 지역에 모두 분포되어 있다.

【약 재】 멧비둘기(斑鳩)의 육을 약으로 사용한다. 사계절 언제나 포획하여 깃털과 내장을 제거하고 육을 채취하여 생용(生用)한다.

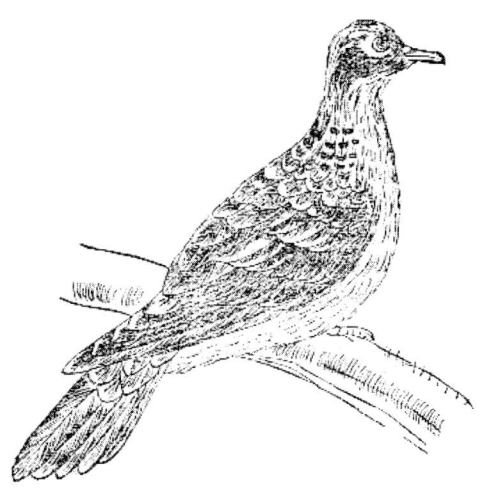

그림 6-45 멧비둘기(山斑鳩)

【성미 및 귀경】 苦, 鹹, 甘, 平, 無毒. 肺, 腎經에 들어간다.

【응 용】 익기명목(益氣明目), 강근장골(强筋壯骨) 효능이 있다. 구병기허(久病氣虛)로 쇠약무력(衰弱無力), 애역(呃逆), 양목혼암(兩目昏暗) 등을 치료한다. 양은 적당히 하며 삶아서 먹는다.

1. 애역(呃逆)에 대한 치료: 반구(斑鳩) 1 마리(깃털과 내장을 제거), 선복화(旋復花) 15g, 반하(半夏) 5g, 시체(柿蒂) 15을 함께 삶아 하루 2회 식육음즙(食肉飮汁)한다.

2. 근골연약무력(筋骨軟弱無力)에 대한 치료: 반구(斑鳩) 1 마리(깃털과 내장을 제거), 오가피(五加皮) 15g, 속단(續斷) 15g을 물에 달여 하루 2회 복용한다.

46. 앵 무(鸚鵡)

【학 명】 *Musculus Psittaculae*
【중문명】 鸚鵡 ying wu
【영문명】 Moustached Parakeet flesh
【이 명】 앵무(鸚䴏); 앵가(鸚哥)
【한국명】 수염패러키트 앵무새

앵무(鸚鵡)는 《식물본초(食物本草)》에서 앵무(鸚䳇)라고 기술하여 "먹으면 허수(虛嗽)를 멈춘다."라고 하였다. 《본초강목(本草綱目)》에서는 제49 권 금(禽) 3에 앵가(鸚哥)라고 기술하였다. 지금 중국에서는 앵무(鸚鵡)라고 통칭하며 민간에서는 폐결핵 치료에 이용한다.

【원동물】 잉코과동물 수염패러키트(鸚鵡科動物 緋胸鸚鵡; *Psittacula alexandri* Odhel). 몸은 비교적 크다. 상체는 거의 녹색으로 이마 기부에는 하나의 흑색 무늬가 좌우 눈까지 뻗었고 아래부리 기부에는 1쌍의 검은색 띠가 목옆까지 뻗었으며 머리의 다른 부분은 거의 자회색이다. 꼬리 깃털은 흑갈색에 황색이 물들어 있으나 중앙 꼬리 깃털은 하늘 빛 남색이다. 상체의 목, 가슴은 포도홍색(葡萄紅色)이고 배 중앙은 녹남색(綠藍色)이다. 수컷의 윗부리는 산호홍색(珊瑚紅色)이고 암컷의 윗부리는 흑색이다. 아래부리는 모두 흑색이다(그림 6—46).

항상 산기슭의 상록 활엽림에서 무리지어 활동한다. 각종 식물 종자와 그 여린 싹을 먹이로 한다.

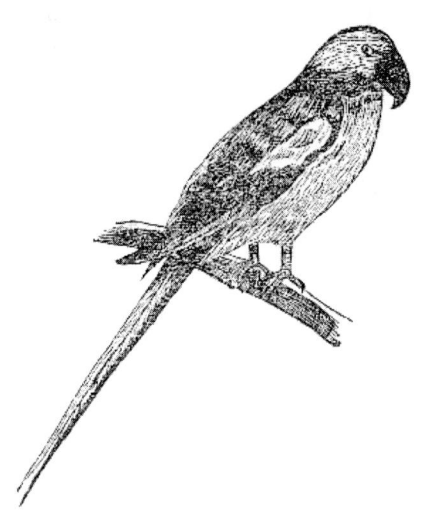

그림 6—46 수염패러키트(緋胸鸚鵡)

중국에는 운남(雲南), 광서(廣西), 해남(海南) 등 지역에 분포되어 있다.

【약 재】 수염패러키트(鸚鵡)의 육을 약으로 사용한다. 가을과 겨울에 포획하여 육을 채취하여 생용(生用)한다.

【성미 및 귀경】 甘, 鹹, 溫, 無毒. 腎, 肺經에 들어간다.

【응 용】 양음윤폐(養陰潤肺) 효능이 있다. 폐허구수(肺虛久嗽)를 치료한다. 양은 적당히 한다.

1. 폐허구수(肺虛久嗽)에 대한 치료: 앵무(鸚鵡) 1 마리, 맥문동(麥門冬) 10g, 자완(紫莞) 10g, 백합(百合) 50g을 물로 달여 하루 2회에 복용한다.

2. 폐결핵(肺結核)에 대한 치료: 앵무(鸚鵡) 1 마리, 관동화(款冬花) 15g, 백부(百部) 10g을 물로 달여 하루 2회에 복용한다.

47. 포곡조(布谷鳥)

【학 명】 Cuculus canorus　　　　【한국명】 뻐꾸기
【중문명】 布谷鳥 bu gu niao
【영문명】 Common Cuckoo flesh
【이 명】 시구(鳲鳩); 두견(杜鵑)

　포곡조(布谷鳥)는 《본초습유(本草拾遺)》에 원명(原名)이 시구(鳲鳩)로 있으며 《본초강목(本草綱目)》에서는 제49 권 금(禽) 3에 기술되어 있다. 《동북동물약(東北動物藥)》에서는 두견(杜鵑)이라고 하였으며 지금 중국에서는 포곡조(布谷鳥)로 통칭하며 소리로 얻은 이름이다.

　【원동물】 두견이과동물 뻐꾸기(杜鵑科動物 大杜鵑; *Cuculus canorus* Linné). 몸 크기는 집비둘기와 비슷하다. 상체는 대개 암회색이고 허리와 꼬리를 덮은 깃털은 남색으로 물들어 있으며 턱, 목, 윗가슴과 머리와 목의 양 옆은 모두 엷은 회색으로 그 위에 백색 반점이 섞여 있다. 하체는 대개 백색으로 그 위에 흑갈색의 불규칙적인 횡반(橫斑)이 많이 있다. 부리는 흑갈색이고 발은 황색이며 발톱은 갈색이다(그림 6—47).

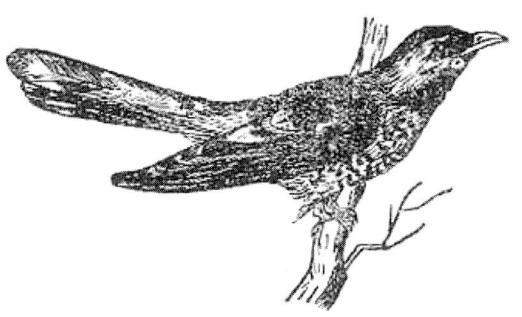

그림 6—47 뻐꾸기(大杜鵑)

　흔히 물 가까운 광활한 삼림 지대에서 서식한다. 겁이 많아 항상 무성한 버드나무 위에 머문다. 흔히 홀로 있는 성미다. 곤충을 주요한 먹이로 한다.

　중국에는 전국 각지에 널리 분포되어 있다.

　【약 재】 뻐꾸기(布谷鳥)의 내장을 제거한 전체를 약으로 사용한다. 봄부터 가을까지 포획하여 내장을 제거하고 소존성(燒存性)하여 가루로 만든다.

　【성미 및 귀경】 甘, 平, 無毒. 肺, 脾經에 들어간다.

　【응 용】 청라(淸瘰), 통변(通便), 진해(鎭咳) 효능이 있다. 임파선결핵(淋巴腺結核), 장조변비(腸燥便秘), 백일해(百日咳) 등을 치료한다. 양은 3—5g으로 한다.

　1. 장조변비(腸燥便秘)에 대한 치료: 포곡조(布谷鳥) 5g을 하루 2회씩 생지(生

地), 현삼(玄蔘) 각 30g을 달인 물로 복용한다.

2. 임파선결핵(淋巴腺結核)에 대한 치료: 포곡조(布谷鳥) 5g을 하루 2회씩 현삼(玄蔘) 30g, 하고초(夏枯草) 15g, 모려(牡蠣) 50g을 달인 물로 복용한다.

주: 포곡조(布谷鳥) 외에 중국 동부 각 지역에는 또 사성두견(四聲杜鵑; *Cuculus micropterus* Gould)이 분포되어 있으며 역시 약으로 사용한다.

48. 두 견(杜鵑)

【학 명】 *Cuculus poliocephalus*
【한국명】 두견새(두견이)
【중문명】 杜鵑 du juan
【영문명】 Little Cucko
【이 명】 양작(陽雀); 사귀조(思歸鳥); 최귀(催歸)

두견(杜鵑)은 《본초습유(本草拾遺)》에서 처음으로 기술하였으며 《본초강목(本草綱目)》에서는 제49 권 금(禽) 3에 양작(陽雀)이라고 기술되어 있다. 《동식물민간약(動植物民間藥)》, 《동북동물약(東北動物藥)》에도 수록되어 있다.

【원동물】 두견이과동물 두견이(杜鵑科動物 小杜鵑; *Cuculus poliocephalus* Latham). 몸길이는 약 28cm이다. 상체는 대개 청회색(靑灰色)이지만 볼은 회색이며 눈꺼풀은 황색이다. 꼬리 깃털은 회흑색으로 중앙에는 우축(羽軸)을 따라 백색의 작은 무늬가 있고 그 겉쪽에는 백색의 가로 무늬가 있다. 하체는 백색으로 세소한 흑색 얼룩무늬가 섞여 있다. 부리는 어두운

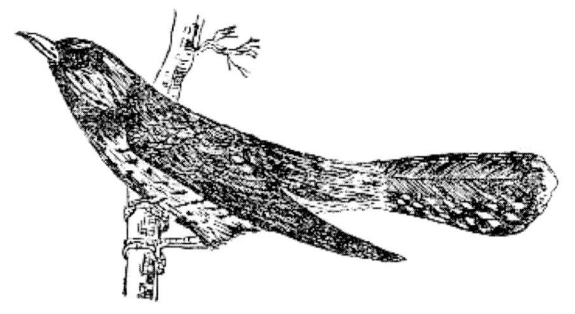

그림 6—48 두견이(小杜鵑)

흑색으로 길며 약간 구부러졌다. 발은 가늘고 작은 황색으로 서로 맞선 발가락 형이다(그림 6—48).

항상 활엽림이 무성한 곳에서 서식하며 번식기에는 항상 버드나무 숲 속이나

갈대가 있는 강둑의 물가 높은 나무 위에 있다. 곤충을 주요한 먹이로 한다.

중국에는 대부분의 지역에 분포되어 있다.

【약 재】 두견이(杜鵑) 전체를 약으로 사용한다. 여름과 가을에 포획하여 털과 내장 등을 제거하여 생용(生用)하거나 목탄 불에 말리어 건조한 곳에서 보관하여 좀 벌레를 방지하여야 한다.

【성미 및 귀경】 甘, 平. 肺, 脾經에 들어간다.

【응 용】 자양보허(滋養補虛), 해독살충(解毒殺蟲), 활혈지통(活血止痛) 효능이 있다. 병후체허(病後體虛), 기혈부족(氣血不足), 제창종통(諸瘡腫痛), 질박어혈작통(跌撲瘀血作痛), 관절불리(關節不利) 등을 치료한다. 양은 1~2 마리로 한다.

1. 구병체허(久病體虛), 체약무력(體弱無力)에 대한 치료: 두견(杜鵑) 1 마리, 황기(黃芪) 50g, 당귀(當歸) 10g, 숙지(熟地) 15g을 함께 달여 하루에 2회씩 식육음즙(食肉飮汁) 한다.

2. 제창종통(諸瘡腫痛)에 대한 치료: 두견(杜鵑) 1 마리를 소존성(燒存性)하여 가루를 만들어 하루 2회 5g씩을 유향(乳香), 몰약(沒藥) 각 15g을 타쇄(打碎)하여 고루 섞어 복용한다.

3. 질박어혈작통(跌撲瘀血作痛), 지체곡신불리(肢體曲伸不利)에 대한 치료: 두견(杜鵑) 1 마리, 홍화(紅花) 10g, 연호삭(延胡索) 10g, 우슬(牛膝) 10g, 목과(木瓜) 15g을 달여 하루 2회씩 식육음즙(食肉飮汁)한다.

49. 홍모계(紅毛鷄)

【학 명】 *Os et Musculus centropi*　　　【한국명】 까막꿩
【중문명】 紅毛鷄 hong mao ji
【영문명】 Bone and flesh of a common crow-pheasant
【이 명】

홍모계(紅毛鷄)는 옛 "본초(本草)"에는 기술이 없으나 그 가공 침제(浸製)한 약주를 모계주(毛鷄酒)라고 하여 중국 광서(廣西) 특산(特産)으로 남양(南洋)에서 유명하다.《광서중약지(廣西中藥誌)》,《광서약용동물(廣西藥用動物)》에도 모두 가술되어 있다.

【원동물】 두견이과동물 까막꿩(杜鵑科動物 褐翅鴉鵑; *Centropus sinensis* Stephens). 몸길이는 약 52cm 이다. 두 날개와 어깨가 흑갈색 인 이외에 몸 전체는 거의 흑색 이다. 그러나 머리, 목, 가슴은 자남색(紫藍色)의 금속 광택을 띠며 가슴, 배, 겨드랑이, 꼬리는 녹색 광택으로 변한다. 부리와 발은 모두 흑색이다(그림 6—49).

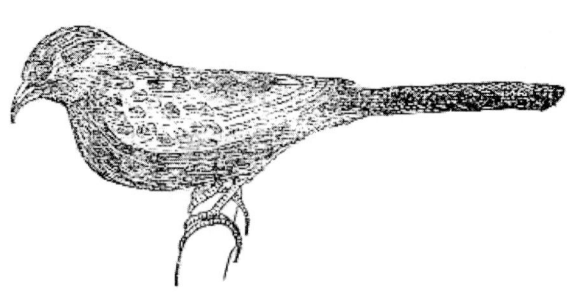

그림 6—49 까막꿩(褐翅鴉鵑)

산지의 나무숲 속에서 서식하며 때로는 갈대가 무성한 풀숲에서 햇빛을 쪼인다. 달릴 때는 항상 꼬리 깃털을 부채 모양으로 펼치고 상하로 급히 움직인다. 기민한 성질로 놀라면 신속하게 풀숲 속으로 달아난다. 주로 곤충과 기타 작은 동물을 먹이로 한다.

중국에는 주로 광동(廣東), 광서(廣西), 운남(雲南), 절강(浙江) 등 지역에 분포되어 있다.

【약 재】 까막꿩(紅毛鷄)의 내장과 깃털을 제거한 전체를 약으로 사용한다. 대개 가을에 포획하여 배와 머리, 부리를 절개 내장을 제거하고 포(布)나 종이 조각으로 혈적(血迹)을 깨끗이 닦은 다음 대 꼬챙이 두 개로 복부를 벌리고 복강(腹腔)을 아래로 향하게 하여 작은 불에 천천히 말리고 대나무를 뺀다. 발과 꼬리를 한데 묶어 단락(斷落)되는 것을 방지한다.

일반적으로 주제(酒劑)로 만들어 사용하며 만드는 방법으로는 생포법(生泡法)과 건포법(乾泡法)으로 나누며 홍모계(紅毛鷄) 한 마리에 10ℓ의 백주(白酒)를 사용한다. 3개월간 담그면 사용할 수 있다.

【성미 및 귀경】 甘, 溫, 無毒. 腎, 脾, 胃經에 들어간다.

【응 용】 자음보허(滋陰補虛), 조경(調經), 통유(通乳), 거풍제습(祛風除濕) 효능이 있다. 부녀의 산후 체허두통(産後體虛頭痛), 수각마비(手脚痲痺), 질타(跌打), 풍습증(風濕症) 등을 치료한다. 양은 적당히 한다.

1. 산후혈어(産後血瘀), 체허유소(體虛乳少)을 치료: 모계주(毛鷄酒)를 하루 2회 한잔씩 복용한다.

2. 질타(跌打), 풍습(風濕)을 치료: 적당 양의 모계주(毛鷄酒)를 환처에 매일 2~3차 바른다.

주: 소아견(小鴉鵑; *Centropus bengalensis* Gmelin)은 갈시아견(褐翅鴉鵑)과 비슷하지만 몸이 보다 작다. 중국에는 광동(廣東), 광서(廣西), 복건(福建), 운남(雲南), 안휘(安徽) 등에 분포되어 있다. 역시 약으로 사용한다.

50. 치 휴(鴟鵂)

【학　명】 *Otus scops*　　　　　【한국명】 소쩍새
【중문명】 鴟鵂 zhi xiu
【영문명】 Bone and flesh of a Scops owl
【이　명】 접동새

치휴(鴟鵂)는 《본초습유(本草拾遺)》에서 처음으로 기술하였으며 《본초강목(本草綱目)》에서는 제 49권 금(禽) 4에 기술되어 있다. 《중약대사전(中藥大辭典)》에도 기술되어 있다.

【원동물】 올배미과동물 소쩍새(鴟鵂科動物 紅角鴞; *Otus sunia*). 소형 효류(鴞類)이다. 상체는 대개 회갈색으로 충두상(蟲蠹狀)의 흑갈색의 가는 무늬가 가득하며 머리와 등은 백색에 갈색이 묻은 반점(斑點)이 섞여 있다. 귀의 깃털은 길게 뻗어 돌출되었다. 얼굴은 엷은 회갈색으로 회갈색의 섬세한 횡반(橫斑)이 가득히 섞여 있으며 가슴과 양 옆구리에도 흑갈색의 깃의 줄기 무늬가 있다. 부리는 어두운 녹색이다. 발은 엷은 갈색의 깃털로 덮였으며 발가락은 살빛 회색이다(그림 6—50).

낮에는 나무 숲 속에 숨어 있다가 밤이면 먹이를 찾아 활동한다. 곤충을 먹이로 한다.

중국에는 동부 일대에서 서쪽으로는 사천(四川)까지 분포되어 있다.

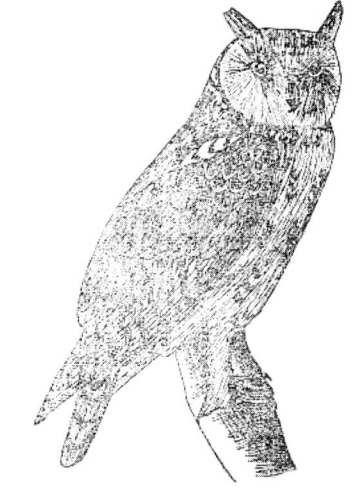

그림 6—50 소쩍새(紅角鴞)

【약　재】 소쩍새(鴟鵂)의 내장을 제거한 전체를 약으로 사용한다. 사계절 언제나 포획하여 털과 내장을 제거하고 소존성(燒存性)하여 가루로 만들어 비축한다.

【성미 및 귀경】 酸, 鹹, 微寒, 小毒. 肝, 腎, 肺經에 들어간다.
【응 용】 자음보허(滋飮補虛) 효능이 있다. 폐결핵을 치료한다. 물에 삶아 식육음즙(食肉飮汁)한다. 양은 제한하지 않는다.

51. 묘두응(貓頭鷹)

【학 명】 Bubo bubo 　　　　　【한국명】 수리부엉이
【중문명】 貓頭鷹 mao tou ying
【영문명】 Bone and flesh of an Eagle owl
【이 명】 노토(老兎); 각치(角鴟); 조효(雕鴞);

묘두응(猫頭鷹)은 중국에서는 흔히 사용하는 민간약의 하나다. 《동북동물약(東北動物藥)》에서는 "해독(解毒), 정경(定驚)한다."라고 하였으며 《절강동물약(浙江動物藥)》에서는 "거풍습(祛風濕)한다."라고 하였다. 《광서동물약(廣西動物藥)》에서는 "짜고 시며 신경성 두통을 치료한다."라고 하였다.

【원동물】 올빼미과동물 수리부엉이(鴟鴞科動物 鵰鴞; Bubo bubo Linné). 체형은 비교적 크다. 몸 전체에는 얼룩이 섞인 흑갈색 꽃무늬가 있고 귀에는 비교적 긴 깃털을 갖고 있다. 눈 위에는 대형의 검은 무늬가 있고 얼굴은 대개가 엷은 갈색으로 목까지 이르며 배는 얼굴 색보다 엷은 가는 얼룩무늬가 있다. 두 발은 깃털에 덮여 있고 부리와 발톱은 납색이다. 식별이 매우 쉽다(그림 6-51).

산간 지대의 나무숲 속에서 서식하며 둥지는 나무 구멍이나 바위틈에 틀고 낮이면 숨어 있다가 밤이면 활동한다. 서류(鼠類), 작은 새 등 작은 동물을 먹이로 한다.

중국에는 모든 지역에 고루 분포되어 있다.

【약 재】 수리부엉이(猫頭鷹)의 내장을 제거한 전체를 약으로 사용한다. 사계절 언제나 포획하여 깃털과 내장을 제거하고 소존

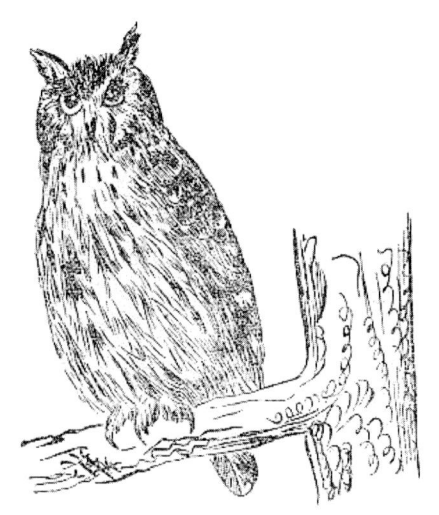

그림 6-51 수리부엉이(鵰鴞)

성(燒存性)하여 가루로 만든다.

【성미 및 귀경】 酸, 鹹, 寒. 心, 肝經에 들어간다.

【응　　용】 해독(解毒), 정경(定驚) 효능이 있다. 임파선결핵(淋巴腺結核), 전간(癲癎), 열식(噎食) 등을 치료한다. 양은 적당히 한다.

1. 임파선결핵(淋巴腺結核)에 대한 치료: 묘두응(貓頭鷹) 1 마리를 구워 먹는다.
2. 열식(噎食)에 대한 치료: 깃털이 나지 않은 작은 묘두응(貓頭鷹) 2 마리를 황토로 싸서 소존성(燒存性)하여 가루로 만들어 하루 2회 10g씩을 온주(溫酒)에 타서 복용한다.
3. 소아의 두통(頭痛), 추휵(抽搐)에 대한 치료: 묘두응(貓頭鷹)을 호박잎에 싸고 다시 황토로 겉을 바르고 구워 익으면 깃털과 내장을 제거하여 매일 2회 100g씩을 복용한다.

주1: 수리부엉이(貓頭鷹)의 뼈를 술에 1개월 담그어(뼈 150g에 술 500㎖) 하루 2회 10㎖씩을 마시면 풍습골통(風濕骨痛)이 치료된다.

주2: 최근 중국에서는 위암(胃癌), 식도암(食道癌) 치료에 사용하여 일정한 효과를 거두고 있다.

52. 산 효(山鴞)

【학　명】 *Musculus Glaucidii Cuculoidis*　　**【한국명】** 큰참새 올빼미
【중문명】 鴞 xiao
【영문명】 Cuckoo Owl's flesh
【이　명】

효(鴞)는 《본초습유(本草拾遺)》에 있다. 《본초강목(本草綱目)》에서는 제49 권 금(禽) 4에 "간질(癎疾), 열식(噎食) 등을 치료한다."라고 기술되어 있다. 《광서약용동물(廣西藥用動物)》, 《중약대사전(中藥大辭典)》에도 모두 수록되어 있다.

【원동물】 올빼미과동물 큰참새올빼미(鴟鴞科動物　斑頭鵂鶹; *Glaucidium cuculoides* Vigors). 상체(上體), 머리와 목옆은 어두운 갈색으로 잔잔한 갈백색의 횡문(橫紋)이 가득하다. 꼬리는 흑갈색으로 6 줄기의 백색 횡문(橫紋)이 있다. 하체(下體)는 대개 짙은 갈색으로 백색에 갈색 횡반(橫斑)이 물들어 있다. 부리는 단

단하고 갈고리 모양으로 구부러졌으며 황갈색이다. 발은 백색 깃털로 덮여 있으며 발가락에는 가시 모양의 굳센 깃털이 나 있다(그림 6—52).

평원이나 구릉에서 서식하며 빛을 그다지 두려워하지 않고 낮에도 항상 작은 동물을 쫓아다니며 잡아먹고 밤에는 매우 활동적이다. 나무 구멍에 둥지를 튼다. 서류(鼠類), 작은 새를 먹이로 한다.

중국에는 양자강(揚子江) 이남의 각 지방에 널리 분포되어 있다.

【약　재】 큰참새올빼미(山鶚)의 육을 약으로 사용한다. 사계절 언제나 포획하여 깃털과 내장을 제거하고 생용(生用)하거나 약한 불에 말린다.

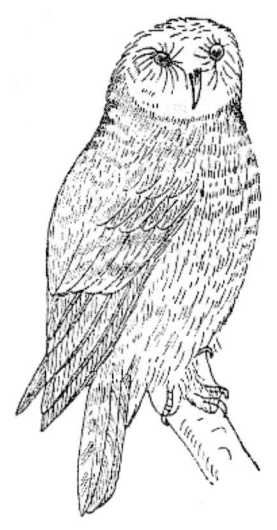

그림 6—52
큰참새올빼미(斑頭鵂鶹)

【성미 및 귀경】 甘, 溫, 小毒. 心, 腎經에 들어간다.

【응　용】 절학(截瘧), 청열산결(淸熱散結), 거풍지통(祛風止痛) 등 효능이 있다. 학질(瘧疾), 임파선결핵(淋巴腺結核), 두통(頭痛), 풍습요퇴동통(風濕腰腿疼痛) 등을 치료한다. 양은 적당히 한다.

1. 학질(瘧疾)에 대한 치료: 산효(山鶚) 1 마리를 내장과 깃털을 제거하고 별갑(鱉甲) 30g과 함께 달여 복용한다.

2. 풍습 요퇴 동통(風濕腰腿疼痛)에 대한 치료: 산효(山鶚) 1 마리를 내장과 깃털을 제거하고 백주(白酒) 500㎖에 담겼다가 1개월 후에 꺼내어 매번 1 잔씩 연속 10일간 복용한다.

53. 연　와(燕窩)

【학　명】 *Chaetura caudacuta* 　　　【한국명】 흰배굴칼새집
【중문명】 燕窩 yan wo
【영문명】 White-bellied Swiftlet's nest
【이　명】 연소채(燕蔬菜);
　연와(燕窩)를 《본초강목습유(本草綱目拾遺)》에서는 연소채(燕蔬菜)라고 기술

하였다. 《본경봉원(本經逢原)》에서는 연와(燕窩)라고 하였다. 《현대실용중약(現代實用中藥)》, 《약재학(藥材學)》, 《중약대사전(中藥大辭典)》에서도 약으로 인용하고 있다.

【원동물】 칼새과동물 흰배굴칼새(雨燕科動物 金絲燕; *Collocalia esculenta* L.). 소형의 조류이다. 상체는 대개 흑갈색으로 광택이 약간 있으며 등은 진하고 허리는 엷다. 양 날개는 뾰족하고 길며 두 날개를 접으면 날개 끝이 꼬리 끝을 넘어선다. 배는 회백색이거나 적갈색이다. 부리는 어두운 갈색으로 짧고 기부(基部)는 넓다. 발은 가늘고 연약하며 네 발가락은 앞을 향하였다(그림 6-53).

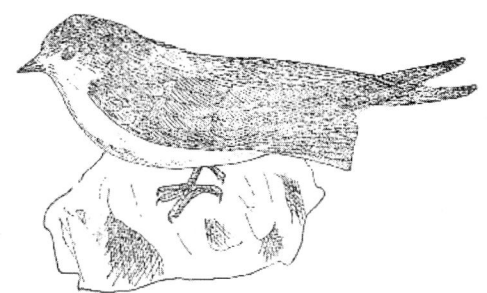

그림 6-53 흰배굴칼새(金絲燕)

열대의 연해 지역에서 흔히 볼 수 있으며 작은 섬의 험준한 암석 굴의 어두운 곳에 둥지를 틀고 산다. 곤충을 먹이로 한다.

동남아시아와 태평양의 각 작은 섬에 분포되어 있다.

【약 재】 흰배굴칼새(金絲燕)이나 동속 근연종(同屬近緣種)의 타액(唾液)이나 타액과 솜털 등을 혼합 응결하여 지은 둥지를 연와(燕窩)라고 하여 약으로 사용한다. 봄과 여름 사이에 채취한다. 2, 4, 8월에 채취한 것이 가장 품질이 좋고 12월에도 채취할 수 있다.

흰배굴칼새집(燕窩)은 그 형태가 일정하지 않은 반원형이다. 길이는 7~10cm이고 너비는 3~5cm이며 움푹 들어가 호주머니 모양이다. 비교적 평탄하고 외면이 약간 돌출(突出)된 암석에 부착되어 있다. 그 점액이 층을 이루어 배열된 것은 보다 정연하며 물결 모양을 이룬다. 둥지 안쪽은 거칠어 수세미 속 섬유 모양을 이룬다. 질은 단단하면서도 약하며 단면은 약간 각질 모양을 이룬다. 물에 들어가면 유연하고 팽대(膨大)된다. 상품으로는 백연(白燕), 모연(毛燕)과 혈연(血燕)으로 구분한다. 백연(白燕)은 곧 관연(官燕)으로서 색이 결백하며 가끔씩 소량의 솜털을 갖고 있다. 모연(毛燕)은 회색으로 안쪽에는 회흑색 깃털이 비교적 많이 있

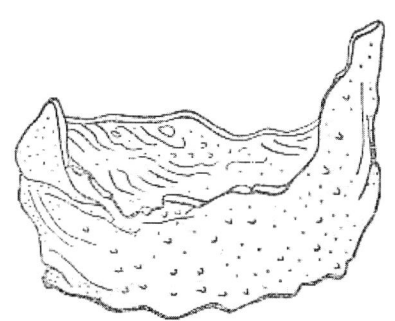

그림 6-54 흰배굴칼새집(燕窩)

다. 혈연(血燕)은 적갈색의 혈사(血絲)가 있다(그림 6-54).

【성　분】 주가 단백질로 Histidine, Arginine, Cystine, Tryptophan, Tyrosine 등이 함유되어 있다. 소량의 지방과 당류도 있다. 회분(灰分) 중에는 P, Fe, K, Ca 등이 있다.

【성미 및 귀경】 甘, 鹹, 平. 心, 肺, 腎經에 들어간다.

【응　용】 양음윤조(陽陰潤燥), 익기보중(益氣補中), 화담지수(化痰止嗽) 효능이 있다. 구병허손(久病虛損), 폐결핵해수(肺結核咳嗽), 각혈(咯血), 토혈(吐血), 담천(痰喘), 구리(久痢), 구학(久虐), 열격번위(噎膈翻胃) 등을 치료한다. 양은 10~15g으로 한다.

1. 노년담천(老年痰喘)에 대한 치료: 연와(燕窩) 5g에 백리(白梨) 1개를 거심(去心)하여 그 속에 넣고 먼저 끓인 물에 담근 다음 다시 빙당(冰糖) 5g을 넣고 쪄서 매일 아침 복용한다. 복용 기간에는 끊지 말고 연속 복용하여야 한다.

2. 체허자한(體虛自汗)에 대한 치료: 연와(燕窩) 5g, 황기(黃芪) 20g를 함께 달여 하루 2회씩 복용한다.

54. 토연와(土燕窩)

【학　명】 *Nidus collocaliae*　　　【한국명】 붉은등칼새집
【중문명】 土燕窩 tu yan wo
【영문명】 Swiftlet's nest
【이　명】

토연와(土燕窩)는 옛 "본초(本草)"에는 기술이 없으며 《사천중약지(四川中藥誌)》에서 처음으로 기술하였다. 《중약대사전(中藥大辭典)》에서도 약으로 인용하였다. 중국 민간에서는 양음약(養陰藥)으로 사용한다.

【원동물】 칼새과동물 붉은등굴칼새(雨燕科動物 褐背金絲燕; *Collocalia inopina* Thayer et Bangs). 소형 조류이다. 머리와 등은 암갈색이고 허리는 비교적 연하다. 날개는 길고 뾰족하며 날개를 접으면 날개 끝이 꼬리 끝을 초과한다. 날개 깃과 꼬리 깃은 순수한 흑색으로 녹색 광택이 있다. 배는 전부 갈색이다. 꼬리는 얕게 갈라진 모양이다. 부리는 짧고 넓으며 납작하고 약하며 흑색이다. 발은 갈색으로 깃에

덮여 있으며 네 발가락은 앞으로 향하였고 발톱은 흑색이다(그림 6—55).

암벽이나 암석 굴에 둥지를 틀고 서식하며 곤충을 먹이로 한다.

중국에는 화중(華中)과 서남(西南) 일대에 분포되어 있으며 호북(湖北), 사천(四川) 일대에서 흔히 볼 수 있다.

【약 재】 붉은등칼새집(土燕)이 타액을 응결하여 만든 둥지를 토연와(土燕窩)라고 하며 약으로 사용한다. 봄에 이 종류의 제비가 머물러 있는 현암(懸岩) 석동(石洞)에서 채취한다. 서늘하고 건조한 곳에 보존하여 비축한다.

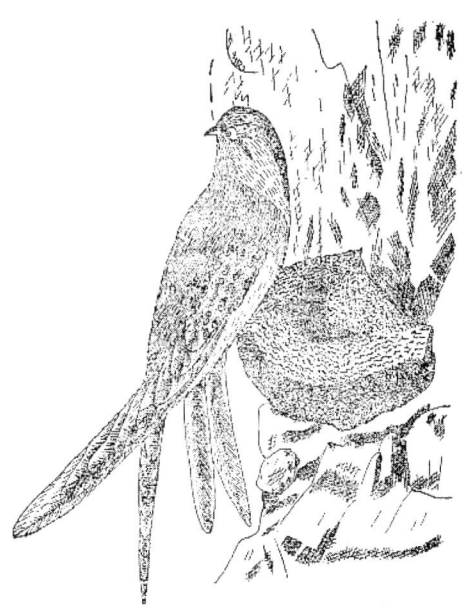

그림 6—55 붉은등칼새(褐背金絲燕)

【성미 및 귀경】 甘, 平. 肺, 脾, 腎 經에 들어간다.

【응 용】 양음윤조(養陰潤燥), 식욕증진(食慾增進), 지혈(止血) 효능이 있다. 폐결핵각혈(肺結核咯血), 체약 유정(體弱遺精), 해수담다(咳嗽痰多) 및 소변빈삭(小便頻數) 등을 치료한다. 양은 10~15g으로 한다.

1. 폐결핵각혈(肺結核咯血)에 대한 치료: 토연와(土燕窩) 10g, 백합(百合) 20g, 적당 양의 빙당(冰糖)을 함께 쪄서 하루 2회씩 복용한다.

2. 소변빈삭(小便頻數)에 대한 치료: 익지인(益智仁) 5g, 상표초(桑螵蛸) 5g를 가루로 만들어 토연와(土燕窩) 10g와 함께 쪄서 복용한다.

3. 체약유정(體弱遺精)에 대한 치료: 토연와(土燕窩) 10g를 쪄서 익혀 매일 저녁 잠자기 전에 연육(蓮肉) 10g, 감실(芡實) 10g, 숙지(熟地) 15g, 황정(黃精) 15g을 달인 물로 복용한다.

55. 어 구(魚狗)

【학 명】 *Alcedo atthis* 　　　　　　【한국명】 물총새

【중문명】 魚狗 yu gou

【영문명】 Common Kingfisher

【이 명】 취조(翠鳥); 취작아(翠雀兒); 타어랑(打魚郎)

　어구(魚狗)는 《본초습유(本草拾遺)》에서 처음으로 기술하였으며 취조(翠鳥)라고도 하였다. 《본초강목(本草綱目)》에서는 제47 권 금(禽) 1에 어구(魚狗)라고 하였다. 《동북동물약(東北動物藥)》에서는 취조(翠鳥)라고 하였으며 지금 중국에서는 어구(魚狗)라고 통칭하며 민간에서 약으로 널리 사용한다.

【원동물】 물총새과동물 물총새(翠鳥科動物 翠鳥; *Alcedo atthis* Linné). 취작아(翠雀兒) 또는 어구(魚狗), 타어랑(打魚郎)이라고 부른다. 몸이 작으며 부리는 길고 흑색이다. 꼬리는 짧다. 등은 취남색(翠藍色)이고 배는 갈색이며 날개 깃은 흑갈색이고 꼬리 깃 위는 어두운 녹남색으로 날개와 비슷하고 아래는 어두운 갈색이다. 식별이 매우 쉽다(그림 6—56).

　보통 물과 가까운 곳의 나무 가지나 암석에서 서식하며 오래도록 움직이지 않는다. 작은 물고기를 먹이로 한다. 토굴 속에 둥지를 틀고 7개 정도의 알을 낳아 번식한다.

　중국에는 전국 각지에 광범위하게 분포되어 있지만 수량은 많지 않다.

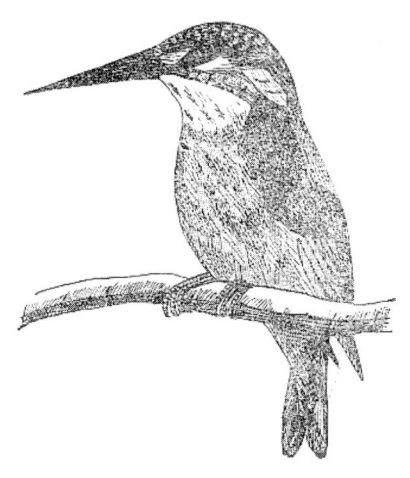

그림 6—56 물총새(翠鳥)

【약 재】 물총새(魚狗) 전체를 약으로 사용한다. 필요할 때에 언제나 포획하여 털과 내장을 제거하고 육(肉)과 골(骨)을 채취 생용(生用)하거나 약한 불에 말려 가루를 낸다.

【성미 및 귀경】 鹹, 平, 無毒. 腎, 肺經에 들어간다.

【응 용】 지통(止痛), 해독(解毒), 정천(定喘), 통림(通淋) 효능이 있다. 치질(痔疾), 천식(喘息), 어골경후(魚骨哽喉), 임통(淋痛) 등을 치료한다. 양은 1~3 마리로 한다.

1. 치질(痔疾)에 대한 치료: 어구육(魚狗肉)을 약한 불에 누렇게 구워 곱게 갈아 가루로 만들어 참기름으로 반죽하여 매일 저녁 잠자기 전에 바른다.

2. 천식(喘息)에 대한 치료: 어구(魚狗) 3 마리, 숙지(熟地) 15g를 달인 즙을 매

일 2회 합개(蛤蚧) 1 마리를 약한 불에 말려 가루로 만든 합개분(蛤蚧粉) 5g과 같이 복용한다.

3. 임통(淋痛)에 대한 치료: 어구(魚狗) 3 마리를 삶아 식육음즙(食肉飮汁)한다.

56. 시고고(屎咕咕)

【학 명】 *Upupa epops*　　　　　　【한국명】 후투티
【중문명】 屎咕咕 shi gu gu
【영문명】 Bone and flesh of a Hoopoe
【이 명】 계관조(鷄冠鳥); 산화상(山和尙); 호발발(呼哱哱); 취고고(臭咕咕)

시고고(屎咕咕)는 "본초(本草)"에는 기술이 없다. 《운남중초약(雲南中草藥)》에서는 시고고(屎咕咕)라고 하였으며 《중약대사전(中藥大辭典)》에서는 계관조(鷄冠鳥)라고도 하였다.

【원동물】 후투티과동물 후투티(戴勝科動物 戴勝; *Upupa epops* L.). 머리 위에는 현저한 갈률색(褐栗色)의 우관(羽冠)이 있고 그 깃의 끝은 모두 흑색이다. 목과 가슴은 모두 우관(羽冠)과 같은 색이다. 상체(上體)는 대개 다갈색이거나 흑갈색이다. 하체(下體)는 색이 짙거나 연한 포도주 색으로 다르다. 꼬리 깃은 흑색이고 중앙에는 넓은 백반(白斑)이 1 줄 있다. 부리는 날씬하게 길고 구부러졌으며 흑색이다. 발과 발가락은 어두운 납색이다(그림 6—57).

대개 단독 혹은 짝지어 들판이나 마을 부근에서 활동한다. 항상 분(糞)이 퇴적(堆積)한 위에서 곤충을 찾아 먹으므로 시고고(屎咕咕)라고 한다.

중국에는 전역에 널리 분포되어 있다.

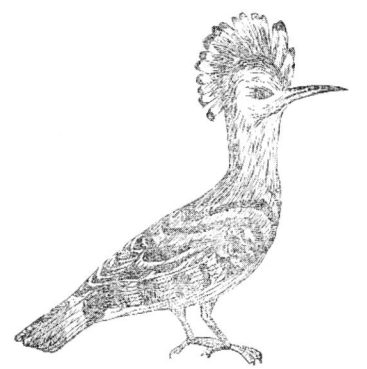

그림 6—57 후투티(戴勝)

【약 재】 후투티(屎咕咕)의 내장을 제거한 전체를 약으로 사용한다. 연중 언제나 포획하여 털과 내장을 제거하여 생용(生用)하거나 약한 불에 말리고 가루로 만들어 비축한다.

【성미 및 귀경】 酸, 苦, 溫. 肝, 心經에 들어간다.

【응　용】 평간식풍(平肝熄風), 안신진정(安神鎭靜) 효능이 있다. 전간(癲癇; 간질병), 정신병(精神病), 학질(瘧疾) 등을 치료한다. 양은 10~15g으로 한다.

1. 전간(癲癇)에 대한 치료: 시고고분(屎咕咕粉) 10g을 병이 발작하기 전에 형개(荊芥) 15g, 백반(白礬) 5g, 반하(半夏) 10g, 천축황(天竺黃) 10g, 구인(蚯蚓) 50g을 물에 달인 액(液)으로 복용한다.

2. 정신병(精神病)에 대한 치료: 시고고(屎咕咕) 1 마리의 육(肉)을 잘게 썬 다음 주사(朱砂) 3g과 소금을 약간 넣고 쪄서 익혀 단번에 복용한다. 하루에 1회씩 3일을 1개 치료 기간으로 복용한다.

57. 사피조(蛇皮鳥)

【학　명】 *Jynx torquilla*
【중문명】 蛇皮鳥 she pi niao
【영문명】 Wryneck
【이　명】
【한국명】 개미새, 개미잡이

사피조(蛇皮鳥)는 각종 의약 전문 서적에는 기술이 없으나 중국 민간에서는 병을 치료하는 약으로 널리 사용하고 있으며 그 분포도 넓다.

【원동물】 딱다구리과동물 의렬(啄木鳥科動物 蟻鴷; *Jynx torquilla* Linné). 중형의 탁목조(啄木鳥)이다. 상체는 거의가 은회색으로 암갈색의 좀벌레 모양의 가는 무늬가 섞여 있어 사피(蛇皮)와 흡사하므로 얻어진 이름이다. 머리 위에는 은백색, 흑색과 다갈색이 섞인 가는 얼룩 모양이 섞여 있다. 뒷머리에서 등의 중앙까지 흑갈색의 넓은 무늬가 세로로 관통되어 있다. 꼬리는 회갈색으로 흑갈색 세문(細紋)과 넓은 암갈색 횡반(橫斑)을 갖고 있다. 하체(下體)는 백색에 가까우나 앞부분과 양 옆구리는 모두 횡반(橫斑)을 지니고 있다. 부리, 발과 발가락은 모두 엷은 철회색(鐵灰色)

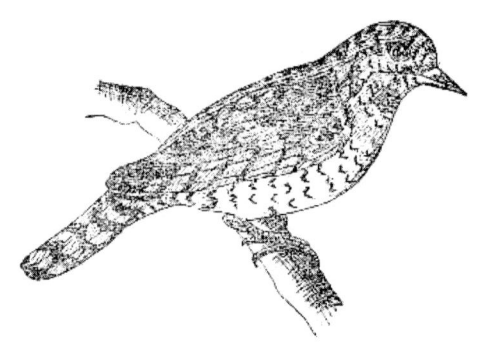

그림 6—58 개미잡이(蟻鴷)

이다(그림 6—58).

삼림 속에서 서식하며 항상 넓은 지상에서 활동한다. 이동할 때 무리를 이루지는 않으나 때로는 2~3 마리가 함께 지역을 넘는다. 각 종 개미를 먹이로 한다.

중국에는 전역에 널리 분포되어 있다.

【약　재】 개미잡이(蟻鴷)의 내장을 제거한 전체를 약으로 사용한다. 연중 언제나 포획하여 깃털과 내장을 제거하고 육(肉)을 채취하여 생용(生用)한다.

【성미 및 귀경】 甘, 鹹, 平. 腎, 肺經에 들어간다.

【응　용】 자양보허(滋養補虛), 해독지통(解毒止痛) 효능이 있다. 폐결핵(肺結核), 임파선결핵(淋巴腺結核), 옹창종독(癰瘡腫毒), 치질(痔疾) 등을 치료한다. 양은 1~2 마리로 한다.

1. 치질종독(痔疾腫毒)에 대한 치료: 의렬(蟻鴷) 1 마리를 내장을 제거하고 약한 불에 말려 가루로 만들고 계란 흰자위로 반죽하여 저녁 잠자기 전에 바른다. 6 시간에 1 회씩 바꾼다.

2. 폐결핵(肺結核), 골증로열(骨蒸老熱), 구갈(口渴), 인건(咽乾), 허번불면(虛煩不眠), 도한(盜汗)에 대한 치료: 의렬(蟻鴷) 3 마리를 내장을 제거하고 약한 불에 말려 가루로 만들어 매일 2회 10g씩을 미지근한 물로 복용한다.

3. 임파선결핵(淋巴腺結核)에 대한 치료: 의렬(蟻鴷), 묘두응(貓頭鷹) 각 1 마리씩을 내장을 제거하고 약한 불에 말려 가루로 만들어 매일 2회 10g씩을 묘육(貓肉)을 삶은 물로 복용한다.

58. 탁목조(啄木鳥)

【학　명】 *Dendrocopos major* 　　【한국명】 오색딱다구리
【중문명】 啄木鳥 zhuo mu niao
【영문명】 Bone and flesh of a woodpecker
【이　명】 도목관자(叨木冠子); 열(鴷)

딱다구리(啄木鳥)는 《가우본초(嘉祐本草)》에서 기술하였으며 《본초강목(本草綱目)》에서는 제49 권 금(禽) 3에 기술되어 있다. 《동북동물약(東北動物藥)》, 《광서약용동물(廣西藥用動物)》 및 《절강약용동물(浙江藥用動物)》에도 모두 그

약용을 기술하고 있다.

【원동물】 딱다구리과동물 오색딱다구리(啄木鳥科動物 斑啄木鳥; *Dendrocopos major* L.). 몸은 비둘기보다 약간 작다. 이마, 눈 앞, 뺨, 눈썹과 목옆은 모두 백색이다. 머리 위와 상체는 모두 흑색으로 어깨와 허리에는 약간의 백반(白斑)이 있다. 두 날개는 흑색으로 백반(白斑)이 있다. 하체는 백색에 가까우며 엷은 갈색이 물들어 있다. 아랫배의 중앙에서 꼬리 밑까지 덮은 깃은 짙은 적색이다. 꼬리 깃은 굳세다. 부리는 검은 납색이고 발과 발가락은 모두 어두운 적갈색이다(그림 6—59).

항상 산지와 평원의 삼림 속에서 볼 수 있다. 2개 발가락은 앞을 향하였고 다른 2개 발가락은 뒤를 향하여 나무 위에 기어 오른다. 나무 구멍에 둥지를 튼다. 각종 곤충을 주로 먹으며 겨울에는 식물도 먹는다.

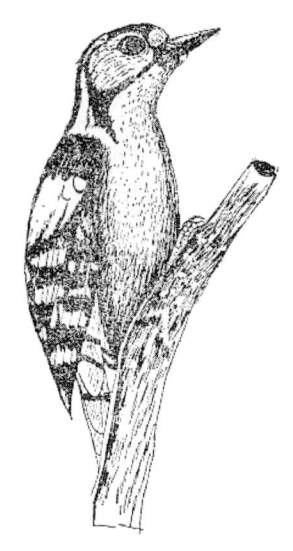

그림 6—59
오색딱다구리(斑啄木鳥)

【약 재】 오색딱다구리(啄木鳥)의 내장과 깃털을 제거한 전체를 약으로 사용한다. 가을과 겨울에 포획하여 내장과 깃털을 제거하고 생용(生用)하거나 소존성(燒存性)하여 가루로 만든다.

【성미 및 귀경】 甘, 酸, 平, 無毒. 心, 腎經에 들어간다.

【응 용】 자양보허(滋養補虛), 소종지통(消腫止痛) 효능이 있다. 폐결핵(肺結核), 소아의 감적(小兒疳積), 치질종통(痔疾腫痛), 우치아통(齲齒牙痛) 등을 치료한다. 양은 적당히 한다.

1. 폐결핵(肺結核)에 대한 치료: 탁목조(啄木鳥) 1 마리(기와에 놓고 구워), 선복화(旋復花) 15g, 당귀(當歸) 15g을 함께 갈아 곱게 가루로 만들어 4회분으로 나누어 아침 저녁으로 각각 1회씩 황주(黃酒)에 타서 복용하고 땀을 낸다.

2. 우치아통(齲齒牙痛)에 대한 치료: 탁목조(啄木鳥)를 깃털과 내장을 제거하고 소존성(燒存性)으로 가루로 만들어 하루에 3회씩 우치아(齲齒牙)의 구멍에 넣는다.

3. 소아참립주행불능(小兒站立行走不能)에 대한 치료: 탁목조(啄木鳥) 1 마리를 끓는 물에 데쳐 깃털을 제거하고 삶아 익혀 육(肉)과 내장을 전부 먹는다. 남은 골격(骨骼), 발톱 및 부리는 기와에 놓고 누렇게 구워 곱게 가루로 만들어 복용한다.

주1: 큰오색딱다구리(白背啄木鳥; *Dendrocopos leucotos*)와 붉은배오색딱다구리(褐腹啄木鳥; *D. hyperythrus*)도 역시 약으로 사용한다.

주2: 중국의 동북 민간에서는 탁목조(啄木鳥) 머리를 소존성(燒存性)하여 구워 곱게 가루로 만들어 황주(黃酒)에 타서 복용하여 현운(眩暈)을 치료한다.

주3: 중국의 감숙(甘肅) 민간에서는 탁목조(啄木鳥)의 발을 배소(焙酥)로 곱게 가루로 만들어 끓인 맹물에 타서 복용하여 전간(癲癇)을 치료하며 효과가 매우 좋다.

주4: 중국의 하북(河北) 민간에서는 탁목조(啄木鳥)의 깃털을 소존성(燒存性)하여 구워 곱게 가루로 만들어 지혈에 외용한다.

59. 운 작(雲雀)

【학 명】 Alauda arvensis　　【한국명】 종다리 또는 노고지리
【중문명】 雲雀 yun que
【영문명】 Skylark flesh
【이 명】 아류(阿鷚); 고천조(告天鳥)

운작(雲雀)은 중국의 민간에서는 병 치료에 널리 사용한다. 《동식물민간약(動植物民間藥)》, 《동북동물약(東北動物藥)》, 《청장고원약물도감(靑藏高原藥物圖鑒)》에서는 모두 약용으로 인용하고 있다.

【원동물】 종다리과동물 종다리(百靈科動物 雲雀; Alauda arvensis Linné). 상체는 대개 사갈색(砂褐色)으로 흑갈색 종문(縱紋)이 뚜렷하다. 뒷머리의 깃털은 길게 뻗어 뚜렷한 우관(羽冠)을 이룬다. 중앙의 한 쌍의 꼬리 깃은 흑갈색으로 가장 바깥쪽의 1쌍은 거의 순백색이다. 눈앞과 미문(眉紋)은 갈백색을 이루며 가슴은 갈백색으로 흑갈색의 굵은 무늬가 가득하다. 하체의 나머지 부분은 순백색이다. 부리는 각질의 갈색이고 발은 살갗의 갈색이다(그림 6—60).

대개 무리지어 물과 가까운 초지에서 분주하게 달린다. 나무 가지에는 머무르지 않으며 항상 날기도 하고 울기도 하며 높은 노래 소리를 내면서 구름

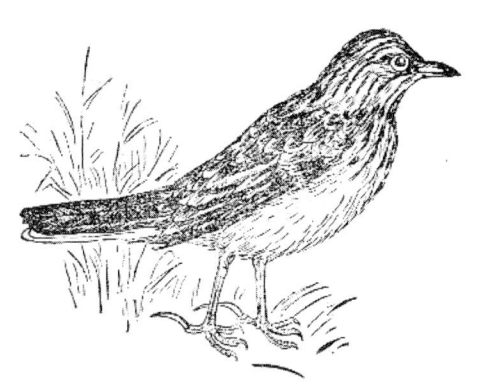

그림 6—60 종다리(雲雀)

속으로 들어가므로 고천조(告天鳥)라고도 한다. 잡식성으로 주로 식물 종자를 먹이로 하며 곤충도 먹는다.

중국에는 서남 지역를 제외한 전국 각지에 거의 모두 분포되어 있다.

【약 재】 종다리(雲雀)의 육(肉)을 약으로 사용한다. 연중 언제나 포획하여 내장(內臟)과 깃털을 제거하고 생용(生用)한다.

【성미 및 귀경】 甘, 鹹, 平. 腎, 肺, 脾經에 들어간다.

【응 용】 해독(解毒), 축뇨(縮尿) 효능이 있다. 태독(胎毒), 적리(赤痢), 유뇨(遺尿) 등을 치료한다. 양은 적당히 한다.

1. 유뇨(遺尿)에 대한 치료: 운작육(雲雀肉)을 누렇게 구워 가루로 만들어 매일 3회 5g씩을 복용한다.

2. 적리(赤痢)에 대한 치료: 운작(雲雀)을 누렇게 구워 연속 복용한다.

3. 폐결핵(肺結核)에 대한 치료: 운작(雲雀) 5 마리, 백합(百合) 20g, 관동화(款冬花) 20g을 물에 달여 하루에 2회 식육음즙(食肉飲汁)한다.

60. 토 연(土燕)

【학 명】 *Riparia riparia*　　　　**【한국명】** 갈색제비
【중문명】 土燕 tu yan
【영문명】 Bone and flesh of a Sand martin
【이 명】

토연(土燕)을 중국 민간에서는 제창종독(諸瘡腫毒) 치료에 그 전체와 알을 이용하고 있다. 《청장고원약물도감(靑藏高原藥物圖鑒)》에서는 그 폐(肺)와 분(糞)을 약으로 사용한다고 기술하고 있다.

【원동물】 제비과동물 갈색제비(燕科動物 灰沙燕; *Riparia riparia* Linnaeus). 이 새는 연과(燕科)에서 가장 작은 종류로 암수가 비슷하다. 상체는 어두운 회갈색이고 허리와 꼬리를 덮은 깃은 비교적 엷다. 두 날개와 꼬리 표면은 어두운 갈색으로 변한다. 하체는 백색이고 가슴에는 회갈색의 횡대(橫帶)가 하나 있으며 가슴과 옆구리도 어두운 회색으로 약간 물들어 있다. 부리 끝과 발은 모두 흑갈색이다(그림 6—61).

항상 무리지어 강가의 흙이나 돌 벽에서 서식한다. 아침과 저녁에는 무리지어 분주하게 날아다니고 활동하면서 때로는 수면 위를 스쳐 지나가기도 한다. 모래 흙 벽에 구멍을 뚫어 둥지를 만들어 4~8개의 알을 낳아 번식한다.

중국에는 전역에 모두 분포되어 있다.

【약 재】 갈색제비(土燕)의 내장을 제거한 전체를 약으로 사용한다. 중국 북방에서는 대개 5~8월 사이에 둥지가 있는 곳에서 몇 백 마리씩 포획하여 내장을 제거하고 소존성(燒存性)하여 구워 곱게 갈아 가루로 만들어 비축한다.

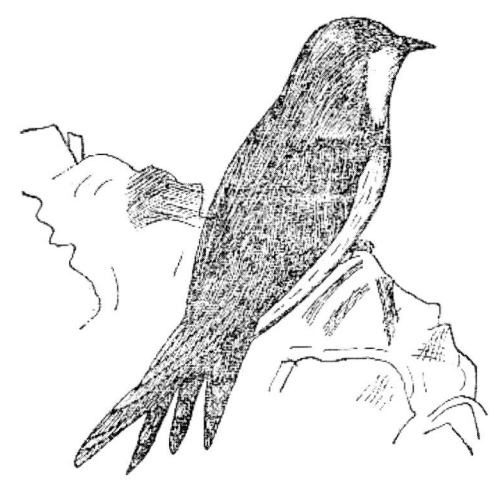

그림 6—61 갈색제비(灰沙燕)

【성미 및 귀경】 苦, 鹹, 平. 心, 腎經에 들어간다.

【응 용】 청열해독(淸熱解毒), 활혈소종(活血消腫) 효능이 있다. 여러 가지 창종독(瘡腫毒)을 치료한다. 양은 5~10g으로 하루에 2회씩 끓인 맹물로 복용한다.

주1: 토연란(土燕卵)은 창종(瘡腫)을 치료하는데 효과가 좋다. 포공영(蒲公英) 50g을 달인 물에 토연란(土燕卵) 4~5개를 깨뜨려 넣고 익혀 하루 1회씩 복용한다.

주2: 토연(土燕)의 폐(肺)를 찧어 부수어 내복하면 폐농종(肺膿腫)을 치료한다.

주3: 토연(土燕)의 분변(糞便)은 무명종독(無名腫毒) 치료에 매우 효과가 있다. 적당한 양의 토연분(土燕糞)을 백주(白酒)로 반죽하여 진흙 모양으로 만들어 하루에 2회씩 환처에 바른다. 만약 종독이 곪았으면 바를 수 없다.

61. 연와니(燕窩泥)

【학 명】 Hirundo daurica　　　【한국명】 귀제비(原動物)
【중문명】 燕窩泥 yan wo ni
【영문명】 Red-rumped swallow nest

【이 명】
연(燕)은 일찍부터 약으로 사용하였다. 《명의별록(名醫別錄)》에서는 호연란(胡燕卵)으로 "졸수부종(卒水浮腫)을 주로 치료하며 매번 10개를 삼킨다."라고 기술하였다. 《본초강목(本草綱目)》에서는 제 48권 금(禽) 2에 기술하였다. 《사천중약지(四川中藥誌)》, 《동북동물약(東北動物藥)》에도 모두 수록하였다.

【원동물】 제비과동물 귀제비(燕科動物 金腰燕; *Hirundo daurica* Linné). 교연(巧燕) 또는 화연아(花燕兒), 호연(胡燕), 하후(夏候)라고도 하며 암수가 비슷하다. 상체는 대개 금속(金屬) 남흑색(藍黑色)을 이루고 목뒤는 밤색의 목 고리를 갖추었으며 허리는 율황색(栗黃色)으로 넓은 요대(腰帶)를 형성하였다. 각 깃에는 약간의 흑색 줄기 무늬가 있다. 하체는 갈색이 물든 백색으로 흑색의 깃 줄기 무늬가 가득하다. 발은 흑색이다. 식별이 매우 쉽다(그림 6—62).

보통 산지 촌락에서 서식한다. 농가의 대들보나 처마 밑에 둥지를 튼다. 곤충을 먹이로 한다.

중국에는 전국 각지에 모두 분포되어 있다.

【약 재】 귀제비(金腰燕)의 둥지를 연와니(燕窩泥)라고 하여 약으로 한다. 수시로 채취할 수 있다. 연와니(燕窩泥)는 불규칙적인 흙덩어리로 표면에는 분포가 균일한 원형의 돌기가 있으며 보통 흑갈색이다(그림 6—63).

【성미 및 귀경】 鹹, 寒, 無毒. 肺, 大腸經에 들어간다.

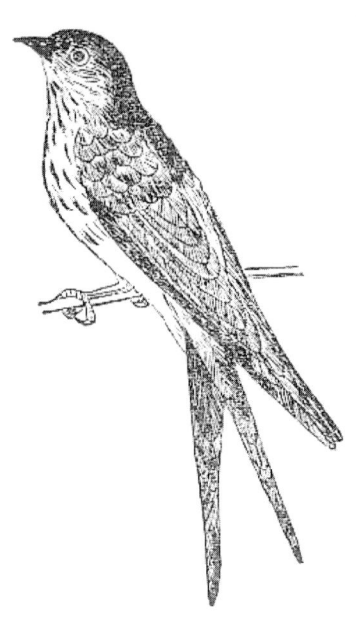

그림 6—62 귀제비(金腰燕)

【응 용】 청열해독(淸熱解毒) 효능이 있다. 습진(濕疹), 악창(惡瘡), 단독(丹毒) 등을 치료한다. 적당한 양으로 외용한다.

1. 소아단독(小兒丹毒)에 대한 치료: 연와니(燕窩泥)를 가루로 만들어 계란 흰자로 반죽하여 환처에 바른다. 마르면 다시 바꾼다.

2. 모든 창독(瘡毒)에 대한 치료: 연와니(燕窩泥) 50g과 황백말(黃柏末) 50g을 고루 섞고

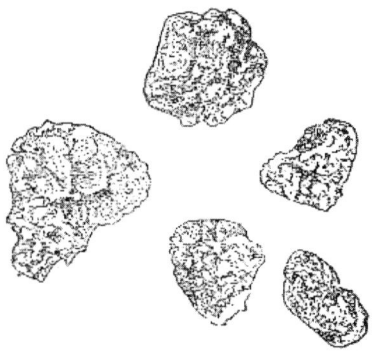

그림 6—63 연와니(燕窩泥) 약재

참기름으로 반죽하여 바른다(곪지 않은 환처에 좋다).

주1: 연육(燕肉)은 백일해(百日咳)를 치료한다. 약한 불에 연육(燕肉)을 누렇게 구워 가루로 만들어 5g씩을 끓인 물로 복용한다.

주2: 연란(燕卵)은 수종(水腫)을 치료한다.

주3: 연분(燕糞)은 창독(瘡毒) 치료에 외용한다.

주4: 황덕종(黃德宗)의 보고(《新醫學》, 1973)에 의하면 연와니(燕窩泥)는 소아의 기관지 천식(氣管支喘息) 치료에 효과가 있다고 한다. 사용 방법은 약간의 연와니(燕窩泥)를 취하여 돌 조각과 불순물을 제거하고 물을 가하여 직경 1cm 크기의 니환(泥丸) 몇 개를 만들어 돼지 살 고기 다진 것으로 싸고 다시 그 겉을 종이로 싼 다음 불에 묻어 천천히 구워 익으면 4~5개씩(肉이 붙은 채로)을 환아(患兒)에게 복용시킨다. 병이 낫지 않으면 며칠 지나 다시 복용한다.

62. 황앵(黃鶯)

【학 명】 Oriolus chinensis
【중문명】 黃鶯 huang ying
【영문명】 Black-naped oriole
【한국명】 꾀꼬리
【이 명】 앵(鶯); 황백로(黃伯勞); 흑침황리(黑枕黃鸝); 황조(黃鳥)

황앵(黃鶯)은 《식물본초(食物本草)》에서 원명을 앵(鶯)이라고 하였다. 《본초강목(本草綱目)》에서는 제49 권 금(禽) 3에 기술하였으며 황백로(黃伯勞)라고 하였다. 지금 중국에서는 보통 황앵(黃鶯)이라고 통칭한다.

【원동물】 꾀꼬리과동물 꾀꼬리(黃鸝科動物 黃鸝; Oriolus chinensis Linné). 몸은 비둘기보다 작고 전체가 황금색이다. 수컷의 깃털은 광택이 약간 있다. 머리에는 눈 주위를 지나 침부(枕部)에 이르는 흑문(黑紋)이 있으므로 황앵(黃鶯)을 흑침

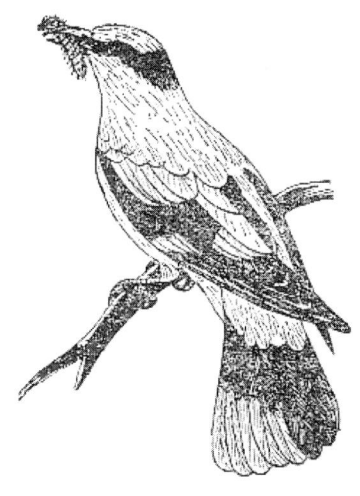

그림 6—64 꾀꼬리(黃鸝)

황리(黑枕黃鸝)라고도 한다. 초급비우(初級飛羽)와 복우(覆羽)는 흑색이다. 꼬리는 대개 흑색이다. 암컷은 황색에 약간의 녹색을 띤다. 부리는 굵고 핑크색의 발은 짧고 연남색(鉛藍色)이다(그림 6—64).

활엽림에 흔히 나타나며 높은 나무 가지 끝에 둥지를 튼다. 각종 곤충을 먹이로 하고 때로는 식물의 여린 싹을 먹는다.

중국에는 북부, 동부, 중부의 각 지방에 분포되어 있다.

【약 재】 꾀꼬리(黃鶯)의 육(肉)을 약으로 사용한다. 여름과 가을에 포획하여 육(肉)을 채취 선용(鮮用)하거나 소존성(燒存性)하여 가루를 만들어 비축한다.

【성미 및 귀경】 甘, 溫. 肝, 腎, 脾經에 들어간다.

【응 용】 보중익기(補中益氣), 서간해울(舒肝解鬱) 효능이 있다. 비위허약(脾胃虛弱), 식욕부진(食欲不振), 식후창포(食後脹飽), 양협부적(兩脇不適) 등을 치료한다. 양은 1~2 마리로 한다.

소화불량(消化不良), 식후창포(食後脹飽)에 대한 치료: 황앵(黃鶯) 1 마리, 산사(山楂) 30g, 맥아(麥芽) 15g, 내복자(萊菔子) 15g을 함께 삶아 잘 익혀 하루에 2회씩 식육음즙(食肉飮汁)한다.

63. 팔 가(八哥)

【학 명】 Musculus acridotheris　　【한국명】 팔가조(八哥鳥)
【중문명】 鴝鵒 qu yu
【영문명】 Crested myna flesh
【이 명】 구관조(九官鳥); 구욕(鴝鵒); 앵무(鸚鵡)

팔가(八哥)는 《당본초(唐本草)》에서 원명을 구욕(鴝鵒)이라고 처음으로 기술하였다. 《본초강목(本草綱目)》에서는 제49 권 금(禽) 3에 팔가(八哥)라고 기술하였다.

【원동물】 찌르레기과동물 팔가조(椋鳥科動物 八哥; *Acridotheres cristatellus* Linné). 몸길이는 약 25cm이다. 몸 전체는 거의 순백색이고 머리는 금속 광택이 뚜렷하며 이마 깃은 관(冠)과 같다. 두 날개에는 뚜렷한 백반(白斑)이 있어 비상할 때에는 "팔(八)"자형으로 나타난다. 꼬리는 짧고 솜털은 흑색이며 중앙의 꼬리 깃털을

제외하고 각 깃털은 모두 백색의 깃 끝을 갖고 있다. 하체는 회흑색이다. 부리는 유황색(乳黃色)이고 발등은 황색이다(그림 6—65).

중국에는 남방에서 흔히 볼 수 있는 일종의 유조(留鳥)이다. 무리짓기를 즐기며 항상 전원 부근에 나타나며 때로는 물소 등이나 지붕 위에 머물기도 한다. 잡식성이다.

중국에는 광동(廣東), 광서(廣西), 절강(浙江), 복건(福建), 안휘(安徽), 강서(江西), 호남(湖南), 사천(四川), 운남(雲南), 섬서(陝西) 등에 널리 분포되어 있다.

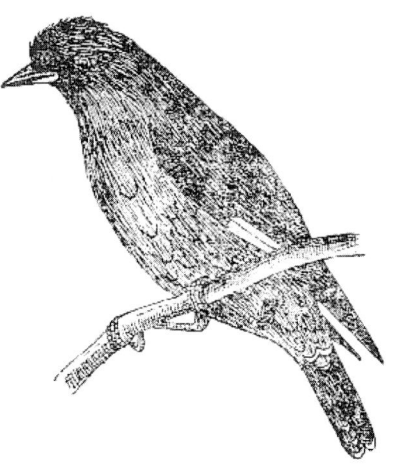

그림 6—65 팔가조(八哥鳥)

【약 재】 팔가(八哥)의 내장을 제거한 전체를 약으로 사용한다. 연중 언제나 포획하여 깃털과 내장을 제거하고 생용(生用)하거나 약한 불에 말려 가루로 만든다.

【성미 및 귀경】 甘, 平, 無毒. 腎, 肺經에 들어간다.

【응 용】 하기(下氣), 지혈(止血) 효능이 있다. 구수(久嗽), 기역(氣逆), 치질 출혈(痔疾出血) 등을 치료한다. 양은 적당히 한다.

1. 구수(久嗽), 기역(氣逆)에 대한 치료: 팔가(八哥) 1 마리, 진피(陳皮) 10g, 반하(半夏) 10g, 선복화(旋復花) 15g, 자완(紫菀) 10g을 물에 달여 하루 2회씩 복용한다.

2. 치질 출혈(痔疾出血)에 대한 치료: 팔가(八哥) 1 마리, 지유(地楡) 15g, 괴각(槐殼) 15g을 물에 달여 하루 2회씩 복용한다.

64. 희 작(喜鵲)

【학 명】 *Pica pica*　　　　　　　　【한국명】 까 치
【중문명】 鵲 que
【영문명】 Magpie flesh
【이 명】 작(鵲)

희작(喜鵲)은 《명의별록(名醫別錄)》에서 "석림(石淋)을 치료하고 결열(結熱)을 소거(消去)한다."라고 처음으로 기술하였다. 《본초도경(本草圖經)》에서는 "사지번열(四肢煩熱)과 흉격담결(胸膈痰結)을 치료한다."라고 하였다. 《본초강목(本草綱目)》에서는 제49권 금(禽) 3에 기술되어 있다. 《동북동물약(東北動物藥)》, 《절강약용동물(浙江藥用動物)》에서도 모두 수록하였다.

【원동물】 까마귀과동물 까치(鴉科動物 喜鵲; *Pica pica* Linné). 흔히 볼 수 있는 금조(禽鳥)의 하나다. 머리, 목, 등의 중앙, 꼬리를 덮은 깃털은 모두 흑색이다. 머리와 목에는 자색이 약간 물들어 빛난다. 허리에는 회백색 반점이 하나 있다. 어깨 깃은 깨끗한 흰색이다. 꼬리는 길고 흑색으로 짙은 녹색이 빛난다. 턱, 목, 가슴, 아랫배의 중앙, 항문 주위, 다리를 덮은 깃은 모두 흑색이다. 하체의 나머지 부분은 깨끗한 흰색이다(그림 6—66).

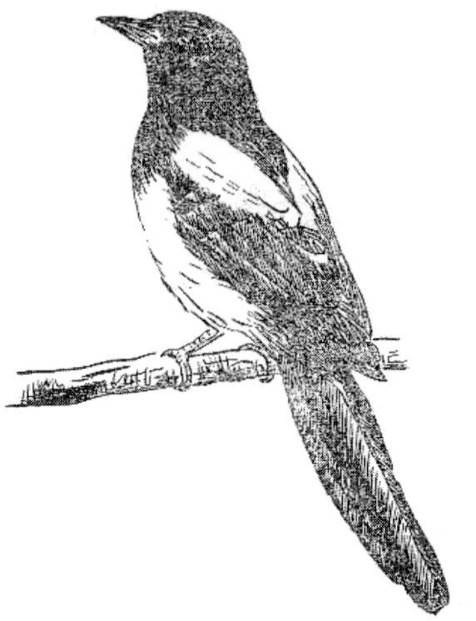

평원, 산지, 수풀가나 마을에서 서식한다. 큰 나무에 둥지를 튼다. 잡식성이다.

중국에는 전역에 널리 분포되어 있다.

그림 6—66 까치(喜鵲)

【약 재】 까치(喜鵲)의 육(肉)을 약으로 사용한다. 연중 언제나 포획하여 깃털과 내장을 제거하고 육(肉)을 채취하여 생용(生用)한다.

【성미 및 귀경】 甘, 寒, 無毒. 心, 腎, 肺經에 들어간다.

【응 용】 청열(淸熱), 산결(散結), 보허(補虛), 통림(通淋), 지갈(止渴) 등 효능이 있다. 석림(石淋), 허로발열(虛癆發熱), 흉격담결(胸膈痰結), 소갈(消渴), 비뉵(鼻衄) 등을 치료한다. 양은 적당히 한다.

1. 폐결핵(肺結核)에 대한 치료: 희작(喜鵲) 1 마리와 늙은 암탉 1 마리를 모두 내장을 제거하고 육을 채취하여 함께 삶아 될 수 있으면 소금을 넣지 않고 먹는다. 골격은 약한 불에 말려 가루로 만들어 3회로 나누어 황주(黃酒)로 복용한다. 연속 3 마리를 복용한다.

2. 석림(石淋)에 대한 치료: 희작(喜鵲) 1 마리를 소존성(燒存性)하여 가루로 만들어 매일 2회 5g씩을 금전초(金錢草) 50g을 달인 물로 복용한다.

65. 자 오(慈烏)

【학　명】 *Coruvs monedula*　　【한국명】 서부갈까마귀
【중문명】 慈烏 ci wu
【영문명】 Jackdaw flesh
【이　명】 한아(寒鴉)

자오(慈烏)는 《가우본초(嘉祐本草)》에서 처음으로 기술하였다. 《본초강목(本草綱目)》에서는 제49권 금(禽)의 3에 기술하였다. 지금 중국에서는 한아(寒鴉)라고 통칭한다.

【원동물】 까마귀과동물 서부갈까마귀(鴉科動物 寒鴉; *Corvus monedula* Linné). 소형의 아(鴉)류이다. 목뒤, 목옆, 윗등과 가슴, 배가 창백색(蒼白色)인 외에 나머지 각 부분은 모두 흑색이다. 머리와 날개는 자색이 빛나며 나머지 깃은 모두 녹남색의 빛이 난다. 다른 한 종류의 흑색형은 머리 옆에 백색 무늬가 있는 외에는 모두 흑색이다. 부리는 굵고 단단하며 흑색이며 발과 발톱도 모두 흑색이다(그림 6—67).

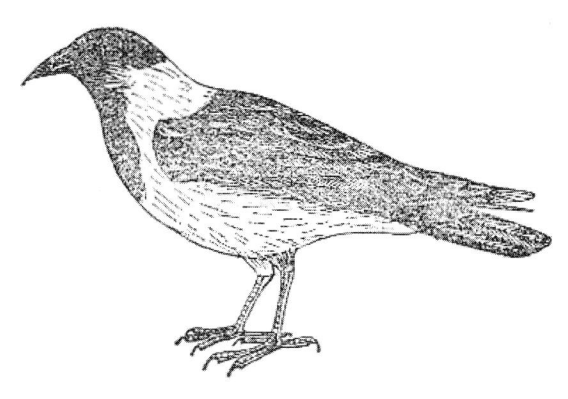

그림 6—67 서부갈까마귀(寒鴉)

산지, 평원의 공원, 들판이나 낭떠러지, 높은 나무에서 무리지어 서식한다. 중국 북방에서는 가을에는 항상 수백 마리가 큰 무리로 황혼 무렵 하늘에서 선회한다. 때로는 다른 오아(烏鴉)와 함께 무리짓기도 한다. 잡식성이다.

중국에는 전역에 모두 분포되어 있으며 특히 북방에 많다.

【약　재】 서부갈까마귀(慈烏)의 육을 약으로 사용한다. 연중 언제나 포획하여 깃털과 내장을 제거하고 육을 채취하여 선용한다.

【성미 및 귀경】 酸, 鹹, 平, 無毒. 肝, 腎經에 들어간다.

【응　용】 자음보허(滋飮補虛) 효능이 있다. 허로해수(虛癆咳嗽), 골증번열(骨蒸煩熱), 체약소수(體弱消瘦)를 치료한다. 양은 적당히 한다. 삶아 식육음즙(食肉飮

汁)한다. 연속 1개월간을 복용하며 신체를 건강하게 하는데 효과가 매우 좋다.

주: 자오담(慈烏膽)은 난현풍안(爛弦風眼)과 예장(翳障)을 치료하며 점적(點滴)한다.

66. 오 아(烏鴉)

【학　명】 *Corvus macrorhynchos*　　　【한국명】 큰부리까마귀
【중문명】 烏鴉　wu ya
【영문명】 Jungle crow
【이　명】 흑로아(黑老鴉); 노아(老鴉)

　오아(烏鴉)는 《가우본초(嘉祐本草)》에서 "수(瘦), 해수(咳嗽), 골증노질(骨蒸勞疾), 소아간질(小兒癎疾)을 치료한다."라고 처음으로 기술하였다. 《도경본초(圖經本草)》에서는 "급풍(急風)을 치료한다."라고 하였다. 《본초강목(本草綱目)》에서는 제49 권 금(禽) 3에 기술하였다. 《전남본초(滇南本草)》에서는 흑로아(黑老鴉)라고 하였다. 지금 중국에서는 오아(烏鴉)라고 통칭한다.

　【원동물】 까마귀과동물 큰부리까마귀(鴉科動物 大嘴烏鴉; *Corvus macrorhynchos* Wager). 온몸이 순수한 흑색이다. 상체는 다소 녹남색의 빛이 난다. 하체는 대개 빛이 나지 않는다. 부리는 굵고 크며 부리의 기부는 드러나지 않았다. 부리, 발, 발톱은 모두 흑색이다(그림 6-68).

　들판, 마을, 강가 모래톱 등 지역에 흔히 있다. 나무 위에 머물러 있기도 하고 땅 위에

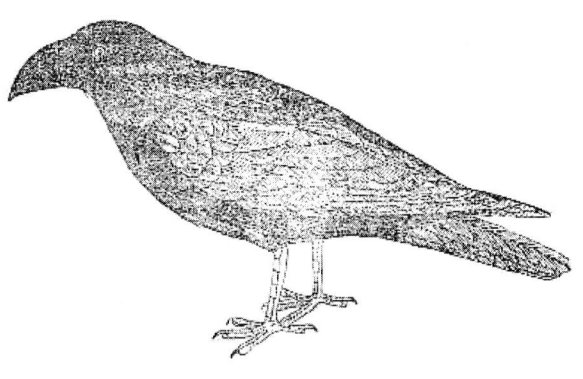

그림 6-68 큰부리까마귀(大嘴烏鴉)

서 먹이를 찾아 먹기도 한다. 흔히 무리를 지으며 때로는 100여 마리의 큰 무리로 활동한다. 잡식성으로 식물성 먹이를 위주로 한다.

　중국에는 전역에 널리 분포되어 있다.

【약　재】 큰부리까마귀(烏鴉)의 육을 약으로 사용한다. 연중 언제나 포획하여 털과 내장을 제거하여 생용(生用)하거나 약한 불에 말려 가루로 만든다.

【성미 및 귀경】 酸, 鹹, 澁, 平. 肝, 腎, 肺經에 들어간다.

【응　용】 거풍정간(祛風定癇), 자양보허(滋養補虛), 지혈(止血) 효능이 있다. 폐결핵해수(肺結核咳嗽), 신경성두통, 두혼목현(頭昏目眩), 소아풍간(小兒風癇) 등을 치료한다. 양은 적당히 한다.

1. 폐결핵해수토혈(肺結核咳嗽吐血)에 대한 치료: 오아(烏鴉) 1 마리(털과 내장을 제거) 뱃속에 과루(瓜蔞) 1개와 소량의 백반(白礬)을 넣어 잘 동여매고 삶아 익혀 하루 2회씩 4회에 나누어 복용한다.

2. 독창(禿瘡)에 대한 치료: 오아(烏鴉) 1 마리에게 적당한 양의 흑반(黑礬)을 배불리 먹인 다음 그릇에 담고 황토로 잘 봉하여 겨 불에 누렇게 구워 꺼내어 가루로 만들고 참기름으로 반죽하여 환처에 바른다.

3. 노인의 신경성 두통(神經性頭痛), 두혼목흑(頭昏目黑)에 대한 치료: 적당한 양의 오아육(烏鴉肉)과 천마(天麻) 15g를 함께 달여 하루 2회 식육음즙(食肉飮汁)한다.

주1: 오아두(烏鴉頭)는 치질(痔疾) 치료에 사용하며 태워 가루로 만들어 바르면 효과가 있다.

주2: 오아뇌(烏鴉腦)은 난안변(爛眼邊; 瞼緣炎) 치료에 사용한다. 신선한 오아뇌(烏鴉腦) 2개를 잠자기 전에 눈에 바르면 좋다.

주3: 오아담(烏鴉膽)은 풍안홍란(風眼紅爛) 치료에 사용한다. 눈에 떨구어 넣으면 좋다.

주4: 오아시우(烏鴉翅羽)는 활혈거어(活血祛瘀)의 효능이 있고 질박어혈작통(跌撲瘀血作痛), 파상풍(破傷風) 등을 치료한다. 소존성(燒存性)하여 가루를 만들어 복용한다.

주5: 까마귀(烏鴉)의 종류는 매우 많으며 그중 떼까마귀(禿鼻烏鴉; *Corvus frugilegus* L.)는 중국에는 전역에 널리 분포되어 있으며 역시 약으로 사용한다.

67. 지 아(地鴉)

【학　명】 *Pseudopodoces humilis*　　【한국명】 흄사막까마귀

【중문명】 地鴉 di ya
【영문명】 Hume's Ground chough
【이 명】

지아(地鴉)는 중국의 청장고원(靑藏高原; 靑海와 西藏 高原) 일대 민간에서 흔히 약용하는 동물이다.

【원동물】 아과동물 갈배지아(鴉科動物 褐背地鴉; *Pseudopodoces humilis* Hume) 상체는 사갈색(沙褐色)이고 목은 혼탁한 백색이다. 상체는 대개 어두운 갈색이다. 하체는 연한 황갈색으로 배 중앙은 백색에 가깝다. 꼬리의 중앙 깃털은 흑갈색이다. 꼬리의 겉 깃털은 백색에 가깝다(그림 6—69).

고원 초지에서 서식한다. 대개 쥐나 토끼가 버린 굴에서 산다. 비행 능력이 약하고 약간 돌출되어 있는 흙더미나 흙 둔덕의 노출된 가장자리에서 활동하는 성질이다. 곤충을 먹이로 한다.

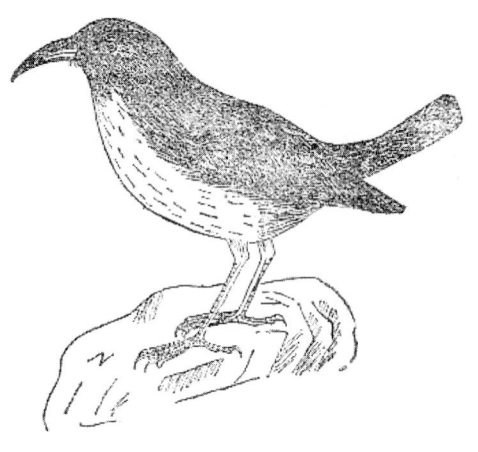

그림 6—69 갈배지아(褐背地鴉)

중국에는 청해(靑海), 서장(西藏), 신강(新疆), 감숙(甘肅), 내몽고(內蒙古), 사천(四川) 등에 분포되어 있다.

【약 재】 흄사막까마귀(地鴉)의 육(肉)을 약으로 사용한다. 수시로 포획하여 깃털과 내장(內臟)을 깨끗이 제거하고 생용(生用)한다.

【성미 및 귀경】 酸, 苦, 平. 肝, 腎經에 들어간다.

【응 용】 거풍활혈(祛風活血), 진경지추(鎭驚止抽) 효능이 있다. 신경마비(神經麻痺), 경련(痙攣)을 치료한다. 양은 적당히 한다.

68. 수로괄(水老鴰)

【학 명】 *Musculus cincli*   【한국명】 물까마귀

【중문명】 水老鴰 shui lao gua

【영문명】 Dipper flesh

【이 명】

수로괄(水老鴰)은 옛 "본초(本草)"에는 없으며 《청장고원약물도감(青藏高原藥物圖鑒)》에서 약용으로 기술하고 있다.

【원동물】 물까마귀과동물 흰가슴물까마귀(河烏科動物 河烏; *Cinclus cinclus* Linnacus). 암수가 비슷하다. 머리, 목과 윗등은 어두운 갈색이다. 날개와 꼬리는 어두운 석판의 갈색이다. 턱, 목, 가슴은 순백색(純白色)이고 배는 쵸콜렛빛의 흑갈색이다. 양 옆구리와 꼬리 밑을 덮은 깃털은 석판(石板) 갈색이다(그림 6—70).

산지의 계류 가에서 서식하다. 대개가 홀로 활동한다. 시냇가 돌덩이 사이를 뛰어다니거나 암석 위에서 머문다. 물 속이나 물가의 곤충을 먹이로 한다.

중국에는 주로 청장고원(青藏高原)에 분포되어 있다. 다른 곳에도 있다.

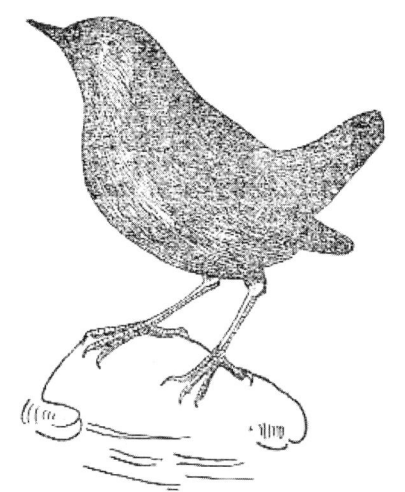

그림 6—70 물까마귀(河烏)
(흰가슴물까마귀는 가슴이 희다)

【약 재】 수로괄(水老鴰)의 육을 약으로 사용한다. 포획하여 깃털과 내장을 제거하고 생용(生用)한다.

【성미 및 귀경】 甘, 鹹, 溫. 心, 腎, 脾經에 들어간다.

【응 용】 청열해독(清熱解毒), 소종산결(消腫散結) 효능이 있다. 임파선염(淋巴腺炎)을 치료한다. 적당한 양의 수로괄육(水老鴰肉)을 잘게 찧어 바른다.

주: 중국 전역에는 갈하오(褐河烏; *Cinclus pallasii* Temminck)도 널리 분포되어 있으며 역시 약으로 사용할 수 있다.

69. 초 료(鷦鷯)

【학 명】 *Troglodytes troglodytes*　　　【한국명】 굴뚝새

【중문명】 鷦鷯 jiao liao
【영문명】 Bone and flesh of a winter wren
【이 명】 교부(巧婦)

초료(鷦鷯)는 《본초습유(本草拾遺)》에 기술되여 있다. 《본초강목(本草綱目)》에서는 제48 권 금(禽) 2에 기술되여 있다. 일본인 사께이 소꾸아마(酒井則天)가 저술한 《藥蟲; 藥畜の 效用と 療法》에도 그 약용(藥用)을 기술하였다.

【원동물】 굴뚝새과동물 굴뚝새(鷦鷯科動物 鷦鷯; *Troglodytes troglodytes* Linné). 소형 조류이다. 전체가 적갈색으로 흑색의 횡반(橫斑)이 가득하다. 머리에는 황백색의 좁은 미문(眉紋)이 1 줄 있고 머리, 등, 허리에서 꼬리까지 그 깃털 색의 변화는 매우 크다. 배와 양 옆구리는 모두 유백색으로 짙은 검은 황갈색의 가로 무늬가 있다. 윗부리는 암갈색이고 아랫부리는 엷은 각질색이다. 발등과 발가락은 어두운 살갗의 갈색이다 (그림 6—71).

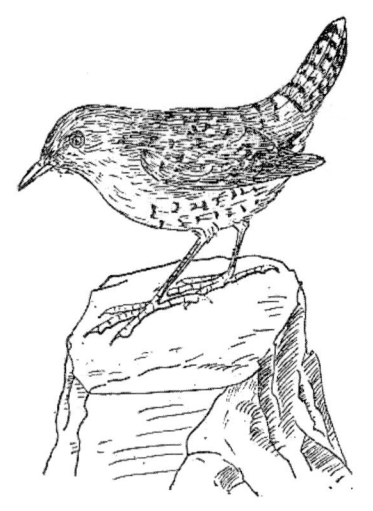

그림 6—71 굴뚝새(鷦鷯)

초료(鷦鷯)는 여름에 높은 산의 무성한 관목숲이나 나무숲에서 서식하며 겨울에는 평원이나 기복이 있는 구릉의 낮은 나무숲 속으로 이동한다. 성질이 활달하고 겁이 많다. 머물러 있을 때에는 항상 꼬리를 등 위로 높이 쳐든다. 곤충을 먹이로 한다.

중국에는 전역에 널리 분포되어 있다.

【약 재】 굴뚝새(鷦鷯)의 내장을 제거한 전체를 약으로 사용한다. 연중 언제나 포획하여 내장을 제거하고 소존성(燒存性)하여 가루를 만들어 비축한다.

【경미 및 귀경】 甘, 平. 肺經에 들어간다.

【응 용】 지해평천(止咳平喘) 효능이 있다. 해수천식(咳嗽喘息)을 치료한다. 양은 5~15g으로 한다.

주: 초료육(鷦鷯肉)은 강정익지(強精益智)의 작용이 있다. 지력쇠감(智力衰減)에 삶아 식육음즙(食肉飲汁) 한다. 양은 제한하지 않는다.

70. 백설조(百舌鳥)

【학 명】 *Trudus merula* 【한국명】 대륙검은지빠귀
【중문명】 百舌鳥 bai she niao
【영문명】 Thrush
【이 명】 우시팔가(牛屎咧哥); 우시팔(牛屎八); 우시료(牛屎了); 흑동(黑鶇)

백설조(百舌鳥)는 《본초습유(本草拾遺)》에서 처음으로 기술하였다. 《본초강목(本草綱目)》에서는 제49권 금(禽) 3에 우시팔가(牛屎咧哥)라고 기술하였다. 《본초구원(本草求原)》에서는 우시료(牛屎了)라고 하였으며 《사천중약지(四川中藥誌)》Ⅲ에서는 우시팔(牛屎八)이라고 하였다.

【원동물】 지빠귀과동물 대륙검은지빠귀(鶇科動物 黑鶇; *Turdus merula* Linné). 몸길이는 약 28cm이다. 수컷은 온몸이 순수한 흑색이나 턱, 목에 약간 다갈색으로 물든 우연(羽緣)이 있다. 암컷도 온 몸이 검지만 턱, 목에는 연한 밤색으로 흑갈색 종문이 이어져 있다.

부리는 황색이고 발은 흑색에 가깝다. 유조(幼鳥)의 부리와 발은 모두 황갈색이다(그림 6—72).

평원의 초지나 농원에서 서식하며 항상 무리지어 지면을 분주하게 달음질한다. 또 쓰레기 퇴적장이나 변소 부근에서 먹이를 찾으며 곤충류를 주요한 먹이로 한다.

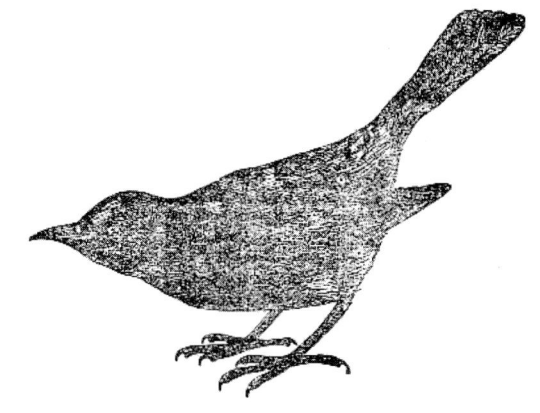

그림 6—72 대륙검은지빠귀(黑鶇)

중국에는 복건(福建), 절강(浙江), 호북(湖北), 강소(江蘇), 사천(四川), 감숙(甘肅), 서장(西藏)과 신강(新疆) 등 지역에 분포되어 있다.

【약 재】 대륙검은지빠귀(百舌鳥)의 육(肉)을 약으로 사용한다. 연중 언제나 포획하여 털과 내장을 제거하고 생용(生用)한다.

【성미 및 귀경】 甘, 鹹, 平, 無毒. 心, 腎, 脾經에 들어간다.

【응 용】 지통(止痛), 보양강장(補養强壯) 효능이 있다. 현운(眩暈), 위통(胃

痛), 소아어지(小兒語遲) 등을 치료한다. 양은 적당히 한다. 달여서 복용한다.

71. 마 작(麻雀)

【학　명】 Passer montanus　　　　　　　【한국명】 참 새
【중문명】 雀 que
【영문명】 Tree Sparrow flesh
【이　명】 작(雀); 가작(家雀); 노가적(老家賊); 마화작(麻禾雀)

마작(麻雀)은 《명의별록(名醫別錄)》에서 원명을 작(雀)이라고 처음으로 기술하였다. 유약금(劉若金)의 《본초술(本草述)》에서는 마화작(麻禾雀)이라고 하였다. 《전남본초(滇南本草)》에서는 마작(麻雀)이라고 하였다.

【원동물】 참새과동물 참새(文鳥科動物 麻雀; Passer montanus L.). 상체(上體)는 사갈색(砂褐色)으로 뚜렷한 흑색 얼룩무늬가 가득하므로 마작(麻雀)이라고 한다. 머리 옆과 목에는 각각 하나의 흑색 반점을 갖고 있다. 이마, 머리 정수리와 목뒤는 어두운 간갈색(肝褐色)이다. 부리는 흑색이고 발과 발가락은 모두 황갈색이다. 가슴과 배는 엷은 회백색이고 양 옆구리는 엷은 황갈색이다. 식별이 매우 쉽다(그림 6—73)

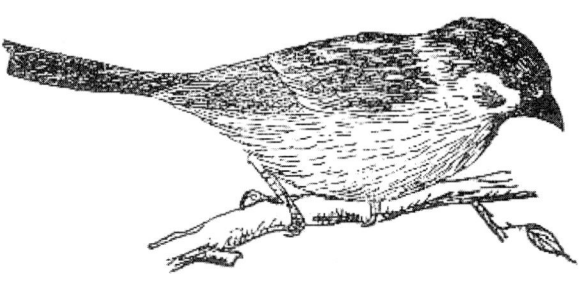

그림 6—73 참새(麻雀)

대개 주택지나 그 부근에서 서식한다. 처마 밑, 건축물 틈 사이, 창고 등의 구멍에 둥지를 튼다. 봄과 여름에 5~6개의 알을 낳아 번식한다. 가을에 큰 무리가 농가 밭에서 곡물(穀物)을 먹어 농업을 해친다.

중국에는 전역에 널리 분포되어 있다.

【약　재】 참새(麻雀)의 털과 내장을 제거한 전체를 약으로 사용한다. 연중 언제나 포획하여 생용(生用)하거나 햇볕에 말려 사용한다.

【성미 및 귀경】 甘, 溫, 無毒. 腎, 膀胱經에 들어간다.

【응 용】 보신장양(補腎壯陽), 고삽익정(苦澁益精) 효능이 있다. 음위(陰痿), 유정(遺精), 산병(疝病), 소변빈삭(小便頻數), 붕루대하(崩漏帶下) 등을 치료한다. 양은 3~5 마리로 한다.

1. 음위(陰痿), 유정(遺精), 조설(早泄)에 대한 치료: 마작(麻雀) 5 마리, 익지인(益智仁) 5g, 총백(葱白) 3 뿌리를 물에 달여 하루 2회씩 음즙식육(飮汁食肉)한다.

2. 산병(疝病)에 대한 치료: 마작(麻雀) 5 마리, 소회향(小茴香) 5g, 귤핵(橘核) 5g을 물에 달여 하루 2회씩 음즙식육(飮汁食肉) 한다.

3. 백일해(百日咳)에 대한 치료: 마작(麻雀) 3 마리에 적당한 양의 빙당(冰糖)을 넣고 고아 복용한다.

주1: 마작란(麻雀卵)은 익신전정(益腎塡精)의 작용이 있다. 음위(陰痿), 붕루(崩漏) 등을 치료한다.

주2: 마작뇌(麻雀腦)는 찧어 부수어 동상에 바르면 일정한 치료 효과가 있다.

주3: 마작혈(麻雀血)을 눈에 넣으면 야맹증(夜盲症)을 치료할 수 있으며 두부혈(頭部血)이 특히 좋다.

72. 백정향(白丁香)

【학 명】 *Passeris montanus*   【한국명】 참새똥
【중문명】 白丁香 bai ding xiang
【영문명】 *Sparrow faeces; Siskin faeces*
【이 명】 웅작시(雄雀矢); 마작분(麻雀糞); 청단(靑丹); 웅작분(雄雀糞); 웅작시(雄雀屎)

백정향(白丁香)은 《명의별록(名醫別錄)》에서 처음으로 기술하였으며 작란(雀卵) 항(項)에 원명을 웅작시(雄雀矢)라고 부기하였다. 《본초습유(本草拾遺)》에서는 청단(靑丹)이라고 하였다. 《전남본초(滇南本草)》에서는 마작분(麻雀糞) 또는 백정향(白丁香)이라고 하였다. 옛 "본초(本草)"에서는 웅작분(雄雀糞)을 약으로 사용한다고 하였으며 도홍경(陶弘景)은 "웅작시(雄雀屎)는 두 끝이 뾰족한 것이다."라고 하였다. 지금 중국 시중에서 판매하고 있는 것은 자웅(雌雄)을 가리지 않고 모두 약으로 사용한다.

【원동물】 마작(麻雀) 항을 참조.

【약 재】 참새(麻雀)의 분(糞)을 백정향(白丁香)이라고 하여 약으로 사용한다. 연중 언제나 채집하여 흙과 같은 불순물을 깨끗이 제거하고 햇볕에 말려 비축한다.

약재는 보통 부서져 있고 온전한 것은 원주 모양을 이루며 양 끝은 무딘 원으로 한쪽이 뾰족한 것도 있다. 약간 만곡(彎曲)되고 길이는 4~7mm이며 직경은 약 1mm 정도이다. 표면은 회백색이거나 회갈색이다. 질은 좀 약하고 쉽게 절단되며 단면은 다갈색이고 과립상을 이룬다. 냄새는 약간 비리고 역하다(그림 6-74).

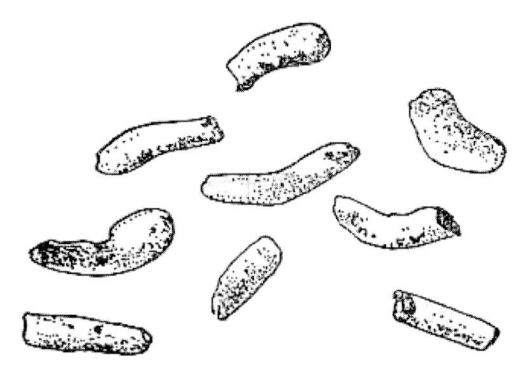

그림 6-74 백정향(白丁香)약재

【성 분】 회분은 33.7%이며 질소의 총 함량은 5.66%로 암모니아는 0.22%를 함유하고 있다.

【성미 및 귀경】 辛, 苦, 溫, 微毒. 肝, 腎經에 들어간다.

【응 용】 소적(消積), 명목(明目), 해독(解毒) 효능이 있다. 적취(積聚), 산병(疝病) 등을 치료한다. 외용으로 목예(目翳), 옹저(癰疽), 동상(凍傷)을 치료하며 양은 적당히 한다.

1. 목예(目翳)에 대한 치료: 백정향(白丁香)을 곱게 갈아 인유(人乳)에 섞어 눈에 떨구어 넣는다.

2. 편도선염(扁桃腺炎)에 대한 치료: 백정향(白丁香) 5g을 사탕(砂糖)으로 고루 섞어 3등분으로 나누어 면화(棉花)로 싸서 입에 넣고 삼킨다.

3. 창절(瘡癤)에 대한 치료: 적당 양의 백정향(白丁香)을 물로 반죽하여 환처에 바른다. 곪지 않은 경우에 좋고 이미 곪은 것에는 사용하지 않는다.

73. 납 취(蠟嘴)

【학 명】 *Euphona migratoria*   【한국명】 밀화부리

【중문명】 蠟嘴 la zui
【영문명】 Chinese Grosbeak
【이 명】 상호(桑鳸); 납취작(蠟嘴雀)

납취(蠟嘴)는 《식물본초(食物本草)》에서 원명을 상호(桑鳸)라고 하였다. 《본초강목(本草綱目)》에서는 제49권 금(禽) 3에 납취작(蠟嘴雀)이라고 기술하였다. 지금 중국에서는 납취(蠟嘴)라고 통칭한다.

【원동물】 되새과동물 밀화부리(雀科動物 黑尾蠟嘴雀; *Euphona migratoria* Hartert). 수컷은 몸 전체가 거의 회색에 가깝지만 머리와 꼬리는 흑색이고 날개는 흑색에 백반(白斑)을 갖고 있으며 배 옆에는 노란색 반점이 있다. 암컷은 두 날개가 흑색으로 백반(白斑)을 갖고 있는 외에 전체는 거의 순수한 흑색이다. 부리는 굵고 크며 황색으로 번식 시기에는 부리 기부와 부리 끝이 모두 흑색이다. 발은 살색에 가깝다. 쉽게 식별할 수 있다(그림 6—75).

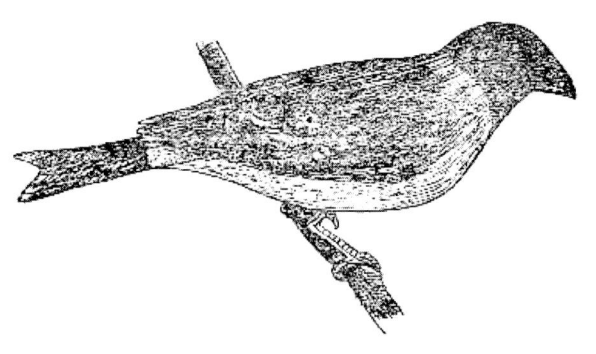

그림 6—75 흑미랍취작(黑尾蠟嘴雀)

평원, 산지의 활엽림에서 서식한다. 높은 나무에 둥지를 튼다. 울음소리는 듣기 좋으며 우렁차다. 잡식성이다.

중국에는 전역에 널리 분포되어 있다.

【약 재】 밀화부리(蠟嘴)의 깃털과 내장을 제거한 전체를 약으로 사용한다. 사계절 언제나 포획하여 깃털과 내장을 제거한 후 생용(生用)하거나 소존성(燒存性)하여 처리한다.

【성미 및 귀경】 甘, 溫, 無毒. 腎, 脾經에 들어간다.

【응 용】 자양보허(滋養補虛) 효능이 있다. 구병기허(久病氣虛), 체약무력(體弱無力) 등을 치료한다. 양은 적당히 한다. 물에 삶아 식육음즙(食肉飮汁)하며 장기적으로 복용하여야 한다.

74. 화화작(禾花雀)

【학　명】 *Emberiza aureola*　　　　【한국명】 검은머리촉새
【중문명】 禾花雀 he hua que
【영문명】 Flesh of an Yellow breasted Bunting
【이　명】 철작아(鐵雀兒)

　화화작(禾花雀)은 중국 광서(廣西)에서 약으로 사용한 역사가 오래다. 저명한 광서(廣西) 특산 "화화작보주(禾花雀補酒)"는 곧 화화작(禾花雀)을 주요한 약재로 배합하여 제조한 것이다. 《광서약용동물(廣西藥用動物)》에서는 이미 이를 기술하고 있다.

　【원동물】 멧새과동물 검은머리촉새(雀科動物　黃胸鵐; *Emberiza aureola* Pallas). 몸은 마작(麻雀)보다 약간 크다. 수컷의 이마, 머리 옆과 턱은 모두 흑색이다. 상체는 머리 위에서 허리까지 거의 적율갈색(赤栗褐色)이다. 두 날개에는 각각 흰 점이 하나씩 있다. 가슴에는 밤 갈색의 띠가 한 줄 가로 관통되어 있어 목걸이 모양과 같다. 하체의 나머지 부분은 선명한 황색이고 뒤로 가면서 점차 엷어지며 꼬리 밑을 덮은 깃은 거의 흰색이다. 양 옆구리에는 갈흑색 종문이 흩어져 있다. 암컷의 머리와 등은 모두 어두운 갈색이고 배는 엷은 황색이다. 윗부리는 흑색이고 아랫부리는 유백색이다. 발은 어두운 갈색이다(그림 6—76).

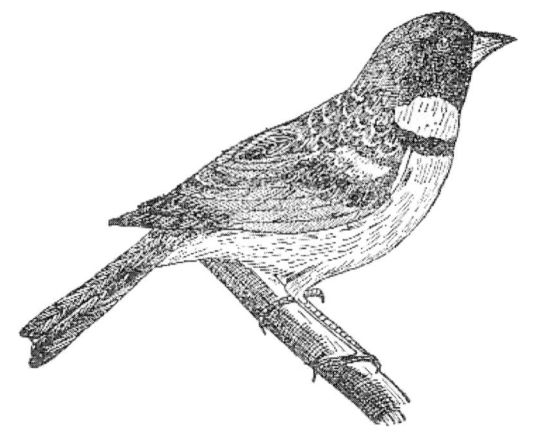

그림 6—76 검은머리촉새(黃胸鵐)

　이동할 계절에는 크게 무리지어 지역을 넘어 초원이나 삼림 초원의 풀숲에서 번식한다. 번식 계절 이외는 각종 농작물 종자를 먹이로 한다.

　중국에는 전역에 모두 분포되어 있다.

　【약　재】 검은머리촉새(禾花雀)의 깃털과 내장을 제거한 전체를 약으로 사용한다. 사계절 언제나 포획하여 깃털과 내장을 제거한 후 물로 깨끗이 씻어 숯불에

말려 비축한다.

화화작보주(禾花雀補酒)는 화화작(禾花雀) 5~6 마리, 백주 500㎖, 당귀(當歸) 4g, 구기자(枸杞子) 2g, 원육(圓肉) 5g, 토사자(菟絲子) 4g, 보골지(補骨脂) 1g을 함께 밀봉하여 담근다. 3~6개월 후 사용할 수 있다.

【성미 및 귀경】 甘, 鹹, 溫. 腎, 脾經에 들어간다.

【응 용】 자보강장(滋補强壯), 거풍습(祛風濕), 통경락(通經絡), 장근골(壯筋骨) 효능이 있다. 연로체쇠(年老體衰), 지체핍력(肢體乏力), 두운목현(頭暈目眩), 류머티스성 관절동통(關節疼痛)을 치료한다. 양은 1~2 잔으로 한다.

75. 청두작(靑頭雀)

【학 명】 *Emberiza spodocephara*　　【한국명】 촉새
【중문명】 靑頭雀 qing tou que
【영문명】 Siberia Black-faced Bunting
【이 명】 청두무(靑頭鵐); 호작(蒿雀)

청두작(靑頭雀)은 중국 민간에서는 보양약(補養藥)으로 사용한다. 《동식물민간약(動植物民間藥)》, 《동북동물약(東北動物藥)》에서도 모두 약으로 기술하고 있다.

【원동물】 멧새과동물 촉새(雀科動物 灰頭鵐; *Emberiza spodocephala* Pallas). 몸 크기는 마작(麻雀)과 같다. 이마, 눈 앞, 눈 주위, 눈 아래, 턱은 모두 탄흑색(炭黑色)이며 머리의 나머지 부분과 목뒤, 목, 가슴 등은 감람록색(橄欖綠色)이다. 목, 가슴은 깨끗한 황색이다. 등, 어깨, 허리도 역시 감람록색(橄欖綠色)이다. 각 깃에는 넓은 흑색 종문이 고루 섞여 있다. 하체는 밝은 황색이고 꼬리 밑을 덮은 깃은 좀 엷다. 윗부리는 연

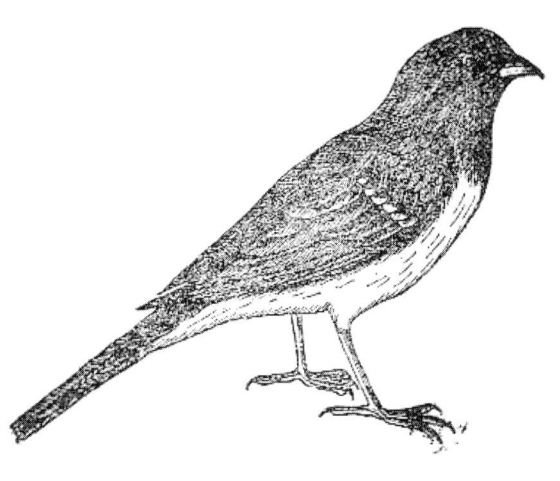

그림 6—77 촉새(灰頭鵐)

한 흑색이고 아랫부리와 발은 살색이다(그림 6—77).

흔히 하천에서 가까운 관목 숲 속에서 서식하며 수림가의 관목 숲이나 공원에도 나타난다. 항상 3~5 마리가 무리를 짓는다. 잡식성으로 주로 각종 곤충과 잡초의 종자를 먹이로 한다.

중국에는 전역에 널리 분포되어 있다.

【약 재】 촉새(靑頭雀)의 육(肉)을 약으로 사용한다. 사계절 언제나 포획하여 깃털과 내장을 깨끗이 제거한 후 생용(生用)한다.

【성미 및 귀경】 甘, 鹹, 溫. 腎, 脾經에 들어간다.

【응 용】 보익(補益), 해독(解毒) 효능이 있다. 알코올 중독, 버섯 중독, 음위(陰痿) 등을 치료한다. 양은 적당히 한다.

1. 알코올 중독에 대한 치료: 청두작(靑頭雀) 1 마리를 털과 내장을 제거한 후 소존성(燒存性)으로 가루를 만들어 매일 2회 5g씩을 갈화(葛花) 30g을 달인 물로 복용한다.

2. 음위(陰痿)에 대한 치료: 청두작(靑頭雀)의 육을 삶아 익혀서 먹는다. 연속 복용한다.

76. 대 광(大鵟)

【학 명】 *Buteo hemilasius* 　　【한국명】 큰말똥가리
【중문명】 大鵟 da kuang
【영문명】 Upland Buzzard
【이 명】

대광(大鵟)은 《청장고원약물도감(靑藏高原藥物圖鑒)》에서 처음으로 기술하였으며 티벳의(藏醫)들이 흔히 약으로 사용한다.

【원동물】 매과동물 큰말똥가리(鷹科動物 大鵟; *Buteo hemilasius* Temminck et Schlegel). 체축(體軸)은 굵고 튼튼하며 상체는 어두운 갈색이고 하체는 색이 옅고 어두운 색의 세로 또는 가로의 얼룩무늬가 있으며 꼬리 색은 조금 옅다. 연한 색과 어두운 색의 횡반(橫斑)이 6~9 줄 있고 끝 무늬는 비교적 넓다. 비상(飛翔)할 때에는 날개 밑에 대형의 흰 무늬가 나타난다. 허벅다리 깃은 풍만하고 길어 서

있으면 바지 통 모양으로 발등(跗蹠)을 거의 덮는다. 홍채막은 황갈색이고 부리는 어두운 갈색이며 납막(蠟膜)은 녹황색이고 발과 발가락은 납황색(蠟黃色)이거나 백색이다(그림 6—78).

초원과 산간 지대에서 서식하며 성질이 사납고 힘이 강하다. 항상 돌출된 물체 위나 나무 위에 멈추어 서서 지면을 내려보면서

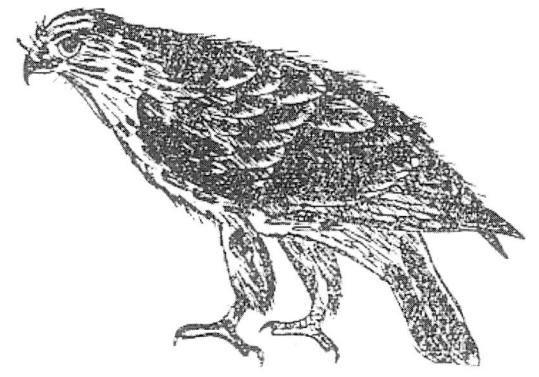

그림 6—78 큰말똥가리(大鵟)

사냥 물을 찾는다. 비상(飛翔)할 때는 민첩하며 항상 하늘 높이 빙빙 돌며 둥근 형을 지으며 난다. 주로 설치과(囓齒科) 동물과 조류 동물을 먹는다.

중국에는 동북(東北), 내몽고(內蒙古), 감숙(甘肅), 청해(靑海), 서장(西藏) 등에 분포한다.

【약　재】 큰말똥가리(大鵟)의 골격을 약으로 사용한다. 포획하여 골격을 채취하여 불에 말려 비축한다. 대광육(大鵟肉)도 약으로 사용하며 생용(生用)한다.

【성　분】 대광육(大鵟肉)에는 단백질, 펩티드 류, 아미노산, 지질 류가 함유되어 있다.

【성미 및 귀경】 鹹, 溫. 脾, 腎經에 들어간다.

【응　용】 대광골(大鵟骨)은 서근활락(舒筋活絡) 효능이 있는데 근골동통(筋骨疼痛), 골절(骨折)을 치료한다. 육(肉)은 진정안신(鎭靜安神), 자보(滋補)의 효능이 있으며 간증(癇症), 전광(癲狂), 신지불녕(神志不寧), 체허(體虛) 등을 치료한다. 양은 6~9g으로 한다.

1. 손상골절(損傷骨折)에 대한 치료: 대광골(大鵟骨) 6g을 소존성(燒存性)하여 가루로 만들어 하루에 1회씩 술에 타서 복용한다.

2. 간증(癇症), 전광(癲狂)에 대한 치료: 대광육(大鵟肉) 200g을 삶아 하루에 1회씩 먹는다.

주1: 대광(大鵟)의 깃털로 탕을 끓여 마시면 술을 깰 수 있다.

주2: 대광(大鵟)의 분(糞)과 참깻묵을 가마에 넣고 삶아 거의 끓을 때 적당한 양의 술을 넣고 건져 내어 가제로 싸서 창절환부(瘡癤患部)에 붙이면 창절화농(瘡癤化膿)을 촉진할 수 있다.

주3: 몽골의(蒙古醫)는 대광(大鵟)의 깃털을 누렇게 구워 곱게 가루로 만들어 부녀 질병으로 인한 얼굴 부종, 빈혈, 소복통(小腹痛)과 둔부통(臀部痛)을 치료한다.

77. 홍취산아(紅嘴山鴉)

【학 명】 Musculus Pyrrhocoracis   【한국명】 붉은부리까마귀
【중문명】 紅嘴山鴉 hong zui shan ya
【영문명】 Red-bill chough's Flesh
【이 명】

  홍취산아(紅嘴山鴉)는 《사부의전(四部醫典)》에서 기술하였으며 티벳(西藏)과 몽골(蒙古)의 의자(醫者)들이 흔히 약으로 사용한다. 《청장고원약물도감(青藏高原藥物圖鑒)》, 《내몽고약용동물(內蒙古藥用動物)》 등 서적에도 기술되어 있다.

  【원동물】 까마귀과동물 붉은부리까마귀(鴉科動物 紅嘴山鴉; *Pyrrhocorax Pyrrhocorax*; Linnaeus). 부리는 비교적 가늘고 길며 빨간색이다. 몸 전체는 검고 윤기가 나며 머리 정수리와 옆, 목 뒤와 등은 어두운 남색에 광택이 나고 깃털은 유연하다. 두 날개는 검은색으로 금속의 녹색 광택이 나타난다. 초급 비우(初級飛羽)는 비교적 뾰족하고 다음 비우(飛羽)는 끝 부분

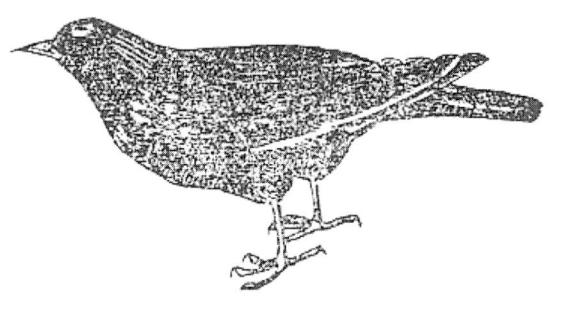

그림 6—79 붉은부리까마귀(紅嘴山鴉)

이 비교적 넓다. 꼬리 깃털은 12개로 위 표면은 금속 광택처럼 빛나며 꼬리 깃털은 넓다. 하체는 전부 검은색이지만 광택이 없다. 홍막(虹膜)은 갈색이며 부리, 발은 빨간색이고 발톱은 흑색이다(그림 6—79).

  중국의 북부와 서북부의 산간 지대의 철새로서 항상 산골짜기에서 무리지어 날아 다니며 날면서 날카로운 소리를 내며 변화가 적다. 식성이 비교적 복잡하여 식물의 열매, 종자, 여린 싹, 그리고 곤충과 충란 등을 먹는다.

  중국에는 내몽고(內蒙古), 섬서(陝西), 감숙(甘肅), 사천(四川), 청해(青海), 신강

(新疆), 서장(西藏) 등 지역에 분포되어 있다.

【약 재】 붉은부리까마귀(紅嘴山鴉)의 육을 약으로 사용한다. 포획하여 깃털과 내장을 제거하고 육을 채취하여 생용(生用)하거나 약한 불에 말려 가루로 만들어 비축한다.

【성 분】 홍취산아육(紅嘴山鴉肉)에는 비타민 C, 단백질, 펩티드 류, 아미노산, 지질 등이 함유되어 있다.

【성미 및 귀경】 鹹, 酸, 平. 肝, 腎經에 들어간다.

【응 용】 자양보허(滋養補虛) 효능이 있다. 허로발열(虛癆發熱), 해수(咳嗽)를 치료하고 야생 과일을 잘못 먹어 중독된 것을 해소할 수 있다. 양은 1 마리로 한다.

음허발열(陰虛發熱)에 대한 치료: 홍취산아(紅嘴山鴉) 1 마리의 육을 채취하여 삶아 단번에 1 마리씩 연속 1주일간 복용한다.

주: 《청장고원약물도감(靑藏高原藥物圖鑒)》에서는 홍취산아(紅嘴山鴉)의 혈을 삶아 덩어리로 만들어 햇볕에 말린 후 부수어 복용하면 피임의 효능이 있다고 기술하고 있다.

제 7 장
포 유 류

1. 자위피(刺猬皮)

【학 명】 *Erinaceus amurensi*　　【한국명】 아무르고슴도치의 모피
【중문명】 刺猬皮 ci wei pi
【영문명】 Amur hedgehog skin
【이 명】 위피(猬皮)

자위피(刺猬皮)는 《신농본초경(神農本草經)》에서 원명을 위피(蝟皮)라고 처음으로 기술하였으며 중품(中品)에 열거하였다. 《본초강목(本草綱目)》에서는 수부(獸部) 서류(鼠類)에 열거하였다. 이시진(李時珍)은 "고슴도치(猬)의 머리와 주둥이는 쥐와 비슷하고 가시털은 호저(豪猪)와 비슷하며 웅크리면 모양이 가시련송이나 밤송이와 같으며 털을 모아 찌르면 뇨(尿)가 곧 열린다."라고 하였다. 이에 의하면 지금의 자위(刺猬)에 부합된다.

【원동물】 1. 고슴도치과동물　아무르고슴도치(猬科動物普通刺猬; *Erinaceus europaeus* Linnaeus). 자위(刺猬) 중에서 체형이 비교적 큰 종류이다. 몸길이는 약 220mm이며 꼬리의 길이는 20mm이다. 귀는 짧아 주위의 가시 길이를 초과하지 않는다. 눈은 작다. 발과 발톱은 길다. 가시는 굵고 단단하며 색이 달라 2 유형으로 나눌 수 있어 한 유형은 순백색(純白色)이고 다른 한 유형은 기부가 백색이거나 토황색(土黃色)으로 중부는 갈색이며 상부는

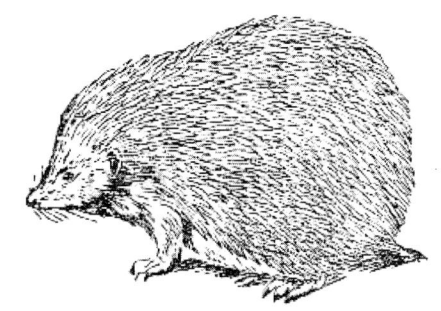

그림 7—1 아무르고슴도치(普通刺猬)

흰색이고 끝의 첨예(尖梢)한 부분은 다시 갈색을 이룬다. 등 전체는 토갈색을 띤다. 머리위의 가시는 양 옆으로 갈라졌으며 얼굴, 옆몸, 배와 사지는 회백색이나 연한 회황색의 굳센 털로 덮여 있다. 네 발은 연한 갈색이다(그림 7—1).

산지 삼림, 구릉, 평원 풀숲과 관목 숲 등에서 서식한다. 굴을 파고 둥지를 틀고 낮에는 둥지에 숨어 있고 저녁 무렵이면 나와서 활동한다. 해로운 상대를 만나면 온몸을 공 모양으로 웅크린다. 곤충, 새알, 개구리, 도마뱀 등 작은 동물을 먹이로 한다. 겨울철에는 굴에 들어가 동면한다.

중국에는 동북(東北), 화북(華北)과 산동(山東), 안휘(安徽), 강소(江蘇), 절강(浙

江) 및 호남(湖南) 등에 분포되어 있다.

2. 고슴도치과동물   도리아고슴도치(猬科動物   達呼爾刺猬; *Hemiechinus dauuricus*). 몸 길이는 약 210mm이며 꼬리의 길이는 약 30mm이다. 귀가 비교적 커서 가시보다 약간 드러나 있다. 앞 뒤 발은 모두 5개의 발가락이 있다. 가시는 귀의 기부 앞의 약간 뒷부분에서 시작하여 뒤로 향하여 등을 지나 꼬리까지 있다. 머리 정수리의 가시는 양 옆으로 갈라지지

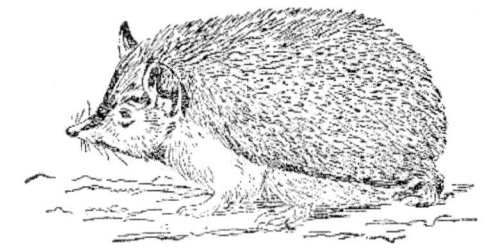

그림 7—2 도리아고슴도치(達呼爾刺猬)

않는다. 가시는 비교적 가늘고 짧다. 가시 색깔은 5단(段)으로 나뉘며 다갈색과 백색이 번갈아 배열되었다. 가장 끝 부분의 색은 연한 다갈색이므로 등 전체는 연한 갈색이 뚜렷하다. 배의 털색은 비교적 연하고 꼬리는 연한 다갈색이며 네 발은 연한 회갈색이다(그림 7—2).

지대가 낮은 초원에서 서식한다. 식성은 고슴도치(普通刺猬)와 같다.

국내 각 동물원에 소수 사육되고 있다.

중국에는 길림성(吉林省) 서부(西部), 내몽고(內蒙古) 동부(東部)와 하북성(河北省) 북부(北部)에 분포되어 있다.

【약 재】 건조한 고슴도치(刺猬)의 외피(外皮)를 자위피(刺猬皮)라고 하여 약으로 사용한다. 사계절 언제나 포획하여 사지와 머리를 제외하고 외피를 채취하여 모자(毛刺)를 안쪽으로 향하게 한 다음 통풍이 잘 되는 곳에 걸어 놓고 음건(陰乾)하면 된다.

약재는 흔히 솥 모양이나 통 모양을 이루고 가시는 서로 교차되어 있다. 가시의 길이는 1.5~2cm로 침과 같이 억세다. 가죽 안쪽은 회갈색으로 가시의 기부는 안을 향하여 돌출되어 있다. 냄새는 비리고 역하다(그림 7—3).

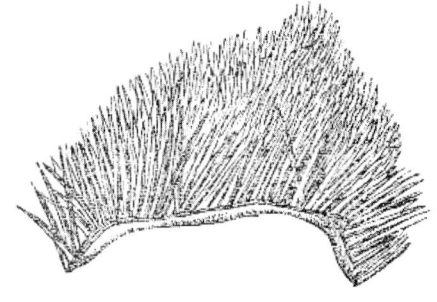

그림 7—3 자위피(刺猬皮)약재

사용할 때에는 포제(炮製)하여야 한다. 먼저 자위피(刺猬皮)를 깨끗이 씻은 다음 작은 덩어리로 다지어 햇볕에 말린다. 활석분(滑石粉)을 솥에 넣고 뜨겁게 볶은 후

자위피(刺猬皮)를 넣어 누렇게 될 때까지 볶은 다음 활석분(滑石粉)을 체로 쳐서 제거하면 된다.

【성　분】 가시는 주로 각단백(角蛋白; Keratin)이 함유되어 있으며 진피층(眞皮層)에는 교원(膠原; Collagen), 탄성 경단백(彈性硬蛋白)과 지방이 함유되어 있다.

【성미 및 귀경】 苦, 平, 小毒. 心, 腎, 胃經에 들어간다.

【응　용】 양혈지혈(凉血止血), 강기지통(降氣止痛), 해독(解毒), 고정(固精) 효능이 있다. 변혈(便血), 혈리(血痢), 위완동통(胃脘疼痛), 번위토식(翻胃吐食), 복통산기(腹痛疝氣), 치질(痔疾), 유정(遺精) 등을 치료한다. 양은 10~15g으로 한다. 외용은 적당한 양으로 한다.

1. 치질(痔疾)에 대한 치료: 같은 양의 자위피(刺猬皮), 천산갑(穿山甲)을 활석분(滑石粉)으로 데우고 역시 같은 양의 괴화(槐花)를 약간 볶아 함께 곱게 갈아 가루로 만들어 하루 2회에 5g씩을 끓인 물로 복용한다.

2. 유정(遺精), 유뇨(遺尿)에 대한 치료: 제자위피(製刺猬皮)를 곱게 갈아 하루 2회에 10g씩을 끓인 물로 복용한다.

2. 자위담(刺猬膽)

【학　명】 *Erinaceus amurensis*　　【한국명】 아무르고슴도치의 쓸개
【중문명】 刺猬膽 ci wei dan
【영문명】 Amur hedgehog gall
【이　명】

자위담(刺猬膽)은 송조(宋朝) 때에 이미 응용하였으며 구종석(寇宗奭)은 이를 이용하여 응식병(鷹食病)을 치료하였다. 명(明)대의 이시진(李時珍)은 《본초강목(本草綱目)》에서 위항(猬項)에 열거하였다. 현재 중국 조선족 의원들은 보편적으로 응용하고 있다.

【원동물】 자위피(刺猬皮) 항을 참조.

【약　재】 사계절 언제나 포획하여 담낭(膽囊)을 채취하고 실로 낭구(囊口)를 동여매어 그늘지고 통풍이 잘 되는 건조한 곳에 달아매어 말리면 된다.

건조된 담낭(膽囊)은 난형(卵形)이나 삼각형을 이룬다. 위쪽은 좁고 가늘며 아래

쪽은 팽대(膨大)되어 낭상(囊狀)을 이루었으며 크기가 다르나 보통 길이는 30~35mm로 낭저(囊底)의 팽대(膨大)된 부분은 5~10mm이다. 낭피(囊皮)는 얇고 쪼그라들어 있다. 흑색이거나 회갈색으로 어떤 것은 광택이 난다. 낭(囊) 속에는 담즙(膽汁)이 건조되어 있다(그림 7—4).

사용할 때에는 피막(皮膜)을 제거하고 가루로 만들어 복용한다.

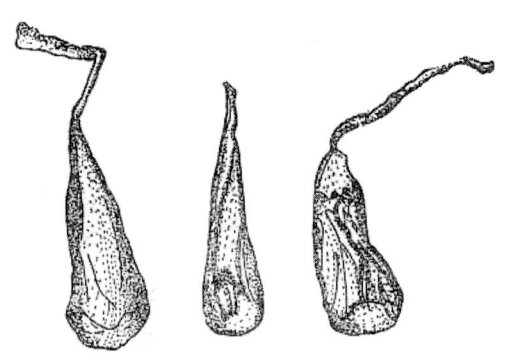

그림 7—4 자위담(刺猬膽)약재

【성미 및 귀경】 酸, 苦, 寒. 肝, 腎經에 들어간다.

【응 용】 청열명목(淸熱明目), 해독(解毒) 효능이 있다. 안검적란(眼瞼赤爛), 치질(痔疾) 등을 치료한다. 중국 길림성의 연변 조선족자치주의 조선족 부녀들은 산후에 습관적으로 자위담(刺猬膽)을 복용하여 체력을 회복한다고 한다. 양은 1~2개로 한다.

1. 산후허약(産後虛弱)에 대한 치료: 자위담(刺猬膽) 2개를 백주(白酒) 1잔에 녹여 복용한 후 땀을 낸다.

2. 안검적란(眼瞼赤爛)에 대한 치료: 신선한 자위담즙(刺猬膽汁)을 눈에 떨구어 넣는다.

주: 고슴도치(刺猬)의 피하(皮下) 지방에는 포화지방산(飽和脂肪酸) 21~25%(스테아린산 20~22%, 팔미트산 78~80%), 올레인산 77~79%, 경화물(硬化物) 0.35%가 함유되어 있으며 그 중 19.78%는 콜레스테린이다. 피부병, 비타민 결핍증 등에 사용할 수 있으며 외용하여 화상(火傷), 동상(凍傷)을 치료할 수 있다.

3. 언 서(鼴鼠)

【학　명】 *Mogera robusta*　　【한국명】 큰두더지
【중문명】 鼴鼠 yan shu
【영문명】 Korean Mole

【이 명】 은서(隱鼠)

언서(鼴鼠)는 《명의별록(名醫別錄)》에서 처음으로 기술하였으며 하품(下品)에 열거하여 "언서(鼴鼠)는 흙 속에서 다니며 5월에 좋은 것을 취하여 말려 굽는다."라고 하였다. 근대 엽귤천(葉橘泉)이 지은 《동식물민간약(動植物民間藥)》에서도 이를 수록하고 있다.

【원동물】 1. 두더지과동물 큰두더지(鼴科動物 缺齒鼴; *Mogera robusta* Nehring). 몸 전체는 원통형으로 길이는 약 200mm 정도이다. 꼬리의 길이는 20mm 남짓하다. 주둥이는 날씬하고 길쭉하며 눈은 작고 귀는 털에 가려 있다. 다리는 짧고 발은 발달하였으며 발톱은 길고 힘이 있다. 온몸에는 보드라운 털이 조밀(稠密)하게 덮여 있으며 금속 광택을 띤다. 사지는 털이 없이 드러나 있다. 몸통의 등쪽 털 색은 다갈색이며 털끝은 짙은 회색이다. 배의 털은 짧고 갈회색이며 배의 중앙을 따라 넓은 황금색의 무늬가 한 줄 있다. 꼬리

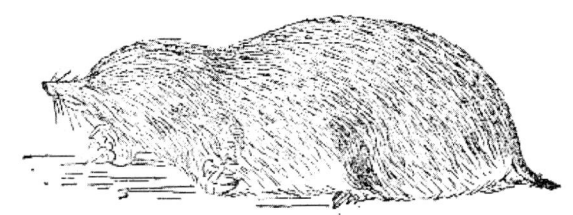

그림 7—5 큰두더지(缺齒鼴)

털 색은 몸통의 등쪽 색과 비슷하다(그림 7—5).

활엽림 지대, 삼림의 초원이나 경작지에서 서식한다. 환경이 조습(潮濕)하고 풀이 많으며 토양이 부드럽고 부식질이 풍부한 곳을 즐긴다. 지하에서 서식한다. 시각은 예민하지 못하고 청각은 발달되었다. 곤충의 유충, 지렁이, 활유(蛞蝓), 거미 등을 먹이로 한다.

한국, 연해주, 중국에는 동북 지방에 분포되어 있다.

2. 두더지과동물 작은얼굴두더지(鼴科動物 麝鼴; *Scaptochirus moschatus* Milne-Edwards). 체형이 작은 언서(鼴鼠)의 일종이다. 몸길이는 100~126mm이고 꼬리의 길이는 14~23mm이며 정수리의 길이는 27~29mm이다. 귓바퀴는 결실(缺失)되었으며 눈은 퇴화되었다. 몸통의 등 털 색은 짙은 회갈색이다. 주둥이 아래 색깔은 연하며 배의 털 색은 갈회색이다. 뒷발과 꼬리에는 털이 매우 희소하며 색은 몸통과 같다. 전신의 털 색은 금속 빛을 띤다(그림 7—6).

비교적 건조한 환경에서 서식한다. 갑충(甲蟲)과 그 유충을 먹이로 한다.

중국에는 요녕(遼寧), 하북(河北), 산동(山東), 산서(山西), 섬서(陝西), 감숙(甘肅) 및 내몽고(內蒙古) 등 지역에 분포되었다.

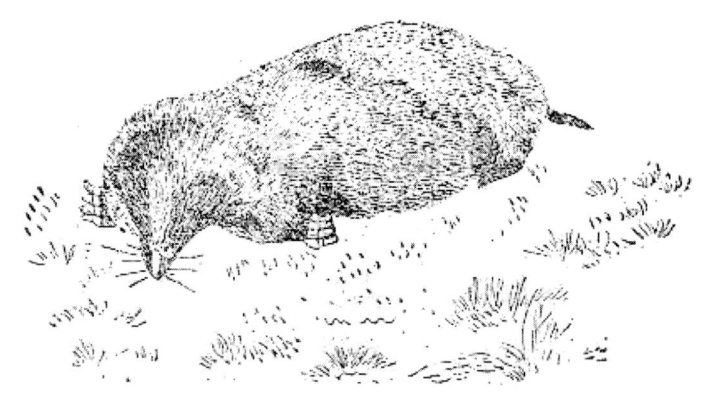

그림 7-6 작은얼굴두더지(鼱鼴)

【약　재】 두더지(鼴鼠) 전체를 약으로 사용한다. 봄, 여름, 가을 언제나 포획하여 기와 위에 놓고 약한 불에 누렇게 구워 가루로 만들어 비축한다.

【성미 및 귀경】 鹹, 寒, 無毒. 肺, 脾經에 들어간다.

【응　용】 해독(解毒), 이기(理氣), 살충(殺蟲) 효능이 있다. 정종악창(疔腫惡瘡), 위암(胃癌), 임병(淋病), 천식(喘息), 회충병(蛔蟲病) 등을 치료한다. 양은 1~3g으로 내복한다. 외용은 적당한 양으로 한다.

1. 위암(胃癌)에 대한 치료: 두더지(鼴鼠) 1 마리를 기와 위에 놓고 그을린 다음 가루로 만들어 하루 1회에 3g씩을 황주(黃酒)에 타서 복용한다.

2. 정종악창(疔腫惡瘡)에 대한 치료: 두더지(鼴鼠) 1 마리를 약한 불에 그을린 후 가루로 만든 다음 농축한 초(醋)로 반죽하여 연고상으로 만들어 환처에 붙인다. 참기름으로 반죽하여 발라도 좋다.

4. 야명사(夜明砂)

【학　명】 Rhinolophus ferrumequinum　　**【한국명】** 관박쥐의 똥
【중문명】 夜明砂 yie ming sha
【영문명】 Bat dung
【이　명】 천서시(天鼠屎)

야명사(夜明砂)는 《신농본초경(神農本草經)》에서 원명을 천서시(天鼠屎)라고 처음으로 기술하였으며 상품(上品)에 열거하였다. 야명사(夜明砂)라는 이름은 《일화본초(日華本草)》에서 나왔다. 이시진(李時珍)은 《본초강목(本草綱目)》에서 금부(禽部) 원금류(原禽類)의 복익항(伏翼項)에 열거하였다. 현재 중국에서 응용하는 야명사(夜明砂)는 박쥐류 동물의 분변(糞便)을 건조한 것이다.

【원동물】 1. 관박쥐과동물　관박쥐(菊頭蝠科動物　菊頭蝠; *Rhinolophus ferrumequinum* Schreber). 앞발 길이는 55~60mm이고 정수리의 길이는 23~25mm 이다. 문비부(吻鼻部)에는 복잡한 엽상(葉狀) 돌기가 있어 특수한 비엽(鼻葉)을 형성하고 비엽(鼻葉)의 양 옆과 아래에는 비교적 넓은 말발굽 모양의 육엽(肉葉)이 있다. 그 중앙에는 앞을 향해 두드러져 나온 안상엽(鞍狀葉)이 있으며 정면은 바이올린 모양을 하였다. 그 옆면 중앙은 약간 오므라졌으며 뒷면에는 하나의 연접엽(連接葉)이 끼워 붙었으며 그 높이는 안상엽(鞍狀葉)보다 좀 낮고 보통은 넓은 원형을 이루며 정엽(頂葉)과 이어졌다. 귀는 크고 좀 넓으며 이첨부(耳尖部)는 약간 뾰족하고 이병(耳屛)이 없다. 전신은 보드랍고 유연한 털이 세밀(細密)하게 덮여 있다. 등의 털은 엷은 다갈색이고 털 기부의 색은 엷고 연한 갈회색을 이루며 털끝은 갈색이다. 배의 털은 모두 회갈색이다(그림 7—7).

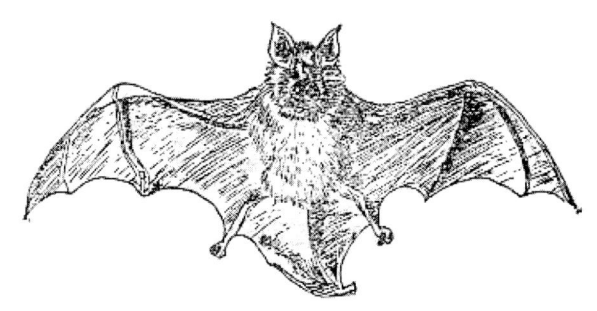

그림 7—7 관박쥐(菊頭蝠)

산의 동굴에서 무리지어 서식하며 곤충을 먹이로 한다. 겨울이면 산굴 깊은 곳에서 거꾸로 매달린 자세로 동면한다.

중국에는 길림(吉林), 섬서(陝西), 산서(山西), 산동(山東), 운남(雲南) 등에 분포되어 있다.

2. 애기박쥐과동물　토끼박쥐(蝙蝠科動物　大耳蝠; *Plecotus auritus* Linnaeus). 앞발의 길이는 37~42mm이며 정수리의 길이는 14~19mm이다. 몸은 비교적 작고 귀가 매우 커서 길이가 31~34mm로 이는 외형상 가장 특수한 점이며 두 귀의 앞 기부는 이마를 거쳐 서로 이어져 귓바퀴는 난원형에 가까우며 전후연(前後緣)은 모두 돌출되었다. 귀 끝은 좁고 둥글며 귓바퀴 안쪽에는 20 줄에 가까운 가는 무늬가 있다. 이병(耳屛)은 매우 커서 귀 길이의 거의 절반이 된다. 콧구멍은 앞 위쪽을 향

하였다. 뒷다리와 발은 모두 섬세(纖細)하다. 익막(翼膜)은 발가락 기부에서 시작되었다. 발은 정강이 길이의 절반이며 거연막(距緣膜)이 없다. 꼬리의 길이와 몸의 길이는 거의 같다. 등은 연한 회갈색으로 그 털 기부는

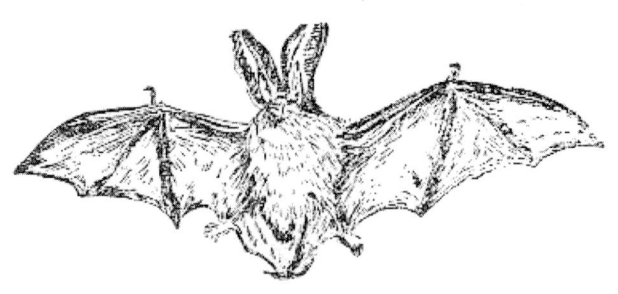

그림 7—8 토끼박쥐(大耳蝠)

흑갈색이고 털끝은 회갈색이다. 배의 털 색은 회백색으로 털끝은 회백색이고 털 기부는 흑갈색이다(그림 7—8).

여름에는 지붕 밑, 나무 구멍과 암석 동굴의 틈에서 서식한다. 겨울철이면 굴속에서 동면(冬眠)한다. 곤충을 먹이로 한다.

중국에는 동북(東北), 하북(河北), 사천(四川), 감숙(甘肅) 및 청해(靑海) 등에 분포되어 있다.

【약 재】 애기박쥐(蝙蝠)의 분변(糞便)을 약으로 사용한다. 연중 언제나 채집할 수 있으나 여름철이 가장 적합하다. 암석 동굴에서 애기박쥐(蝙蝠)의 분(糞)을 쓸어 낸 다음 모래와 돌 등 불순물을 제거한 후 햇볕에 말린다.

과립상을 이루며 긴 타원형이다. 양 끝이 약간 뾰족하고 길이는 5~7mm이며 직경은 약 2mm이다. 표면은 거칠며 회갈색이나 다갈색을 이룬다. 질은 약하여 쉽게 부서지고 부서지면 작은 입자나 분말상을 이룬다. 냄새는 약하며 맛은 약간 쓰고 맵다(그림 7—9).

【성 분】 요소(尿素), 요산(尿酸), 콜레스테린 및 소량의 비타민 A가 함유되어 있다.

【성미 및 귀경】 辛, 寒. 肝, 脾 經에 들어간다.

【응 용】 소적(消積), 활혈(活血), 명목(明目) 효능이 있다. 소아감적(小兒疳積), 야맹증(夜盲症), 각막운예(角膜雲翳) 등을 치료한다. 양은 5~10g으로 한다.

1. 야맹증(夜盲症)에 대한 치료:

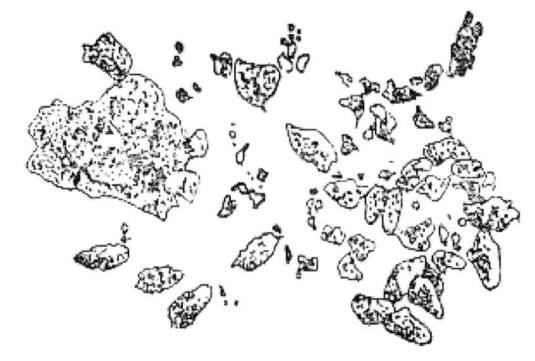

그림 7—9 야명사(夜明砂)약재

야명사(夜明砂) 10g를 가제로 잘 싸서 계간(鷄肝) 1 구(具)와 같이 달여 달인 물을 마시고 계간(鷄肝)을 먹는다. 연속 1개월간 복용한다.

2. 각막운예(角膜雲翳)에 대한 치료: 야명사(夜明砂), 백국화(白菊花), 결명자(決明子), 곡정초(谷精草) 각 10g씩을 물에 달여 하루 2회씩 복용한다.

주: 애기박쥐(蝙蝠)의 종류는 다양하여 중국 전역에 널리 분포되어 있으며 특히 남방에 종류가 많으며 그 분변(糞便)을 모두 약으로 사용한다. 위에서는 흔히 볼 수 있는 두 가지 종류만을 대표로 소개하였다.

5. 편복분(蝙蝠粉)

【학 명】 *Vespertilio superans*   【한국명】 안주애기박쥐가루
【중문명】 蝙蝠 bian fu
【영문명】 Particolored bat's Powder
【이 명】 복익(伏翼); 천서(天鼠);

편복(蝙蝠)은 《신농본초경(神農本草經)》에서 원명을 복익(伏翼) 또는 천서(天鼠)라고도 하여 상품(上品)에 열거하였다. 《본초강목(本草綱目)》에서는 금부(禽部) 원금류(原禽類)에 넣었다. 최근 중국에서는 편복(蝙蝠)을 임상에서 응용한 경우를 의학 잡지에 여러 번 보고하였다.

【원동물】 애기박쥐과동물 안주애기박쥐(蝙蝠科動物 蝙蝠; *Vespertilio superans* Thomas). 앞발 길이는 46~54mm이며 정수리의 길이는 18mm이다. 체형은 비교적 작고 귀는 짧고 넓다. 이병(耳屛)은 짧고 앞 끝은 무딘 원을 이룬다. 꼬리는 발달하여 뒤쪽으로 고간막(股間膜)의 후연(後緣)에까지 뻗었다. 익막(翼膜)은 발가락 기부에서 시작하였으며 좁은 거연막(距緣膜)이 있다. 모기(毛基) 전체는 흑갈색이며 등의 털끝은 회백색으로 털의 대부분은 짙은 갈색과 서로 섞여 있으므로 전체 등은 회갈색을 이루어 희긋희긋한 잔점을 지닌다. 배의 털끝은 백색이고 흑갈색의 털과 섞여 있으므로 배는 연한 갈색을 이룬다(그림 7—10).

건축물 틈이나 나무 구멍에서 서식한다. 단독으로 혹은 무리지어 산다. 아침 저녁으로 활동하며 곤충을 먹이로 한다.

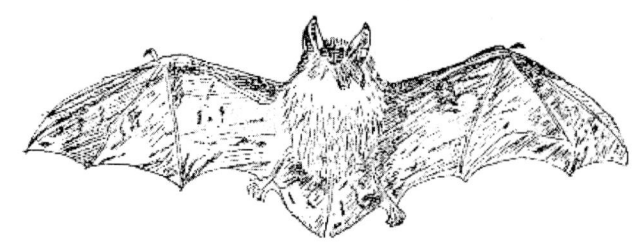

그림 7-10 안주애기박쥐(蝙蝠)

중국에는 흑룡강(黑龍江), 길림(吉林), 요녕(遼寧), 내몽고(內蒙古), 하북(河北), 감숙(甘肅), 산서(山西), 사천(四川), 복건(福建), 호남(湖南) 등에 분포되어 있다.

【약 재】 안주애기박쥐(蝙蝠)의 내장을 제거한 전체를 약으로 사용한다. 여름에 포획하여 내장을 제거하고 약한 불에 말린 후 가루로 만들어 비축한다.

【성미 및 귀경】 鹹, 微熱, 小毒. 肝經에 들어간다.

【응 용】 지해평천(止咳平喘), 이수통림(利水通淋), 절학(截瘧), 해독(解毒) 효능이 있다. 만성기관지염(慢性氣管支炎), 임병(淋病), 나력(瘰癧), 금창(金瘡) 등을 치료한다. 양은 1~3g으로 한다. 외용은 양을 적당히 한다.

1. 만성기관지염(慢性氣管支炎)에 대한 치료: 먼저 일점홍(一點紅) 15g, 서곡초(鼠曲草) 30g을 두번 물에 달여 여액(濾液)을 합치고 1 : 1의 농도로 농축한 다음 박쥐가루(蝙蝠粉) 20g을 넣고 다시 달인 꿀로 환을 지어 하루의 양으로 하며 아침 저녁으로 나누어 복용한다. 10일을 1개 치료 기간으로 한다.

2. 천식(喘息)에 대한 치료: 편복(蝙蝠)을 약한 불에 그슬려 가루로 만들어 하루에 2회 3g씩을 빙탕(冰糖) 물에 타서 복용한다.

6. 미후골(獼猴骨)

【학 명】 *Macaca mullatta* 　　【한국명】 히말라야원숭이의 뼈
【중문명】 獼猴骨 mi hou gu
【영문명】 Rhesus macaque bone
【이 명】

미후골(獼猴骨)은 《증류본초(證類本草)》에서 처음으로 기술하였으며 《본초강목(本草綱目)》에서는 제 51 권 수부(獸部)에 열거하였다. 근대에는 《사천중약지(四川中藥誌)》, 《광서약용동물(廣西藥用動物)》에도 모두 기술하고 있다. 중국에서는 히말라야원숭이(獼猴)가 서식하는 지역에서는 약재로서 모두 취급하고 있으므로 일종의 상용 약이다.

【원동물】 긴꼬리원숭이과동물 히말라야원숭이(猴科動物 獼猴; *Macaca mulatta* Zimmermann). 몸길이는 450∼510mm이고 꼬리의 길이는 몸길이의 절반이다. 둔지(臀胝)는 뚜렷하며 대개 적색이다. 두 볼에는 협낭(頰囊)이 있다. 손과 발에는 모두 5개 발가락이 있고 발가락 끝에는 편평한 발톱이 있다. 털 색은 연령과 지역에 따라 차이가 있으나 보통은 짙은 갈색으로 등의 상반부는 회갈색이고 엉덩이에 이르면 점차 짙은 갈색으로 변하며 어깨와 앞다리는 약간 회색을 띠고 가슴과 배는 엷은 회색이다. 얼굴과 두 귀는 살색이다(그림 7—11).

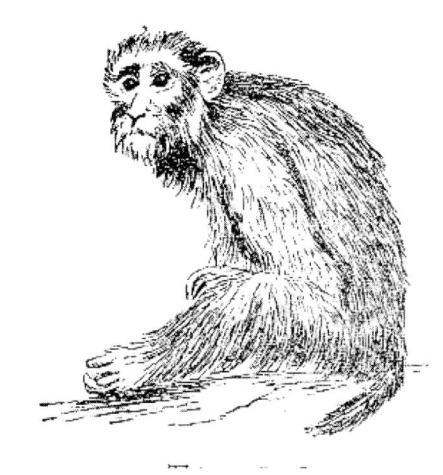

그림 7—11 히말라야 원숭이(獼猴)

활엽림, 침활 혼잡림(針闊混雜林), 죽림(竹林)과 돌산의 낭떠러지 등에서 서식한다. 낮에 활동하며 군집성으로 행동이 민첩하다. 잡식성으로 야생 열매, 꽃, 나무 잎, 곤충 등을 먹이로 한다. 항상 옥수수 및 사탕수수를 훔쳐먹는다.

국내 각 동물원에 흔히 사육되고 있으며 더러 민간에서 애완동물로도 기르고 있다.

중국에는 서남(西南), 화남(華南), 양자강(揚子江) 유역, 하남(河南), 산서(山西), 섬서(陝西), 청해(靑海) 등 지역에 분포되어 있다.

【약 재】 히말라야원숭이(獼猴)의 골격을 약으로 사용한다. 연중 언제나 포획하여 가죽과 털을 벗기고 골격을 채취하여 통풍이 잘 되고 그늘진 곳에서 말린다. 상품으로는 사지골(四肢骨)과 전신골(全身骨) 2종으로 구분한다.

사지골(四肢骨)은 상박골(上膊骨)의 길이는 약 13cm이고 굵기는 1.3cm이다. 척골(尺骨), 요골(橈骨)의 크기는 거의 같아 길이는 약 14cm이고 굵기는 0.8∼1cm이다. 대퇴골(大腿骨)의 길이는 약 17cm이고 굵기는 약 1.5cm로 약간 굽었다. 비골(腓骨), 경골(脛骨)의 길이는 약 15cm이고 경골(脛骨)의 굵기는 1.2cm이며 비골(腓骨)은 좀 가늘다. 전후지(前後肢)와 장부(掌部) 및 발톱은 모두 피모(皮毛)를 지니며 털은 황갈색이다. 골질(骨質)은 가볍고 표면은 그다지 결백(潔白)하지 않다. 단면(斷面)의 골수는 대부분 말라 있다(그림 7-12).

전신골(全身骨)은 두골(頭骨), 척추골(脊椎骨), 늑골(肋骨) 등을 포함하며 일정하지 않아 상술(詳述)을 피한다.

사용할 때에는 자소(炙酥)하여 타쇄(打碎)한다.

【성미 및 귀경】 酸, 平, 無毒. 心, 肝經에 들어간다.

【응 용】 풍습(風濕)을 제거하고 경락(經絡)을 통하게 하며 진경(鎭驚) 효능이 있다. 풍습비통(風濕痺痛), 사지마비(四肢痲痹), 소아경간(小兒驚癎), 질타손상(跌打損傷) 등을 치료한다. 양은 5~10g으로 한다.

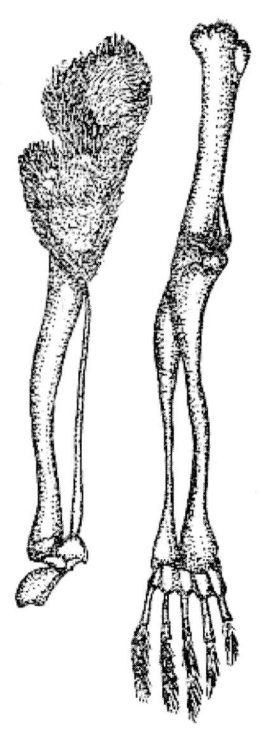

그림 7-12
히말라야원숭이뼈
(獼猴骨)약재

1. 류머티스성 관절통(關節痛)에 대한 치료: 미후골(獼猴骨) 500g(打碎)과 독활(獨活), 파극천(巴戟天), 계지(桂枝), 백작(白芍), 위령선(威灵仙), 우슬(牛膝) 각 15g씩을 백주 2,500㎖에 1개월 담구어 매일 2회에 20㎖씩을 음주(飮酒)한다.

2. 소아경풍(小兒驚風)에 대한 치료: 히말라야원숭이(獼猴) 두골(頭骨)을 검게 태워 가루로 만들어 하루 2회 3g씩을 끓인 물에 타서 복용한다.

주1: 미후육(獼猴肉)도 약으로 사용할 수 있다. 신경쇠약(神經衰弱), 음위(陰痿) 등을 치료할 수 있다.

주2: 미후(獼猴) 이외에 또 중국에는 광동(廣東), 광서(廣西), 복건(福建)에는 홍면후(紅面猴; *Macaca speciosa* F. Cuvier)가 분포되어 있고 광서(廣西), 운남(雲南)에는 웅후(熊猴; *Macaca assamensis* M'clelland)가 분포되어 있어 이들의 골격과 육(肉)도 동등한 약으로 사용한다.

7. 오원골(烏猿骨)

【학   명】 *Presbytis francoisi*　　　　【한국명】 검정리프몽키의 뼈
【중문명】 烏猿骨 wu yuan gu
【영문명】 Black leaf monkey Bone
【이   명】

오원(烏猿)은 "본초(本草)"에는 기술이 없으며 중국의 광서(廣西) 지역에서는 오원(烏猿)의 뼈와 육(肉)을 진귀한 약재로서 유명한 광서(廣西)의 특산 약주(藥酒) "오원주(烏猿酒)"가 바로 오원(烏猿)의 골격이나 육(肉)으로 만든 것이다.

【원동물】 긴꼬리원숭이과동물 검정리프몽키(葉猴科動物 黑葉猴; *Presbytis francoisi* Pousargues). 몸이 가늘고 약하며 몸길이는 약 500mm이다. 머리는 작고 꼬리는 길며 사지는 날씬하고 길쭉하다. 머리의 정수리는 흑색의 모관(毛冠)을 지니고 몸 털은 길며 비교적 큰 둔지(臀胝)가 있다. 전신은 흑색으로 광택이 있다. 귀의 기부에서 두 볼까지 흰털이 있고 꼬리 끝의 털도 흰색이다. 손과 발은 모두 흑색이다(그림 7-13).

열대나 아열대의 활엽림에서 서식하며 수서성(樹棲性)으로 지면에서 활동이 적고 무리지어 생활한다. 과일, 연한 잎, 꽃 움, 곤충 등을 먹이로 한다.

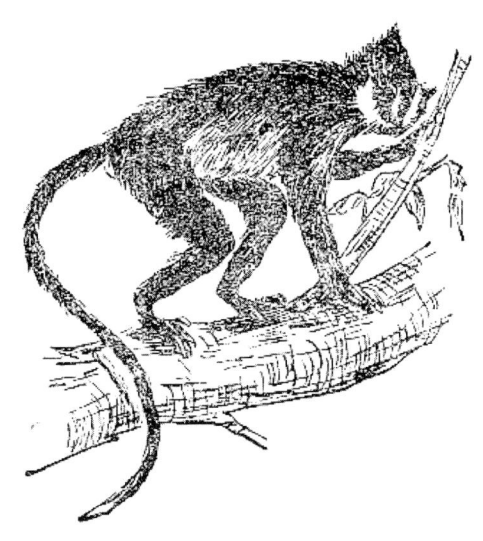

그림 7-13 검정리프몽키(黑葉猴)

중국에는 광서(廣西) 남부에 분포되었다.

【약   재】 검정리프몽키(烏猿)의 골격, 근육을 약으로 사용한다. 연중 언제나 포획하여 뼈를 채취하여 술로 만들어 사용한다.

잘게 썬 검정리프몽키의 고기(烏猿肉) 5kg 당 찹쌀 50kg씩을 배합하여 고루 섞고 쪄서 발효시킨 후 여과하고 달여 오원약주(烏猿藥酒)를 만든다. 혹은 오원골(烏猿骨) 15g 당 백주 500㎖씩에 담구어 3개월 후에 사용할 수 있다.

【성미 및 귀경】 甘, 鹹, 平. 肝, 腎經에 들어간다.

【응   용】 자보안신(滋補安神), 활혈거풍(活血祛風) 효능이 있다. 신경쇠약(神經衰弱), 음위(陰痿), 체약(體弱), 풍습통(風濕痛) 등을 치료한다. 양은 5~10g으로 한

다.

풍습비통(風濕痺痛), 반신불수(半身不遂), 신경쇠약(神經衰弱) 등에 대한 치료: 오원주(烏猿酒)를 매일 2회 20㎖씩을 마신다.

8. 천산갑(穿山甲)

【학 명】 Manis pentadactyla　　【한국명】 중국천산갑의 비늘
【중문명】 穿山甲 chuan shan jia
【영문명】 Chinese Pangolin scales
【이 명】 능리(鯪鯉); 천산갑(川山甲)

천산갑(穿山甲)은 상용(常用)하는 《명의별록(名醫別錄)》에서 원명(原名)을 능리(鯪鯉)로 처음으로 기술하였으며 하품(下品)에 열거하였다. 천산갑(穿山甲)이라는 이름은 《도경본초(圖經本草)》에서 처음 나왔으며 《본초강목(本草綱目)》에서는 인부(鱗部) 용류(龍類)에 열거하였다. 이시진(李時珍)은 이에 대해 상세하게 관찰 기술하였으며 그 설명에 의하면 현재의 천산갑(穿山甲)과 부합한다.

【원동물】 천산갑과동물 중국귀천산갑(鯪鯉科動物 穿山甲; Manis pentadactyla Llnn'e). 몸은 좁고 길다. 머리는 원추형을 이루며 귀는 작고 주둥이는 뾰족하고 이가 없으며 혀는 가늘고 길다. 앞발은 뒷발보다 약간 길고 각각 5개의 발가락을 지니며 단단하고 예리한 발톱이 있다. 머리, 등, 몸 옆에서 꼬리 끝은 모두 기와를 덮은 모양으로 배열된 각질 비늘이 덮여 있고 비늘 사이는 털이 드물게 섞여 있다. 배는 아래턱에서부터 가슴, 배에서 꼬리의 기부까지 비늘이 없고 털이 드물게 있다. 볼, 눈 주위와 귀 부분은 털이 덮여 있다. 등의 비늘은 흑갈색이나 혹은 회갈색을 이루고 배는 회백색으로 털은 갈색이다(그림 7-14).

구릉과 수림의 조습(潮濕)한 지대에서 서식한다.

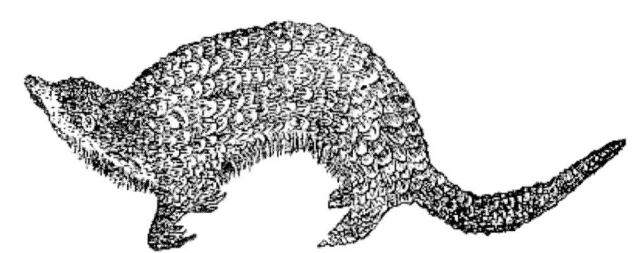

그림 7-14 중국귀천산갑(穿山甲)

굴에 있으며 굴 출입문을 흙으로 덮어 숨기는 습성이 있고 밤에 나와 먹이를 찾는다. 개미굴을 헤치고 진득한 긴 혀를 내밀어 개미를 핥아먹는다. 나무에 기어오르고 수영도 한다. 놀라면 몸을 움츠린다. 보통 자웅(雌雄)이 동거하고 4, 5월 사이에 교배하여 늦겨울부터 이른 봄 사이에 1, 2 마리씩의 새끼를 낳는다. 밖에 나갈 때는 어린 짐승은 어미의 등에 업힌다.

중국에는 광동(廣東), 광서(廣西), 해남(海南), 운남(雲南), 안휘(安徽), 강소(江蘇) 및 절강(浙江) 등에 분포되었다.

【약 재】 천산갑(穿山甲)의 비늘을 천산갑편(穿山甲片)이라고 하여 약으로 사용한다. 연중 언제나 포획할 수 있다. 천산갑(穿山甲)은 놀라면 몸을 움츠려 공 모양으로 감겨 조용히 움직이지 않는 습성이 있어 포획이 용이하며 포획한 것은 골육을 깨끗이 제거하고 가죽을 펼쳐 끓는 물에 넣어 데우면 비늘이 스스로 탈락된다. 꺼내어 햇볕에 말린다.

비늘은 생장한 위치에 따라 다르고 형태, 크기도 일치하지 않으며 보통 부채꼴, 마름모꼴이나 혹은 삼각형으로 길이와 너비는 2~5cm이며 중앙이 두텁고 가장자리는 얇다. 등에는 세로 무늬가 있고 배 밑 부분 근연(近緣)에는 여러 줄의 가로 주름 무늬가 있다. 등은 회갈색 또는 흑갈색이며 배는 색은 엷다. 각질(角質)로 견인(堅靭)하고 탄성이 있으며 희미한 투명으로 절단하기 어렵다. 냄새는 비리고 맛은 짜다.

사용할 때 반드시 포제(炮製)한다. 천산갑편(穿山甲片)을 크기에 따라 구분하고 먼저 모래를 가마에 넣고 뜨겁게 볶은 다음 천산갑편(穿山甲片)을 넣어 갑편(甲片)이 부풀고 황금색이 될 때까지 함께 볶은 다음

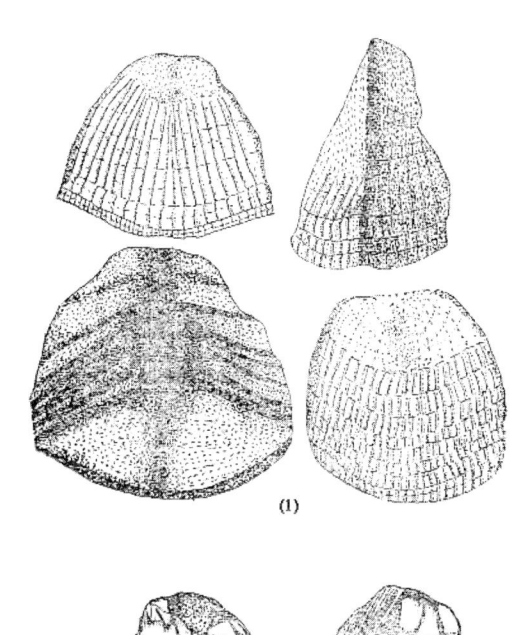

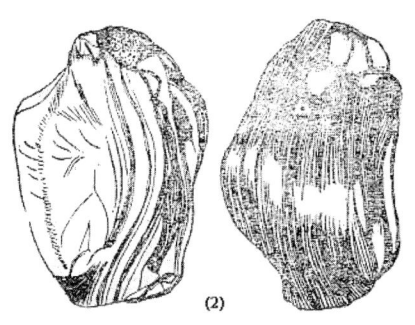

그림 7—15 천산갑(穿山甲) 약재
(1) 천산갑편(穿山甲片); (2) 갑주(甲珠)

꺼내어 체로 모래를 쳐버리고 뜨거울 때 초(醋)에 넣고(穿山甲片 500g 당 醋 200㎖의 비율) 고루 섞은 후 꺼내어 햇볕에 말리면 된다. 포제(炮製)한 후에는 "갑주(甲珠)"라고 한다(그림 7-15).

【약 리】 백혈구를 높이는 작용이 있다.

【성미 및 귀경】 鹹, 微寒, 有毒. 肝, 胃經에 들어간다.

【응 용】 활혈거어(活血祛瘀), 소종배농(消腫排膿), 최유(催乳) 효능이 있다. 옹종미궤(癰腫未潰), 산후(産後) 유즙불하(乳汁不下), 어체작통(瘀滯作痛) 및 류머티스성 관절동통(關節疼痛) 등을 치료한다. 양은 5~15g으로 한다.

1. 산후(産後) 유즙부족(乳汁不足)에 대한 치료: 먼저 저제(猪蹄) 한 쪽을 물에 달이고 이 물에 갑주(甲珠) 15g, 왕불류행(王不留行) 15g, 통초(通草) 10g, 당귀(當歸) 20g을 달여 하루 2회씩 복용한다.

2. 외상출혈(外傷出血)에 대한 치료: 천산갑편(穿山甲片)을 깨끗이 씻어 햇볕에 말리고 참기름으로 노랗게 튀긴 다음 꺼내어 기름을 자연 휘발시키고 곱게 갈아 가루로 만들어 병에 넣어 고압(高壓) 멸균(滅菌)하고 다시 오븐(oven)에서 말리어 비축한다. 사용할 때는 상처를 닦고 신속히 천산갑분(穿山甲粉)을 뿌린 후 가볍게 눌러 싸맨다.

9. 초령지(草靈脂)

【학 명】 *Ochotona thibetana* 　　【한국명】 티벳우는토끼의 똥
【중문명】 草靈脂 cao ling zhi
【영문명】 Moupin Pika's dung
【이 명】 암토시(岩兎屎); 암서분(岩鼠糞)

초령지(草靈脂)는 《사천중약지(四川中藥誌)》에 처음 나타나지만 오령지(五靈脂)와 구별하기 위하여 명명한 것이다. 중국 감숙(甘肅) 일대에서는 초령지(草靈脂)를 여전히 오령지(五靈脂)라고 부르고 있어 혼란을 막기 위하여서는 이를 오령지(五靈脂)라고 하여서는 안된다.

【원동물】 1. 우는토끼과동물 티벳우는토끼(鼠兎科動物　西藏鼠兎; *Ochotona thibetana* Milne-Edwards). 체형이 가장 작은 서토(鼠兎) 종류이다. 몸길이는 약

130mm이다. 꼬리가 없다. 귀는 짧고 둥글며 27mm를 초과하지 않는다. 사지는 작으나 뒷발은 앞발보다 약간 길다. 등은 어두운 회갈색으로 털의 기부는 어두운 회색이며 중간은 황백색이고 털끝은 흑색이다. 귓등은 흑색이고 귀의 안쪽은 갈흑색이며 귀 가장자리는 백색이다. 배의 털 색은 보다 연하다. 네 발등은 연한 황색이고 발바닥은 짙은 갈색 털이 가득 덮여 있다(그림 7—16).

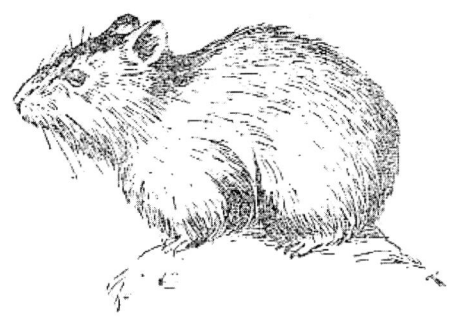
그림 7—16 티벳우는토끼(西藏鼠兎)

비교적 높은 산비탈의 관목 숲에서 서식하며 조습(潮濕)한 곳을 즐긴다. 굴은 얕고 길다. 주야로 활동한다. 사초과(莎草科) 및 화본과(禾本科) 식물의 줄기와 잎을 주요한 먹이로 한다.

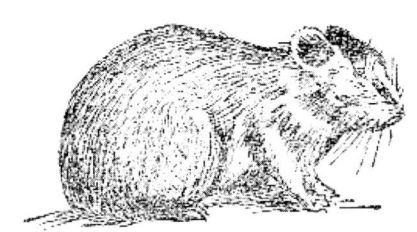
그림 7—17 중국붉은우는토끼(紅耳鼠兎)

중국에는 운남(雲南), 사천(四川), 호북(湖北), 산서(山西), 감숙(甘肅), 서장(西藏), 청해(青海) 등에 분포되었다.

2. 우는토끼과동물 중국붉은우는토끼(鼠兎科動物 紅耳鼠兎; *Ochotona erythrotis* Buchner). 대형 우는토끼(鼠兎)로 몸길이는 225~285mm이다. 귓바퀴는 크다. 여름 털은 전신이 적갈색으로 배의 털은 회색이고 네 발등은 백색으로 발바닥은 크고 드러나 있으며 귀는 적갈색이다. 겨울 털은 귀가 적갈색인 이외에 전신이 모두 회색으로 약간의 갈황색을 띠고 사지와 배는 여름 털과 같다. 털갈이하는 기간에는 적갈색이 회색 바탕 위에 얼룩으로 나타난다(그림 7—17).

해발 2,000~4,000m되는 산지의 돌 틈이나 황토 골짜기의 가파른 비탈에서 서식하며 낮에 활동한다. 청호(青蒿) 등의 줄기와 잎을 먹이로 한다.

중국에는 감숙(甘肅), 청해(青海) 등에 분포되었다.

【약 재】 우는토끼(鼠兎)의 건조한 분립(糞粒)을 초령지(草靈脂)라고 하여 약으로 사용한다. 연중 언제나 채집할 수 있으며 흔히 동굴 입구 부근에 쌓여 있는 분립을 채취하여 흙과 같은 불순물을 제거하고 햇볕에 말리어 비축한다. 건조한 분립(糞粒)은 원구형(圓球形)으로 약간 납작하며 직경은 2~5mm이며 표면은 흑갈색이거나 황갈색이며 거칠다. 질은 가볍고 부서지면 토갈색 혹은 황갈색의 분말상

을 이루며 많은 식물 섬유를 볼수 있다. 어떤 것은 응결되어 괴상(塊狀)을 이루고 크기가 같지 않으며 울퉁불퉁하고 질은 약간 무겁다. 표면은 흑갈색 또는 흑색으로 뚜렷한 분립(糞粒)을 볼 수 있다. 냄새는 약간 역하다(그림 7—18).

【성미 및 귀경】 苦, 鹹, 溫, 無毒. 腎, 脾, 胃經에 들어간다.

【응 용】 통경(通經), 거어(祛瘀) 효능이 있다. 월경부조(月經不調), 어체성복통(瘀滯性腹痛), 위통(胃痛) 및 질박손상(跌撲損傷)으로 인한 어혈적체(瘀血積滯) 등을 치료한다. 양은 5~10g으로 한다.

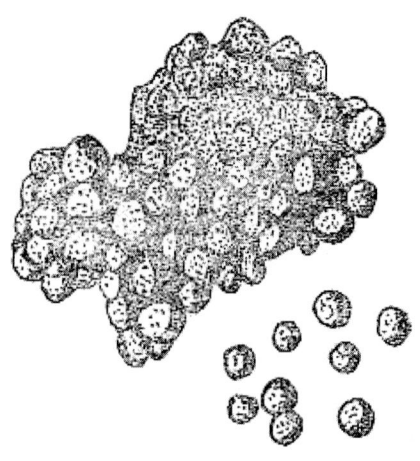

그림 7—18 초령지(草靈脂)약재

1. 위한동통(胃寒疼痛) 치료: 초령지(草靈脂)와 포강(炮薑)을 같은 양으로 함께 곱게 가루로 만들어 하루 2회 5g씩을 미지근한 물로 복용한다.

2. 질타손상(跌打損傷)에 대한 치료: 초령지(草靈脂) 10g, 홍화(紅花) 5g, 당귀(當歸) 15g, 도인(桃仁) 5g, 천산갑(穿山甲) 10g을 물로 달여 하루 2회씩 복용한다.

10. 동북서토(東北鼠兎)

【학 명】 *Ochotona hyperborea* 　【한국명】 우는토끼(생토끼)
【중문명】 東北鼠兎 dong bei shu tu
【영문명】 Northern pika
【이 명】 생토끼

동북서토(東北鼠兎)는 "본초(本草)"에는 기술이 없으나 중국 민간에서 전해져 오는 약용 동물로 그 치료 효과도 좋다.

【원동물】 우는토끼(생토끼)과동물　우는토끼(생토끼)(鼠兎科動物　東北鼠兎; *Ochotona hyperborea* Pallas). 몸길이는 약 170mm로 귓바퀴는 크지 않다. 겨울 털은 앞이마에서 귀의 기부와 뺨까지 회갈색이고 등은 갈황색으로 앞이마와 등은

흑색 털끝이 많이 섞여 있으므로 털 색이 약간 어두우며 양 옆은 갈황색이고 배는 갈황색이거나 엷은 황색이며 회색 모기(毛基)가 드러나 있다. 여름 털은 등이 어두운 갈색이고 양 옆은 적갈색이며 배는 연한 갈색이다(그림 7—19).

삼림 지대의 돌무지나 암석 틈에 서식하며 둥지는 마른풀로 짓는다. 낮에 활동하며 항상 울부짖는다. 선태(蘚苔) 식물, 연한 가지, 엽사초(葉莎草) 등을 먹이로 한다.

백두산에도 소수 서식하고 있다.

중국에는 내몽고(內蒙古), 흑룡강(黑龍江)의 대흥안령(大興安嶺) 일대에 분포되어 있다.

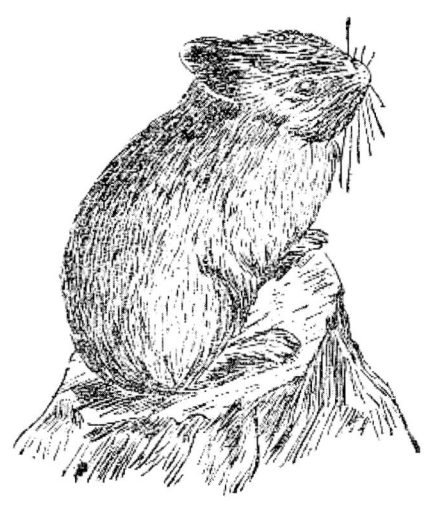

그림 7—19 우는토끼(생토끼)(東北鼠兔)

【약 재】 우는토끼(東北鼠兔) 전체를 약으로 사용한다. 봄부터 가을까지 포획하여 내장을 제거하고 음건(陰乾)한다.

사용할 때에는 기와 위에 놓고 그슬게 구워 가루로 만든다.

【성미 및 귀경】 苦, 酸, 微寒. 肝, 腎經에 들어간다.

【응 용】 익정(益精), 보혈(補血), 지혈(止血), 명목(明目) 효능이 있다. 간신허약(肝腎虛弱), 음위(陰痿), 유정(遺精), 신경쇠약(神經衰弱), 빈혈(貧血) 및 목현(目眩) 등을 치료한다. 양은 5~10g으로 한다.

1. 빈혈(貧血)에 대한 치료: 동북서토분(東北鼠兔粉)을 하루 2회 5g씩을 끓인 물로 복용한다.

2. 음위(陰痿), 유정(遺精)에 대한 치료: 동북서토분(東北鼠兔粉) 5g을 하루 1회씩 쇄양(鎖陽) 15g로 달인 물에 복용한다.

11. 망월사(望月砂)

【학 명】 Leps mandshuricus　　　　【한국명】 토끼똥

【중문명】 望月砂 wang yue sha
【영문명】 Manchurian hare dung
【이 명】 토시(兎屎); 명월사(明月砂)

망월사(望月砂)의 원명은 "토시(兎屎)"로 《성혜방(聖惠方)》에서는 "명월사(明月砂)"라고 하였으며 《본초강목(本草綱目)》에서는 이를 토항(兎項)에 열거하였다. 현재 중국에서 거래되는 상품은 여러 가지 야생 토끼의 똥이다.

【원동물】 1. 토끼과동물 만주멧토끼(兎科動物 東北兎) *Lepus mandshuricus* Radde). 체형이 비교적 크고 몸길이는 440~480mm이다. 귀는 다른 야생 토끼 보다 짧아 앞으로 굽히면 코끝에 이르지 못한다. 뒷발이 비교적 길다. 꼬리는 짧아 꼬리 끝 털까지 하여도 뒷발보다 작다. 털은 비교적 거칠다. 머리와 등의 겨울 털은 연한 갈색이다. 귀 앞은 갈 흑색이 섞였고 뒷부분은 갈황색이며 가장자리는 백색으로 귀 끝은 흑색이다. 뒷등 중앙과 엉덩이에는 흑색의 긴 털이 섞여 있고 뚜렷하지 않는 얼룩점이 형성되어 있다. 옆몸의 털 색은 등과 비슷하고 배의 털은 순백색이다. 사지는 연한 갈황색이다. 꼬리 등은 흑색이고 아래쪽은 혼탁한 백색이다(그림 7—20).

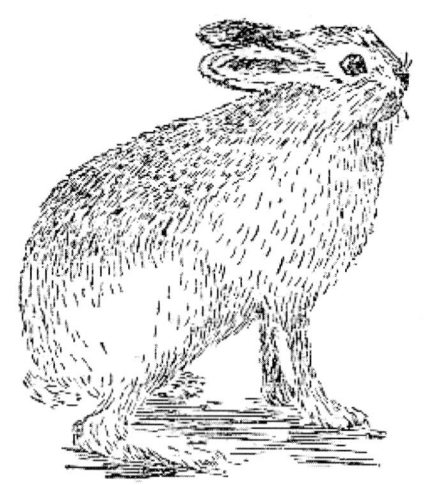

그림 7—20 만주멧토끼(東北兎)

해발 300~900m되는 침엽과 활엽이 혼합한 산림이나 햇빛이 충분하고 초식물이 무성한 임구(林區)에서 서식한다. 새끼 낳을 때를 제외한 평소에는 고정된 굴이 없다. 저녁에 나와 먹이를 찾는다. 여린 가지나 나무껍질, 잡초를 주요한 먹이로 한다.

중국에는 흑룡강(黑龍江), 길림(吉林), 내몽고(內蒙古) 등에 분포되어 있다.

2. 토끼과동물 티벳멧토끼(兎科動物 高原兎; *Lepus oiostolus* Hodgson). 체형이 크다. 털은 길고 덥수룩하다. 귀는 길고 앞으로 굽히면 코 끝을 확실히 넘는다. 전신의 등은 어두운 황회색으로 털은 가늘고 길며 약간의 물결 무늬를 띤다. 엉덩이는 모두 회색의 기는 털이다. 중앙은 비교적 짙고 양 옆은 보다 연하다. 머리는 코 중앙 색이 더욱 짙다. 귀의 겉쪽은 등의 색깔과 같고 안쪽은 회백색이며 끝은 흑색이다. 털은 비교적 가늘다. 배의 털은 순백색이다. 앞발은 연한 갈황색이고 뒷발

의 겉쪽은 갈색이며 발등은 백색이다. 꼬리 등에는 좁은 어두운 회색 구역이 있고 양 옆은 백색이다(그림 7—21).

비교적 높은 산의 풀이 무성한 저습지나 초원에서 서식한다. 고정된 굴이 없고 낮에는 항상 풀숲에서 활동하며 주로 식물성 사료를 먹는다.

중국에는 사천(四川), 운남(雲南), 감숙(甘肅), 청해(靑海), 서장(西藏) 등에 분포되어 있다.

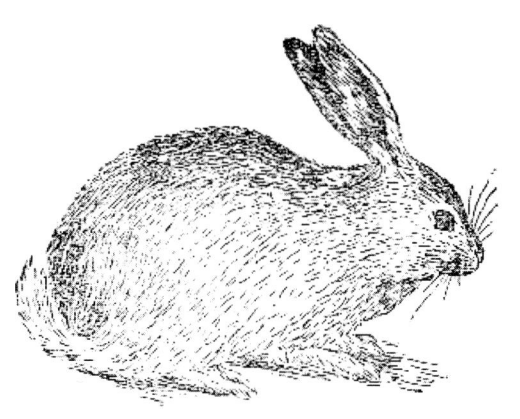

그림 7—21 티벳멧토끼(高原兎)

3. 토끼과동물 중국멧토끼(兎科動物 華南兎; *Lepus sinensis* Gray). 체형이 작고 귀도 비교적 작아 앞으로 굽히면 코끝에도 이르지 않는다. 꼬리도 짧아 뒷발의 절반 보다 작다. 사지는 비교적 가늘다. 전신의 털 색은 비교적 짙은 황갈색으로 긴 흑색 침모(針毛)가 섞여 있으며 이마와 얼굴은 색이 비교적 연하고 코의 양 옆에는 각각 연한 색 부분이 있으며 뒤로 귀밑까지 뻗어 있다. 두 볼에는 긴 흑색 침모(針毛)가 있다. 귓등은 몸 색과 같고 귓바퀴의 가장자리 색깔은 엷다. 귀 끝 부분에는 흑첨(黑尖)이 확실히 없다. 배와 사지 안쪽은 황백색이고 사지의 겉쪽은 황갈색이다. 꼬리 등쪽은 황다갈색이고 꼬리 밑은 엷은 황색이다(그림 7—22).

농경지 부근의 산비탈 관목 숲이나 잡초지 등에서 서식한다. 주야(晝夜)로 활동하며 고정된 굴이 없다. 초식물의 녹색 부분, 나무 싹, 여린 잎 등을 먹는다.

한반도에 흔히 있는 멧토끼(산토끼)는 이 종류이다.

중국에는 안휘(安徽), 강소(江蘇), 절강(浙江), 복건(福建), 대만(臺灣), 광동(廣東), 호남(湖南) 등에 분포되어 있다.

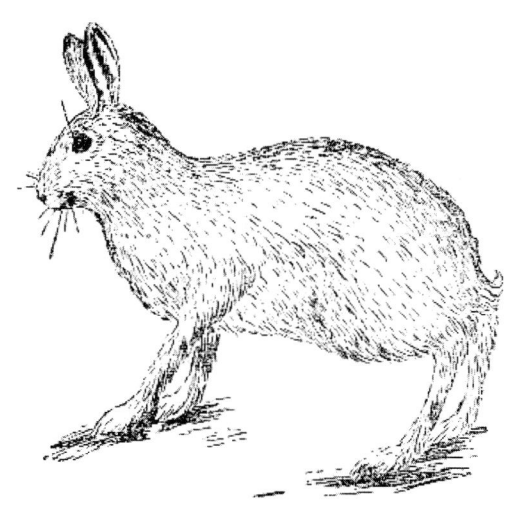

그림 7—22 중국멧토끼(華南兎)

【약 재】 건조한 토의 분립을 망월사(望月砂)라고 하며 약으로 사용한다. 흔히 9~11월에 채집한다. 수집한 후 잡초와 흙을 깨끗이 제거하고 햇볕에 말리면 된다. 건조한 분립(糞粒)은 원구형으로 약간 납작하고 직경은 6~9mm이며 표면은 거칠다. 초질(草質)의 섬유가 있다. 안과 겉이 모두 옅은 갈색 혹은 회황색이다. 질은 가볍고 약하여 쉽게 부서진다. 손으로 비비면 헝클어진 풀 모양으로 된다. 역한 냄새가 없고 맛은 약간 쓰고 맵다(그림 7-23).

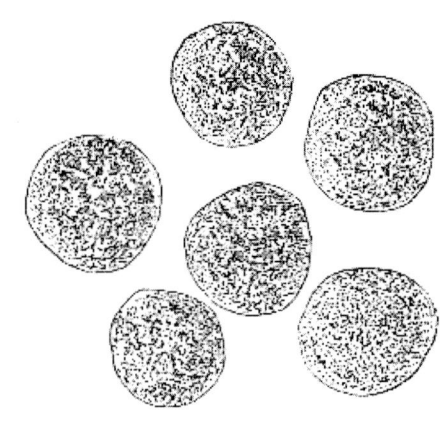

그림 7-23 망월사(望月砂)약재

【기미 및 귀경】 辛, 平, 無毒. 肝, 肺經에 들어간다.

【응 용】 해독(解毒), 살충(殺蟲), 명목(明目) 효능이 있다. 목예(目翳), 치질(痔疾), 감적(疳積) 등을 치료한다. 양은 5~15g으로 한다.

1. 치질(痔疾)에 대한 치료: 망월사(望月砂) 10g, 유향(乳香) 2.5g을 함께 곱게 갈아 가루로 만들어 한번의 양으로 하여 하루 2회씩 공복에 복용한다.

2. 목예(目翳)에 대한 치료: 망월사(望月砂)를 곱게 가루로 만들어 하루 3회 2.5g씩을 복용한다.

주1: 야생 토끼의 종류는 비교적 많으며 그 분변은 모두 약으로 사용하지만 집토끼의 분변만은 약으로 사용할 수 없다. 집토끼 분립(糞粒)의 표면은 매끈매끈하고 전체가 원형으로 양끝이 약간 뾰족하고 흑색이며 부서진 후에 초질(草質)이 나타나지 않는 것이 야생 토끼의 분변과 다르다.

주2: 토끼의 뇌도 약으로 사용한다. 중국에서 제약한 토뇌환(兎腦丸)이 바로 토끼의 뇌수와 모정향(母丁香), 유향(乳香)과 사향(麝香)을 배합하여 조성한 것으로 분만을 촉진하는 효과가 있어 난산(難産)을 치료한다.

주3: 토끼의 뼈도 약으로 사용할 수 있다. 전제(煎劑)로 하거나 술에 담궈 복용하면 목현 두운(目眩頭暈), 개선(疥癬; 옴) 등을 치료한다.

주4: 토끼의 털을 태운 재를 참기름으로 반죽하여 유고상(油膏狀)으로 만들어 화상을 치료할 수 있다.

주5: 몽고의(蒙古醫)는 토끼의 심장으로 전간(癲癇), 심계(心悸) 항진 등의 병을 치료한다.

12. 오령지(五靈脂)

【학 명】 Trogopterus xantipes　　**【한국명】** 복치(귀털)하늘다람쥐똥
【중문명】 五靈脂 wu ling zhi
【영문명】 Complex-toothed Flying squirrel's dung
【이 명】 한호충분(寒號蟲糞)

　　오령지(五靈脂)는 상용약(常用藥)으로 송대(宋代)의 《개보본초(開寶本草)》에서 처음으로 기술하였다. 역대로 그 원동물에 대한 인식이 크게 다르다. 송대(宋代)의 마지(馬志)는 오령지(五靈脂)는 한호충(寒號蟲; 산박쥐)의 똥이라고 인식하였다. 명대(明代)의 이시진(李時珍)은 갈단(鶡旦; 산박쥐)의 똥이라고 인식하였으며 후인(後人)들은 갈단(鶡旦)을 한호조(寒號鳥)라고 불렀다. 1932년에 이르러 《동물학대사전(動物學大辭典)》의 저자 두아천(杜亞泉)은 그 원동물(原動物)을 호복과 대편복(狐蝠科 大蝙蝠)이라고 인식하였다. 지금도 오령지(五靈脂)에 대하여서는 역시 혼란하며 중국에서는 실지 고찰에 의하여 오령지(五靈脂)는 귀털하늘다람쥐(復齒鼯鼠; 하늘다람쥐)의 분뇨(糞尿)가 올바르다고 한다.

　　【원동물】 다람쥐과동물 귀털하늘다람쥐(鼯鼠科動物 復齒鼯鼠; *Trogopterus xantipes* Milne-Edwards). 체형(體型)이 중등의 날다람쥐(鼯鼠)이다. 비막(飛膜)을 펼치지 않을 때는 다람쥐와 비슷하지만 다람쥐보다 약간 크다. 머리는 넓고 주둥이는 짧으며 눈은 크고 귓바퀴가 뚜렷하다. 귀의 기부(基部) 앞쪽에 가늘고 긴 흑색 털이 무성하다. 앞뒤 다리 사이는 비막(飛膜)이 있고 꼬리는 거의 몸길이와 같고 약간 납작하며 꼬리 털은 덥수룩하다. 등의 털은 황갈색으로 기부는 회색이고 얼굴 색은 비교적 연하며 목은 황색으로 비교적 선명하다. 배의 털 색은 비교적 연하고 털의 기부(毛基)는 회백색이며 비막(飛膜)의 옆 가장자리는 귤황색을 이루고 사지의 색은 비교적 짙으며 꼬

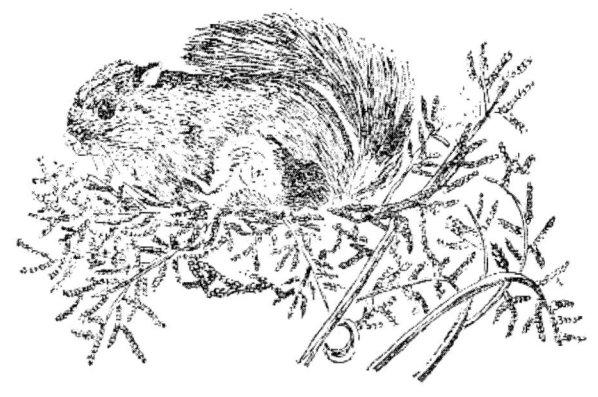

그림 7-24 귀털하늘다람쥐(復齒鼯鼠)

리는 회황색이다(그림 7—24).

측백나무가 있는 깎아 지른 절벽에서 서식하며 건조한 곳을 즐긴다. 돌틈이나 석굴에 둥지를 짓고 어떤 것은 측백나무에 둥지를 지으며 둥지는 나무 가지나 잡초로 짓는다. 둥지 안은 연한 측백나무의 껍질을 깐다. 낮에는 둥지 속에 숨어 있고 밤에 나와 먹이를 찾으며 특히 아침과 저녁에 활동이 빈번하다. 측백, 전나무, 조산백 등의 나무 가지와 잎을 주요한 먹이로 하며 가을과 겨울에는 개암, 도토리, 측백나무씨, 호두 등도 먹는다.

중국에는 하북(河北), 산서(山西), 섬서(陝西), 사천(四川), 호북(湖北), 운남(雲南), 서장(西藏) 등에 분포되어 있다.

【약 재】 하늘다람쥐(鼯鼠)의 분뇨(糞尿)를 약으로 사용한다. 건조한 오서(鼯鼠)의 분립(糞粒)을 영지미(靈脂米)라 하고 분립(糞粒)과 뇨(尿)가 응결된 덩어리를 당령지(糖靈脂)라고 한다. 사계절 언제나 채집할 수 있다. 측백나무가 있는 암석 위에서 녹슨색의 요흔(尿痕) 줄이 관찰되면 부근에 복치오서(復齒鼯鼠)가 있다는 것을 알 수 있고 곧 채집을 할 수 있다. 채집한 것은 불순물을 깨끗이 제거하며 약재로는 영지미(靈脂米)와 당령지(糖靈脂) 두 종류이다.

영지미(靈脂米)는 건조한 과립상 분변으로 긴 타원형 원주상을 이루고 양 끝은 무딘 원이다. 길이는 5~12mm이고 직경은 3~6mm이다. 표면은 회갈색, 흑갈색 혹은 적갈색으로 약간 거칠고 어떤 것은 광택을 지니며 전체는 가볍고 질은 약하여 비비면 황록색이나 황갈색의 분말로 되고 섬유를 지닌다. 냄새는 약하고 맛은 약간 쓰다(그림 7—25).

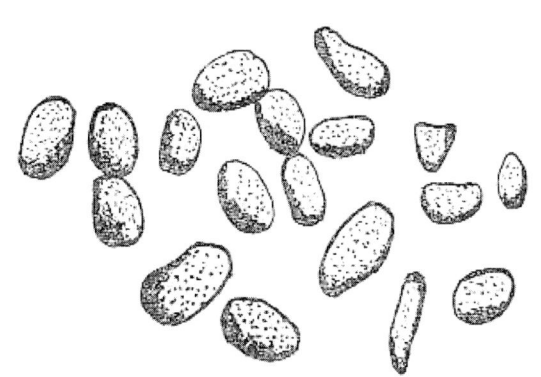

그림 7—25 령지미(靈脂米)약재

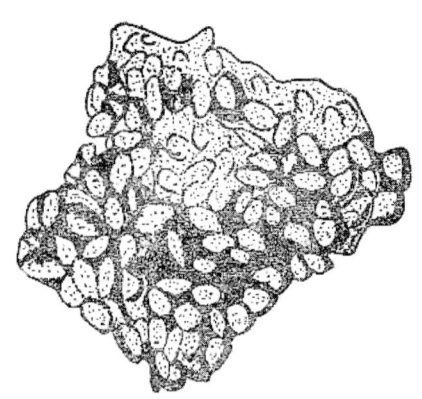

그림 7—26 당령지(糖靈脂)약재

당령지(糖靈脂)는 영지괴(靈脂塊)라고도 한다. 요액(尿液)과 분립(糞粒)이 혼합하여 응결된 것이다. 불규칙적 괴상으로 크기가 고르지 않으며 표면은 회갈색이거나 황갈색이고 어떤 것은 로진(rosin) 같은 물질도 함유되어 있다. 울퉁불퉁하고 어슴프레한 분립(糞粒)의 형태를 볼 수 있다. 질은 단단하며 냄새는 비리고 맛은 쓰다(그림 7—26).

【성분 및 약리】 수지(樹脂), 비타민 A, 요소(尿素), 요산(尿酸) 등을 함유하고 있다.

결핵균(結核菌)과 여러 가지 피부진균(皮膚眞菌)에 대하여 정도의 차이는 있으나 모두 억제 작용이 있으며 평활근의 경련을 완화시킬 수 있어 지통(止痛) 작용을 한다. 또 백혈구를 증가시킬 수 있다.

【성미 및 귀경】 苦, 酸, 甘, 溫, 微毒. 肝, 脾經에 들어간다.

【응 용】 산어(散瘀), 지통(止痛), 조경(調經) 효능이 있다. 혈어(血瘀)로 생긴 심복흉협자통(心腹胸脇刺痛), 통경(痛經), 산후복통(産後腹痛)과 질타손상(跌打損傷) 등을 치료한다. 양은 5~15g으로 한다.

1. 관상동맥경화증(冠狀動脈硬化症)으로 생긴 협심증(狹心症)에 대한 치료: 오령지(五靈脂) 50g, 생포황(生蒲黃) 50g, 강향(降香) 30g, 홍화(紅花) 20g을 함께 갈아 곱게 가루로 만들어 하루 2회 5g씩을 복용한다.

2. 만성간염(慢性肝炎), 간경화(肝硬化)에 대한 치료: 오령지(五靈脂), 한삼칠(漢三七), 계내금(鷄內金), 울금(鬱金)을 함께 가루로 만들어 10g의 밀환(蜜丸)을 빚어 하루 2회 1환씩을 복용한다.

3. 산후(産後) 어체복통(瘀滯腹痛)에 대한 치료: 오령지(五靈脂), 생포황(生蒲黃)을 같은 양으로 함께 곱게 가루로 만들어 하루 2회 10g씩을 복용한다.

주1: 오령지(五靈脂)의 약재는 비교적 혼란하여 중국에서는 상술한 규격품 이외에 길림성(吉林省)에서 산출되는 오령지(五靈脂)는 대륙하늘다람쥐(小飛鼠; *Pteromys volans* Linnaeus)의 분변이고 호북(湖北), 사천(四川) 일대에서 산출되는 오령지(五靈脂)는 흰얼굴날다람쥐(紅白鼯鼠; *Petaurista alborufus* Milne-Edwards)의 분변이고 감숙(甘肅), 청해(靑海) 등에서 산출되는 오령지(五靈脂)는 중국붉은우는토끼(紅耳鼠兎; *Ochotona erythrotis* Büchner)와 티벳우는토끼(西藏鼠兎; *Ochotona thibetana* Milne-Edwards)의 분변으로 만든 초령지(草靈脂)이고 천동(川東)에서 산출되는 오령지(五靈脂)는 금귀자과(金龜子科) 곤충인 소청화잠(小靑花潛; *Dicranabia potanini* Kr) 유충(幼蟲)의 분변이다. 이상의 여러 가지 종류의 원동물

(原動物)과 귀털하늘다람쥐(復齒鼯鼠)는 식성(食性)이 다르고 그 분변 역시 다르므로 오령지(五靈脂)를 확실히 구분하여 사용하여야 한다.

주2: 중국 사천(四川), 호북(湖北) 일대에서 응용하는 혈령지(血靈脂; 猴結이라고도 한다)는 문헌에 의하면 원숭이의 월경(月經)이 응결되어 형성된 것이다. 호북성 오풍현(湖北省五豊縣)에서 얻은 혈령지(血靈脂)의 표본에 의하면 바로 당령지(糖靈脂)이지만 감숙성(甘肅省)에서 사용하는 혈령지(血靈脂)는 홍이서토(紅耳鼠兔)의 분립 덩어리이다.

주3: 문헌에 기술된 중국 신강(新疆)의 오령지(五靈脂)는 대륙하늘다람쥐(小飛鼠; *Pteromys volans* Linnaeus)의 분변이지만 백두산(白頭山)에서 얻은 소비서(小飛鼠)의 분립은 신강(新疆)의 오령지(五靈脂)와 차이가 현저하다. 신강(新疆)의 오령지(五靈脂)가 확실히 소비서(小飛鼠)의 분변인지는 더욱 조사하여야 한다.

주4: 문헌에 의하면 오령지(五靈脂)의 원동물(原動物)은 또 아래의 몇 가지가 있으나 큰붉은날다람쥐(橙鼯; *Petaurista petaurista* Pallas), 고지날다람쥐(高地鼯鼠; *Petaurista xanthotis* Milne-Edwards), 골니날다람쥐(溝牙鼯鼠; *Aëretes meranopterus* Milne-Edwards), 흑백하늘다람쥐(黑白飛鼠; *Hylopetes alboniger* Hodgson) 등은 그 표본을 얻지 못하였다.

13. 송 서(松鼠)

【학 명】 *Sciurus vulgaris* 　　【한국명】 청설모(灰鼠)
【중문명】 松鼠 song shu
【영문명】 Eurasian red squirrel
【이 명】 청서(靑鼠)

송서(松鼠)는 《의림찬요(醫林纂要)》에서 처음으로 기술하였으며 그후 《동식물민간약(動植物民間藥)》에서도 기술되어 중국 민간에서는 그 응용이 전해지고 있으나 약재로서 취급 거래하는 것은 없다.

【원동물】 다람쥐과동물 청설모(松鼠科動物 灰鼠; *Sciurus vulgaris* Linnaeus). 청설모(松鼠)라고 통칭한다. 나무에 서식하는 설치동물(囓齒動物)로 몸은 날씬하고 길며 몸길이는 180~260mm이다. 꼬리는 길고 크며 몸길이의 절반을 초과한다. 앞

다리는 긴 편이지만 뒷다리보다는 짧다. 앞 발바닥은 드러나 있고 장점(掌墊)은 2이고 지점(指墊)은 3이다. 뒷발등은 털로 덮여 있고 4 지점(指墊)이 있으며 척점(蹠墊)이 없다. 네 발에는 갈구리 모양의 발톱이 있다. 전신은 회갈색으로 배의 털은 모두 희다. 꼬리는 갈흑색이고 귓바퀴는 회흑색이다. 털 색은 차이가 커서 청회색, 회색, 짙은 회갈색, 흑갈색 등등이 있다(그림 7-27).

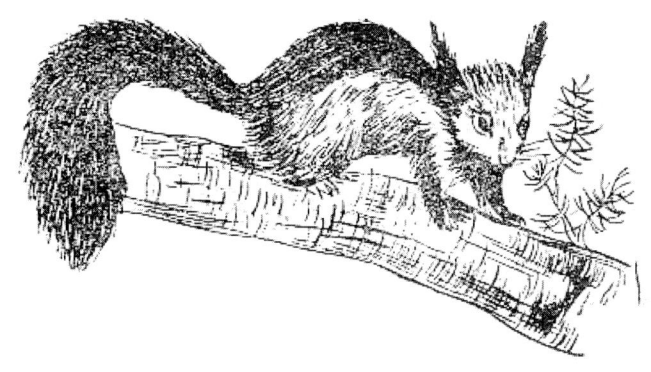

그림 7-27 청설모(灰鼠)

침엽림이나 혹은 침, 활 혼잡림에서 서식하며 나무 가지 사이에 둥지를 튼다. 잣, 개암, 산딸기 등을 먹이로 한다.

우리나라에는 전국 산야에서 흔히 볼 수 있다.

중국에는 동북의 대소 흥안령(興安嶺)과 백두산(白頭山), 신강(新疆) 북부(北部)의 알타이산(阿爾泰山; Altai mountain), 하북(河北), 산서(山西), 하남(河南) 등 각지에 분포되었다.

【약 재】 청설모(松鼠) 전체를 약으로 사용한다. 사계절 언제나 포획할 수 있으므로 사용할 때에 포획 사용한다.

【성미 및 귀경】 甘, 鹹, 平. 肝, 腎經에 들어간다.

【응 용】 이기조경(理氣調經) 효능이 있다. 폐결핵(肺結核), 늑막염(肋膜炎), 월경부조(月經不調), 치질(痔疾) 등을 치료한다. 양은 5~15g으로 한다. 적당한 양으로 외용한다.

1. 치질(痔疾)에 대한 치료: 청설모(松鼠)를 검게 태워 가루로 만들어 바른다.
2. 월경부조(月經不調)에 대한 치료: 청설모(松鼠) 한 마리를 검게 태워 가루로 만들어 하루 2회 5g씩을 복용한다.

14. 암송서골(岩松鼠骨)

【학 명】 *Soiurotamias davidianus* 　　【한국명】 데이빗바위다람쥐뼈
【중문명】 岩松鼠骨 yan song shu gu
【영문명】 Père David's roc squirrel bone
【이 명】

암송서골(岩松鼠骨)은 역대 "본초(本草)"에는 모두 기술이 없다. 중국에서는 하북성 승덕(河北省 承德) 지역의 현지 조사에서 암송서(岩松鼠; 현지에서는 掃毛子라고 부름)의 골격으로 골절을 치료한다는 것을 알았다. 응용이 비교적 보편화되어 있으며 약재로서 수매하고 있으나 현지에서 산출되는 것을 현지에서 모두 판매하고 있었다.

【원동물】 다람쥐과동물 데이빗바위다람쥐(松鼠科動物 岩松鼠; *Sciurotamias davidianus* Milne- Edwards). 몸길이는 200~250mm이고 꼬리의 길이는 몸길이의 절반이다. 꼬리털은 덥수룩하고 희소(稀疏)하다. 뒷발등은 털로 덮여 있다. 귀 끝은 족모(簇毛)가 없다. 등과 사지 겉쪽은 모두 청황색이고 배와 사지의 안쪽은 연한 회황색이며 목은 약간 백색을 띠고 눈과 귀 사이의 색은 보다 노랗다. 눈 주위는 약간 백색을 띠며 귓등은 회색 얼룩이 있고 코 앞의 색은 보다 짙은 흑색이다. 꼬리 색은 몸 색과 비슷하지만 꼬리 끝의 흰털은 보다 길다(그림 7-28).

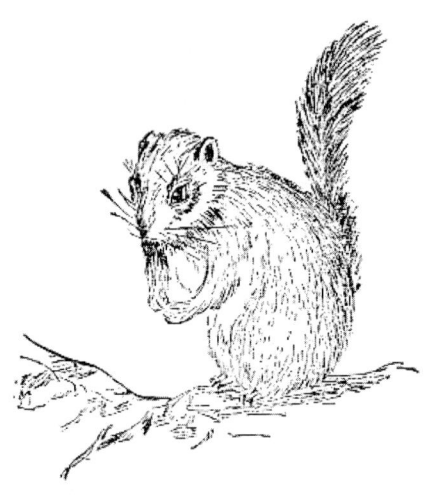

그림 7-28 데이빗바위다람쥐(岩松鼠)

산간 지대의 수림이나 구릉에 암석이 비교적 많은 지역에서 서식한다. 낮에 활동하며 행동이 민첩하다. 암석 틈에 둥지를 튼다. 견과(堅果), 호두, 복숭아, 살구 등의 씨를 주요한 먹이로 한다.

중국에는 하북(河北), 하남(河南), 섬서(陝西), 산서(山西), 사천(四川), 감숙(甘肅) 등에 분포되어 있다.

【약　재】 바위다람쥐(岩松鼠)의 골격을 약으로 사용한다. 사계절 언제나 포획하여 뼈를 채취하여 통풍이 잘 되고 건조한 곳에 두어 말리면 된다.
【성미 및 귀경】 苦, 鹹, 涼. 心, 腎經에 들어간다.
【응　용】 활혈거어(活血祛瘀), 진통(鎭痛)의 효능이 있다. 질타손상(跌打損傷), 골절어통(骨折瘀痛) 등을 치료한다. 양은 15~30g으로 한다.

질타손상(跌打損傷), 어체작통(瘀滯作痛)에 대한 치료: 암송서(岩松鼠)의 뼈를 약한 불에 태워 가루로 만들어 하루 2회 15g씩을 황주(黃酒)에 타서 복용한다.

15. 화서뇌(花鼠腦)

【학　명】 *Eutamiatis sibiricus(=asiaticus)*　　【한국명】 다람쥐의 뇌
【중문명】 花鼠腦 hua shu nao
【영문명】 Chipmunk brain
【이　명】

화서뇌(花鼠腦)는 "본초(本草)"에는 기술이 없다. 최근 중국에서는 이를 이용하여 고혈압병(高血壓病)을 치료하여 효과가 좋다는 것을 발견하였다.

【원동물】 다람쥐과동물　다람쥐(松鼠科動物　花鼠; *Eutamias sibiricus* Laxmann). 흔히 화려봉(花黎棒)이라고 한다. 몸길이는 140mm 정도이고 꼬리의 길이는 몸길이와 거의 같다. 협낭(頰囊)이 있고 귓바퀴는 작다. 앞 발바닥은 드러나 있고 뒷발은 털로 덮여 있다. 전신은 갈회황색으로 전반신은 보다 회색이며 후반신은 보다 황색이다. 등에는 5 줄의 흑색 세로 무늬가 뚜렷하다. 이마는 다갈색으로 주둥이에서 귀 기부(基部)까지는 다갈색의 짧은 무늬가 있다. 귓바퀴는 흑갈색이고 가장자리는 백색으로

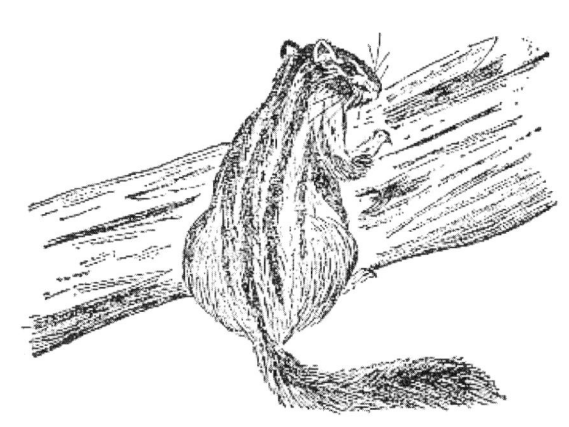

그림 7—29 다람쥐(花鼠)

일반적으로 여름 털은 겨울 털 보다 색이 짙어 등황색을 이룬다(그림 7—29).

　삼림이나 구릉 지대에서 서식하며 쓰러진 나무나 나무 뿌리 혹은 석굴에 있기를 즐기며 낮에 활동한다. 잣, 개암, 장과(漿果), 두료(豆料) 등을 먹이로 한다.

　우리나라에서는 야산이나 촌락부근, 공원등에서 흔히 볼 수 있다.

　중국에는 동북(東北), 산서(山西), 하북(河北), 섬서(陝西), 감숙(甘肅), 사천(四川), 신강(新疆) 등 지역에 분포되어 있다.

【약　재】 다람쥐(花鼠)의 뇌(腦)를 약으로 사용한다. 봄, 여름, 가을 수시로 포획하여 뇌(腦)를 채취 생용(生用)한다.

【성미 및 귀경】 甘, 苦, 鹹, 平. 心, 小腸經에 들어간다.

【응　용】 혈압을 낮추는 효능이 있다. 고혈압을 치료한다. 양은 1~2개로 한다.

1. 고혈압에 대한 치료: 화서뇌(花鼠腦)를 신선할 때 삼킨다. 7일에 1개씩을 복용하며 5~7개 복용을 1개 치료 기간으로 한다.

2. 고혈압에 대한 치료: 화서뇌(花鼠腦) 2개를 백주(白酒) 500㎖에 담궈 두었다가 7일 후에 매일 3회 20㎖씩을 복용한다.

16. 호저극자(豪猪棘刺)

【학　명】 *Spina Hystrix hodgsoni*　　【한국명】 히말라야호저가시(포큐파인)
【중문명】 豪猪棘刺 hao zhu ji ci
【영문명】 Himalayan Porcupine spine; Quill
【이　명】

　호저(豪猪)를 약용한다는 것은 《본초도경(本草圖經)》에 처음으로 나타나지만 이는 육(肉)을 사용한다고 하였지 모극(毛棘)을 사용한다는 말은 없다. 《육천본초(陸川本草)》에서 비로서 호저(豪猪)의 모극(毛棘)은 "기(氣)를 통하게 하며 심복자통(心腹刺痛)을 멈추게 한다."라고 기술하였다. 그러나 중국 민간에서 전해지고 있을 뿐으로 약재로는 취급하지 않으며 중국 서북 지역에서 특히 많이 이용하고 있다.

【원동물】 호저과동물 히말라야호저(豪猪科動物 喜馬拉雅毫猪; *Hystrix hodgsoni* Cray). 대형 설치(囓齒) 동물의 일종이다. 몸길이는 약 650mm이고 몸은 길고 단

단한 가시로 덮여 있는 것이 현저한 특징으로 전신은 다갈색이다. 이마로부터 목의 등 중앙에는 백색의 종문(縱紋)이 한 줄 있으며 사지와 배의 가시는 작고 연하며 갈색이다. 엉덩이의 가시는 길다. 꼬리는 매우 짧고 가시 밑에는 희소(稀疏)한 백모가 있다. 가시는 보통 방추형(紡錘形)으로 가운데가 비였으며 유백색으로 중간의 1/3은 연한 갈색이다(그림 7-30).

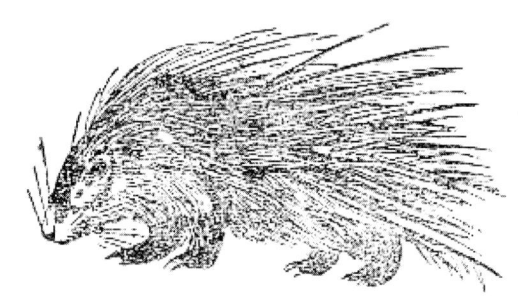

그림 7-30 히말라야호저(喜馬拉雅毫猪)

산비탈, 초지나 혹은 밀림 속에서 굴을 파고 서식하며 흔히 밤에 활동한다. 상대를 만나면 가시를 전부 세우고 심지어는 몸을 돌려 등으로 대항하며 후퇴하면서 가시로 상대를 막는다. 풀뿌리, 죽순(竹筍), 야과(野果) 등을 먹이로 한다.

우리나라 동물원에서도 사육되고 있다.

중국에는 섬서(陝西), 양자강(揚子江) 유역(流域)과 그 이남 각 지역에 분포되어 있다.

【약 재】 호저(豪猪)의 가시를 약으로 사용한다. 연중 언제나 호저(豪猪)를 포획할 수 있으나 특히 봄과 여름에 많으며 포획한 호저(豪猪)는 가시를 채취하여 햇볕에 말린다.

【성미 및 귀경】 酸, 苦, 甘, 寒. 肝, 心, 肺經에 들어간다.

【응 용】 행기(行氣), 지통(止痛), 해독(解毒) 효능이 있다. 위통(胃痛), 쌍단편도선염(雙單扁桃腺炎), 피부과민(皮膚過敏) 등을 치료한다. 양은 2~3개로 한다. 적당한 양으로 외용한다.

1. 피부과민(皮膚過敏)에 대한 치료: 호저가시(豪猪棘刺) 2개를 소존성(燒存性)하여 가루로 만들어 하루 2회 끓인 물로 복용한다.

2. 편도선염에 대한 치료: 호저가시(豪猪棘刺) 2개, 상표초(桑螵蛸) 3개, 인지갑(人指甲) 2 조각을 함께 태워 가루로 만들어 가는 관으로 가루를 목구멍에 불어넣는다.

17. 죽류유(竹䶉油)

【학　명】 Rhizomys sinensis　　【한국명】 중국대쥐기름
【중문명】 竹䶉油 zhu liu you
【영문명】 Chinese bamboo rat's Fet
【이　명】 죽돈유(竹犿油); 죽서(竹鼠)

　　죽류(竹䶉)는 《본초강목(本草綱目)》에서 처음으로 기술하였으며 이시진(李時珍)은 "죽류(竹䶉)는 대나무 뿌리를 먹는 쥐로 남방(南方)에 서식하며 토혈(土穴)에서 살고 크기는 토끼 같으며 사람들은 이것을 흔히 먹으며 맛은 오리 고기와 같다."라고 하였다. 중국에서는 보중익기(補中益氣), 해독(解毒) 약으로 사용하고 있으며 섬서(陝西) 일대에서는 죽류(竹䶉)의 기름을 흔히 사용한다.

　　【원동물】 쥐과동물 중국대쥐(竹鼠科動物 竹鼠) *Rhizomys sinensis* Gray. 체형(體型)은 굵고 튼튼하며 성체(成體)의 몸길이는 380mm 미만으로 머리는 무딘 원이고 주둥이는 크며 눈은 작다. 꼬리의 길이는 60~70mm이고 사지는 짧으며 비교적 강한 발톱이 있다. 전신은 갈회색이고 주둥이 옆의 털 색은 비교적 연하다. 신체(身體) 배의 털은 비교적 희소(稀疏)하다(그림 7-31).

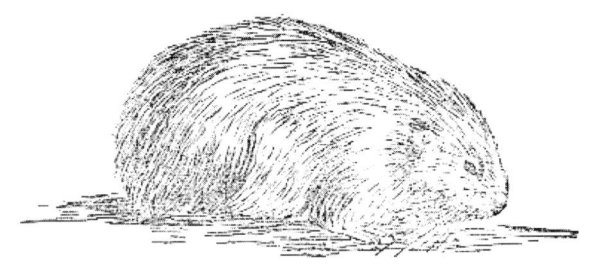

그림 7-31 중국대쥐(竹鼠)

　　땅속에서 살며 산비탈의 죽림(竹林)이나 혹은 산골짜기의 참억새가 무성한 숲에서 서식하며 밤에 활동한다. 대나무의 지하경(地下莖)이나 죽순(竹筍)을 주요한 먹이로 하고 다른 식물의 열매도 먹는다.

　　중국에는 복건(福建), 광동(廣東), 광서(廣西), 운남(雲南), 사천(四川), 호북(湖北), 섬서(陝西), 감숙(甘肅) 등지에 분포되었다.

　　【약　재】 대쥐(竹䶉)의 기름를 약으로 사용한다. 사계절 언제나 포획하여 지방을 채취하여 기름을 제련한다.

　　【성미 및 귀경】 甘, 平, 無毒. 腎, 肺, 大腸經에 들어간다.

　　【응　용】 해독배농(解毒排膿), 생기지통(生肌止痛) 효능이 있다. 화상(火傷),

각종 창독(瘡毒) 등을 치료한다. 적당한 양으로 외용한다.

화상(火傷)에 대한 치료: 죽류유(竹䶉油)를 환처에 바른다.

주: 《본초강목(本草綱目)》에서 죽류육(竹䶉肉)은 "보중익기(補中益氣), 해독(解毒)한다."라고 기재되어 있으며 《섬서중초약(陝西中草藥)》에서는 죽류치(竹䶉齒)를 기름에 튀겨 가루로 만들어 복용하면 소아의 파상풍(破傷風)을 치료한다고 기재되어 있다.

18. 갈가서(褐家鼠)

【학 명】 *Rattus norvegicus*　　【한국명】 시궁쥐(집쥐)
【중문명】 褐家鼠 he jia shu
【영문명】 Brown rat
【이 명】

쥐(鼠)를 약으로 사용한다는 것은 《명의별록(名醫別錄)》에서 처음으로 나타난다. 《본초강목(本草綱目)》에서는 수부(獸部)에 열거되어 있으나 현재 중국의 약재상에서는 취급하는 곳이 없으며 민간에서만 전해지고 있다. 최근에는 의학 잡지에서 자주 보고되고 있으며 널리 보급하여 사용할 가치가 있다.

【원동물】 쥐과동물 시궁쥐(鼠科動物 褐家鼠; *Rattus norvegicus* Berkenhout). 몸길이는 약 175mm이고 꼬리의 길이는 몸의 길이보다 짧다. 뒷발은 보다 굵고 길이는 33mm를 넘는다. 털 색은 등다갈색 내지 회갈색이며 털의 기부(毛基)는 짙은 회색으로 머리와 등에는 흑색 털이 섞여 있고 배는 회백색이며 털의 기부(毛基)는 회갈색이다. 발등에는 백색 털이 있다. 꼬리 위는 흑갈색이고 아래는 회백색이다(그림 7-32).

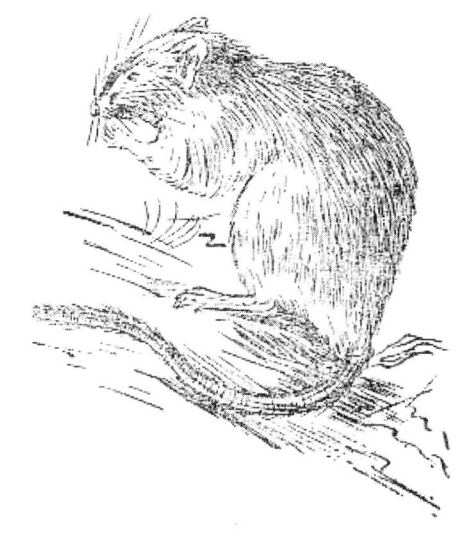

그림 7-32 시궁쥐(褐家鼠)

주택(住宅), 도랑, 농경지, 채소밭 등에서 서식하며 굴은 길고 여러 갈래로 곁 굴이 많다. 흔히 밤에 활동한다. 잡식성이다.

중국에는 전국 각지에 분포되어 있다.

【약 재】 시궁쥐(褐家鼠)의 털이 나지 않은 유서(幼鼠)를 약으로 사용한다. 사용할 때에 수시로 포획하여 신선한 것을 사용한다.

【성미 및 귀경】 甘, 微溫. 心, 肺經에 들어간다.

【응 용】 진통(鎭痛), 수렴(收斂), 지혈(止血), 창면유합(創面癒合) 및 평천(平喘)을 촉진하는 효능이 있다. 화상(火傷), 외상출혈(外傷出血), 육혈(衄血) 및 천식(喘息) 등을 치료한다. 양은 매번에 1 마리씩이며 외용은 적당한 양으로 한다.

1. 화상(火傷)에 대한 치료: 털이 나지 않은 유서(幼鼠) 6 마리를 참기름 500㎖에 담근다. 담구어 두는 시간이 길면 길 수록 치료 효과가 좋다. 사용할 때에는 창면(創面)을 깨끗이 씻고(물집이 생기면 소독한 침으로 찔러 터트린다) 기름을 환처에 바른다. 하루에 3~4회 바른다.

2. 창상출혈(創傷出血)에 대한 치료: 털이 나지 않은 유서(幼鼠)를 적당한 양의 생석회(生石灰)와 함께 찧어 부수어 햇볕에 말린 후 가루로 만들어 창구(創口)에 뿌리고 싸맨다.

3. 천식(喘息)에 대한 치료: 털이 나지 않은 유서(幼鼠)를 소존성(燒存性)하여 가루로 만들어 하루 2회 1 마리씩을 끓인 물로 연속 여러 날 복용한다.

19. 분 서(鼢鼠)

【학 명】 Myospalax psilurus　　【한국명】 만주두더지쥐
【중문명】 鼢鼠 fen shu
【영문명】 Bone and meat of a Manchuria zokor
【이 명】 맹서(盲鼠); 지양(地羊)

쥐(鼢鼠)는 《명의별록(名醫別錄)》에서 처음으로 나타나며 도홍경(陶弘景)은 두더지쥐(鼢鼠)와 두더지(鼴鼠)를 하나의 동물로 혼돈하고 있다. 양자가 모두 지하에서 살고 모두 할로서(瞎老鼠)라는 별명(別名)을 갖고 있으므로 항상 혼돈하게 한다. 최근 중국의 모 군병원에서 감정(鑑定)한 결과 분서(鼢鼠)와 언서(鼴鼠)는

다른 동물이다.

【원동물】 1. 쥐과동물 만주두더지쥐(倉鼠科動物 東北鼢鼠; *Myospalax psilurus* Milne-Edwards). 체형은 만주두더지(鼴鼠)와 비슷하나 비교적 굵다. 몸길이는 200mm이상이다. 주둥이는 무디다. 귓바퀴는 발달하지 않았으며 털로 덮여 있다. 눈은 매우 작다. 꼬리는 짧고 털이 없다. 앞발에는 강대한 발톱이 있고 발톱은 발가락보다 길다. 뒷 발가락의 발톱은 전자(前者) 보다 약하다. 솜털은 두텁고 가늘고 부드러우며 광택이 난다. 등의 털은 엷은 적갈색이고 주둥이 끝은 혼탁한 백색이며 정상(頂上)에는 백색 얼룩이 하나 있다. 배의 털은 엷은 회색이나 회갈색이다(그림 7-33).

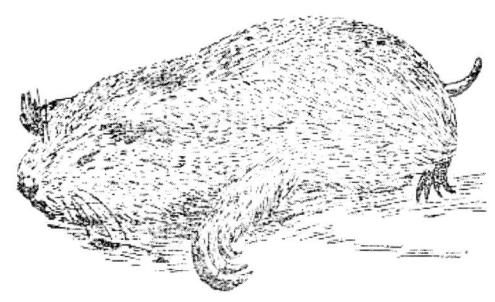

그림 7-33 만주두더지쥐(東北鼢鼠)

농경지, 초원과 구릉지대에서 서식한다. 땅속에서 살며 간혹 밖에 나오

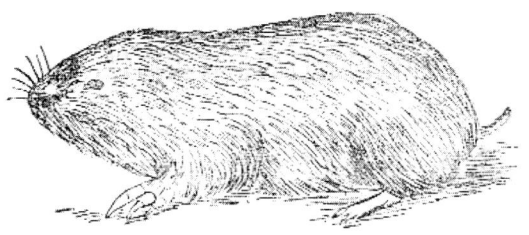

그림 7-34 몽골두더지쥐(草原鼢鼠)

기도 한다. 굴을 파낸 흙은 지면상으로 밀어 내어 굴을 따라 작은 언덕이 많이 형성된다. 식물의 지하 부분을 주요한 먹이로 한다. 때로는 지상의 식물을 굴속에 끌고 들어가기도 한다.

중국에는 동북(東北), 내몽고(內蒙古) 및 하북(河北) 등 지역에 분포되어 있다.

2. 쥐과동물 몽골두더지쥐(倉鼠科動物 草原鼢鼠; *Myospalax aspalax* Pallas). 동북두더지쥐(東北鼢鼠)와 비슷하지만 꼬리가 다소 길고 그 위에 백색의 짧은 털이 덮여 있다. 앞발의 발톱은 매우 굵다. 눈은 작다. 귀는 털 밑에 묻혀 있다. 털 색은 보다 엷어 보통은 은회색으로 약간의 엷은 자색(赭色)을 띤다. 이마에는 흰 무늬가 없다. 배의 털 기부(基部)는 회흑색으로 털끝은 혼탁한 백색이다(그림 7-34).

토질(土質)이 다소 성글고 부드러운 초원에서 서식하며 농전에서도 산다. 굴을 판 흙을 지면에 밀어내어 작은 언덕이 많이 형성된다. 땅속에서 살면서 간혹 굴밖에도 나온다. 식물의 지하 부분을 먹이로 한다.

중국에는 내몽고(內蒙古), 동북 서부와 하북성(河北省)의 북부에 분포되어 있다.

【약　재】 두더지쥐(鼢鼠) 전체를 약으로 사용한다. 봄, 여름, 가을 등 3계절에 포획하여 내장을 제거하고 70℃~80℃의 온도에서 구워 포제(炮製)하여 곱게 갈아 가루로 만들어 비축한다.

【성분 및 약리】 지방과 단백질을 함유하고 있다.

　동물실험에서 소백서(小白鼠) 자궁경암(子宮頸癌)—14호, 소백서(小白鼠) 육류(肉瘤)—180호, 소백서(小白鼠) 임파육류(淋巴肉瘤)—1호, 복수형(腹水型)에 대하여 1kg당 매일 8.3g의 약을 투약(投藥)하였을 때에 그 억제율이 25%이하이다. 이 실험에서 실험 종류(腫瘤)에 대하여 작용이 없다는 것이 입증되었다.

【성미 및 귀경】 酸, 苦, 鹹, 溫, 無毒. 肝, 心, 腎, 脾經에 들어간다.

【응　용】 진통진정(鎭痛鎭靜), 소종해독(消腫解毒) 효능이 있다. 홍반낭창(紅斑狼瘡), 만성간염(慢性肝炎), 위궤양(胃潰瘍), 재생장애성빈혈(再生障碍性貧血) 및 화학치료(化學治療)로 인한 백혈구감소증(白血球減少症) 등을 치료한다. 양은 2~4g으로 한다.

　1. 홍반낭창(紅斑狼瘡)에 대한 치료: 분서분(鼢鼠粉) 2g을 하루 2회씩 황주(黃酒) 20㎖에 타서 복용한다.

　2. 만성간염(慢性肝炎)에 대한 치료: 분서분(鼢鼠粉) 2g을 하루 2회씩 끓인 물에 타서 연속하여 복용한다.

20. 용연향(龍涎香)

【학　명】 *Physeter catodon*　　【한국명】 향고래의 향유(용연향)
【중문명】 龍涎香 long yan xiang
【영문명】 Ambergris
【이　명】 용복향(龍腹香)

　용연향(龍涎香)은 《본초강목(本草綱目)》에서 처음으로 기술하였으며 제43권 인부(鱗部) 용항(龍項)에서 "용연(龍涎)이라고 열거하여 "태우면 비취색(翡翠色) 연기가 떠오르며 서남 바다에 서식하는 것으로 봄에 많은 용(龍)이 토한 군침이 구름 같이 떠오른 것을 이민족(外國人)이 채집하여 팔며 한 양(兩)에 천전(千錢)이다. 또한 큰 고기의 배를 갈라 얻은 것도 있어 그 처음 모양은 지교(脂膠)와 같고 황백색이나 마르면 덩어리를 이루고 황흑색으로 백약(百藥)을 달인 것처럼 살결이 곱고 반들반들하며 오래되면 자흑색(紫黑色)으로 되고 오령지(五靈脂)와 같은 광택이 나며 몸은 바람 같이 가벼워 부석(浮石)과 비슷하며 비리다."라고 하였다. 이상을 종합하면 현재의 용연향(龍涎香)이다.

【원동물】 향고래과동물 향고래(抹香鯨科動物 抹香鯨; *Physeter catodon* Linne). 이빨고래류(齒鯨類) 중에서 가장 큰 종류로 보통 몸길이는 14m이고 가장 큰 것은 23m에 달한다. 암컷은 작아 수컷의 절반이다. 머리는 방대하여 몸길이의 약 1/3~1/4를 점하며 이마가 몹씨 돌출되었다. 체형이 앞부분은 굵고 뒷부분은 가늘다. 기지(鰭肢)는 비교적 작으나 넓고 둥글며 등지느러미는 없지만 육봉(肉峰)을 소수(少數) 갖고 있으며 꼬리지느러미는 비교적 넓다. 단지 아래턱에만 이가 있다. 등은 어두운 흑색이고 옆몸은 약간 엷으며 배는 은빛 회색이거나 백색이다(그림 7—35).

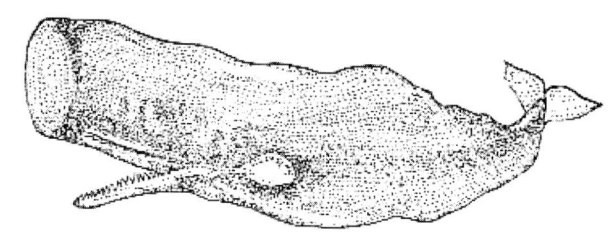

그림 7—35 향고래(抹香鯨)

주로 열대, 아열대의 따뜻한 해양에서 활동한다. 일웅다자(一雄多雌)의 군거(群居) 생활을 한다. 물 속에 잠입하는 깊이는 수백 미터에 달하고 잠수 시간은 한 시간 이상에 달하며 호흡할 때에는 3~4m의 무주(霧柱)를 앞을 향하여 수면과 45도의 경사각으로 내뿜는다. 주로 심해에서 오징어나 낙지 등을 먹이로 한다.

중국에는 대만(臺灣) 남부 및 남해(南海)에 모두 있다.

【약 재】 향고래(抹香鯨)의 장내(腸內) 분비물을 용연향(龍涎香)이라고 하여 약으로 사용한다. 포획하여 장내(腸內)의 분비물을 채취하여 건조시키면 납상(蠟狀)의 단단한 덩어리로 된다. 장내 분비물은 체외로도 배출되어 해면에 떠 있어 해면에서 건져 얻을 수도 있다.

건조품은 불투명한 납상(蠟狀)의 교괴(膠塊)로 색은 흑갈색이나 오색 얼룩무늬를 지니며 질은 성글고 가벼우며 씹으면 납(蠟)과 같이 이에 붙는다. 비중(比重)은 0.7~0.9이고 융점(融點)은 60℃이며 순산(純酸)에 용해되고 연소할 때에는 남색 불꽃이 피며 향기가 넘치며 사향(麝香)과 비슷하다.

【성분 및 약리】 25%의 Ambreun을 함유한다. 회분(灰分) 중에는 주로 Burnt

lime 6.21%, Magnesia 9.88%, Phosphoric anhydride 4.65%, Silica 6.02%를 함유한다.

그 약리(藥理) 작용은 사향(麝香)과 비슷하다. 소량은 동물의 중추신경계통에 대하여 흥분 작용이 있고 대량은 억제 작용이 나타나며 이체(離體) 심장(心臟)에 대하여 강심(强心) 작용이 있고 정체(整體) 동물에 대하여서는 혈압의 하강(下降)을 일으킨다.

【성미 및 귀경】 甘, 酸, 氣腥, 澁, 無毒. 肝, 心, 腎經에 들어간다.

【응　　용】 행기활혈(行氣活血), 산결지통(散結止痛), 이수통림(利水通淋) 효능이 있다. 기역천해(氣逆喘咳), 심복동통(心腹疼痛), 신혼기민(神魂氣悶) 및 임병(淋病) 등을 치료한다. 양은 0.3~0.9g으로 한다.

21. 낭 유(狼油)

【학　명】 Canis lupus　　　　**【한국명】** 늑대기름
【중문명】 狼油 lang you
【영문명】 Wolves fat
【이　명】 낭고(狼膏); 낭지(狼脂)

낭유(狼油)는 《본초강목(本草綱目)》에서 원명을 "낭고(狼膏)"라고 처음으로 기술하였다. 《본경봉원(本經逢原)》에서는 "낭지(狼脂)"라고 하였다. 중국에서는 약재로는 취급하지 않으나 민간에서는 응용이 전해지고 있다.

【원동물】 개과동물 대륙늑대(犬科動物 狼; Canis lupus L.). 체형은 개와 비슷하고 약간 크다. 주둥이는 비교적 뾰족하고 입은 비교적 넓으며 몸통은 실하고 튼튼하며 사지는 힘이 있다. 귀는 직립(直立)하였고 꼬리는 비교적 짧고 덥수룩하며 꼬부라들지 않았다. 몸은 회갈색이고 등 색깔은 흑색과 갈색이 섞여 있다. 배의

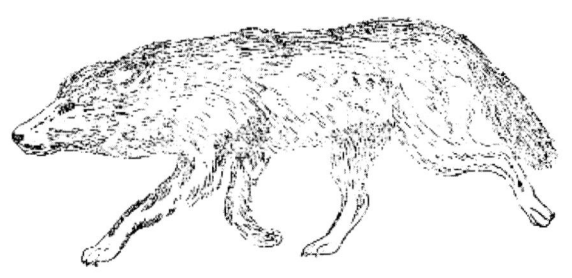

그림 7—36 대륙늑대(狼)

털 색은 비교적 연하다. 수염은 길고 흑색으로 단단하다. 앞다리의 겉쪽은 갈황색이고 엉덩이의 겉쪽 중앙에는 흑갈색의 무늬가 한 줄 있다. 개체의 털 색깔의 변이는 매우 크다(그림 7—36).

산지, 삼림, 구릉, 평원 등에서 서식한다. 대개 밤에 활동하며 중소형의 수류(獸類)를 주요한 먹이로 한다.

중국에는 대만(臺灣), 해남(海南), 운남(雲南)의 남쪽 변두리를 제외하고 모두 분포되어 있다.

【약 재】 늑대(狼)의 기름을 약으로 사용한다. 사계절 언제나 포획하여 지방을 채취하여 기름을 제련한다.

【성미 및 귀경】 甘, 鹹, 溫, 無毒. 腎, 肺經에 들어간다.

【응 용】 보중익기(補中益氣), 윤택기부(潤澤肌膚), 거풍습(祛風濕) 효능이 있다. 폐로(肺癆), 노년천해(老年喘咳), 피부군렬(皮膚皸裂), 독창(禿瘡), 풍비(風痹) 등을 치료한다. 양은 10~15g으로 한다. 외용은 적당한 양으로 한다.

1. 폐결핵(肺結核)에 대한 치료: 낭유(狼油) 200g을 기름이 다 할 때까지 황과자(黃瓜子) 100g을 볶아 초건(焦乾)하면 가루로 만들어 하루 2회 10g씩을 복용한다.

2. 창양(瘡瘍)에 대한 치료: 낭유(狼油)를 가제에 묻혀 환처에 바른다.

주1: 낭육(狼肉)은 오장(五臟)을 보(補)하고 장위(腸胃)를 두텁게 하는 작용이 있다.

주2: 늑대뼈(狼骨)을 검게 태워 가루로 만들어 같은 양의 설탕을 배합하여 복용하면 현운(眩暈), 신경통(神經痛)이 치료된다. 하루에 2회 1~3g씩을 복용한다.

주3: 늑대똥(狼糞)을 기와에 놓고 약한 불로 그을린 후 가루로 만들어 하루 2회 10g씩을 황주(黃酒)에 타서 복용하면 경련(痙攣)을 치료할 수 있다. 또 늑대똥(狼糞)을 노랗게 구워 참기름으로 반죽하여 나력(瘰癧)에 바른다.

22. 구 보(狗寶)

【학 명】 Canis familiaris 【한국명】 개의 위·신 또는 방광결석
【중문명】 狗寶 gou bao
【영문명】 Stone of a dog's gallbladder; Kidney or bladder

【이 명】 구 결석(狗結石)

구보(狗寶)는 《본초강목(本草綱目)》에서 처음으로 기술하였으며 제50 권 수부(獸部)에 열거되어 있다. 이시진(李時珍)은 "구보(狗寶)는 나구(癩狗)의 배에서 생기고 모양은 백석(白石)에 청색(靑色)을 띤 것 같은 결이 층층이 겹쳐져 있으며 역시 얻기 어려운 물질이다."라고 하였다. 《행림적요(杏林摘要)》에서는 "이를 이용하여 열병(噎病)을 치료한다."라고 하였다.

【원동물】 개과동물 개(犬科動物 犬; *Canis familiaris* L.). 집에서 사육하는 개로 체형과 크기 모색(毛色)은 품종에 따라 다르다. 얼굴은 앞으로 돌출되어 주둥이를 이루며 주둥이는 길고 뾰족하며 구렬(口裂)은 깊다. 이는 늘 밖에 드러나 있으며 예리하며 견치가 특별히 발달하였다. 입과 코의 양 옆은 단단한 촉수(觸鬚)가 있다. 귀는 크고 회전시킬 수 있다. 후각, 청각이 예민하다. 목은 비교적 길고 사지는 튼튼하다. 앞발은 발가락이 5개이고 뒷발은 발가락이 4개로 발톱이 있다. 털의 길이와 색깔은 품종에 따라 다르며 보통은 황색, 흑색, 백색과 혼합색이다(그림 7—37).

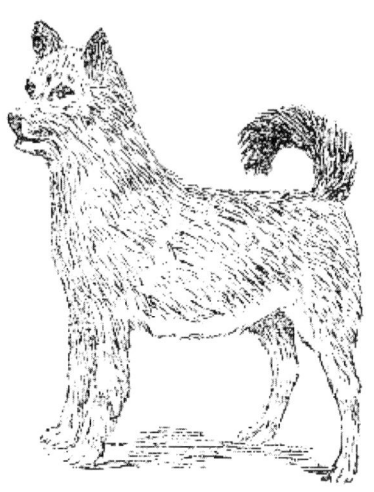

그림 7—37 개(犬)

집에서 사육하는 동물로서 성질이 사납다. 원래는 육식성이었으나 사람들이 장기적으로 사육한 결과 잡식성으로 변하였다.

중국에는 전국 각지에서 모두 사육한다.

【약 재】 개의 위결석(胃結石)을 구보(狗寶)라고 하며 약으로 사용한다. 연중 언제나 채취할 수 있다. 개를 포획할 때에 위를 절개하여 만약 위결석(胃結石)이 발견되면 채취하여 피막(皮膜)을 제거하고 깨끗이 씻어 면화를 넣고 으름덩굴로 싸서 수분을 흡수시킨 다음 주머니에 넣어 통풍이 잘 되고 그늘진 곳에 걸어 말린다.

원구형에 근사하고 크기가 다르며 직경은 보통 1.5~5cm 정도이며 표면은 백색이나 혹은 회백색으로 광택이 약간 있으며 원형에 근사한 돌기가 많이 있다. 재질은 무겁고 단단하며 매끄럽다. 단면에는 동심환 모양의 층문(層紋)이 있고 중심부에 가까운 부분이 비교적 성글다. 씹으면 분성감(粉性感)이 있다. 냄새는 약간 비리고 맛은 약간 쓰다(그림 7—38).

【성 분】 탄산 칼슘, 탄산 마그네슘 및 인산 마그네슘 등이 함유되어 있다.

【성미 및 귀경】 甘, 鹹, 溫, 小毒. 肝, 脾, 腎經에 들어간다.

【응 용】 강역기(降逆氣), 개울결(開鬱結), 해창독(解瘡毒) 효능이 있다. 흉격창만

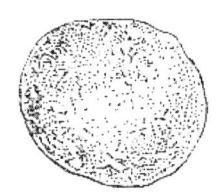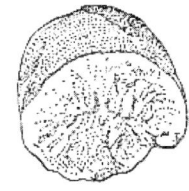

그림 7—38 구보(狗寶)약재

(胸膈脹滿), 열격번위(噎膈翻胃), 옹창종독(癰瘡腫毒) 등을 치료한다. 양은 1~2g으로 한다.

1. 열격번위(噎膈翻胃)에 대한 치료: 구보(狗寶) 5g, 사향(麝香) 0.5g을 함께 곱게 갈아 가루로 만들어 하루 2회 0.5g씩을 복용한다.
2. 옹저창양(癰疽瘡瘍)에 대한 치료: 구보(狗寶) 2.5g, 봉방(蜂房) 5g을 물에 달여 하루에 2회 복용한다.

주1: 《의학입문(醫學入門)》에서는 "구담(狗膽)에서 노란 것을 구보(狗寶)라고 하며 개가 밤에 달을 보고 짖고 발광하는 놈은 대개 지니고 있지만 반드시 스스로 채집하여야 진짜를 얻을 수 있다…"라고 하였다. 그러나 현재 중국에서 사용하는 구보(狗寶)는 모두 개의 위결석(胃結石)으로 담결석(膽結石)을 사용하는 경우는 없다.

주2: 구담즙(狗膽汁)은 건위(健胃)로 사용할 수 있으며 건조 후 조금 내복한다.

23. 구신(狗腎)

【학 명】 Canis familiaris 　　　【한국명】 개의 음경과 고환
【중문명】 狗腎 gou xin
【영문명】 Penis and testes of dog
【이 명】 모구 음경(牡狗陰莖); 구편(狗鞭); 구정(狗精)

구신(狗腎)은 《신농본초경(神農本草經)》에서 원명(原名)을 "모구음경(牡狗陰莖)"이라고 처음으로 기술하였으며 중품(中品)에 열거하였다. 《본초강목(本草綱目)》에서는 제 50권 수부(獸部) 구항(狗項)에 수록하였다. 《중약지(中藥誌)》에

서는 구편(狗鞭)이라고 하였으며 중국에서는 흔히 보신약(補腎藥)으로 사용한다.

【원동물】 구보(狗寶) 항을 참조.

【약　재】 개의 음경(陰莖)과 고환(睾丸)을 약으로 사용한다. 중국에서는 구신(狗腎) 혹은 황구신(黃狗腎)이라고 한다. 연중 언제나 필요할 때 개의 음경(陰莖)과 고환(睾丸)을 채취하여 근육과 지방을 깨끗이 제거하고 곧게 펴서 햇볕에 말리거나 약한 불에 말린다.

건조한 음경(陰莖)은 곧은 막대기 모양으로 길이는 10cm 남짓하며 직경은 2cm 정도이다. 앞 끝은 약간 뾰족하고 다른 한쪽 끝에는 가늘고 긴 수정관(輸精管)이 고환(睾丸)에 연결되어 있다. 고환(睾丸)은 타원형이며 길이는 3~4cm이고 너비는 약 2cm이며 전체는 엷은 갈색이고 표면은 매끈하다. 음경(陰莖) 부분의 질은 단단하고 쉽게 절단되지 않는다. 냄새는 비리다(그림 7-39).

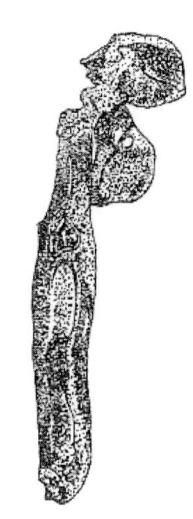

그림 7-39
구신(狗腎)약재

【성　분】 웅성(雄性) 호르몬, 단백질, 지방 등을 함유하고 있다.

【성미 및 귀경】 甘, 鹹, 溫, 微毒. 腎, 膀胱經에 들어간다.

【응　용】 난신장양(暖腎壯陽), 익정보수(益精補隨) 효능이 있다. 음위(陰痿), 유정(遺精), 대하(帶下) 및 요슬무력(腰膝無力) 등을 치료한다. 양은 5~15g으로 한다.

1. 연로체약(年老體弱), 요슬산연무력(腰膝酸軟無力)에 대한 치료: 구신(狗腎)을 활석분(滑石粉)과 볶아 가루로 만들어 하루 2회 5g씩을 미지근한 물로 복용한다.

2. 음위(陰痿), 유정(遺精)에 대한 치료: 구신(狗腎) 1개, 여신(驢腎) 1개 녹편(鹿鞭) 1개, 해마(海馬) 1쌍, 구기자(枸杞子) 15g을 함께 곱게 갈아 가루로 만들어 달인 꿀로 15g 무게의 환약으로 만들어 하루 2회 1개씩을 복용한다.

24. 구 골(狗骨)

【학　명】 Canis familiaris　　　　【한국명】 개의 뼈
【중문명】 狗骨 gou gu
【영문명】 Dog bone

【이 명】

구골(狗骨)은 《명의별록(名醫別錄)》에서 처음으로 약용한다고 한 이후 "본초(本草)"에서도 모두 기술하였으나 모두 생기(生肌), 요창(療瘡)에 사용한다고 하였다. 최근 중국에서는 그 성분과 약리 등 방면의 연구를 거쳐 이를 호골(虎骨)을 대체하여 사용할 수 있다고 인정하였다.

【원동물】 구보(狗寶) 항을 참조.

【약 재】 개의 골격을 약으로 사용한다. 언제나 채취할 수 있으며 채취한 뼈는 근육을 깨끗이 제거하고 통풍이 잘 되는 곳에 걸어 말린다.

골질(骨質)은 단단하나 그다지 무겁지 않고 백색 혹은 희미한 황색이다. 단면은 평평하지 않고 속은 푸석푸석한 수질(髓質)로 쌓여 뚜렷하지 않다.

【성 분】 신선한 뼈는 수분 50%, 지방 16%, 골교원(骨膠原) 12%, 무기물 22%를 함유하고 있다. 무기물 중에는 대체로 50%이상이 탄산칼슘이고 10%는 인산칼슘이며 2%는 인산 마그네슘이며 소량의 불화 칼슘이 함유되어 있다. 골격 부위가 다름에 따라 함유한 성분도 약간의 차이가 있다.

【성미 및 귀경】 甘, 溫, 無毒. 腎, 脾經에 들어간다.

【응 용】 활혈(活血), 거풍(祛風), 지통(止痛), 생기(生肌) 등 효능이 있다. 류머티스성 관절동통(關節疼痛), 사지마비(四肢麻痺), 요슬무력(腰膝無力), 구리(久痢), 창루(瘡瘻), 동상(凍傷) 등을 치료한다. 양은 5~15g으로 한다. 적당한 양으로 외용한다.

1. 류머티스성 관절염(關節炎)에 대한 치료: 구골(狗骨) 100g, 천산룡(穿山龍) 50g을 백주 500㎖에 2주일 담구었다가 하루 2회 10㎖씩을 복용한다.

2. 동상(凍傷)에 대한 치료: 구골(狗骨)을 약한 불에 태워 가루로 만들어 참기름으로 반죽하여 바른다.

주1: 개의 지방으로 기름을 제련하여 동상(凍傷)에 바르면 효과가 있다.

주2: 구간(狗肝)도 약으로 사용한다. "본초(本草)"에서는 "각기(脚氣), 하리(下痢), 복통(腹痛) 등을 치료한다."라고 기술되어 있다. 최근의 보도에 의하면 구간(狗肝) 150g을 볶아 먹으면 중독(中毒)을 일으킬 수 있다고 하였다. 주요한 중독 증상은 극렬 두통(劇烈頭痛), 식욕부진(食欲不進), 극렬구토(劇烈嘔吐), 두혼핍력(頭昏乏力), 안면피부(顔面皮膚)의 인상탈설(鱗狀脫屑) 등이 나타난다. 그 원인은 구간(狗肝)에 비타민 A가 많이 함유되어 있는 원인이다.

25. 호 심 (狐心)

【학 명】 *Vulpes vulpes* 　　　　【한국명】 여우
【중문명】 狐心 hu xin
【영문명】 Red fox heart
【이 명】

　호심(狐心)을 《명의별록(名醫別錄)》에서 처음으로 약으로 사용한다는 것을 기술하였으며 약용 부위로는 오장(五臟)과 장위(腸胃)라고 하였다. 후세 "본초(本草)"에서는 간(肝), 담(膽), 육(肉) 등을 모두 약으로 사용한다고는 기술하였으나 심장만을 약용한다고 한 경우는 없다. 그러나 중국 민간에서는 정신병 치료에 호심(狐心)을 흔히 사용하고 있다.

　【원동물】 개과동물 여우(犬科動物 狐; *Vulpes vulpes* L.). 몸길이는 60~90cm이고 꼬리의 길이는 40~60cm이며 무게는 5~10kg이다. 외형은 개와 비슷하지만 몸이 날씬하고 길죽하다. 얼굴은 좁고 주둥이는 뾰족하다. 사지는 비교적 짧다. 털 색의 변이는 크다. 보통 등은 적갈색이고 목어깨와 몸의 양 옆은 황색을 띠며 배는 백색이나 혹은 황백색이고 사지는 엷은 갈색이나 갈색이며 꼬리 끝은 백색으로 특히 덥수룩하다. 항문(肛門) 부근에는 취선(臭腺)이 있어 가증스러운 암내를 분비한다(그림 7—40).

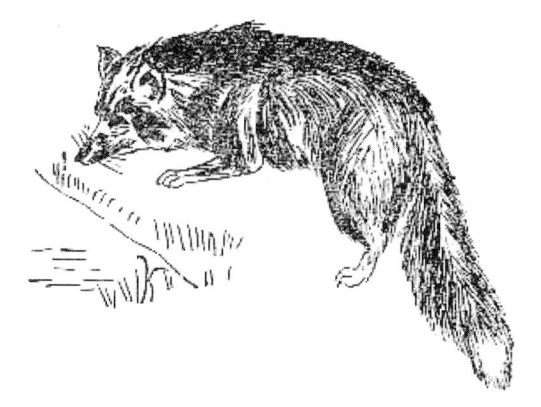

그림 7—40 여우(狐)

　황산(荒山), 초원 및 도랑 기슭 등에서 서식한다.
　중국에는 전국 각지에 모두 분포되어 있다.
　【약 재】 여우의 심장(心臟)을 약으로 사용한다. 흔히 겨울에 포획하여 심장을 채취하여 통풍이 잘 되는 건조한 곳에 두고 말려 비축한다. 선용(鮮用)할 수도 있다.
　【성미 및 귀경】 甘, 苦, 溫, 小毒. 心經에 들어간다.

【응　용】 보익(補益), 진정(鎭靜), 안신(安神) 효능이 있다. 정신병을 치료한다. 양은 적당히 한다.

1. 정신이상(精神異常)에 대한 치료: 호심(狐心) 1개를 삶아 익혀 주사분말(朱砂粉末) 10g과 함께 단번에 복용하고 잠을 잔다.

2. 정신병에 대한 치료: 주사(朱砂) 10g, 감수(甘遂) 5g을 가루로 만들어 호심(狐心) 1개에 넣고 젖은 종이로 여러 겹 싸서 나무 불에 구워 익혀 심(心)과 약(藥)을 2회로 나누어 복용한다. 복용한 후에는 설사나 혹은 구토가 겸해 발생한다.

26. 학 육(貉肉)

【학　명】 *Martes charronia flavigula*　　【한국명】 대륙목도리담비의 살
【중문명】 貉肉 he rou
【영문명】 Yellow throated marten's meet
【이　명】 리(狸)

학육(貉肉)은 《본초도경(本草圖經)》에서 처음으로 기술하였으며 《본초강목(本草綱目)》에서는 제51 권 수부(獸部)에 열거하였다. 중국에서는 약재로서 매매하는 곳은 없고 오직 민간에서만 응용이 전해지고 있다.

【원동물】 족제비과동물　대륙목도리담비(鼬科動物　貉; *Martes*(=*charronia*) *flavigula*). 형태는 여우와 비슷하나 여우보다 작고 굵으며 사지와 꼬리는 비교적 짧아 여우와의 구별이 뚜렷하다. 주둥이와 귀는 모두 짧고 양 볼에는 모두 텁수룩한 엷은 색의 긴 털이 있으며 볼의 양 옆에는 "八"자형의 검은 무늬가 뚜렷하게 있고 주둥이는 회갈색이다. 등은 갈회색으로 약간의 균황색을 띠며 배의 털 색은 엷고 사지는 연한 흑색이나 커피색이다(그림 7—41).

개울의 초원과 호수 가까이 나무 숲에서 서식한다.

중국에는 전국 각지에 모두 분포

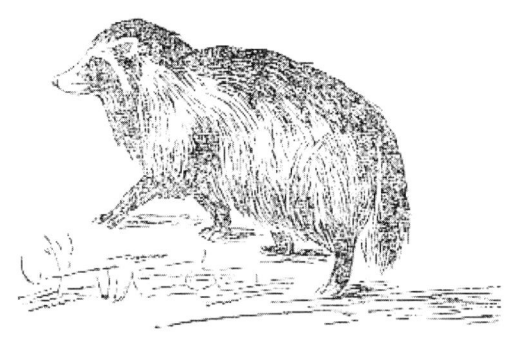

그림 7—41 대륙목도리담비(貉)

되어 있다.

【약　재】 담비(狢)의 육(肉)을 약으로 사용한다. 연중 언제나 포획하여 신선한 육(肉)을 채취 사용한다.

【성미 및 귀경】 甘, 溫, 無毒. 肝, 腎經에 들어간다.

【응　용】 자보강장(滋補强壯) 효능이 있다. 허노증(虛癆症)을 치료한다. 양은 적당히 한다.

허로(虛癆)에 대한 치료: 학육(狢肉)을 삶아 익혀서 먹는다. 양은 제한하지 않는다.

27. 웅 담(熊膽)

【학　명】 *Selenarctos*(=*ursus*) *thibetanus*　　**【한국명】** 반달가슴곰의 쓸개(웅담)
【중문명】 熊膽 xiong dan
【영문명】 Asian black bear gall
【이　명】

웅담(熊膽)은 《당본초(唐本草)》의 웅지(熊脂) 항(項)에서 처음으로 기술하였다. 《본초강목(本草綱目)》에서는 제51권 수부(獸部) 웅(熊) 항에서 열거하였으며 근대의 "본초(本草)"에서는 모두 기술하고 있으며 현재는 보편적으로 사용하는 약이다.

【원동물】 1. 곰과동물　반달가슴곰(아시아검정곰)(熊科動物 黑熊; *Selenarctos thibetanus* Cuvier). 반달곰(狗熊)이라고 하며 대형의 임서(林棲) 수류(獸類)이다. 몸길이는 1.5~1.7m이고 꼬리의 길이는 10~16cm이다. 체중은 130~250kg이다. 머리는 넓고 주둥이는 약간 짧다. 사지는 튼튼하고 5개 발가락에는 모두 발톱이 있다. 앞 발목과 발바닥은 이어졌고 뒷발의 육점(肉墊)은 두터우나 그 안쪽에는 거모(距毛)가 없다. 전신은 흑색이고 약간의 광택을 띠며 얼굴의 털 색은 갈황색에 가깝고 아래턱은 백

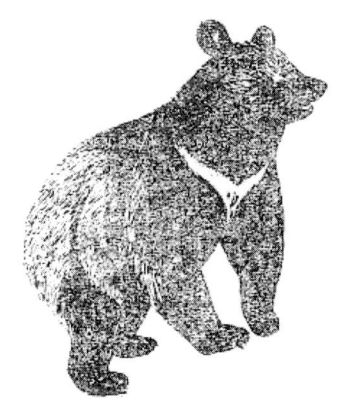

그림 7—42 반달가슴곰(黑熊)

색이다. 가슴에는 초승달 모양의 뚜렷한 백반(白斑)이 있다(그림 7—42).

삼림에서 서식한다. 잡식성으로 주로 식물의 유엽(幼葉)과 열매 등을 먹이로 한다. 흔히 낮에 활동한다. 직립하여 걸을 수 있다. 나무에 잘 오르고 수영이 능하다. 동면하는 습성이 있다.

한국산 아종인 Selenarctos thibetanus ussuricus(우수리반달가슴곰; 천연기념물 제329호)는 북한 및 만주에 소수가 야생하고 있으나 남한에서는 멸종의 위기에 있다.

국내에서 사육하는 반달가슴곰은 모두 외국의 아종들이다.

중국에는 동북(東北), 화북(華北), 화남(華南), 서남(西南) 등 지역에 분포되어 있다.

2. 곰과동물 불곰(큰곰)(熊科動物 棕熊; Ursus arctos L.). 마웅(馬熊)이라고도 한다. 반달가슴곰(아시아검정곰)(黑熊)보다 크다. 몸길이는 1.8~2m이고 어깨 높이는 1m이다. 몸 무게는 200kg 정도이다. 꼬리는 짧고 머리는 둥글고 넓다. 주둥이는 길고 사지는 튼튼하며 5개의 발가락을 지니고 있다. 앞발 발톱은 뒷발 발톱 보다 길다. 앞발 완부(腕部)의 육점(肉墊)은 세소하고 뒷발 발등의 육점(肉墊)은 넓고 두터우며 안쪽은 거모(距毛)를 갖고 있다. 전신은 갈흑색이고 머리는 비교적 연하며

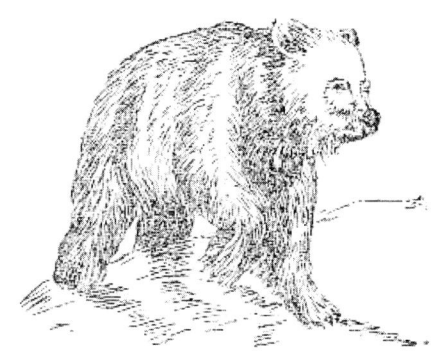

그림 7—43 불곰(큰곰)(棕熊)

갈색을 약간 띤다. 배의 털 색은 등 보다 연하고 어둡다. 사지는 흑색이다(그림 7—43).

삼림에서 서식한다. 잡식성으로 흔히 야채와 야생 열매를 먹이로 하며 꿀을 즐겨 먹는다. 흔히 낮에 활동하나 시각이 약하고 후각이 예민하다. 나무에 오를 수 있고 수영을 할 수 있으며 동면하는 습성이 있다.

우리나라에는 북한의 함경도 지방에 기록이 있으나 현재는 자세하지 않다. 국내 사육종은 모두 일본 북해도 및 북아메리카의 아종들이다.

중국에는 동북(東北), 화북(華北) 및 서북(西北) 등 지역에 분포되어 있다.

【약　재】 건조한 담낭(膽囊)을 약으로 사용한다. 사계절 채취할 수 있으나 겨울에 포획한 것이 질이 좋다. 포획한 것은 담(膽)을 채취하여 담낭구(膽囊口)를 잘

동여 매어 담즙 유실을 방지한 다음 부착되여 있는 유지(油脂)를 제거하고 통풍이 잘 되는 곳에 두어 음건(陰乾)하면 된다.

건조한 담낭(膽囊)은 길고 납작한 난형(卵形)으로 위쪽은 좁고 가늘며 아래쪽은 팽대(膨大)되어 있다. 크기가 다르며 보통 길이는 10~20cm이고 너비는 5~8cm이다. 표면은 회흑색이나 갈회색으로 광택이 있다. 낭피(囊皮)는 얇고 주름이 있으며 질은 단단하다. 낭(囊) 속에는 건조된 담즙이 괴상이나 과립 또는 걸쭉한 고약 모양으로 안에 들어 있다(그림 7—44).

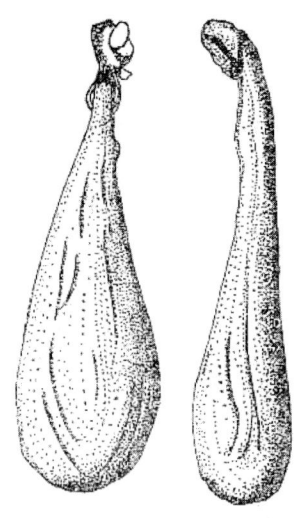

그림 7—44 웅담(熊膽)약재

【성분 및 약리】 주로 담즙산류(膽汁酸類)의 알칼리성 금속 염을 함유하고 콜레스테롤 및 담즙색소를 함유하고 있다. 웅담은 반달가슴곰에서는 약 20%의 Tauro-ursodesoxy cholic acid를 얻을 수 있는 웅담(熊膽)의 주요한 성분이다. 가수 분해되면 Taurine 와 Ursodesoxy cholic acid로 된다. 웅담(熊膽)에는 또 소량의 Chenodesxy cholic acid 및 Cholic acid를 함유하고 있다. Ursodesoxy cholic acid는 Chenodesoxy cholic acid의 입체적으로 다른 구성물로서 웅담(熊膽)의 특수 성분이며 다른 짐승의 담(膽)과 구별된다.

매우 강한 해경(解痙) 작용을 갖추고 있다. 해경(解痙) 작용의 주요 성분은 Tauro-ursodesoxy choli acid로 그 해경(解痙) 원리는 파파베린(Papaverine)과 비슷하다. Na-ursocesoxy cholate는 스트리키닌(Strychnien)이 일으킨 소서중독(小鼠中毒)에 대하여 해독작용이 있다. Na-Chenodesoxg cholic acid 및 Na-Cholic acid을 함께 사용하면 해독 작용을 강화할 수 있다. 웅담(熊膽)은 또 건위(健胃), 진통(鎭痛), 담즙(膽汁) 분비를 촉진하는 효능이 있다. Tauro-ursodesoxy choli acid는 피로 물질의 분해와 배설을 촉진하고 비타민 B_1 및 B_2에 대한 흡수 작용을 강화한다.

【성미 및 귀경】 甘, 苦, 寒, 無毒. 肝, 膽, 脾, 胃經에 들어간다.

【응 용】 진통진정(鎭痛鎭靜), 청열해독(淸熱解毒), 명목(明目), 건위(健胃), 살충(殺蟲) 효능이 있다. 열성신혼(熱盛神昏), 경간(驚癇), 황달(黃疸), 위통(胃痛), 회충통(蛔蟲痛), 악창옹종(惡瘡癰腫), 목적(目赤) 및 치통(齒痛) 등을 치료한다. 양은 0.2~0.5g으로 한다. 적당한 양으로 외용(外用)한다.

1. 담도염(膽道炎), 담결석(膽結石) 및 황달(黃疸)에 대한 치료: 웅담(熊膽) 0.5g, 울금(鬱金) 10g, 강황(薑黃) 10g, 인진호(茵蔯蒿) 15g을 물에 달여 하루에 2회 복용한다.

2. 급경풍(急驚風)에 대한 치료: 웅담(熊膽) 0.2g을 가루로 만들어 끓인 물에 타서 복용한다.

주1: 중국에는 길림성(吉林省) 연변 조선족 자치주의 조선족 부녀들이 산후(産後)에 웅담(熊膽)을 복용하여 체력을 회복하는 관습이 있다. 한번에 웅담(熊膽) 2g을 백주 10㎖에 넣어 녹여서 복용하고 땀을 낸다.

주2: 웅골(熊骨)은 호골(虎骨)을 대체하여 사용할 수 있다. 풍습성비통(風濕性痹痛) 치료에 사용한다.

주3: 웅장(熊掌)도 약으로 사용할 수 있다. 익기력(益氣力), 제풍습(除風濕), 건위(健胃) 등의 작용이 있다. 주로 비허위약(脾虛胃弱), 풍한습비(風寒濕痹)와 각종 허손증(虛損症)을 치료한다.

28. 웅 지(熊脂)

【학 명】 *Selenarotos(ursus) thibetanus*　　【한국명】 곰기름
【중문명】 熊脂 xiong zhi
【영문명】 Asian black bear fat
【이 명】 웅백(熊白); 웅유(熊油)

웅지(熊脂)는 《신농본초경(神農本草經)》에서 처음으로 기술하였고 역대 "본초(本草)"에서도 모두 기술하였으며 중국에서는 지금까지 계속하여 이를 약으로 사용하고 있으며 흔히 외용제로 사용한다.

【원동물】 웅담(熊膽) 항을 참조.

【약 재】 곰(熊)의 지방을 웅지(熊脂)라고 하여 약으로 사용한다. 늦가을부터 초겨울까지 포획한 것이 비만(肥滿)하여 지방을 많이 채취할 수 있으며 채취한 지방은 달여 기름을 제련하고 찌꺼기를 제거하면 된다.

색은 백색으로 희미한 황색을 띠며 저유(猪油)와 비슷하고 냉각하면 응결(凝結)되어 고(膏)로 되고 열을 가하면 녹아서 액체로 된다. 냄새는 약간 향기롭다.

【성미 및 귀경】 甘, 溫, 無毒. 腎, 脾經에 들어간다.

【응 용】 보허손(補虛損), 강근골(强筋骨), 윤기부(潤肌膚) 효능이 있다. 허손이수(虛損羸瘦), 근맥구급(筋脈拘急), 두선(頭癬), 염창(臁瘡) 등을 치료한다. 양은 15~20g으로 한다. 적당한 양으로 외용한다.

1. 발선(發癬), 백독(白禿)에 대한 치료: 웅지(熊脂)를 녹여서 바른다.
2. 아장풍(鵝掌風)에 대한 치료: 와송(瓦松) 15g, 경분(輕粉) 5g, 장뇌(樟腦) 5g를 곱게 갈아 가루로 만들어 웅유(熊油) 50g으로 반죽하여 바른다.
3. 염창(臁瘡)에 대한 치료: 웅유(熊油)를 환처에 바른다.

29. 황유분(黃鼬粉)

【학 명】 Mustera sibirica
【한국명】 족제비가루
【중문명】 黃鼬粉 huang you fen
【영문명】 Korean weasl's powder
【이 명】 유서(鼬鼠); 황서랑(黃鼠狼)

황유(黃鼬)는 《본초강목(本草綱目)》에서 원명을 유서(鼬鼠) 또는 황서랑(黃鼠狼)이라고 처음으로 기술하였으며 수부(獸部) 서류(鼠類)에 열거하였다. 엽귤천(葉橘泉)의 《동식물민간약(動植物民間藥)》에서도 열거하였으며 최근 중국에서는 혈소판감소증(血小板減少症) 치료에 사용하였으며 치료 효과도 좋다고 어느 잡지에서 보고하였다.

【원동물】 족제비과동물 족제비(대륙족제비)(鼬科動物 黃鼬; Mustera sibirica Palls). 몸길이는 250~390mm이고 꼬리의 길이는 135~180mm이며 수컷이 암컷보다 크다. 몸은 날씬하고 길쭉하며 사지는 짧고 꼬리 털은 덥수룩하다. 전신은 갈황색 혹은 등황색으로 배의 털 색은 엷어 거의 연한 황색을 이룬다. 코끝 주위, 입아귀와 이마는 백색으로 갈황색이 섞여 있다. 눈

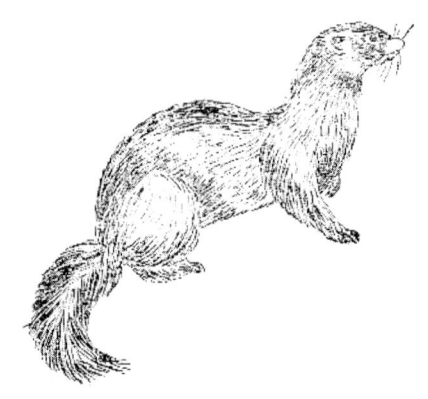

그림 7-45 족제비(대륙족제비)(黃鼬)

주위와 두 눈 사이는 다갈색이다. 겨울의 털 색은 연하고 광택이 있으며 여름의 털색은 비교적 짙고 어둡다. 꼬리와 사지 및 등의 색은 같다(그림 7—45).

산비탈, 초구(草丘), 개울 및 관목 숲에서 서식하며 평원과 촌락(村落) 부근에서도 흔히 볼 수 있다. 대개 밤에 활동한다. 소형의 수류(獸類)를 먹이로 하며 작은 새, 새 알, 와류(蛙類) 등도 먹는다.

국내에는 6·25이후 급감하였다.

중국에는 전국 각지에 분포되어 있다.

【약 재】 족제비(黃鼬) 전체를 약으로 사용한다. 연중 언제나 포획하여 내장을 제거한 후 기와 위에 놓고 약한 불에 구워 곱게 갈아 가루로 만들어 비축한다.

【성미 및 귀경】 甘, 溫, 小毒. 腎, 膀胱經에 들어간다.

【응 용】 혈소판(血小板)을 높이는 효능이 있다. 혈소판 감소성(血小板減少性) 자반병(紫斑病)을 치료한다. 그리고 해독(解毒), 통림(通淋), 살충(殺蟲) 효능이 있다. 옴, 임병(淋病) 등을 치료한다. 양은 3~5g으로 한다. 외용은 적당한 양으로 한다.

1. 혈소판감소성(血小板減少性) 자반병(紫斑病)에 대한 치료: 황유분(黃鼬粉)을 하루 3회 3g씩을 복용한다. 소아(小兒)는 상황에 따라 양을 감소한다. 2~3주를 1개 치료 기간으로 하며 보통 2주가 지나면 혈소판이 현저하게 증가한다. 다시 1~2주 공고히 하고 약을 끊는다.

2. 임병(淋病)에 대한 치료: 황유분(黃鼬粉), 재백피분(梓白皮粉)을 같은 양으로 고르게 혼합하여 하루 2회 6g씩을 복용한다.

30. 환 유(獾油)

【학 명】 *Meles meles*   【한국명】 오소리기름
【중문명】 獾油 guan you
【영문명】 Eurasian badger fat
【이 명】 환자유(獾子油)

환(獾)은 또 구환(狗獾)으로 송대(宋代)의 《도경본초(圖經本草)》에서 처음으로 기술하였으며 《본초강목(本草綱目)》에서는 수부(獸部) 수류(獸類)에 열거하여 모두 육(肉)을 약으로 사용한다고 기술하였다. 근대 중국에서는 모두 지방을 약으

로 사용하고 있다.

【원동물】 족제비과동물 오소리(鼬科動物 狗獾; *Meles meles* Linne'). 몸은 비교적 비대하고 주둥이 끝은 뾰족하며 꼬리는 짧다. 몸길이는 450~550mm이며 꼬리의 길이는 110~130mm이다. 등의 털은 굵고 길며 털의 기부는 백색으로 중간은 흑갈색이고 끝은 백색이다. 등은 흑갈색에 백색이 섞여 있다. 옆몸은 백색이 뚜렷하다. 머리에는 3줄의 백색 종문(縱紋)

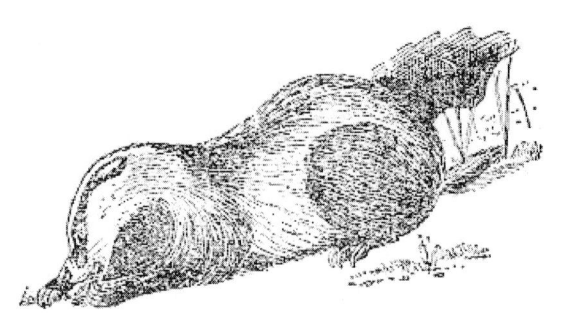

그림 7—46 오소리(狗獾)

이 있으며 양 볼은 입 모서리로부터 머리 뒤까지 각각 한 줄씩 있고 중앙의 한 줄은 콧 끝으로부터 머리 정수리까지 이른다. 그 사이에는 2줄의 흑갈색의 넓은 띠가 끼여 있다. 귓가는 백색이고 아래턱에서 배와 사지까지는 갈흑색이다. 꼬리는 대개 황백색이다. 비점(鼻墊)과 상순(上脣) 사이는 털이 덮여 있다(그림 7—46).

산기슭, 관목 숲, 황야(荒野) 및 시내물가 등에서 서식한다. 굴을 파고 산다. 황혼(黃昏) 혹은 밤에 활동하며 성질이 비교적 사납다. 잡식성으로 식물의 뿌리, 줄기, 지렁이, 곤충, 개구리, 쥐 및 짐승의 시체를 먹이로 한다.

국내에는 일부지방에서 사육되고 있다.

분포가 매우 넓어 중국에는 동북, 서북으로부터 남으로 운남(雲南), 귀주(貴州) 및 복건(福建) 등에 모두 분포되어 있다.

【약 재】 오소리의 기름을 약으로 사용한다. 연중 언제나 포획(북방에서는 늦가을 동면하기 전에)하여 지방을 채취하고 약한 불로 기름을 제련하여 단지에 넣고 밀봉한 다음 건조한 곳에 두어 보존 비축한다. 중국의 광서(廣西) 및 강서(江西), 절강(浙江) 일대에서는 기름을 제련한 후 환유(獾油) 500g 당 빙편(氷片) 15g씩을 넣어 고루 섞은 다음 빙편(氷片)이 녹으면 저장한다.

생약(生藥)은 연한 황색의 응고된 유고상(油膏狀) 물질이다.

【성미 및 귀경】 甘, 辛, 溫. 脾, 胃經에 들어간다.

【응 용】 보중익기(補中益氣), 소종해독(消腫解毒), 윤조(潤燥) 효능이 있다. 중기부족(中氣不足), 자궁탈수(子宮脫垂), 반신불수(半身不遂), 각혈(咯血), 위궤양(胃潰瘍) 등을 치료한다. 외용하여 화상(火傷), 치질(痔疾) 피부균열(皮膚皸裂) 등

을 치료한다. 양은 5~15g으로 한다. 외용은 양을 적당히 한다.

1. 자궁탈수(子宮脫垂)에 대한 치료: 먼저 환유(貛油) 15g을 솥에 넣고 끓이어 기름이 녹은 다음 적당한 양의 물을 넣고 계란(鷄卵) 7개를 깨어 넣고 익으면 뜨거울 때 복용한다. 하루에 1회씩 연속 복용한다.

2. 위궤양(胃潰瘍)에 대한 치료: 적당한 양의 환유(貛油)를 솥에 넣어 녹인 다음 계란 2개를 깨어 넣고 볶아 하루 2회씩 연속 1~2근의 환유(貛油)를 복용한다.

3. 내외(內外) 치질종통(痔疾腫痛)에 대한 치료: 적당한 양의 환유(貛油)에 빙편(氷片)을 약간 넣고 고루 섞어 하루에 1~2회씩 환처에 바른다.

31. 단 골(貒骨)

【학 명】 Os Arctonyx collaris　　【한국명】 돼지코오소리뼈
【중문명】 貒骨 tuan gu
【영문명】 Hog badger's bone
【이 명】 토저골(土猪骨)

단(貒)은 저환(猪貛)이라고도 한다. 《당본초(唐本草)》에서 육(肉), 고(膏), 포(胞), 골(骨)을 약으로 사용한다고 처음으로 기술하였다. 《본초강목(本草綱目)》에서는 수부(獸部) 수류(獸類)에 이시진(李時珍)은 "단(貒)은 오늘의 저환(猪貛)으로 곳곳의 산야(山野)에 있고 굴을 파고 살며 모양은 작은 돼지와 같아 새끼 돼지 모양으로 몸은 비대하고 행동이 둔하며 귀가 어두워 사람을 보고 나서 겨우 도망가며 발과 꼬리는 짧으며 주둥이는 뾰족하고 털은 갈색이다. 땅 구멍을 파서 벌레 개미와 과과(瓜果)를 먹는 것이 능숙하다. 소송(蘇頌)은 주(註)에서 구환(狗貛)으로 단(貒)이 아니라 하였고 곽박(郭璞)은 구환(狗貛)은 곧 단(貒)이라고 하였으나 역시 틀린다."라고 하였다. 이상의 기술에 의하면 저환(猪貛)이 부합된다.

【원동물】 족제비과동물 돼지코오소리(鼬科動物 猪貛; *Arctonyx collaris* F. Cuvier). 체형은 오소리(狗貛)과 비슷하다. 몸길이는 650~700mm이고 꼬리의 길이는 140~170mm이다. 전신은 갈흑색에 백색이 섞여 있다. 등의 털 기부(基部)는 백색이고 중단(中段)은 흑갈색이며 털끝은 백색이다. 머리에는 코끝에서 목까지 백색의 세로무늬가 하나 있다. 양 볼은 입 모서리에서 머리 뒤까지 각각 백색의 짧은

무늬가 하나 있다. 귓가는 백색이고 목과 목덜미는 황백색이거나 혹은 백색이다. 사지는 갈흑색이고 꼬리는 백색이거나 혹은 황백색이다. 비점(鼻墊)과 상순(上脣) 사이에는 털이 없다(그림 7—47).

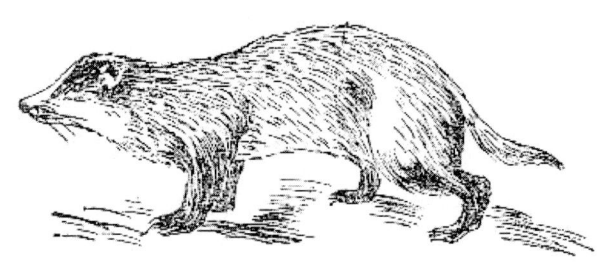

그림 7—47 돼지코오소리코(猪獾)

평원, 구릉이나 혹은 산간지대에서 서식한다. 습성은 구환(狗獾)과 비슷하다. 땅속의 굴에서 살며 밤에 활동한다. 식물의 뿌리, 줄기와 열매 또는 작은 동물을 먹이로 한다.

중국에는 화남(華南), 서남(西南), 화동(華東), 화북(華北) 및 섬서(陝西), 감숙(甘肅) 등 지역에 분포되어 있다.

【약　재】 돼지코오소리(獾)의 사지 골격을 단골(獾骨)이라고 하여 약으로 사용한다. 사계절 언제나 포획하여 사지골을 채취 근육을 깨끗이 제거하고 통풍이 잘 되는 곳에 두어 말리면 된다.

사지골은 짧다. 앞발 뼈는 두 마디로 조성되었으며 길이는 약 11cm이며 뒷발의 고골(股骨) 길이는 약 12cm이고 직경은 약 1.3cm이며 경골(脛骨), 비골(腓骨)은 비교적 세소(細小)하고 약간 만곡(彎曲)되어 있다. 골질(骨質)은 그다지 무겁지 않으며 외표면은 황백색이다.

【성미 및 귀경】 辛, 酸, 溫, 無毒. 肝, 腎, 肺, 大腸經에 들어간다.

【응　용】 거풍(祛風), 진통(鎭痛), 지해(止咳) 효능이 있다. 류머티즘성 근골동통(筋骨疼痛), 피부소양(皮膚搔痒), 해수(咳嗽) 등을 치료한다. 양은 20~50g으로 한다.

류머티즘성 근골동통(筋骨疼痛)에 대한 치료: 단골(獾骨) 50g을 물에 달여 하루에 2회 복용한다.

주: 돼지코오소리기름(猪獾油)도 약으로 사용할 수 있다. 효능은 오소리기름(狗獾油)과 같다.

32. 달 간(獺肝)

【학 명】 *Lutra lutra* 　　　　**【한국명】** 수달의 간
【중문명】 獺肝 ta gan
【영문명】 Eurasian otter liver
【이 명】 수달간(水獺肝)

달간(獺肝)은 《명의별록(名醫別錄)》에서 처음으로 기술하였으며 《본초강목(本草綱目)》에서는 제51권 수달(水獺) 항(項)에 열거되어 있다. 중국에서는 좋은 약재의 하나로 상용(常用)한다.

【원동물】 족제비과동물 수달(鼬科動物 水獺; *Lutra lutra* L.). 반수서(半水棲)성 수류(獸類)이다. 체형은 날씬하고 길쭉하다. 몸길이는 600~800mm이고 꼬리의 길이는 250~480mm이다. 머리는 넓고 약간 납작하다. 주둥이 끝은 돌출되지 않았고 비점(鼻墊)은 작고 눈도 작으며 귀는 작고 둥글다. 사지는 실하고 짧으며 발가락 사이에는 물갈퀴가 있고 발톱은 짧고 뾰족하다. 꼬리는 기부가 굵고 끝을 향하여 점점 가늘어진다. 털은 짧고 조밀하며 몸의 등은 모두 커피색으로 광택이 있다. 주둥이의 털 색은 비교적 연하고 상순(上脣)은 백색이다. 양 볼, 목, 가슴, 배의 색은 비교적 연하고 엷은 황색의 가늘고 긴 침모(針毛)가 있다(그림 7—48).

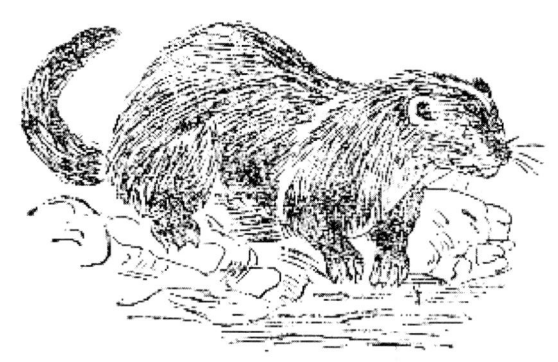

그림 7—48 수달(水獺)

강(江), 하(河), 호(湖) 등 기슭에 굴을 파고 둥지를 만든다. 물고기와 개구리를 먹이로 한다.

한때 국내 서식수는 줄어드는 추세에 있었으나 최근에 다소 회복되고 있다. 각 동물원에서 사육하고 있다.

중국에는 전국 각지에 모두 분포되어 있다.

【약 재】 수달(水獺)의 간장(肝臟)을 건조하여 약으로 사용한다. 연중 언제나 포획하여 간을 채취 유지(油脂)와 근육을 깨끗이 제거하고 다시 맑은 물로 혈액을 깨끗이 씻어 낸 후 건조시켜 통풍이 잘 되는 곳에 드리워 말리면 된다.

약재는 크기가 다른 덩어리 모양이다. 달간(獺肝)은 6조각으로 나누어 각 조각 마다 길이가 4~6cm이고 직경은 2~4cm이다. 마른 후에는 전체가 흑갈색이다.

질은 단단하고 쉽게 절단되지 않는다 (그림 7—49).

【성 분】 주로 단백질과 지방을 함유하고 소량의 비타민 A, D도 함유하고 있다.

【성미 및 귀경】 甘, 鹹, 微寒, 有毒. 肝, 腎經에 들어간다.

【응 용】 자음(滋陰), 지해(止咳), 지혈(止血) 효능이 있다. 골증노열(骨蒸勞熱), 도한(盜汗), 해수(咳嗽), 각혈(咯血), 치질하혈(痔疾下血) 및 야맹증(夜盲症) 등을 치료한다. 양은 10~15g으로 한다.

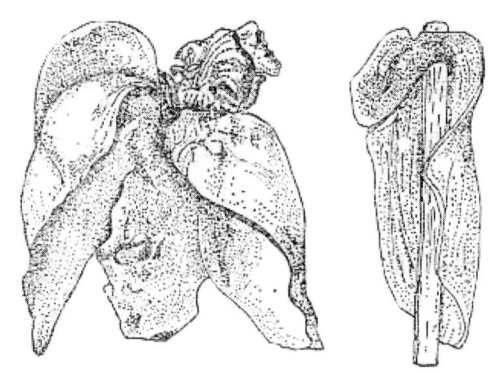

그림 7—49 달간(獺肝)약재

1. 폐결핵 해수각혈(肺結核咳嗽咯血)에 대한 치료: 달간(獺肝) 10g, 선학초(仙鶴草) 15g, 동충하초(冬虫下草) 25g, 석곡(石斛) 15g, 백급(白芨) 20g을 물에 달여 하루 2회씩 복용한다.

2. 야맹증(夜盲症), 각막운예(角膜雲翳)에 대한 치료: 달간(獺肝)을 약한 불에 말리어 가루로 만들어 하루 2회 10g씩을 끓인 물로 복용한다.

주1: 중국 복건(福建), 광동(廣東), 광서(廣西), 운남(雲南) 등에는 또 다른 종류의 작은발수달(小爪水獺; *Aonyx cinerea* Illiger)이 분포되어 있으며 이 수달(水獺)의 간장도 역시 같은 약으로 사용한다.

주2: 수달의 담즙도 약으로 사용한다. 눈에 떨구어 넣어 각막예(角膜翳)를 치료한다.

33. 영묘향(靈猫香)

【학 명】 *Viverra zibetha* 　　【한국명】 인도사향고양이의 사향
【중문명】 靈猫香 ling mao xiang
【영문명】 Large Indian civet's musk
【이 명】 영묘음(靈猫陰); 사향묘(麝香猫)

영묘향(靈猫香)은 《본초습유(本草拾遺)》에서 원명을 "영묘음(靈猫陰)"이라고 처음으로 나타나며 진장기(陳藏器)는 "영묘(靈猫)는 남해(南海)의 산골짜기에서 살며 모양은 여우와 같으며 암수의 그 음(陰)은 사(麝)와 같이 효능도 비슷하다."라고 기술하였다. 이상의 서술에 의하면 지금의 영묘(靈猫)에 부합된다.

【원동물】 사향고양이과동물 인도사향고양이(인도씨벳)(靈猫科動物 大靈猫; *Viverra zibetha* Linne'). 체형은 날씬하고 길쭉하며 주둥이는 약간 뽀족하다. 사지는 비교적 짧으며 꼬리의 길이는 몸길이의 절반을 초과한다. 몸 털은 굵고 단단하며 꼬리 털은 부드럽고 조밀하다. 암수의 몸에는 모두 향선(香腺)을 갖고 있다. 전신은 회갈색이거나 혹은 연한 황색이고 머리, 이마, 입술은 모두 회백색이며 목옆과 앞 어깨에는 흑색의 가로 무늬가 3 줄 있고 그 사이에는 백색 가로 무늬가 2 줄 끼여 있다. 등 중앙에서 꼬리의 기부까지는 줄곧 한 줄의 흑색 세로 무늬가 있다. 사지는 흑갈색이다. 꼬리 털은 백색의 좁은 고리 무늬와 넓은 흑색 고리 무늬가 서로 바꿔 가며 있어 환절상(環節狀)을 이루고 끝은 흑색이다. 배의 털 색은 연한 회색이다(그림 7—50).

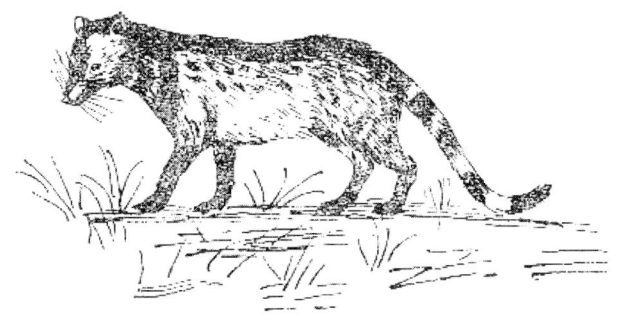

그림 7—50 인도사향삵고양이(인도씨벳)(大靈猫)

관목 숲에서 서식하면서 주복 야출(晝伏夜出)하며 독거(獨居)한다. 청각이 예민하고 행동이 민첩하다. 잡식성이다. 주로 작은 짐승, 작은 새, 물고기, 개구리 등을 주요한 먹이로 하고 곤충과 야생 열매도 먹는다.

중국에는 섬서(陝西), 사천(四川), 운남(雲南), 광동(廣東), 해남(海南), 절강(浙江), 강소(江蘇) 등에 분포되어 있다.

【약 재】 사향고양이(靈猫)의 향낭(香囊)속의 분비물을 영묘향(靈猫香)이라고 하여 약으로 사용한다. 연중 언제나 포획할 수 있으며 포획한 영묘(靈猫)는 사육하여 수시로 향(香)을 채취한다.

취향(取香) 방법으로는 활체괄향법(活體刮香法)과 자연취향법(自然取香法)의 2 방법이 있다.

활체괄향법(活體刮香法)은 영묘(靈猫)를 특별히 제조한 "괄향롱(刮香籠)"에 가

두어 넣고 3인이 조작하여야 한다. 한 사람은 한 손으로 영묘(靈猫)의 꼬리를 붙잡고 엉덩이를 드러나게 하며 다른 한 손으로는 한쪽 뒷다리를 붙잡는다. 두번째 사람은 한 손으로 다른 한쪽 뒷다리를 붙잡고 다른 한 손으로는 가볍게 향낭(香囊)의 양측을 눌러 향낭구(香囊口)가 뒤집혀 나와 향액(香液)이 흐르게 한다. 세번째 사람은 매끈한 골질(骨質)로 된 약 숟가락으로 향액(香液)을 긁어낸다. 다 긁은 다음 향낭구(香囊口)에 페니실린을 발라 충혈로 인한 감염을 방지한다. 만약 괄향롱(刮香籠)이 없으면 영묘(靈猫)를 매 놓고 긁어낼 수 있다. 2~3일 간격으로 한 번씩 긁어내면 한번에 5g씩 얻을 수 있다. 이렇게 얻은 향고(香膏)를 보통 "활향(活香)"이라고 한다.

　자연 취향법(自然取香法)은 사육상자(飼育箱)의 측벽(側壁) 혹은 통도(通道) 옆의 돌출(突出)된 곳에 영묘(靈猫)는 항상 분비물을 스스로 바른다. 이를 수집하여 얻은 것을 "사향(死香)"이라고 통칭한다.

　얻은 향고(香膏)는 갈색의 유리병이나 혹은 알루미늄 케이스에 넣고 두껑을 덮어 봉한 후 저장한다.

　신선한 것은 꿀처럼 걸죽한 액체로서 백색 혹은 황백색으로 오래되면 색이 점차적으로 황색에서 갈색으로 변하며 연고상(軟膏狀)을 이룬다. 냄새는 향기롭다.

　【성 분】 사이브톤(Civetone), 인돌(indole), 스케톨(Scatole), 에틸아민(Ethylamine), 프로필아민(Propylamine)과 알 수 없는 몇 가지 유리산(游離酸)류가 함유되어 있다.

　【성미 및 귀경】 辛, 溫, 無毒. 肝, 心, 脾經에 들어간다.

　【응 용】 통규(通竅), 행기(行氣), 지통(止痛), 안신(安神) 효능이 있다. 심복졸통(心腹卒痛), 산통(疝痛)과 골절동통(骨節疼痛) 등을 치료한다. 양은 0.5~1g으로 한다. 적당한 양으로 외용한다.

　제약(製藥)에서 사향(麝香)을 대체 사용할 수 있다.

　주1: 중국에는 또 작은사향고양이(小靈猫; *Viverricula indica* Desmarest)가 있으며 이를 반령묘(斑靈猫)라고도 한다. 그 향선낭(香腺囊) 중의 분비물과 골격도 같은 약으로 사용할 수 있다.

　주2: 영묘육(靈猫肉) 및 골격을 고아 복용하면 자보(滋補) 작용이 있다.

34. 이 골(狸骨)

【학   명】 *Felis(=Prionailurus) bengalensis*   **【한국명】** 삵의 뼈
【중문명】 狸骨 li gu
【영문명】 Leopard cat bone
【이   명】 이(狸); 야묘(野猫); 산리자(山狸子)

이(狸)는 《명의별록(名醫別錄)》에서 원명을 이(狸) 또는 야묘(野猫)라고도 하여 그 육(肉), 음경(陰莖) 및 골(骨) 등을 모두 약으로 사용한다고 처음으로 기술하였다. 지금 중국에서는 뼈만 사용하고 있다.

【원동물】 고양이과동물 삵(猫科動物 豹猫; *Felis bengalensis* Kerr). 체형은 집고양이와 비슷하다. 몸 무게는 2~3kg이며 몸길이는 54~65cm이고 꼬리의 길이는 26~29cm이다. 등, 배, 사지에는 종행(縱行) 반점이 있고 허리와 엉덩이의 반점은 비교적 작고 많다. 등의 털은 토황색을 이루고 배의 털은 혼탁한 백색에 가깝다. 눈의 상하연(上下緣)에는 모두 백문(白紋)이 뚜렷하다. 이마에는 흑문(黑紋)이 4 줄 있고 그 안에는 2 줄이 꼬리 기부에까지 뻗었고 양 옆에는 2 줄로 점점 확대되어 어깨 뒤에까지 이르러 불규칙적인 반점(斑點)을 이룬다. 귓등 중부에는 하나의 흰무늬가 있고 목 뒤에는 3~4 줄의 갈흑색 얼룩 띠가 있다(그림 7—51).

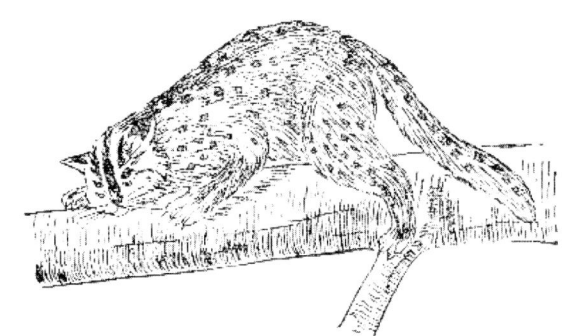

그림 7—51 삵(豹猫)

구릉 지대에서 서식하며 독거(獨居)하거나 혹은 쌍지어 산다. 주로 조류를 먹이로 하고 개구리, 뱀도 먹는다. 때로는 가금(家禽)을 잡아 가기도 한다.

국내에는 6·25전쟁후 급격히 줄어들어 지금은 아주 희소해졌다. 동물원에서 소수 사육되고 있다.

중국에는 전국 각지에 널리 분포되었다.

【약   재】 삵(狸)의 골격을 약으로 사용한다. 사계절 언제나 포획하여 골(骨)을

채취하여 근육을 깨끗이 제거하고 햇볕에 말린다.

【성미 및 귀경】 酸, 甘, 辛, 溫, 無毒. 肝, 腎經에 들어간다.

【응용】 거풍습(祛風濕), 장근골(壯筋骨), 자보안신(滋補安神) 효능이 있다. 류머티즘성 관절동통(關節疼痛), 임파선결핵(淋巴腺結核), 실면(失眠) 등을 치료한다. 양은 30~50g으로 한다. 적당한 양으로 외용한다.

1. 류머티즘성 관절동통(關節疼痛)에 대한 치료: 이골(狸骨) 50g을 불에 약간 구워 타쇄(打碎)하여 백주(白酒) 1,000㎖에 한달 이상 담궜다가 하루 2회 1잔씩을 복용한다.

2. 임파선결핵(淋巴腺結核)에 대한 치료: 이두골(狸頭骨)을 구워 가루로 만들어 하루 1회 5g씩을 공복에 복용한다.

35. 묘 육(猫肉)

【학 명】 *Felis catus*
【중문명】 猫肉 mao rou
【영문명】 Cat's flesh
【이 명】 가리육(家狸肉)

【한국명】 고양이고기

고양이(猫)를 약용한다는 것은 《천금방(千金方)》에서 처음이며 《본초강목(本草綱目)》에서는 상세히 기술하였다. 그러나 중국에서는 약재로서 취급하여 매매하지는 않으며 오직 민간에서 사용이 전해지고 있다.

【원동물】 고양이과동물 고양이(집고양이)(猫科動物 家猫; *Felis catus*). 몸길이는 약 60cm이고 꼬리는 긴 것과 짧은 것이 따로 있다. 머리와 얼굴은 약간 둥글고 귀는 작고 자유로 움직일 수 있다. 눈은 크고 눈동자는 강한 빛에서는 축소되어 선형(線形)으로 되었다가 어둠 속에서는 확대되어 원형으로 된다.

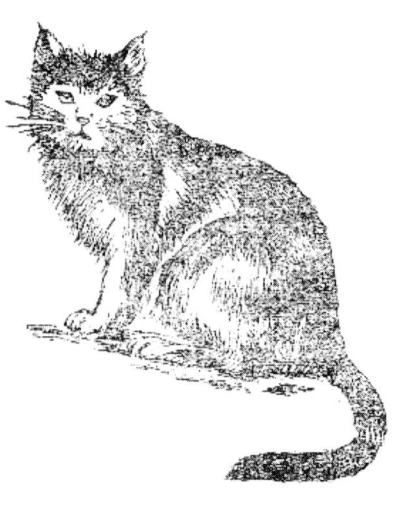

그림 7—52 고양이(집고양이)(家猫)

몸은 비교적 길고 사지는 비교적 짧다. 앞발은 5개 발가락이고 뒷발은 4개 발가락이 있으며 신축할 수 있는 예리한 발톱이 있다. 발가락 밑에는 유연한 육점(肉墊)이 있다. 전신은 부드러운 털로 덮여 있고 털 색은 각기 달라 황, 흑, 백, 흑백이 엇갈린 것도 있고 이반(狸斑)이 있는 것도 있다(그림 7—52).

집 고양이는 인류가 삵괭이를 장기간 길들여 사육하여 된 것이다. 청각과 후각이 예민하고 뛰거나 기어오르는데 능란하다. 서류(鼠類)의 포식(捕食)을 즐기며 물고기, 벌레 등도 잘 먹는다.

중국에는 각지에서 보편적으로 사육한다.

【약　재】 집고양이의 육(肉)을 약으로 사용한다. 수시로 고양이를 포획 육(肉)을 채취하여 생용(生用)한다.

【성미 및 귀경】 甘, 酸, 溫, 無毒. 肝, 腎經에 들어간다.

【응　용】 자음(滋陰), 해독(解毒), 거풍(祛風) 효능이 있다. 혈소판감소성 자반병(血小板減少性紫斑病), 임파선결핵(淋巴腺結核), 허로체수(虛癆體瘦), 풍습비통(風濕痺痛), 궤양(潰瘍) 및 화상(火傷) 등을 치료한다. 양은 200~400g으로 한다. 적당한 양으로 외용한다.

1. 혈소판감소성 자반병(血小板減少性紫斑病)에 대한 치료: 적당한 양의 묘육(猫肉)을 삶아서 국물과 육(肉)을 수시로 먹는다.

2. 허로체수(虛癆體瘦)에 대한 치료: 묘육(猫肉) 200g, 황기(黃芪) 50g, 당귀(當歸) 25g, 황정(黃精) 25g, 백합(百合) 15g을 함께 삶아 하루에 2회씩 탕(湯)을 복용한다.

3. 화상(火傷)에 대한 치료: 고양이고기(猫肉)의 기름을 제련하여 환처에 바른다.

주: 고양이(猫)의 다른 부위도 약으로 사용할 수 있다. 두골(頭骨)은 해독(解毒), 소종(消腫), 살충(殺蟲) 등의 작용이 있다. 임파선결핵(淋巴腺結核), 옹저(癰疽), 악창(惡瘡) 등도 치료한다. 고양이간(猫肝)은 숯이 될 때까지 태워 가루로 만들어 복용하면 천식(喘息)을 치료한다.

36. 표 골(豹骨)

【학　명】 Panthera pardus 　　　　【한국명】 표범뼈

【중문명】 豹骨 bao gu
【영문명】 Leopard bone
【이 명】

표범을 약용한다는 것은 《명의별록(名醫別錄)》에서 처음이지만 오직 육(肉)을 사용한다고 하였고 골(骨)을 사용한다고는 하지 않았다. 당대(唐代)에 이르러 맹선(孟詵)의 《식료본초(食療本草)》에서부터 비로서 표두골(豹頭骨)을 약으로 사용한다고 기술하였다. 《의림찬요(醫林纂要)》에서는 표골(豹骨)의 "효능이 호골(虎骨)과 거의 같다."라고 기술하고 있다. 최근 중국에서는 표골(豹骨)로 호골(虎骨)을 대체하여 약으로 사용하고 있다.

【원동물】 고양이과동물 표범(猫科動物 金錢豹; *Panthera pardus* Linné). 외형은 호랑이(虎)와 비슷하나 비교적 작다. 몸 무게는 약 50kg이다. 몸길이는 1~1.5m이고 꼬리의 길이는 75~85cm이다. 머리는 둥글고 귀는 짧으며 사지는 실하고 튼튼하다. 등의 털 색은 등황이거나 혹은 황색이며 배의 털은 순백색이다. 온몸에는 크기가 다른 흑반(黑斑) 혹은 동전 모양의 반환(斑環)이 있으므로 금전표(金錢豹)라고 한다(그림 7-53).

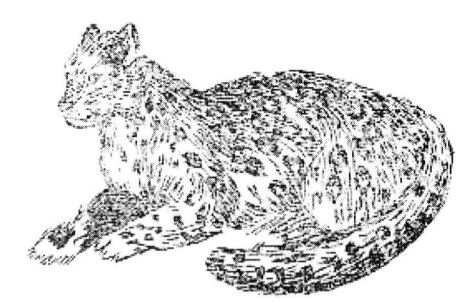

그림 7-53 표범(金錢豹)

주로 산간 지대에서 서식하며 가끔 구릉 지대에도 나타난다. 고정된 소굴이 있으며 보통 나무숲에 만든다. 나무에 능하게 오르고 성질이 사납다. 밤에 활동한다. 양, 사슴, 토끼 등 짐승들을 먹이로 한다.

국산아종인 아무르표범(*Pathera pardus orientalis*)은 21세기를 전후해서 남획으로 급감하고 6·25전쟁 이후 현재는 전멸위기에 놓여있다. 남한에서는 1970년대부터 학계보고가 없다. 동물원에서 사육하는 표범은 모두 외지산 아종들이다.

중국에는 흑룡강(黑龍江), 길림(吉林), 하북(河北), 산서(山西), 섬서(陝西), 호북(湖北), 사천(四川), 강서(江西), 안휘(安徽), 절강(浙江), 복건(福建), 광동(廣東), 광서(廣西), 귀주(貴州), 운남(雲南) 등에 분포되어 있다.

【약 재】 표범(豹)의 골격을 약으로 사용한다. 연중 언제나 포획하여 피모(皮毛)와 골격을 별도로 채취하여 골격은 근육(筋肉)을 깨끗이 제거하고 햇볕에 말리거나 불에 말린다.

골격은 호랑이의 골격과 비슷하지만 작고 중량은 비교적 가볍다. 전체 뼈의 무게는 5~7.5kg이다. 장골(長骨)의 골수강은 비교적 작아 뼈 굵기의 약 절반이다. 골수강 속에는 그물 모양의 골수가 조금 있으며 골색(骨色)은 희고 광택이 적으며 단면(斷面)은 백색이다.

두골(頭骨)의 골질(骨質)은 얇고 액골(額骨)은 두드러져 나왔다. 주둥이는 비교적 길고 견치(犬齒)는 세소(細小)하며 치식(齒式)은 호랑이와 같다. 꼬리의 척골 수는 많아 약 36 마디이다. 늑골(肋骨)은 원형(圓形)을 이룬다. 발바닥(足掌)에는 회황색의 피모(皮毛)가 남아 있을 뿐만 아니라 흑색의 원형(圓形) 반점이 있으며 발톱의 만곡도(彎曲度)는 호랑이보다 심하다(그림 7—54).

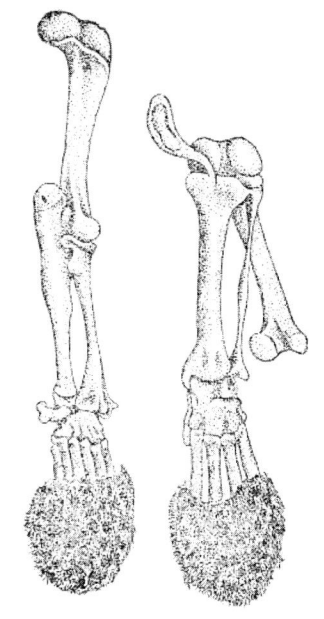

그림 7—54 표골(豹骨)약재

표골(豹骨)의 포제(炮製) 방법은 호골(虎骨)과 같다.

【성　분】 Ca, P, N 및 골교원(骨膠原) 등을 함유하고 있다.

【성미 및 귀경】 辛, 鹹, 溫. 肝, 腎經에 들어간다.

【응　용】 거풍(祛風), 산한(散寒), 진통(鎭痛) 효능이 있다. 만성류머티스성 관절염(關節炎), 유류머티스성 관절염(關節炎), 사지 경련(四肢痙攣), 마비(痲痺), 경간(驚癎) 등을 치료한다. 양은 10~20g으로 한다.

1. 만성류머티스성 관절염(關節炎)과 유류머티스성 관절염(關節炎)에 대한 치료: 표골(豹骨), 목과(木瓜), 우슬(牛膝) 각 15g, 계지(桂枝) 10g을 물에 달여 하루에 2회 복용한다.

2. 경계(驚悸), 건망(健忘)에 대한 치료: 표골(豹骨), 용골(龍骨), 원지(遠志)를 같은 양으로 함께 갈아 가루로 만들어 하루 3회 3g씩을 복용한다.

주: 금전표(金錢豹) 외에 또 중국에는 사천(四川), 청해(靑海), 신강(新疆), 서장(西藏)에 설표(雪豹; *Panthera uncia* Schreber)와 사천(四川), 운남(雲南), 귀주(貴州), 광동(廣東), 광서(廣西), 복건(福建), 대만(臺灣)에 운표(雲豹; *Neofelis nebulosa* Griffith)가 있어 이들 골격도 같은 약으로 사용하고 있다.

37. 호 골(虎骨)

【학　명】 *Panther tigris*　　**【한국명】** 호랑이뼈
【중문명】 虎骨 hu gu
【영문명】 Tiger bone
【이　명】

　　호골(虎骨)은 상용(常用)하는 약이다. 《명의별록(名醫別錄)》에서 처음으로 기술하였으며 중품(中品)에 열거하였다. 중국에서 취급하는 호골(虎骨)의 원동물(原動物)은 한 종류 뿐이나 산지(産地)가 다름에 따라 보통 동북호(東北虎)와 화남호(華南虎)로 구분한다. 전자(前者)는 체형이 비교적 크고 후자(後者)는 비교적 작다. 호골(虎骨)의 약재(藥材)는 두골(頭骨), 사지골(四肢骨), 경골(脛骨)과 잡골(雜骨)로 구분한다. 현재 호랑이의 수량은 많지 않아 흔히 표골(豹骨), 웅골(熊骨), 구골(狗骨) 등으로 대체하고 있다.

　　【원동물】 고양이과동물 호랑이(猫科動物 虎; *Panthera tigris* Linné). 체형이 우람하다. 묘과(猫科) 중에서 대형 수류(獸類)의 하나다. 몸 무게는 180~320kg이고 몸길이는 1.6~2.9m이며 꼬리의 길이는 약 1m이다. 머리는 둥글고 귀는 짧다. 사지는 강대하고 힘이 있다. 여름의 털색은 등황색 혹은 갈황색이고 겨울의 털 색은 비교적 엷은 갈색이나 혹은 황색이며 배의 털은 순백색이다. 온몸에는 흑색의 횡문(橫紋)이 고루 있고 두 줄 마다 한 곳에 가까이 있다. 눈 뒤 모서리에는 백색의 털 구역이 하나 있다(그림 7—55).

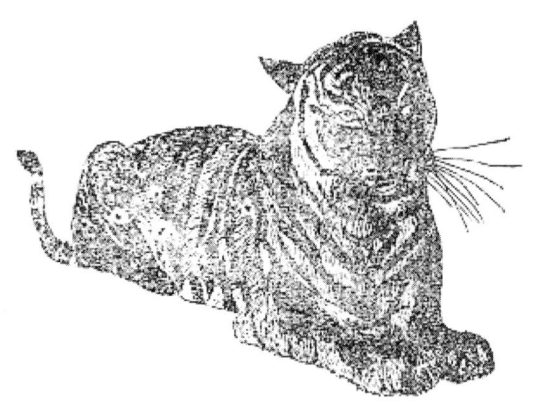

그림 7—55 호랑이(虎)

　　침엽림이나 침엽과 활엽의 혼합림에서 서식하고 독거(獨居)하며 고정된 소굴이 없다. 성질은 사납고 주로 대형 초식 동물을 사냥하며 야생(野生) 상황에서 한끼 배불리 먹으면 여러 날 먹지 않는다.

　　국내산 아종인 시베리아호랑이(*Panthera tigris altaica*)는 현재 국제적 보호에

의하여 연해주, 만주 및 북한에 소수 야생하고 있다. 세계적으로 각 동물원에서 다수 사육하고 있으나 한국 본토산은 극히 희소하다. 서울대공원등 남한의 동물원에서는 외국동물원에서 수입 사육하고 있으며 번식도 잘 되고 있다.

중국에는 전국 각지에 모두 분포되어 있다.

【약 재】 호랑이의 골격을 약으로 사용한다. 연중 언제나 포획하여 가죽과 육(肉)을 제거하고 네 발의 모피(毛皮)와 발톱을 남겨 감정(鑒定)하는데 편하도록 한다. 음건(陰乾)한다.

정가호골(整架虎骨)은 두골(頭骨)이 둥글고 배복면(背腹面)은 옆으로 납작하며 주둥이는 짧고 액골(額骨)은 편평하며 앞 이마 위에는 얕은 조(槽)가 하나 있고 정골(頂骨)의 뒤에는 보통 척릉(脊棱)이 하나 있으며 관골(顴骨)은 굵고 크며 밖으로

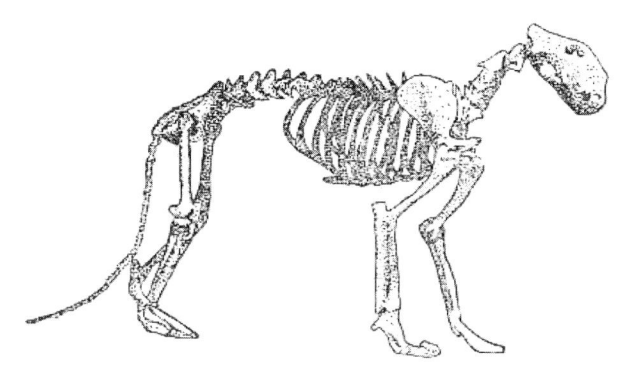

그림 7—56 호골(虎骨)약재

펼쳐졌다. 상합골(上頜骨)에는 3쌍의 문치(門齒), 1쌍의 견치(犬齒), 4쌍의 구치(臼齒)가 있고 하합골(下頜骨)에는 문치(門齒) 3쌍, 견치(犬齒) 1쌍, 구치(臼齒) 3쌍이 있어 도합 30개의 이가 있다. 경추(頸椎)는 7절(節), 흉척(胸脊)은 13절(節), 요추(腰椎)는 7절(節), 천추(荐椎)는 3절(節)로 보통 한 덩어리로 유합(愈合)되어 있으며 미추(尾椎)는 22~28절(節)로 대개 짝수이다. 늑골(肋骨)은 13쌍이다. 견갑골(肩胛骨)은 2 조각으로 부채꼴로 반원형이다. 굉골(肱骨)의 가운데는 통 모양으로 양 끝은 팽대 되었을 뿐만 아니라 매끈매끈하다. 척골(尺骨)은 비교적 작고 둥글며 안쪽은 긴 원형의 등우리("鳳眼"이라고 한다)가 있다. 고골(股骨)은 굉골(肱骨)보다 길고 크며 윗끝은 2개의 결절(結節)로 팽대되었다. 고골(股骨)은 경골(脛骨), 비골(腓骨)과 접하여 있을 뿐만 아니라 슬관절(膝關節)을 형성한다. 슬개골(膝蓋骨; 虎脛)은 원형에 가깝고 전단이 두터우며 뒷끝이 약간 엷고 외측면의 중부는 약간 두드러져 나왔으며 양측은 비교적 편평하다(그림 7—56).

호골(虎骨)의 표면은 매끄럽고 윤기가 나며 색은 회백색이거나 회황색으로 단면(斷面)은 회황색이며 골질(骨質)은 두텁고 단단하다. 골수강은 골(骨) 직경의 1/3을 점하며 속의 골수는 그물 모양을 이룬다. 냄새는 비리다.

사용할 때 끓는 참기름 솥에 넣어 색깔이 황색이 될 때까지 튀기고 꺼내어 기름이 다 떨어진 다음 찧어 부수어 사용한다.

【성분 및 약리】 탄산칼슘과 단백질이 함유되어 있다.

소염(消炎)과 진통(鎭痛) 작용이 현저하다. 그 소염(消炎) 작용은 신경 계통을 거쳐 부신피질의 효능에 영향을 미치는 것으로 이루어진다. 이 밖에 토끼의 모세혈관 투과성(毛細血管透過性)을 낮추며 이는 아마 소염(消炎) 작용과도 일정한 관련이 있을 것이다.

【성미 및 귀경】 辛, 鹹, 溫, 無毒. 肝, 腎經에 들어간다.

【응 용】 거풍진통(祛風鎭痛), 강근건골(强筋健骨), 진경(鎭驚) 효능이 있다. 근골요슬동통(筋骨腰膝疼痛), 사지경련(四肢痙攣), 경계(驚悸), 전간(癲癇) 등을 치료한다. 양은 10~20g으로 한다.

1. 근골불리(筋骨不利), 요퇴동통(腰腿疼痛)에 대한 치료: 호골(虎骨) 50g을 바삭바삭하게 튀기고 찧어 부수어 백주 500㎖에 10일간 담궈 두었다가 하루 2회 10㎖씩을 음주(飮酒)한다.

2. 유주성 관절동통(游走性關節疼痛)에 대한 치료: 호골(虎骨), 부자(附子)를 각기 같은 양으로 함께 곱게 갈아 가루로 만들어 하루 2회 2g씩을 복용한다.

3. 건망(健忘), 경계(驚悸)에 대한 치료: 호골(虎骨), 원지(遠志), 용골(龍骨)을 각기 같은 양으로 함께 갈아 가루로 만들어 하루 3회 3g씩을 복용한다.

주1: 중국의 화동(華東) 지역에서는 호편(虎鞭; 숫호랑이의 생식기)으로는 임파선결핵(淋巴腺結核)을 치료한다. 호두(虎肚; 虎胃)로는 번위토식(翻胃吐食)을 치료한다. 호안(虎眼, 한 쌍씩 잘라 내어 뜨겁게 볶은 조에 넣고 구운 후 식으면 다시 볶고 구워 마를 때까지 한다)으로는 간질(癎疾), 목예(目翳)를 치료한다.

주2: 상술한 이외에 "본초(本草)"에서는 호고(虎膏), 호담(虎膽), 호신(虎腎), 호치(虎齒), 호육(虎肉) 등도 모두 약으로 사용한다고 기술되어 있으나 사용하는 사람은 매우 적다.

38. 호골교(虎骨膠)

【학 명】 *Panthera tigris*　　　　【한국명】 호랑이뼈 아교

【중문명】 虎骨膠 hu gu jiao

【영문명】 Glue of tiger's bone

【이 명】

호골교(虎骨膠)는 《의림찬요(醫林纂要)》에서 처음으로 나오며 "효능은 골(骨)과 같이 자익종용(滋益從容)한다."라고 인식하였다. 최근 중국에서는 호골교(虎骨膠)를 고아 만드는 경우도 있고 국외로 수출하는 경우도 있다.

【원동물】 호골(虎骨) 항을 참조.

【약 재】 호랑이(虎)의 골격을 고아 달인 아교를 약으로 사용한다. 연중 언제나 포획하여 호골(虎骨)을 채취하여 잘게 톱으로 잘라 솥에 넣고 물을 부은 후 달여 24시간 지난후 달인 액체를 여과하고 설탕과 명반 가루를 약간 넣고 휘저은 후 가라앉힌다. 이렇게 3회 달이고 얻은 맑은 액체를 합쳐 다시 달이고 농축시켜 수분이 전부 증발되면 소량의 황주(黃酒)를 넣고 약한 불로 농축시킨다. 교즙(膠汁)이 진득진득하고 짙은 황색이 되면 불을 제거하고 놋쇠 주걱으로 끊임없이 휘저어 열을 발산시킨다. 나중에 아교 틀에 쏟아 넣는다. 표면은 백주(白酒)를 뿜어 황금색의 꽃 거품이 나타나게 한다. 응결된 후 네모로 자른 다음 그늘지고 서늘하며 습기 없는 곳에 놓아둔다.

【약 리】 대서(大鼠)의 포름알데히드성 관절염에 대하여 일정한 정도의 소염작용이 있다. 전등불 불빛에 초점을 모아 대서(大鼠)의 미부(尾部)를 비추어 보면 진통(鎭痛)작용으로 호전되고 있음을 초보적으로 관찰할 수 있다.

【성미 및 귀경】 鹹, 溫. 肝, 腎經에 들어간다.

【응 용】 보익기혈(補益氣血), 강근건골(强筋健骨) 효능이 있다. 중풍 반신불수(中風半身不遂), 근골추급(筋骨抽急), 사지마비(四肢瘻痹), 굴신불능(屈伸不能) 등을 치료한다. 양은 5~10g으로 한다.

1. 사지마비(四肢瘻痹), 류머티스성 비통(痹痛)에 대한 치료: 호골교(虎骨膠)를 미지근한 물에 녹여 하루 2회 10g씩을 복용한다.

2. 중풍(中風), 반신불수(半身不遂)에 대한 치료: 적당한 양의 호골교(虎骨膠)를 황주(黃酒)에 녹이고 호골교(虎骨膠)와 같은 양의 대혈등(大血藤), 노관초(老鸛草)를 달인 약물을 타서 하루 2회 10㎖씩을 복용한다.

39. 해구신(海狗腎)

【학　명】 *Callorhinus ursinus*　　【한국명】 물개(북방옷토세이)의 음경과 고환
【중문명】 海狗腎 hai gou shen
【영문명】 Testies and Penis of Northen for seal
【이　명】 올눌제(膃肭臍)

　　註 : 이상 標題部分은 물개(바다사자과 북방물개 Callorhinus ursinus, 속칭 옷토세이)로 되어있으나 이하 內容記載는 물범(Phoca largha)으로 되어있음에 要留意.

해구신(海狗腎)은 송대(宋代)의 《개보본초(開寶本草)》에서 원명을 "올눌제(膃肭臍)"라고 처음으로 기술하였으며 그 후 역대(歷代) "본초(本草)"에서는 해구신(海狗腎)의 원동물(原動物)에 대하여 모두 일치하지 않게 기술하였고 산지도 다르다. 《본초연의(本草衍義)》에서는 "올눌제(膃肭臍)는 현재 등래주(登萊州)에서 산출되며 그 모양은 구(狗)도 아니고 수(獸)도 아니며 어(魚)도 아니지만 앞발은 수(獸)와 비슷하고 꼬리는 어(魚)이며 몸에는 짧고 엷은 청백색 털이 조밀하게 나 있으며 털에는 짙은 청흑색 점(点)이 있다."와 같다. 상술한 산지(產地)와 동물에 대한 묘사에 의하면 해표(海豹)에 부합된다. 이시진(李時珍)은 《이물지(異物誌)》를 인용하여 "눌수(貀獸)는 조선(朝鮮)에서 산출되고 이(狸)와 비슷하며 창흑색(蒼黑色)으로 두 앞다리가 없다."라고 하였다. 이 서술에 따르면 해구(海狗)와 비슷하다. 현재 중국 시중에서 판매되는 해구신(海狗腎)은 수입제와 국산의 두 종류로 수입품은 원동물(原動物)이 분명하지 않고 국산은 모두 해표(海豹)의 음경(陰莖)과 고환(睾丸)이다.

【원동물】 물범과동물 물범(海豹科動物 海豹; *Phoca largha*). 전신은 방추형(紡錘形)으로 몸길이는 약 1.5m 이며 몸 표면에는 짧은 털이 조밀하게 덮여 있다. 머리는 둥글고 목은 짧으며 귓바퀴가 없고 코와 귓구멍은 활동할 수 있는 판막(瓣膜)이 있어 콧구멍과 외이도(外耳道)를 닫을 수 있다. 사지는 기

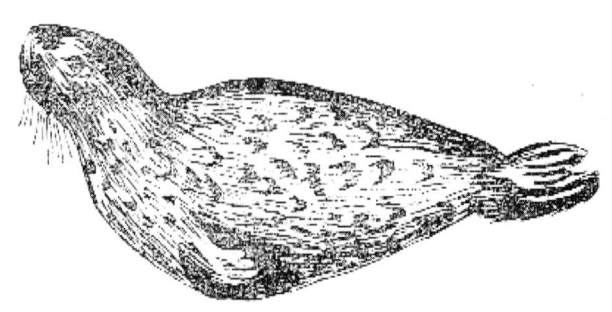

그림 7—57 물범(海豹)

족(鰭足)으로 변하였고 각각 5개의 발가락을 지니며 발가락 사이에는 물갈퀴가 있고 발가락 끝에는 발톱이 있다. 뒷발은 꼬리와 연결되어 앞으로 돌릴 수 없다. 꼬리는 짧고 뒷발 사이에 끼여 있다. 등은 회황색 혹은 창회색으로 불규칙적인 감흑색이나 혹은 흑색 반점(斑點)이 많이 있다. 배는 유황색이고 아래턱은 백색으로 얼룩이 없다(그림 7—57).

한온대 해양에 서식하며 수영이 능하지만 육상(陸上)에서 휴식하고 새끼를 낳는다. 주로 어류(魚類)를 먹고 또 갑각(甲殼) 및 패류(貝類) 동물도 먹는다.

국내 각 동물원, 수족관에서 사육되고 있으며 번식도 하고 있다.

중국에는 여대(旅大:旅順과 大連의 총칭), 진황도(秦皇島), 연태(煙台) 등 연해(沿海) 지역에 분포되어 있다.

【약 재】 해표(海豹)의 음경(陰莖)과 고환(睾丸)을 해구신(海狗腎)이라고 하여 약으로 사용한다. 봄에 연해면(沿海面)의 해빙괴(海氷塊)가 갈라 질 때 포획하여 음경(陰莖)과 고환(睾丸)을 채취하여 그늘지고 서늘하며 건조한 곳에 두어 말린다. 마른 후에는 단지에 넣고 설탕으로 덮어 좀의 침범과 기름기가 빠지는 것을 방지한다.

음경(陰莖)은 긴 원주형(圓柱形)이며 앞 끝은 가늘고 뒤 끝은 점차적으로 굵어진다. 말라 불규칙적인 종구(縱溝)를 이루며 길이는 약 18cm이고 굵기는 1.2cm이다. 외표면(外表面)은 유황색으로 갈색 얼룩이 섞여 있다. 기부(基部)에는 원형(圓形)의 고환(睾丸) 두 개가 붙어 있으며 외표면은 매끈하고 황갈색이다. 음경(陰莖)과 고환(睾丸) 사이에는 잔존(殘存)한 근육이 있다. 질은 단단하고 쉽게 절단되지 않는다. 비리고 역한 냄새가 난다(그림 7—58).

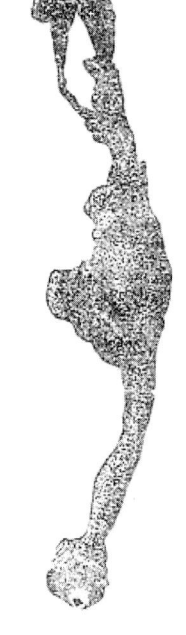

그림 7—58
해구신(海狗腎)
약재

【성미 및 귀경】 鹹, 熱, 無毒. 肝, 腎經에 들어간다.

【응 용】 온신조양(溫腎助陽), 익정보수(益精補髓) 효능이 있다. 음위유정(陰痿遺精), 요슬산연무력(腰膝酸軟無力) 등을 치료한다. 양은 5~15g으로 한다.

음위(陰痿)에 대한 치료: 해구신(海狗腎) 1개, 육종용(肉蓰蓉) 50g을 백주(白酒) 500㎖에 1주일간 담궜다가 하루 3회 1잔씩을 복용한다.

주1: 해표유(海豹油)를 피부(皮膚) 군렬(皸裂)에 바르면 군열이 치료된다.

주2: 바다사자과동물 물개(海豹科動物 海狗; *Callorhinus ursinus* L.). 주로 일본의 Hokkaido(北海島) 및 러시아에 가까운 곳에 분포되어 있다. 중국에는 황해(黃海)에서 가끔씩 나타난다. 수입되는 해구신(海狗腎)이 해구(海狗)의 음경(陰莖)과 고환(睾丸)이 옳은지 분명하지 않다(그림 7—59).

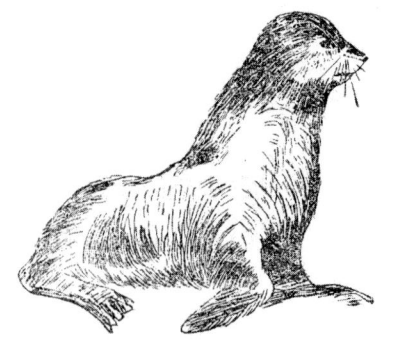

그림 7—59
물개(海狗, 북방옷토세이)

40. 상 피(象皮)

【학   명】 *Corium Elephatis*   【한국명】 아시아코끼리의 외피
【중문명】 象皮 xiang pi
【영문명】 Asian elephant hide
【이   명】

　코끼리를 약으로 사용하는 것은 송대(宋代)의 《개보본초(開寶本草)》에서 아(牙), 골(骨), 육(肉)을 사용한다고 처음으로 나와 있으나 피(皮)를 사용한다는 기술은 없다. 상피(象皮)는 《본초강목(本草綱目)》에서 처음으로 약으로 사용한다고 기술하였다. 현재 중국에서 취급하는 약재 중에는 상피(象皮)와 상아(象牙) 두 종류만이 있다.

　【원동물】 코끼리과동물 아시아코끼리(象科動物 亞洲象; *Elephas maximus* L.). 체구가 매우 커서 높이가 2.5m이고 몸 무게는 3.5~6톤이다. 수컷은 비교적 긴 한 쌍의 문치(門齒)가 밖으로 빠져 나와 길이가 1.5~1.8m으로 원추형을 이루며 약간 위로 들려 있다. 코는 원통형으로 자유롭게 신축(伸縮)할 수 있으며 길이는 지면에 달하고 하부(下部)가 비교적 가늘고 끝에는 손가락 모양의 돌기가 있다. 귀는 특별히 커서 목의 양 옆을 덮는다. 눈은 극히 작다. 꼬리는 짧고 가늘다. 사지는 실하고 튼튼하며 원주형을 이루며 앞발에는 발가락이 5개 있고 뒷발에는 발가락이 4개 있다. 가죽은 두텁고 주름 무늬가 있으며 창회색(蒼灰色) 혹은 갈회색으로

희소(稀疏)한 굳센 털이 있다(그림 7—60).

열대 삼림에서 서식한다. 해발 1,000m 이하의 산비탈, 개울, 강가 등에서 활동하며 고정된 서식지가 없다. 성질은 사납고 군서성(群棲性)으로 아침과 저녁 무렵에 활동한다. 각종 나무 잎, 열매, 죽순(竹筍) 등을 먹이로 한다.

국내 각 동물원에서 사육하고 있으며 서울대공원 및 어린이대공원에서는 4~5회의 출산기록도 있다.

중국에는 운남성(雲南省) 서쌍판납(西雙版納) 등 지에 분포되어 있다.

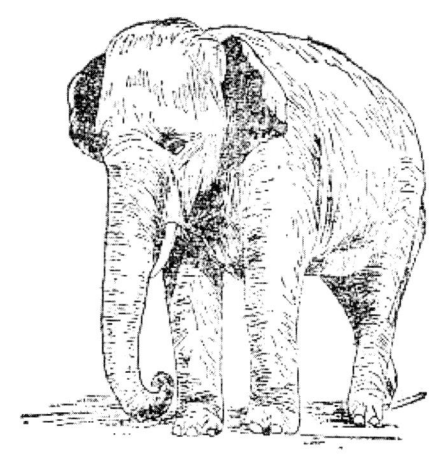

그림 7—60 아시아코끼리(亞洲象)

【약 재】 코끼리 털을 제거한 건조한 가죽을 약으로 사용한다. 언제나 포획하여 가죽을 채취한 후 근막(筋膜)과 유지(油脂)를 제거하고 깨끗이 씻은 다음 잘라서 햇볕에 말린다.

약재는 방형(方形) 혹은 정방형(正方形)의 불규칙적인 가죽 덩이로 크기가 다르다. 보통 길이는 40cm이고 너비는 10cm 정도이며

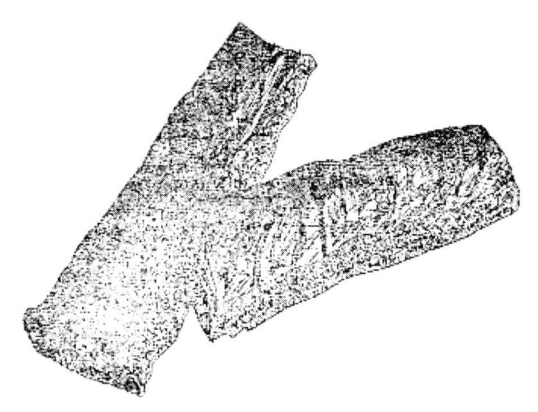

그림 7—61 상피(象皮)약재

두께는 0.5~2cm이다. 외표면(外表面)은 연한 회흑색으로 세소(細小)한 과립상 돌기가 조밀하게 분포되어 있으며 때로는 흑색의 긴 털과 주름살을 볼 수 있다. 내표면(內表面)은 회백색 내지 회갈색이다. 질은 단단하고 냄새는 약간 비리다(그림 7—61).

사용할 때에는 반드시 포제(炮製)하여야 한다. 먼저 활석분(滑石粉)을 솥에 넣어 가열한 다음 썰어 놓은 상피(象皮) 덩이를 넣고 데워 노랗게 부풀으면 꺼내어 활석분(滑石粉)을 체로 쳐서 제거하고 식은 다음 가루로 만들어 사용한다.

【성 분】 단백질 등이 함유되어 있다.

【성미 및 귀경】 甘, 鹹, 溫, 無毒. 脾, 膀胱經에 들어간다.

【응 용】 염창생기(斂瘡生肌) 효능이 있다. 도상궤양(刀傷潰瘍)의 구불수구(久不收口)를 치료한다. 적당한 양으로 외용한다.

외상출혈(外傷出血)에 대한 치료: 상피(象皮) 6g, 녹각상(鹿角霜) 3g, 한삼칠(漢三七) 1g을 함께 곱게 갈아 가루로 만들어 상한 자리에 뿌린다. 출혈이 많을 때는 눌러준다.

주: 상아(象牙)도 약으로 사용한다. 청열정경(淸熱定驚), 해독생기(解毒生肌) 작용이 있으며 경풍(驚風), 전간(癲癇), 옹창종독(癰瘡腫毒), 외상출혈(外傷出血) 등을 치료한다. 양은 5~10g으로 한다. 적당한 양으로 외용한다.

41. 마 보(馬寶)

【학 명】 *Equus caballus*
【한국명】 말의 위장결석
【중문명】 馬寶 ma bao
【영문명】 Horse Bezoar
【이 명】 자태(鮓苔); 마결석(馬結石)

마보(馬寶)는 "본초(本草)"에 없으며 《본초강목(本草綱目)》의 제50권 수부(獸部)에 "자태(鮓苔)"라는 이름의 묘술(描述)이 지금의 마보(馬寶)와 유사하다. 이시진(李時珍)은 "자태(鮓苔)는 짐승과 우마(牛馬)와 같은 여러 가지 가축들의 간담(肝膽) 사이에서 육낭(肉囊)에 싸여 생기며 큰 것은 계란 정도이고 작은 것은 밤, 개암 정도로 백색이며 비석사석(非石似石) 비골사골(非骨似骨)이고 깨뜨리면 겹겹히 쌓인 층이 보인다."라고 하였다. 이에 의하면 지금의 마보와 유사하다. 《현대실용중약(現代實用中藥)》에서는 자태(鮓苔)를 마보(馬寶)의 별명(別名)으로 기록하고 있다.

【원동물】 말과동물 말(馬科動物 馬; *Equus caballus* L.). 대형 가축(家畜)의 일종으로 키가 크고 튼튼하다. 머리와 목은 길고 이마 털과 갈기 털이 있으며 귓바퀴는 길고 크며 직립으로 움직일 수 있다. 사지(四肢)는 날씬하고 길쭉하다. 제3지(趾)가 특히 발달되였고 제2, 4 지(趾)는 잔존(殘存)한 장골(掌骨)만이 있다. 꼬리는 길고 밤색, 청색, 백색 등의 털 색이 있다(그림 7—62).

장기간 인공으로 길들여 사육한 결과 성질이 온순하게 길들여져 있다. 화본과

(禾本科)와 콩과의 식물 줄기와 잎을 즐겨 먹는다.

중국에는 각지에서 보편적으로 사육한다.

【약 재】 사육하는 말(馬)의 위장도(胃腸道) 속에 있는 결석(結石)을 마보(馬寶)라고 하여 약으로 사용한다. 말을 도살할 때에 만약 결석(結石)이 발견되면 채취하여 깨끗이 씻어 햇볕에 말리면 된다.

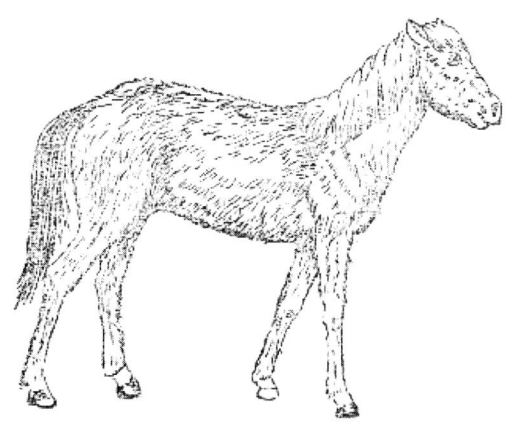

그림 7-62 마(馬)

온전한 마보(馬寶)는 원구형, 난원형 또는 납작한 원형을 이루고 크기는 일정하지 않다. 보통 직경은 6~20cm이고 무게는 250~2,500g이지만 콩알만큼 작은 것도 있다. 표면은 분백색(粉白色) 또는 회백색으로 광택(光澤)이 있고 단면(斷面)은 층륜상(層輪狀)의

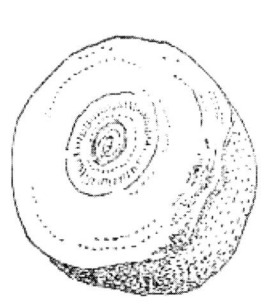 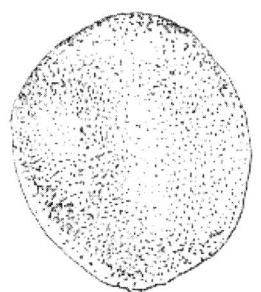

그림 7-63 마보(馬寶)약재

와문(渦紋)이 있다. 질은 무겁고 냄새는 역하다(그림 7-63)

【성 분】 탄산칼슘, 탄산마그네슘, 인산마그네슘 등의 염류를 함유하고 있다.

【성미 및 귀경】 甘, 鹹, 微苦, 凉, 小毒. 心, 肝經에 들어간다.

【응 용】 진경화담(鎭驚化痰), 청열해독(淸熱解毒) 효능이 있다. 경간전광(驚癎癲狂), 담열내성(痰熱內盛), 신지혼미(神志昏迷), 악창종독(惡瘡腫毒) 및 실혈(失血) 등을 치료한다. 양은 1~3g으로 한다.

1. 소아의 경풍추휵(驚風抽搐)에 대한 치료: 마보(馬寶) 10g, 우황(牛黃) 2g을 함께 곱게 갈아 가루로 만들어 하루 2회 2g씩을 복용한다.

2. 폐결핵(肺結核)에 대한 치료: 마보(馬寶) 10g, 백부(百部) 10g, 백급(白芨) 20g을 함께 곱게 갈아 가루로 만들어 하루 2회 5g씩을 복용한다.

주1: 노새(騾; ♂Equus asinus L. × ♀Equus caballus L.)의 위장도(胃腸道) 속의 결석(結石)은 나보(騾寶)라고 하며 그 효능과 주치(主治)는 마보(馬寶)와 같다.

주2: 마제갑(馬蹄甲)을 노랗게 소존성(燒存性)하여 곱게 갈아 가루로 만들어 참기름에 반죽하여 삼출성(滲出性) 습진(濕疹)에 발라 습진을 치료한다.

주3: 나제갑(騾蹄甲)은 거풍(祛風), 진통(鎭痛), 활락(活絡)의 효능이 있으며 류머티스성 관절염(關節炎)을 치료할 수 있다. 소존성(燒存性)하여 가루를 만들어 물에 달이고 찌꺼기를 제거한 후 하루 2번씩 연속 7일간 복용한 다음 7일간 끊었다가 효과가 있으면 연속 복용한다. 편자를 달 때 깎아 낸 제갑(蹄甲)이면 된다. 마제갑(馬蹄甲)으로 대용할 수 없다.

42. 여 신(驢腎)

【학 명】 Equus asinus
【한국명】 나귀의 음경과 고환
【중문명】 驢腎 lü shen
【영문명】 Penis and testes of a donkey
【이 명】 여음경(驢陰莖); 여편(驢鞭)

여신(驢腎)은 《본초강목(本草綱目)》에서 원명을 "여음경(驢陰莖)"이라고 처음으로 기술하였으며 《본초신편(本草新編)》에서는 여편(驢鞭)이라고 하였으나 역시 음경(陰莖)을 모두 약으로 사용한다고 하였다. 지금 중국에서는 음경(陰莖)과 고환(睾丸)을 여신(驢腎)이라고 하며 약으로 사용하고 있다.

【원동물】 말과동물 나귀(馬科動物 驢; Equus asinus L.). 사육하는 가축이다. 체형은 말과 같으나 다소 작고 몸 무게는 약 200kg이다. 머리는 크고 눈은 둥글며 귀는 길다. 얼굴은 곧고 평평하며 목을 높이 쳐들고 있으며 갈기는 희소(稀疏)하다. 사지는 굵고 짧으며 제질(蹄質)은 단단하다. 꼬리 기부는 굵고 끝 부분은 가늘고 꼬리부에는 털이 모여 나 있다. 몸의 털은 두텁

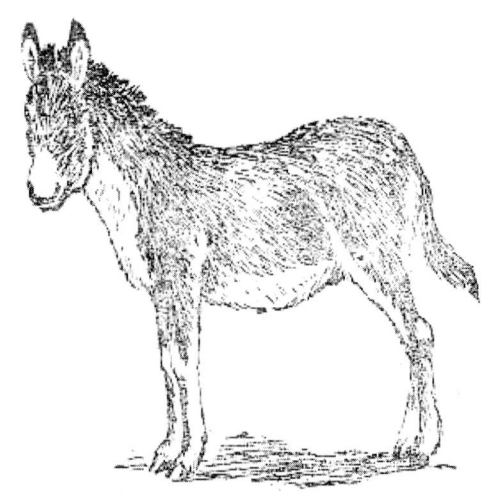

그림 7—64 나귀(驢)

고 짧으며 털 색은 흑색, 밤색, 회색 세 가지 색이 있다. 목 뒤에는 짙은 색의 짧은 가로 무늬가 한 줄 있다. 주둥이에는 백색의 취권(嘴圈)이 있고 배와 사지의 안쪽은 백색이다(그림 7—64).

화본과(禾本科) 식물을 사료로 한다. 번식 능력이 강하다.

중국에는 전국 각지에서 모두 사육한다.

【약 재】 나귀(驢)의 음경(陰莖)과 고환(睾丸)을 약으로 사용한다. 연중 언제나 포획할 수 있으며 음경(陰莖)을 채취하여 잔육(殘肉)은 깨끗이 제거하고 깨끗이 씻어 곧게 잡아 당겨 통풍이 잘 되는 곳에 드리워 음건(陰乾)하거나 햇볕에 말린다. 또는 끓는 물에 넣어 약간 삶은 다음 얇게 썰어 말리기도 한다.

건조한 음경(陰莖)은 긴 원주형을 이루고 길이는 약 30cm이며 굵기는 약 3cm이고 앞 끝은 원형을 이루며 비교적 크고 보통 주름져 있다. 앞 끝은 흑색이고 나머지 부분은 모두 황백색이다. 기부는 대형(大型)으로 원형에 유사한 고환(睾丸) 2개가 있으며 편평상(扁平狀)이다. 질(質)은 단단하고 쉽게 절단되지 않는다. 냄새는 비리고 맛은 짜다(그림 7—65).

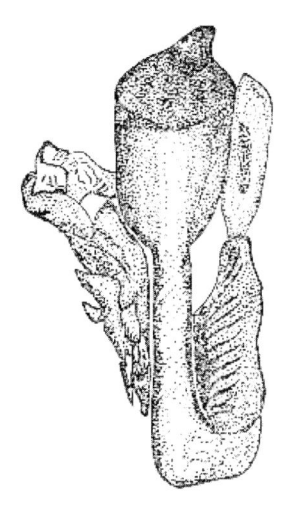

그림 7—65
여신(驢腎)약재

사용할 때 포제(炮製)하여야 한다. 고운 모래나 활석분(滑石粉)과 같이 볶아 약간 부풀어 나고 표면이 황색으로 되면 꺼내어 식히고 갈아서 가루로 만들어 사용한다.

【성미 및 귀경】 甘, 鹹, 溫, 無毒. 肝, 腎經에 들어간다.

【응 용】 보신장양(補腎壯陽), 강근장골(强筋壯骨) 효능이 있다. 음위(陰痿), 근골산연(筋骨酸軟), 골수염(骨髓炎), 골결핵(骨結核) 및 부녀의 기혈휴손(氣血虧損), 유즙부족(乳汁不足) 등을 치료한다. 양은 15~25g으로 한다.

1. 골결핵(骨結核) 또는 골수염(骨髓炎)에 대한 치료: 신선한 여신(驢腎) 하나를 물에 삶아 두번에 나누어 먹는다.

2. 부녀의 유즙부족(乳汁不足)에 대한 치료: 생황기(生黃芪) 50g, 왕불류행(王不留行) 25g, 물 3,000㎖를 물이 2,000㎖로 될 때까지 달여 찌꺼기를 제거한 다음 약즙에 여신(驢腎)을 삶아 여신(驢腎)과 약물을 모두 복용한다.

43. 아 교 (阿膠)

【학   명】 *Equus asinus*　　　　　　　**【한국명】** 나귀아교
【중문명】 阿膠 e jiao
【영문명】 Ass hide glue; Donkey hide gelatin
【이   명】

　아교(阿膠)는 《신농본초경(神農本草經)》에서 처음으로 기술하였으며 《명의별록(名醫別錄)》에서는 "아교(阿膠)는 동평군(東平郡) 동아현(東阿縣)에서 산출되며 쇠가죽을 삶아서 만든다……"라고 하였다. 당대(唐代)에 이르러 진장기(陳藏器)는 《본초습유(本草拾遺)》에서 여피(驢皮)를 아교(阿膠) 원료(原料)로 선용할 것을 주장하기 시작하였다. 근대 중국에서는 아교(阿膠)의 대개는 여피(驢皮)를 달여 만든 것이다.

【원동물】 여신(驢腎) 항을 참조.

【약   재】 나귀가죽(驢皮)을 달여 만든 아교(阿膠)를 약으로 사용한다. 나귀가죽(驢皮)을 물에 넣고 담궈 연하게 한 후 오물과 털을 긁어 버리고 잘게 썰어 다시 비누 물로 기름기를 씻어 내고(혹은 끓는 물에 약간 삶는다) 맑은 물로 비린내를 헹궈 내어 솥에 넣고 달인다. 먼저 센 불로 달이고 후에는 약한 불로 일 주야를 달여 액즙(液汁)이 짙게 되면 꺼내어 다시 물을 더 넣고 1주야 달인다. 이렇게 대부분의 교질(膠質)이 녹아 나올 때까지 달인다. 몇 번의 농즙(濃汁)을 합쳐 단지에 넣고 견직물로 여과한 여액(濾液)에 백반(白礬)을 넣고(가죽 500kg 당 백반(白礬) 250g씩) 몇 시간 놓아 두어 불순물이 침전되면 위층의 용액을 취하여 가열 농축시켜 교(膠)가 형성되기 2시간 전에 황주(黃酒)와 설탕을 넣고(가죽 500kg 당 황주 3,750㎖, 설탕 7,500g씩) 마지막 단계의 달임을 한다. 콩기름을 석피(錫皮)가 받쳐져 있는 목조(木槽)에 바른 다음 달인 교(膠)를 조(槽)에 넣고 나무 덮개로 잘 덮어 교(膠)가 응고 되면 꺼내어 그물 틀에 널어 놓고 밀폐한 상자에 넣어 밀폐하는 동시에 납작하게 누른 다음 표면이 연하게 회복되면 꺼내어 작은 덩어리로 썰어 다시 그물 틀에 놓고 충분히 말린다.

　생약(生藥)은 장방형(長方形)의 괴상이고 보통 길이는 약 2.5cm이며 너비는 3.7cm이고 두께는 0.7cm이다. 갈흑색으로 표면은 매끈하며 광택(光澤)이 있고 약간 투명하다. 질은 굳고 쉽게 깨진다. 냄새는 약하고 맛은 약간 달다(그림 7-66).

아교주(阿膠珠)는 먼저 합분(蛤粉)을 솥에 넣고 가열한 다음 부서진 아교(阿膠) 덩이를 솥에 넣고 부풀어 올라 원주상(圓珠狀)이 될 때까지 볶아 황백색이 되면 꺼내어 체로 합분(蛤粉)을 쳐서 제거하고 놓아 두면 식는다.

【성분 및 약리】 주로 골교원(骨膠原; Collagen)을 함유하고 있으며 명교(明膠)와 유사하다. 가수분해로 여러 가지 아미노산을 생성하지만 Lysine이 명교(明膠)보다 많고 Cystine도 함유되어 있다.

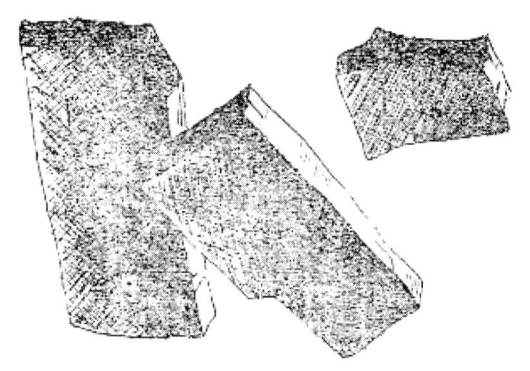

그림 7-66 나귀아교(阿膠)약재

혈액 중의 적혈구와 헤모글로빈의 함량을 증가시킨다. 동물 체내의 Ca의 평형을 개선하여 Ca의 흡수를 촉진하고 혈청 중의 Ca의 질(質)을 남겨 둔다. 진행성(進行性) 근육의 영양 장애를 예방하거나 치료하는 것은 비타민 E의 산화를 방지하는 것과 관계가 있는 듯 하다. 창상(創傷)으로 인한 쇼크의 위급 상태를 응급 처치할 수 있다.

【성미 및 귀경】 甘, 淡, 微溫. 肺, 肝, 腎經에 들어간다.

【응 용】 자음윤조(滋陰潤燥), 지혈안태(止血安胎), 보폐(補肺) 효능이 있다. 음허해수(陰虛咳嗽), 각종 출혈(出血), 태루(胎漏), 월경부조(月經不調), 심번실면(心煩失眠), 영양불량성 수종(營養不良性水腫), 빈혈(貧血) 등을 치료한다.

1. 기능성자궁출혈(技能性子宮出血)에 대한 치료: 아교(阿膠), 당귀(當歸), 포황탄(蒲黃炭), 혈여탄(血余炭)을 각기 같은 양으로 함께 갈아 가루로 만들어 달인 꿀로 15g 무게의 환을 만들어 하루 2회 1개씩을 복용한다.

2. 폐허 해수(肺虛咳嗽), 천촉(喘促)에 대한 치료: 아교(阿膠) 25g, 마두령(馬兜鈴) 10g, 행인(杏仁) 3g, 감초(甘草) 3g, 우방자(牛蒡子) 3g, 나미(糯米) 15g을 물로 달여 하루 2회씩 복용한다.

44. 야저담(野猪膽)

【학 명】 Sus vittatus　　【한국명】 멧돼지 쓸개
【중문명】 野猪膽 ye zhu dan
【영문명】 Asiatic wild boar's gall
【이 명】

　야저담(野猪膽)은 《식료본초(食療本草)》에서 처음으로 기술하였으며 《본초강목(本草綱目)》에서는 제 51권 수부(獸部) 야저(野猪) 항에 열거하였다. 중국에서는 길림성 연변 조선족 자치주(吉林省延邊朝鮮族自治州)의 의원(醫員)들이 야저담(野猪膽)을 흔히 사용하고 있다.

　【원동물】 멧돼지과동물 아시아멧돼지(猪科動物 野猪; *Sus vittatus* Linnaeus). 외형은 집돼지와 비슷하나 주둥이가 돌출(突出)되어 있다. 사지는 비교적 짧고 꼬리는 가늘다. 몸은 굳센 침모(針毛)로 덮여 있다. 갈기가 발달하였다. 침모(針毛)와 갈기의 끝은 모두 갈라졌다. 가장 큰 수컷의 몸무게는 250kg 이상에 이르고 몸길이는 2m에 이른다. 수컷은 견치(犬齒)가 특별히 발달하였다. 상하(上下)

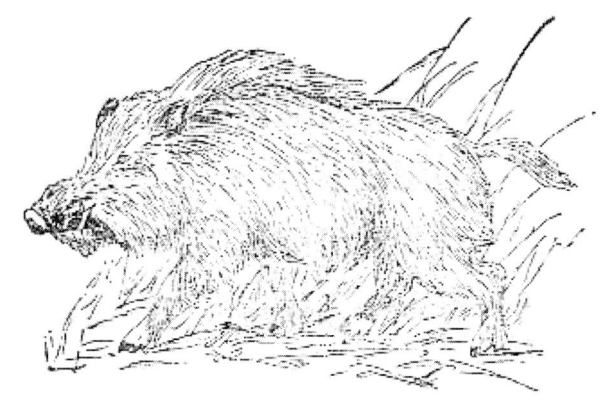

그림 7—67 아시아멧돼지(野猪)

턱의 견치(犬齒)는 모두 위로 쳐들려 있어 보통 요아(獠牙)라고 하며 입술 밖에 드러나 있다. 암컷의 요아(獠牙)는 발달하지 않았다. 털 색은 보통 갈흑색으로 볼과 가슴에는 흑백색의 털이 섞여 있다(그림 7—67).

　활엽림이나 침활 혼합림 혹은 관목 숲에서 서식한다. 흔히 밤에 활동하며 큰 수컷은 단독으로 활동하며 그외에 다른 것들은 보통 무리지어 활동한다. 잡식성이다.

　국내 산지, 경작지부근 일대에서 많이 산다. 동물원 및 일부 특수농가에서 사육하며 번식도 용이하다.

　중국에는 전국 각지에 모두 분포되어 있다.

【약　　재】 멧돼지(野猪)의 담즙을 약으로 사용한다. 언제나 포획하고 담낭(膽囊)을 채취하여 통풍이 잘 되는 곳에서 음건(陰乾)하여 비축하거나 선용(鮮用)한다.

【성　　분】 담즙 중에는 Chenodeoxycholic acid, 3a-Hydroxy-6-oxo-5a-Cholanic acid, Lithocholic acid 등 성분이 함유되어 있으며 거의 모두 Glycine과 결합된 것이다.

【성미 및 귀경】 酸, 苦, 寒, 無毒. 肝, 肺經에 들어간다.

【응　　용】 청열해독(淸熱解毒) 효능이 있다. 창독(瘡毒), 표저(瘭疽), 화상(火傷) 등을 치료한다. 적당한 양으로 외용한다.

1. 화상(火傷)에 대한 치료: 야저담즙(野猪膽汁)에 곱게 갈아 만든 황백(黃柏) 가루를 반죽하여 환처에 바른다.

2. 소변불통(小便不通)에 대한 치료: 야저담즙(野猪膽汁) 한잔을 따뜻한 술에 타서 하루 두번 복용한다.

3. 산후허약(産後虛弱)에 대한 치료: 야저담(野猪膽) 2g을 따뜻한 술에 녹여 복용하고 땀을 낸다(중국 길림성 일대의 조선족 부녀들이 산후에 습관적으로 사용한다).

45. 야저분(野猪糞)

【학　　명】 *Sus vittatus* 　　　　【한국명】 멧돼지똥
【중문명】 野猪糞 ye zhu fen
【영문명】 Asiatic wild boar's dung
【이　　명】

야저분(野猪糞)은 《몽의사부의전(蒙醫四部醫典)》의 제 2부에서 처음으로 기술하였으며 근대의 몽고의(蒙古醫)들이 흔히 사용하는 약으로 몽약서적(蒙藥書籍)에는 모두 기술되어 있다. 《길림성중약재표준(吉林省中藥材標準)》에도 기술되어 있다.

【원동물】 야저담(野猪膽) 항을 참조.

【약　　재】 건조한 멧돼지의 분변(糞便)을 약으로 사용한다. 사계절 언제나 채집할 수 있으며 채집한 것은 불순물을 제거하고 햇볕에 말린다.

생약(生藥)은 원주형이거나 타원형으로 길이는 2.5~4cm이며 직경은 1~3cm이다. 표면은 흑회색으로 광택이 있으며 질은 부드럽고 어떤 것은 겉에 한층의 막상물(膜狀物)이 있는 것 같다. 질은 비교적 굳고 절단할 수 있으며 단면은 흑갈색으로 비교적 거칠다. 냄새가 특이하고 맛은 떫다.

사용할 때 포제(炮製)하여야 한다. 마른 멧돼지똥(野猪糞)을 불순물은 제거하고 용기에 넣고 잘 덮어 용기 틈을 흙으로 밀폐한 다음 가열하여 탄상(炭狀)으로 되면 꺼내어 식힌다.

【성미 및 귀경】 鹹, 溫. 腎, 胃經에 들어간다.

【응 용】 소식(消食), 산어(散瘀), 이습(利濕) 효능이 있다. 소화불량(消化不良), 황달(黃疸), 수종(水腫), 각기(脚氣) 등을 치료한다. 양은 5~15g으로 한다.

소화불량(消化不良)에 대한 치료: 멧돼지똥(野猪糞, 炭으로 된 것), 수홍자(水紅子)의 각기 같은 양을 함께 곱게 갈아 가루로 만들어 하루 2회 5g씩을 황주(黃酒)에 타서 복용한다.

46. 저담즙(猪膽汁)

【학 명】 Sus domestica
【중문명】 猪膽 zhu dan
【영문명】 Domestic pig gall liquid
【이 명】

【한국명】 집돼지 쓸개즙

저담(猪膽)은 한대(漢代)에 임상에서 응용하였으며 《명의별록(名醫別錄)》에서는 이를 약학(藥學) 서적(書籍)에 기술하였다. 근래 중국에서는 잡지에 자주 보도되고 있어 발전할 수 있는 유망한 약물의 하나이다.

【원동물】 돼지는 중형(中型) 가축의 하나이다. 몸은 짧고 넓으며 머리는

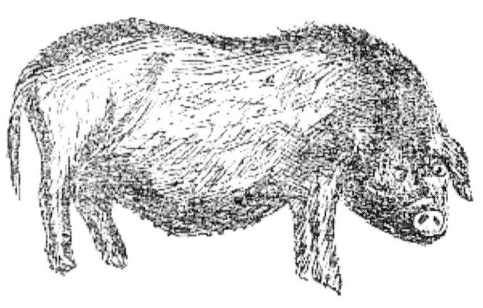

그림 7—68 집돼지(猪)

길다. 주둥이는 앞으로 늘어나 돌출되어 있고 앞 끝은 드러나 있으며 연골점(軟骨墊)이 있다. 사지는 비교적 짧고 뒷다리는 살쪘으며 몸에는 굵고 굳센 털이 드물게 나 있다(그림 7—68).

돼지는 인류가 멧돼지를 장기간 사육하면서 길들인 것이다. 잡식성이다.

중국에는 전국 각지에서 보편적으로 사육한다.

【약 재】 돼지의 담즙(膽汁)을 약으로 사용한다. 언제나 채취할 수 있다. 돼지를 잡아 담낭(膽囊)을 채취하여 통풍이 잘 되는 곳에 걸어서 말린다.

【성분 및 약리】 주로 담즙산류(膽汁酸類), 담색소(膽色素), 점단백(粘蛋白; Mucin mucoprotein), 지방류(脂肪類)와 무기물이 함유되어 있다. 담즙산(膽汁酸)에는 Chenodeoxycholic acid, 3a-Hydroxy-6-oxo-5a-Cholanic acid 와 담석산(膽石酸)이 포함되어 있다. 이들은 거의 완전히 Glycine과 결합되어 존재한다. 별도로 Hyocholic acid, Hyodeoxycholic acid도 함유되어 있다.

전기로 마취시킨 고양이의 인후(咽喉) 신경을 자극하여 생기는 해수(咳嗽)에 담즙산 나트륨을 정맥주사 하거나 저담분(猪膽粉)을 관위(灌胃)하였을 때 모두 지해(止咳) 작용이 있고 대서(大鼠)의 포름알데히드(Formald-ehyde)성 관절염(關節炎)에 대하여 일정한 항염(抗炎) 작용이 있으며 시험관 중 저담즙(猪膽汁)은 고농도(高濃度)에서 백일해(百日咳) 간균(杆菌)에 대하여 억제작용이 있다는 것을 증명하였다.

【성미 및 귀경】 鹹, 苦, 寒. 肝, 膽, 肺, 大腸經에 들어간다.

【응 용】 청열해독(淸熱解毒), 건위(健胃), 이담(利膽), 지해(止咳) 효능이 있다. 창절(瘡癤), 표저(瘭疽), 황달성간염(黃疸性肝炎), 위염(胃炎), 백일해(百日咳) 등을 치료한다. 양은 5~10g으로 하며 적당한 양으로 외용한다.

1. 간염(肝炎)에 대한 치료: 저담즙분(猪膽汁粉) 0.2g, 탄산칼슘 0.3g, 전분(澱粉) 0.1g을 한 개의 조제량(調劑量)으로 하여 매일 3회 1~2개씩을 복용한다. 복약하는 과정에서 환자의 일부는 대변 회수가 매일 1~2회 증가하는 경우가 있었으나 다른 부작용은 없었다.

2. 백일해(百日咳)에 대한 치료: 저담즙(猪膽汁) 1,200㎖을 건조시켜 가루로 만들어 면분(麵粉) 500g을 노랗게 볶아 담분(膽粉)과 혼합하여 1호(號) 캡슐에 넣어 매일 3회 1개씩 복용한다.

주1: 저골류유(猪骨䬸油)는 건선(乾癬; 마른 버짐)을 치료한다. 신선한 저골(猪骨)을 햇볕에 말린 후 골수강(骨髓腔)을 깨뜨려 건류기(乾䬸器)에 넣어 가열하여 유액(䬸液)을 수집 냉각(冷却)시켜 비축한다. 환부를 깨끗이 씻고 골류유(骨䬸油)

를 얇게 한층 바른 다음 붕대로 상처를 싸맨다. 하루에 한 번씩 바른다.

주2: 저피(猪皮)를 화상창면(火傷創面)에 이식(移植)할 수 있다. 무게가 10kg 정도 되는 소백저(小白猪)를 잡어 털을 제거하고 가죽을 채취하여 75%의 알코올로 2~3차 소독하고 다시 무균조작(無菌操作)을 하여 저피(猪皮)의 지방층(脂肪層)을 제거하고 고식취피기(鼓式取皮機)의 불룩한 면에 뒤집어 붙인 다음 지방층과 일부분 진피층(眞皮層)을 잘라 버리고 피면(皮面)의 두께를 0.2~0.6mm로 되게 하고 소요되는 면적만큼 잘라 상한 면에 이식(移植)한다. 이미 3도(度) 화상(火傷)의 상한 면에 6개 사례나 사용한 바 있으며 화상(火傷)의 총면적(總面積)은 60~95%로서 같지 않았다. 그중 3도(度) 화상(火傷)의 면적은 15~80%를 점하고 저피(猪皮) 식피(植皮) 면적은 2~50%로서 같지 않았다. 결과 5개 사례가 생장이 좋았고 1개 사례는 한달 남짓을 살았다. 상한 면에 대하여 보호 작용을 할 수 있으나 나쁜 반응은 없었다. 20일간 냉장한 저피(猪皮)는 그대로 하여도 산다.

중국의 진강(鎭江) 지역 병원에서는 저피(猪皮)로 만든 젤라틴(Gelatine)으로 혈장(血漿)을 대체하여 임상에 사용하였다.

주3: 저모(猪毛)로 화상(火傷)을 치료할 수 있다. 저모(猪毛) 200g을 먼저 참기름 500g를 가열하여 끓으면 저모(猪毛) 200g을 넣고 계속 끓이면서 끊임 없이 휘저어 저모(猪毛)가 완전히 녹으면 파라틴(Parattin) 200g을 넣고 고루 저으며 계속 가열하여 기름 물이 방울져 떨어질 정도면 꺼내어 여과하고 냉각되면 바로 고(膏)가 된다. 사용할 때에는 먼저 상한 면을 소독하고 고(膏)를 상한 면에 바른다. 매일 한 번씩 붕대를 바꾼다.

주4: 돼지 췌장(膵臟)으로 당뇨병(糖尿病)을 치료한다. 신선한 돼지 췌장을 저온에서 건조시키고 탈지(脫脂)하여 가루로 만들어 매일 25g씩을 복용하며 2일을 1개 치료 기간으로 한다. 중국의 광동(廣東) 조주(潮州), 산두(汕頭) 일대 민간에서는 당뇨병 치료에 매일 신선한 돼지 췌장 하나씩을 먹는다.

주5: 저제갑(猪蹄甲)으로 서각(犀角)을 대체하여 사용한다. 서각지황탕(犀角地黃湯) 중의 서각(犀角)에 저제갑(猪蹄甲)을 대용할 수 있으며 출혈성 자반병(紫斑病)을 완치할 수 있다.

47. 신정자(腎精子)

【학   명】 Sus domesticus   【한국명】 돼지방광결석
【중문명】 腎精子 shen jing zi
【영문명】 Stone of pig's bladder
【이   명】 저방광결석(猪膀胱結石)

신정자(腎精子)는 역대 "본초(本草)"에는 모두 기술이 없으나 중국 하북성(河北省) 민간에서 널리 응용하고 있으며 제약 회사에서도 약재를 수매하고 있으나 모두 본 고장에서 산출되는 것을 본 고장에서 소비한다. 조사에 의하면 신정자(腎精子)의 내원은 돼지나 혹은 소의 방광결석(膀胱結石)으로 《중약재수책습유(中藥材手冊拾遺)》 (中國北京市藥材公司等 編)에는 소의 방광결석(膀胱結石)으로 기술되어 있으나 이 표본은 구하지 못하고 돼지의 방광결석(膀胱結石)만을 얻었다.

【원동물】 저담(猪膽) 항을 참조.

【약   재】 돼지의 방광결석(膀胱結石)을 약으로 사용한다. 연중 언제나 채집할 수 있다. 돼지를 도살할 때 방광 내에서 결석(結石)이 발견되면 꺼내어 깨끗이 씻어 음건(陰乾)한다.

결석(結石)은 원구형을 이루며 크기는 모두 다르며 보통은 직경이 2mm 정도이다. 외면은 혼탁한 백색으로 매끄럽거나 홈이 패어 있다. 질은 단단하고 가볍다. 냄새가 없다(그림 7—69).

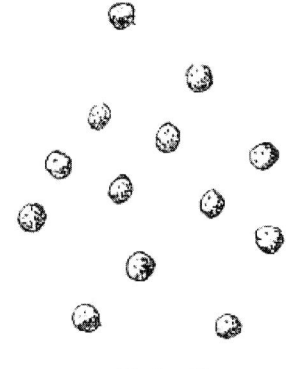

그림 7—69
신정자(腎精子)약재

【성미 및 귀경】 甘, 鹹, 澁. 腎, 膀胱經에 들어간다.

【응   용】 이수(利水), 소종(消腫), 제창(除脹)의 효능이 있다. 소변불통(小便不通), 소복창통(小腹脹痛) 등을 치료한다. 양은 1~2개로 한다.

소변불리(小便不利), 소복창통(小腹脹痛)에 대한 치료: 신정자(腎精子) 1개를 하루 2회 끓인 물에 타서 복용한다.

48. 사 향(麝香)

【학   명】 Moschus mosohiferus   【한국명】 시베리아사향노루의 사향

【중문명】 麝香 she xiang
【영문명】 Siberian Musk deer's Musk
【이 명】 제향(臍香); 사제향(麝臍香); 사미취(四味臭)

사향(麝香)은 상용약(常用藥)으로 《신농본초경(神農本草經)》에서 처음으로 기술하였으며 상품(上品)에 열거하였다. 도홍경(陶弘景)은 "사(麝)는 모양이 장(麞)과 비슷하나 작고 흑색이며 항상 측백나무 잎을 먹이로 하며 뱀도 먹는다. 그 향(香)은 바로 음경(陰莖) 앞의 피내(皮內)에 다른 막 주머니 속에 있다. 5월에 향을 얻는다 ……"라고 하였다. 이시진(李時珍)은 "사(麝)는 서북(西北)에서 산출되는 것이 향이 확실하고 동남(東南)에서 산출되는 것은 토사(土麝)라고 하여 역시 사용할 수 있으나 효과가 못하다."라고 하였다.

【원동물】 1. 사향노루과동물 사향노루(시베리아향노루)(鹿科動物 原麝; *Moschus moschiferus* Linnaeus). 향장자(香獐子)라고도 한다. 몸길이는 850mm 정도이다. 귀는 길고 직립 되었으며 상부(上部)는 원형이다. 코끝은 털이 없이 드러나 있다. 수컷은 위턱의 견치(犬齒)가 발달하여 입술 밖으로 드러나 뒤로 만곡(彎曲)되어 요아(獠牙)를 이룬다. 사지는 날씬하고 길쭉하며 뒷발이 앞발보다 길어 둔부(臀部; 荐部)가 견부(肩部)보다 높다. 주제(主蹄)는 좁고 길며 측제(側蹄)는 길어 땅에 닿을 수 있다. 꼬리는 짧아 엉덩이 털속에 파묻혀 있다. 수컷의 배꼽과 음낭(陰囊) 사이에 사선(麝腺)이 있고 낭상(囊狀)이 되어 이것이 바로 향낭(香囊)으로 외부에 약간 두드러져 있다. 향낭(香囊)의 바깥과 중앙에는 소구(小口)가 2개 있어 앞의 것은 사향 낭구(麝香囊口)이고 뒤의 것은 요도구(尿道口)이다. 몸 전체는 황갈색, 흑갈색 등이다. 주둥이, 얼굴은 회갈색이고 귓등은 흑갈색이며 귀안은 백색이다. 목과 등에는 토황색의 반점(斑點)이 종렬(縱列)로 4~6 줄 있으며 허리 및 엉덩이 양 옆에는 뚜렷한 반점(斑點)이 줄이나 순서가 없이 밀집되어 있다. 배의 털 색은 엷어 대개 황백색이며 사지 안쪽은 연한 갈색이고 바깥쪽은 짙은 다갈색이며 꼬리는 연한 갈색이다. 계절에 따라 털 색이 짙거나 연하게 변화한다. 봄, 겨울의 털 색은 연하고 가을 이후에는 색이 짙게 변한다(그림 7—70).

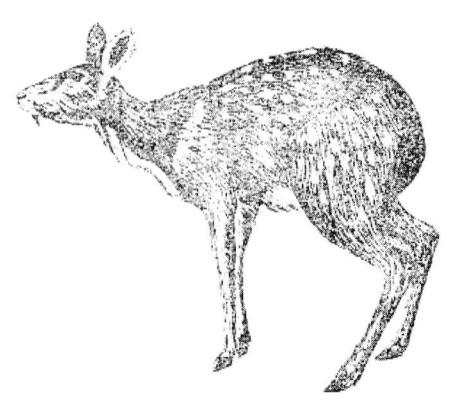

그림 7—70
시베리아사향노루(사향노루)(原麝)

암석이 많거나 침엽림 또는 침활 혼합림에서 서식한다. 흔히 아침과 저녁 무렵에 활동하며 홀로 있다. 나무 잎, 여린 가지, 각종 야생 열매, 버섯류 등을 주요한 먹이로 한다.

중국에는 흑룡강(黑龍江), 길림(吉林), 하북(河北) 등에 분포되어 있다.

2. 사향노루과동물 히말라야사향노루(鹿科動物 馬麝; *Moschus sifanicus* Przewalski). 체형이 비교적 커서 몸길이는 850~900mm이다. 전신은 사황갈색(沙黃褐色) 또는 회갈색으로 얼굴, 볼, 이마는 청회색이며 눈 위는 담황색이고 눈 아래는 황갈색이다. 귓등과 가장자리는 황갈색이고 귀안 가장자리, 이기(耳基)는 사황색(沙黃色) 혹은 황갈색이다. 목뒤에는 밤색 얼룩이 있으며 위에는 토황색 혹은 육계황색(肉桂黃色)의 털이 모여 4~6개의

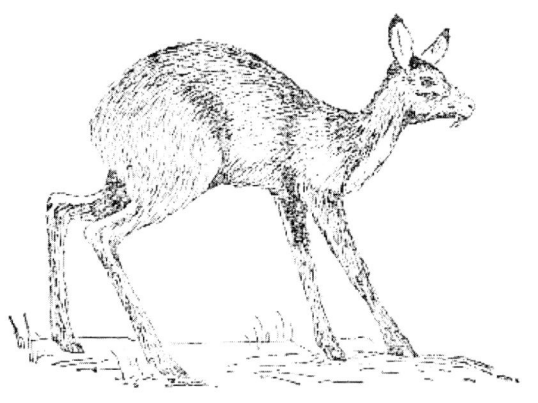

그림 7—71 히말라야사향노루(馬麝)

반점을 이루어 두 줄로 배열되어 있다. 목 아래에 백색의 띠는 뚜렷하지 않고 배는 토황색 또는 갈황색이다(그림 7—71).

침엽림이나 침활 혼합림에서 서식하며 건조한 것을 즐기고 행동이 민첩하며 험준한 절벽 위를 달릴 수 있다. 여린 가지, 나무 잎, 이끼, 잡초 등을 먹이로 한다.

중국에는 청장고원(靑藏高原), 사천(四川), 운남(雲南) 및 감숙(甘肅) 등 지역에 분포되어 있다.

3. 사향노루과동물 쇠사향노루(난장이사향노루)(鹿科動物 林麝; *Moschus berezovskii* Flerov). 원사(原麝)나 마사(馬麝)보다 작고 몸의 길이는 750mm 정도이며 체형과 털 색은 원사(原麝)와 기본상 비슷하나 성체(成體)에는 보통 육계황색(肉桂黃) 또는 토황색 점 모양의 얼룩무늬가 개별로는 예외이나 확실히 없다. 마사(馬麝)와의 구별은 체색(體色)이 마사(馬麝)보다 어둡고 귓등의 색이 흔히 갈색 또는 흑갈색이며 귓가, 귀 끝은 흔히 흑갈색 혹은 다갈색이고 귀 안은 백색이다. 사지의 앞은 몸

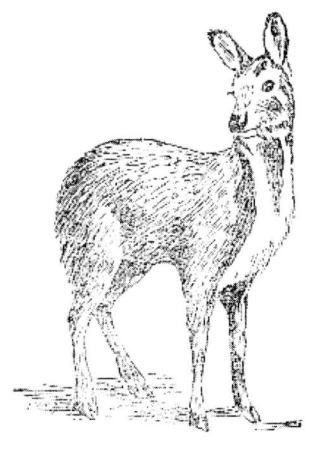

그림 7—72
쇠사향노루(난장이사향노루)(林麝)

색과 비슷하나 연하며 뒤는 대개 흑갈색 혹은 흑색이다(그림 7—72).

생활 습성, 식성 등은 모두 마사(馬麝)와 비슷하다.

중국에는 신강(新疆), 서장(西藏), 청해(靑海), 감숙(甘肅), 영하(寧夏), 섬서(陝西), 산서(山西) 및 호북(湖北), 사천(四川), 귀주(貴州) 등에 분포되어 있다.

【약　재】 수컷의 사향낭(麝香囊) 속의 분비물을 건조하여 사향(麝香)이라 하고 약으로 사용한다. 웅사(雄麝)는 1세(歲)가 넘으면 생리 반응으로 곧 향 분비가 나타나지만 소량의 사향(麝香)을 생산할 수 있으며 3세 이상이 되어야 향(香)을 많이 생산한다. 매년 8~9월은 향 분비가 왕성한 시기이다. 취향(取香) 방법은 엽사취향(獵麝取香)과 활사인공취향(活麝人工取香) 등 두 방법으로 엽사취향(獵麝取香)은 성년 웅사(成年雄麝)를 붙잡은 후 선낭(腺囊)을 가죽까지 함께 잘라 내고 모피(毛皮) 같은 불순물을 깨끗이 골라 낸 다음 음건(陰乾)하는 것이다. 활사인공취향(活麝人工取香)은 먼저 사(麝)를 붙잡아 잘 고정한 후 조작하는 사람은 왼손의 중지(中指)와 식지(食指)로 향낭(香囊)의 기부를 고정하고 엄지손가락으로 향낭구(香囊口)를 꼭 누르고 무명지(無名指)와 새끼손가락으로 향낭체(香囊體)를 누른다. 오른손으로 숟가락을 단단히 쥐고 향낭(香囊) 내에 꽂아 넣고 돌리면서 밖으로 뽑아 내면 사향(麝香)은 바로 낭구(囊口)를 따라 흘러나온다. 향(香)의 성숙 상황에 따라 매년 2회 혹은 1회 채취할 수 있다. 사향(麝香)을 채취한 후 건조기에 넣어 마르면 밀폐한 작은 유리 용기에 넣어 건조하고 광선이 없는 어두운 곳에서 보존하여야 하며 습기로 곰팡이가 끼는 것을 방지하여야 한다.

정사향(整麝香)은 구형(球形), 타원형 혹은 편원형이다. 낭구(囊口) 주위에는 회백색 또는 다갈색의 가늘고 짧은 털이 와상(渦狀)으로 밀생 배열되었으며 직경은

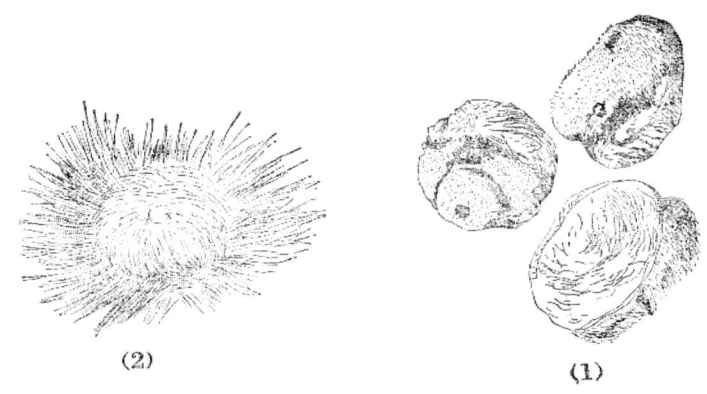

그림 7—73 사향(麝香)약재
(1) 정사향(整麝香); (2) 모각사향(毛殼麝香)

3~5cm로 건조된 무게는 30g 정도이다. 털을 제거하면 바로 조피(粗皮; 外殼)가 담갈색으로 가죽과 비슷하다. 내기층(內肌層)은 세피(細皮)라 하고 다시 그 안은 육피(肉皮; 雲皮)라고 하여 사향(麝香)을 싼 매우 얇은 장색막(醬色膜)의 한층으로 막(膜) 위에는 주름이 있고 낭(囊) 속에는 다갈색의 세소한 분말과 크기가 다른 장갈색(醬褐色) 과립의 사향(麝香)이 가득 있으며 속칭 "당문자(當門子)"라고 한다 (그림 7—73).

사향인(麝香仁)은 신선할 때는 걸쭉하고 흑갈색의 연고상(軟膏狀)이지만 마르면 갈황색 또는 자홍색의 분말로 되며 그중에는 불규칙적인 원형 혹은 편평상으로 번지르르하며 광택이 있는 과립상이 강렬하고 특이한 향기가 있다. 맛은 약간 쓰고 맵다.

【성분 및 약리】 증류하면 어두운 갈색의 휘발유 1.4%를 얻을 수 있고 다시 조제(粗製)하여 무색의 점성 유액(黏性油液)을 얻을수 있으며 이를 사향동(麝香酮; Muskone, $C_{16}H_{30}O$)이라고 하여 특이하고 강렬한 향기(香氣)가 있다. 이 밖에 여러가지 스테롤과 스테로이드 호르몬이 함유되어 있다. Muscopyridine, $5\beta-$Muscopyridine와 지방, 수지, 단백질, 무기염 등이 함유되어 있다.

각 선체(腺體)의 분비를 촉진할 수 있어 발한(發汗)과 이뇨(利尿) 작용이 있다. 중추 신경계통(中樞神經系統), 호흡 중추(呼吸中樞)와 심장의 작용을 흥분시켜 호흡과 심장 박동을 가속시키므로 혼미한 환자를 깨우는데 도움이 있다. 수용액의 성분은 또 자궁을 흥분시키는 작용이 있어 유산(流産)을 야기할 수 있다. 사향팅크의 희석액은 시험관 속의 대장균(大腸菌)과 황금색의 포도균(葡萄菌)에 대하여 억제 작용이 있다. 분지균(分枝菌)의 항원(抗原) 주사액이 일으킨 대서(大鼠)의 관절염(關節炎)에 대한 소염(消炎) 작용이 강하다. 과거에는 사향(麝香)으로 애역(呃逆)과 중추신경쇠약(中樞神經衰弱)을 치료하였으나 지금은 사용이 적다.

【성미 및 귀경】 辛, 苦, 溫. 心, 脾, 肝經에 들어간다.

【응 용】 개규(開竅), 벽예(辟穢), 활혈산어(活血散瘀), 지통(止痛), 통경최산(痛經催産) 효능이 있다. 주로 경간(驚癎), 중풍혼미(中風昏迷), 담궐(痰厥), 한사복통(寒邪腹痛), 중오번민(中惡煩悶), 질타손상(跌打損傷), 옹창종독(癰瘡腫毒), 태사복중(胎死腹中) 등을 치료한다. 양은 0.1~0.15g으로 한다. 적당한 양으로 외용한다.

1. 중풍혼궐(中風昏厥)에 대한 치료: 사향(麝香) 0.1g, 조각(皂角) 0.2g을 함께 곱게 갈아 가루로 만들어 콧구멍에 불어넣어 재채기를 하게 한다.

2. 옹창(癰瘡) 및 임파선결핵(淋巴腺結核)에 대한 치료: 사향(麝香) 2g, 연단(鉛丹) 10g, 송향(松香) 0.5g을 곱게 갈아 가루로 만들어 피마자(萆麻子) 20g, 봉밀(蜂

蜜) 5g, 총백(葱白) 50g을 섞어 돌절구에서 찧쫑아 고상(膏狀)으로 만들어 환처에 붙인다.

3. 한사복통(寒邪腹痛)에 대한 치료: 사향(麝香) 0.5g과 적당 양의 대총(大葱)을 잘게 썰어 이겨 가제에 싸고 사향(麝香) 0.5g을 배꼽에 넣고 총포(葱包)를 배꼽에 놓은 다음 다리미질 하듯이 뜸질한다.

주1: 임신부는 사용을 금지한다.

주2: 중국에서는 사(麝)를 국가적으로 보호하는 진귀한 동물이므로 이의 포획은 마땅히 금지하여야 하며 사향의 사용 역시 금지 하여야 한다.

49. 녹 용(鹿茸)

【학 명】 *Cervus nippon* 【한국명】 녹 용
【중문명】 鹿茸 lu rong
【영문명】 Pilose antler of a yong stag
【이 명】 반용주(斑龍珠)

녹용(鹿茸)은 상용(常用)하는 약으로 《신농본초경(神農本草經)》에서 처음으로 기술하였으며 중품(中品)에 열거하였다. 현재 중국 시중에서 판매하고 있는 녹용은 종류가 많으며 그 종류가 많은 원인은 사슴 종류와 채집 방법이 다른 소치이다. 그러나 매화녹용(梅花鹿茸)과 마녹용(馬鹿茸)을 위주로 서술한다.

【원동물】 1. 사슴과동물 일본사슴 또는 꽃사슴(鹿科動物 梅花鹿; *Cervus nippon* Temminck). 중형(中型) 사슴의 하나다. 귀는 크고 직립 되었으며 목과 사지는 날씬하고 길쭉하며 꼬리는 짧다. 수컷은 뿔이 있고 암컷은 뿔이 없다. 뿔은 4 가닥으로 갈라졌고 광하선(眶下腺)이 뚜렷하다. 전신은 갈회색 또는 갈황색으로 여름에는 적갈색이며 전신에는 백색 반점이 등에는 2 줄

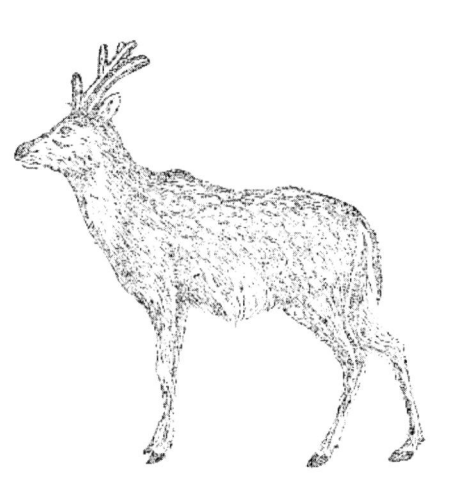

그림 7—74 꽃사슴(梅花鹿)

로 배열되었고 옆몸에는 자연스럽게 널려 있다. 꼬리 등은 갈황색 또는 흑색이고 눈 주위에는 엷은 황색 털이 있다. 귀 안, 배의 털은 모두 백색이고 엉덩이에는 백색 얼룩이 있다(그림 7-74).

혼잡림, 산지 초원과 삼림 가장자리 부근에서 서식한다. 아침과 저녁 무렵에 많이 활동하고 행동이 민첩하며 후각과 청각이 발달하였다. 푸른 풀, 나무 잎, 선태(蘚苔) 등을 먹이로 한다.

중국에는 동북(東北), 화북(華北), 화동(華東), 화남(華南) 지역에 분포되어 있다. 현재 야생하는 것은 비교적 적고 각지에서 보편적으로 사육하고 있다.

2. 사슴과동물 붉은사슴 또는 레드디어사슴(鹿科動物 馬鹿; *Cervus elaphus* Linné). 팔차록(八叉鹿)이라고도 한다. 체형은 비교적 크고 몸 무게는 200kg 정도이며 몸길이는 2m 남짓하고 어깨 높이는 약 1m이다. 어깨 높이와 엉덩이 높이는 같다. 귀는 크고 원추형이다. 목과 사지는 비교적 길고 꼬리는 짧으며 발굽은 크다. 암컷은 뿔이 없으나 수컷은 뿔이 있다. 뿔의 줄기는 비교적 길고 미차(眉叉)는 경사지게 앞으로 뻗어 주간(主幹)과 직각을 이루었으며 뒤로 약간 경사지고 안으로 약간 만곡되어 있으며 제 2차(叉)의 기점(起點)은 미차(眉叉)와 매우 접근하여 있고 제2 차(叉)와 제 3차(叉) 사이의 거리는 멀며 때로는 주간(主幹) 끝은 다시 분차(分叉)되어 있다. 겨울 털은 두텁고 조밀하고 회갈색이며 목과 등은 약간 황갈색을 띤다. 이마로부터 등 중앙선을 따라 뒤까지 흑갈색의 줄무늬가 하나 있다. 주둥이, 아래턱은 짙은 갈색이고 볼은 갈색이다. 이마는 갈흑색이고 귀는 황갈색으로 귀 안의 털은 백색이다. 엉덩이에는 황자색(黃赭色)의 큰 얼룩이 하나 있다. 사지의 겉쪽은 갈색이고 안쪽은 비교적 엷다. 여름 털은 비교적 짧고 보통 적갈색이다(그림 7-75).

넓은 혼잡림이나 혹은 고산의 삼림 초원에서 서식한다. 이른 아침 전에 빈번하게 활동하며 때로는 3~5 마리가 무리를 이룬다. 성질이 기민하고 달리기에 능하다. 잡초, 여린 나무 가지 등을 먹이로 한다.

중국에는 내몽고(內蒙古), 동북(東北) 및 서북(西北) 지역에 분포되어 있다. 각

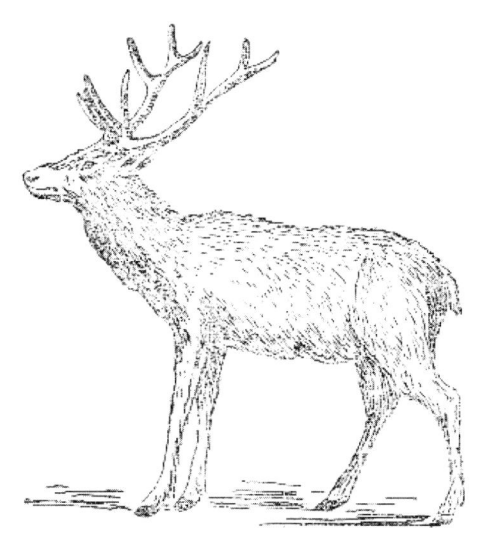

그림 7-75 붉은사슴(馬鹿)

지에서 사육하고 있다.

    註 : 붉은사슴에 극히 類似한 種에 와피티(Wapiti. *Cervus canadensis*)가 있다. 北아메리카 北西部. 아시아 中東部에 分布하며 더러 붉은사슴의 亞種으로 취급되기도 한다. 미국에서는 엘크라고도 불리며 지금은 한국등 여러나라에서 사육되고 있는 중요種이다.

【약 재】 골화(骨化)하지 않은 유각(幼角)을 약으로 사용한다. 녹용 채집 방법으로는 일반적으로 거용(鋸茸)과 감용(砍茸) 두 방법이 있다.

거용(鋸茸)은 3년생부터 거용(鋸茸)하며 일년에 2회 한다. 제 1 차 거용(鋸茸)은 청명(淸明) 후 45~50일에 하고 다시 50~60일이 지난 후 제 2 차 거용(鋸茸)을 진행한다. 용(茸)을 톱으로 잘라 낸 후 즉시 가공하여야 한다. 가공할 때는 먼저 오물(汚物)을 씻어 버리고 혈(血)을 일부분 짜낸 다음 톱질자리 부분을 실로 팽팽하게 감는다. 용근(茸根)에 작은 못을 박고 삼 노끈으로 감아 틀에 고정하여 끓는 물에 넣어 15~20초씩 3~4회 반복적으로 중탕하여 녹용(鹿茸)으로 하여금 혈액을 배출하게 하면 톱질 자리에서는 흰 거품이 나오며 계란의 노른자 냄새가 날 때까지 진행하여야 하며 전과정은 2~3시간 걸린다. 그 다음 햇볕에 말리고 이튿날 다시 앞의 방법대로 여러 차례 중탕한 다음 불에 쪼여 말린다. 쪼일 때 톱질 자리의 작은 못에 끈을 매어 구이 틀에 달아맨다. 화로는 숯불이나 나무 불이 적합하고 온도는 70℃~80℃를 유지하는 것이 적합하며 2~3시간 쪼이고 꺼내어 말린 다음 다시 쪼인다. 이렇게 2~3회 반복 진행하여 용피(茸皮)가 반건(半乾)할 때까지 진행하고 다시 바람에 말려 수정(修整)하면 된다.

감용(砍茸)은 노록(老鹿), 병록(病鹿) 혹은 사냥하여 얻은 사록(死鹿)에 사용할 수 있다. 먼저 녹두(鹿頭)를 잘라 내고 다시 용(茸)을 뇌골(腦骨)과 함께 톱질하여 잘라 낸다. 잔육(殘肉)을 긁어 버리고 뇌피(腦皮)를 단단히 맨 후 용(茸)을 건조 틀에 고정하고 앞의 방법과 같이 조작한다. 중탕하는 시간은 보통 거용(鋸茸)보다 길어 6~8시간 소요된다. 다음 뇌피(腦皮)를 벗기여 뇌골(腦骨)을 솥에 담구고 한 시간 삶아 근육을 깨끗이 발라 낸 후 다시 끓는 물에 뇌피(腦皮)를 중탕하여 거의 익혀 음건(陰乾)하고 수정(修整)하면 된다.

사슴의 종류에 따라 녹용(鹿茸)의 성질과 상태도 다르다. 보통 매화녹용(梅花鹿茸)과 마녹용(馬鹿茸) 두 가지 유형으로 구분한다.

매화녹용(梅花鹿茸)은 거용(鋸茸)과 감용(砍茸) 두 가지로 구분한다. 거용(鋸茸)은 원주형으로 측지(側枝)를 하나 갖고 있다. 주지(主枝)는 14~18cm이고 톱질 자리의 직경은 3cm 정도이며 측지(側枝)의 길이는 9~15cm이고 직경은 주지(主枝)

보다 약간 가늘다. 표면은 적갈색 또는 갈색으로 회황색의 잔 솜털이 조밀하다. 하부(下部)의 털은 드물고 상부(上部) 털은 조밀하다. 톱질 자리에는 벌집 모양의 작은 구멍이 있고 외곽에는 골질(骨質)이 없다. 가볍고 냄새는 약간 비리며 맛은 약간 짜다. 감용(砍茸)도 이강(二杠) 혹은 삼차(三岔) 등 규격으로 구분한다. 용형(茸形)은 거용(鋸茸)과 같으며 뇌골(腦骨)의 앞끝은 평평하고 뒤끝은 한 쌍의 호형(弧形) 골(骨)이 양쪽에 나뉘어져 있으며 이를 보통 "호아(虎牙)"라고 한다. 외면에는 뇌피(腦皮)가 붙어 있고 피(皮)에는 용모(茸毛)가 조밀하게 나 있다(그림 7—76).

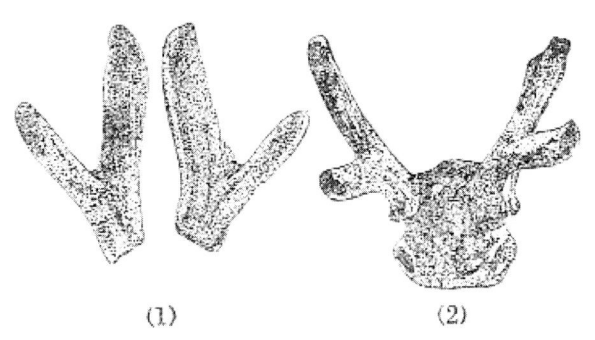

그림 7—76 매화녹용(梅花鹿茸)약재
(1) 거용(鋸茸); (2) 감용(砍茸)

마녹용(馬鹿茸)도 거용(鋸茸)과 감용(砍茸) 두 가지로 구분한다. 형태는 매화녹용(梅花鹿茸)과 대체로 비슷하지만 개체가 비교적 실하고 크다. 분지(分枝)도 비교적 많다. 삼차용(三岔茸)을 위주로 채집한다(그림 7—77).

사용할 때 포제(炮製)하여야 한다. 알코올 램프 불에 용모(茸毛)를 태워 그을리고 깨끗이 긁어 버린다. 포대(布帶)로 감은 후 밑 부분으로 따뜻한 술이 천천히 스며들게 하여 완전히 침투되게 한 다음 절편(切片)하여 햇볕에 말려 가루로 만들어 사용한다.

【성분 및 약리】 녹용정(鹿茸精; 웅성호르몬)과 극 소량의 난포호르몬(Oestrone)을 함유하고 인산 칼슘, 탄산 칼슘, 교질(膠質)과 연골(軟骨)도 함유하고 있다.

생장 발육을 촉진하고 유기체의 기능을 흥분시키며 피로를 경감하고 식욕과 수면을 개선한다. 적혈구, 헤모글로빈, 망상 적혈구의 신생(新生)을 촉진한다. 자궁의 장력(張力)을 향상시키고 율동

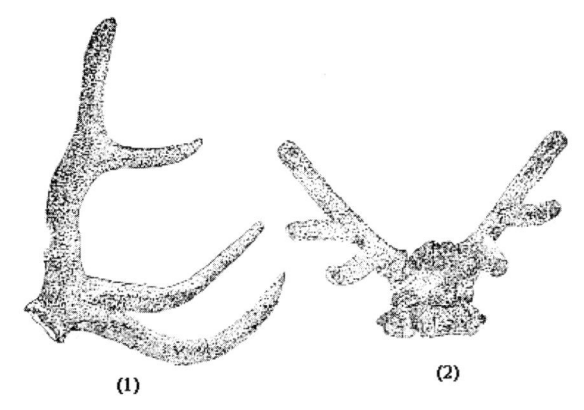

그림 7—77 마녹용(馬鹿茸)약재
(1) 거용(鋸茸); (2) 감용(砍茸)

성 수축을 강화한다. 심장 기능을 증진(增進)하고 심근의 피로와 쇠약(衰弱)을 제거한다. 창상 골절(創傷骨折)과 궤양(潰瘍)의 유합(愈合)을 촉진한다.

【성미 및 귀경】 甘, 鹹, 溫. 肝, 腎經에 들어간다.

【응 용】 생정보수(生精補髓), 강근건골(强筋健骨), 온신장양(溫腎壯陽) 효능이 있다. 음위(陰痿), 유정(遺精), 허로소수(虛癆消瘦), 요슬산통(腰膝酸痛), 근골위연(筋骨痿軟), 소아의 발육불량(發育不良), 붕루(崩漏), 대하(帶下), 만성궤양 경구불렴(慢性潰瘍經久不斂) 등을 치료한다. 양은 1~2g으로 한다.

1. 신체허약(身體虛弱), 요통(腰痛), 소변빈삭(小便頻數)에 대한 치료: 녹용편(鹿茸片) 50g, 산약(山藥) 50g을 백주(白酒) 1,000㎖에 담구었다가 반달 후에 매일 3회 10㎖씩을 마신다.

2. 허로소수(虛癆消瘦), 사지산연무력(四肢酸軟無力; 폐결핵)에 대한 치료: 녹용(鹿茸) 10g, 인삼(人蔘) 10g, 황기(黃芪) 50g, 숙지(熟地) 50g, 종용(蓯蓉) 50g, 우슬(牛膝) 25g, 당귀(當歸) 25g을 함께 곱게 가루로 만들어 달인 꿀로 15g 무게의 밀환(蜜丸)을 만들어 하루 2회 1환(丸)씩을 복용한다.

3. 태루(胎漏), 붕루(崩漏)에 대한 치료: 녹용(鹿茸) 15g, 숙지(熟地) 50g, 당귀(當歸) 50g, 백작(白芍) 25g, 아교(阿膠) 25g을 함께 곱게 갈아 가루로 만들어 달인 꿀로 15g 무게의 환을 만들어 하루 2회 1환(丸)씩을 복용한다.

주1: 녹용(鹿茸)은 상술한 2종의 원동물 외에 중국에는 사천(四川), 운남(雲南), 광동(廣東), 대만(臺灣) 등에 물사슴(水鹿; *Cervus unicolor* Kerr)이 사천(四川), 청해(靑海), 서장(西藏) 등에는 흰입술사슴(白脣鹿; *Cervus albirostris* Przewalski)이 사천(四川) 서부(西部)에는 백록(白鹿; *Cervus macneilli* Lydekker)이 분포되어 있다. 이들의 유각(幼角)도 녹용(鹿茸)으로 사용한다. 상품(商品)으로의 수녹용(水鹿茸)은 춘용(春茸)이라 하고 백순녹용(白脣鹿茸)은 암용(岩茸)이라 하며 백녹용(白鹿茸)은 초용(草茸)이라고 한다. 그러나 이들은 모두 야생(野生)이며 또 보호 동물로서 생산량이 극히 적다.

주2: 무스(또는 엘크)(駝鹿; Alces alces L.)과 순록 또는 레인디어, 카리부, 토나카이(馴鹿; *Rangifer tarandus* Linne)의 유각(幼角)도 녹용(鹿茸)으로 간주하고 약으로 사용한다.

주3: 녹용혈(鹿茸血)은 거용(鋸茸)할 때 흘러나오는 혈액을 유리에 묻혀 말리어 사용한다. 강정장양(强精壯陽), 진경(鎭驚), 보허(補虛) 등 작용이 있다. 음위유정(陰痿遺精), 심계 실면(心悸失眠) 등을 치료한다.

50. 녹 신(鹿腎)

【학 명】 Cervus nippon　　　　【한국명】 사슴 음경 및 고환
【중문명】 鹿腎 lu shen
【영문명】 Penis and testes of a deer
【이 명】 녹경근(鹿莖筋); 녹편(鹿鞭);

녹신(鹿腎)은 《명의별록(名醫別錄)》에서 처음 나오며 《천금·식치(千金·食治)》에서는 녹경근(鹿莖筋)이라고 하였으며 《의림찬요(醫林纂要)》에서는 녹편(鹿鞭)이라고 하였다. 최근 중국에서는 약학 서적에서 모두 이를 기술하고 있으며 상용(常用)하는 약의 하나다.

【원동물】 녹용(鹿茸) 항을 참조.

【약 재】 사슴(鹿)의 음경(陰莖)과 고환(睾丸)을 약으로 사용한다. 언제나 채취할 수 있다. 사슴을 도살할 때 음경(陰莖, 체내 부분까지 포함)과 고환(睾丸)을 채취하여 잔육(殘肉)과 유질(油質)을 제거한 후 찬물에 담궈 유연하게 되면 곧게 펴면서 고정시켜 말린다.

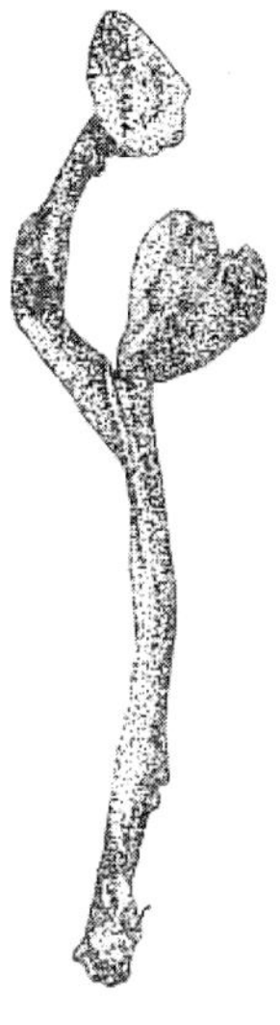

건조한 매화록(梅花鹿)의 음경(陰莖) 부분은 긴 막대기 모양으로 약간 납작하고 종행(縱行)으로 패인 무늬가 있다. 길이는 15~45cm이고 직경은 1~2cm이며 끝은 약간 뾰족하고 항상 황색 또는 회황색의 털이 있다. 기부에는 타원형의 고환(睾丸) 2개가 말라 있다. 음경(陰莖)과 고환(睾丸)의 표면은 모두 다갈색이다. 냄새는 비리고 맛은 짜다.

마녹신(馬鹿腎)의 길이는 45~60cm이고 직경은 2~2.5cm이다. 끝은 무딘 원이고 끝에 가까운 하단(下端)은 약간 팽대(膨大)되었으며 그 외는 매화녹신(梅花鹿腎)과 같다(그림 7—78).

사용할 때 포제(炮製)하여야 한다. 솔로 깨끗이 씻고 약한 불에 쪼여 유연해지면 두껍게 잘라 활석분(滑石粉)과 함께 솥에 넣고 볶아 짙은 황색이 되면 꺼내어 활석분(滑石粉)은 체로 쳐버리고 식은 다음 가루로 만들어 사용한다.

그림 7—78
녹신(鹿腎)약재

【성미 및 귀경】 甘, 鹹, 溫. 肝, 腎, 膀胱經에 들어간다.

【응 용】 보신장양(補腎壯陽), 익정전수(益精塡髓) 효능이 있다. 음위유정(陰痿

遺精), 신허요통(腎虛腰痛), 부녀의 유즙부족(乳汁不足) 등을 치료한다. 양은 15~25g으로 한다.

1. 음위(陰痿) 및 궁한불잉(宮寒不孕)에 대한 치료: 녹신(鹿腎) 1개, 보골지(補骨脂) 50g, 육종용(肉蓯蓉) 50g, 구기자(枸杞子) 50g, 구자(韭子) 25g, 파극천(巴戟天) 25g을 함께 갈아 가루로 만들고 달인 꿀로 15g 무게의 환(丸)을 만들어 하루 2회 1환(丸)씩을 복용한다.

2. 음위(陰痿)에 대한 치료: 녹신(鹿腎), 구기자(枸杞子), 토사자(菟絲子), 파극천(巴戟天), 구신(狗腎)을 각기 같은 양으로 함께 곱게 가루로 만들어 달인 꿀로 15g 무게의 밀환(蜜丸)을 지어 하루 2회 1환씩을 복용한다.

주1: 녹태(鹿胎)는 모록(母鹿) 배(腹)에서 온전한 형태를 이룬 태록(胎鹿)이다. 불에 말려 보존한다. 보혈조경(補血調經), 익신(益腎) 효능이 있다. 월경부조(月經不調), 궁한불잉(宮寒不孕), 붕루대하(崩漏帶下) 등 치료에 사용한다.

주2: 녹미(鹿尾)는 건조한 사슴의 미부(尾部)이다. 보신장양(補腎壯陽) 효능이 있다. 신허유정(腎虛遺精), 요슬산통(腰膝酸痛)을 치료한다.

주3: 녹근(鹿筋)은 사슴(鹿) 같이 사지를 건장하게 하고 장근건골(壯筋健骨) 작용이 있다. 신허(腎虛), 사지무력(四肢無力)을 치료한다.

주4: 녹골(鹿骨)은 보중(補中), 거풍(祛風), 접골(接骨), 속근(續筋) 등 효능이 있다. 풍습비통(風濕痹痛)을 치료할 수 있다.

51. 녹 각(鹿角)

【학 명】 *Alces alces*   【한국명】 녹 각
【중문명】 鹿角 lu jiao
【영문명】 Deer horn; Antler
【이 명】

녹각(鹿角)은 《신농본초경(神農本草經)》에서 처음으로 기술하였으며 녹용(鹿茸) 항(項)에 부기(附記)하였다. 원래 일본사슴(梅花鹿)과 붉은사슴(馬鹿)의 골화각(骨化角)으로 최근에는 야생 일본사슴(梅花鹿)과 붉은사슴(馬鹿)의 수량이 매우 적고 대개 사육하여 거용(鋸茸)하므로 현재 사용하는 녹각(鹿角)은 대개가 타록각

(駝鹿角), 순록각(馴鹿角)과 혹은 매화록(梅花鹿), 마록(馬鹿)을 거용(鋸茸)한 후에 퇴하(退下)된 "녹각 화반(鹿角花盤)"이다.

【원동물】 1. 사슴과동물 무스(美) 또는 엘크(英)(鹿科動物 駝鹿; *Alces alces* Linné). 감달한(堪達罕; kandahan)이라고도 한다. 가장 큰 유형의 사슴이다. 몸길이는 2m 남짓하고 어깨 높이는 1m 남짓하고 몸무게는 500kg에 달한다. 머리는 크고 목은 짧으며 몸통은 실하고 크며 사지는 길다. 코는 길고 상순(上脣)은 비대하며 주둥이는 돌출되었다. 어깨가 두드러져 타봉(駝峰)과 비슷하고 엉덩이보다 높다. 꼬리는 짧다. 발굽은 크고 타원형으로 측제(側蹄)는 비교적 길다. 수컷은 뿔이 있고 뿔의 기부는 옆쪽으로 약간 뻗어 미차(眉叉)와 주간(主幹)으로 나뉜다. 미차(眉叉)가 때로는 두개의 작은 가지로

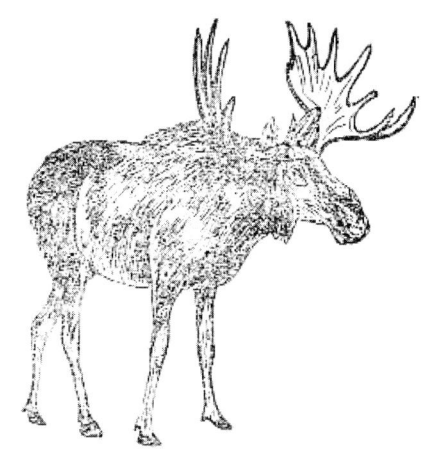

그림 7—79 무스(駝鹿)

갈라지고 주간(主幹)은 손바닥 모양으로 뻗어 위에는 3~6개의 만곡된 끝이 있고 각면(角面)은 거칠다. 전신은 흑갈색으로 배의 털 색은 비교적 검고 사지의 외측은 갈흑색 내측은 사황색(沙黃色)이다. 여름 털 색은 비교적 옅다(그림 7—79).

혼잡림과 큰 삼림 가장자리 수림이 좀 트인 곳에서 서식하며 때로는 침엽림에서도 서식한다. 아침 저녁과 밤에 활동이 빈번하고 백양나무, 버드나무, 자작나무 등의 나무 잎을 먹이로 한다.

중국에는 흑룡강(黑龍江), 소흥안령(小興安嶺)에 분포되어 있다.

2. 사슴과동물 순록(鹿科動物 馴鹿; *Rangifer tarandus* Linné). 대형 사슴이다. 어깨 높이는 1m 남짓하고 몸 무게는 100kg 남짓하다. 얼굴은 넓고 길며 콧끝은 털에 덮여 있다. 귀는 짧다. 어깨는 약간 두드러졌고 등과 엉덩이는 평평하고 곧으며 꼬리는 짧고 사지는 길지 않다. 주제(主蹄)는 둥글고 크며 중앙의 갈

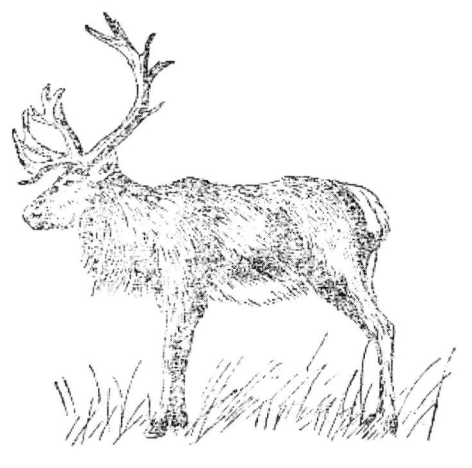

그림 7—80 순록(馴鹿)

라진 틈은 깊고 측제(側蹄)는 크다. 자웅이 모두 뿔이 있고 분지는 많지 않으나 각 가지는 복잡하게 갈라졌다. 암컷은 뿔이 비교적 작다. 여름 털은 짧고 색은 밤 갈색이고 목의 털은 길며 회백색이다. 꼬리 밑은 백색이다. 사지의 외측은 갈색이고 내측은 백색이다. 겨울 털은 조밀하고 회백색 또는 갈회색의 융모(絨毛)가 있다(그림 7—80).

아한대의 삼림, 동토지대(凍土地帶) 또는 소택지대에서 서식한다. 이끼를 주요한 먹이로 하고 자작나무, 버드나무의 여린 싹 및 버섯 등도 먹는다.

중국에는 흑룡강(黑龍江), 대흥안령(大興安嶺)에 분포되어 있다.

3. 매화록(梅花鹿)과 마록(馬鹿)은 녹용(鹿茸) 항을 참조.

【약　재】 사슴(鹿)의 골화한 뿔을 녹각(鹿角)이라고 하여 약으로 사용한다. 봄에 타록(駝鹿) 등이 활동하는 곳에서 탈락된 뿔을 줏거나 거용(鋸茸)한 후의 녹각탁(鹿角托; 鹿角花盤)을 수집하여 깨끗이 씻어 햇볕에 말린다.

사슴(鹿) 종류가 다름에 따라 뿔의 형태, 크기가 다르다. 구체적인 것는 원동물(原動物)을 참조(그림 7—81).

사용할 때는 반드시 가공하여야 한다. 온수(溫水)에 담근 후 건져 방편(鎊片)을 만들어 햇볕에 말리거나 혹은 짧은 토막으로 켜거나 빻아서 부서진 조각으로 만들어 사용한다.

【성　분】 교질(膠質) 25%, 인산 칼슘 50~60%, 탄산칼슘 및 질소 화합물 등을 함유하고 있다.

【성미 및 귀경】 鹹, 溫, 無毒. 肝, 腎 經에 들어간다.

【응　용】 산어소종(散瘀消腫), 익신보허(益腎補虛) 효능이 있다. 창양종독(瘡瘍腫毒), 어혈작통(瘀血作痛), 유즙불하(乳汁不下), 유방창통(乳房脹痛), 허손내상(虛損內傷), 요슬산통(腰膝酸痛) 등을 치료한다. 양은 5~15g으로 한다.

1. 유즙불하(乳汁不下), 유방창통(乳

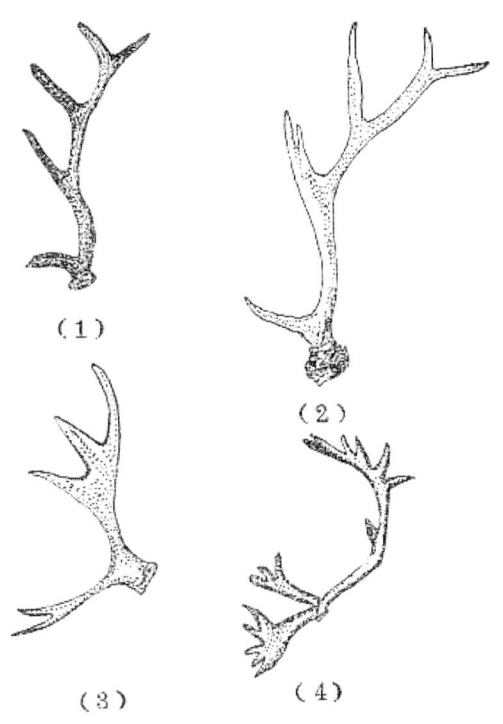

그림 7—81 록각(鹿角)약재
(1) 매화록각(梅花鹿角)　(2) 마록각(馬鹿角)
(3) 타록각(駝鹿角)　　　(4) 순록각(馴鹿角)

房脹痛)에 대한 치료: 녹각(鹿角)을 노랗게 볶아 가루로 만들어 하루 2회 5g씩을 끓인 물 또는 황주(黃酒)에 타서 복용한다.

2. 급성유선염(急性乳腺炎)에 대한 치료: 녹각(鹿角)을 갈아 곱게 가루로 만들어 캡슐에 0.5g씩 넣어 하루에 4~6회 2~4개씩을 복용한다.

주1: 녹각교(鹿角膠)는 녹각(鹿角)에 물을 넣고 달여 만든 아교로 익혈보정(益血補精), 자보간신(滋補肝腎)의 작용이 있다. 허로리수(虛癆羸瘦), 요슬무력(腰膝無力) 및 음허(陰虛)로 인한 붕루(崩漏), 토혈(吐血), 육혈(衄血) 등을 치료한다.

주2: 녹각상(鹿角霜)은 녹각교(鹿角膠)를 만들고 남은 찌꺼기를 달여 만든 것으로 칼슘 질을 많이 함유한다. 보허(補虛), 조양(助陽), 탁창(托瘡) 등 효능이 있고 신양부족(腎陽不足), 창옹(瘡癰) 등을 치료한다.

52. 우 황(牛黃)

【학 명】 *Bos taurus domesticus*   【한국명】 우 황
【중문명】 牛黃 niu huang
【영문명】 Cow bezoare Calculus bovis
【이 명】 서황(犀黃); 우담결석(牛膽結石)

우황(牛黃)은 《신농본초경(神農本草經)》에서 처음으로 기술하였으며 중품(中品)에 열거하였다. 《명의별록(名醫別錄)》에서는 "우황(牛黃)은 농서(隴西; 현재 甘肅省 서부)와 진지(晋地; 현재의 山西省)에서 산출되는 것으로 우담(牛膽)에서 얻는다. 즉 백일간 음건(陰乾)한 것으로 빛에 노출하지 말아야 한다."라고 하였다. 도홍경(陶弘景)은 또 "지금의 사람들은 대개 담(膽)에서 얻으며 크기는 계란의 노른자 정도로 서로 겹쳐졌으며 약 중에서는 이보다 더 귀한 것이 없다."라고 하였다. 따라서 고대에 사용한 우황(牛黃)이나 현재의 우황이나 같은 것이다.

【원동물】 소과동물 황우(牛科動物 黃牛; *Bos taurus domesticus* Gmelin) 사육하는 대형 가축이다. 머리는 크고 이마는 넓으며 입이 크고 코는 둥글다. 콧구멍 사이의 피부는 반반하여 비경(鼻鏡)이라고 한다. 눈은 매우 크다. 머리 위에는 뿔이 1쌍 있으며 좌우로 갈라져 있다. 전신은 짧은 털로 덮여 있고 절대 다수가 황색이다. 사지는 튼튼하고 발굽은 단단하다(그림 7—82).

중국에는 전국 각지에서 모두 사육한다.

【약　재】 우담낭(牛膽囊) 중의 결석(結石)이나 담관(膽管), 간관(肝管) 중의 결석(結石)으로 우황(牛黃)이라고 부른다. 연중 언제나 산출된다. 소를 도살할 때에 담낭(膽囊)과 담관(膽管) 및 간관(肝管) 등에 결석이 있으면 즉시 채취하여 부착된 박막을 깨끗이 제거하고

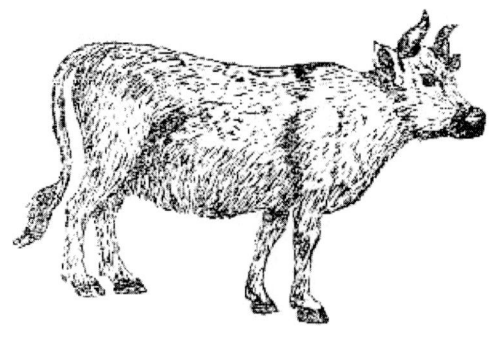

그림 7-82 황우(黃牛)

우황(牛黃)을 라이스 페이퍼 또는 등심초(燈心草)로 싸고 겉에는 당지(唐紙; 竹紙)로 잘 싸서 그늘지고 서늘한 곳에 두어 음건(陰乾)한다. 바람을 맞거나 햇볕을 쪼이거나 불에 말리면 변질되므로 이를 방지하여야 한다.

온전한 것은 난형이나 불규칙적인 구형, 삼각형을 이루며 소수는 관상이나 혹은 과립상으로 크기는 일정하지 않다. 표면은 황색 내지 갈황색으로 광택이 약간 있다. 질은 보드랍고 매끄러우며 가볍고 쉽게 부서진다. 단면은 황색 내지 갈황색으로 배열이 정연한 환상 층문(層紋)이 겹겹이 겹쳐져 있다. 냄새는 향기롭고 맛은 약간 쓰다(그림 7-83).

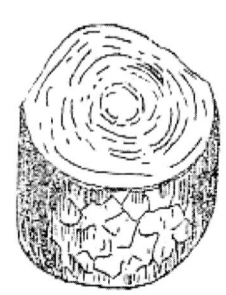

그림 7-83
우황(牛黃)약재

【성분 및 약리】 Cholic acid 5.57~10.66%, Deoxycholic acid 1.96~2.29%, 콜레스테롤 0.56~1.66%, Gall pigment, Ergosterol, 비타민 D, Na, Ca, Mg, Zn, Fe, Cu, P 등을 함유하고 있다. 그리고 카로틴 및 알라닌(Alanine), 글리신(Glycine), 우황산(牛黃酸), Asparticavid, Arginine, Leucine, Methionine 등의 아미노산이 함유되어 있다. 그리고 평활근을 수축하는 물질 SMC—S_2와 SMC—F라고 하는 2종의 산성 펩티드류의 성분이 함유되어 있다.

동물실험에서 항경궐(抗驚厥), 해열(解熱), 진통(鎭痛), 강심(强心), 강압(降壓) 등 작용이 있다는 것을 증명하였다. 그리고 이담(利膽)과 보간(保肝) 작용도 있다. 이 밖에 지방의 소화를 돕고 이(胰)의 효소(酵素)를 활성화하며 여러 가지 유기물과 결합하여 안정한 화합물로 되어 해독 작용을 한다.

【성미 및 귀경】 甘, 苦, 平, 小毒. 心, 肝經에 들어간다.

【응　용】 화담개규(化痰開竅), 청열해독(淸熱解毒), 정경지경(定驚止痙) 효능이 있다. 온열병으로 고열신혼(高熱神昏), 소아경풍(小兒驚風), 전간(癲癇), 옹창종독

(癰瘡腫毒) 및 인후종통(咽喉腫痛) 등을 치료한다. 양은 0.3~0.8g으로 한다. 적당한 양으로 외용한다.

1. 온열병으로 고열번조(高熱煩燥), 신혼섬어(神昏譫語)에 대한 치료: 우황(牛黃), 울금(鬱金), 서각(犀角), 황금(黃芩), 황련(黃連), 웅황(雄黃), 산치자(山梔子), 주사(朱砂) 각각 30g, 빙편(氷片), 사향(麝香)을 각각 8g, 진주(珍珠) 16g을 함께 곱게 가루로 만들어 달인 꿀로 3g 무게의 안궁우황환(安宮牛黃丸)을 만들어 금박(金箔)으로 옷을 입혀 하루 2회 1환(丸)씩을 복용한다.

2. 소아폐열천해(小兒肺熱喘咳)에 대한 치료: 우황(牛黃) 0.2g, 석고(石膏) 25g, 패모(貝母) 25g을 함께 곱게 가루로 만들어 하루 2회 5g씩을 복용한다.

주: 중국에는 현재 시중에서 판매하고 있는 우황은 천연 우황과 인공 우황 2종으로 구분한다. 인조 우황은 우담즙(牛膽汁)이나 저담즙(猪膽汁)에서 추출하여 인공 제조를 거쳐 만든 것이다. 대개 분말상으로 불규칙적이거나 방형인 것도 있다. 연한 갈황색 또는 황금색으로 질은 가볍다. 입에 들어가면 맑고 향기로운 감이 없다.

53. 우담즙(牛膽汁)

【학 명】 *Bos taurus domesticus* 　　【한국명】 소 쓸개즙
【중문명】 牛膽 niu dan
【영문명】 Ox gall liquid
【이 명】

우담즙(牛膽汁)은 《신농본초경(神農本草經)》에서 처음으로 기술하였으며 중품(中品)에 열거하였다. 《본초강목(本草綱目)》에서는 수부(獸部) 우항(牛項)에 열거하였다. 중국에서는 최근에 우담즙(牛膽汁)의 응용이 비교적 보편화되었고 의학잡지에서도 종종 효과가 좋다고 보고되어 상용약(常用藥)으로 되었다.

【원동물】 우황(牛黃) 항을 참조.

【약 재】 소의 담즙(牛膽汁)을 약으로 사용한다. 소를 도살할 때 언제나 담을 채취할 수 있으며 채취한 담낭(膽囊)은 통풍이 잘 되는 곳에 걸어서 말리거나 또는 담즙을 용기에 넣어 밀봉하여 저장하거나 또는 가열하여 담즙을 건조시켜도 된다.

신선한 담낭(膽囊)은 신형(腎形)으로 길이는 18~20cm이고 제일 넓은 곳은 5~6cm이며 마른 후 쪼그라든다. 신선한 담즙은 녹갈색의 약간 투명한 액체로 점성(黏性)이 약간 있고 마르면 약간 걸쭉하다가 완전히 마르면 녹갈색의 고체로 되며 비비면 분말로 된다. 냄새는 비리고 역하며 맛은 쓰다(그림 7—84).

【성분 및 약리】 우담즙(牛膽汁)은 수분을 제외하고 Na-Cholic acid, Gall pigment, Mucinmucorotein 과 소량의 지방, 콜레스테롤, Lecithin, Cholne, Carbamide, Sodium chloride, Phosphate of lime, Ferric phosphate 등 무기염을 함유하고 있다.

중추신경(中樞神經), 호흡(呼吸), 순환(循環) 등 계통에 대하여 주로 진정(鎭靜) 혹은 마취(痲醉) 작용을 한다. 집토끼의 적혈구에 대하여 신생(新生)과 파괴

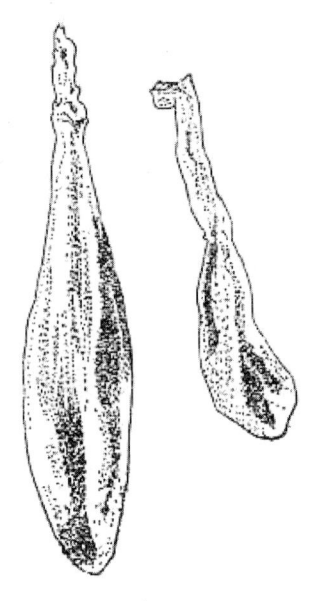

그림 7—84
우담(牛膽)약재

(破壞)를 촉진하는 두 작용이 있다. 전자는 비교적 약하고 후자는 비교적 강하다. 만약 보다 적은 양을 급여하면 대개 신생(新生)작용을 촉진하는 것으로 나타나고 대량이면 빈혈(貧血)을 일으킨다. 따라서 보혈약(補血藥)으로의 가치는 비교적 낮다. 지방의 소화를 촉진하는 역할이 있다. 소화불량(消化不良) 및 변비(便秘)에 사용한다.

【성미 및 귀경】 甘, 苦, 寒. 心, 肝經에 들어간다.

【응 용】 해독소종(解毒消腫), 청간명목(淸肝明目), 이담통장(利膽通腸) 효능이 있다. 황달(黃疸), 변비(便秘), 소갈(消渴), 간열목질(肝熱目疾), 소아경풍(小兒驚風), 백일해(百日咳), 치질(痔疾), 옹독(癰毒) 등을 치료한다. 양은 0.5~1g으로 한다. 적당한 양으로 외용한다.

1. 백일해(百日咳)에 대한 치료: 우담분(牛膽粉), 전분(澱粉) 각 240g, 백탕(白糖) 520g을 고루 혼합하여 2세 이하는 매일 0.5~1g, 2~5세는 매일 1~1.5g, 5세 이상은 1.5~2g을 2~3회로 나누어 복용한다.

2. 황달형(黃疸型) 전염성 간염(傳染性肝炎)에 대한 치료: 우담즙(牛膽汁) 1개에 고삼(苦蔘) 96g, 용담초(龍膽草) 30g을 함께 곱게 가루로 만들어 넣고 밀환(蜜丸)을 지어 매일 2회 10g씩을 끓인 물로 복용한다.

54. 우 각(牛角)

【학 명】 Bos taurus domesticus **【한국명】** 쇠 뿔
【중문명】 牛角 niu jiao
【영문명】 Ox horn
【이 명】

우각(牛角)은 《본초강목(本草綱目)》에서 수부(獸部) 우항(牛項)에 열거하였으며 수우각(水牛角)과 같이 기술하였다. 현재 중국에서는 수우각(水牛角)과 황우각(黃牛角)을 동등한 약으로 사용하며 모두 서각(犀角)의 대용품(代用品)으로 간주한다.

【원동물】 우황(牛黃) 항을 참조.

【약 재】 소의 뿔을 약으로 사용한다. 언제나 소를 도살할 때 채취하여 각새(角䚡)를 제거하고 뜨거운 물에 침윤한 후 방사(鎊絲)하여 비축한다.

뿔의 길이와 크기는 소의 품종에 따라 다르며 보통은 약간 만곡 되었고 속이 비어 있다. 끝의 뾰족한 부분은 매끄럽다(그림 7—85).

【성분 및 약리】 칼슘과 무기염류를 함유한다.

황우각(黃牛角)의 전제(煎劑)나 에테르의 추출물은 이체(離體) 섬서(蟾蜍) 심

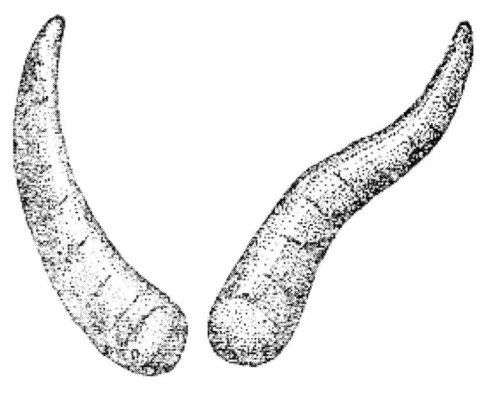

그림 7—85 우각(牛角)약재

장과 이체(離體) 토끼 심장에 대하여 모두 강화 작용이 있어 수축기(收縮期)에서 정지하게 할 수 있다. 추출물도 마찬가지로 강심(强心)작용이 나타나는 것으로 보아 이 강심(强心)작용은 우각(牛角)에 포함된 무기염에 의하여 생긴 것이 아니다. 이 작용은 서각(犀角)의 전제(煎劑) 작용과 비슷하다. 우각(牛角)의 전제(煎劑)는 다수의 고양이(猫) 혈압을 먼저 오르게 하고 후에는 하강하게 하지만 빨리 정상으로 회복되며 소수는 오직 뚜렷한 승강(昇降)작용이 있다. 그러나 우각(牛角)의 전제(煎劑)와 우각(牛角)의 추출물은 개의 혈압에 대하여 모두 변화가 없다. 우각(牛角)의 추출물을 정맥에 주사하였을 때 말초(末梢) 혈액(血液) 중의 백혈구 총수를 낮추는 작용이 있다.

【성미 및 귀경】 苦, 鹹, 寒. 肝, 腎經에 들어간다.

【응　용】 청열냉혈(淸熱冷血), 해독(解毒) 효능이 있다. 온열병 고열(高熱), 섬어(譫語), 창독(瘡毒), 토혈(吐血), 육혈(衄血), 붕루(崩漏) 등을 치료한다. 양은 5~15g으로 한다.

　1. 각종 출혈(出血)에 대한 치료: 우각(牛角)을 밀폐 용기에 넣고 숯(炭)이 되게 태워 곱게 가루로 만들어 하루 3회 2g씩을 복용한다.

　2. 도상출혈(刀傷出血)에 대한 치료: 우각(牛角)을 누렇게 태워 가루로 만들어 환처에 바른다.

　주1: 황우각(黃牛角)과 수우각(水牛角)을 서각(犀角)으로 대체하여 임상에서 온열병(溫熱病)이 혈분(血分)에 들었거나 기혈양번(氣血兩燔) 혹은 간양상항(肝陽上亢) 등 증상(症狀)에 사용하여 모두 좋은 효과를 거두었고 혈소판 감소성 자반병(紫斑病)에 대하여서도 좋은 효과를 거두었다.

　주2: 보고에 의하면 서각(犀角)과 우각(牛角) 전제(煎劑)의 실험 결과를 비교하면 그 작용은 모두 비슷하다고 한다.

55. 우각새(牛角䚡)

【학　명】 Bos taurus domesticus　　　　【한국명】 쇠뿔의 속뼈
【중문명】 牛角䚡 niu jiao sai
【영문명】 Ox horn core
【이　명】 우각태(牛角胎); 우각순(牛角笋)

　우각새(牛角䚡)는 《신농본초경(神農本草經)》에서 처음 나오며 중품(中品)에 열거하였다. 《본초강목(本草綱目)》에서는 수부(獸部) 우항(牛項)에 열거하여 각태(角胎)라고 도 하였다. 이시진(李時珍)은 "이것은 바로 각첨(角尖) 속의 견골(堅骨)이다."라고 하였다. 오늘의 약재품에 부합된다.

【원동물】 우황(牛黃) 항을 참조.

【약　재】 소(牛) 뿔 속의 골질 각심(骨質角心)로 우각새(牛角䚡)라고 한다. 언제나 소를 도살할 때 우각(牛角) 속에서 채취하여 맑은 물에 며칠 담궈 두었다가 잔육(殘肉)을 긁어 내고 다시 깨끗이 씻어 햇볕에 말린다. 2~3cm의 작은 토막으로 켜서 자르고 쪼개어 역한 냄새가 없어질 때까지 낮에는 햇볕에 말리고 밤에는 이슬

을 맞친다(그림 7—86).

　사용할 때는 타쇄(打碎)하여 철사와 함께 황색이 되게 볶아 뜨거울 때 초(醋)를 조금 뿌리면 된다.

【성　분】 탄산 칼슘과 인산 칼슘 등을 함유하고 있다.

【성미 및 귀경】 苦, 溫, 無毒. 心, 腎經에 들어간다.

【응　용】 지혈(止血), 지리(止痢) 효능이 있다. 변혈(便血), 육혈(衄血), 붕루(崩漏), 적백대하(赤白帶下) 및 혈리(血痢), 수사(水瀉) 등을 치료한다. 양은 5~10g으로 한다.

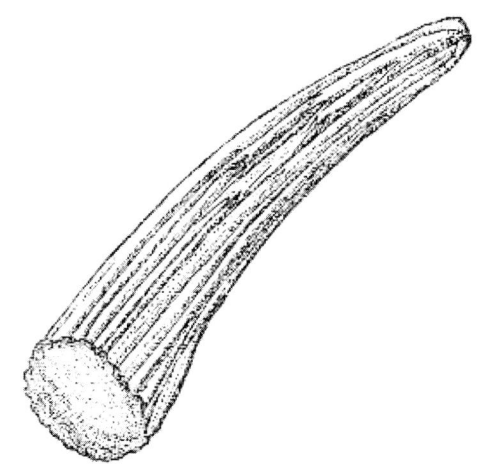

그림 7—86 우각새(牛角䚡)약재

　적백 대하(赤白帶下)에 대한 치료: 우각새(牛角䚡), 염부자(鹽附子) 같은 양을 함께 곱게 가루로 만들어 하루 2회 3g씩을 황주(黃酒)에 타서 복용한다.

56. 우 골(牛骨)

【학　명】 *Bos taurus domesticus*　　【한국명】 소 뼈
【중문명】 牛骨 niu gu
【영문명】 Ox bone
【이　명】

　우골(牛骨)의 약용은 송대(宋代)의 《일화제가본초(日華諸家本草)》에 처음으로 기술되어 있으며 《본초강목(本草綱目)》에서는 수부(獸部) 우(牛) 항에 열거하였다. 그러나 잘 응용하지 않았으며 중국에서는 최근에 와서 종종 잡지에 보고되고 효과도 좋아 사람들의 중시를 받게 되었다.

【원동물】 우황(牛黃) 항을 참조.

【약　재】 소의 골격을 약으로 사용한다. 소를 도살할 때에 채취하여 근육(筋肉)을 깨끗이 제거하고 불에 말린 후 곱게 가루로 만들어 비축한다.

【성분 및 약리】 인산 칼슘 약 86%, 인산 마그네슘 약 1%와 기타 칼슘염 약 7%, Cl 약 0.2%, F 약 0.3%가 함유되어 있으며 여러 가지 단백질, 지방도 함유되어 있다.

우골(牛骨) 중에 있는 교원(膠原), 유점원(類粘阮) 등 물질은 고혈압을 낮추어 정상 치로 안정시킬 수 있다.

【성미 및 귀경】 甘, 溫, 無毒. 心, 脾, 腎經에 들어간다.

【응 용】 지혈(止血), 지사(止瀉), 강압(降壓) 효능이 있다. 적백대하(赤白帶下), 장풍 하혈(腸風下血), 수사(水瀉), 고혈압 등을 치료한다. 양은 1~3g으로 한다.

1. 원발성(原發性) 고혈압(高血壓)에 대한 치료: 우골분(牛骨粉) 1g을 식물(食物)에 혼합하여 매일 1회씩 연속 복용한다. 일년 내에 혈압을 낮추어 정상 수치로 안정시킬 수 있다.

2. 관절염(關節炎)에 대한 치료: 우골분(牛骨粉) 50g, 봉황의(鳳凰衣) 30g, 토사자(菟絲子) 20g을 함께 갈아 곱게 가루로 만들어 매일 1회 10g씩을 황주(黃酒)에 타서 복용한다. 두 주일 복용하여 효과가 없는 자는 효과를 기대할 수 없다. 코티존(Cortisone)을 복용한 사람은 효과가 비교적 나쁘다. 개별적인 환자는 초기에는 아픔이 더해지며 일정한 시간을 견지하면 호전된다.

주1: 우골(牛骨) 속의 골수(骨髓)도 약으로 사용한다. 보폐신(補肺腎), 전정수(塡精髓)의 효능이 있다. 정혈휴손(精血虧損), 허로소수(虛癆消瘦), 소갈(消渴) 등을 치료한다. 외용하여 피부군열(皮膚皲裂)을 치료한다.

주2: 우골수(牛骨髓) 100g 당 수분 3g, 단백질 0.5g, 지방 95.8g, 회분 0.3g, 비타민 B_1 소량, 비타민 B_2 0.01mg, 니코틴 0.05mg를 함유하고 있다.

57. 우초결(牛草結)

【학 명】 Bos taurus domesticus   【한국명】 소의 胃內草纖維뭉치
【중문명】 牛草結 niu cao jie
【영문명】 Nodules in ox's Stomach
【이 명】 우양초결(牛羊草結); 치초(齝草); 우전초(牛囀草); 회초(回噍)

우초결(牛草結)은 《내몽고중초약(內蒙古中草藥)》에서 우양초결(牛羊草結)로 소(牛)와 양(羊)의 위(胃)에서 채취한 것이라고 기술하였다. 《본초강목(本草綱

目)》에서는 제50 권 수부(獸部) 우항(牛項)에 "치초(鴟草)"가 있으며 우전초(牛囀草)라고도 하여 소가 먹고 다시 나온 것으로 흔히 회초(回噍)라고 하였으며 그 효용은 우양초결(牛羊草結)과 일치한다고 하였다.

【원동물】 우황(牛黃) 항을 참조.

【약 재】 소(牛)의 위(胃) 속 초결(草結) 덩이를 약으로 사용한다. 언제나 소를 도살할 때에 위(胃) 속의 초결(草結)을 꺼내어 햇볕에 말린 후 소존성(燒存性)하여 가루로 만들어 비축한다.

생약(生藥)은 원구형, 타원형 또는 불규칙적인 편원형으로 보통 직경은 4~6cm이고 표면은 매끄럽고 갈색, 황록색, 토회색 등이고 속은 섬유상의 모융초결(毛絨草結)이다. 질은 가볍고 단단하다(그림 7—87).

【성미 귀경】 甘, 溫, 平. 脾, 胃經에 들어간다.

【응 용】 진정(鎭靜), 강역(降逆), 지구(止嘔) 효능이 있다. 열격번위(噎膈翻胃), 차나 배의 멀미, 구토(嘔吐) 등을 치료한다. 양은 3~6g으로 한다.

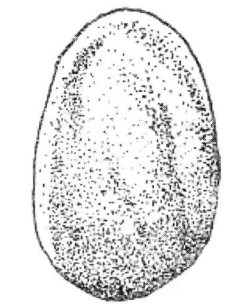

그림 7—87
우초결(牛草結)약재

1. 번위구토(翻胃嘔吐)에 대한 치료: 우초결(牛草結) 500g, 조육(棗肉) 250g, 평위산(平胃散; 陳皮, 厚朴, 蒼朮, 甘草) 250g을 함께 곱게 가루로 만들어 공복에 5g씩을 끓인 물로 복용한다.

2. 차 멀미, 배 멀미, 구토(嘔吐)에 대한 치료: 우초결(牛草結)을 가루로 만들어 5g씩을 끓인 물에 타서 복용한다.

주1: 양(羊)의 위(胃)속에 있는 초결(草結)은 양해자(羊胲子)라고도 하며 역시 약으로 사용한다. 효능은 우초결(牛草結)과 같다.

주2: 소의 방광결석(膀胱結石)을 신정자(腎精子)라고도 하며 이뇨(利尿) 효능이 있어 요로결석(尿路結石)을 치료한다. 1알씩 복용한다.

58. 황명교(黃明膠)

【학 명】 *Bos taurus domesticus*   【한국명】 소가죽아교
【중문명】 黃明膠 huang ming jiao

【영문명】 Oxhide gelatin

【이 명】 우피교(牛皮膠)

황명교(黃明膠)는 당맹선(唐孟詵)의 《식료본초(食療本草)》에서 처음으로 기술하였으며 《본초도경(本草圖經)》에서는 우피교(牛皮膠)라고 하였다. "지금 전문가들이 사용하는 황명교(黃明膠)는 대개 우피(牛皮)로 《신농본초경(神農本草經)》에서의 아교(阿膠)도 역시 우피(牛皮)를 사용한 것으로 양자 모두 같은 가죽이다……"라고 하였다.

【원동물】 우황(牛黃) 항을 참조.

【약 재】 우피(牛皮) 등을 달여 만든 교질(膠質)을 황명교(黃明膠)라고 하여 약으로 사용한다. 우피(牛皮, 石灰乳에 牛皮를 15~40일간 담궈 육질 부분을 용해 제거하고 지방도 비누화 한다), 우골격(牛骨骼, 有機溶劑로 脫脂시키고 다시 鹽酸으로 칼슘 등 無機物을 제거한다) 및 기건(肌腱, 물로 충분히 씻는다)에 물을 넣고 달여 침출액(浸出液)을 얻는다. 침출액(浸出液)에 명반(明礬)을 넣어 불순물을 침전시킨 다음 여과한 여액(濾液)을 활성탄(活性炭)으로 탈색(脫色)시킨다. 다시 여과(濾過)한 여액(濾液)을 감압(減壓) 농축(濃縮)하고 용기에 넣어 응결시킨 다음 금속으로 된 그물에 놓고 바람을 쏘여 건조시킨다.

【성분 및 약리】 명교원(明膠朊; Glutin)을 함유하며 가수분해로 여러 가지 아미노산을 형성하며 또 소량의 Ca을 함유하는 것은 주로 제교(製膠)하는 과정에 석회(石灰)를 넣어 탈지할 때 혼입된 것이다.

동물 체내의 Ca의 평형(平衡)을 개선한다.

【기미 및 귀경】 甘, 澁, 平. 肺, 大腸經에 들어간다.

【응 용】 자음윤조(滋陰潤燥), 보혈지혈(補血止血) 효능이 있다. 음허해수(陰虛咳嗽), 각혈(咯血), 육혈(衄血), 붕루(崩漏) 등을 치료한다. 양은 5~15g으로 한다.

1. 토혈(吐血), 육혈(衄血)에 대한 치료: 황명교(黃明膠) 10g을 뜨거운 물에 녹여 하루에 2번씩 복용한다.

2. 폐음허해수(肺陰虛咳嗽)에 대한 치료: 황명교(黃明膠) 15g, 행인(杏仁) 10g, 감초(甘草) 10g, 나미(糯米) 15g을 물에 달여 하루에 2회씩 복용한다.

59. 수우각(水牛角)

【학　명】 *Bubalus bubalus*　　　　【한국명】 물소뿔
【중문명】 水牛角 shui niu jiao
【영문명】 Water buffalo horn
【이　명】

수우각(水牛角)은 《명의별록(名醫別錄)》에서 처음으로 기술하였으며 이시진(李時珍)은 《본초강목(本草綱目)》에서 이를 우항(牛項)에 부기하였다. 최근에 중국에서는 그 성분이 서각(犀角)과 대동 소이하다는 것이 발견되어 서각(犀角)의 대용품으로 사용하고 있다.

【원동물】 소과동물 물소(가축종)(牛科動物 水牛; *Bubalus bubalus* Linnaeus). 대형 가축의 하나로 몸은 실하고 튼튼하며 이마는 네모나고 코는 넓고 주둥이는 앞으로 뻗었다. 자웅(雌雄) 모두 1쌍의 뿔이 있으며 호형(弧形)으로 각면(角面)에는 띠 무늬가 많으며 속이 비여 있다. 머리는 길고 목은 짧다. 문치(門齒)와 견치(犬齒)가 없고 어금니는 강대하다. 사지는 튼튼하고 발가락이 4개 있다. 털은 굵고 단단하며 희소(稀疏)

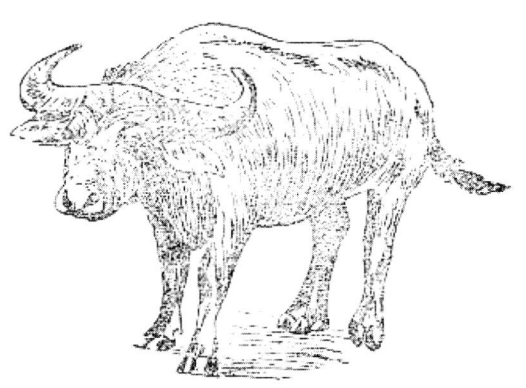

그림 7—88 물소(水牛)

하며 피모(皮毛)는 흑회색으로 광택이 있다. 털의 대개는 회청색이고 가끔 백색인 것도 있다(그림 7—88).

야생(野生)을 장기간 인공 사육한 것이다. 원산지는 인도로 군거(群居)하는 성질이다.

중국에는 회하(淮河) 이남의 각 지에서 모두 사육한다.

【약　재】 물소(水牛)의 뿔을 약으로 사용한다. 언제나 물소를 도살할 때에 채취 방사(鎊絲)하여 사용한다.

형태는 만곡 되어 호형(弧形)을 이룬다. 근부(根部)는 방형(方形) 또는 약간 삼각형(三角形)으로 속이 비여 있다. 한쪽 표면에는 패인 줄무늬가 평행으로 많이 있고 끝은 예리하다. 표면은 흑갈색으로 질은 단단하다. 보통 그 끝 부분을 채취하여 방편(鎊片)으로 만들어 사용한다(그림 7—89).

【성분 및 약리】 콜레스테롤,　　　Alanine,　　　Arginine,

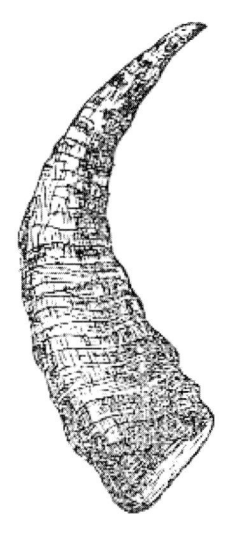

그림 7—89
수우각(水牛角)약재

Asparticavid, Cystine, Leucine, Proline, Tyrosine, Histidine, Valine, 단백질 등이 함유되어 있다.

이체(離體) 와심(蛙心)에 대하여 수축 작용을 강화한다. 대서(大鼠)에 대하여 뚜렷한 진정(鎭靜)작용이 있다. 정상적인 집토끼 또는 인공 발열(人工發熱)한 집토끼의 체온을 낮추는 작용은 모두 없다.

【성미 및 귀경】 苦, 鹹, 寒. 肝, 心經에 들어간다.

【응 용】 청열(淸熱), 양혈(凉血), 해독(解毒) 효능이 있다. 온열병으로 고열신혼(高熱神昏), 반진(斑疹), 토혈(吐血), 육혈(衄血), 소아경풍(小兒驚風), 두통(頭痛), 인후종통(咽喉腫痛), 창독(瘡毒) 등을 치료한다. 양은 10~15g으로 한다.

1. 토혈(吐血), 육혈(衄血)에 대한 치료: 수우각(水牛角) 15g, 생지(生地) 20g, 단피(丹皮) 10g, 우절(藕節) 25g, 백엽탄(柏葉炭) 15g을 물로 달여 하루에 2회씩 복용한다.

2. 유행성 을형뇌염(流行性乙型腦炎), 고열경궐(高熱驚厥)에 대한 치료: 수우각 방편(水牛角鎊片) 100g을 물에 2시간 달여 매일 3회씩 연속 1주일을 복용하거나 혹은 열이 내려 정신이 맑아 질 때까지 복용한다.

60. 황양각(黃羊角)

【학 명】 *Procapra gutturosa* **【한국명】** 몽골가젤의 뿔
【중문명】 黃羊角 huang yang jiao
【영문명】 Mongolian gazel's horn
【이 명】

황양각(黃羊角)은 역대 "본초(本草)"에는 모두 기술이 없으나 최근에 중국에서는 임상에서 이것으로 영양각(羚羊角)을 대체 응용하여 양호한 효과를 보았다고 잡지에 자주 보고되었다.

【원동물】 소과동물 몽골가젤(牛科動物 黃羊; *Procapra gutturosa* Pallas). 체형은 섬수(纖瘦)하고 중등 크기이다. 몸길이는 110~130cm로 꼬리의 길이는 8~10cm이고 사지는 가늘고 발굽은 좁으며 광하선(眶下腺)과 완선(腕腺)이 있다. 수컷은 뿔이 있으며 뿔은 짧고 곧으며 처음은 평행 되었다가 약간 뒤로 구부러들었

다. 여름 털은 엷은 갈황색이고 사지의 내측(內側)은 백색이며 꼬리는 갈색으로 등보다 짙다. 겨울 털은 색이 비교적 엷고 연한 적갈색을 약간 띠며 백색의 긴 털이 뻗어 나 있다. 엉덩이에는 백반(白斑)이 뚜렷하고 허리 털 색은 회백색에 분홍색을 약간 띤다(그림 7—90).

초원과 반황막(半荒漠) 지역에서 서식하며 계절에 따라 이동하는 습성으로 무리지어 활동한다. 초류와 관목을 주요한 먹이로 한다.

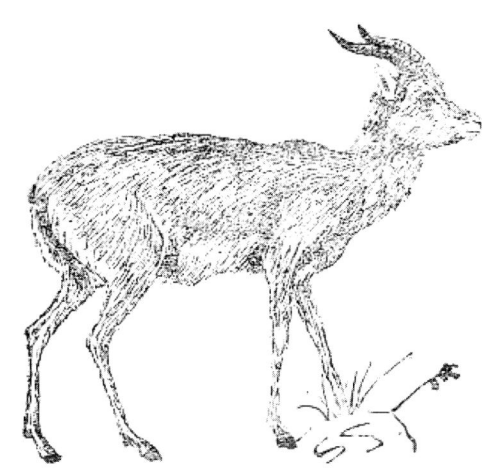

그림 7—90 몽골가젤(黃羊)

중국에는 내몽고(內蒙古), 감숙(甘肅), 하북성(河北省) 북부 및 길림성(吉林省) 서부지역에 분포되어 있다.

【약 재】 황양(黃羊)의 뿔을 약으로 사용한다. 사계절 언제나 포획하여 뿔의 기부를 톱으로 잘라 건조시켜 비축한다.

뿔은 긴 원추형(圓錐形)으로 길이는 20cm 남짓하며 궁형으로 만곡되었으며 표면은 흑갈색으로 매끄럽지 않고 세로의 열극(裂隙)이 있다. 뿔에는 첨단을 제외하고 간격이 같은 타원형의 환척(環脊)이 있다. 속에는 골심(骨心)이 있다. 불투명으로 냄새는 약하다(그림 7—91).

사용할 때에 침윤(浸潤) 방편(鎊片)하여 사용한다.

【성분 및 약리】 각단백(角蛋白)을 함유한다. 스테로이드 그룹의 물질과 아미노산이 존재할 수 있다. 강심 글루코사이드가 있는지의 여부는 더욱 연구가 기대된다.

해열(解熱) 작용과 항경궐(抗驚厥)작용이 있다. 카페인이 야기한 경궐(驚厥)에 대해 저항할 수 있고 회복률을 낮추는 동시 동물의 회복률을 향상시킨다. 스트리키닌(Strychnine)의 경궐(驚厥)에 대하여 대항 작용이 없고 다만 섬서(蟾蜍)의 회복률을 향상시킬 수 있을 뿐이다. 페노바르비탈나트림(Na-Phenobarital)의 독성(毒性)을 강화할 수 있다.

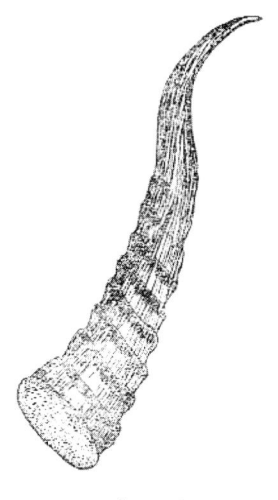

그림 7—91 황양각(黃羊角)약재

【성미 및 귀경】 酸, 苦, 平. 肝, 心, 肺經에 들어간다.

【응　용】 평간식풍(平肝熄風), 청열해독(淸熱解毒) 효능이 있다. 상호흡도감염고열(上呼吸道感炎高熱), 온열병고열(溫熱病高熱), 소아경풍(小兒驚風) 등을 치료한다. 양은 5~10g으로 한다.

　1. 외감고열(外感高熱)에 대한 치료: 황양각(黃羊角) 10g을 물에 3시간 달여 여과농축(濾過濃縮)하고 자당(蔗糖)을 넣어 시럽을 만들어 매일 황양각(黃羊角) 1.5g의 양을 3회에 나누어 복용한다.

　2. 편도선염(扁桃腺炎) 혹은 세균감염성질병(細菌感染性疾病)에 대한 치료: 황양각(黃羊角)을 갈아 곱게 가루로 만들어 하루 3회 0.3g씩을 맹물에 타서 복용한다.

　주: 황양유(黃羊油)도 약으로 사용한다. 외용으로 치질(痔疾)을 치료할 수 있다.

61. 영양각(羚羊角)

【학　명】 *Cornu Saiga tatarica*　　【한국명】 사이가뿔(영양뿔)
【중문명】 羚羊角 ling yang jiao
【영문명】 Saiga's horn
【이　명】

　영양(羚羊)은 《신농본초경(神農本草經)》에서 중품(中品)에 《본초강목(本草綱目)》에서는 제 51권 수부(獸部)에 열거하였다. 조긍당(趙肯堂)의 《본초강목(本草綱目)》에서 유제류(有蹄類)에 대한 고증(考證)에 의하면 《본초강목(本草綱目)》에서 기술한 영양(羚羊)에는 청양(靑羊), 현양(懸羊)과 엽영(鬣羚) 등 몇 종류가 있다고 인정하였다. 그러나 현재 중국 시중에서 판매하고 있는 영양각(羚羊角)은 새가령양(賽加羚羊)의 뿔이다.

【원동물】 소과동물 사이가(牛科動物 賽加羚羊; *Saiga tatarica* L.). 고비영양(高鼻羚羊)이라고도 한다. 체형은 중등으로 몸길이는 100~140cm이다. 수컷의 어깨 높이(肩高)는 70~83cm이고 암컷은 63~74cm이다. 머리는 크다. 코와 주둥이는 팽대(膨大)되었고 콧구멍도 크고 민첩하게 신축하며 좌우로 흔들 수 있다. 이마 앞부분은 비교적 두드러졌다. 눈은 크고 귀는 짧다. 사지는 가늘고 발굽은 낮고 길다. 꼬리는 가늘고 짧으며 아래로 드리워졌다. 여름 털은 짧고 조밀하며 피부에 붙어 있으며 전신은 갈황색 또는 밤색으로 얼굴은 색이 비교적 연하다. 등

중앙에는 좁고 긴 한 가닥의 줄이 있으며 육계색(肉桂色)을 이룬다. 배, 가슴, 사지의 안쪽과 엉덩이는 황백색이다. 겨울 털은 굵고 길며 두텁다. 색은 비교적 엷고 사황색(沙黃色) 또는 엷은 회황색이다. 가슴과 배, 사지의 안쪽은 거의 백색을 이룬다. 꼬리 밑 항문과 서혜부(鼠蹊部) 주위에는 털이 없고 일년 내내 노출되어 있다. 수컷은 뿔이 있고 암컷은 뿔이 없

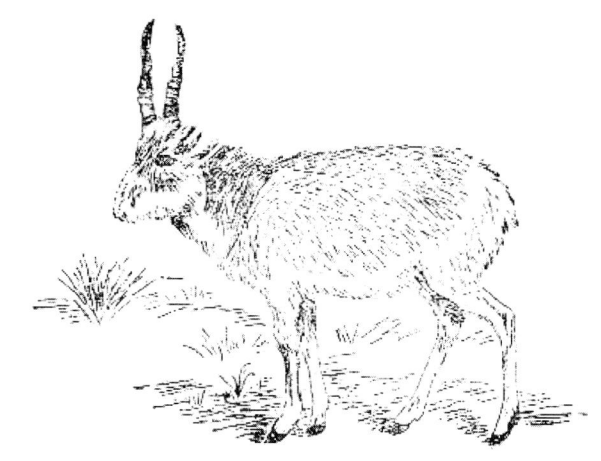

그림 7-92 사이가(賽加羚羊)

다. 뿔은 눈 언저리 위에 길게 뒤를 향하여 조금 경사졌다(그림 7-92).

주로 반 사막 지역에서 군서(群棲)한다. 낮에 활동하고 밤에 휴식한다. 화본과(禾本科), 콩과 등 식물을 주요한 먹이로 한다.

중국에는 신강(新疆) 서북부에 분포되어 있다.

【약 재】 영양(羚羊)의 뿔을 약으로 사용한다. 연중 언제나 포획하여 뿔을 채취한다. 일반적으로 8~10월에 포획한 것이 색이 산뜻하고 아름답다. 겨울에 포획한 것은 각질(角質)이 거칠다.

뿔은 긴 원추형으로 길이는 25~40cm이며 궁형(弓形)으로 만곡 되어 있다. 표면은 매끄러우면서 가는 종문(縱紋)이 있다. 전체는 옥(玉) 같이 매끈하고 백색 또는 황백색으로 햇빛에 투시하면 연한 적색이 있어 핏줄이나 피 얼룩 모양을 이룬다. 기부는 회청색(灰青色)을 이루고 끝 부분을 제외한 전체에는 10~20개의 환척(環脊)이 있다. 골새가 있어 뿔 전체 길이의 절반 또는 1/3을 차지한다. 끝에 비어 있는 곳은 속칭 "통천안(通天眼)"이라고 하여 질이 단단하고 쉽게 절단되지 않는다. 냄새는 약하고 맛은 담담하다(그림 7-93).

사용할 때 물에 담근 다음 세로 얇게 깎거나 줄로 쓸어 분쇄(粉碎)하여 곱게 갈아 가루로 만들어 사용한다.

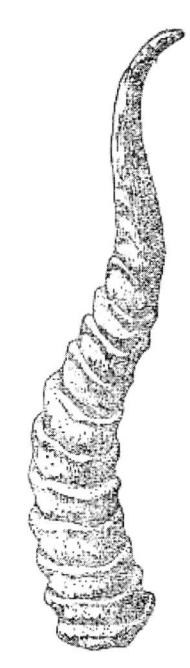

그림 7-93
사이가뿔
(羚羊角)약재

【성분 및 약리】 인산 칼슘, 각단백(角蛋白)과 불용성 무

기염 등을 함유한다. 그 중에서 각단백(角蛋白)의 함량이 가장 많다. 영양각(羚羊角)의 각단백(角蛋白)에는 유황이 단지 1.2%있으며 이는 각단백(角蛋白) 중에서 유황 함량이 가장 적은 것이다.

　　영양각(羚羊角)의 외피(外皮) 침출액(浸出液)은 중추 신경계통에 대하여 억제작용이 있어 페노바르비탈(Phenobarbital)과 에틸 에테르 마취의 시작 속도를 가속할 수 있고 스티리키닌(Strychnine), 전기(電氣) 쇼크 등에 대한 민감성을 현저하게 낮추지만 근육의 이완을 야기하지는 않는다. 전제(煎劑)는 카페인이 일으킨 섬서(蟾蜍)와 소서(小鼠)의 경궐률(驚厥率)을 낮추고 회복률을 높일 수 있지만 스트리키닌(Strchnine)이 일으킨 경궐(驚厥)에 대하여서는 효과가 없고 페노바르비탈나트륨(Na-Phenobarbital)이 섬서(蟾蜍)와 소서(小鼠)에 대한 독성을 강화할 수도 없으며 티브스 등이 일으킨 발열(發熱)한 집토끼에 대해 해열(解熱)작용이 있고 관위(灌胃)하여 2시간 후에는 체온이 하강하기 시작하여 6시간 후이면 점차적으로 회복된다. 영양각(羚羊角)의 외피(外皮) 침출액(浸出液)은 진통(鎭痛)작용이 있다.

【성미 및 귀경】 甘, 鹹, 寒, 無毒. 肝, 心經에 들어간다.

【응　용】 청열진경(淸熱鎭驚), 평간식풍(平肝熄風), 해독소종(解毒消腫) 효능이 있다. 열병 신혼섬어(熱病神昏譫語), 경간(驚癎), 추휵(抽搐), 두통현운(頭痛眩暈), 목적종통(目赤腫痛) 및 옹창종독(癰瘡腫毒) 등을 치료한다. 양은 1~3g으로 한다.

　1. 고열신혼(高熱神昏), 추휵(抽搐)에 대한 치료: 영양각(羚羊角) 3g, 석고(石膏) 50g, 지모(知母) 10g, 감초(甘草) 5g, 서각(犀角) 5g, 갱미(粳米) 10g을 물에 달여 하루에 2회씩 복용한다.

　2. 고열경궐(高熱驚厥), 설강(舌絳) 및 간양상항(肝陽上亢), 두통현훈(頭痛眩暈)에 대한 치료: 영양각(羚羊角) 5g, 구등(鉤藤) 10g, 백작(白芍) 10g, 국화(菊花) 10g, 상엽(桑葉) 10g, 복신(茯神) 15g, 생지황(生地黃) 15g, 패모(貝母) 10g, 죽여(竹茹) 5g, 감초(甘草) 5g을 물에 달여 매일 2회씩 복용한다.

　3. 고혈압병(高血壓病)에 대한 치료: 영양각(羚羊角)의 분말을 설리즙(雪梨汁)에 타서 하루 1회 1g씩을 복용한다.

　주: 중국 내몽고(內蒙古), 감숙(甘肅), 신강(新疆), 청해(靑海), 서장(西藏) 등에는 갑상선가젤(鵝喉羚; *Gazella subgutturosa* Guldestasdt)이 분포되고 청해(靑海), 서장(西藏), 사천(四川), 감숙(甘肅), 내몽고(內蒙古) 등에는 티벳가젤(西藏原羚; *Procapra picticaudata* Hodgson)이 분포되어 있어 이들의 뿔도 영양각(羚羊角)을 대체하여 약으로 사용할 수 있다.

62. 엽령골(鬣羚骨)

【학 명】 Carpricornis sumatraensis　　【한국명】 수마트라영양뼈
【중문명】 鬣羚骨 lie ling gu
【영문명】 Mainland serow bone
【이 명】 산려골(山驢骨)

　엽령골(鬣羚骨)은 《사천중약지(四川中藥誌)》에서 처음으로 기술하여 "산려골(山驢骨)"이라고 하였다. 조긍당(趙肯堂)의 《본초강목(本草綱目)》 유제류(有蹄類)에 대한 고증에 근거하면 엽령(鬣羚)의 원명은 《본초강목(本草綱目)》에서 기술한 야려(野驢)가 당연하다.

　【원동물】 소과동물 수마트라영양(시이로우)(牛科動物 鬣羚; Capricornis sumatraensis Bechstein). 소문령(蘇門羚)이라고도 한다. 체형이 중등(中等) 크기의 우과(牛科) 동물로 몸길이는 1.4~1.7m이고 꼬리의 길이는 9~11cm이며 어깨 높이는 1.1m이다. 귀는 넓고 크며 목의 뒷등에는 갈기 털이 있고 주둥이 끝은 드러나 있으며 광하선(眶下腺)을 갖고 있다. 암수가 모두 뿔이 있고 수컷의 뿔이 비교적 크다. 뿔은 짧고 뾰족하며 기부(基部)는 비교적 굵고 뿔 끝을 제외하고 모두 좁은 횡릉(橫棱)이 있다. 전체는 흑색으로 약간의 갈색을 띠며 아래 위 입술은 백색이다. 귀의 뒷등은 흑갈색이고 귀끝은 흑색이다. 갈기 텅은 모두 백색이거나 갈흑색과 백색이 서로 섞여 있다. 꼬리 끝은 흑색이다. 배와 서혜(鼠蹊)부는 흑갈색이고 보통 개체의 털 색과는 차이가 매우 크다(그림 7—94).

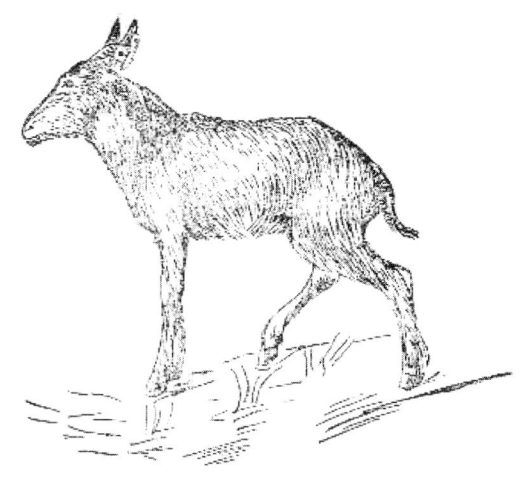

그림 7—94 수마트라영양(시이로우, 鬣羚)

　항상 높은 산의 암석 벼랑에서 서식하며 가끔씩 초원이나 평지에서 활동하며 행동이 민첩하다. 이른 아침에 먹이를 찾으며 균류(菌類)를 즐겨 먹는다.

중국에는 감숙(甘肅), 사천(四川), 운남(雲南), 호북(湖北), 귀주(貴州), 안휘(安徽), 절강(浙江), 복건(福建), 광동(廣東), 광서(廣西) 등에 분포되어 있다.

【약　재】 엽령(鬣羚)의 사지골(四肢骨)을 약으로 사용한다. 언제나 포획하여 사지 골격(骨骼)을 채취하여 잔육(殘肉)을 깨끗이 제거하고 통풍이 잘 되는 곳에 걸어 말린다.

【성미 및 귀경】 甘, 苦, 鹹, 微寒. 心, 肝, 腎經에 들어간다.

【응　용】 거풍습(祛風濕), 진통(鎭痛) 효능이 있다. 풍습비통(風濕痺痛), 지체마비(肢體痲痹) 및 요퇴동통(腰腿疼痛) 등을 치료한다. 양은 10~15g으로 한다.

근골마비(筋骨痲痹) 또는 요퇴산통(腰腿酸痛)에 대한 치료: 엽령골(鬣羚骨) 50g를 백주(白酒) 500㎖에 담그고 1개월 지나면 매일 2회 20㎖씩을 음주(飮酒)한다.

주: 엽령각(鬣羚角)을 영양각(羚羊角)으로 대체하여 약으로 사용할 수 있다.

63. 청양각(靑羊角)

【학　명】 *Naemorhedus goral*　　【한국명】 산양각(山羊角)
【중문명】 靑羊角 qing yang jiao
【영문명】 Goral horn
【이　명】 반양(斑羊)

청양(靑羊)은 "본초(本草)"에는 기술이 없다. 조긍당(趙肯堂)의 《본초강목(本草綱目)》에 있는 영양(羚羊)에 대한 고증에 의하면 영양(羚羊)이 바로 청양(靑羊)이라고 인식한다. 그러나 현재 중국 시중에서 판매되고 있는 영양각(羚羊角)은 바로 새가령양(賽加羚羊)의 뿔이고 청양각(靑羊角)은 현재 민간에서만 응용하고 있다.

【원동물】 소과동물 산양(牛科動物 山羊; *Naemorhedus goral* Hardwicke). 청양(靑羊) 또는 반령(斑羚)이라고도 한다. 몸길이는 90~110cm이고 꼬리의 길이는 13~17cm이며 사지는 짧다. 광하선(眶下

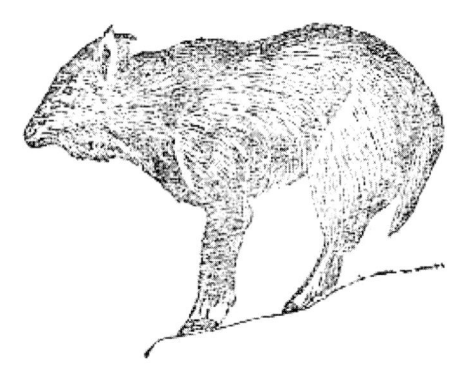

그림 7—95 청양(靑羊)

腺)은 퇴화되었다. 자웅(雌雄) 모두 뿔이 있고 뿔은 짧고 곧으며 뒤로 경사졌고 두 뿔의 기부는 매우 가깝다. 전체의 털 색은 회다갈색이고 저융(底絨)은 회색이다. 이마, 아래턱, 목은 모두 갈색으로 목 뒤에 백색의 큰 얼룩이 하나 있다. 꼬리의 기부는 회갈색에 가깝고 끝은 갈흑색을 이룬다(그림 7—95).

높은 산의 삼림이나 산 정상의 나암대(裸岩帶) 또는 양지바른 언덕이 많은 곳에서 서식한다. 현애(懸崖)를 능란하게 오르고 아침 저녁으로 활동한다. 나무 잎, 이끼(地衣나 蘚苔) 등을 먹이로 한다.

중국에는 내몽고(內蒙古), 하북(河北), 길림(吉林), 요녕(遼寧), 흑룡강(黑龍江), 섬서(陝西), 산서(山西), 호북(湖北), 사천(四川), 운남(雲南), 서장(西藏), 광서(廣西) 및 광동(廣東) 등에 분포되어 있다.

【약 재】 청양(青羊)의 뿔을 약으로 사용한다. 언제나 포획할 수 있으며 뿔을 채취하여 건조한다. 방사(鎊絲)하여 사용한다.

【성미 및 귀경】 甘, 苦, 鹹, 寒. 肝, 心, 腎經에 들어간다.

【응 용】 진정(鎭靜), 퇴열(退熱), 명목(明目), 지혈(止血) 효능이 있다. 소아경풍(小兒驚風), 두통(頭痛), 산후복통(産後腹痛), 통경(痛經) 등을 치료한다.

1. 고혈압두통(高血壓頭痛)에 대한 치료: 청양각 방편(青羊角鎊片) 50g을 물에 달여 하루에 2회 복용한다.

2. 소아경풍(小兒驚風)에 대한 치료: 청양각(青羊角)을 누렇게 구워 가루를 만들어 하루 2회 2g씩을 복용한다.

주1: 청양각(青羊角)은 진통(鎭痛), 진정(鎭靜) 등 작용이 있다. 효능은 영양각(羚羊角)과 비슷하며 영양각(羚羊角)을 대체하여 사용할 수 있다.

주2: 청양혈(青羊血)은 활혈산어(活血散瘀), 접골속근(接骨續筋) 등의 효능이 있다. 각혈(咯血), 토혈(吐血), 질타손상(跌打損傷) 등을 치료하며 백주(白酒)에 타서 복용하면 된다.

64. 양 골(羊骨)

【학 명】 Os Capra hircus, Ovis aries   【한국명】 염소뼈
【중문명】 羊骨 yang gu

【영문명】 Sheep or goat bone

【이 명】

양골(羊骨)은 《명의별록(名醫別錄)》에서 처음으로 기술하였으며 《본초강목(本草綱目)》에서는 수부(獸部) 양(羊) 항에 두골(頭骨), 척골(脊骨), 경골(脛骨) 등으로 나누어 열거하였다. 최근 중국에서는 양골(羊骨)에 대한 임상(臨床) 치료 효과가 매우 좋아 널리 보급할 가치가 있다.

【원동물】 1. 소과동물 염소(牛科動物 山羊; *Capra hircus* L.). 몸길이는 100~120cm이고 머리는 길며 귀는 크고 주둥이는 좁다. 자웅(雌雄)이 모두 뿔이 있고 수컷의 뿔이 비교적 크며 끝은 약간 뒤로 구부러졌으며 표면은 고리 무늬가 있거나 앞에 유상(瘤狀)을 이루며 속이 비었다. 수컷의 턱밑에는 긴 수염을 한데 모은 모양으로 있다. 사지는 날씬하고 꼬리는 짧다. 몸 전체에는 굵고 곧은 짧은 털이 덮여 있고 털 색은 백색, 회색, 흑색 또는 흑색과 백색이 섞인 것 등 여러 가지가 있다(그림 7—96).

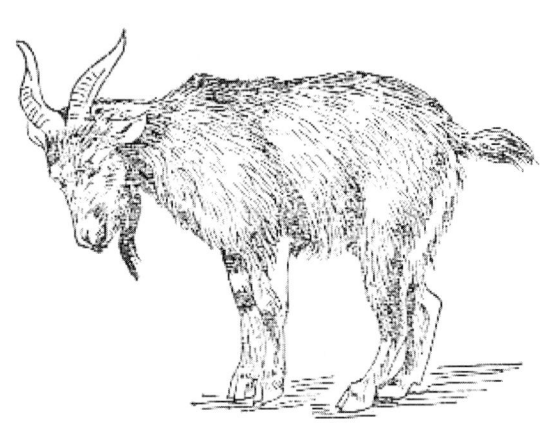

그림 7—96 염소(山羊)

사육하는 가축이다. 성질이 활발하고 높은 곳에 오르기를 즐기며 잡초, 나뭇잎 등을 먹이로 한다.

중국에는 전국 각지에서 모두 사육하고 있다.

2. 소과동물 면양(牛科動物 綿羊; *Ovis aries* L.). 몸은 풍만하고 비교적 넓고 머리는 짧다. 수컷은 뿔이 크고 나선형(螺旋形)으로 만곡(彎曲)되었으며 암컷의 뿔은 작거나 없다. 사지는 튼튼하고 꼬리 형태는 다르다. 몸 전체에는 유연(柔軟)하고 곱슬곱슬 감겨져 있는 긴 털이 조밀하게 덮여 있으며 대

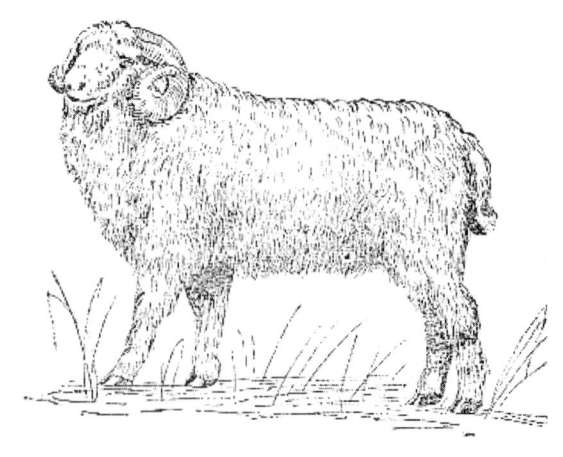

그림 7—97 면양(綿羊)

개 백색이다(그림 7—97).

사육하는 가축이다.

중국에는 전국 각지에서 모두 사육하고 있다.

【약 재】 양(羊)의 골격(骨格)을 약으로 사용한다. 언제나 채취할 수 있으며 양(羊)을 도살할 때 뼈를 채취하여 근육(筋肉)을 깨끗이 제거하고 햇볕에 말린다. 사용할 때 누렇게 구워 타쇄(打碎)한다.

【성 분】 양(羊)의 종류, 연령, 골격의 부위에 따라 다르고 뼈의 화학 조성도 차이가 있다. 골질(骨質)에는 주로 인산 칼슘이 함유되어 있다. 이 밖에 소량의 탄산칼슘, 인산 마그네슘과 미량의 F, Cl, Na, K, Fe, Al 등이 함유되어 있다. F의 함량은 비록 적지만 골(骨) 중의 주요한 유효 성분이다. 유기물로는 교원(膠原; Ossein), 골류 점단백(骨類粘蛋白; Osteomucoid), 탄성 경단백(彈性硬蛋白 Elastin) 과 같은 물질이 있다. 그리고 중성 지방, 인지(燐脂)와 소량의 당원(糖原)이 함유되어 있다.

【성미 및 귀경】 甘, 鹹, 溫, 無毒. 肺, 肝, 腎經에 들어간다.

【응 용】 보신(補腎), 강근골(强筋骨) 효능이 있다. 요통(腰痛), 근골연통(筋骨攣痛), 요슬무력(腰膝無力) 등을 치료한다. 양은 5~10g으로 한다.

1. 요통(腰痛), 근골통(筋骨痛)에 대한 치료: 양(羊)의 경골(脛骨)을 누렇게 구워 타쇄(打碎)하여 곱게 갈아 가루로 만들어 하루 2회 5g씩을 황주(黃酒)에 타서 복용한다.

2. 혈소판감소성 자반병(血小板減少性紫斑病) 또는 재생불량성 빈혈(再生不良性貧血)에 대한 치료: 찧어 부순 생양골(生羊骨) 100g, 홍조(紅棗) 20 알, 나미(糯米) 적당 양을 함께 묽게 죽을 쑤어 하루 3회씩 복용한다. 15일을 1개 치료 기간으로 한다.

주1: 양각(羊角)도 약으로 사양한다. 보고에 의하면 같은 농도의 면양각(綿羊角)과 섬라서각(暹邏犀角)으로 약리 대비 연구를 진행한 결과 ① 면양각(綿羊角)은 섬라서각(暹邏犀角)과 마찬가지로 직접 심근을 홍분하는 작용이 있다. ② 뚜렷한 강압(降壓)작용이 있다. ③ 직접 장도(腸道) 평활근을 홍분시키는 작용이 있다. ④ 백혈구의 총수를 올리는 작용이 있다. ⑤ 응혈(凝血) 시간을 줄이는 작용이 있다 라는 것이 표명되었다.

주2: 양(羊)의 담즙(膽汁)도 약으로 사용한다. 효능은 우담즙(牛膽汁)과 비슷하므로 우담즙(牛膽汁) 항을 참조.

주3: 양(羊)의 기타 부분도 약으로 사용한다. 양육(羊肉)은 역대로부터 자보제

(滋補劑)로 간주되고 있다. 양(羊)의 피(皮), 골(骨), 건(腱)으로는 명교(明膠)를 만들 수 있고 양지(羊脂)는 연고(軟膏)를 만드는 기초 원료로 할 수 있다.

65. 양 간(羊肝)

【학 명】 Jecur Capra hircus, Ovis aries
【한국명】 면양, 염소의 간
【중문명】 羊肝 yang gan
【영문명】 Sheep or goat liver
【이 명】

양간(羊肝)은 당(唐)대의 《약성본초(藥性本草)》에서 처음으로 기술하였으며 《본초강목(本草綱目)》에서는 수부(獸部) 양(羊) 항에 열거하였다. 여러 가지 동물의 간장(肝臟) 즉 소, 돼지, 닭, 수달(獺) 등과 같은 동물의 간장(肝臟)은 고금(古今) 내내 약으로 사용되었으며 효능은 대개 비슷하다. 비교해 보면 초식(草食)하는 소와 양의 간장(肝臟)이 좋다.

【원동물】 양골(羊骨) 항을 참조.

【약 재】 양(羊)의 간(肝)을 약으로 사용한다. 연중 언제나 채취할 수 있다. 도살할 때에 간장(肝臟)을 채취하여 담낭(膽囊)을 제거하고 냉수에 1시간 담궜다가 꺼내어 절편하여 햇볕에 말리거나 불에 말려 비축한다. 혹은 생용(生用)한다.

건조한 양간(羊肝)은 편상(片狀)을 이루고 크기가 다르며 표면은 쪼글아 들어 편평하지 않고 자흑색(紫黑色)으로 광택이 있다. 질은 약하여 쉽게 절단되며 단면(斷面)은 자흑색(紫黑色)으로 광택이 없다. 냄새는 비리다(그림 7—98).

【성 분】 단백질, 지방, 탄수화물, 회분(灰分), Ca, P, Fe, 비타민 B_1, 니코틴산, 아스코르빈산(Ascorbic acid), 비타민 A 등이 함유되어 있다.

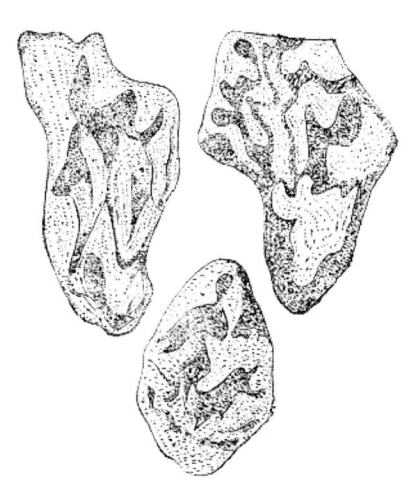

그림 7—98 양간(羊肝)약재

【성미 및 귀경】 酸, 苦, 甘, 凉, 無毒. 肝, 腎經에 들어간다.

【응   용】 자보강장(滋補强壯), 명목(明目) 효능이 있다. 야맹증(夜盲症), 빈혈(貧血), 허약소수(虛弱消瘦) 등을 치료한다. 양은 5~10g으로 한다.

1. 시물모호(視物模糊), 장예(障翳), 영풍유루(迎風流淚)에 대한 치료: 신선한 양간(羊肝) 120g를 삶아 찧어 부순 후에 선태(蟬蛻) 30g, 목적(木賊) 30g, 당귀(當歸) 30g, 야명사(夜明砂) 30g을 모두 분쇄하여 넣어 섞고 풀(糊)을 넣어 10g의 양간환(羊肝丸)을 만들어 하루 2회 1환(丸)씩 복용한다.

2. 인열동공산대(因熱瞳孔散大), 시물핍력(視物乏力)에 대한 치료: 양간(羊肝)을 갈아 가루로 만들어 저담즙(猪膽汁)으로 반죽하여 소환(小丸)을 짓고 주사(朱砂)를 씌워 하루 2회 5g씩을 복용한다.

66. 산양혈(山羊血)

【학   명】 *Ovis ammon*　　**【한국명】** 아르갈리
【중문명】 山羊血 shan yang xue
【영문명】 Argali blood
【이   명】 야양(野羊)

산양(山羊)은 《일용본초(日用本草)》에서 처음으로 기술하였다. 《본초강목(本草綱目)》에서는 제 51권 수부(獸部)에 열거하여 육(肉)을 사용한다고는 하였으나 혈(血)을 사용한다고는 하지 않았다. 산양혈(山羊血)은 《본초회언(本草匯言)》에서 처음으로 기술하였으나 양(羊)의 종류가 많아 현재 사용하고 있는 산양혈(山羊血)은 동명 이물(同名異物)인 경우가 있다.

【원동물】 소과 아르갈리(牛科動物 盤羊; *Ovis ammon* Linné). 대각양(大角羊) 또는 완양(羱羊)이라고도 한다. 몸길이는 1.3~1.6m이고 꼬리의 길이는 11~12cm이다. 어깨가 엉덩이보다 높다. 귀는 작다. 광하선(眶下腺)과 제선(蹄腺)이 있다. 암수 모두 뿔이 있다. 수컷의 뿔은 특히 크며 나선상(螺旋狀)으로 비틀려 있고 기부가 특히 굵으며 뿔의 횡단면(橫斷面)은 약간 삼각형을 이루고 뿔의 외측(外側)에는 뚜렷한 환릉(環棱)이 있으나 기부 가까이에서 점차적으로 소실된다. 뿔 길이는 80cm에 달한다. 몸통의 등과 옆은 암갈색을 이루며 얼굴, 이마, 목은 모두 엷

은 회갈색을 이루며 아랫배와 서혜부(鼠蹊部)는 모두 백색이며 가슴과 배는 황갈색이다. 엉덩이에는 백색의 얼룩이 있어 뒷발의 뒷부분까지 뻗었다. 꼬리와 등의 색은 비슷하고 위에는 갈색의 중선(中線)을 갖고 있다(그림 7—99).

수림이 없는 고원이나 산기슭 지대에서 서식한다. 계절적으로 이행한다. 산 오르기에 능란하다. 여름철에는 고원(高原)에 오르고 겨울철에는 초원이나 산골짜기에 내려간다. 무리짓는 습성이 있다.

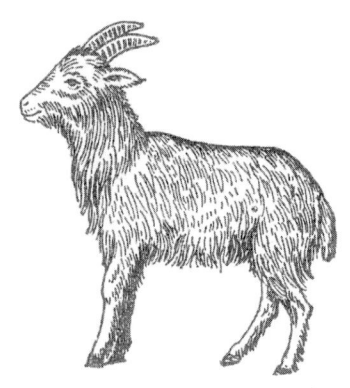

그림 7—99 아르갈리(盤羊)

중국에는 섬서(陝西), 내몽고(內蒙古), 감숙(甘肅), 청해(靑海), 서장(西藏)과 신강(新疆) 등에 분포되어 있다.

【약 재】 아르갈리의 혈액(血液)을 약으로 사용한다. 사계절 언제나 산양을 포획하여 혈액을 채취한다. 신선한 혈액을 밑바닥이 평평한 용기에 담아 햇볕에 말리어 작은 덩어리로 썰거나 혹은 혈액을 양 창자에 넣고 가는 끈으로 1치(寸)의 길이로 매듭을 지어 햇볕에 말린다.

건조된 혈액은 덩어리 모양을 이루며 흑갈색이나 짙은 자색에 약간 광택이 있으며 가볍고 비린내가 난다(그림 7—100).

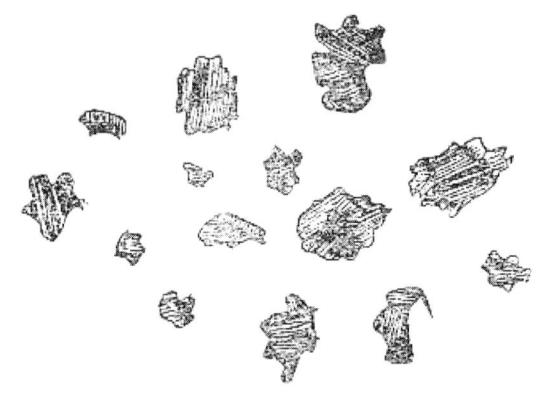

그림 7—100 산양혈(山羊血)약재

【성미 및 귀경】 甘, 鹹, 熱. 心, 肝經에 들어간다.

【응 용】 활혈산어(活血散瘀), 속근접골(續筋接骨) 효능이 있다. 질타손상(跌打損傷), 근골동통(筋骨疼痛), 토혈(吐血), 육혈(衄血), 변혈(便血), 요혈(尿血), 옹종(癰腫) 등을 치료한다. 양은 3~6g으로 한다.

1. 질타손상(跌打損傷)과 골절(骨折)에 대한 치료: 산양혈(山羊血), 취사(脆蛇), 삼칠(三七)을 각각 같은 양으로 함께 곱게 가루로 만들어 하루 2회 5g씩을 황주(黃酒)에 타서 복용한다.

2. 토혈(吐血), 각혈(咯血)에 대한 치료: 신선한 산양혈(山羊血) 30㎖와 미주(米

酒) 100㎖를 고루 배합하여 하루에 1회씩 복용한다.

주: 현재 사용하고 있는 산양혈(山羊血)의 원동물(原動物)은 상술한 종류를 제외하고 또 산양(山羊; *Naemorhedus goral* Hardwick)과 염소(山羊; *Capra hircus* L.)과 아이벡스(北山羊; *Capra ibex* Linnaeus)의 혈(血)도 산양혈(山羊血)로 대체하여 약으로 사용한다.

67. 백기돈(白鱀豚)

【학　명】 *Lipotes vexillifer* 　　【한국명】 양자강 돌고래
【중문명】 白鱀豚 bai ji tun
【영문명】 Chinese river dolphin's fat; Chinese lake dolphin's fat; White dolphin's fat; Whitefin dolphin
【이　명】 백기돈(白鰭豚)

백기돈(白鱀豚)은 중국의 특산 동물 중의 하나로 국가의 보호 동물이다. 최근에 와서 일정한 약용 가치가 있다는 것을 발견하였다.

【원동물】 민물돌고래과동물　양자강돌고래(淡水鯨科動物　白鱀豚; *Lipotes vexillifer* Miller). 백기돈(白鰭豚)이라고도 한다. 몸은 방추형(紡錘形)으로 배꼽 부분이 가장 굵으며 몸길이는 1.5~2.5m이고 체중은 230kg에 달한다. 주둥이는 매우 좁고 길어 약 300mm이며 앞 끝이 위

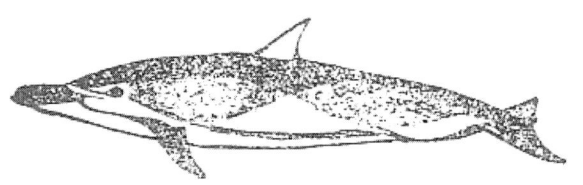

그림 7-101 양자강돌고래(白鱀豚)

로 약간 들렸고 기부는 둥근 융기로 되였다. 분기공(噴氣孔)은 세로로 길며 머리 정수리 왼쪽에 쏠려 있다. 눈은 작고 입 모서리는 뒤를 향하여 위쪽에 있으며 귓구멍은 바늘귀 같이 작고 머리 양 옆에 있는 눈 뒤 아래쪽에 위치하였다. 등지느러미는 삼각형으로 몸 중부에서 약간 뒤쪽에 위치하여 위 끝은 뾰족하고 기부는 길다. 담수돈(淡水豚) 중에서 가장 뚜렷하여 기지(鰭肢)가 비교적 넓고 끝은 둥글고 무디다. 꼬리지느러미의 뒤 가장자리는 오목하게 들어갔으며 중앙에 치각(齒

刻)이 있다. 등은 남회색 또는 회색이고 배는 흰색이며 각 지느러미는 모두 흰색이므로 백기돈(白鰭豚)이라고 한다. 두골(頭骨)은 좌우가 대칭 되지 않았으며 두개골의 강(腔)이 크다(그림 7—101).

중국에는 양자강(揚子江)의 중, 하류와 동정호(洞庭湖), 파양호(鄱陽湖) 등에 서식한다. 항상 여러 마리 또는 수십 마리씩 떼를 지어 깊은 물의 급류 강단(江段)에 흔히 머물러 있으면서 3~5분에 한 번씩 호흡을 한다. 호흡 할 때는 먼저 머리가 물위로 나오고 이어서 등에서 꼬리까지 수면 위로 들어 내고 앞으로 2m 정도 나간 다음 물 속으로 경사지어 들어간다. 물 위층의 어류를 먹으며 수생 곤충과 수생 식물도 소량 먹는다.

중국에는 양자강(揚子江) 중, 하류의 간류(幹流)에 분포되어 있으며 동정호(洞庭湖), 파양호(鄱陽湖)와 전당강구(錢塘江口) 일대에도 나타난다.

【약   재】 백기돈(白鱀豚)의 지방을 약으로 사용한다. 포획하여 지방을 채취하며 약한 불로 기름을 제련하여 식힌 후 비축한다.

【성미 및 귀경】 鹹, 熱. 肝, 腎經에 들어간다.

【응   용】 진해(鎭咳), 청열해독(淸熱解毒) 효능이 있다. 주로 해수(咳嗽), 화상(火傷) 등을 치료한다. 사용량은 3~6g으로 적당히 외용한다.

68. 진해돈(眞海豚)

【학   명】 Delphinus delphis　　　　【한국명】 참돌고래
【중문명】 海豚魚 hai tun yu
【영문명】 Flesh or fat of a common dolphin
【이   명】 해희(海狶)

돌고래(海豚)의 약용은 당(唐)대 진장기(陳藏器)의 《본초습유(本草拾遺)》에서 해돈어(海豚魚)라고 처음으로 기술하여 "육은 기미가 짜고 비리며 독이 없다. 주로 비시(飛屍), 고독(蠱毒), 장학(瘴瘧)을 치료하며 포(脯)로 만들어 먹는다. 방마악창(肪摩惡瘡), 개선(疥癬; 옴), 치질(痔疾), 견마과개(犬馬瘑疥)를 치료하고 살충(殺蟲) 한다."라고 하였다.

【원동물】 참돌고래과동물　참돌고래(海豚科動物　眞海豚; *Delphinus delphis*

Linnaeus). 몸은 방추형(紡錘形)으로 길이는 2m 남짓하다. 수컷은 암컷보다 크다. 주둥이는 가늘고 길며 주둥이와 이마가 접한 곳에는 뚜렷한 홈 모양의 액축(縊縮; 졸라 매어 縮少한)이 있다. 등지느러미는 삼각형으로

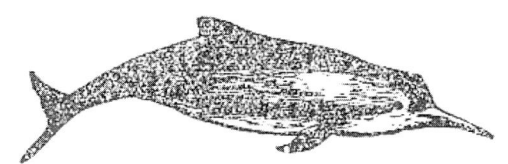

그림 7—102 참돌고래(眞海豚)

위 끝은 뾰족하고 낫 모양으로 뒤쪽을 향해 굽어 있으며 기지(鰭肢)는 삼각형으로 끝이 뾰족하다. 꼬리지느러미의 길이는 너비의 1/5 정도이다. 등은 남회색이고 눈과 항문 사이에는 보통 회색 띠가 2 줄 있으며 기지(鰭肢)의 기부에서 아래턱 사이에는 흑색의 띠가 1 줄 있고 이마와 주둥이의 연접한 곳과 눈 사이에는 흑색의 띠가 1 줄 있으며 분기공(噴氣孔)에서 이마와 주둥이의 연접한 곳에는 연한 색의 줄 무늬가 하나 있으며 눈 주위는 흑색의 고리가 있다. 등지느러미의 중앙은 보통 삼각형의 회색 구역이 있다(그림 7—102).

온대와 열대의 해역에서 서식한다. 주로 떼지어 있는 물고기와 오징어 등도 먹는다. 보통 떼지어 활동하고 동작이 민첩하며 유속(游速)이 빠르며 전신이 물위로 항상 솟아 나온다. 어선의 뒤를 따라 다니는 습성이 있다. 수명은 30년에 달할 수 있다.

중국에는 연해 지역에 모두 분포되어 있다.

【약 재】 진해돈(眞海豚)의 육, 지방, 간, 뇌하수체(腦下垂體), 췌장(膵臟) 난소(卵巢) 등을 모두 약으로 사용할 수 있다.

【성 분】 진해돈(眞海豚)의 피하 지방에는 고급 알코올 2~3%를 함유 지방산(脂肪酸)과 합성하여 지질(脂質)을 형성한다. 또 불포화 지방산 C_{18} 계열 중에는 리놀(linol) 산이 함유되어 있고 C_{22} 계열 중에는 Clupanodonic acid가 함유되어 있다. 해돈(海豚)의 성체(成體)나 유체(幼體) 피하지방 중의 비타민A 함량은 모두 설어간유(鱈魚肝油)와 같다.

【성미 및 귀경】 鹹, 熱, 無毒. 肝, 腎經에 들어간다.

【응 용】 절학(截虐), 해독(解毒) 효능이 있다. 장학(瘴瘧), 옴, 치질(痔疾) 등을 치료한다. 적당한 양으로 외용한다.

치질(痔疾), 옴에 대한 치료: 진해돈(眞海豚)의 지방을 정제한 기름을 환처에 바른다.

주: 1. 해돈(海豚)의 지방으로 지방유를 정제할 수 있고 간장(肝臟)으로는 어간유(魚肝油)와 항빈혈제(抗貧血劑)를 추출할 수 있으며 췌장(膵臟)으로는 인슐린

을 추출할 수 있고 뇌하수체(腦下垂體)로는 옥시토신, 아드레날린 등의 20 여종 호르몬을 추출할 수 있으며 난소(卵巢)로는 조잉소(助孕素)를 추출할 수 있고 뼈로는 경골(鯨骨) 주사액을 추출할 수 있다.

2. 참돌고래(眞海豚)와 동등하게 약용으로 할 수 있는 해수(海獸)로는 혹고래(黑露脊鯨; *Eubalaena glacialis* Borowski), 쇠고래(灰鯨; *Eschrichtius gibbosus* Erxleben), 흰긴수염고래(藍鯨; *Balaenoptera musculus* Linnaeus), 긴수염고래(長鬚鯨; *Balaenoptera physalus* Linnaeus), 멸치고래(大鬚鯨; *Balaenoptera borealis* Lesson), 밍크고래(小鬚鯨; *Balaneoptera acutorostrata* Lacepede), 혹등고래(座頭鯨; *Megaptera novaeangliae* Borowaski), 태평양돌고래(병코돌고래)(寬吻海豚; *Tursiops truncatus* Montagu), 작은곰둥어(鼠海豚; *Phocoena phocoena* Linnaeus), 무라치(江豚; *Neophocaena phocaenoides* G. cuvier), 머리돌고래류(北太領航鯨; *Globicephala scammoni* Cope), 범고래(虎鯨; *Orcinus orca* Linnaeus) 등이 있다.

69. 애 호(艾虎)

【학 명】 *Mustelae eversmannis*　　【한국명】 스탭긴털족제비
【중문명】 艾虎 ai hu
【영문명】 Steppe polecat
【이 명】 지구(地狗) ; 양두오(兩頭烏)

애호(艾虎)는 중국 청장고원(靑藏高原) 지역 민간에서 흔히 약으로 이용하는 민간약의 하나다.

【원동물】 족제비과동물 스탭긴털족제비(鼬科動物 艾虎; *Mustela eversmanni* Lesson). 지구(地狗) 또는 양두오(兩頭烏)라고도 한다. 체형은 황유(黃鼬)와 같지만 개체가 약간 커서 가장 큰 것은 2kg 정도에 달한다. 목은 보다 길고 사지는 짧고 꼬리는 짧고 가늘다. 몸통의 등쪽은 갈황색 또는 엷은 갈황색이고 허리의 등쪽은 검고 뾰족한 긴 털이 연한 흑색을 형성하였고 배는 회균황색이다. 윗입술과 코 주위와 아랫입술은 흰색이다. 눈 주위와 두 눈 사이는 보통 갈흑색이고 눈꺼풀과 이마는 갈회색이고 볼은 분갈색(粉褐色)이고 귓바퀴 안쪽은 갈색이고 바깥쪽과 뾰족한 부위는 흰색이고 목은 연한 갈색이고 가슴, 사지와 서혜부, 꼬리 끝은 갈흑색

(褐黑色)이다 (그림 7—103).

산지와 초원에서 서식하며 혈거(穴居)한다. 저녁 무렵과 야간에 활동하고 행동이 민첩하며 나무에 오를 수 있다. 주로 설치(囓齒) 동물을 먹는다.

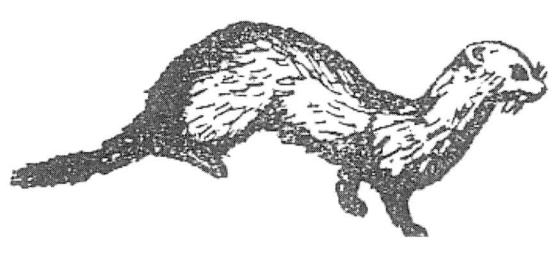

그림 7—103 스텝긴털족제비(艾虎)

중국에는 흑룡강(黑龍江), 길림(吉林), 요녕(遼寧), 내몽고(內蒙古), 하북(河北), 산서(山西), 감숙(甘肅), 사천(四川), 신강(新疆), 서장(西藏) 등 지역에 분포되어 있다.

【약 재】 스텝긴털족제비(艾虎)의 근육을 약으로 사용한다. 포획한 것은 근육을 채취하여 불에 말려 비축한다.

【성 분】 애호육(艾虎肉)에는 단백질, 지방, 아미노산, Creatine, Creatine Phosphokinase, Glutami — cpyruvic transami — nase 등이 함유되어 있다. 지방 중의 지방산은 C_{10} 산이고 소수가 기수(奇數)와 연쇄 산(支鏈酸)이다.

【성미 및 귀경】 甘, 微苦, 平. 心, 脾經에 들어간다.

【응 용】 진정(鎭靜)의 효능이 있다. 주로 전간(癲癇)을 치료한다. 양은 20~50g으로 한다.

전간(癲癇)에 대한 치료: 애호(艾虎) 육을 말려 가루로 만들어 하루 1회 20g씩을 복용한다.

주: 애호(艾虎)의 뇌는 해독 효능이 있다. 주로 식물과 약물 중독을 치료한다. 양은 10~20g으로 한다.

70. 유 간(儒艮)

【학 명】 *Dugong dugon*   【한국명】 듀곤기름
【중문명】 儒艮 ru gan
【영문명】 Dugong fat
【이 명】 해우(海牛)

유간(儒艮)은 "본초(本草)"에는 기술이 없으며 조사에 의하면 유간(儒艮)이 나

는 지방의 민간에서는 자보(滋補) 약으로 사용하고 있다.

【원동물】 바다소과동물 듀곤(儒艮科動物 儒艮; *Dugong dugon*). 몸은 3m 정도에 달하며 수컷은 암컷보다 크고 가죽 두께는 코끼리 같고 주름이 가득하며 짧은 털이 듬성듬성 덮였다. 머리는 비교적 작고 주둥이는 짧고 편평하며 입은 배쪽을 향해 벌렸고 입 주위는 촉모(觸毛)가 많이 있어

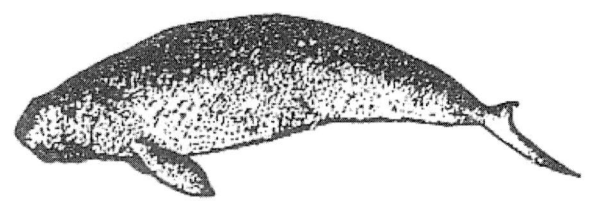

그림 7—104 듀곤(儒艮)

먹이 찾는데 사용한다. 콧구멍은 머리 뒤편 앞 끝에 있다. 눈은 작고 콧구멍 뒤에 있으며 순막(瞬膜)은 발달하였다. 귓바퀴는 없고 외이(外耳)는 구멍이 작으며 눈 뒤 양 옆에 있다. 앞다리는 지느러미 모양으로 난원형이고 발톱이 없으며 뒷다리는 완전히 소실되었다. 등지느러미는 없고 꼬리지느러미는 넓고 크며 뒤 가장자리는 오므라들어 초승달 모양이다. 등은 창회색(蒼灰色)이고 머리의 정수리와 기지(鰭肢), 꼬리지느러미의 윗면은 색이 비교적 짙고 아랫면은 색이 비교적 연하다 (그림 7—104).

연안 얕은 물에서 서식하며 때로는 해구(海口)에 들어 갈 수도 있으며 흔히 새벽과 저녁 무렵에 활동하고 낮에는 바다 밑으로 들어가 보다 느린 속도로 유영(遊泳)한다. 주로 해조류를 먹으며 다른 해초(海草)도 먹는다.

중국에는 광동(廣東), 대만(臺灣) 등에 분포되어 있다.

【약 재】 듀곤(儒艮)의 기름을 약으로 사용한다. 포획하여 지방을 채취하여 약한 불로 기름을 정제한 다음 식혀 고상(膏狀)으로 만들어 비축한다.

【성 분】 지방유(脂肪油)의 비중은 (d^{15}_5) 0.9242, (d^{100}_{15}) 0.8622, 굴절률은 (n^{40}) 1.458이다. 지방산의 응고점은 34.6℃이고 pH치는 0.3이며 감화가(鹼化價)는 204.9이며 액체의 산은 주로 지방산이다.

피부에는 콜라겐(Collgen)이 함유되어 있어 콜라겐으로 정제한 gelatin 중에는 proline, hydro — xyproline, seyne, threonine, hydroxy I—sin이 함유되어 있으나 앞의 2개 성분은 함량이 적고 뒤의 3개 성분은 함량이 비교적 높다. 피부 중의 탄성 단백(elastin)의 함량은 비교적 많다.

【성미 및 귀경】 甘, 鹹, 溫. 脾, 腎經에 들어간다.

【응 용】 자양보허(滋養補虛), 익폐(益肺) 효능이 있다. 체질허약(體質虛弱), 폐허해수(肺虛咳嗽) 등을 치료한다.

주: 듀곤(儒艮)은 중국의 진귀한 동물로서 남획(濫獲)을 엄금하고 있다.

71. 낙타지(駱駝脂)

【학 명】 Adeps camelus bactrianus　　**【한국명】** 낙타기름
【중문명】 駱駝脂 luo tuo zhi
【영문명】 Camel fat; Camel tallow
【이 명】 타지(駝脂); 봉자유(峰子油)

낙타지(駱駝脂)는 《일화본초(日華本草)》에서 처음으로 기술하였으며 지금 중국의 신강(新疆), 내몽고(內蒙古) 일대에서 흔히 사용한다. 《내몽고약용동물(內蒙古藥用動物)》에도 수록되어 있으며 젖, 육, 털, 뼈 등도 모두 약으로 사용한다.

【원동물】 낙타과동물 쌍봉낙타(駱駝科動物 雙峰駱駝; *Camelus bactrianus* Linnaeus). 체형이 크고 길이가 3m이고 높이는 2m이며 체중은 300kg 정도에 달한다. 머리 정수리에는 관모(冠毛)가 있고 입은 무딘 원형이며 윗입술은 토끼처럼 갈라졌고 귀와 눈은 모두 작다. 목은 길고 등과 배는 긴 털이 늘어져 있다. 등 위에는 두 개의 육봉(肉峰)이 있다. 무릎과 허벅지는 견고하고 두터운 가죽이 있어 변지(胼胝)라고 한다. 발바닥에는 넓고 두터운 육점(肉墊)이 있어 모래에서 걷기에 적합하다. 꼬리는 작고 털이 적으며 털은 회갈색 또는 갈색이다(그림 7—105).

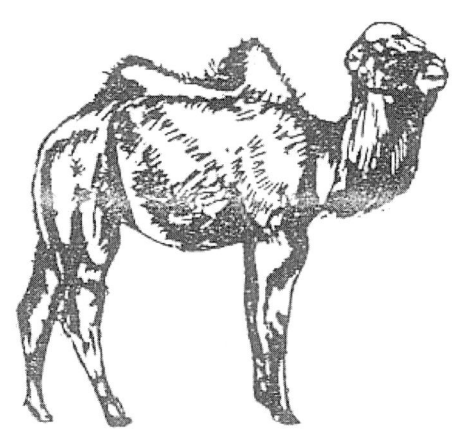

그림 7—105 쌍봉낙타(雙峰駱駝)

쌍봉낙타(雙峰駱駝)는 조식(粗食)에 견디며 먹은 사생관목(沙生灌木), 반관목(半灌木) 등 알칼리성 식물을 배봉(背峰)에 지방으로 전화(轉化)하여 저장하였다가 먼 거리를 갈 때 배고프고 목마르면 저장된 것을 분해하여 물과 영양물로 보충한다. 후각이 예민하여 먼 곳의 수원(水原)도 알아낼 수 있다. 사해(沙海)에서 수초가 풍부한 오아시스도 찾아 낼 수 있다.

국내 각 동물원에 사육되고 있으며 번식도 잘되는 편이다.

【약　재】 낙타(駱駝)의 타봉(駝峰) 속의 교즙 지방(膠汁脂肪)을 약으로 사용한다.

【성미 및 귀경】 甘, 溫, 無毒. 脾, 胃經에 들어간다.

【응　용】 윤조(潤燥), 거풍(祛風), 활혈(活血), 소종(消腫), 해독(解毒) 효능이 있다. 완선(頑癬), 악창(惡瘡), 종독(腫毒), 근육련급(筋肉攣急), 절상(折傷) 등을 치료한다. 적당한 양으로 외용한다.

1. 악창(惡瘡), 완선(頑癬)에 대한 치료: 적당한 양의 낙타지(駱駝脂)를 하루에 1회씩 환처에 바른다.

2. 백일해(百日咳)에 대한 치료: 적당 양의 낙타(駱駝) 젖을 연속 며칠 복용한다.

주1: 낙타(駱駝) 뼈는 수종(水腫)을 제거하는 효능이 있다. 숯과 같이 불에 태워 가루로 만들어 복용하면 요폐(尿閉)를 치료할 수 있다.

주2: 낙타(駱駝) 육은 익기혈(益氣血), 장근력(壯筋力)의 효능이 있다. 몽고의(蒙古醫)들은 이것으로 청열정경(淸熱定驚)하고 전증(癲症)을 치료한다. 삶아 먹으면 좋다.

72. 포 각(狍角)

【학　명】 *Capreolus capreolus*　　　【한국명】 노루의 뿔
【중문명】 狍角 pao jiao
【영문명】 Roe deer's horn
【이　명】

포각(狍角)은 몽고의(蒙古醫)들이 흔히 약으로 사용한다. 그들은 포각(狍角) 외에도 포(狍)의 용(茸), 육(肉), 혈(血), 폐(肺) 등을 모두 약으로 사용한다.

【원동물】 사슴과동물 노루(鹿科動物 狍; *Capreolus capreolus* Linnaeus). 사슴과(鹿科)의 중형 동물이다. 체중은 약 30kg이고 목은 길고 머리는 짧으며 눈은 크고 귀는 짧고 둥글다. 수컷은 나무 가지 모양의 3 가닥으로 갈라진 뿔이 있으며 그 기부는 거칠고 결절(結節)이 있다. 사지는 가늘고 길며 발굽은 뾰족하고 작다. 꼬리는 짧아 털 속에 파묻혀 뚜렷하지 않다. 여름 털은 호적색(狐赤色)으로 광택이 많다. 귀 끝은 뾰족하고 흑색이며 가슴은 회황색이며 배와 사지 안쪽은 분계선이 뚜렷하며 꼬리 털은 순백색이다. 겨울 털은 회황색으로 입 옆과 입술 위에는 검은

점이 하나 있을 뿐만 아니라 코 뒤까지 한 줄의 띠 무늬가 연장하여 형성되였으며 엉덩이에는 백색의 얼룩이 뚜렷하다(그림 7—106).

구릉 산간 지대나 초원과 소림(疏林)에서 3~5 마리가 무리지어 아침 저녁으로 활동하며 후각과 청각이 예민하고 신속히 달리며 호기심이 많다. 놀라면 비록 달아나지만 얼마간 뛰고는 항상 멈추어 뒤를 돌아본다. 여린 나무잎, 푸른 풀, 이끼(地衣와 蘚苔) 등을 먹는다.

중국에는 동북과 서북 지역에 분포되어 있다.

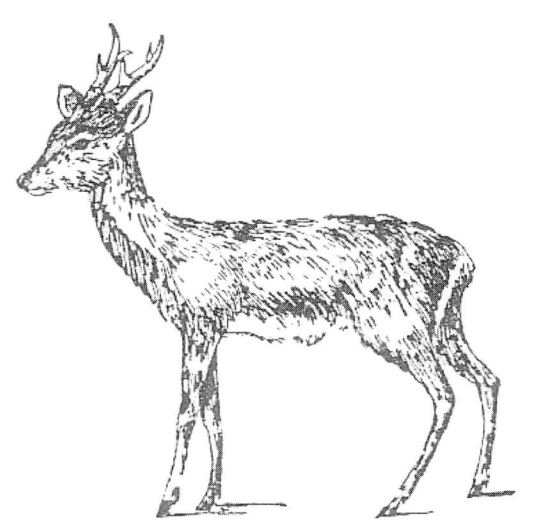

그림 7—106 노루(狍)

【약 재】 노루(狍)의 뿔을 약으로 사용한다. 겨울철에 탈락된 뿔을 주워 비축한다. 포용(狍茸)의 채취와 제조 방법은 녹용(鹿茸)과 대체로 같다.

【성 분】 용(茸) 및 각(角)에는 대량의 Collasen, 펩티드류, 아미노산, 황산 연골소(黃酸軟骨素), Ca, P, Fe, Mg, Cu 등이 함유되어 있다.

【성미 및 귀경】 鹹, 溫. 肝, 腎經에 들어간다.

【응 용】 배농(排膿), 산결(散結), 소종(消腫) 효능이 있다. 외상(外傷), 옹종(癰腫), 신염(腎炎) 등을 치료한다. 양은 5~15g으로 한다.

1. 신염(腎炎)에 대한 치료: 포각(狍角)을 가루로 만들어 하루 2회 5g씩을 끓인 물에 타서 복용한다.

2. 월경과다(月經過多)에 대한 치료: 포혈(狍血)을 삶아 덩어리로 만들어 햇볕에 말린 후 가루로 만들어 하루 2회 5g씩을 끓인 물에 타서 복용한다.

73. 모우엽(牦牛曆)

【학 명】 *Bos(=Poephagus) grunniens*　　【한국명】 야크(Yak; 原動物)

【중문명】 牦牛靨 mao niu yan
【영문명】 Domestic yak
【이 명】

모우염(牦牛靨)은 《본초강목(本草綱目)》에서 처음으로 기술하였으며 그 후염(喉靨)은 주로 목덜미 밑의 영기(癭氣)를 치료한다고 기술하였다. 중국 청장고원(靑藏高原) 일대에서는 최근에도 여전히 모우(牦牛)의 후두(喉頭)로 갑상선 종대를 치료하는 방법이 민간에서 전해지고 있는 사실이 밝혀졌다.

【원동물】 소과동물 야크(牛科動物 牦牛; *Bos(=poephagus) grunniens* Linnaeus). 체형은 굵고 크며 성체(成體)의 수컷은 체중이 100kg 이상으로 어깨 높이는 1.57m이고 엉덩이 높이는 1.37m이다. 사지는 굵고 짧으며 발굽은 크다. 전신의 배는 턱, 목에서 꼬리까지 검은색의 긴 털이 덮였고 나머지 부위는 매끄럽고 치밀한 짧은 털로 덮였다. 수컷의 뿔은 비교적 굵고 크며 암컷의 뿔은 가늘고 작으며 뿔

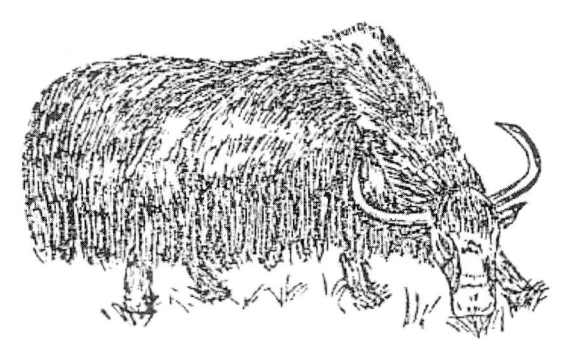

그림 7-107 야크(牦牛)

모양도 단순하다. 뿔 기부에서는 먼저 위로 향하여 밖으로 뻗고 다시 앞으로 향하여 끝에 이르러서는 또 안으로 향하여 가다가 위로 굽었다. 두 뿔은 멀리 갈라져 있다. 온몸은 흑갈색으로 등은 갈흑색이고 배척 부위(背脊部位)는 색이 다시 엷어한 줄의 회백색의 띠 무늬를 나타낸다. 옆몸 아래에서 배까지는 짙은 흑색이고 입술 주위는 혼탁한 백색이다(그림 7-107).

고산 준령(峻嶺)의 비교적 황량한 곳에서 적으면 몇 마리 많으면 백여 마리 이상이 떼를 지어 서식한다. 고한(高寒; 高山地帶의 寒冷)에 견디며 각종 풀을 먹이로 하며 여름철에는 샘물을 마시고 겨울철에는 현지에서 빙설(氷雪)을 마신다.

중국에는 청장고원(靑臟高原)에 분포되어 있으며 이 지역의 특유한 종이다.

【약 재】 야크(牦牛)의 염(靨)을 약으로 사용한다. 포획하여 염(靨)을 채취 선용한다.

【성미 및 귀경】 甘, 微酸, 溫. 肝, 脾經에 들어간다.

【응 용】 소영(消癭) 효능이 있다. 영기(癭氣)를 치료한다.

1. 갑상선종(甲狀腺腫)에 대한 치료: 모우염(牦牛靨) 50g을 삶아 먹는다.
2. 전간(癲癇)에 대한 치료: 모우각(牦牛角)을 재로 태운 후 가루로 만들어 하루 2회 5g씩을 물에 타서 복용한다.

74. 설 저(雪猪)

【학 명】 *Marmota himalayana*   【한국명】 히말라야 마못
【중문명】 雪猪 xue zhu
【영문명】 Himalayan marmot
【이 명】 토발서(土拔鼠); 설저유(雪猪油)

설저(雪猪)는 《본초습유(本草拾遺)》에서 원명을 토발서(土拔鼠)라고 처음으로 기술하였다. 중국의 사천(四川), 내몽고(內蒙古), 청해(靑海), 서장(西藏) 등 지역에서는 현재도 이를 약으로 사용하고 있으며 《사천중약지(四川中藥誌)》, 《내몽고약용동물(內蒙古藥用動物)》, 《청장고원약용동물(靑藏高原藥用動物)》 등에 모두 수록되어 있다.

【원동물】 다람쥐과동물 히말라야마못(松鼠科動物 喜馬拉雅旱獺; *Marmota himalayana* Hodgono). 몸은 비대하며 귀는 작아 뚜렷하지 않다. 사지는 짧고 굵으며 앞발은 발가락이 4개로 엄지 발가락이 뚜렷하지 않으며 뒷발은 5개 발가락이 있다. 꼬리는 짧고 납작하다. 등은 짙은 갈색에 녹황색을 띠였고 흑색 무늬가 불규칙적으로 흩어져 있다. 배의 색은 등의 색 보다 약간 짙고 배 중앙에는 등황색의 세로선이 있다. 꼬리 등과 몸 등의 색은 비슷하고 꼬리 끝은 흑갈색이다. 주둥이 끝과 코 위에는 흑색 반점이 있고 눈 위에는 흑색 줄 무늬로 역여져 있다. 귓바퀴는 짙은 황색이고 주둥이 주위는 흰색의 테가 있다. 털 색은 개체와 지역에 따라 차이가 있다(그림 7—108).

높은 산 초원에서 서식하며 무리짓는 습성이다. 굴

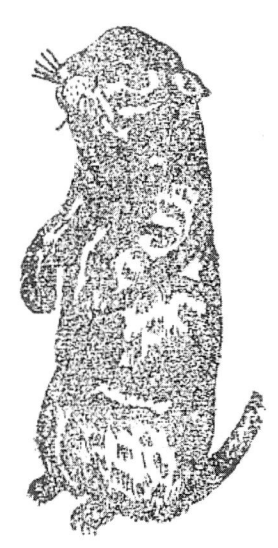

그림 7—108 히마라야 마못(喜馬拉雅旱獺)

은 주동(主洞)과 부동(副洞) 및 임시동(臨時洞)으로 나뉜다. 시각과 청각이 좋으며 놀라면 서로 소리를 내어 긴급 신호를 보낸다. 보통 포복으로 다니며 동면하는 습성이 있다. 풀과 각종 관목의 부드러운 가지를 먹는다.

　　중국에는 청장고원(青藏高原; 青海와 西藏高原), 사천(四川), 운남(雲南) 등에 분포되어 있다.

　【약　재】 마못(旱獺)의 체내 지방을 약으로 사용한다. 포획하여 지방을 채취한 달(旱獺)의 위(胃) 속에 넣고 바람이 통하는 곳에 두어 말리면 된다. 그 외형은 오리알과 같고 표면은 황색이며 내부는 수축되어 덩어리를 이루었으며 펼치면 길이가 약 10~15cm이고 두께는 약 1cm이며 질은 유연하다.

　【성　분】 체지방(體脂肪)의 지방산은 주로 oleic acid 1, 2, 3 불포화 C_{16} 및 C_{18} 지방산이다. 그 함량은 총 지방산 함량의 80%를 점하고 또 yellow lipochrome 도 함유되어 있다.

　【성미 및 귀경】 辛, 溫, 無毒. 脾經에는 들어간다.

　【응　용】 거풍습(祛風濕), 해독(解毒) 효능이 있다. 풍습비통(風濕痹痛), 피부궤양(皮膚潰瘍), 화상(火傷), 습열창독(濕熱瘡毒) 등을 치료한다. 양은 5~15g으로 외용한다.

　1. 화상(火傷)에 대한 치료: 한달(旱獺)의 지방으로 기름을 정제하여 환처에 바른다.

　2. 풍습비통(風濕痹痛)에 대한 치료: 마못(旱獺)의 지방으로 기름을 정제하여 백주(白酒)에 타서 복용한다.

　3. 염창(臁瘡)에 대한 치료: 하귀판(煆龜板)과 하나사각(煆螺螄殼) 각 10g, 경분(輕粉) 1g을 함께 가루로 만들어 정제한 한달(旱獺) 지방의 기름으로 고루 반죽하여 바른다.

　주1: 마못(旱獺)의 골격을 설저골(雪猪骨)이라고 하여 약으로 사용한다. 설저골(雪猪骨)은 근골동통(筋骨疼痛)과 사지마비(四肢痲痹)등을 치료한다.

　주2: 마못(旱獺)의 간은 골절을 치료한다.

　주3: 중국에서는 최근에 마못(旱獺)의 간을 수달(水獺)의 간으로 간주하고 있으나 이는 마땅히 시정하여야 한다.

제 8 장
기 타 류

1. 자하거(紫河車)

【학 명】 *Homo sapiens*　　【한국명】 사람의 태, 태반
【중문명】 紫河車 zi he ju
【영문명】 Dried human placinta
【이 명】 인포(人胞); 포의(胞衣); 태의(胎衣)

자하거(紫河車)는 당(唐)대의 《본초습유(本草拾遺)》에서 원명을 인포(人胞)라고 처음으로 기술하였으며 《본초강목(本草綱目)》에서는 인부(人部)에 열거하였다. 자하거(紫河車)는 사람의 태반(胎盤)을 가공하여 건조한 것이다.

【약 재】 건강한 사람의 태반(胎盤)을 취하여 혈관을 자른 후 맑은 물로 반복하여 깨끗이 씻고 불에 쬐어 말리거나 태반분(胎盤粉)으로 만든다.

약재는 불규칙적으로 유원형(類圓形)이거나 타원형의 설상물(碟狀物)이다. 직경은 9~16cm이고 두께는 1~2cm이다. 황백색 또는 자흑색이

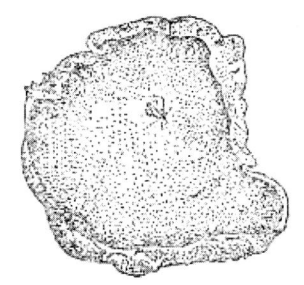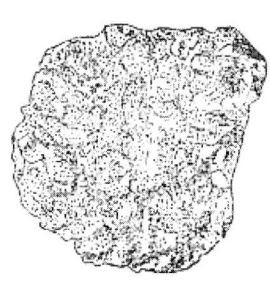

그림 8—1 자하거(紫河車)약재

다. 외면(外面; 母體面)은 울퉁불퉁하고 구문(溝紋)이 많이 있다. 내면(內面; 胎兒面)은 얇은 양막(羊膜)이 한 층 덮여 있으며 매끄럽다. 가장자리는 안쪽으로 감겨졌으며 중앙 혹은 한쪽에 제대(臍帶)의 잔여물(殘餘物)이 붙어 있다. 질(質)은 단단하고 취약하며 단면(斷面)은 황색 또는 갈색에 백색 과립이 섞여 있다. 특이한 비린내가 있다(그림 8—1).

【성분 및 약리】 단백질(蛋白質), 펩톤(Peptone), 프로테오즈, 포리펩티드(Polypep-tide), 인지질(燐脂質), 콜린(Choine), Chorionicgonadotropin, 난소 호르몬, 황체 호르몬, 단백질 분해효소(蛋白酵素), 전분 분해효소(澱粉酵素) 및 여러 가지 아미노산을 함유한다. 아미노산에는 Leucine, isoleucine, Phenylalanine, Varine, Tyvosine, alanine, Threonine, Lysine, Glycine, Serine, Glutamicaid, Asparticavid, Cystine 등이 있다. 그리고 아미노산에는 N-a-cety-ID-glucosamine와 D-galactose 및 mannose로 조성된 함 질소 다당체(多糖體)도 함유된다.

태반(胎盤)에서는 항(抗) 감염(感染)작용이 있고 홍역 등 전염병을 예방하거나 경감하는데 사용할 수 있는 구단백(球蛋白; Globulin)을 추출할 수 있다. 단백질인 까닭에 구복(口服)하면 효과가 없고 반드시 주사하여야 한다. 호르몬과 같은 작용이 있어 태반은 생리상에서 Chorionicgonadotropin를 생산할 수 있고 난소(卵巢)에 대한 작용은 매우 작으나 고환(睾丸)에 대하여 흥분 작용이 있다. 이체(離體) 실험에서 태반(胎盤) 추출물은 억제를 받은 심장의 회복을 촉진할 수 있다. 태반(胎盤) 단백질 중에는 "신소양(腎素樣)"의 승압(昇壓)물질을 함유하고 있으며 혈액 순환의 조절에 미치는 의의는 더욱 더 밝혀야 한다. 사람의 태반(胎盤)에는 또 모종의 당단백(糖蛋白) 성분이 함유되어 있어 체외 실험에서 임파(淋巴) 세포에서의 DNA의 합성을 억제할 수 있으나 세포의 활력(活力)에는 영향이 없다.

【성미 및 귀경】 甘, 鹹, 溫, 無毒. 肺, 肝, 腎經에 들어간다.

【응 용】 보기양혈(補氣養血), 안신익정(安神益精) 효능이 있다. 허로소수(虛癆消瘦), 각혈기천(咯血氣喘), 노열골증(勞熱骨蒸), 음위유정(陰痿遺精), 기관지천식(氣管支喘息), 도한(盜汗), 부녀의 유소(乳少), 불잉(不孕) 등을 치료한다. 양은 5~10g으로 한다.

1. 허로골증(虛癆骨蒸), 구수(久嗽)에 대한 치료: 자하거(紫河車) 1개, 산약(山藥) 50g, 인삼(人蔘), 백출(白朮) 50g을 함께 곱게 갈아 가루로 만들어 15g의 밀환(蜜丸)을 지어 하루 2회 1환(丸)씩을 복용한다.

2. 폐결핵에 대한 치료: 자하거(紫河車) 1개, 산약(山藥) 25g을 함께 곱게 갈아 가루로 만들어 하루 3회 5g씩을 식후에 복용한다.

주: 제대(臍帶)는 정천(定喘), 염한(斂汗)의 효능이 있다. 허로구수(虛癆久嗽)를 치료할 수 있다.

2. 혈여탄(血餘炭)

【학 명】 Homo sapiens   【한국명】 사람의 태운머리털
【중문명】 血餘炭 xue yu tan
【영문명】 Charred human hair
【이 명】 난발(亂髮); 발피(髮髮)

혈여(血餘)는 《명의별록(名醫別錄)》에서 원명을 "난발(亂髮)"이라고 처음으로 기술하였으며 《본초강목(本草綱目)》에서는 인부(人部)에 열거하여 "발(髮)은 혈의 여(血之餘)이다…지금 전문가들은 발(髮)을 혈여(血餘)라고 하며 대개 이 뜻이다"라고 하였다. 현재 혈여(血餘)를 직접 약으로 쓰지 않고 반드시 깨끗이 씻고 구워 탄(炭)으로 만들어 사용하고 있으므로 "혈여탄(血餘炭)"이라고 한다.

【약 재】 잘라낸 두발(頭髮)을 수집하여 불순물을 깨끗이 제거하고 솥에 넣고 물을 넣어 끓이어 기름 얼룩을 제거하고 꺼내어 햇볕에 말린 다음 쇠가마에 넣고 같은 크기의 쇠가마로 덮고 두 솥이 접한 부위를 흙으로 잘 봉하여 위 솥바닥에 흰 종이 한 장을 붙이고 가열하여 종이가 황색으로 눋게 되면 식혀서 꺼낸다.

불규칙적인 덩어리 모양으로 크기가 다르며 새까맣고 광택이 있다. 표면은 가는 잔구멍이 많이 있어 해면

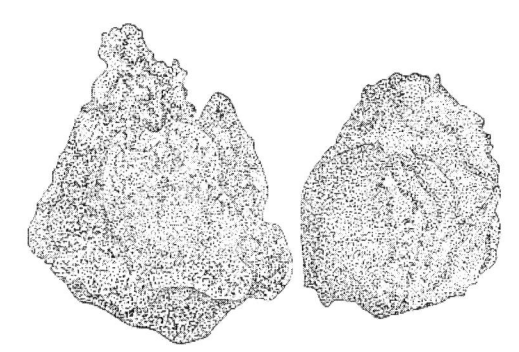

그림 8-2 혈여탄(血餘炭)약재

(海綿)과 비슷하며 질은 가볍고 쉽게 부서진다. 타는 냄새가 있고 맛은 약간 쓰다 (그림 8-2).

【성 분】 두발(頭髮)은 Cystine, 지질류(脂質類) 등의 성분을 함유한다. 혈여탄(血餘炭)은 주로 탄소(炭素)를 함유한다.

【성미 및 귀경】 苦, 澁, 溫, 無毒. 心, 肝, 腎經에 들어간다.

【응 용】 소어지혈(消瘀止血) 효능이 있다. 각종 출혈, 혈림(血淋), 붕루(崩漏) 등을 치료한다. 양은 5~15g으로 한다. 적당한 양으로 외용한다.

1. 각종 출혈(出血)에 대한 치료: 혈여탄(血餘炭) 125g, 건우편(乾藕片) 250g에 적당한 양의 물을 넣어 1시간씩 두 번 달여 달인 즙을 여과하여 약한 불로 100㎖이 되게 농축시키어 하루 2회 10㎖씩을 복용한다.

2. 화상(火傷)에 대한 치료: 혈여탄(血餘炭)을 곱게 갈아 가루로 만들어 적당한 양의 바셀린(Vaseline)과 고루 섞어 상처의 표면에 바른다. 사용할 때 먼저 상처의 표면을 깨끗이 씻고 만약 물집이 있으면 가위로 터트려 소독용 솜으로 닦아 말린 다음 약을 바르고 소독한 가제로 싸맨다. 두면부(頭面部)는 매일 1회씩 바르고 다른 부위는 2~3일 간격으로 1회씩 바른다.

3. 지 갑(指甲)

【학 명】 *Homo sapiens*　　　　　　【한국명】 손 톱
【중문명】 人指甲 ren zhi jia
【영문명】 Human nail
【이 명】 수조갑(手爪甲); 근퇴(筋退); 인퇴(人退)

지갑(指甲)은 《본초강목(本草綱目)》에서 원명을 "조갑(爪甲)" 또는 "근퇴(筋退)"라고 처음으로 기술하였으며 인부(人部)에 열거하였다. 현재 중국에서는 여전히 약재로서 취급하고 응용한다.

【약 재】 지갑(指甲)을 잘라 내어 끓는 물에 소다를 조금 넣어 깨끗이 씻고 꺼내어 햇볕에 말리면 된다.

불규칙적인 초승달 모양으로 크기가 다르며 너비도 다르다. 표면은 황백색 또는 아백색(牙白色)으로 매끄러우며 가는 세로 무늬가 있다. 각질(角質)로 단단하나 탄성이 있고 반투명하며 쉽게 절단되지 않는다. 냄새가 없고 맛은 달고 짜다.

【성미 및 귀경】 甘, 鹹, 平, 無毒. 肝, 腎經에 들어간다.

【응 용】 이뇨소종(利尿消腫), 최생하포(催生下胞), 거목예(去目翳), 화골경(化骨鯁) 효능이 있다. 소변불리(小便不利), 요혈(尿血), 태의불하(胎衣不下), 인종유아(咽腫乳蛾), 골두경후(骨頭鯁喉) 등을 치료한다. 양은 1~2g으로 한다. 적당한 양으로 외용한다.

골두경후(骨頭鯁喉)에 대한 치료: 지갑(指甲) 1g을 철편(鐵片)에 놓고 검게 태우고 곱게 갈아 가루로 만들어 인후에 불어넣는다.

4. 동 변(童便)

【학 명】 *Homo sapiens*　　　　　　【한국명】 사람어린이의 오줌
【중문명】 童便 tong bian
【영문명】 Urine of boys

【이 명】 인뇨(人尿)

　동변(童便)은 《명의별록(名醫別錄)》에서 원명을 "인뇨(人尿)"라고 처음으로 기술하였으며 《본초강목(本草綱目)》에서는 "반드시 동자(童子)의 소변(小便)을 사용하여야 하며 12세 이하 동자(童子)의 것을 취한다."라고 하였다. 따라서 동변(童便)이라고 하는 것이다.

【약 재】 12세 이하의 남동(男童)의 소변을 채취하여 생용(生用)한다.

【성 분】 요소(尿素), 요산(尿酸), 마뇨산(馬尿酸) 및 무기염 등을 함유하고 있다.

【성미 및 귀경】 鹹, 微寒, 無毒. 肺, 肝, 腎經에 들어간다.

【응 용】 자음강화(滋陰降火), 냉혈산어(冷血散瘀), 지혈(止血) 효능이 있다. 폐결핵각혈(肺結核咯血), 조열(潮熱), 질타손상(跌打損傷), 월경부조(月經不調) 등을 치료한다. 양은 30~50㎖로 한다.

　1. 토혈(吐血), 육혈(衄血)에 대한 치료: 동변(童便), 생강즙(生薑汁) 각각 20㎖씩을 취하여 단번에 복용한다.

　2. 폐결핵토혈(肺結核吐血)에 대한 치료: 동변(童便) 50㎖, 구채즙(韭菜汁) 25ml을 고루 섞어 하루의 양으로 하고 3회에 나누어 복용한다.

　주: 인중백(人中白)은 요호(尿壺)에서 인뇨(人尿)가 자연적으로 침결(沉結)한 고체(固體)물질로 요산 칼슘, 인산 칼슘, 산화 칼슘 등 물질을 함유한다. 청열강화(淸熱降火), 소어지혈(消瘀止血) 한다. 인후종통(咽喉腫痛), 결핵발열(結核發熱), 소아연골(小兒軟骨) 등을 치료한다. 외용하여 구창(口瘡)을 치료할 수 있다.

主 要 參 考 文 獻

1. 李時珍(明朝): 《本草綱目》四, 人民衛生出版社, 1982.
2. 中國醫學科學院藥物研究所 等: 《中藥誌》VI, 人民衛生出版社, 1961.
3. 劉壽山 主編: 《中藥研究文獻摘要》第一卷(1820 - 1961), 科學出版社, 1963.
4. 劉壽山 主編: 《中藥研究文獻摘要》第二卷(1962 - 1974), 科學出版社, 1979.
5. 劉壽山 主編: 《中藥研究文獻摘要》第三卷(1975 - 1979), 科學出版社, 1986.
6. 劉壽山 主編: 《中藥研究文獻摘要》第四卷(1980 - 1984), 科學出版社, 1992.
7. 劉壽山 主編: 《中藥研究文獻摘要》第五卷(1985 - 1987), 中國醫藥科學出版社, 1993.
8. 江蘇新醫學院: 《中藥大辭典》上, 下冊, 上海人民出版社, 1977.
9. 《中華本草》編寫組: 《中華本草》(全十卷), 人民衛生出版社, 1999.
10. 《中國藥用動物誌》協作組: 《中國藥用動物誌》第一冊, 天津科學技術出版社, 1979.
11. 《中國藥用動物誌》協作組: 《中國藥用動物誌》第二冊, 天津科學技術出版社, 1983.
12. 鄧明魯 等: 《中國動物藥》, 吉林人民出版社, 1981.
13. 鄧明魯 等: 《中國動物藥》補遺(一), 《長春中醫學院學報》, 1985 第2期.
14. 鄧明魯 等: 《中國動物藥》補遺(二), 《長春中醫學院學報》, 1986 第1期.
15. 鄧明魯 等: 《中國動物藥》補遺(三), 《長春中醫學院學報》, 1987 第1期.
16. 鄧明魯 等: 《中國動物藥》補遺(四), 《長春中醫學院學報》, 1987 第3期.
17. 鄧明魯 等: 《中國動物藥》補遺(五), 《長春中醫學院學報》, 1987 第4期.
18. 鄧明魯 等: 《動物藥名漢英拉韓對照手冊》, 長春出版社, 1993.
19. 伍漢霖 等: 《中國有毒魚類和藥用魚類》, 上海科學技術出版社, 1978.
20. 黎躍成 主編: 《中藥材眞僞鑑別彩色圖譜大全》, 四川科學技術出版社, 1994.
21. 蕭培根 主編: 《中國本草圖鑑》第二版, 人民衛生出版社, 1989.
22. 高士賢 等: 《中國動物藥誌》, 吉林科學技術出版社, 1996.
23. 《全國中草藥滙編》編寫組: 《全國中草藥滙編彩色圖譜》第二版, 人民衛生出版社, 1996.
24. 楊倉良 等: 《動物本草》, 中醫古籍出版社, 2001.
25. 許 浚(李朝): 《東醫寶鑑》, 南山堂, 1988.
26. 朴英濬: 《禽獸魚蟲本草綱目 韓方動物寶鑑》, 푸른물결, 2000.

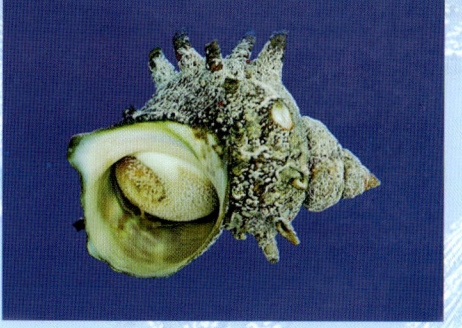

제1장

무척추류

생물학계 공동편저자명단

분류	담당	분류	담당
연체동물 (패류)	성균관대 최병래교수 (칼라사진제공)	절지동물 (대하, 거북손)	서울대 김원교수
연체동물 (패류)	한국해양연구원 제종길교수	지주류 (거미류)	동국대 김주필교수
해 삼	이화여대 노분조교수	참 게 (투구게)	조선대 윤성명교수
자포동물 (산호, 말미잘)	중국동물약학회장 鄧明魯교수	어 괴	인제대 권도헌교수
환형동물 (갯지렁이)	이화여대 이종위교수	해 연 (불가사리)	삼육대 신숙교수
해면동물	한남대 심정자교수	태형동물 (이끼벌레)	우석대 서지은교수
자포동물 (해파리, 시드라)	수원대 박정희교수		

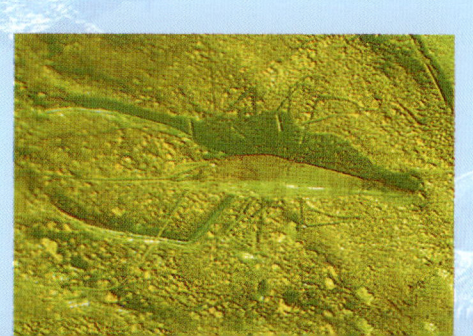

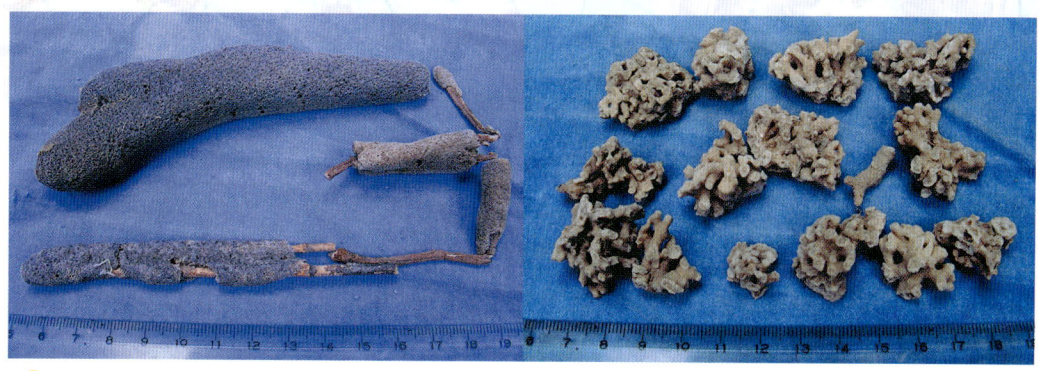

1. 자초화(紫梢花)
   그림 1-1 자초화
   한국명 :

2. 해부석(海浮石)
   그림 1-2 척돌태충(脊突苔蟲)의 골격
   한국명 :

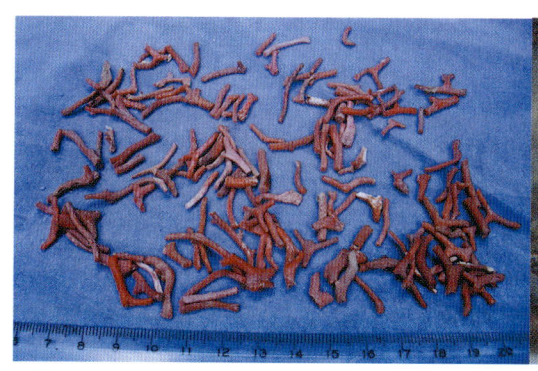
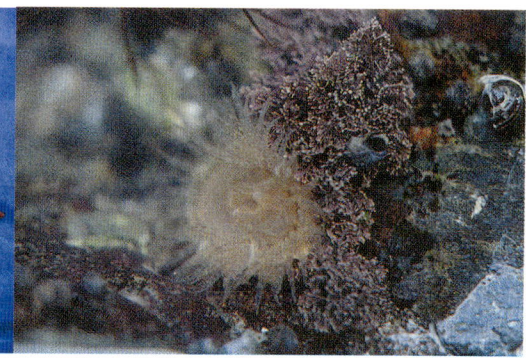

3. 산호(珊瑚)
   그림 1-4 산호(珊瑚)약재
   한국명 : 산호

4. 해국화(海菊花)
   그림 1-5 황해규(黃海葵)
   한국명 : 말미잘

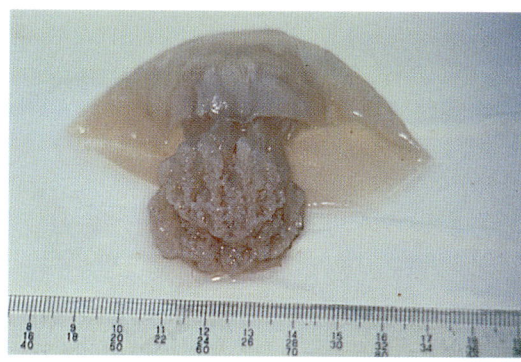
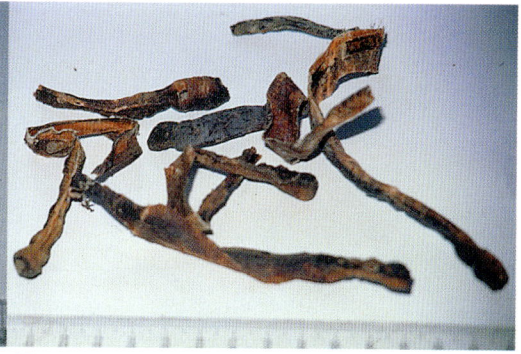

5. 해철(海蜇)
   그림 1-6 식용곤봉근구해파리
   한국명 : 식용곤봉근구해파리

6. 지룡(地龍)
   그림 1-9 지룡약재(地龍藥材)
   한국명 : 지렁이

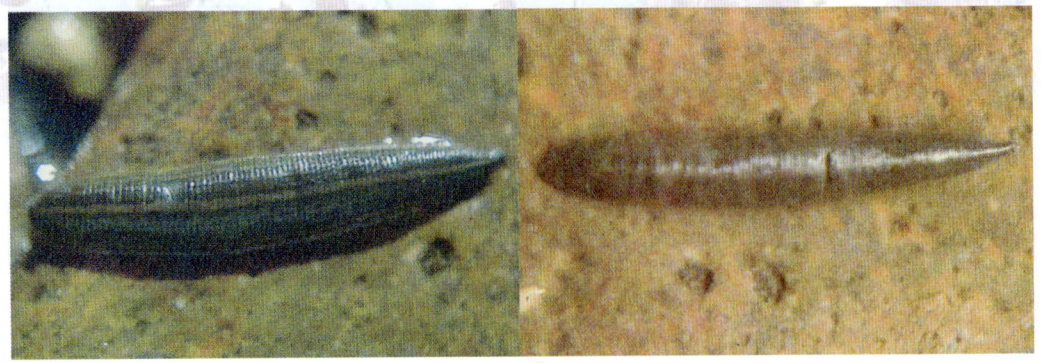

7. 수질(水蛭)
그림 1-10 관체금선질(寬體金線蛭)
한국명 : 거머리

7. 수질(水蛭)
그림 1-11 일본의질(日本醫蛭)
한국명 : 거머리

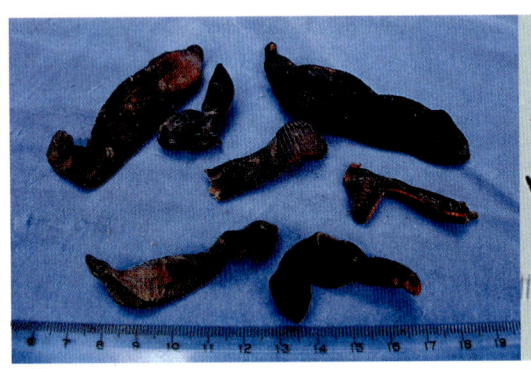
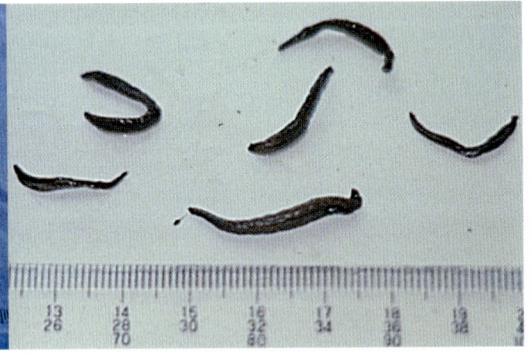

7. 수질(水蛭)
그림 1-10 관체금선질(寬體金線蛭)약재
한국명 : 거머리

7. 수질(水蛭)
그림 1-11 일본의질(日本醫蛭)약재
한국명 : 거머리

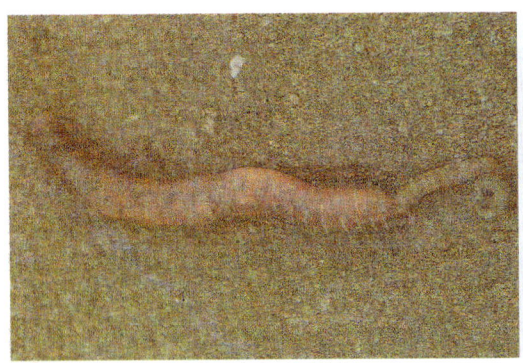
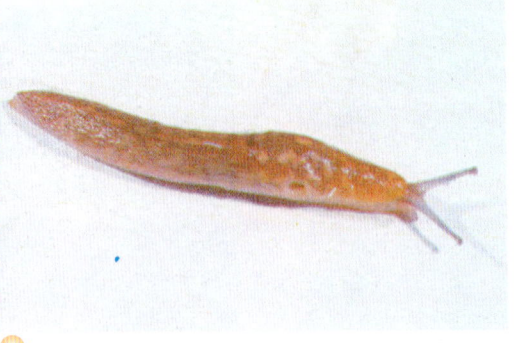

8. 해구인(海蚯蚓)
그림 1-13 해구인(海蚯蚓)
한국명 : 갯지렁이

11. 활유(蛞蝓)
그림 1-16 노랑뽀족민달팽이(가칭)(黃蛞蝓)
한국명 : 뽀족민달팽이, 알달팽이, 괄태충(括胎蟲)

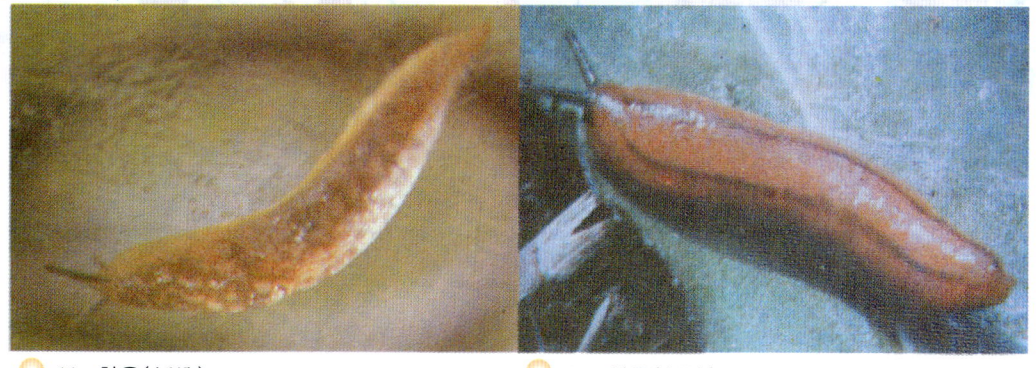

◯ 11. 활유(蛞蝓)

한국명 : 들민달팽이

◯ 11. 활유(蛞蝓)

한국명 : 들민달팽이

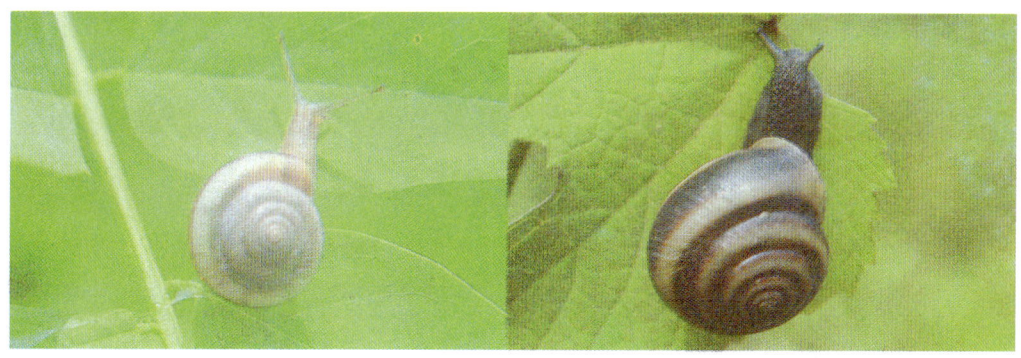

◯ 12. 와우(蝸牛)

한국명 : 달팽이, 배꼽달팽이

◯ 12. 와우(蝸牛)

한국명 : 달팽이, 배꼽달팽이

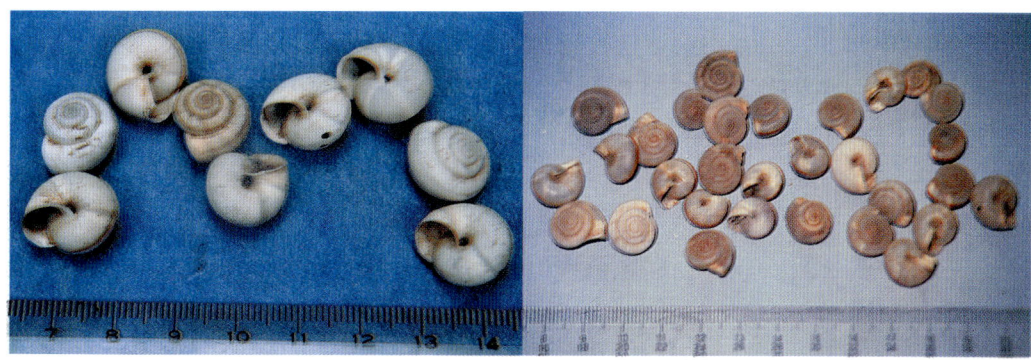

◯ 12. 와우(蝸牛)
그림 1-18 둥근달팽이(가칭)(同型巴蝸牛)
한국명 : 달팽이, 배꼽달팽이

◯ 12. 와우(蝸牛)
그림 1-19 배꼽달팽이(華蝸牛)
한국명 : 달팽이, 배꼽달팽이

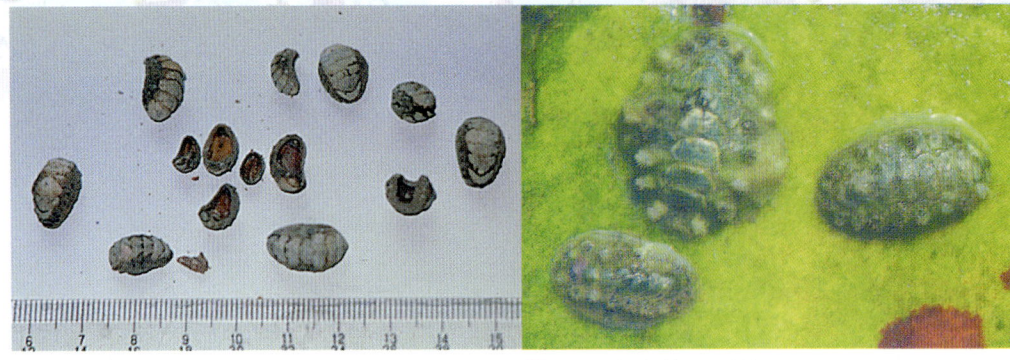

13. 해석별(海石鱉)

한국명 : 애기털군부

13. 해석별(海石鱉)
   그림 1-20 애기털군부(紅條毛膚石鱉)
   한국명 : 애기털군부

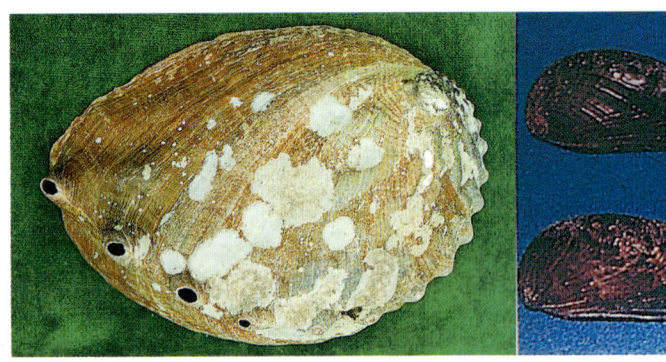

14. 석결명(石決明)
   그림 1-21 전복(盤大鮑)
   한국명 : 둥근전복, 참전복등 전복껍데기(조가비)

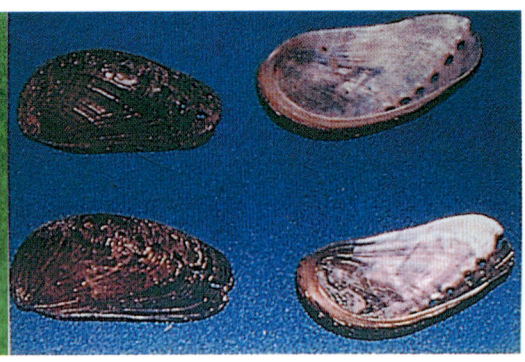

14. 석결명(石決明)
   그림 1-22 귀전복(耳鮑)
   한국명 : 둥근전복, 참전복등 전복껍데기(조가비)

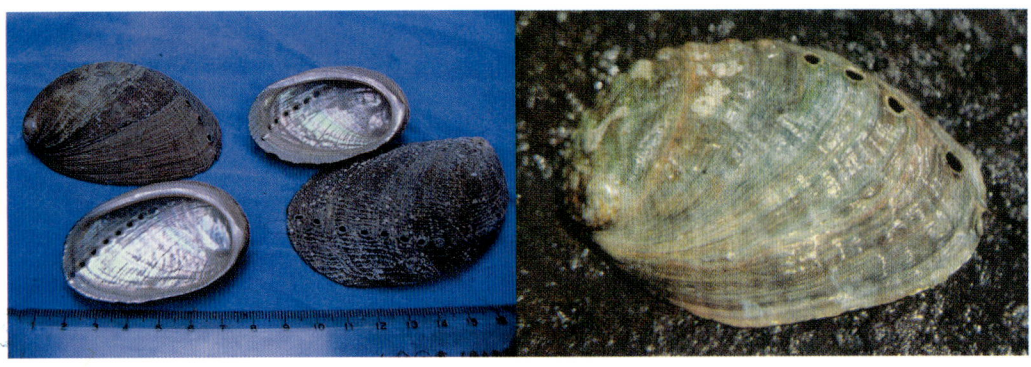

14. 석결명(石決明)
   그림 1-23 오분자기(雜色鮑)
   한국명 : 둥근전복, 참전복등 전복껍데기(조가비)

14. 석결명(石決明)

   한국명 : 둥근전복, 참전복등 전복껍데기(조가비)

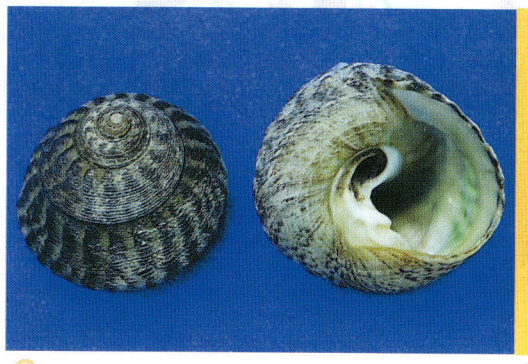

- 15. 마제라(馬蹄螺)
  그림 1-24 애기밤고둥(黑凹螺)
  한국명 : 밤고둥, 보말고둥

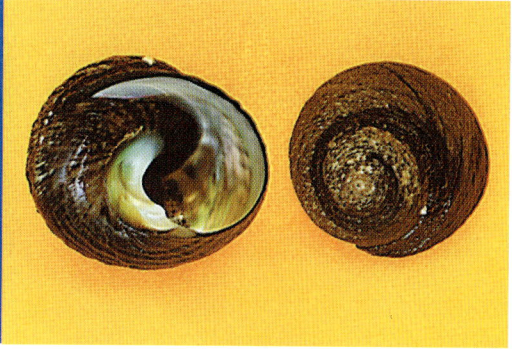

- 15. 마제라(馬蹄螺)
  그림 1-25 보말고둥(銹凹螺)
  한국명 : 밤고둥, 보말고둥

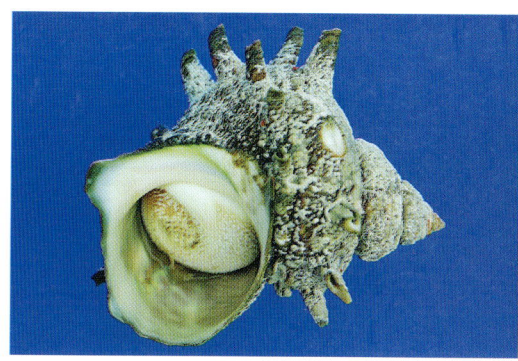

- 16. 갑향(甲香)
  그림 1-26 소라(蠑螺)
  한국명 : 뿔소라 뚜껑

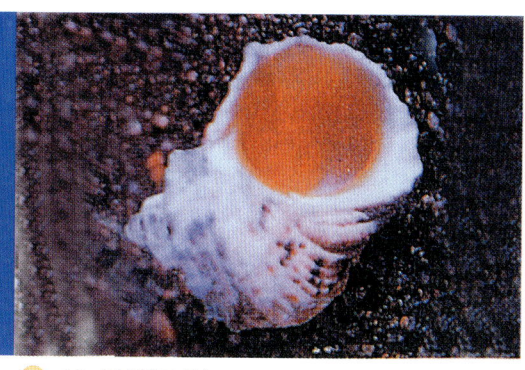

- 16. 갑향(甲香)
  그림 1-27 민뿔소라(가칭)(節蠑螺)
  한국명 : 뿔소라 뚜껑

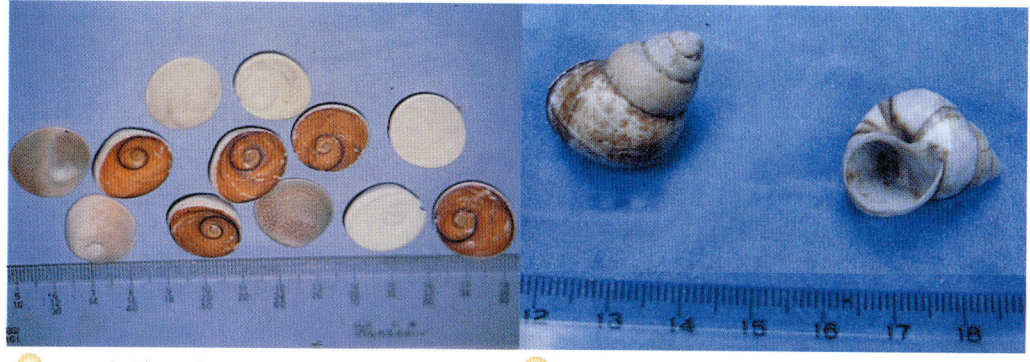

- 16. 갑향(甲香)
  그림 1-28 갑향(甲香)약재
  한국명 : 뿔소라 뚜껑

- 17. 백라사각(白螺螄殼)
  그림 1-29 방형환릉라(方形環棱螺)
  한국명 : 흰우렁이 껍데기

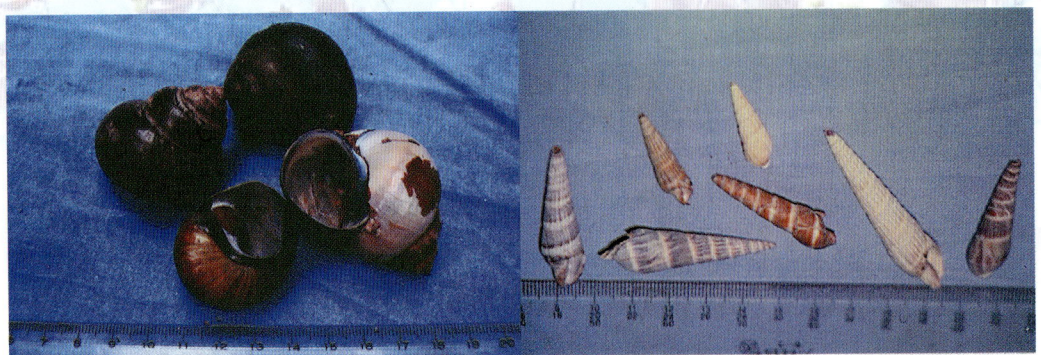

- 18. 전라(田螺)
  그림 1—30 논우렁이(中國圓田螺)
  한국명 : 논우렁이

- 19. 추자라(錐子螺)
  그림 1—32 나사고둥(棒錐螺)
  한국명 : 나사고둥

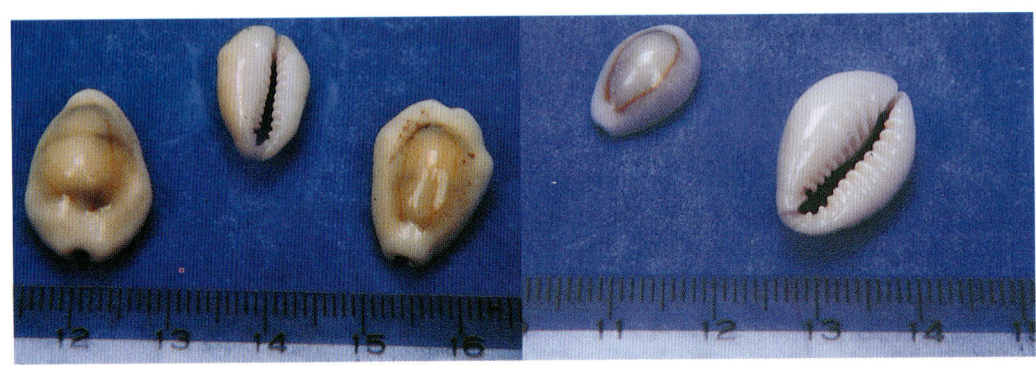

- 20. 패치(貝齒)
  그림 1—34 테두리개오지(가칭)(貨貝)
  한국명 : 테두리개오지

- 20. 패치(貝齒)
  그림 1—35 노랑테두리개오지(環紋貨貝)
  한국명 : 테두리개오지

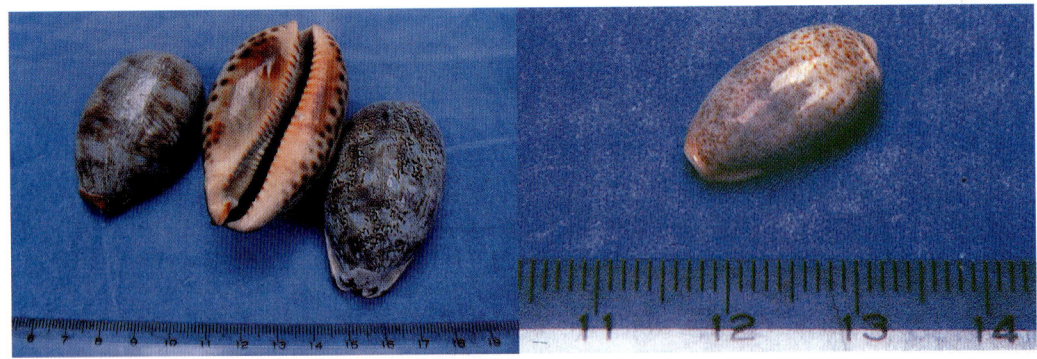

- 20. 패치(貝齒)
  그림 1—36 무늬테두리개오지(阿紋綬貝)
  한국명 : 테두리개오지

- 20. 패치(貝齒)
  그림 1—37 안구패(眼球貝)
  한국명 : 테두리개오지

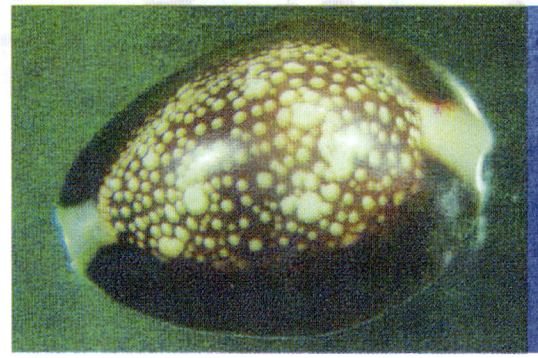

20. 패치(貝齒)
 蛇首眼球貝
 한국명 : 테두리개오지

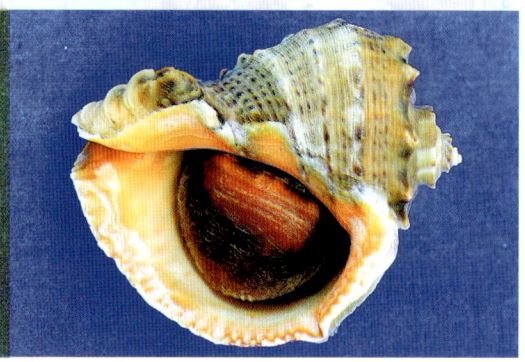

21. 해라(海螺)
 그림 1—38 피뿔고둥(紅螺)
 한국명 : 피뿔고둥

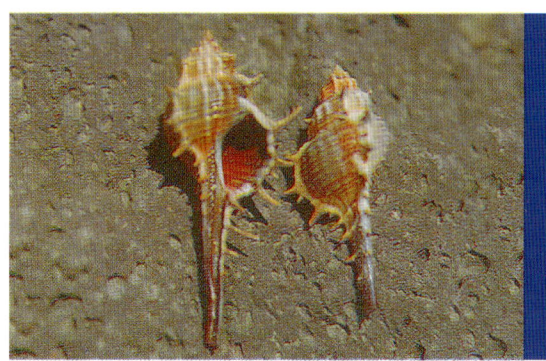

23. 골라(骨螺)
 그림 1—40 뿔소라(骨螺)
 한국명 : 뿔소라, 빗고둥

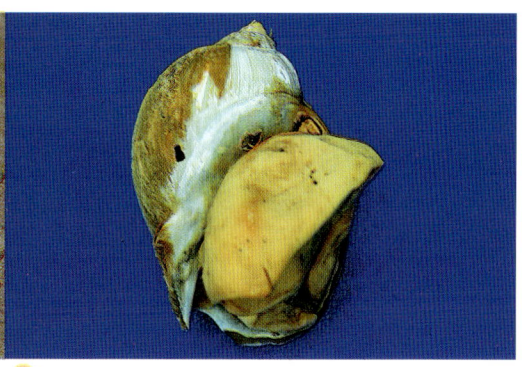

24. 동풍라(東風螺)
 그림 1—41 펄수랑(泥東風螺)
 한국명 : 펄수랑

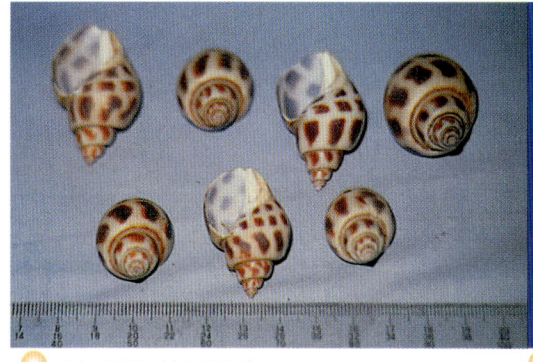

24. 동풍라(東風螺)
 方斑東風螺
 한국명 : 무늬수랑

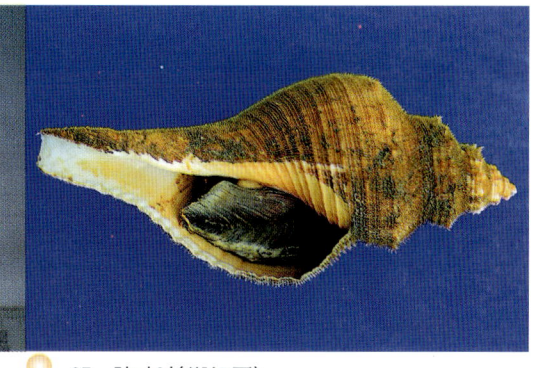

25. 향라염(響螺厴)
 그림 1—42 털탑고둥(管角螺)
 한국명 : 털탑고둥의 뚜껑

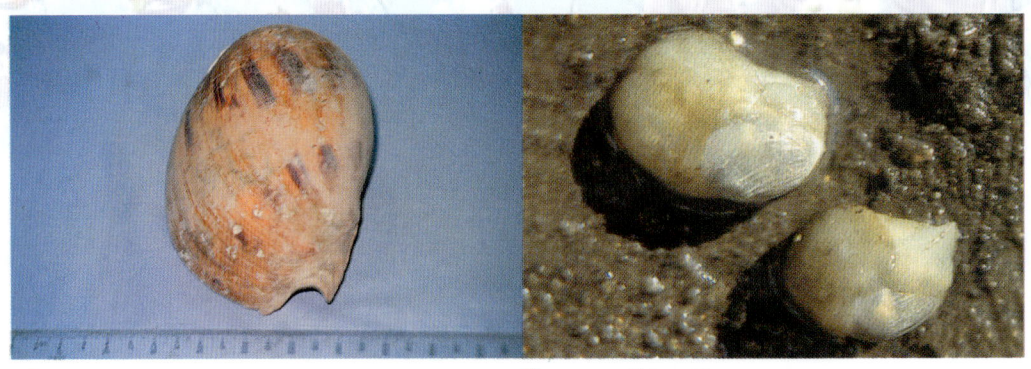

● 26. 홍라탑(紅螺塔)
　　그림 1—43 주걱고둥(가칭)(瓜螺)
　　한국명 :

● 27. 토철(吐鐵)
　　그림 1—44 민챙이(泥螺)
　　한국명 : 민챙이, 민칭이, 무른개비, 명주달갈고동

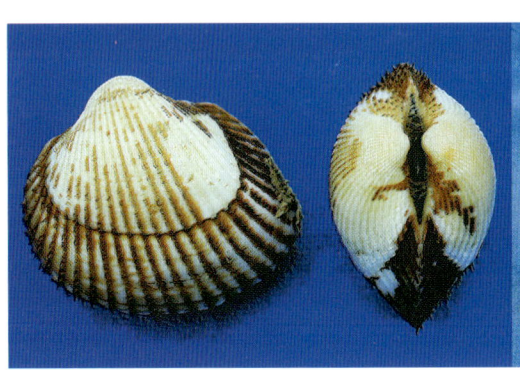 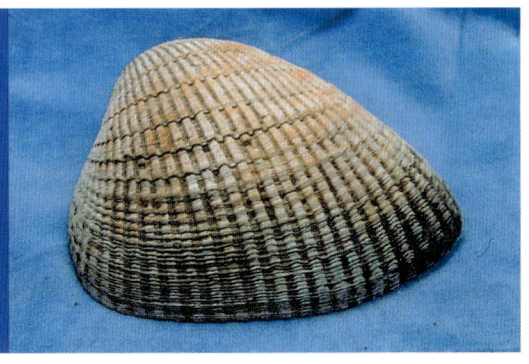

● 28. 와릉자(瓦楞子)
　　그림 1—45 새꼬막(毛蚶)
　　한국명 : 꼬막, 새꼬막

● 28. 와릉자(瓦楞子)
　　그림 1—46 피조개(魁蚶)
　　한국명 : 꼬막, 새꼬막

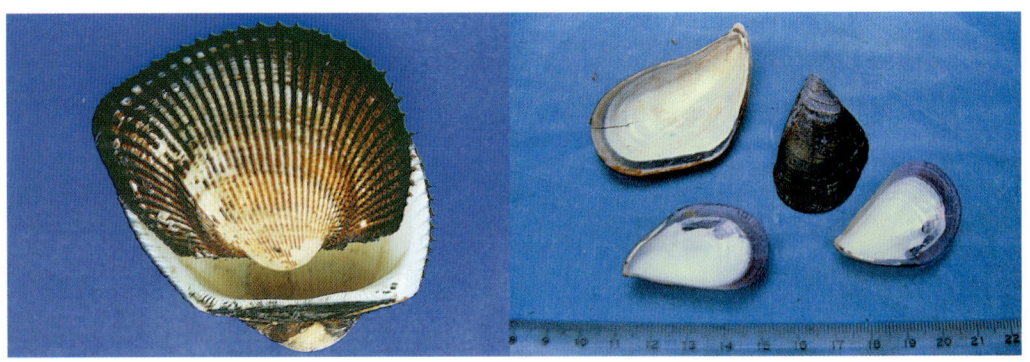

● 28. 와릉자(瓦楞子)
　　그림 1—47 꼬막(泥蚶)
　　한국명 : 꼬막, 새꼬막

● 29. 담채(淡菜)
　　그림 1—48 진주담치(貽貝)
　　한국명 : 섭조개, 담치

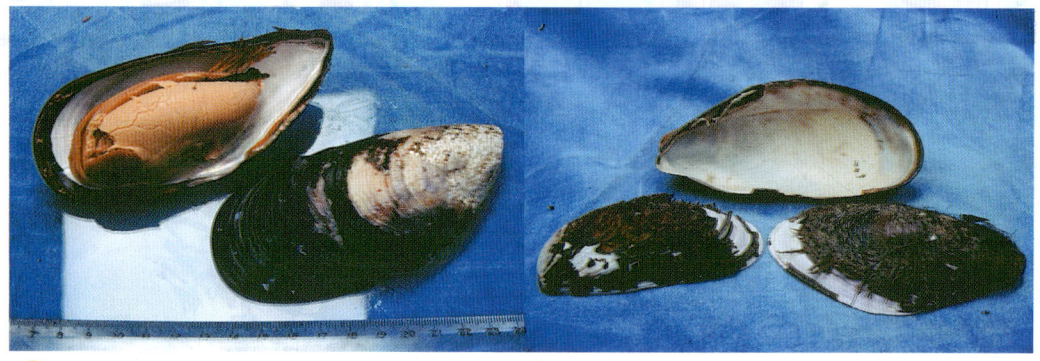

- 29. 담채(淡菜)
  그림 1—49 홍합(厚殼貽貝)
  한국명 : 섭조개, 담치

- 29. 담채(淡菜)
  그림 1—50 털담치(偏頂蛤)
  한국명 : 섭조개, 담치

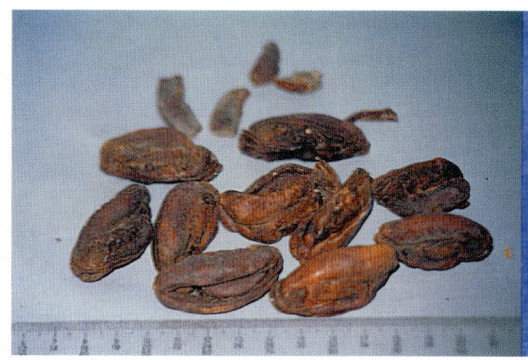 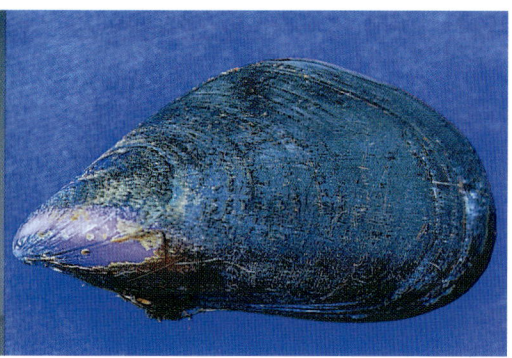

- 29. 담채(淡菜)
  그림 1—51 담채(淡菜)약재
  한국명 : 섭조개, 담치

- 30. 진주(珍珠)
  그림 1—52 참진주조개(珠母貝)
  한국명 : 진주

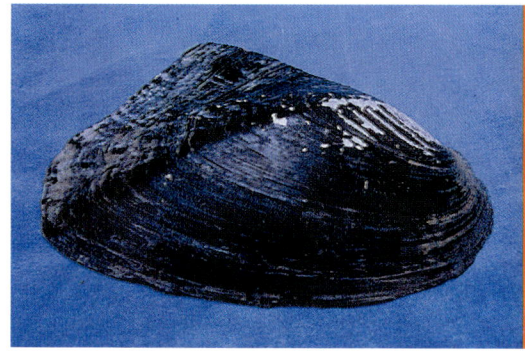 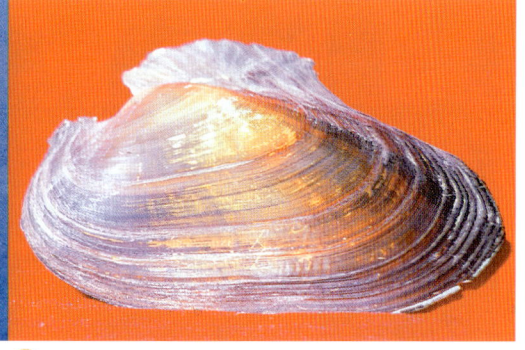

- 30. 진주(珍珠)
  그림 1—53 삼각대칭이(三角帆蚌)
  한국명 : 진주

- 30. 진주(珍珠)
  그림 1—54 귀이빨대칭이(褶紋冠蚌)
  한국명 : 진주

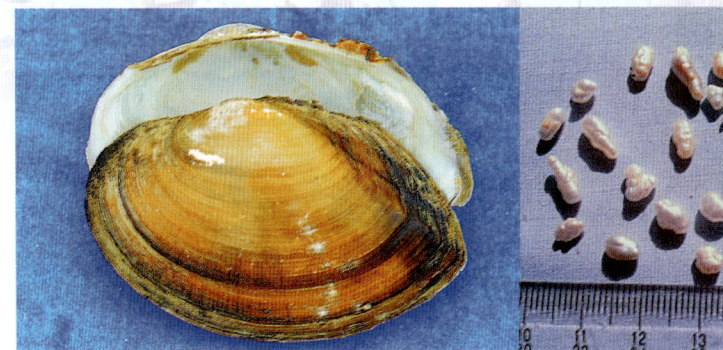

30. 진주(珍珠)
  그림 1-55 펄조개(背殼無齒蚌)
  한국명 : 진주

30. 진주(珍珠)
  진주(珍珠)약재
  한국명 : 진주

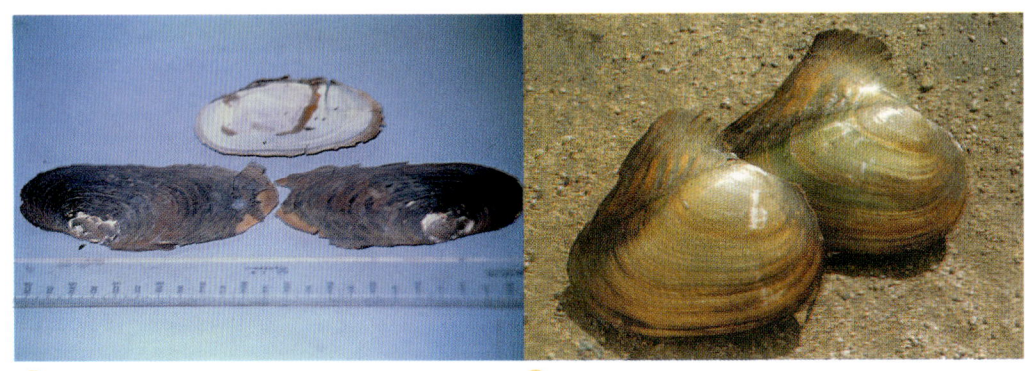

30. 진주(珍珠)

  한국명 : 진주

31. 진주모(珍珠母)
  그림 1-57 진주모(珍珠母)
  한국명 : 진주조개의 껍데기

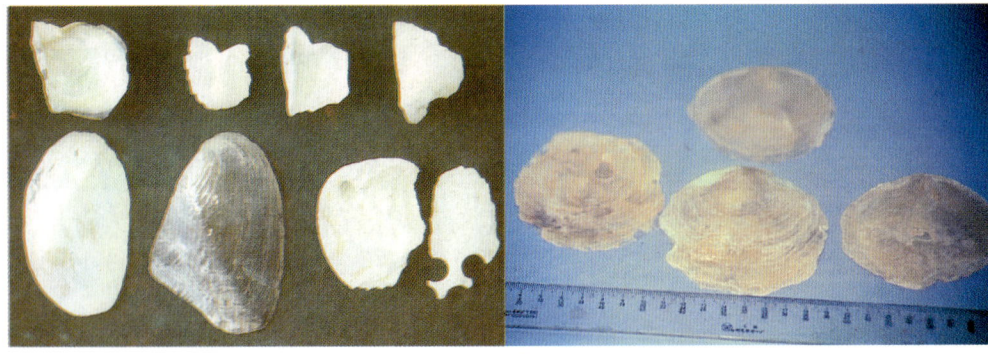

31. 진주모(珍珠母)
  진주모(珍珠母)약재
  한국명 : 진주조개의 껍데기

32. 해월(海月)
  그림 1-58 달잠쟁이(海月)약재
  한국명 : 유리조개

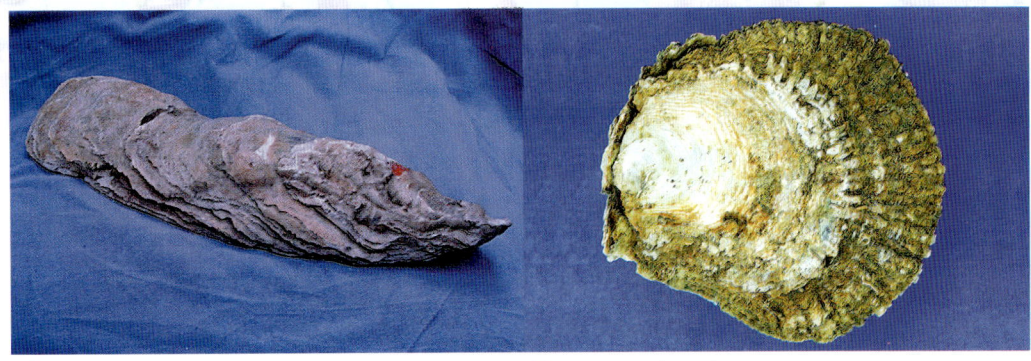

- 33. 모려(牡蠣)
  그림 1-59 굴(長牡蠣)
  한국명 : 굴조개

- 33. 모려(牡蠣)
  그림 1-60 토굴(密鱗牡蠣)
  한국명 : 굴조개

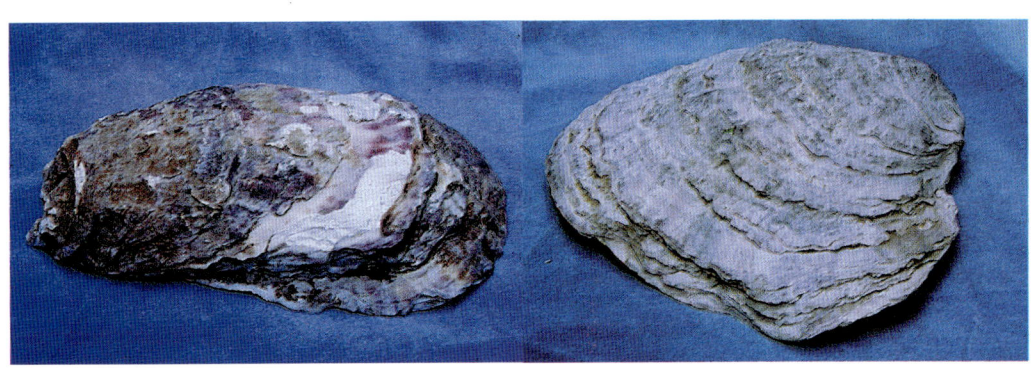

- 33. 모려(牡蠣)
  그림 1-61 따렌굴(大連湾牡蠣)
  한국명 : 굴조개

- 33. 모려(牡蠣)
  그림 1-62 강굴(近江牡蠣)
  한국명 : 굴조개

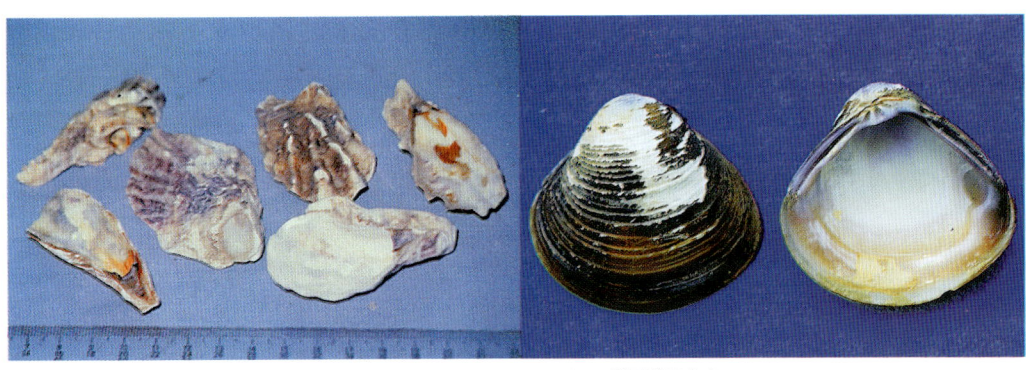

- 33. 모려(牡蠣)
  그림 1-63 굴의 일종(褶牡蠣)
  한국명 : 굴조개

- 34. 현각(蜆殼)
  그림 1-64 재첩(河蜆)
  한국명 : 가막조개(또는 재첩조개), 콩조개

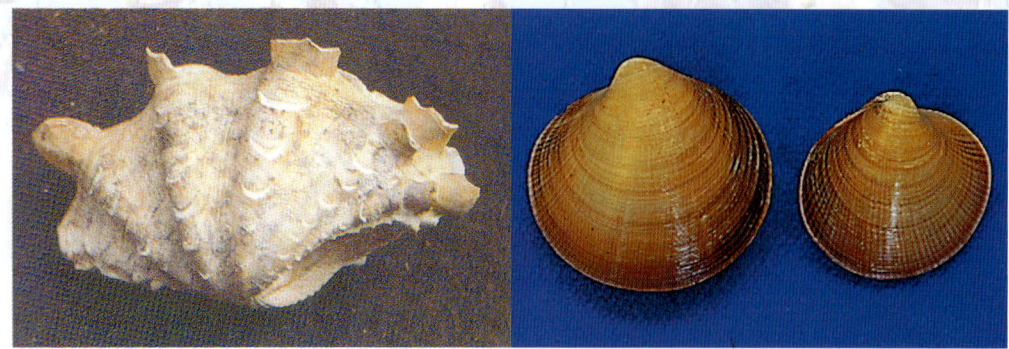

35. 해선(海扇)
    그림 1-65 큰대왕조개(長硨磲)
    한국명 : 대왕조개

36. 합각(蛤殼)
    그림 1-67 가무락조개(青蛤)
    한국명 : 백합, 가무락조개껍데기

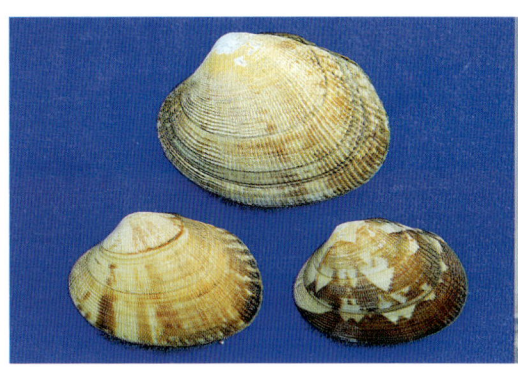 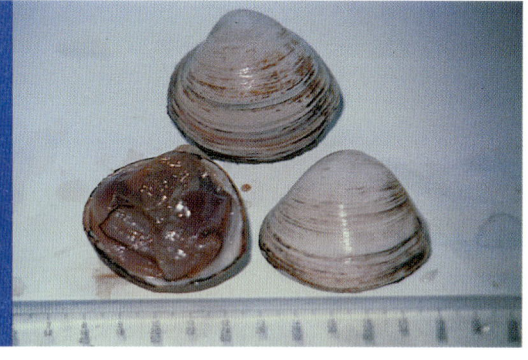

37. 합자(蛤仔)
    그림 1-68 바지락(蛤仔)
    한국명 : 바지락 조개, 모시조개

38. 합라(蛤蜊)
    그림 1-69 동죽(四角蛤蜊)
    한국명 : 개량조개, 동죽

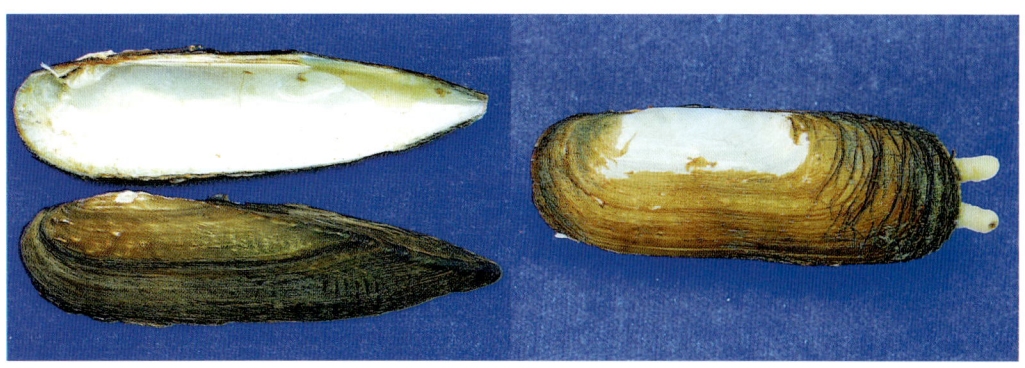

39. 마도(馬刀)
    短褶矛蚌
    한국명 : 칼조개

40. 액정(蟶蟶)
    그림 1-73 가리맛조개(蟶蟶)
    한국명 : 맛조개, 참맛

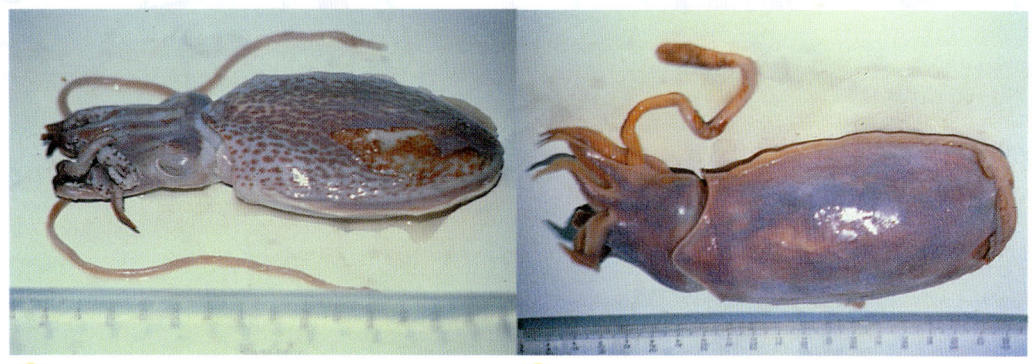

- 41. 해표초(海螵蛸)
  그림 1-74 참갑오징어(金烏賊)
  한국명 : 오징어뼈

- 41. 해표초(海螵蛸)
  그림 1-75 쇠갑오징어(曼氏無針烏賊)
  한국명 : 오징어뼈

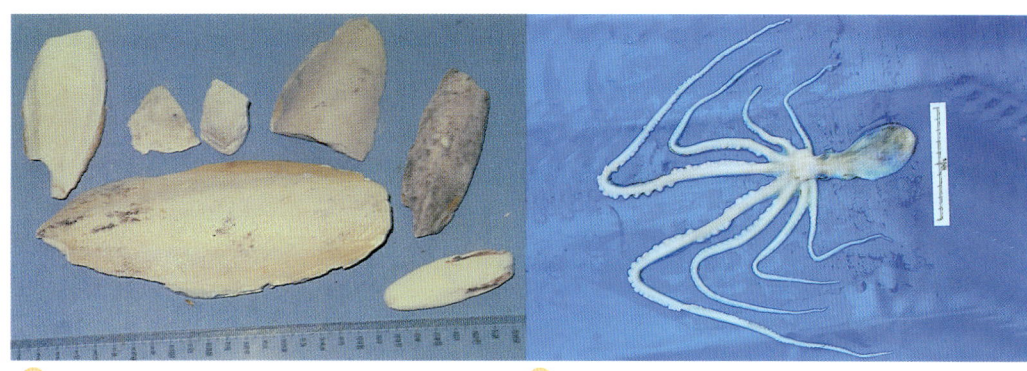

- 41. 해표초(海螵蛸)
  그림 1-76 해표초(海螵蛸)약재
  한국명 : 오징어뼈

- 42. 장어(章魚)
  그림 1-77 낙지(長蛸)
  한국명 : 낙지, 문어, 왜문어

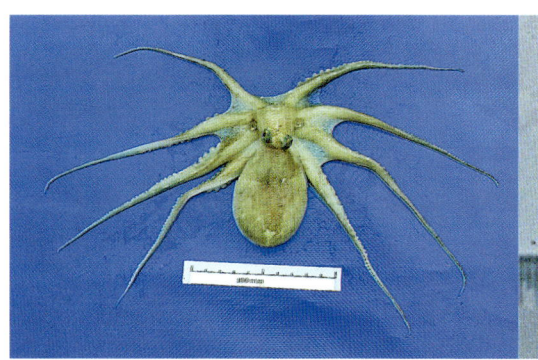

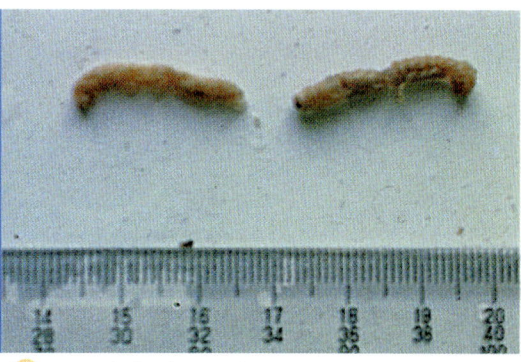

- 42. 장어(章魚)
  그림 1-79 쭈꾸미(短蛸)
  한국명 : 낙지, 문어, 왜문어

- 44. 탄자충(撣子蟲)
  그림 1-81 띠노래기(寬蚘隴馬陸)
  한국명 : 띠노래기

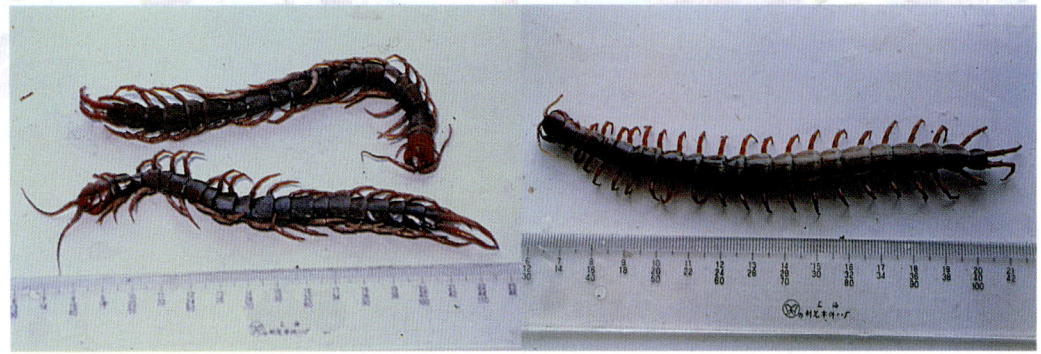

○ 45. 오공(蜈蚣)
　　그림 1-82 왕지네(少棘蜈蚣)
　　한국명 : 왕지네

○ 45. 오공(蜈蚣)
　　그림 1-83 물티덴스(多棘蜈蚣)
　　한국명 : 왕지네

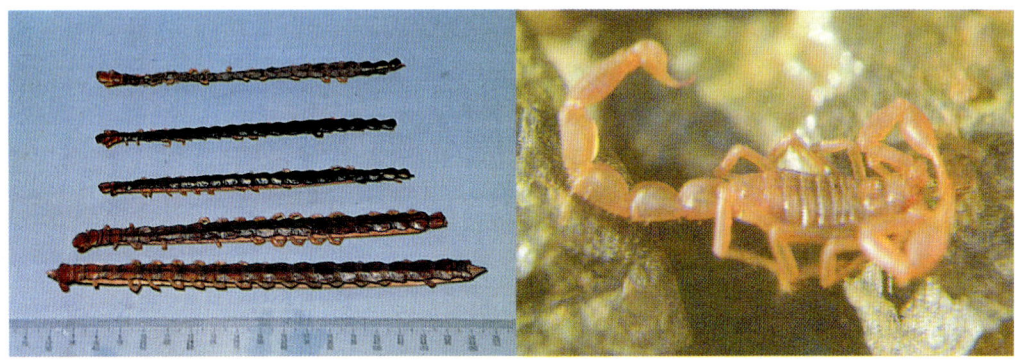

○ 45. 오공(蜈蚣)
　　그림 1-84 오공약재(蜈蚣藥材)
　　한국명 : 왕지네

○ 46. 전갈(全蝎)
　　그림 1-85 전갈(鉗蝎)
　　한국명 : 전갈

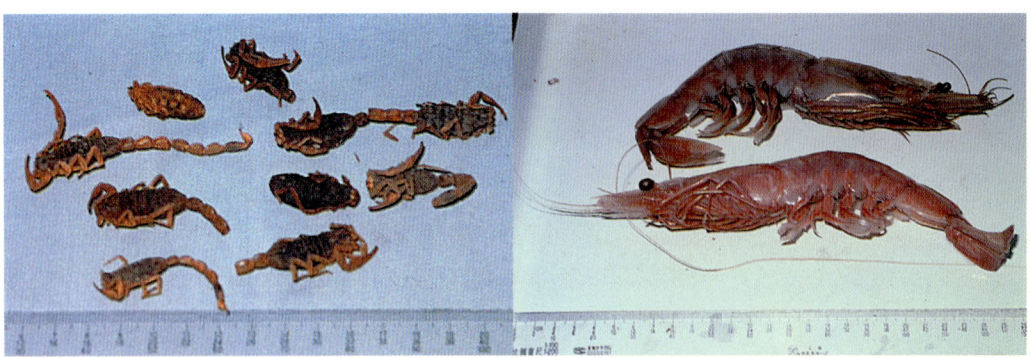

○ 46. 전갈(全蝎)
　　그림 1-86 전갈약재(全蝎藥材)
　　한국명 : 전갈

○ 47. 대하(對蝦)
　　그림 1-87 대하(對蝦)
　　한국명 : 대하

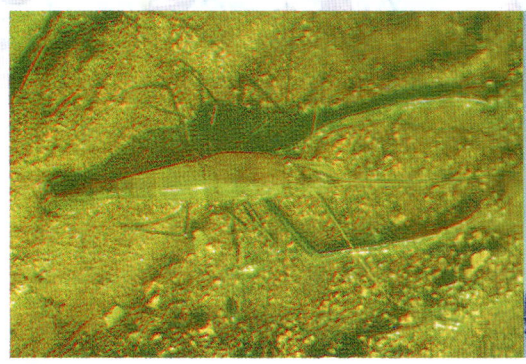

49. 청하(靑蝦)
    그림 1—89 징거미새우(靑蝦)
    한국명 : 징거미새우

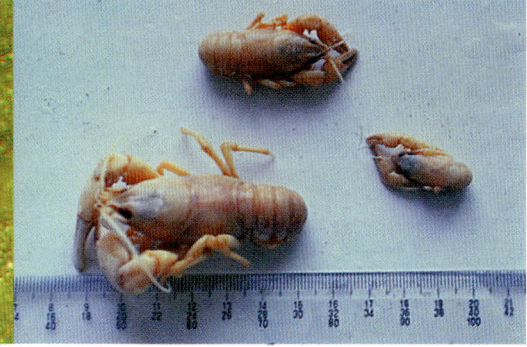

50. 날고석(蝲蛄石)
    그림 1—90 만주가재(東北螯蝦)약재
    한국명 : 만주가재

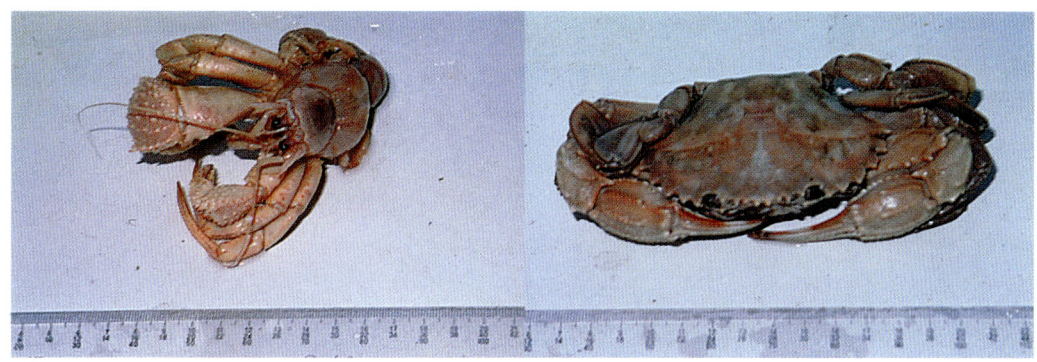

51. 기거충(寄居蟲)
    그림 1—92 참집게류(寄居蝦)
    한국명 : 참집게류

52. 추모(蝤蛑)
    그림 1—93 민꽃게(日本蟳)
    한국명 : 민꽃게

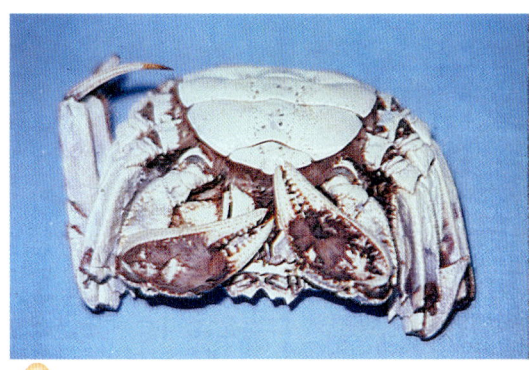

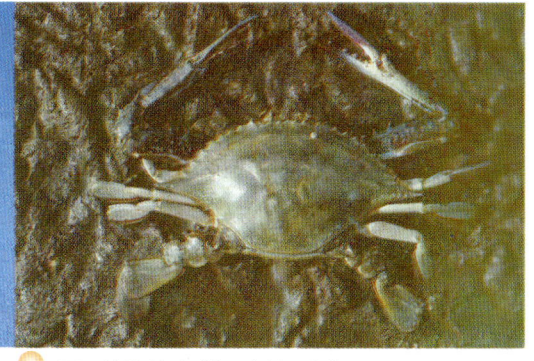

53. 해(蟹)
    그림 1—94 참게(中華絨螯蟹)
    한국명 : 참게

54. 삼우사자해(三疣梭子蟹)
    그림 1—95 꽃게(三疣梭子蟹)
    한국명 : 꽃게

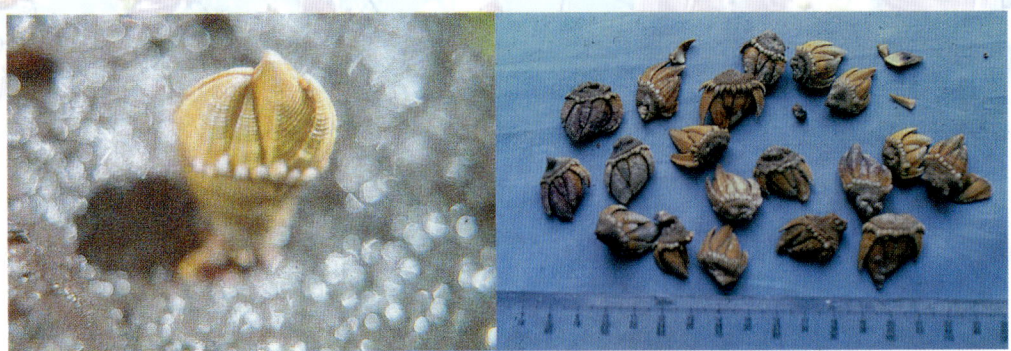

- 55. 석겁(石蜐)
  그림 1-96 거북손(龜足)
  한국명 : 거북손

- 55. 석겁(石蜐)
  그림 1-96 거북손(龜足)약재
  한국명 : 거북손

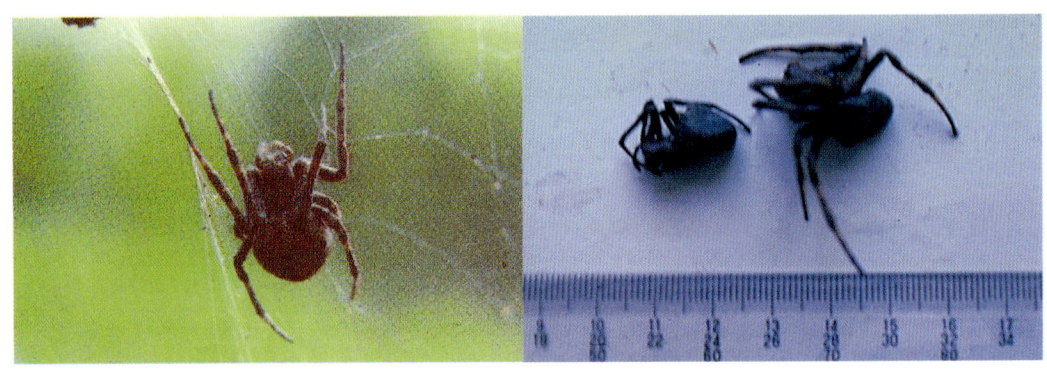

- 59. 지주(蜘蛛)
  그림 1-100 대복원주(大腹圓蛛)
  한국명 : 거미

- 59. 지주(蜘蛛)
  그림 1-100 대복원주(大腹圓蛛)약재
  한국명 : 거미

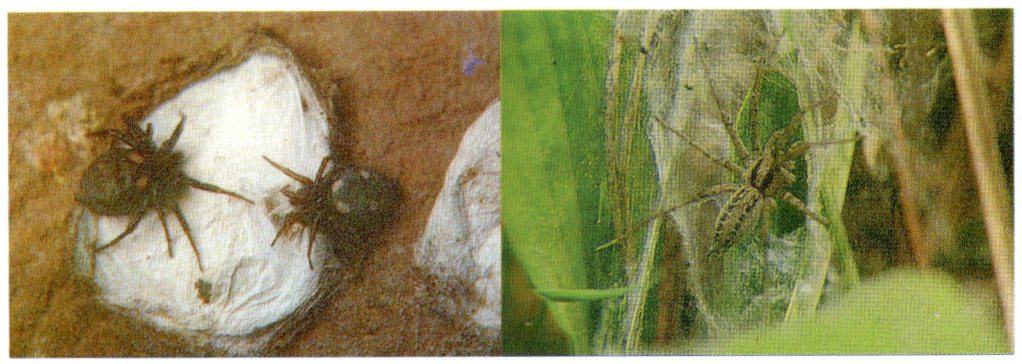

- 60. 벽전(壁錢)
  그림 1-102 북국벽전(北國壁錢)
  한국명 : 납거미

- 61. 초지주(草蜘蛛)
  그림 1-103 미로루두망주(迷路漏斗網蛛)
  한국명 : 대륙풀거미

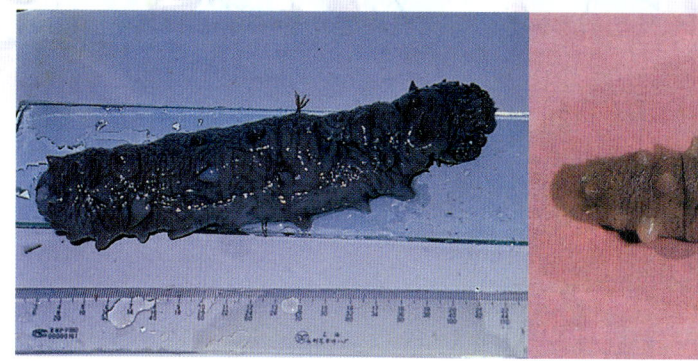 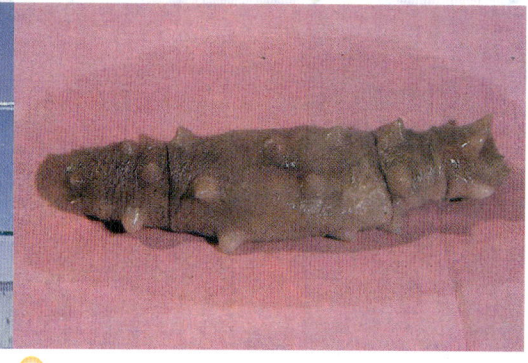

　63. 해삼(海蔘)
　　　그림 1-105 돌기해삼
　　　한국명 : 돌기해삼

　63. 해삼(海蔘)

　　　한국명 : 돌기해삼

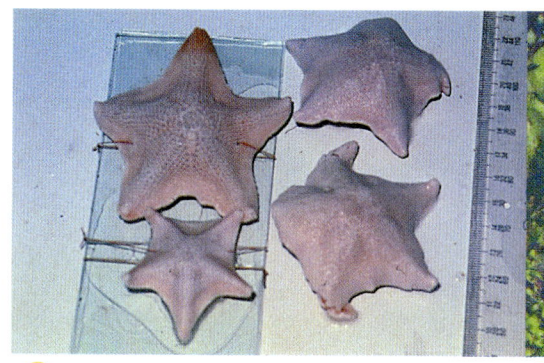 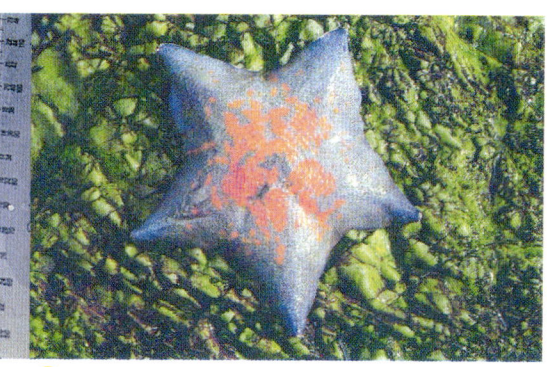

　64. 해연(海燕)
　　　그림 1-106 별불가사리(海燕)
　　　한국명 : 별불가사리

　64. 해연(海燕)

　　　한국명 : 별불가사리

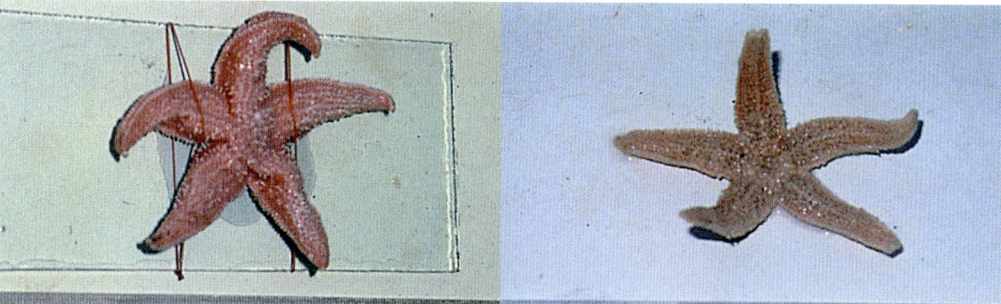

　65. 해성(海星)
　　　羅氏海盤車
　　　한국명 : 아므르불가사리

　65. 해성(海星)
　　　그림 1-107 아므르불가사리(多棘海盤車)
　　　한국명 : 아므르불가사리

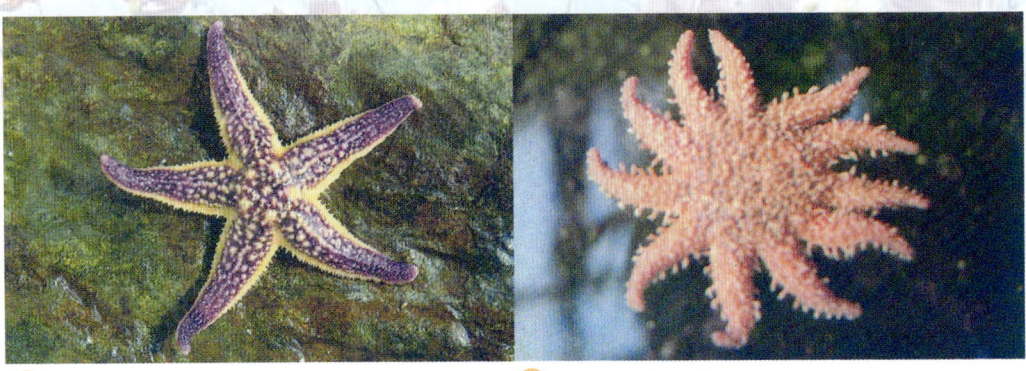

- 65. 해성(海星)
  그림 1-107 아므르불가사리(多棘海盤車)
  한국명 : 아므르불가사리

- 65. 해성(海星)

  한국명 : 아므르불가사리

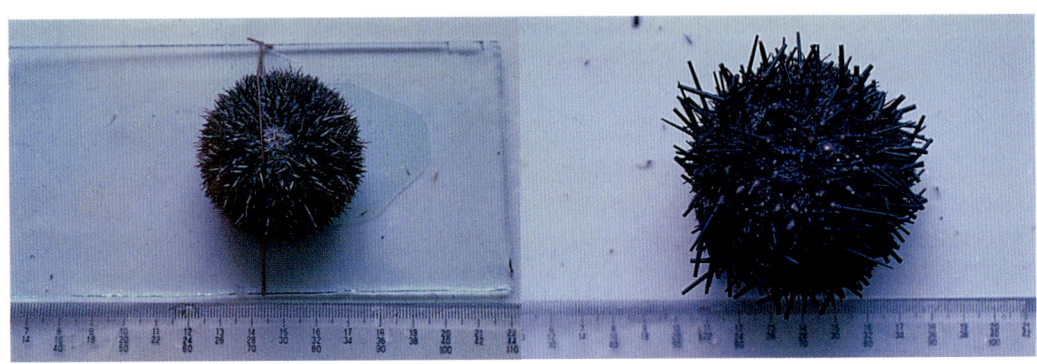

- 66. 해담(海膽)
  그림 1-108 말똥성게(馬糞海膽)
  한국명 : 말똥성게

- 66. 해담(海膽)
  光棘球海膽
  한국명 : 말똥성게

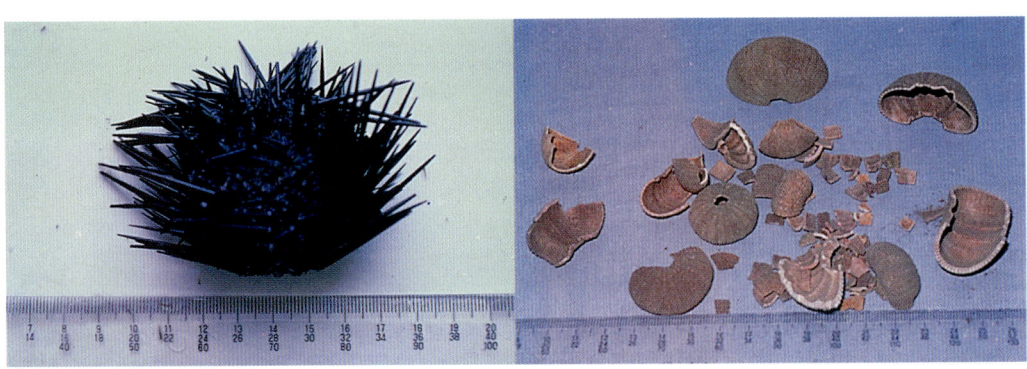

- 66. 해담(海膽)
  紫海膽
  한국명 : 말똥성게

- 66. 해담(海膽)
  그림 1-111 성게약재(海膽藥材)
  한국명 : 말똥성게

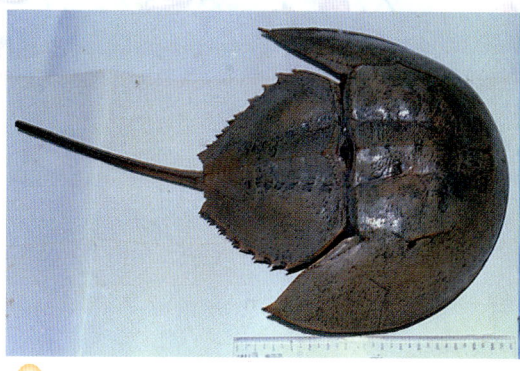
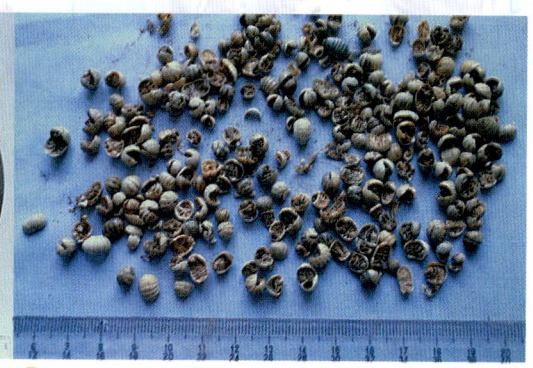

- 67. 후육(鱟肉)
  그림 1-112 투구게(中國鱟)
  한국명 : 투구게

- 69. 서부(鼠婦)
  그림 1-115 공벌레(鼠婦)약재
  한국명 : 공벌레

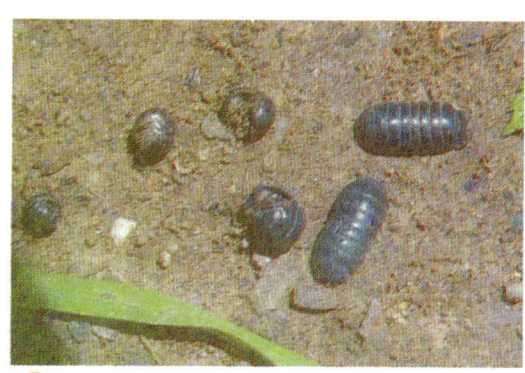

- 69. 서부(鼠婦)
  공벌레(平甲蟲)
  한국명 : 공벌레, 쥐며느리

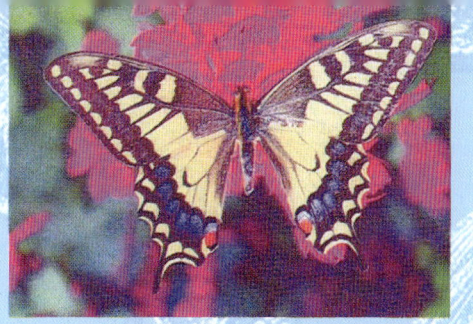

제2장

곤 충 류

생물학계 공동편저자명단
곤충류 성신여대 김진일교수

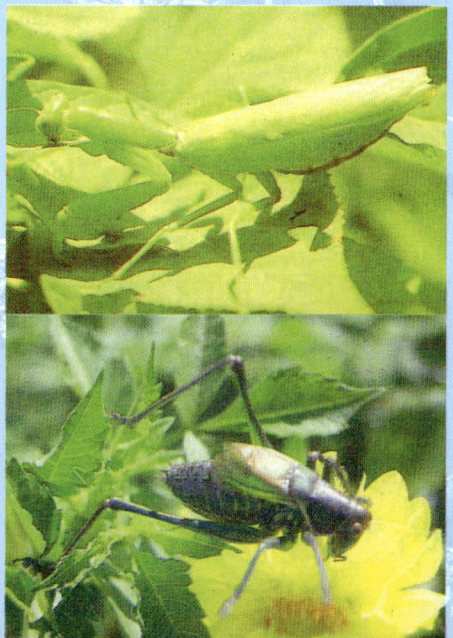

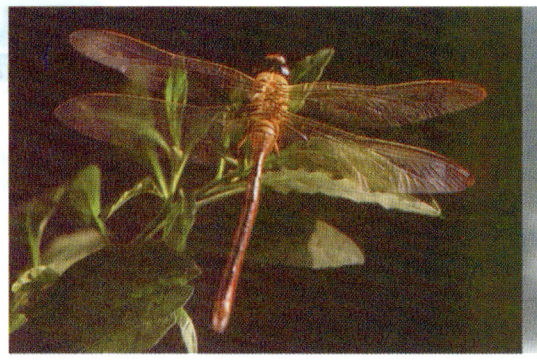

2. 청정(蜻蜓)
그림 2-2 왕잠자리(大蜻蜓)
한국명 : 왕잠자리

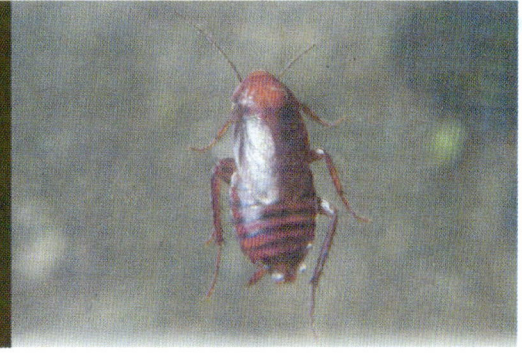

3. 비렴(蜚蠊)
그림 2-4 동방비렴(東方蜚蠊)유충
한국명 : 바퀴

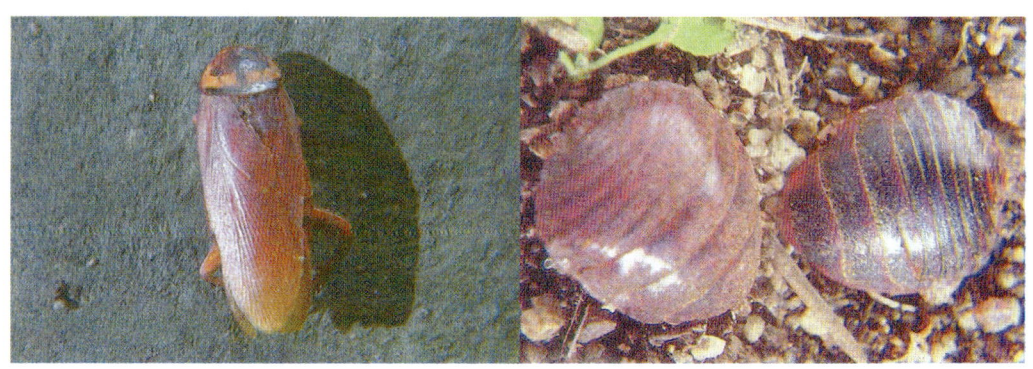

3. 비렴(蜚蠊)
그림 2-3 미주렴(美洲蜚蠊)
한국명 : 바퀴

4. 토별충(土鱉蟲)
그림 2-5 지별(地鱉)
한국명 : 흙바퀴

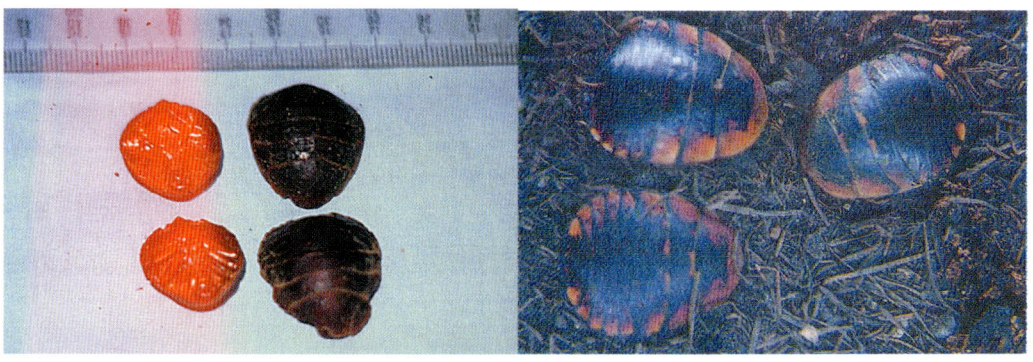

4. 토별충(土鱉蟲)
그림 2-5 지별(地鱉)약재
한국명 : 흙바퀴

4. 토별충(土鱉蟲)
그림 2-6 기지별(冀地鱉)
한국명 : 흙바퀴

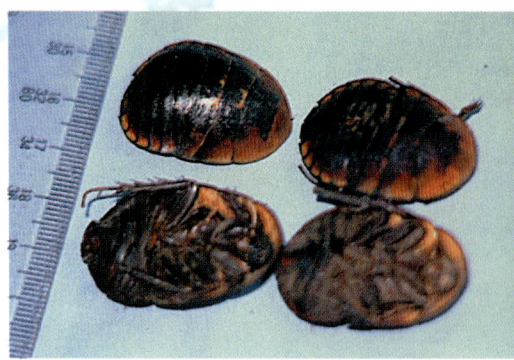
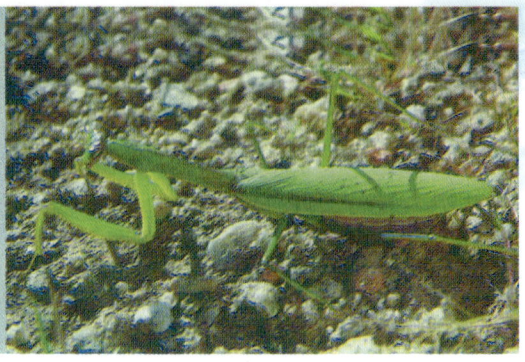

- 4. 토별충(土鱉蟲)
  그림 2-6 기지별(冀地鱉)
  한국명 : 흙바퀴

- 5. 상표초(桑螵蛸)
  그림 2-7 대도랑(中華綠螳螂)
  한국명 : 사마귀(原動物)

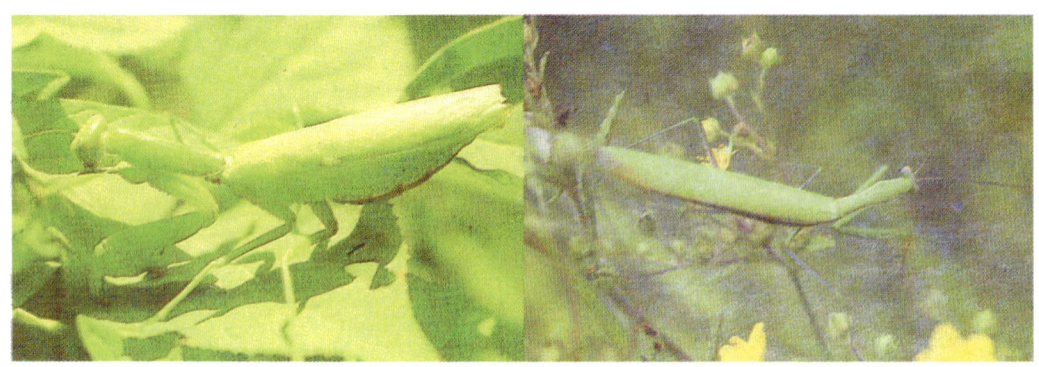

- 5. 상표초(桑螵蛸)
  拒芹螳螂
  한국명 : 사마귀(原動物)

- 5. 상표초(桑螵蛸)
  그림 2-8 박시당랑(薄翅螳螂)
  한국명 : 사마귀(原動物)

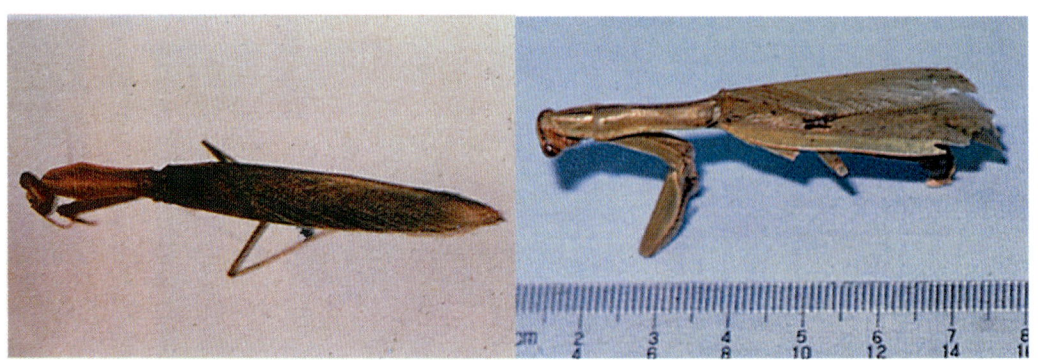

- 5. 상표초(桑螵蛸)
  박시당랑(薄翅螳螂)약재
  한국명 : 사마귀(原動物)

- 5. 상표초(桑螵蛸)
  그림 2-7 대도랑(大刀螂)약재
  한국명 : 사마귀(原動物)

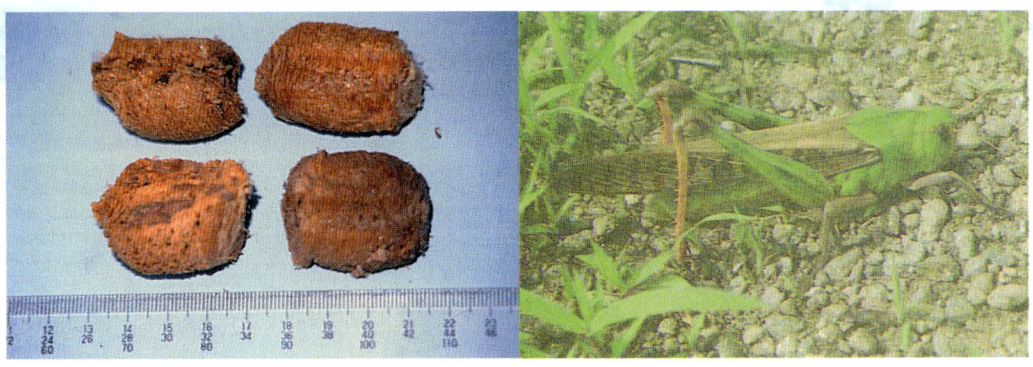

5. 상표초(桑螵蛸)
桑螵蛸藥材
한국명 : 사마귀(原動物)

6. 책맹(蚱蜢)
그림 2—10 풀무치(飛蝗)
한국명 : 메뚜기

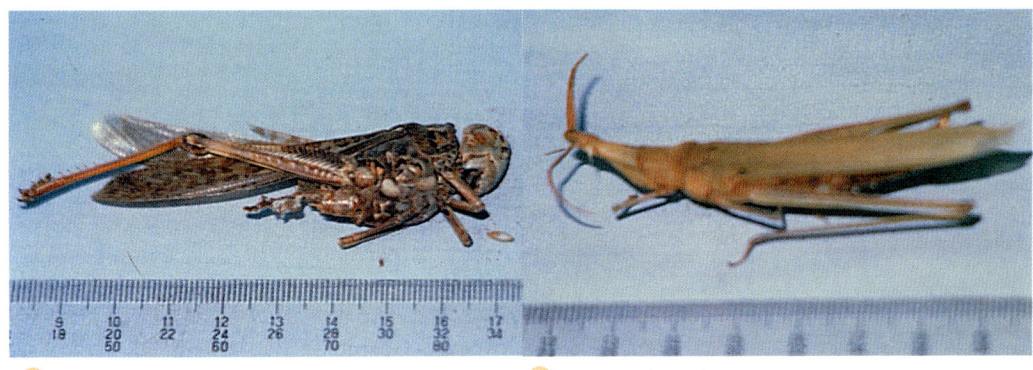

6. 책맹(蚱蜢)
그림 2—10 풀무치(飛蝗)
한국명 : 메뚜기

6. 책맹(蚱蜢)
그림 2—12 방아개비(稻葉大劍角蝗)
한국명 : 메뚜기

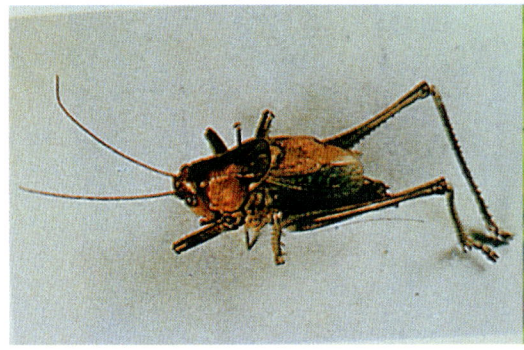

7. 괵괵(蟈蟈)
그림 2—13 종사(螽斯)
한국명 : 여치

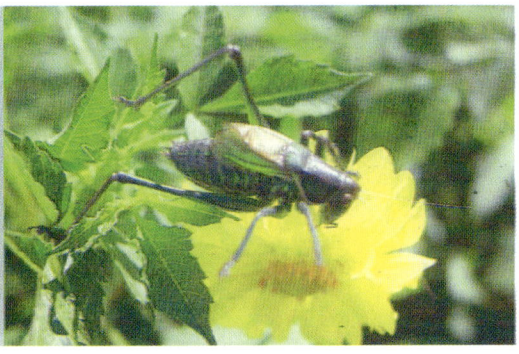

7. 괵괵(蟈蟈)
그림 2—13 종사(螽斯)
한국명 : 여치

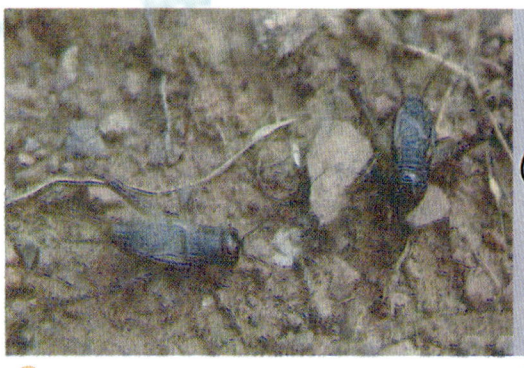
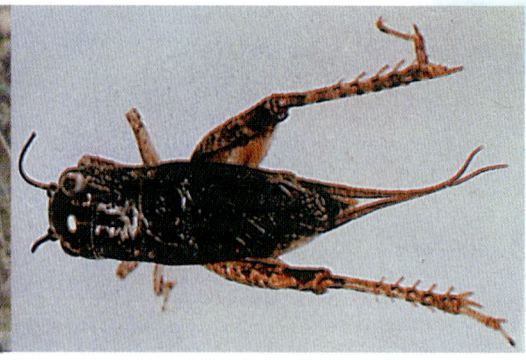

- 9. 실솔(蟋蟀)
  그림 2—15 실솔(蟋蟀)
  한국명 : 귀뚜라미

- 9. 실솔(蟋蟀)
  그림 2—15 실솔(蟋蟀)
  한국명 : 귀뚜라미

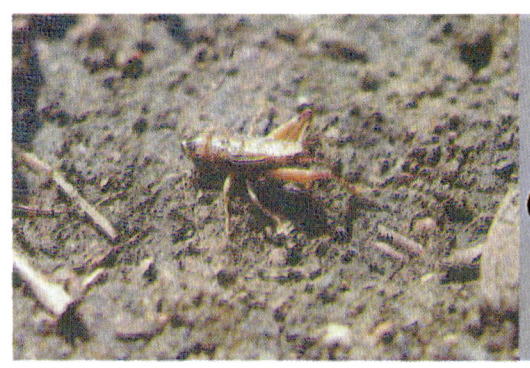
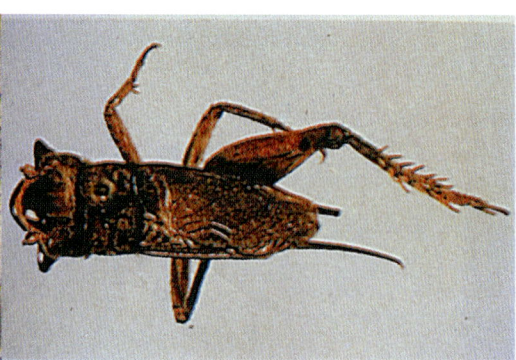

- 9. 실솔(蟋蟀)
  그림 2—16 관두실솔(棺頭蟋蟀)
  한국명 : 귀뚜라미

- 9. 실솔(蟋蟀)
  그림 2—16 관두실솔(棺頭蟋蟀)
  한국명 : 귀뚜라미

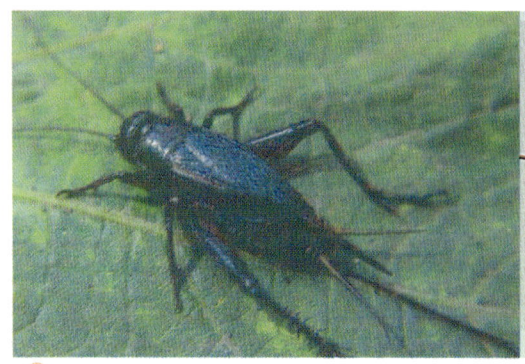
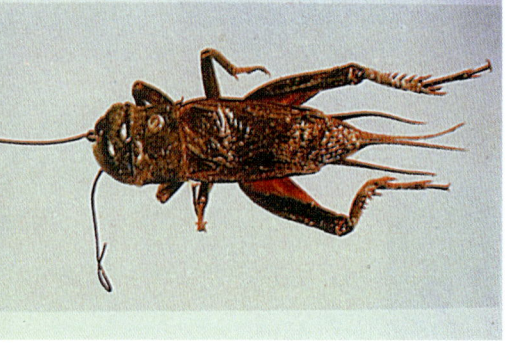

- 9. 실솔(蟋蟀)
  그림 2—17 유호로(油葫蘆)
  한국명 : 귀뚜라미

- 9. 실솔(蟋蟀)
  그림 2—17 유호로(油葫蘆)
  한국명 : 귀뚜라미

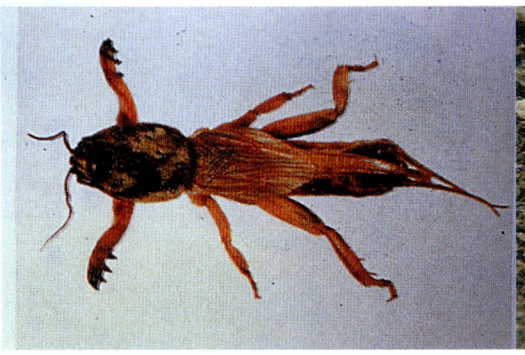
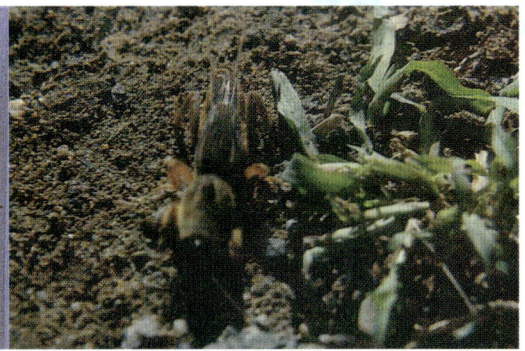

- 10. 누고(螻蛄)
  그림 2—19 화북누고(華北螻蛄)
  한국명 : 땅강아지

- 10. 누고(螻蛄)
  그림 2-18 아프리카누고(非洲螻蛄)
  한국명 : 땅강아지

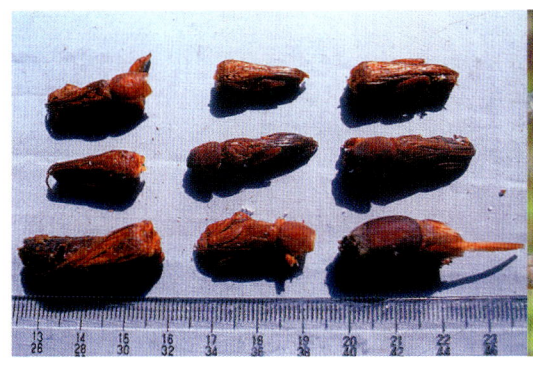
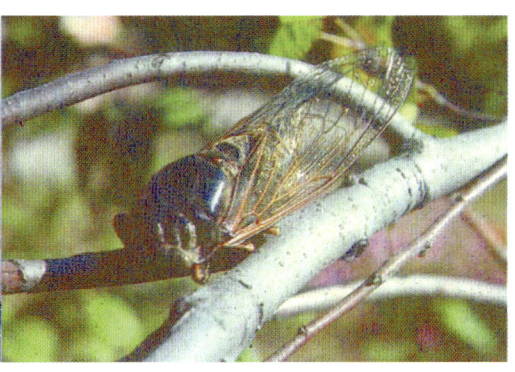

- 10. 누고(螻蛄)
  누고(螻蛄)약재
  한국명 : 땅강아지

- 13. 선태(蟬蛻)
  그림 2—22 흑책(黑蚱)
  한국명 : 매미허물

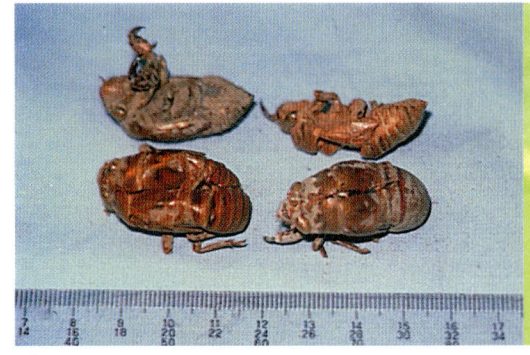
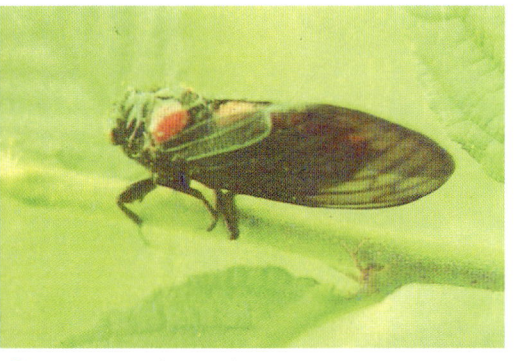

- 13. 선태(蟬蛻)
  그림 2—23 선태(蟬蛻)약재
  한국명 : 매미허물

- 14. 홍낭자(紅娘子)
  그림 2—24 흑시홍낭자(黑翅紅娘子)
  한국명 : 좀매미류

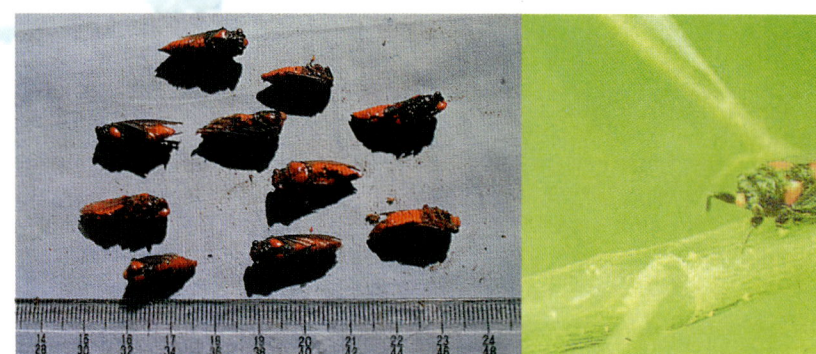

- 14. 홍낭자(紅娘子)
  그림 2-24 흑시홍낭자(黑翅紅娘子)약재
  한국명 : 좀매미류

- 14. 홍낭자(紅娘子)
  褐翅紅娘子
  한국명 : 좀매미류

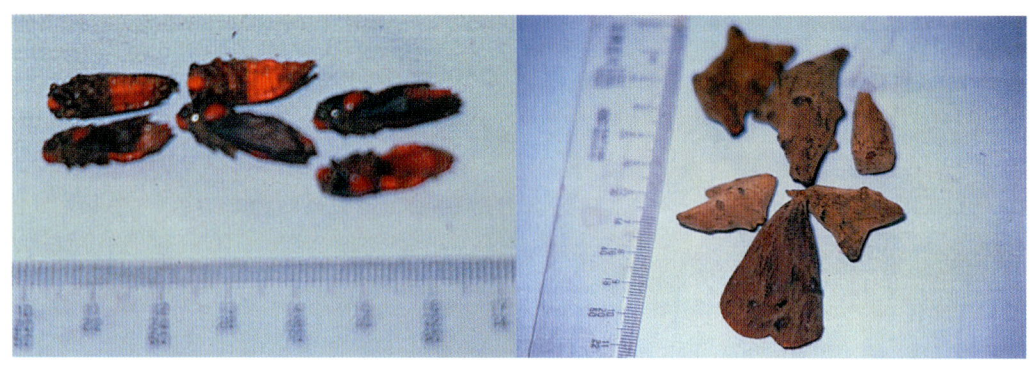

- 14. 홍낭자(紅娘子)
  褐翅紅娘子藥材
  한국명 : 좀매미류

- 15. 오배자(五倍子)
  그림 2-26 오배자(五倍子)약재
  한국명 : 오배자면충

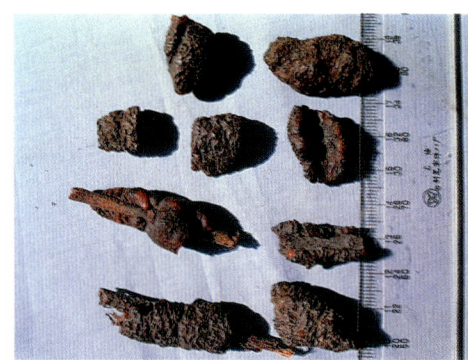 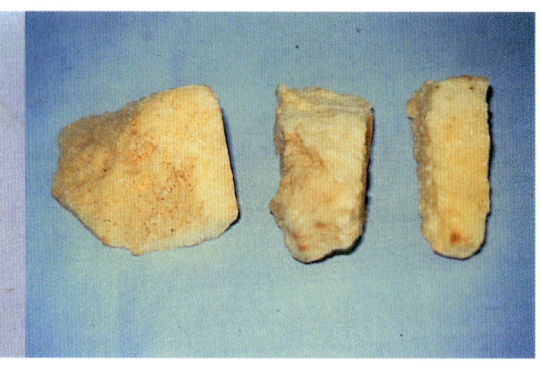

- 16. 자초용(紫草茸)
  자초용(紫草茸)약재
  한국명 : 깍지벌레류

- 17. 충백랍(蟲白蠟)
  그림 2-29 충백랍(蟲白蠟)약재
  한국명 : 깍지벌레

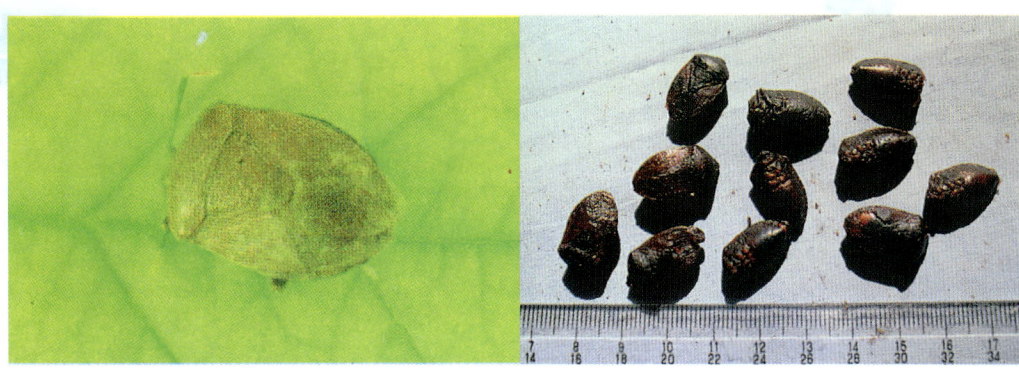

- 18. 구향충(九香蟲)
  그림 2—30 구향충(九香蟲)
  한국명 : 노린재

- 18. 구향충(九香蟲)
  그림 2—30 구향충(九香蟲)약재
  한국명 : 노린재

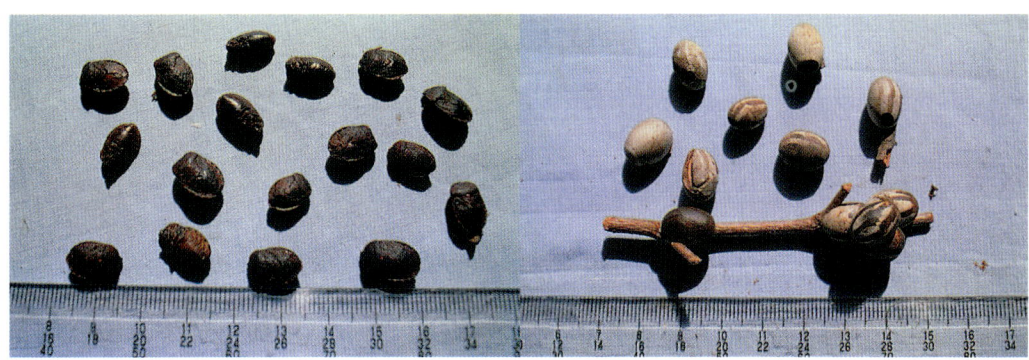

- 18. 구향충(九香蟲)
  小皺蝽藥材
  한국명 : 노린재

- 20. 작옹(雀甕)
  그림 2—33 작옹(雀甕)
  한국명 : 노랑쐐기나방 고치(原動物)

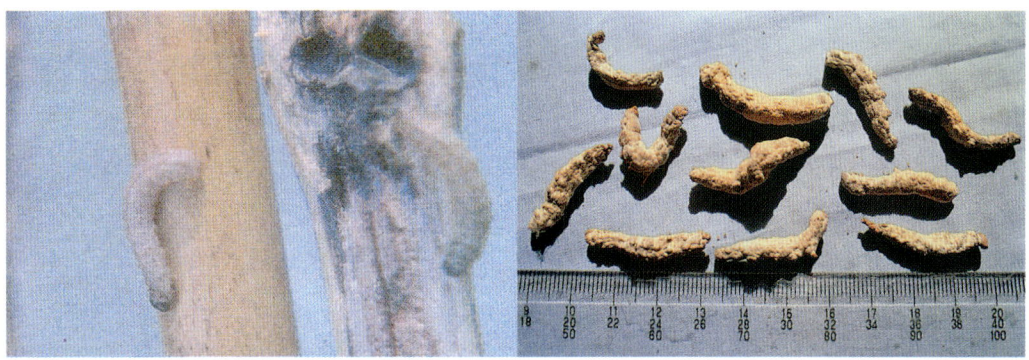

- 21. 찬간충(鑽稈蟲)
  그림 2—34 고량조명(高粱條螟)
  한국명 : 명나방

- 22. 백강잠(白殭蠶)
  그림 2—36 누에나방(白殭蠶)약재
  한국명 : 백강균에 감염된 누에

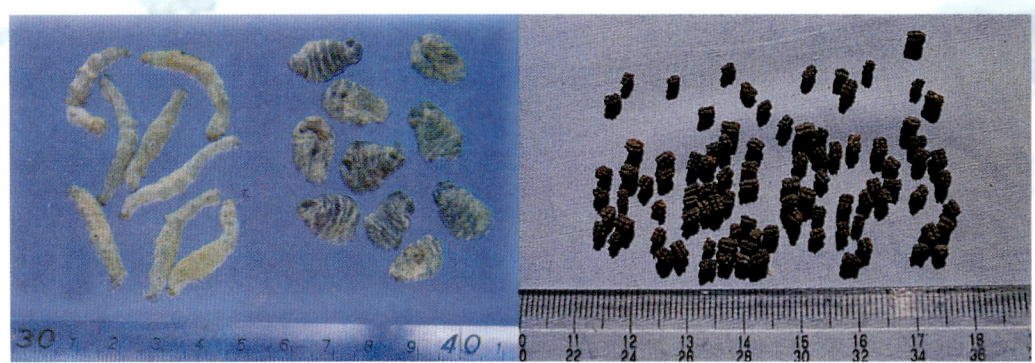

23. 강용(殭蛹)
    강용(殭蛹)약재
    한국명 : 누에나방 번데기(백강균을 감염시킴)

24. 잠사(蠶砂)
    그림 2—37 잠사(蠶砂)약재
    한국명 : 누에똥

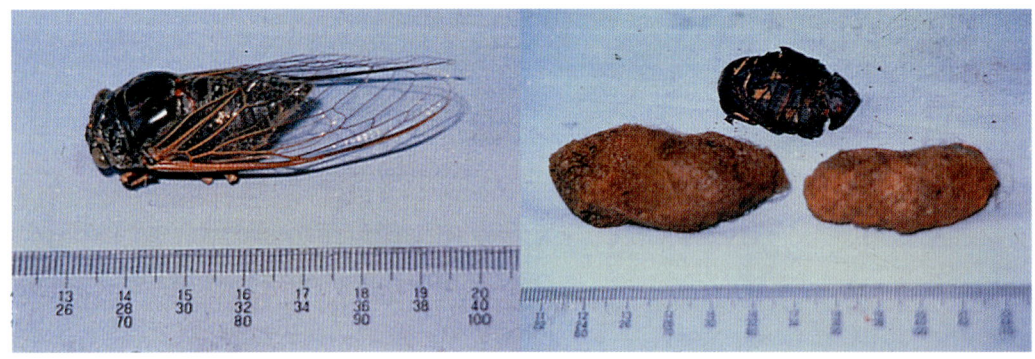

25. 작잠용(柞蠶蛹)
    그림 2—38 작잠용(柞蠶蛹)
    한국명 : 산누에나방 번데기

25. 작잠용(柞蠶蛹)
    그림 2—38 작잠용(柞蠶蛹)약재
    한국명 : 산누에나방 번데기

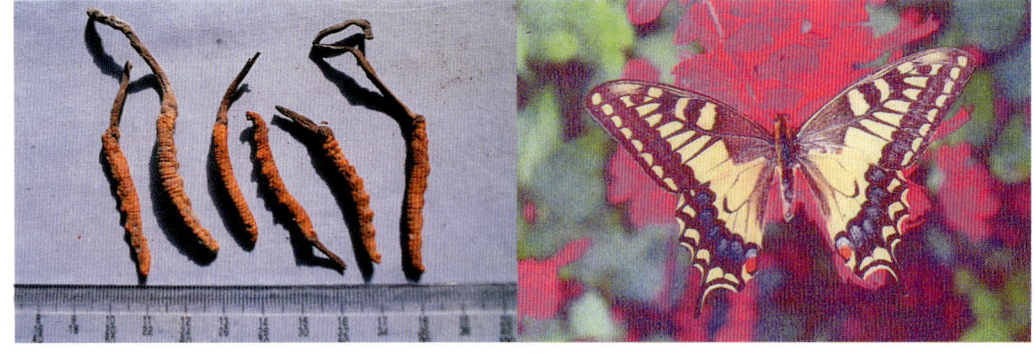

26. 동충하초(冬蟲夏草)
    그림 2—40 동충하초(冬蟲夏草)약재
    한국명 : 박쥐나방 유충 동충하초

27. 회향충(茴香蟲)
    그림 2—41 황봉접(黃鳳蝶)의 생활사, 성충
    한국명 : 산호랑나비

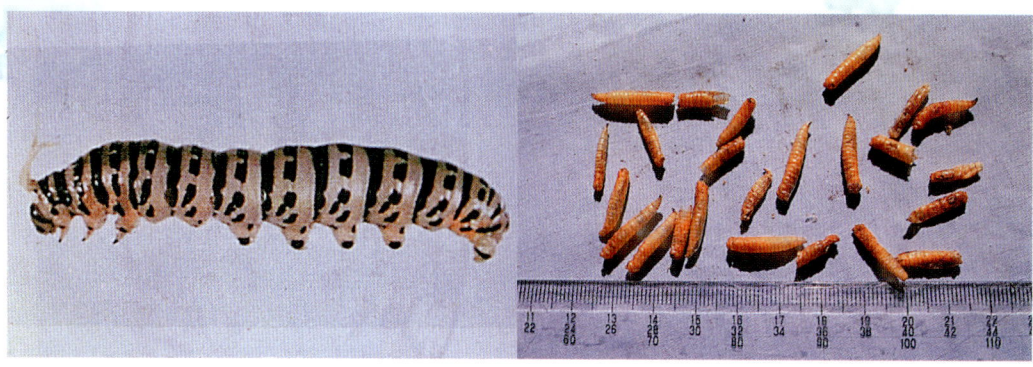

- 27. 회향충(茴香蟲)
  그림 2-41 황봉접(黃鳳蝶)의 생활사, 유충
  한국명 : 산호랑나비

- 29. 오곡충(五穀蟲)
  금승유충(金蠅幼蟲)
  한국명 : 구더기

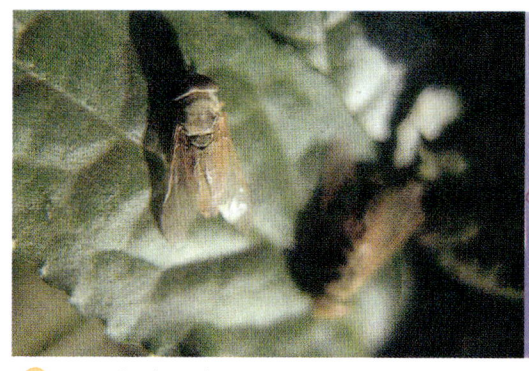 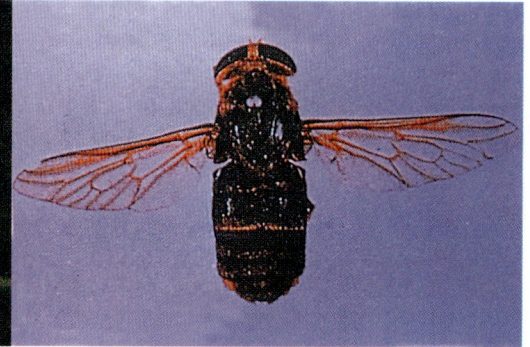

- 30. 맹충(虻蟲)
  그림 2-44 쌍반황맹(雙斑黃虻)
  한국명 : 등에

- 30. 맹충(虻蟲)
  그림 2-45 불광맹(佛光虻)
  한국명 : 등에

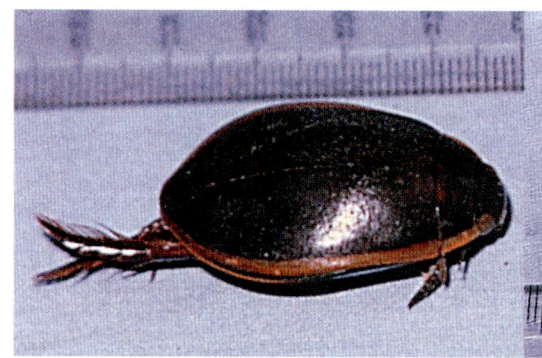 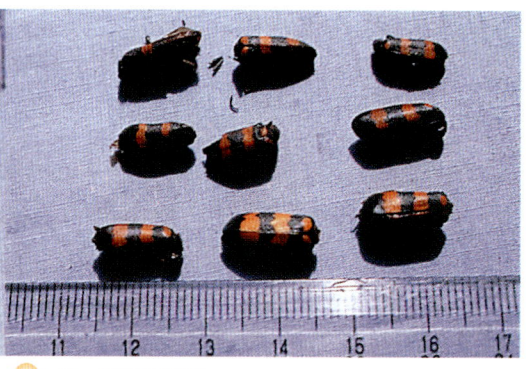

- 31. 용슬(龍蝨)
  그림 2-48 황변대용슬(黃邊大龍蝨)
  한국명 : 물방개, 기름도치

- 33. 반모(斑蝥)
  반모(斑蝥)약재
  한국명 : 가뢰

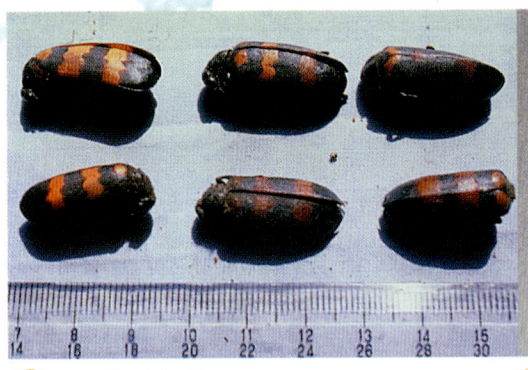

33. 반모(斑蝥)
    南方大斑蝥藥材
    한국명 : 가뢰

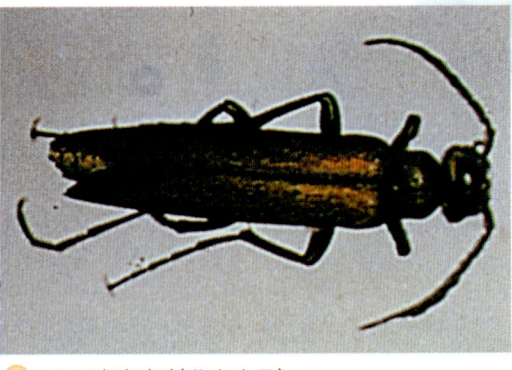

34. 갈상정장(葛上亭長)
    그림 2—53 중화두완청(中華豆芫靑)
    한국명 : 먹가뢰

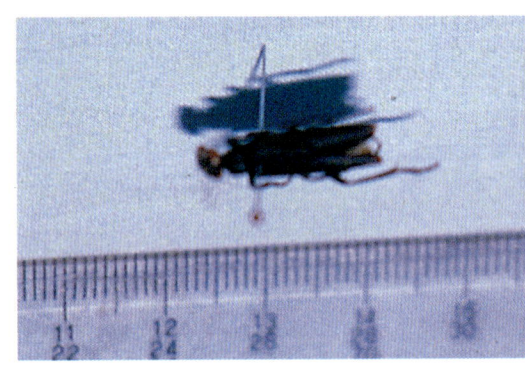

34. 갈상정장(葛上亭長)
    그림 2—55 흑두완청(黑豆芫靑; 북한먹가뢰)
    한국명 : 먹가뢰

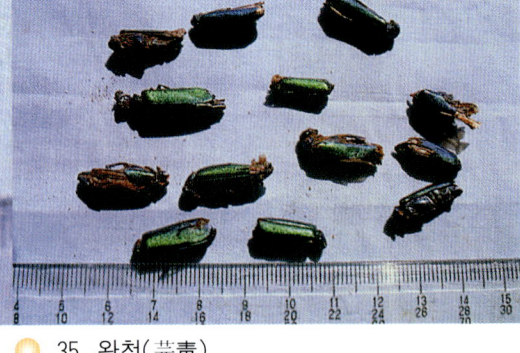

35. 완청(芫靑)
    그림 2—56 녹완청(綠芫靑)약재
    한국명 : 청가뢰

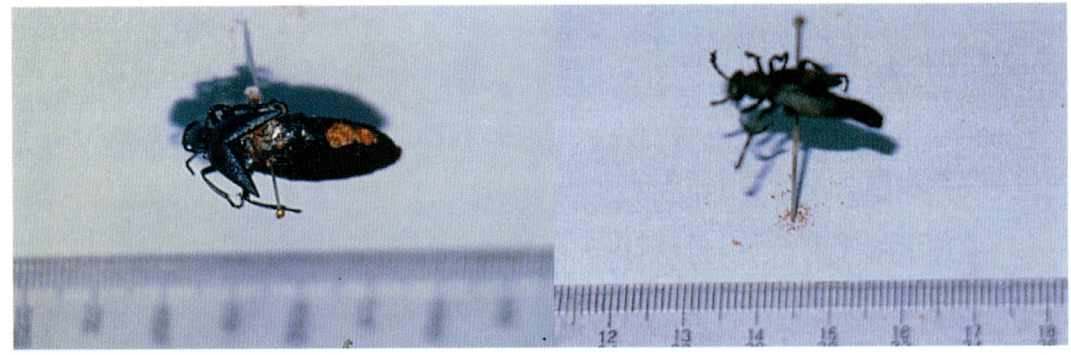

36. 지담(地膽)
    그림 2—57 지담(地膽)
    한국명 : 남가뢰

36. 지담(地膽)
    그림 2—58 장지담(長地膽)
    한국명 : 남가뢰

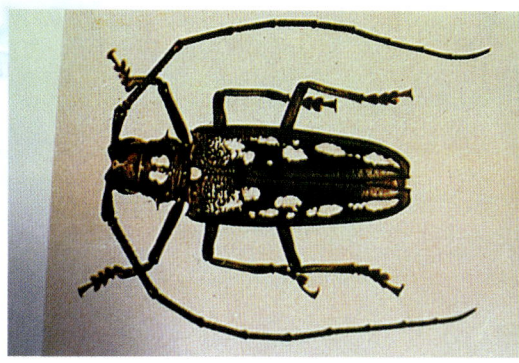
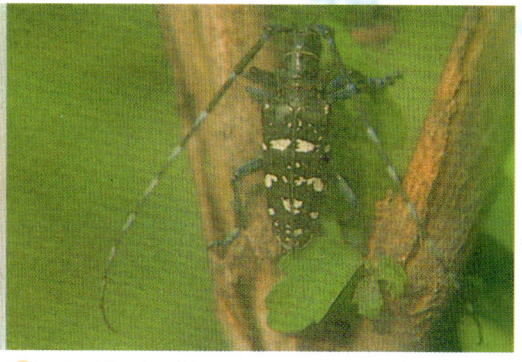

- 39. 천우(天牛)
  그림 2-62 운반천우(雲斑天牛)
  한국명 :

- 39. 천우(天牛)
  그림 2-63 성천우(星天牛)
  한국명 : 알락하늘소

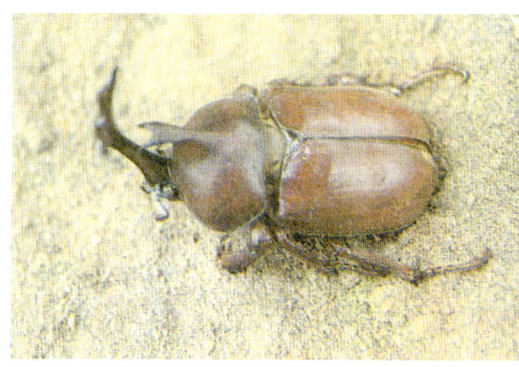
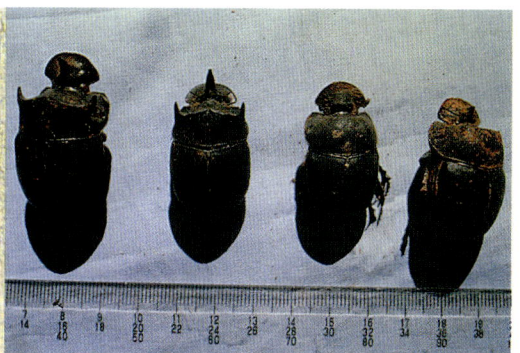

- 40. 강랑(蜣螂)
  그림 2-64 뿔소똥구리류(屎殼螂)
  한국명 : 굼벵이 1

- 40. 강랑(蜣螂)
  그림 2-64 뿔소똥구리류(屎殼螂)약재
  한국명 : 굼벵이 1

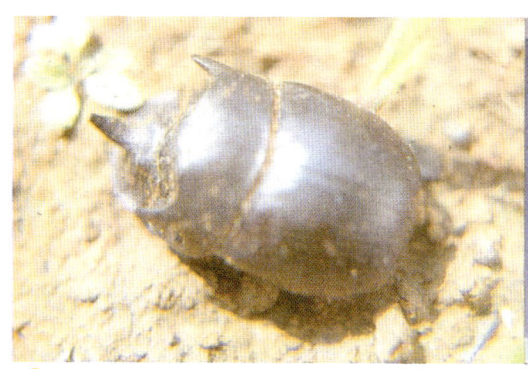
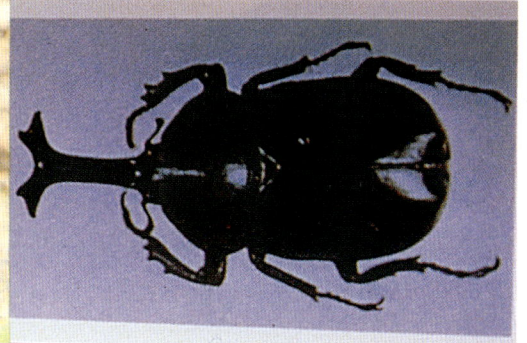

- 40. 강랑(蜣螂)
  그림 2-66 장수풍뎅이(獨角仙)
  한국명 : 굼벵이 1

- 40. 강랑(蜣螂)
  그림 2-66 장수풍뎅이(獨角仙)
  한국명 : 굼벵이 1

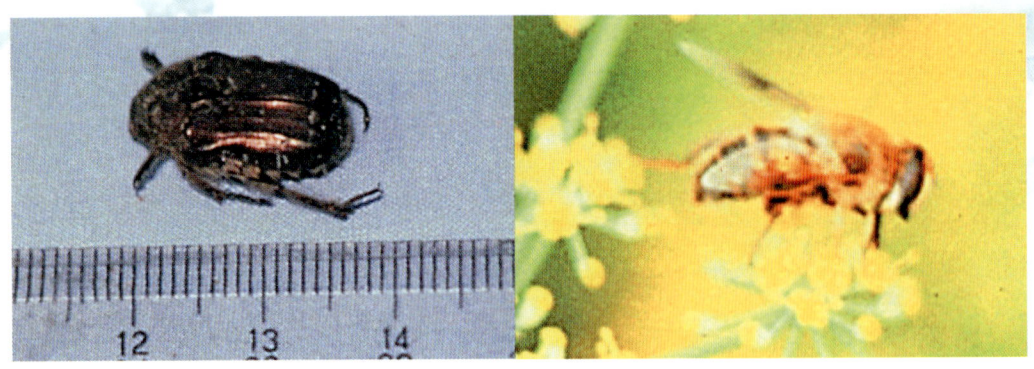

- 41. 제조(蠐螬)
   그림 2-67 참검정풍뎅이(東北大黑鰓金龜)
   한국명 : 굼벵이 2
- 42. 봉밀(蜂蜜)
   그림 2-71 중화밀봉(中華蜜蜂; 꿀벌)
   한국명 : 꿀

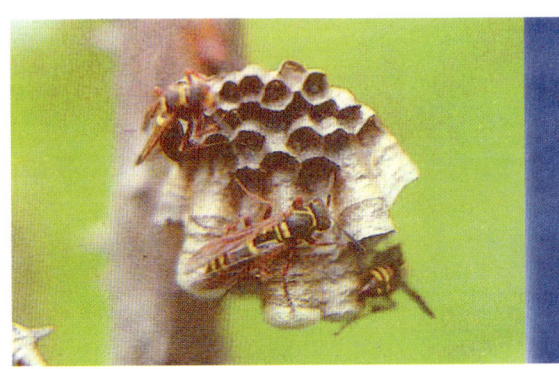
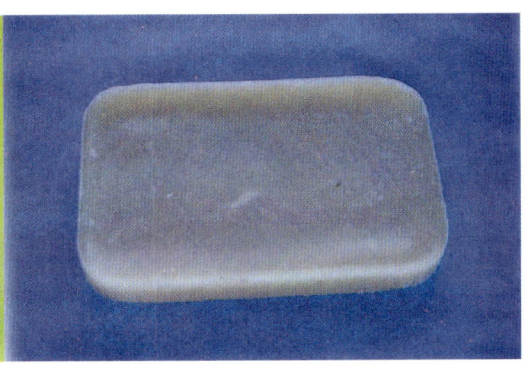

- 47. 밀봉방(蜜蜂房)

   한국명 : 꿀벌집
- 48. 봉랍(蜂蠟)

   한국명 : 밀랍

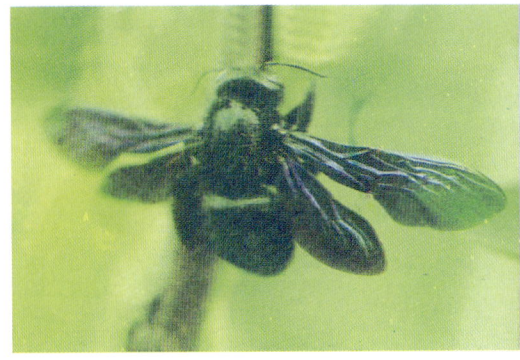
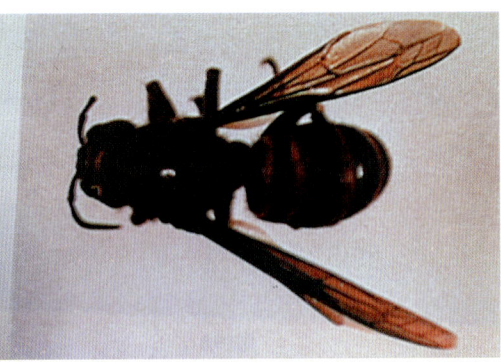

- 50. 죽봉(竹蜂)
   그림 2-73 죽봉(竹蜂)
   한국명 : 죽봉
- 51. 노봉방(露蜂房)
   그림 2-76 반호봉(斑胡蜂; 장수말벌)
   한국명 : 말벌집

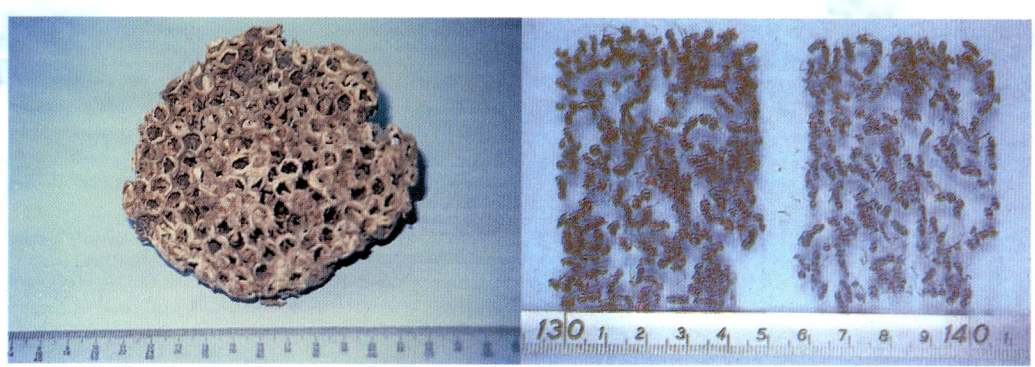

● 51. 노봉방(露蜂房)
그림 2-77 노봉방(露蜂房)약재
한국명 : 말벌집

● 52. 대흑마의(大黑螞蟻)
그림 2-78 흑의(黑蟻)약재
한국명 : 왕개미

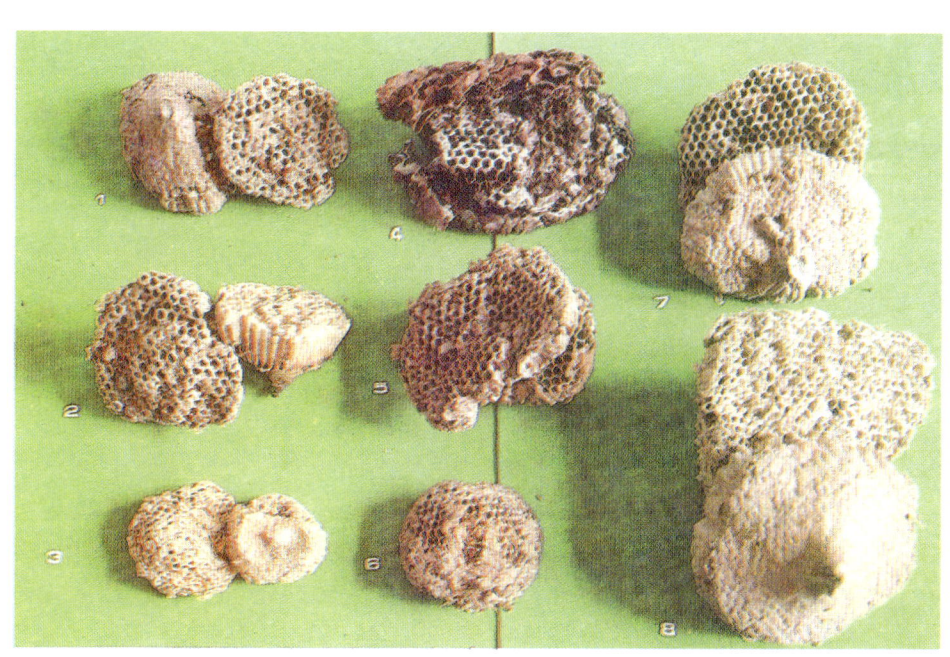

● 51. 노봉방(露蜂房)약재

한국명 : 말벌집

1. 奧門馬蜂房　　2. 約馬蜂房　　3. 斯馬蜂房
4. 黑胸胡蜂房　　5. 大金궤胡蜂房　6. 柞蠶馬蜂房
7. 和馬蜂房　　　8. 陸馬蜂房

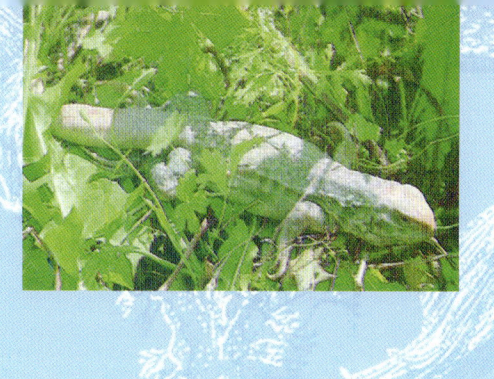

제3장
어 류

생물학계 공동편저자명단

어류(담수어) 전북대 김익수교수
(칼라사진제공)

어류(해수어) 군산대 최 윤교수
(칼라사진제공)

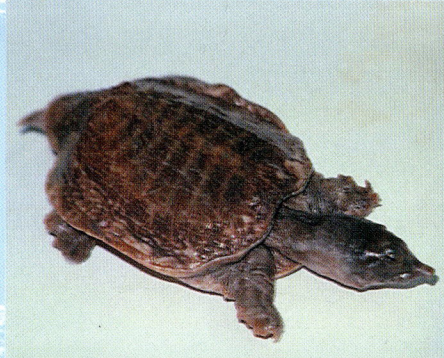

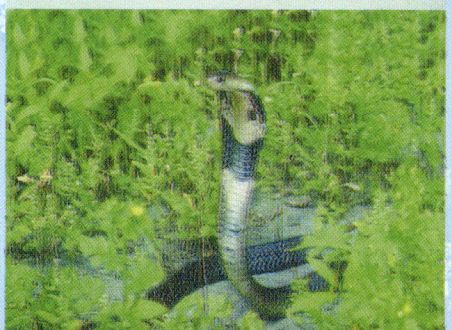

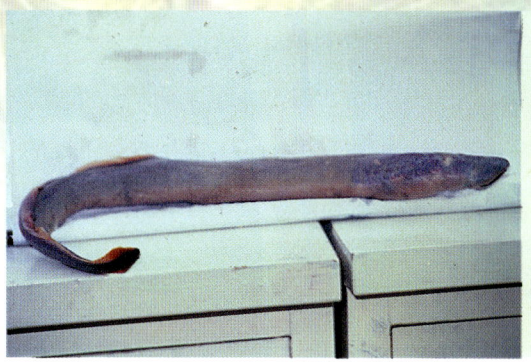 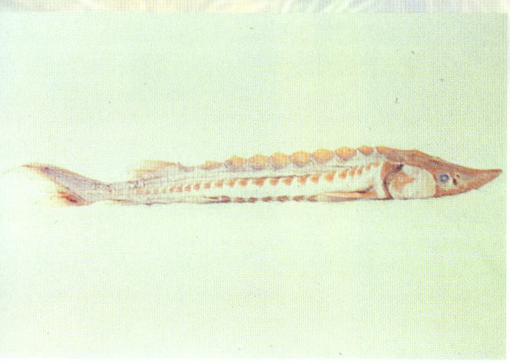

- 1. 칠성어(七星魚)
  그림 3-1 칠성장어(七鰓鰻)
  한국명 : 칠성장어

- 2. 어표(魚鰾)
  그림 3-2 사씨철갑상어(史氏鱘)
  한국명 : 부레

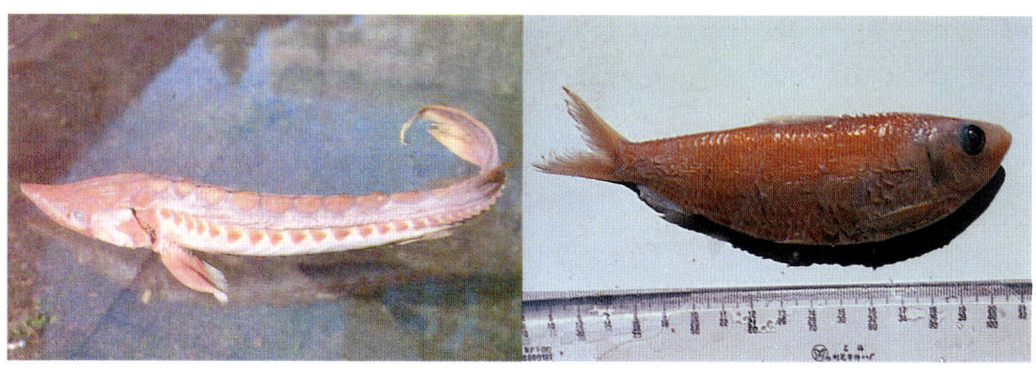

- 3. 심어육(鱘魚肉)
  그림 3-5 중국철갑상어(中華鱘)
  한국명 : 철갑상어, 가시상어, 줄상어, 갈상어

- 4. 청린어(靑鱗魚)
  그림 3-6 중화청린어(中華靑鱗魚)
  한국명 :

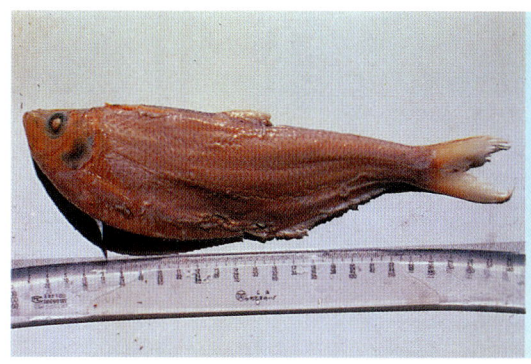 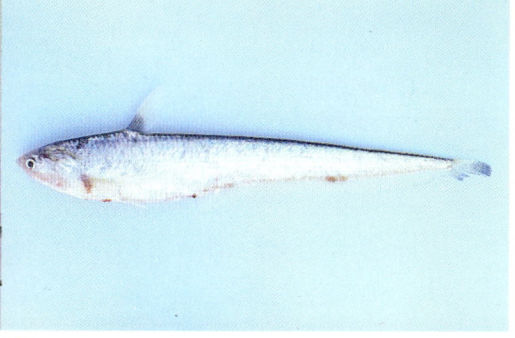

- 5. 늑어(鰳魚)
  그림 3-7 늑어(鰳魚; 준치)
  한국명 : 준치, 시어, 준어, 전어

- 6. 도제(刀鱭)
  그림 3-8 웅어(刀鱭)
  한국명 : 웅어

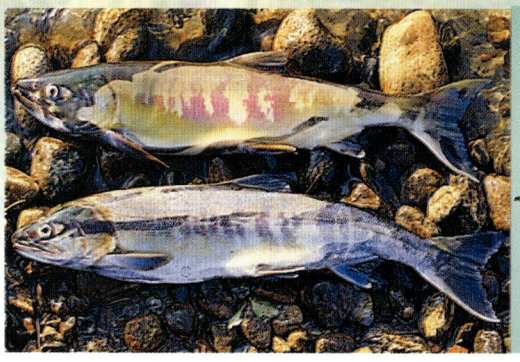
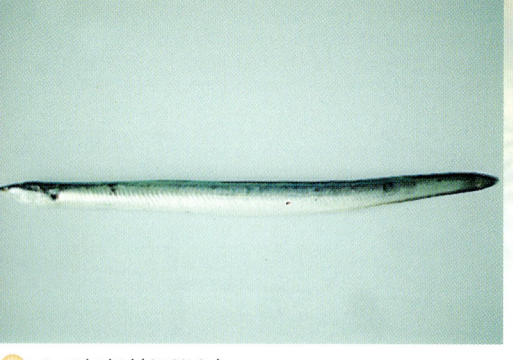

7. 대마합어(大馬哈魚)
   그림 3-9 연어(鮭魚, 大馬哈魚)
   한국명 : 연어

8. 만려어(鰻鱺魚)
   그림 3-10 뱀장어(鰻鱺)
   한국명 : 뱀장어, 민물장어, 먹장어, 참장어

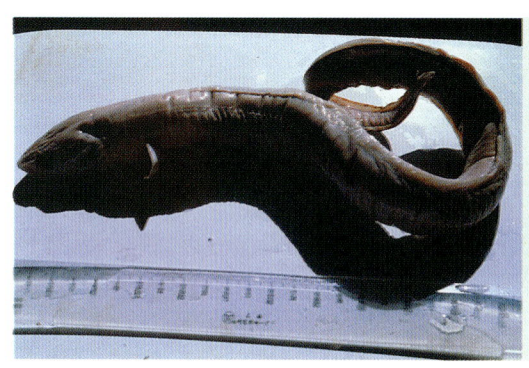
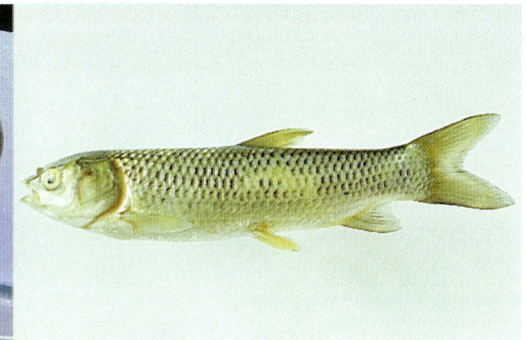

8. 만려어(鰻鱺魚)
   그림 3-10 뱀장어(鰻鱺)
   한국명 : 뱀장어, 민물장어, 먹장어, 참장어

9. 초어(草魚)
   그림3-11 초어(草魚)
   한국명 : 초어

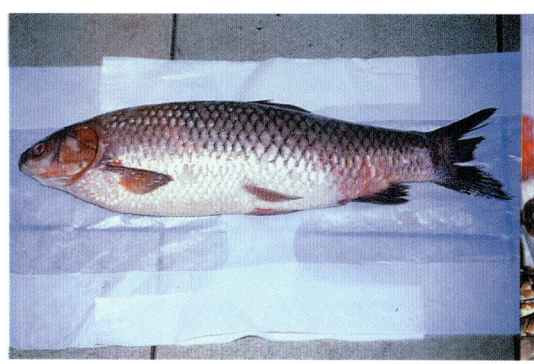
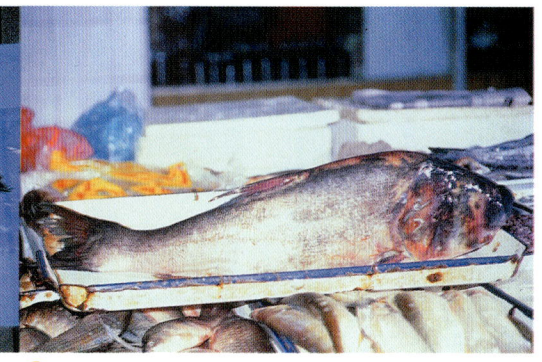

9. 초어(草魚)
   그림3-11 초어(草魚)
   한국명 : 초어

10. 용어(鱅魚)
    그림 3-12 대두어(鱅魚)
    한국명 : 대두어

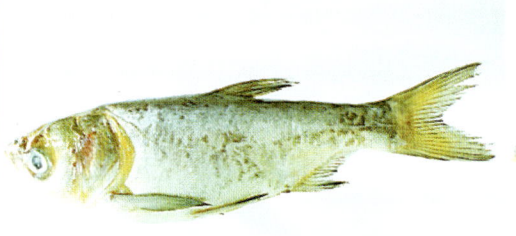
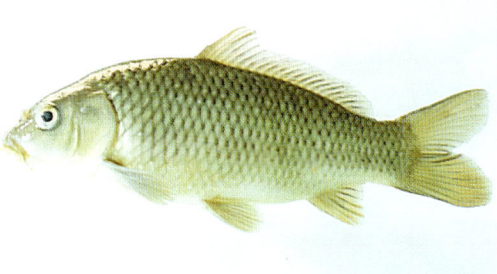

- 10. 용어(鱅魚)
  그림 3-12 대두어(鱅魚)
  한국명 : 대두어

- 11. 이어(鯉魚)
  그림 3-13 잉어(鯉)
  한국명 : 잉어

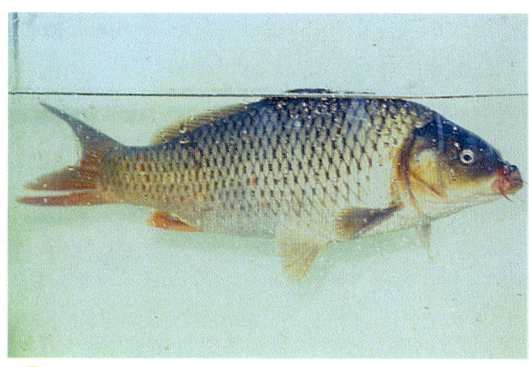
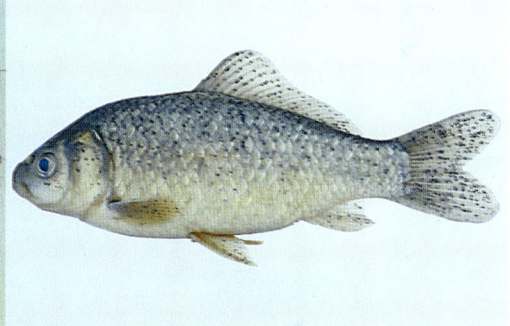

- 11. 이어(鯉魚)
  그림 3-13 잉어(鯉)
  한국명 : 잉어

- 12. 즉어(鯽魚)
  그림 3-14 붕어(鯽)
  한국명 : 붕어

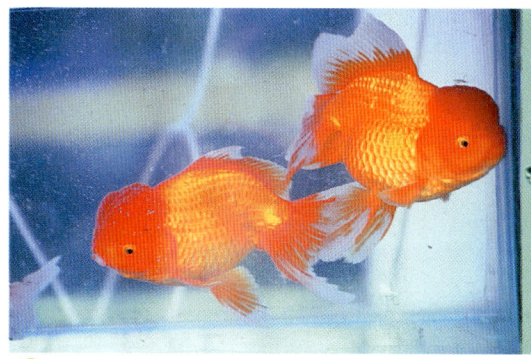
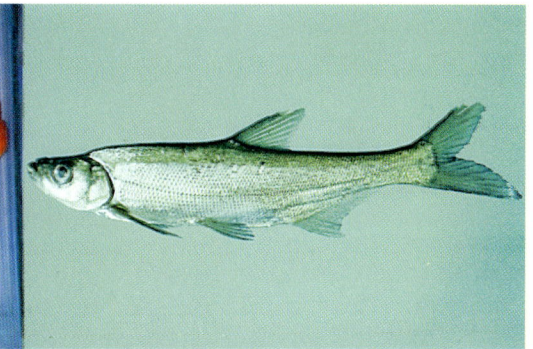

- 13. 금어(金魚)
  그림 3-15 금어(金魚)
  한국명 : 금붕어

- 14. 소백어(小白魚)
  그림 3-16 강준치(似鮊)
  한국명 : 강준치

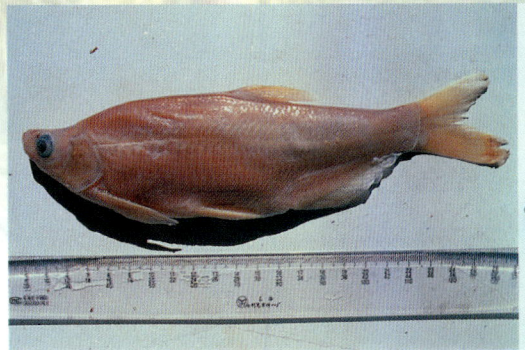

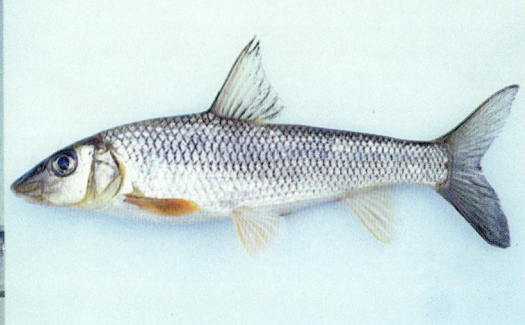

- 14. 소백어(小白魚)
  그림 3-16 강준치(似鮊)
  한국명 : 강준치

- 15. 중순어(重脣魚)
  그림 3-17 누치(鮍鱛)
  한국명 : 누치

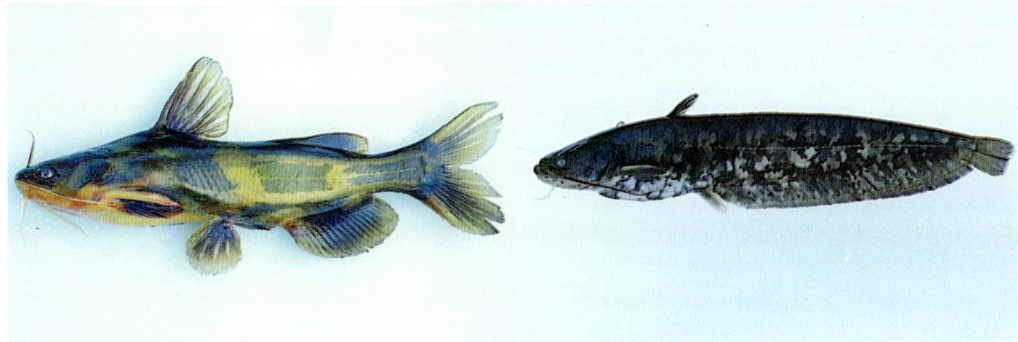

- 20. 알아자(嘎牙子)
  그림 3-22 동자개(黃顙魚)
  한국명 : 동자개

- 21. 염어(鮎魚)
  그림 3-23 메기(鮎魚)
  한국명 : 메기

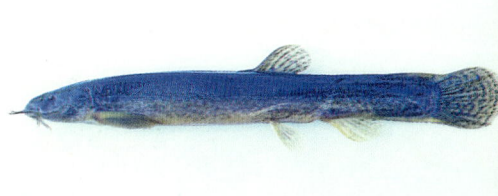

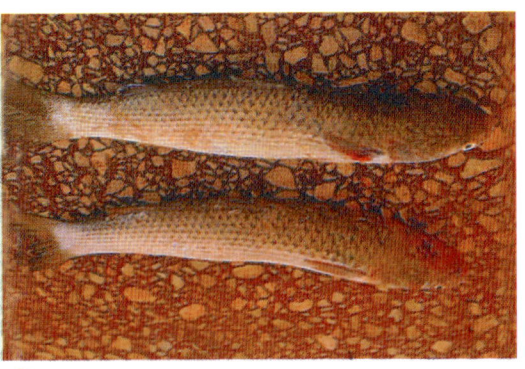

- 22. 이추어(泥鰍魚)
  그림 3-24 미꾸리(泥鰍)
  한국명 : 미꾸리

- 24. 치어(鯔魚)
  그림 3-26 숭어(鯔魚)
  한국명 : 숭어

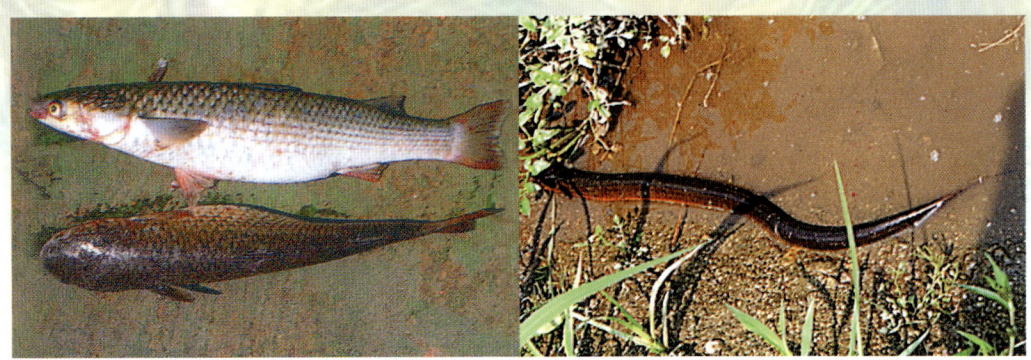

- 24. 치어(鯔魚)
  그림 3—26 숭어(鯔魚)
  한국명 : 숭어

- 25. 선어혈(鱔魚血)
  그림 3—27 드렁허리(黃鱔)
  한국명 : 드렁허리

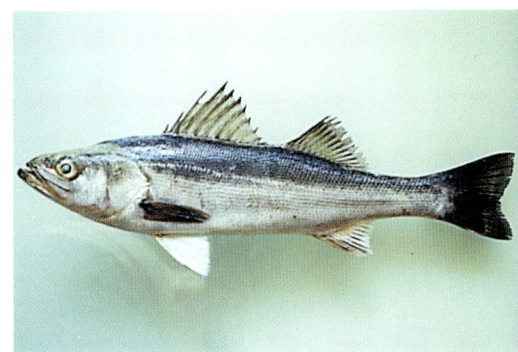 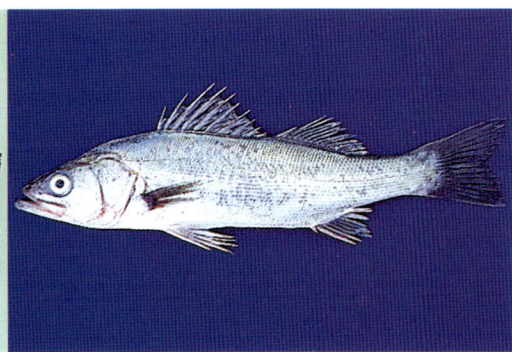

- 26. 노어(鱸魚)
  그림 3—28 농어(鱸魚)
  한국명 : 농어

- 26. 노어(鱸魚)
  그림 3—28 농어(鱸魚)
  한국명 : 농어

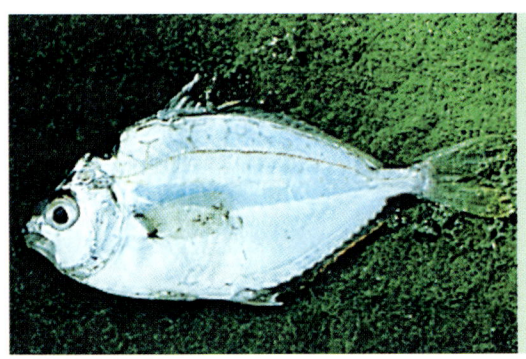 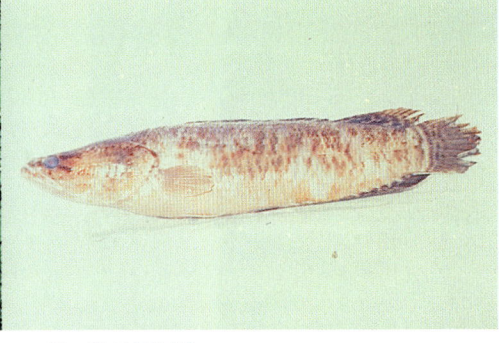

- 27. 금자화(金仔花)
  그림 3—29 주둥치(黃斑鯝)
  한국명 : 주둥치

- 28. 흑어(黑魚)
  그림 3—30 가물치(烏鱧)
  한국명 : 가물치

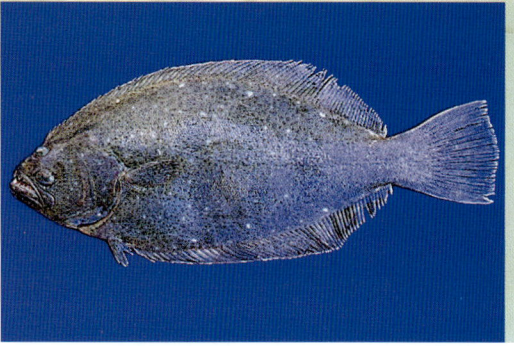
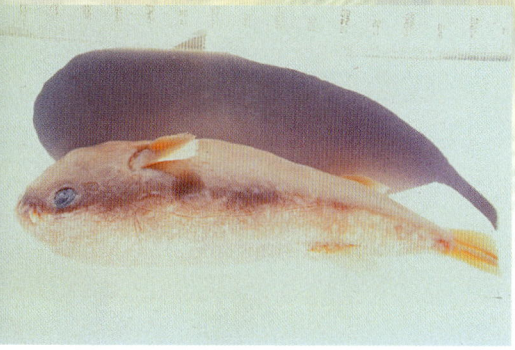

29. 비목어(比目魚)
    그림 3-31 넙치(牙鮃)
    한국명 : 넙치

30. 하돈(河豚)
    그림 3-32 매리복(蟲紋東方魨)
    한국명 : 매리복

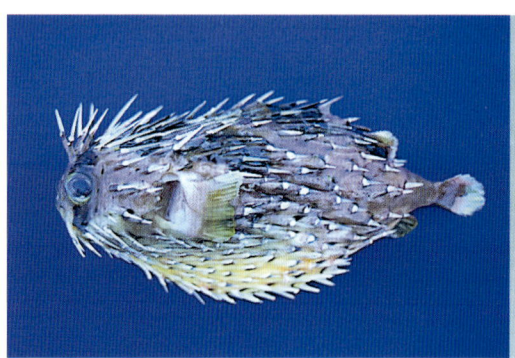
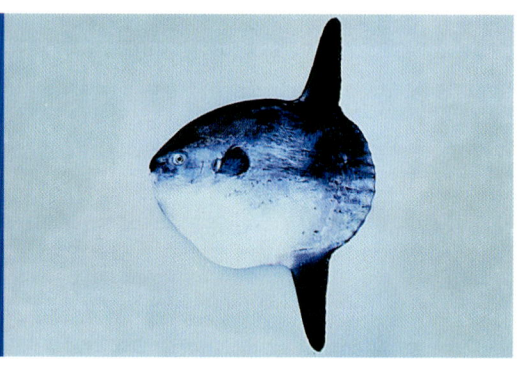

31. 자돈(刺魨)
    그림 3-34 가시복(六斑刺魨)
    한국명 : 가시복

32. 번차어(翻車魚)
    그림 3-36 개복치(翻車魨)
    한국명 : 물개복치

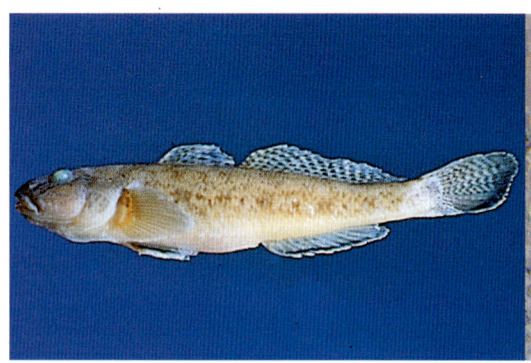
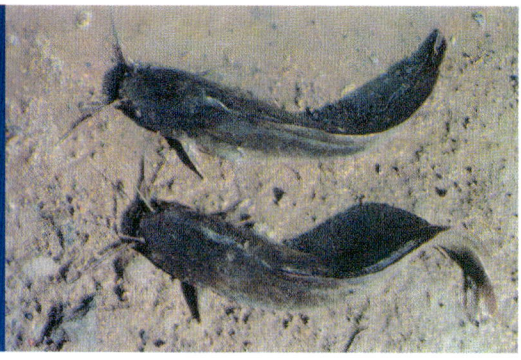

33. 자하호어(刺鰕虎魚)
    그림 3-38 문절망둑(刺鰕虎魚)
    한국명 : 문절망둑

34. 당슬어(塘蝨魚)
    그림 3-39 수염메기(胡子鯰)
    한국명 : 수염메기

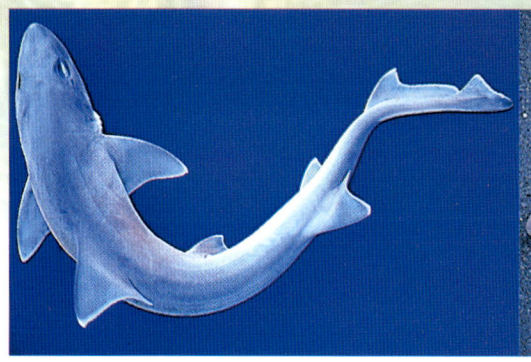
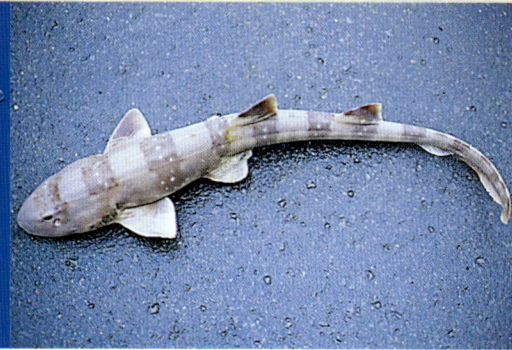

- 35. 사어육(鯊魚肉)
  그림 3—40 개상어(灰星鯊)
  한국명 : 별상어속, 까치상어속, 흉상어속

- 35. 사어육(鯊魚肉)
  그림 3—41 얼룩상어(條紋斑竹鯊)
  한국명 : 별상어속, 까치상어속, 흉상어속

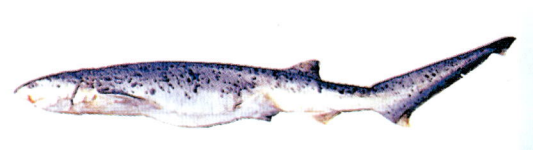
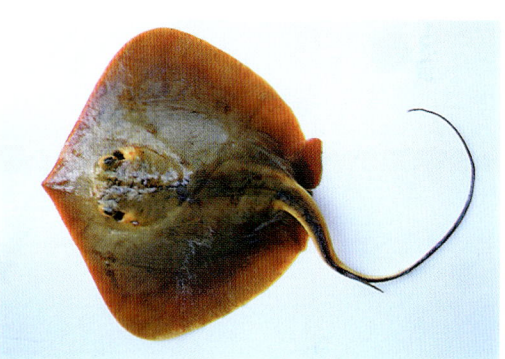

- 36. 어간유(魚肝油)
  그림 3—42 칠성장어(扁頭哈那鯊)
  한국명 : 간유(肝油)

- 38. 해요어(海鷂魚)
  그림 3—44 노랑가오리(赤魟)
  한국명 : 노랑가오리속

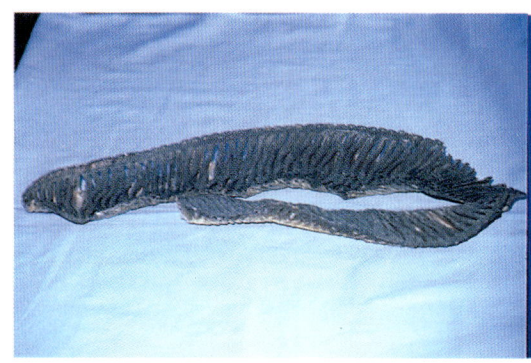
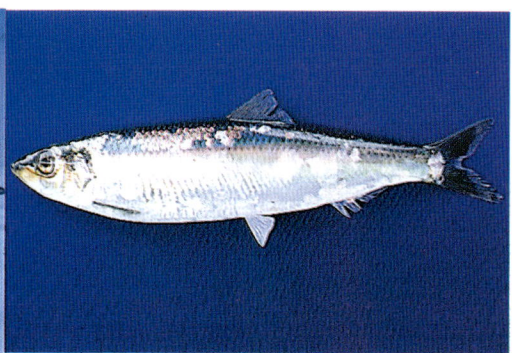

- 39. 팽어새(鯼魚鰓)
  그림 3—47 팽어새(鯼魚鰓)약재
  한국명 : 쥐가오리속

- 41. 청어담(靑魚膽)
  그림 3—49 청어(靑魚)
  한국명 : 청어(原動物)

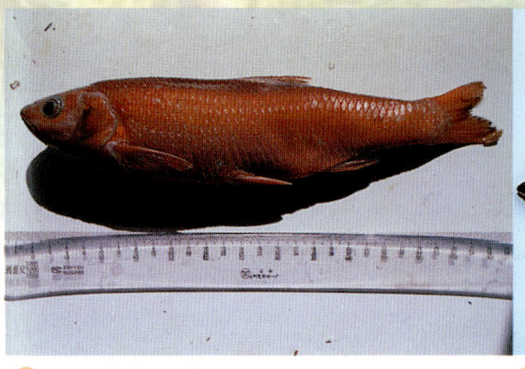
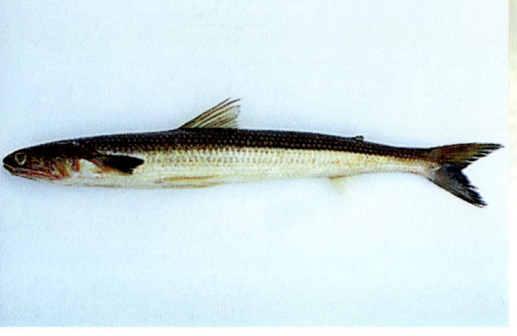

42. 시어(鰣魚)
    그림 3-50 납작전어(鰣魚)
    한국명 : 납작전어

43. 구곤(狗棍)
    그림 3-52 날매퉁이(長蛇鯔)
    한국명 : 매퉁이속

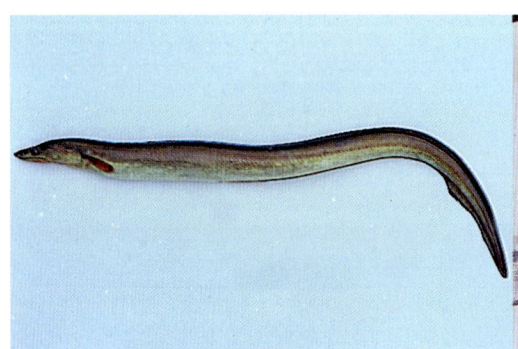
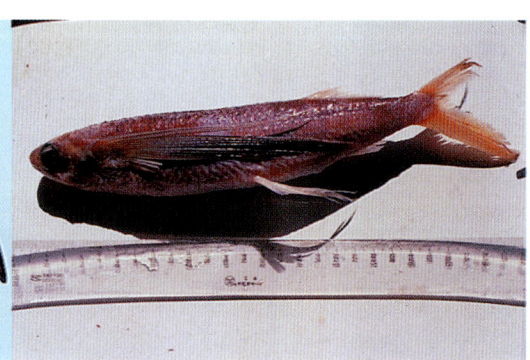

44. 낭아선(狼牙鱔)
    그림 3-53 갯장어(海鰻)
    한국명 : 갯장어속

45. 비어(飛魚)
    그림 3-54 날치(燕鰩魚)
    한국명 : 날치속

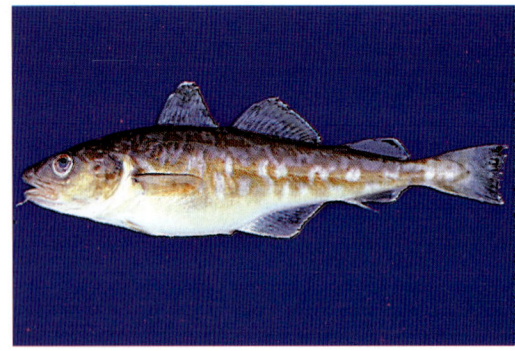
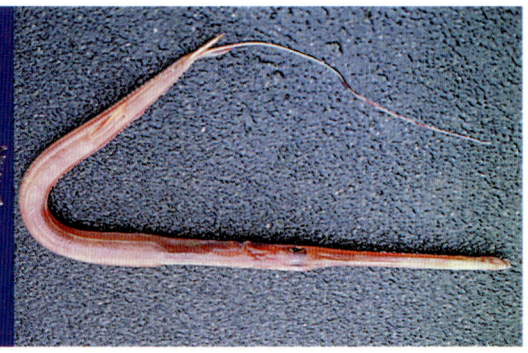

46. 설어(鱈魚)
    그림 3-55 대구(鱈魚)
    한국명 : 대구

47. 마편어(馬鞭魚)
    그림3-56 홍대치(鱗煙管魚)
    한국명 : 홍대치

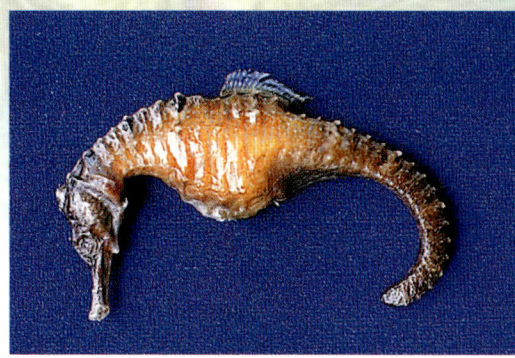 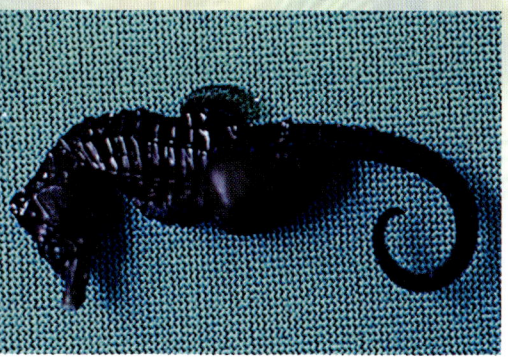

● 48. 해마(海馬)
　　그림 3—57 점해마(斑海馬)
　　한국명 : 해마속

● 48. 해마(海馬)
　　그림 3—58 산호해마(日本海馬)
　　한국명 : 해마속

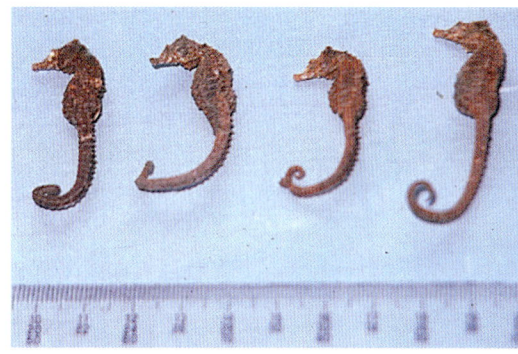 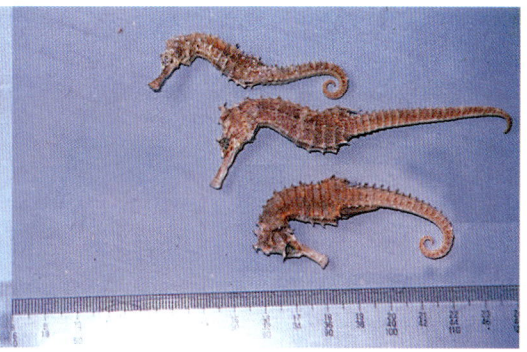

● 48. 해마(海馬)
　　日本海馬藥材
　　한국명 : 해마속

● 48. 해마(海馬)
　　刺海馬藥材
　　한국명 : 해마속

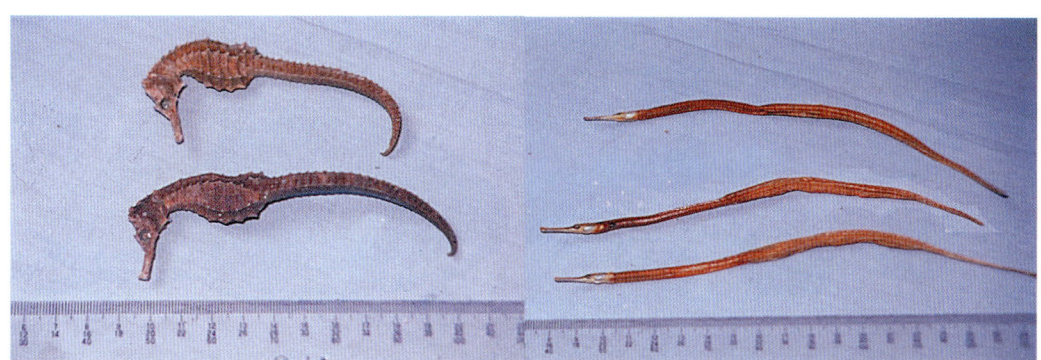

● 48. 해마(海馬)
　　大海馬藥材
　　한국명 : 해마속

● 49. 해룡(海龍)
　　그림 3—59 실고기속(尖海龍)藥材
　　한국명 : 실고기속

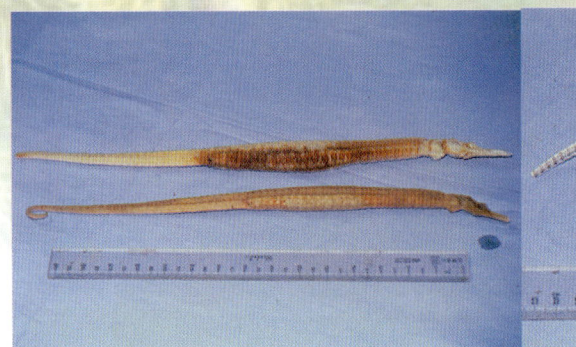
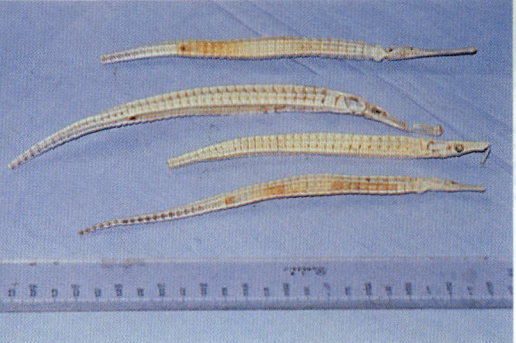

49. 해룡(海龍)
 그림 3—60 조해룡(ㄱ海龍)藥材
 한국명 : 실고기속

49. 해룡(海龍)
 擬海龍
 한국명 : 실고기속

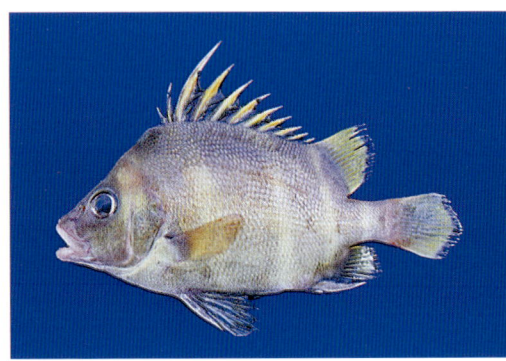
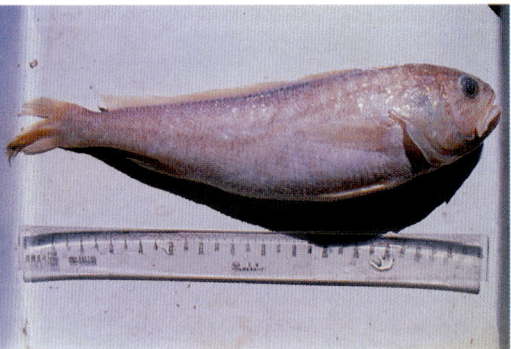

50. 횡대자조(橫帶髭鯛)
 그림 3—61 군평선이(橫帶髭鯛)
 한국명 : 군평선이

51. 어뇌석(魚腦石)
 그림 3—62 부세(大黃魚)
 한국명 : 민어과 어류(부세, 참조기)의 이석(耳石)

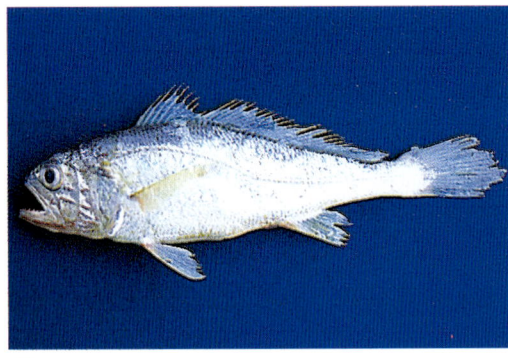
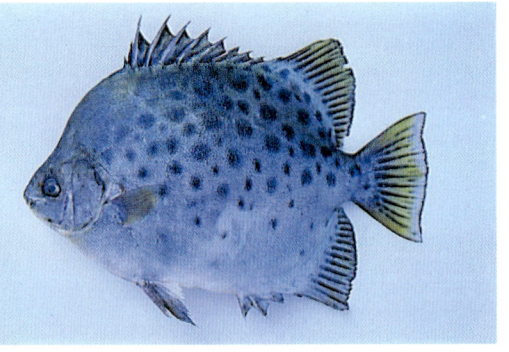

51. 어뇌석(魚腦石)
 그림 3—63 참조기(小黃魚)
 한국명 : 민어과 어류(부세, 참조기)의 이석(耳石)

53. 금전어(金錢魚)
 그림 3—65 납작돔(金錢魚)
 한국명 : 납작돔

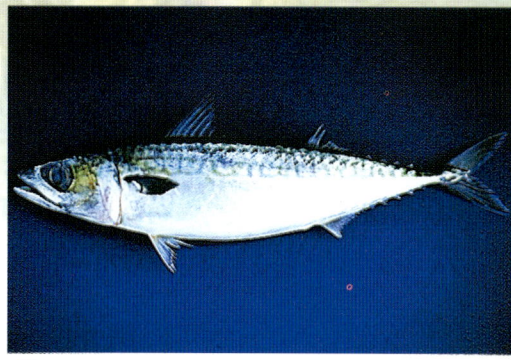 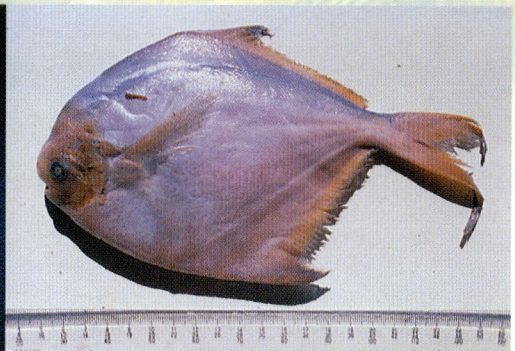

55. 태어(鮐魚)
 그림 3-67 고등어(鮐魚)
 한국명 : 고등어

56. 창어(鯧魚)
 그림 3-68 병어(銀鯧)
 한국명 : 병어속

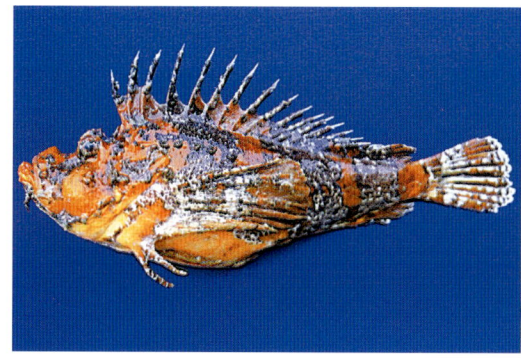 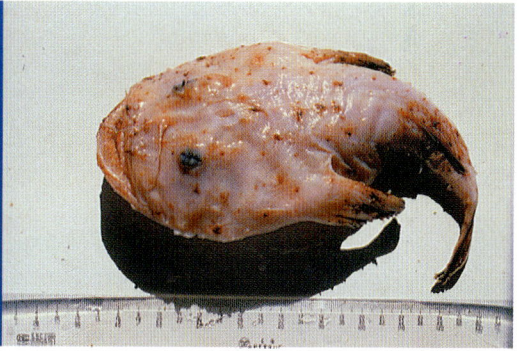

57. 노호어(老虎魚)
 그림 3-69 쑤기미(鬼鮋)
 한국명 : 쑤기미(범치)

58. 합마어(哈蟆魚)
 그림 3-70 황아귀(黃鮟鱇)
 한국명 : 아귀과

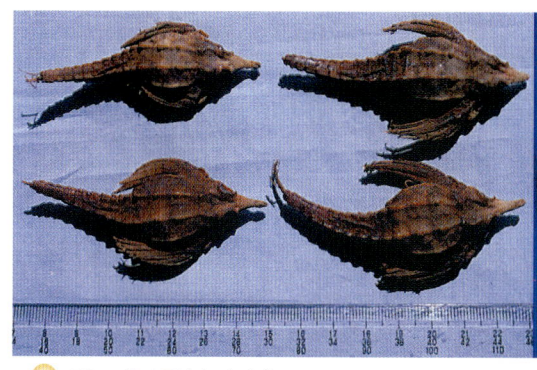 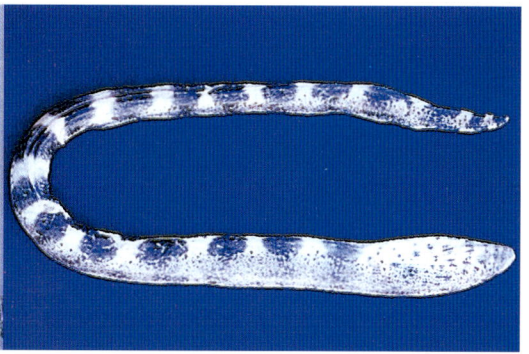

59. 해마작(海麻雀)
 그림 3-71 해아어(海蛾魚)
 한국명 :

61. 나흉선(裸胸鱔)
 그림 3-73 나망곰치(網紋裸胸鱔)
 한국명 : 곰치속

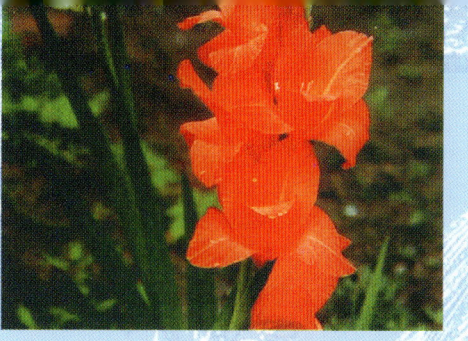

제4장

양 서 류

생물학계 공동편저자명단	
양 서 류	서울대 오창영교수
	연구소 심재한교수

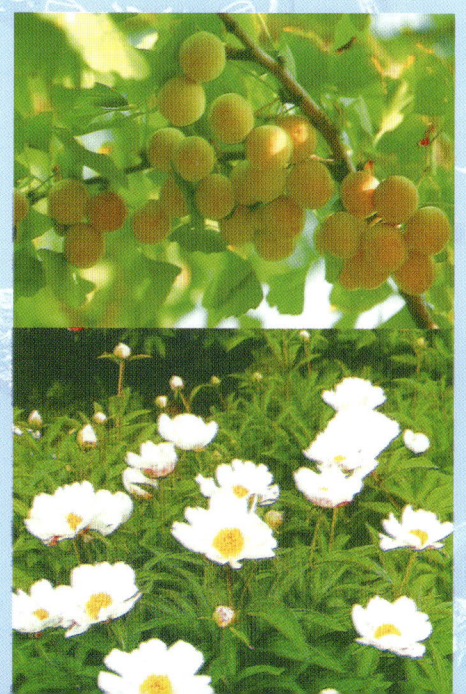

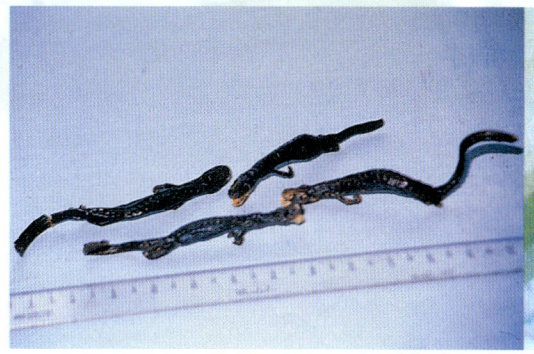

1. 강활어(羌活魚)
   그림 4-1 고산 도롱뇽(山溪鯢)
   한국명 : 고산 도롱뇽

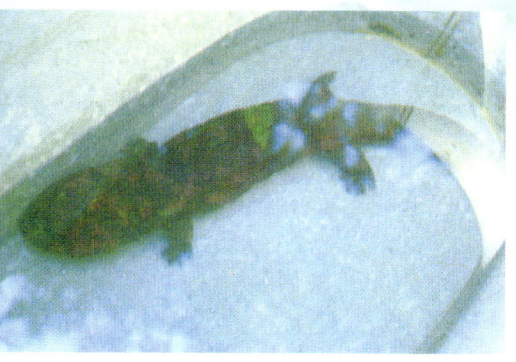

2. 대예(大鯢)
   그림 4-3 중국장수도롱뇽(大鯢)
   한국명 : 장수도롱뇽

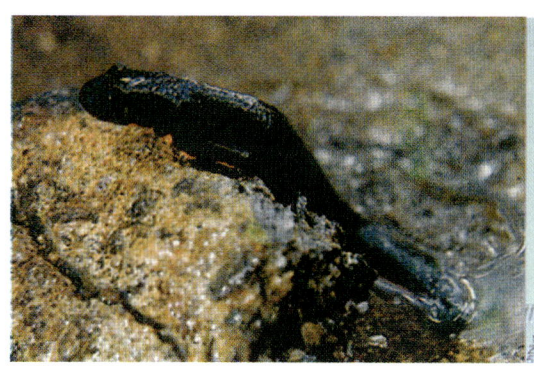

3. 동방영원(東方蠑螈)
   그림 4-4 동방영원(東方蠑螈)
   한국명 : 동방영원

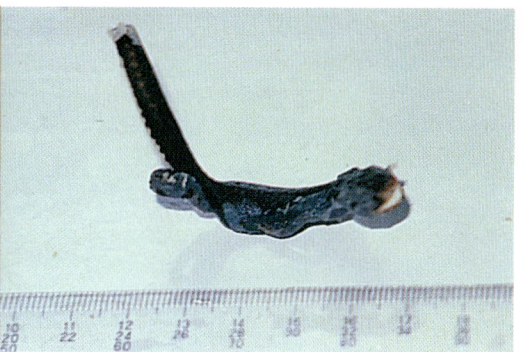

3. 동방영원(東方蠑螈)
   그림 4-4 동방영원(東方蠑螈)약재
   한국명 : 동방영원

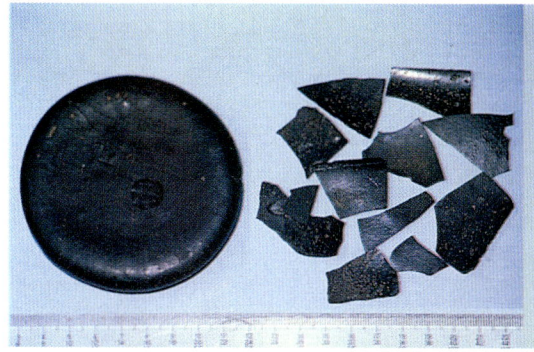

4. 섬소(蟾酥)
   團蟾酥, 片蟾酥藥材
   한국명 : 두꺼비독

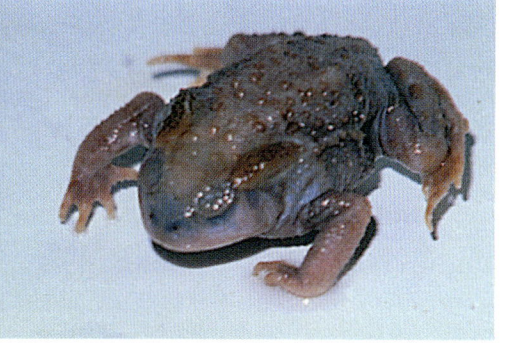

4. 섬소(蟾酥)
   그림 4-5 중화두꺼비(中華大蟾蜍)
   한국명 : 두꺼비독

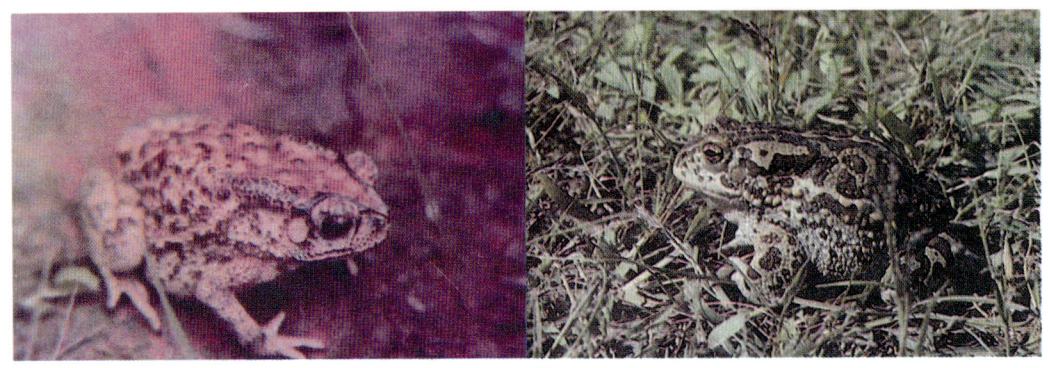

4. 섬소(蟾酥)
그림 4—6 검은눈두꺼비(黑眶蟾蜍)
한국명 : 두꺼비독

5. 건섬(乾蟾)
그림 4—8 화배섬서(花背蟾蜍)
한국명 : 두꺼비

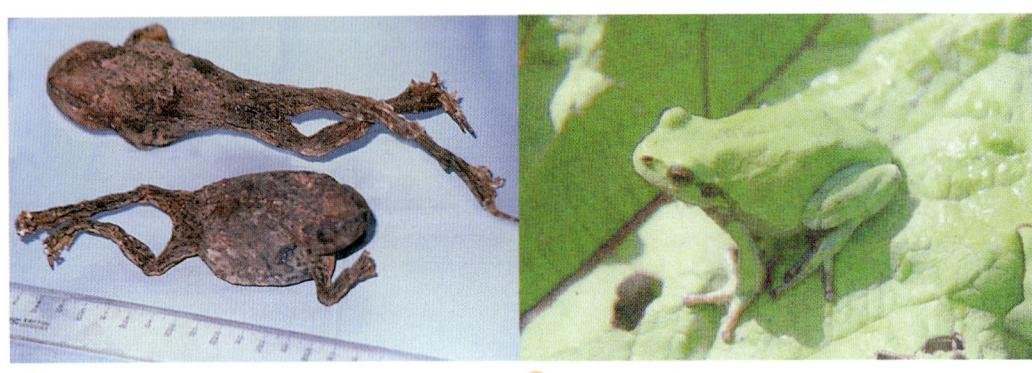

5. 건섬(乾蟾)
그림 4-9 乾蟾과 蟾皮藥材
한국명 : 두꺼비

6. 우와(雨蛙)
그림 4—10 청개구리(無斑雨蛙)
한국명 : 청개구리

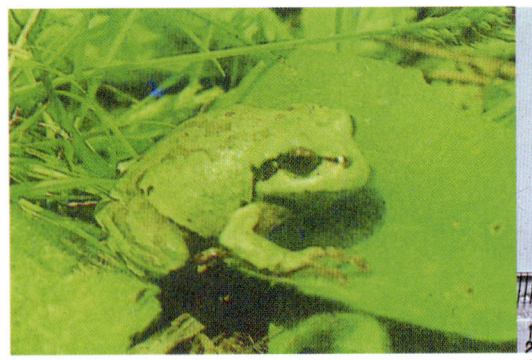

6. 우와(雨蛙)
만주청개구리(東北雨蛙)
한국명 : 청개구리

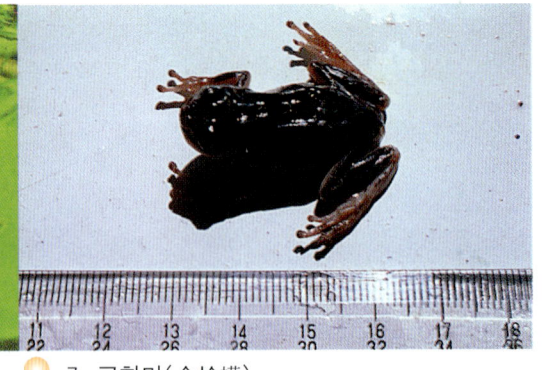

7. 금합마(金蛤蟆)
그림 4—11 중국청개구리(中國雨蛙)
한국명 : 중국청개구리

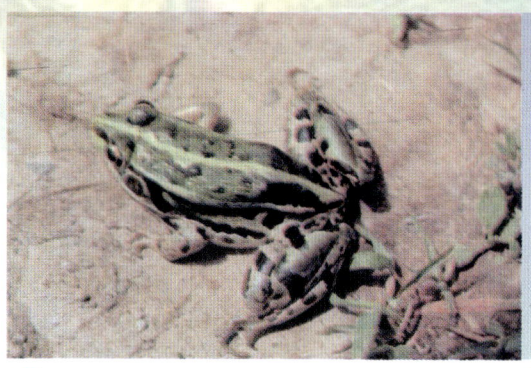

9. 청와(靑蛙)
   그림 4-13 참개구리(靑蛙)
   한국명 : 참개구리

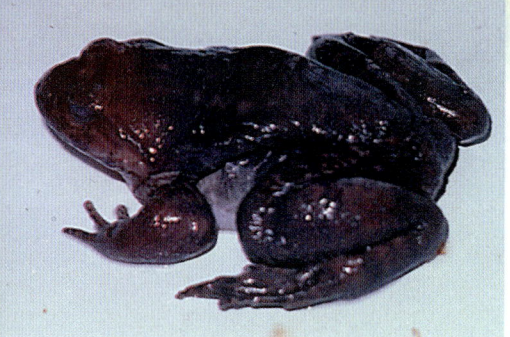

11. 극흉와(棘胸蛙)
    그림 4-15 가슴가시개구리(棘胸蛙)
    한국명 : 가슴가시개구리

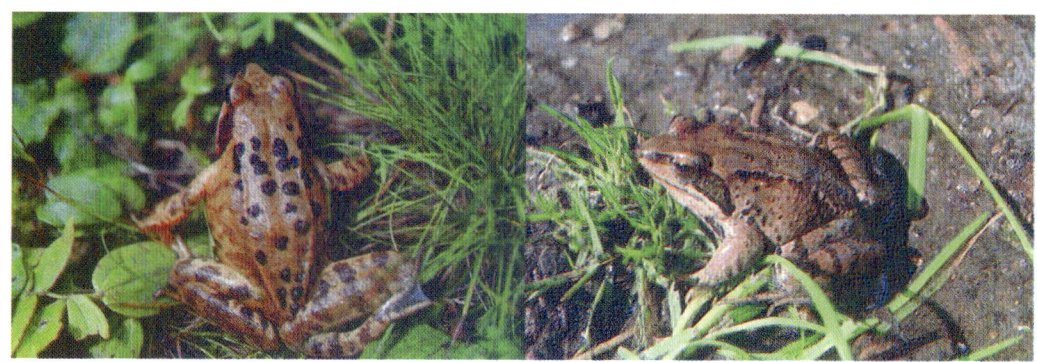

12. 합마유(哈蟆油)
    그림 4-17 중국산개구리(中國林蛙)
    한국명 : 중국산개구리기름

12. 합마유(哈蟆油)
    그림 4-19 아무르산개구리(黑龍江林蛙)
    한국명 : 중국산개구리기름

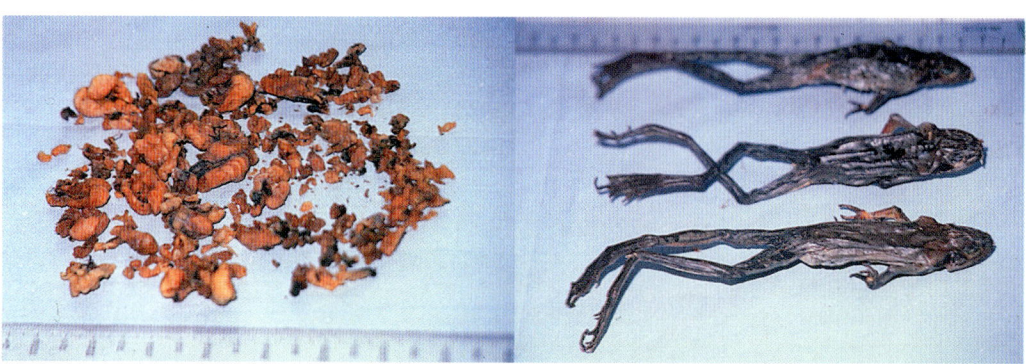

12. 합마유(哈蟆油)
    그림 4-18 합마유(蛤蟆油)약재
    한국명 : 중국산개구리기름

12. 합마유(哈蟆油)
    乾哈蟆藥材
    한국명 : 중국산개구리기름

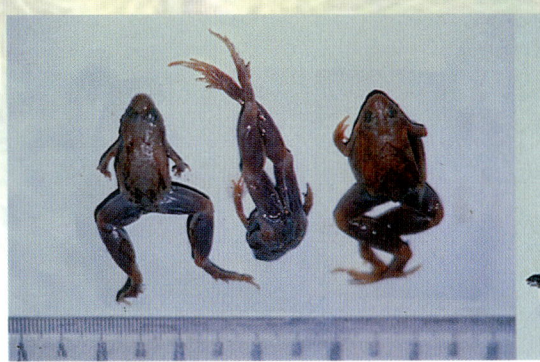
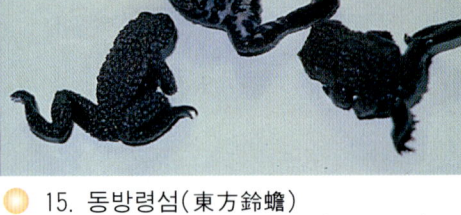

- 13. 화희와(花姬蛙)
  그림 4—20 꼬마맹꽁이(花姬蛙)
  한국명 : 꼬마맹꽁이

- 15. 동방령섬(東方鈴蟾)
  그림 4—22 무당개구리(東方鈴蟾)
  한국명 : 무당개구리

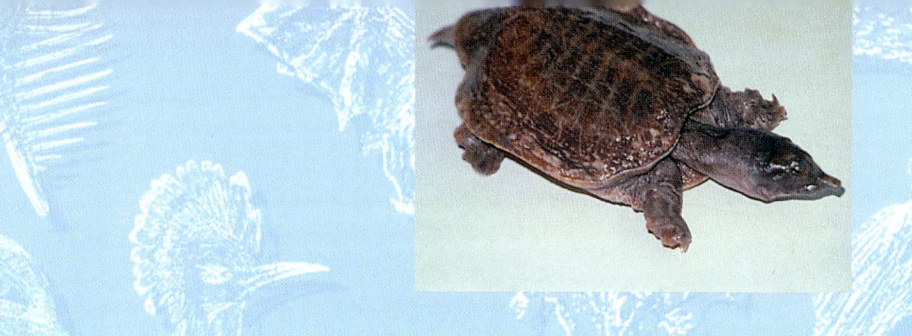

제5장

파 충 류

생물학계 공동편저자명단	
파 충 류	연구소 심재한교수
	서울대 오창영교수

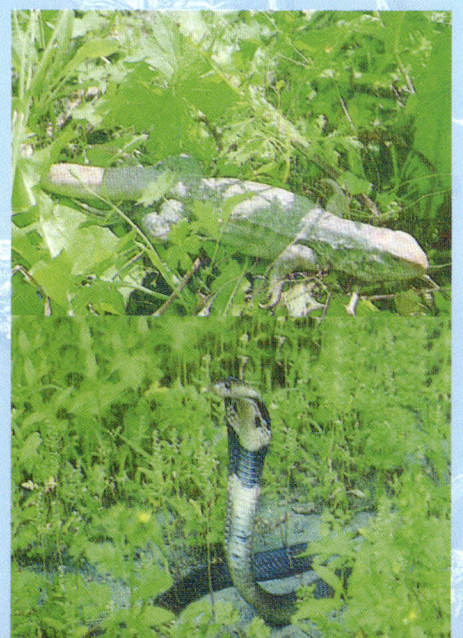

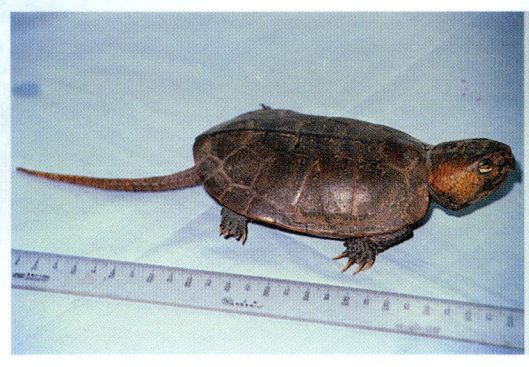
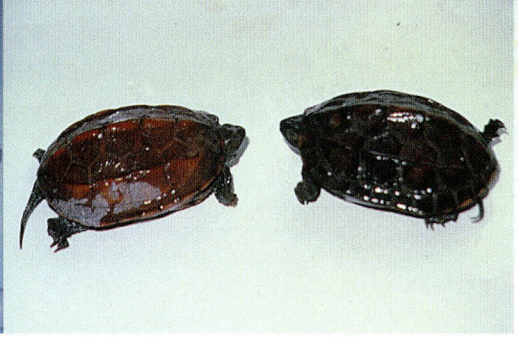

● 1. 평흉귀(平胸龜)
그림 5-1 큰머리거북(平胸龜)
한국명 : 큰머리거북

● 2. 귀판(龜板)
그림 5-2 남생이(烏龜)
한국명 : 남생이의 딱지(背·腹甲)

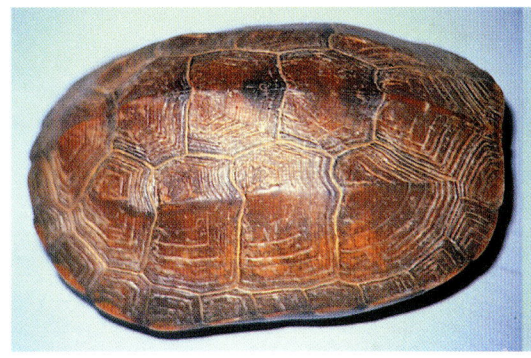
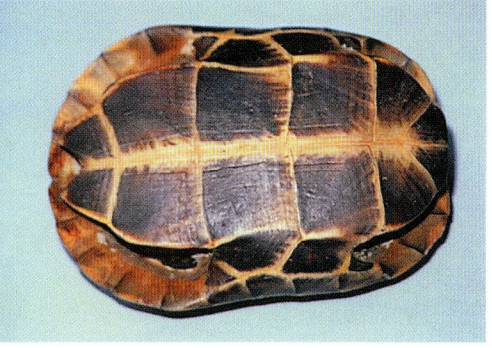

● 2. 귀판(龜板)
그림 5-3 귀판(龜板) 및 귀각(龜殼)약재
한국명 : 남생이의 딱지(背·腹甲)

● 2. 귀판(龜板)
그림 5-3 귀판(龜板) 및 귀각(龜殼)약재
한국명 : 남생이의 딱지(背·腹甲)

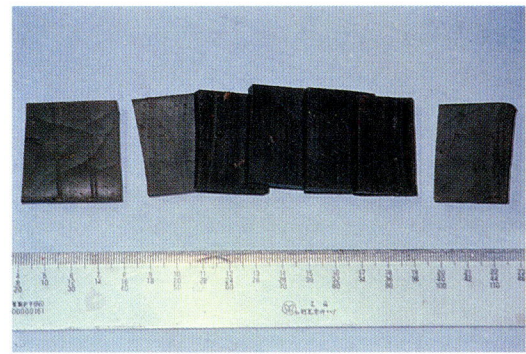
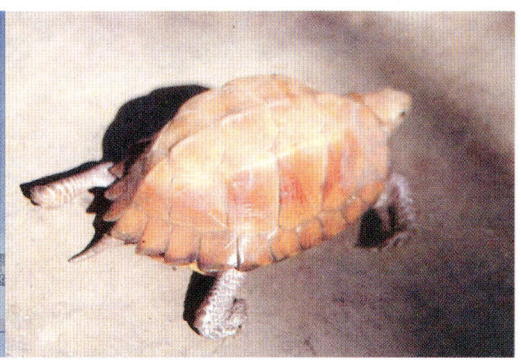

● 3. 귀판교(龜板膠)
귀판교(龜板膠)약재
한국명 : 남생이 갑아교

● 4. 섭귀(攝龜)
鋸緣攝龜
한국명 : 둥근등궤거북

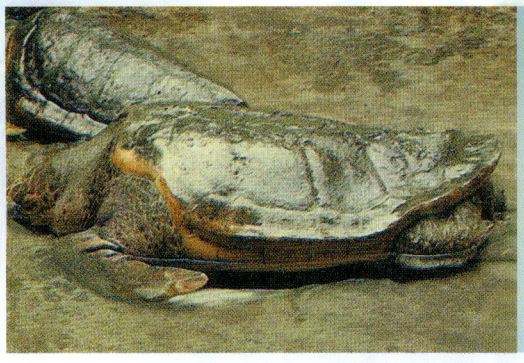
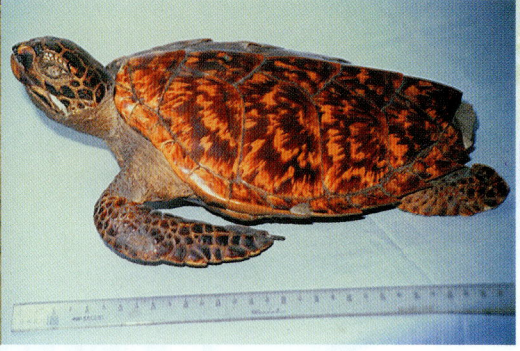

- 5. 휴귀(蠵龜)
  그림 5-6 붉은바다거북(蠵龜)
  한국명 : 붉은바다거북

- 6. 대모(玳瑁)
  그림 5-8 대모거북(玳瑁)
  한국명 : 대모거북의 등껍질

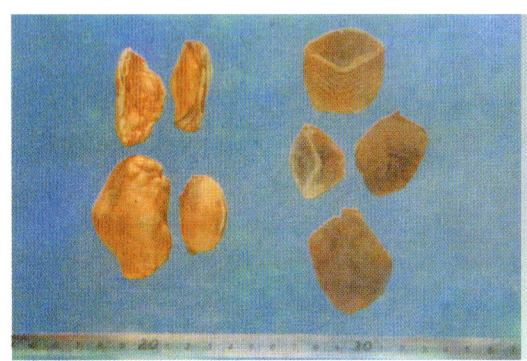
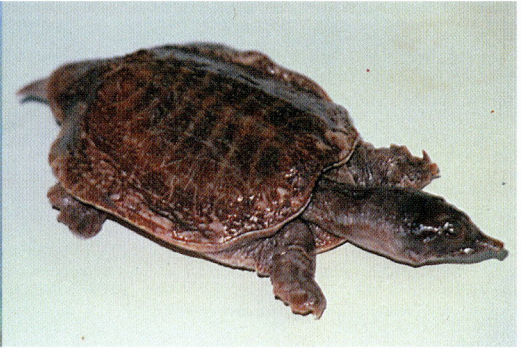

- 6. 대모(玳瑁)
  그림 5-9 대모(玳瑁) 약재
  한국명 : 대모거북의 등껍질

- 7. 별갑(鱉甲)
  그림 5-10 중국자라(中華鱉)
  한국명 : 중국자라의 배갑(背甲)

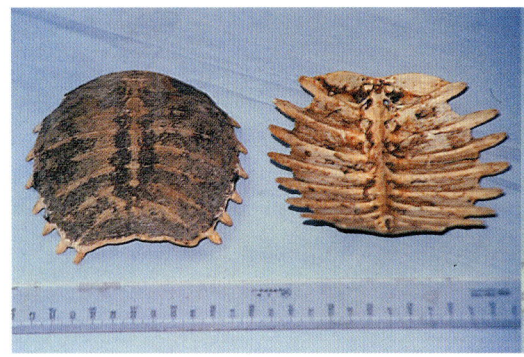
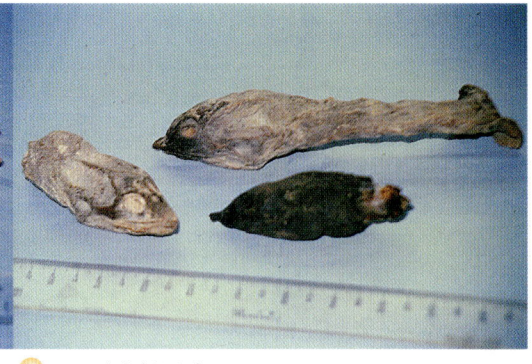

- 7. 별갑(鱉甲)
  그림 5-11 별갑(鱉甲)약재
  한국명 : 중국자라의 배갑(背甲)

- 8. 별수(鱉首)
  그림 5-13 별수(鱉首)약재
  한국명 : 중국 자라머리

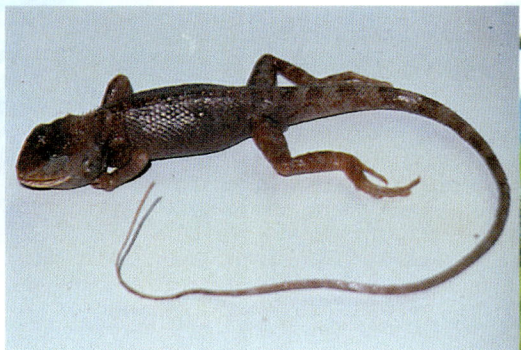 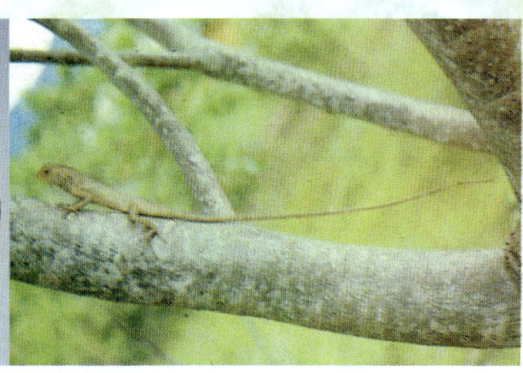

- 10. 마종사(馬鬃蛇)
  그림 5-14 흡혈도마뱀(變色樹蜥)
  한국명 : 인도흡혈도마뱀

- 10. 마종사(馬鬃蛇)
  한국명 : 인도흡혈도마뱀

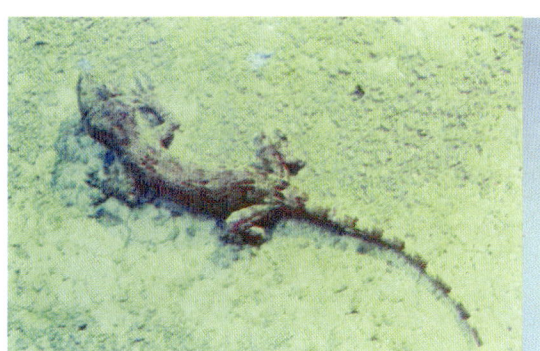 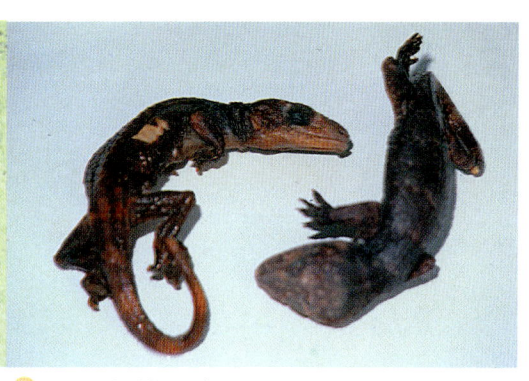

- 12. 수궁(守宮)
  그림 5-15 자팔루아아가마(草綠龍蜥)
  한국명 : 스윈호도마뱀붙이

- 13. 합개(蛤蚧)
  그림 5-19 왕수궁(토케이도마뱀붙이, 大壁虎)
  한국명 : 왕수궁(王守宮; 토케이도마뱀붙이)

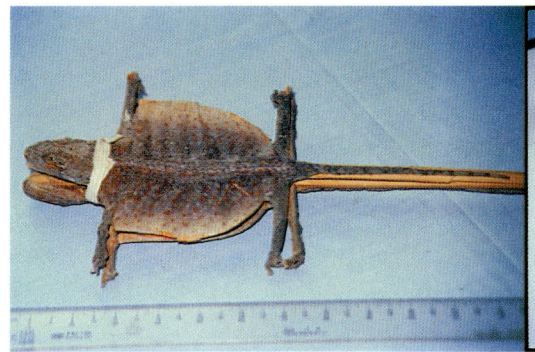 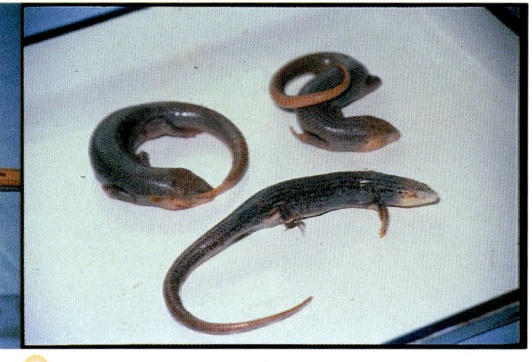

- 13. 합개(蛤蚧)
  그림 5-20 합개(蛤蚧)약재
  한국명 : 왕수궁(王守宮; 토케이도마뱀붙이)

- 14. 석룡자(石龍子)
  그림 5-21 리고소마(蝘蜓)약재
  한국명 : 도마뱀

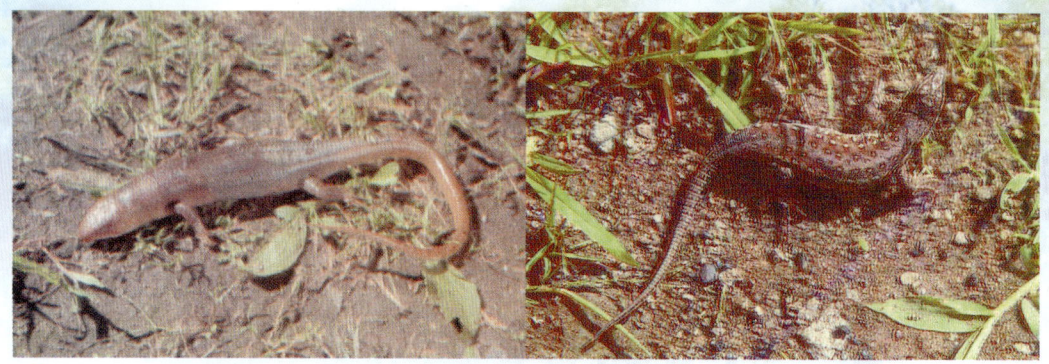

14. 석룡자(石龍子)
    그림 5-21 리고소마(蠑蜓)
    한국명 : 도마뱀

15. 석척(蜥蜴)
    그림 5-22 표문장지뱀(麗斑麻蜥)
    한국명 : 표문장지뱀

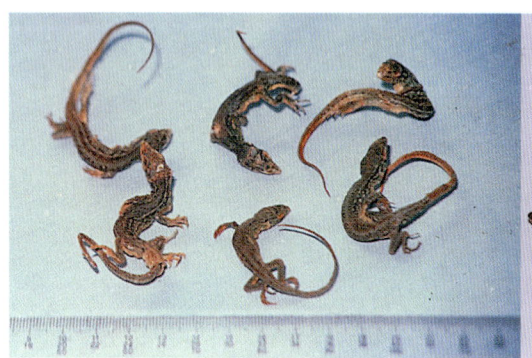

15. 석척(蜥蜴)
    그림 5-23 석척(蜥蜴; 장지뱀)약재
    한국명 : 표문장지뱀

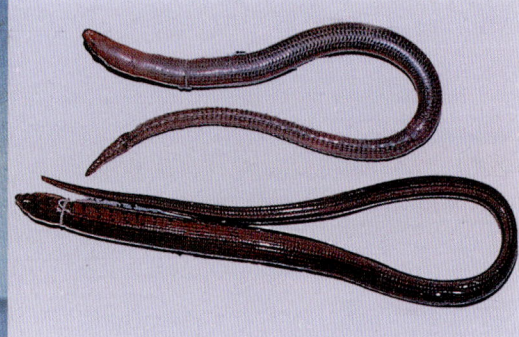

16. 취사(脆蛇)
    그림 5-24 유리무족도마뱀(脆蛇蜥)
    한국명 : 유리無足도마뱀

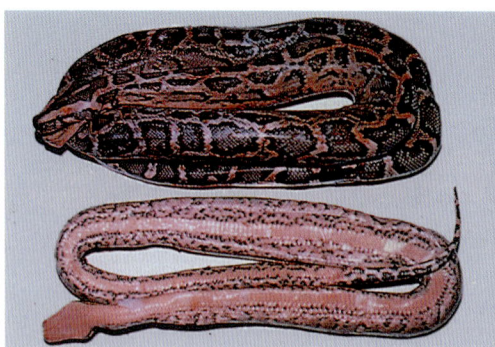

17. 망사(蟒蛇)
    그림 5-25 인도왕뱀(蟒蛇; 인도비단구렁이)
    한국명 :

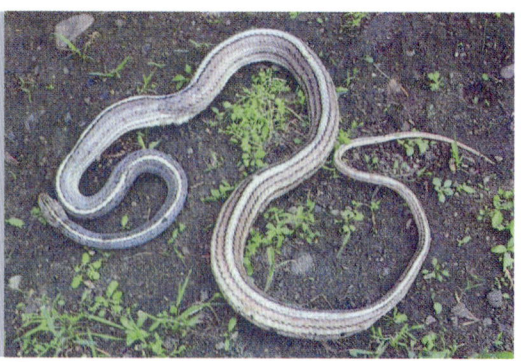

18. 백선사(白線蛇)
    그림 5-26 노란등채찍뱀(黃脊游蛇)
    한국명 : 채찍뱀

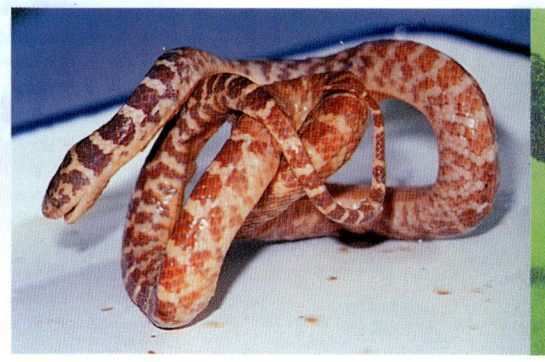
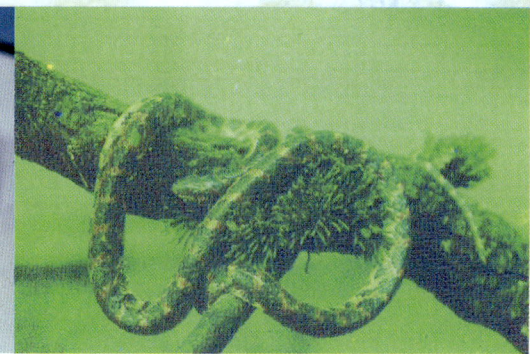

- 19. 화적련사(火赤鏈蛇)
  그림 5—27 능구렁이(火赤鏈蛇)
  한국명 : 능구렁이

- 19. 화적련사(火赤鏈蛇)
  그림 5—27 능구렁이(火赤鏈蛇)
  한국명 : 능구렁이

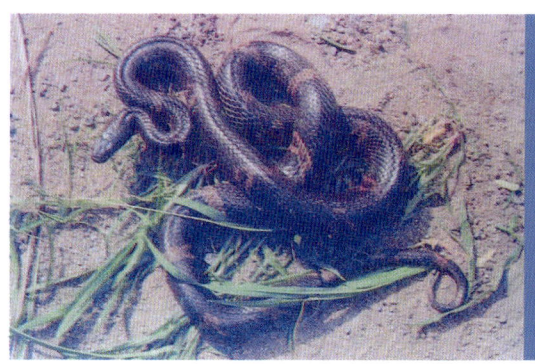
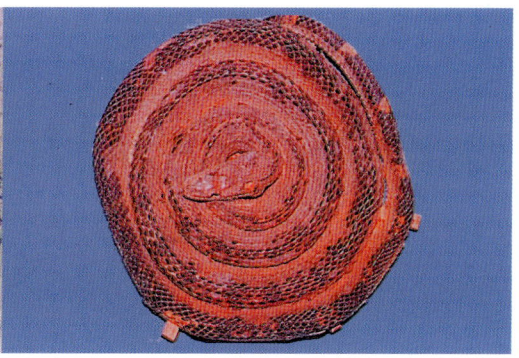

- 20. 백화금사(百花錦蛇)
  그림 5—28 몰렌돌프구렁이(百花錦蛇)
  한국명 : 몰렌돌프구렁이

- 20. 백화금사(百花錦蛇)
  백화금사(百花錦蛇)약재
  한국명 : 몰렌돌프구렁이

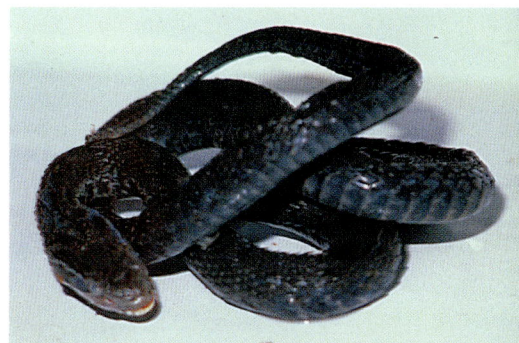
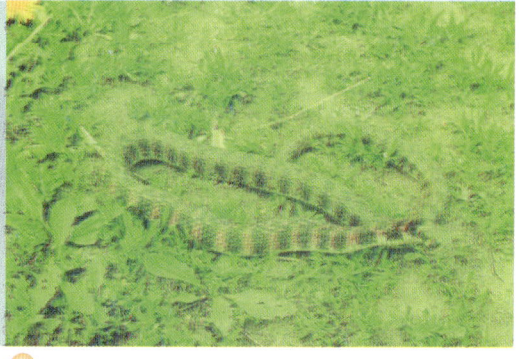

- 21. 호반유사(虎斑游蛇)
  그림 5—29 유혈목이(虎斑游蛇)
  한국명 : 유혈목이

- 21. 호반유사(虎斑游蛇)
  그림 5—29 유혈목이(虎斑游蛇)
  한국명 : 유혈목이

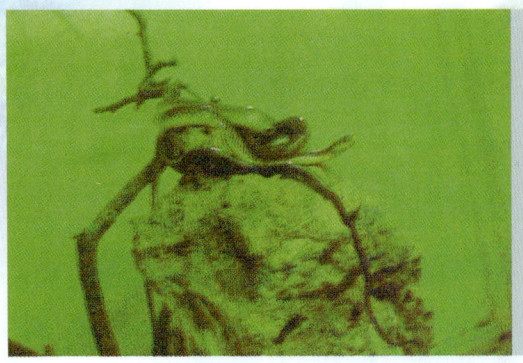 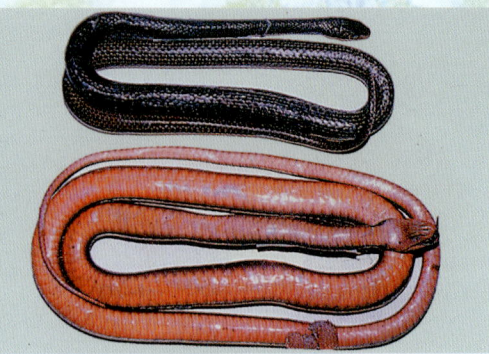

22. 회서사(灰鼠蛇)
    그림 5-30 회색쥐잡이뱀(灰鼠蛇)
    한국명 : 회색쥐잡이뱀

22. 회서사(灰鼠蛇)
    그림 5-30 회색쥐잡이뱀(灰鼠蛇)약재
    한국명 : 회색쥐잡이뱀

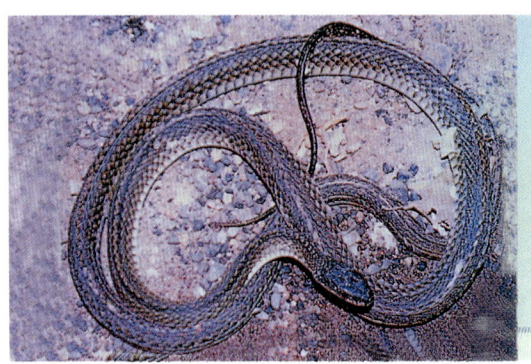 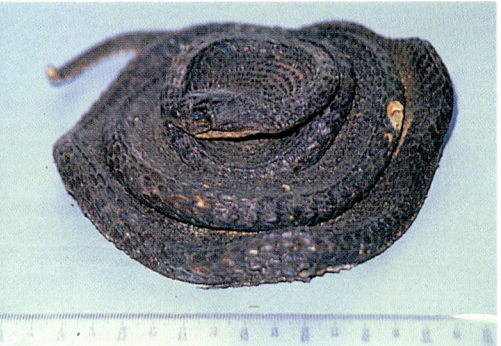

23. 오초사(烏梢蛇)
    그림 5-31 먹구렁이(烏梢蛇)
    한국명 : 먹구렁이

23. 오초사(烏梢蛇)
    그림 5-32 오초사(烏梢蛇) 약재
    한국명 : 먹구렁이

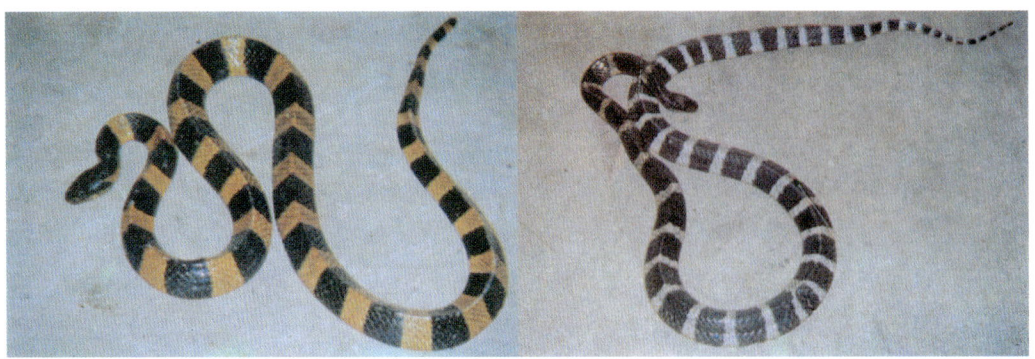

24. 금환사(金環蛇)
    그림 5-33 금띠크레이트(金環蛇)
    한국명 : 금띠무늬우산뱀

25. 금전백화사(金錢白花蛇)
    그림 5-34 은띠무늬크레이트(銀環蛇)
    한국명 : 은띠무늬크레이트(우산뱀)

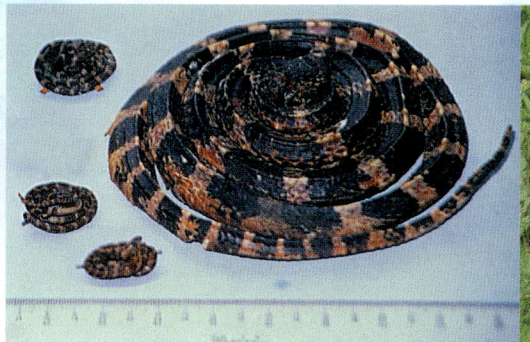
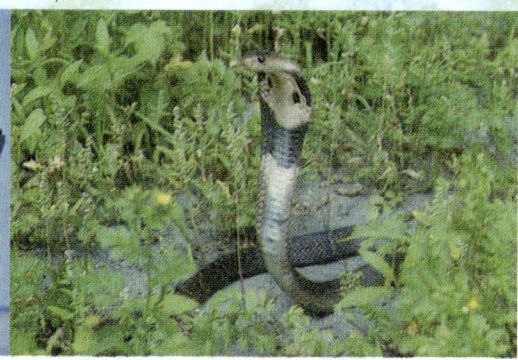

- 25. 금전백화사(金錢白花蛇)
  그림 5-35 금전백화사(金錢白花蛇)약재
  한국명 : 은띠무늬크레이트(우산뱀)

- 26. 안경사(眼鏡蛇)
  그림 5-36 아시아코브라(眼鏡蛇)
  한국명 : 코브라

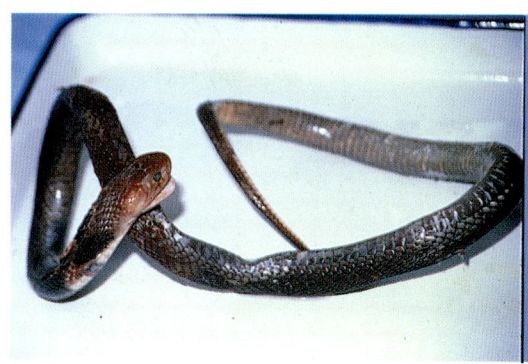
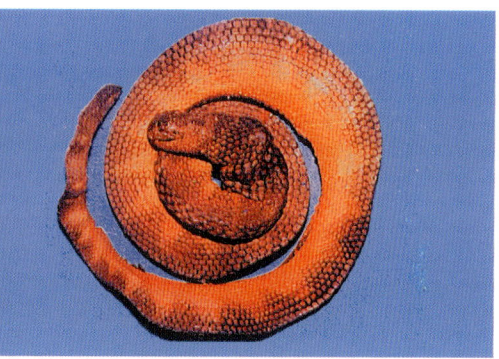

- 26. 안경사(眼鏡蛇)
  안경사(眼鏡蛇)약재
  한국명 : 코브라

- 27. 해사(海蛇)
  그림 5-37 하드빅바다뱀(平頸海蛇)
  한국명 : 하드빅바다뱀

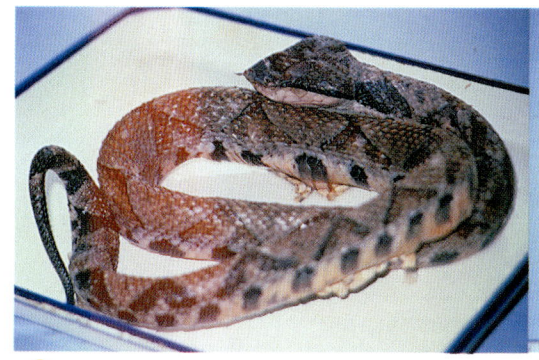
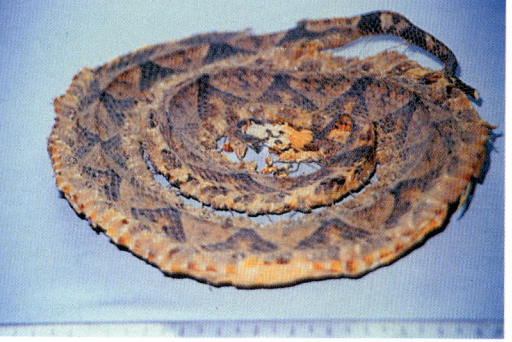

- 28. 백화사(白花蛇)
  그림 5-38 히말라야살모사(尖吻蝮)
  한국명 : 히말라야살모사

- 28. 백화사(白花蛇)
  그림 5-39 백화사(白花蛇)약재
  한국명 : 히말라야살모사

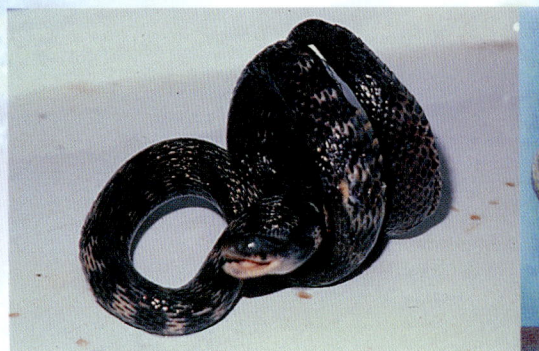 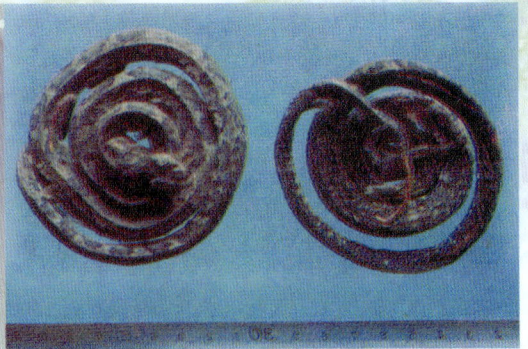

- 29. 복사(蝮蛇)
  그림 5—40 살모사(蝮蛇)
  한국명 : 살모사

- 29. 복사(蝮蛇)
  그림 5—40 살모사(蝮蛇)
  한국명 : 살모사

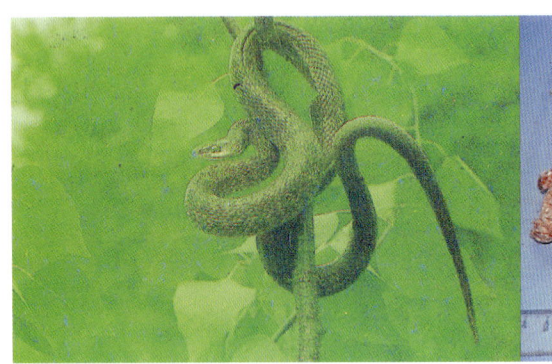 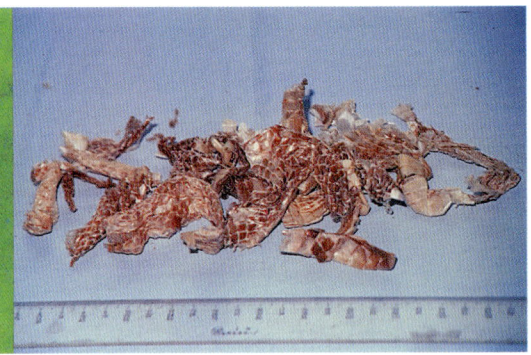

- 30. 사태(蛇蛻)
  그림 5—41 줄꼬리뱀(枕紋錦蛇)
  한국명 : 줄꼬리뱀 허물

- 30. 사태(蛇蛻)
  그림 5—44 사태(蛇蛻)약재
  한국명 : 줄꼬리뱀 허물

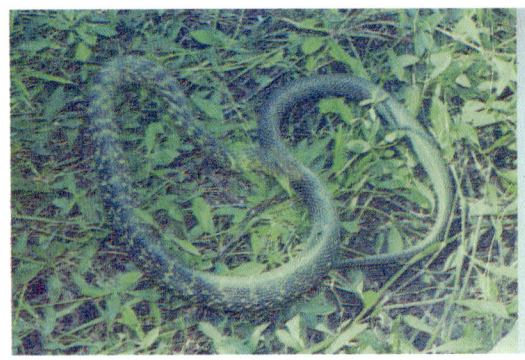 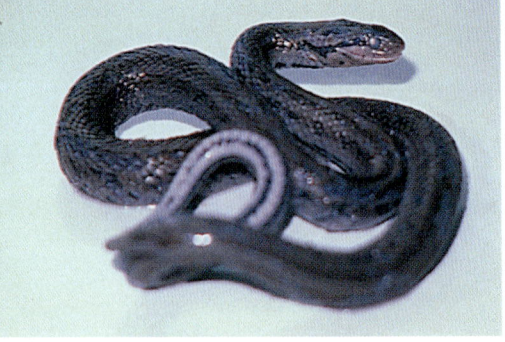

- 30. 사태(蛇蛻)
  그림 5—42 왕금사(王錦蛇)
  한국명 : 줄꼬리뱀 허물

- 30. 사태(蛇蛻)
  그림 5—43 무자치(紅点錦蛇)
  한국명 : 줄꼬리뱀 허물

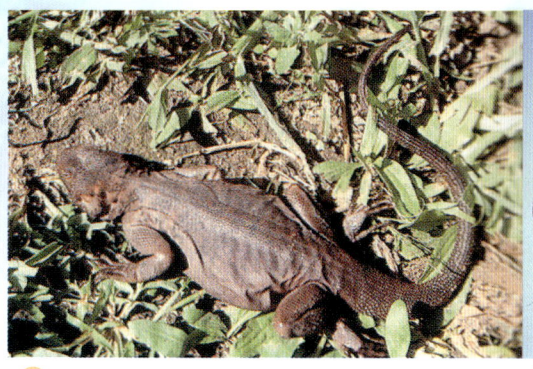 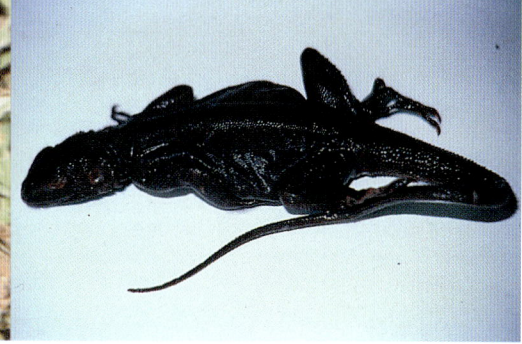

- 33. 장합개(藏蛤蚧)
  그림 5—45 히말라야아가마(喜山鬣蜥)
  한국명 : 히말라야아가마

- 33. 장합개(藏蛤蚧)
  그림 5—45 히말라야아가마(喜山鬣蜥)
  한국명 : 히말라야아가마

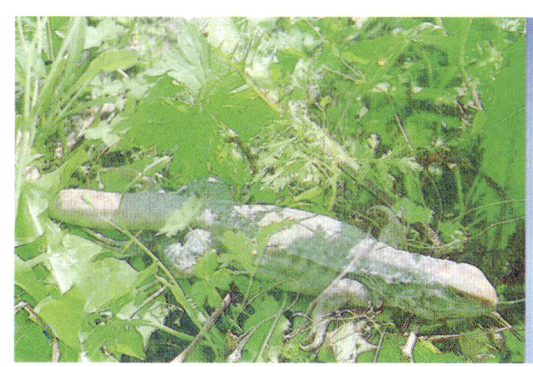 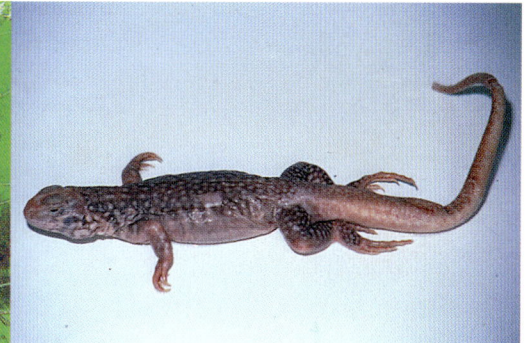

- 35. 납피석(蠟皮蜥)
  그림 5—47 매끈비늘아가마(蠟皮蜥)
  한국명 : 매끈비늘아가마

- 35. 납피석(蠟皮蜥)
  그림 5—47 매끈비늘아가마(蠟皮蜥)
  한국명 : 매끈비늘아가마

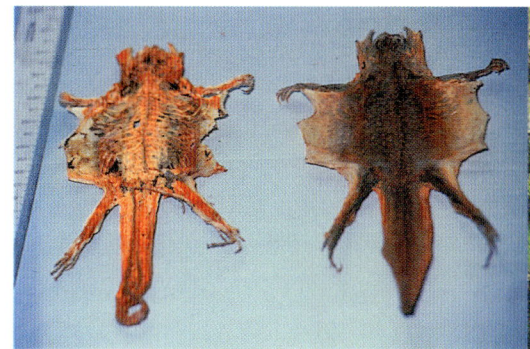 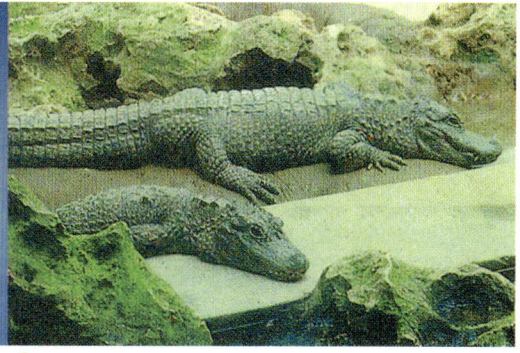

- 35. 납피석(蠟皮蜥)
  그림 5—48 납피석(蠟皮蜥)약재
  한국명 : 매끈비늘아가마

- 37. 타갑(鼉甲)
  그림 5—50 양자강악어(揚子鰐)
  한국명 : 양자강악어

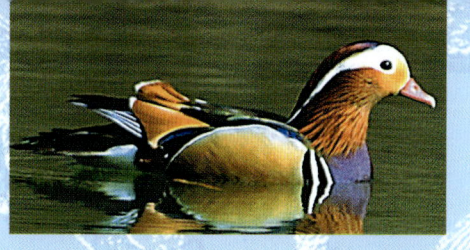

제6장

조 류

생물학계 공동편저자명단
조 류   경희대 윤무부교수 (칼라사진제공)

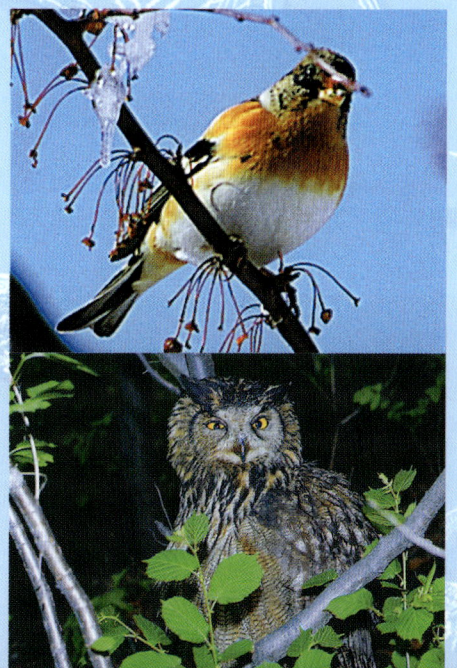

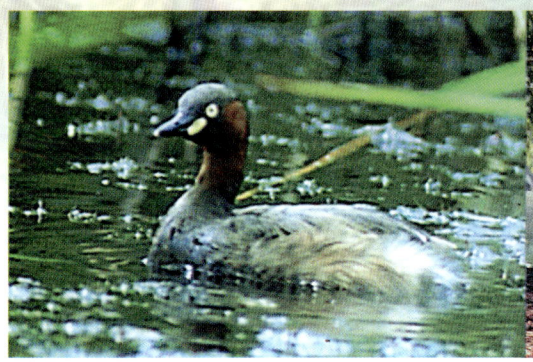
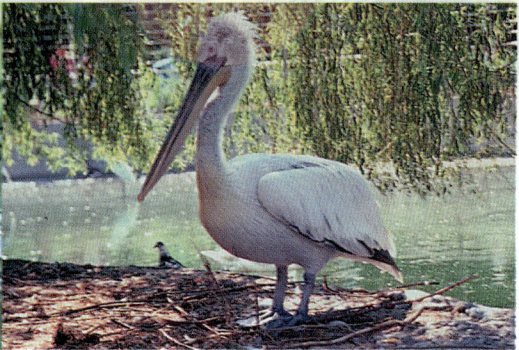

- 1. 유압(油鴨)
  그림 6-1 논병아리(小鷺鸍)
  한국명 : 논병아리

- 2. 제호(鵜鶘)
  그림 6-2 분홍사다새(斑嘴鵜鶘)
  한국명 : 분홍사다새

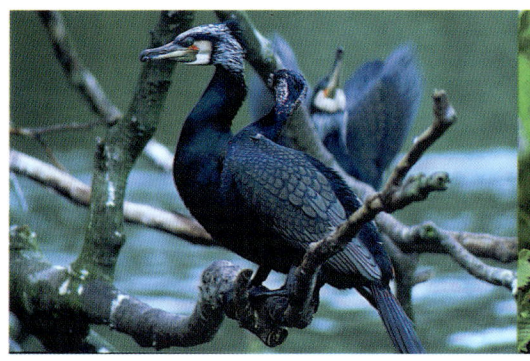
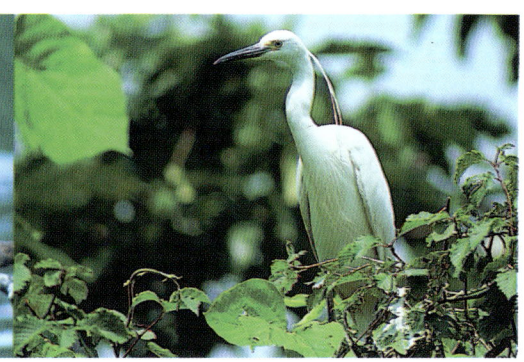

- 3. 노자육(鸕鶿肉)
  그림 6-3 민물가마우지(鸕鶿)
  한국명 : 민물가마우지

- 4. 노육(鷺肉)
  그림 6-4 쇠백굴(白鷺)
  한국명 : 쇠백굴

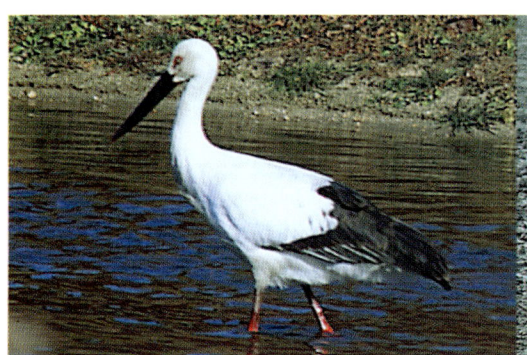
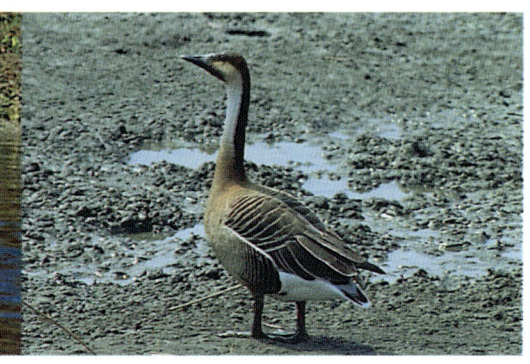

- 5. 관골(鸛骨)
  그림 6-5 황새(白鶴)
  한국명 : 황새

- 6. 안지(雁脂)
  그림 6-6 개리(鴻雁)
  한국명 : 개리

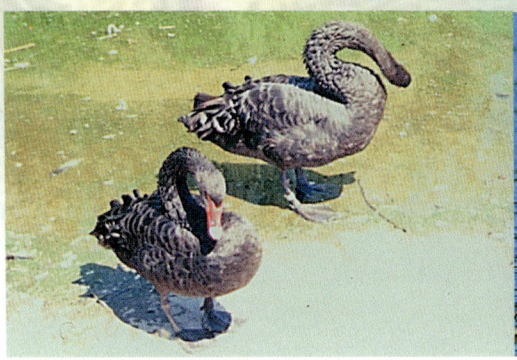

6. 안지(雁脂)
   그림 6-6 개리(鴻雁)
   한국명 : 개리

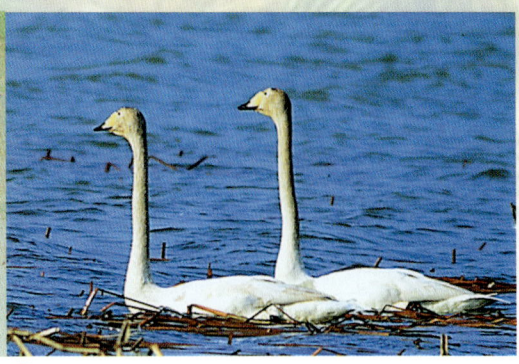

7. 천아모(天鵝毛)
   그림 6-7 큰고니(天鵝)
   한국명 : 큰고니

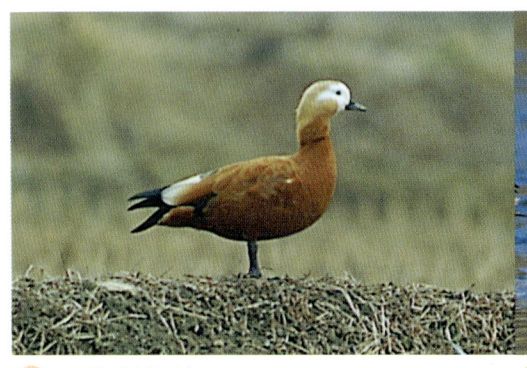

8. 황압(黃鴨)
   그림 6-8 황오리(赤麻鴨)
   한국명 : 황오리

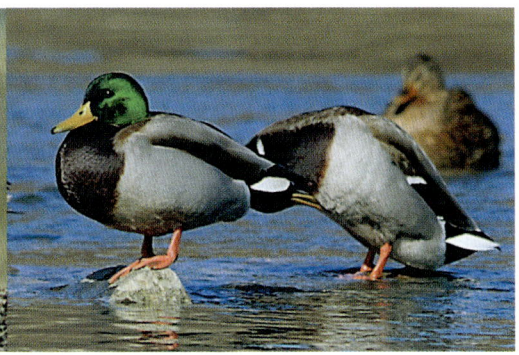

9. 수압모(水鴨毛)
   그림 6-9 청둥오리(綠頭鴨)
   한국명 : 청둥오리

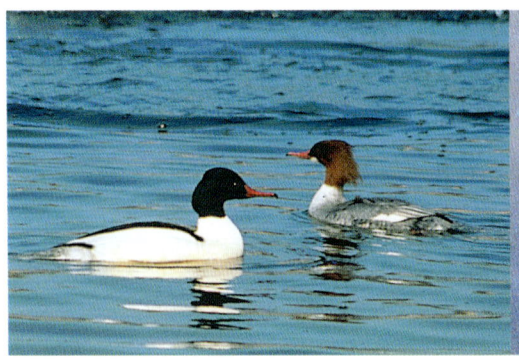

10. 어압자(魚鴨子)
    그림 6-10 비오리(秋沙鴨)
    한국명 : 비오리

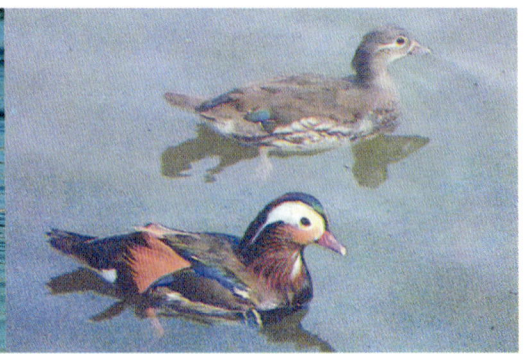

11. 원앙(鴛鴦)
    그림 6-11 원앙새(鴛鴦)
    한국명 : 원앙새

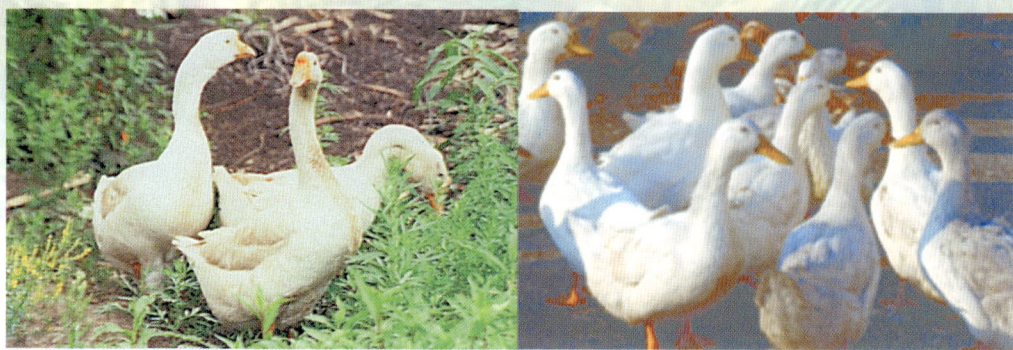

12. 백아고(白鵝膏)
    그림 6-12 거위(鵝)
    한국명 : 거위

13. 압혈(鴨血)
    그림 6-13 집오리(鴨)
    한국명 : 집오리

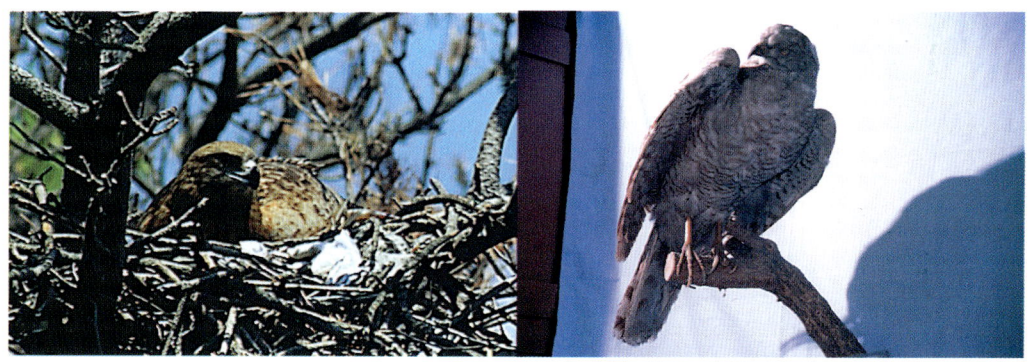

14. 연뇌(鳶腦)
    그림 6-14 솔개(鳶)
    한국명 : 솔개

15. 응골(鷹骨)
    그림 6-15 참매(蒼鷹)
    한국명 : 참매

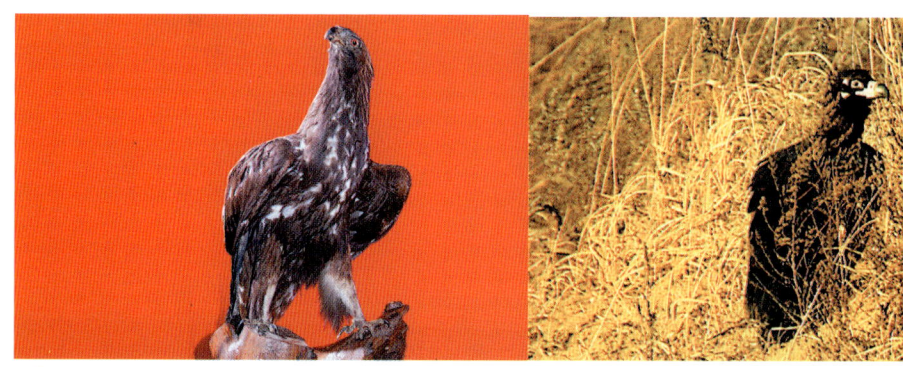

16. 조골(鵰骨)
    그림 6-16 금독수리(金鵰)
    한국명 : 검독수리

17. 좌산조(坐山鵰)
    그림 6-17 독수리(禿鷲)
    한국명 : 독수리

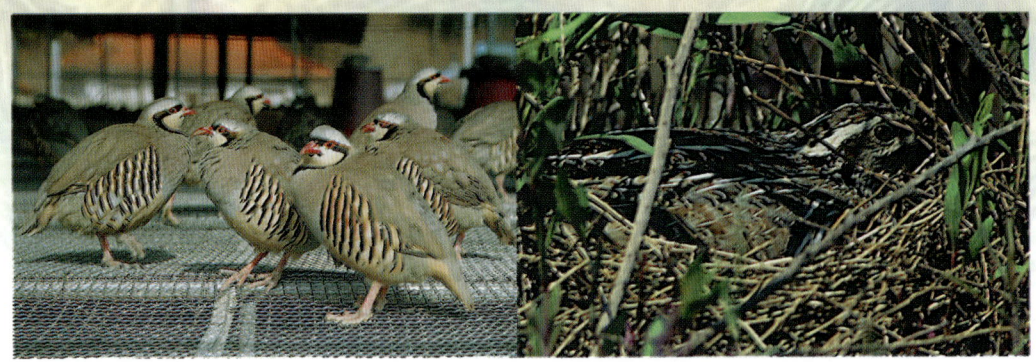

- 21. 화계(花鷄)
   그림 6-21 잔무늬자고(鷓鴣)
   한국명 : 되새
- 22. 암순(鵪鶉)
   그림 6-22 메추라기(鵪鶉)
   한국명 : 메추리

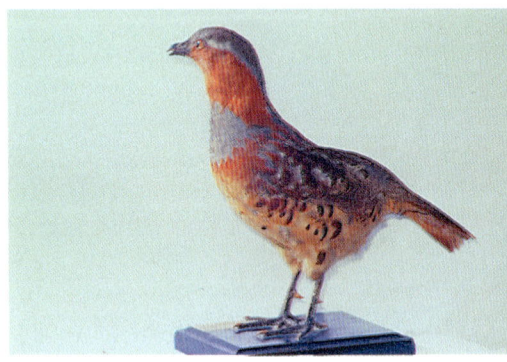 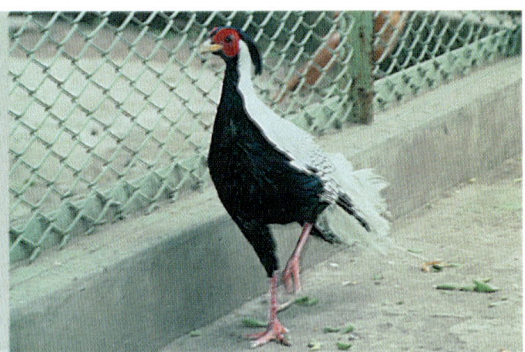

- 23. 죽계(竹鷄)
   그림 6-23 중국대자고(竹鷄)
   한국명 : 중국대자고
- 24. 백한(白鷳)
   그림 6-24 백한(白鷳)
   한국명 : 백한

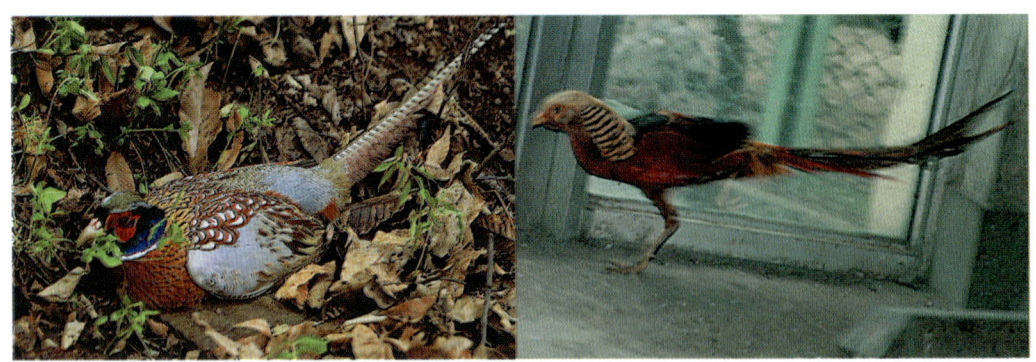

- 26. 야계육(野鷄肉)
   그림 6-26 꿩(環頸雉)
   한국명 : 꿩
- 28. 금계(金鷄)
   그림 6-28 금계(紅腹錦鷄)
   한국명 : 금계

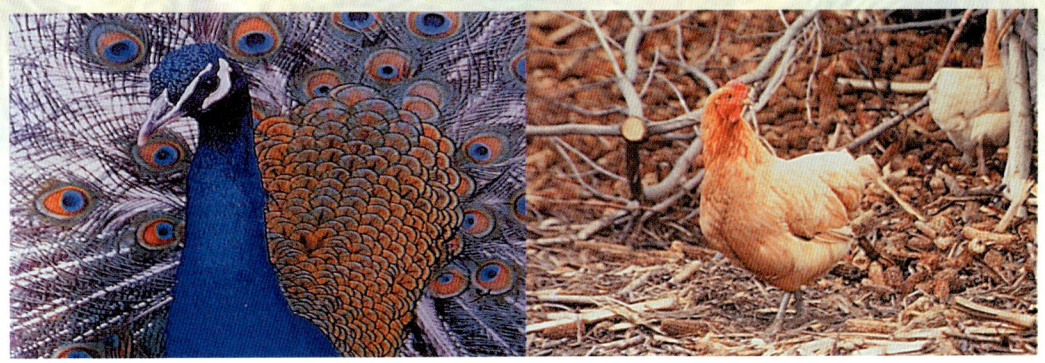

29. 공작미(孔雀尾)
    그림 6-29 초록공작(綠孔雀)
    한국명 : 초록공작

30. 계(鷄)
    그림 6-30 계(鷄)
    한국명 : 닭

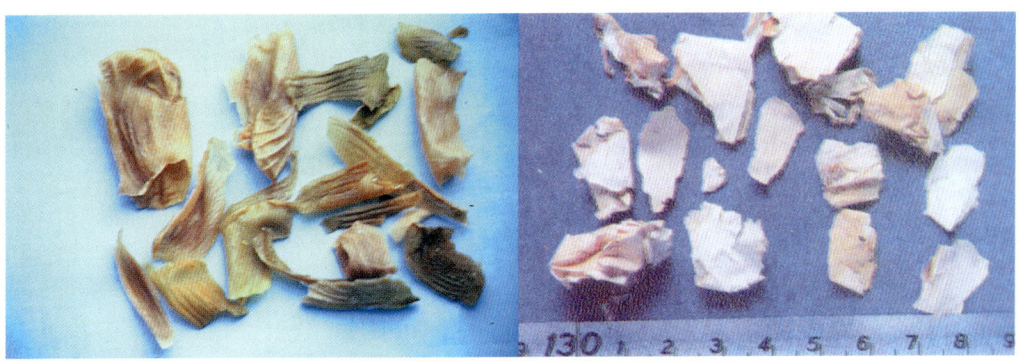

31. 계내금(鷄內金)
    그림 6-31 계내금(鷄內金)약재
    한국명 : 닭의 모래주머니 점막(껍질)

32. 봉황의(鳳凰衣)
    그림 6-32 봉황의(鳳凰衣)약재
    한국명 : 달걀속껍질

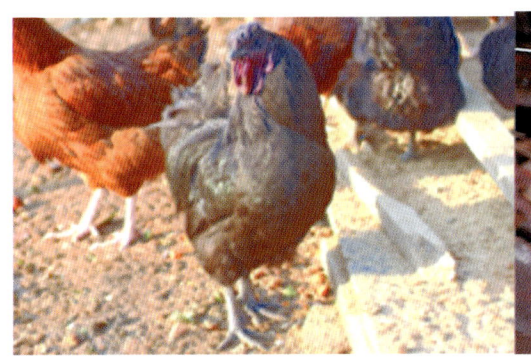 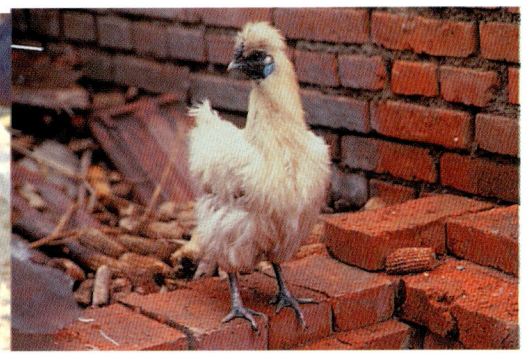

34. 오골계(烏骨鷄)
    그림 6-33 오골계(烏骨鷄)
    한국명 : 오골계

34. 오골계(烏骨鷄)
    그림 6-33 오골계(烏骨鷄)
    한국명 : 오골계

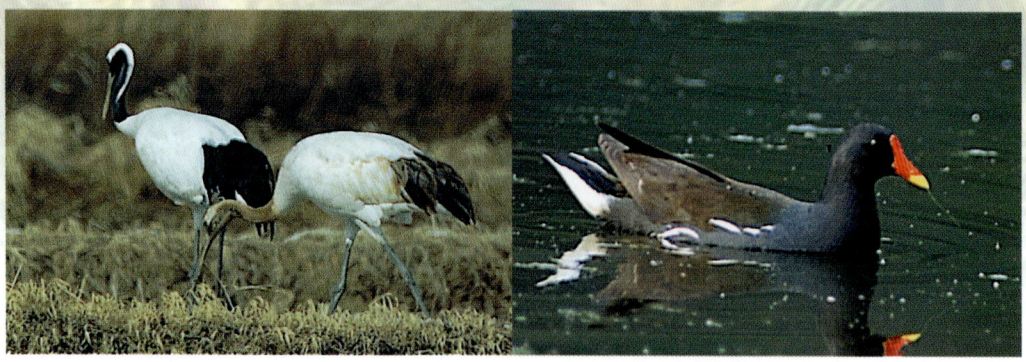

● 36. 학골(鶴骨)
　　그림 6-35 단정학(丹頂鶴)
　　한국명 : 두루미뼈

● 39. 홍골정(紅骨頂)
　　그림 6-38 쇠물닭(黑水鶴)
　　한국명 : 쇠물닭

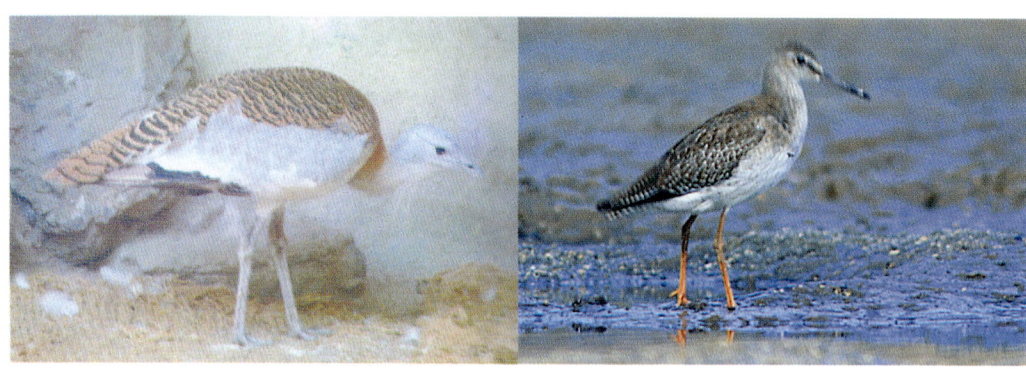

● 40. 보유(鴇油)
　　그림 6-39 느시(大鴇)
　　한국명 : 느시(原動物)

● 41. 휼육(鷸肉)
　　그림 6-40 붉은발도요(紅脚鷸)
　　한국명 : 도요새

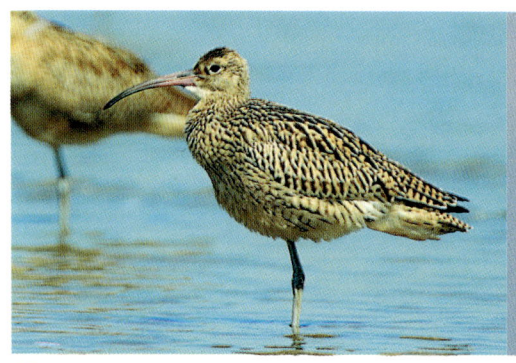

● 41. 휼육(鷸肉)
　　그림 6-41 알락꼬리마도요(大杓鷸)
　　한국명 : 도요새

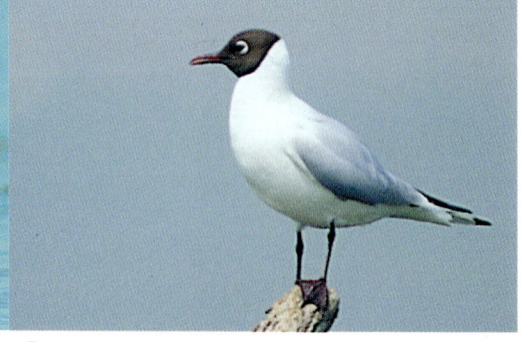

● 42. 조어랑(釣魚郞)
　　그림 6-42 붉은부리갈매기(紅嘴鷗)
　　한국명 : 붉은부리갈매기

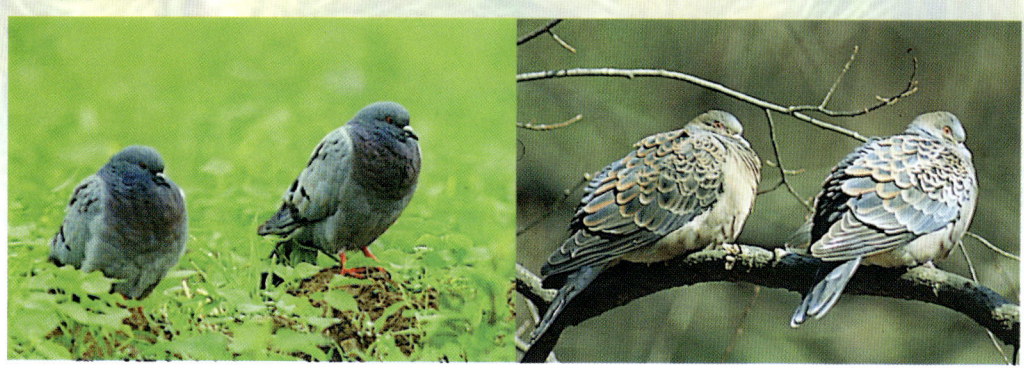

- 44. 합자육(鴿子肉)
  그림 6-44 집비둘기(家鴿)
  한국명 : 집비둘기

- 45. 반구(斑鳩)
  그림 6-45 멧비둘기(山斑鳩)
  한국명 : 멧비둘기

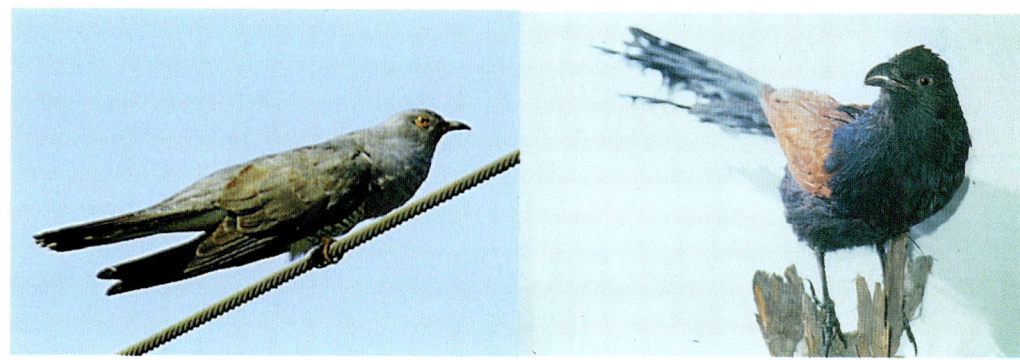

- 47. 포곡조(布谷鳥)
  그림 6-47 뻐꾸기(大杜鵑)
  한국명 : 뻐꾸기

- 49. 홍모계(紅毛鷄)
  그림 6-49 까막꿩(褐翅鴉鵑)
  한국명 : 까막꿩

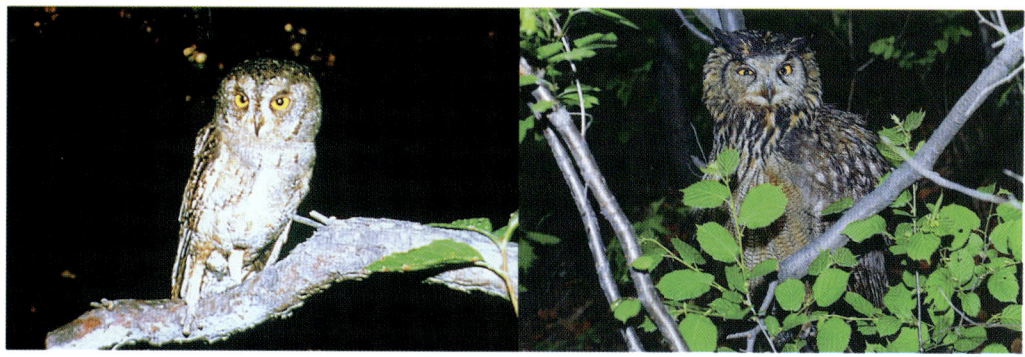

- 50. 치휴(鴟鵂)
  그림 6-50 소쩍새(紅角鴞)
  한국명 : 소쩍새

- 51. 묘두응(貓頭鷹)
  그림 6-51 수리부엉이(鵰鴞)
  한국명 : 수리부엉이

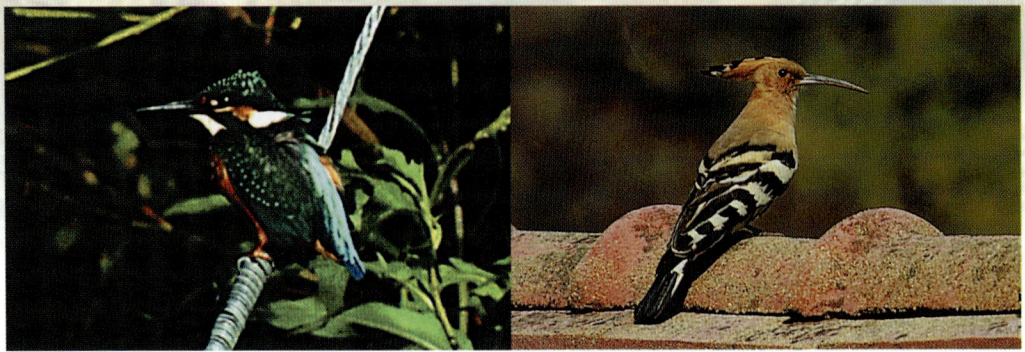

- 55. 어구(魚狗)
  그림 6-56 물총새(翠鳥)
  한국명 : 물총새
- 56. 시고고(屎咕咕)
  그림 6-57 후투티(戴勝)
  한국명 : 후투티

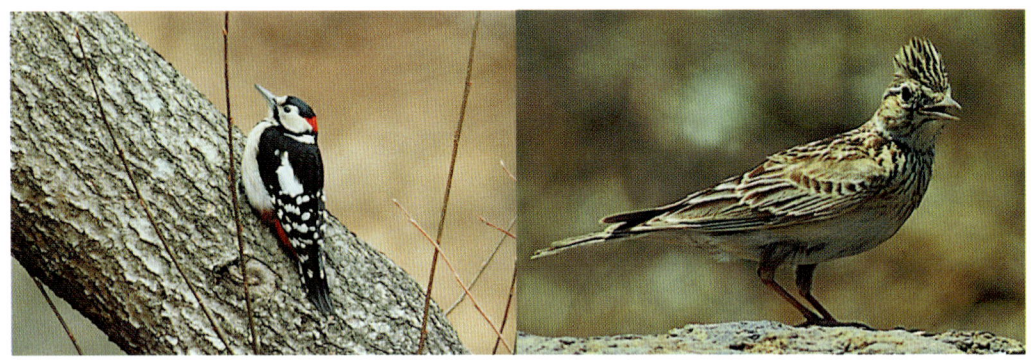

- 58. 탁목조(啄木鳥)
  그림 6-59 오색딱다구리(斑啄木鳥)
  한국명 : 오색딱다구리
- 59. 운작(雲雀)
  그림 6-60 종다리(雲雀)
  한국명 : 종다리 또는 노고지리

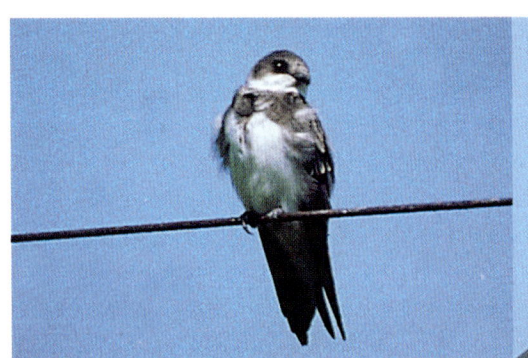 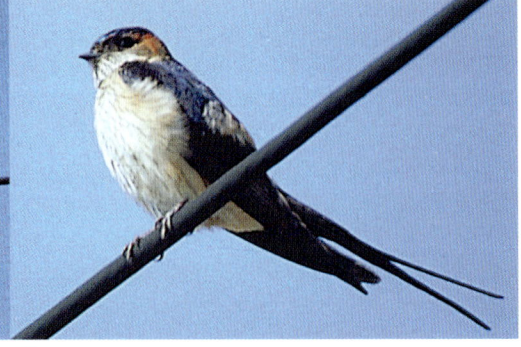

- 60. 토연(土燕)
  그림 6-61 갈색제비(灰沙燕)
  한국명 : 갈색제비
- 61. 연와니(燕窩泥)
  그림 6-62 귀제비(金腰燕)
  한국명 : 귀제비

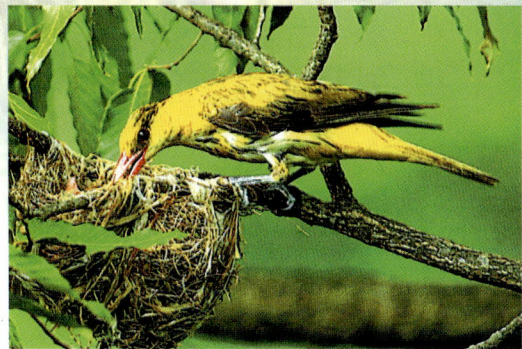

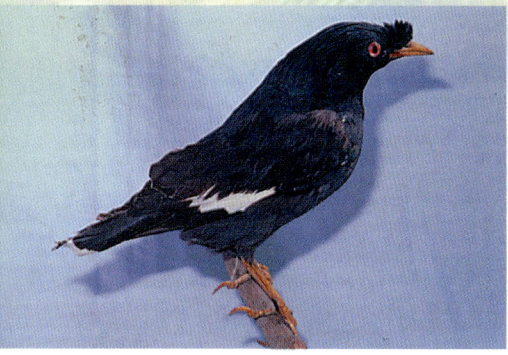

- 62. 황앵(黃鶯)
  그림 6-64 꾀꼬리(黃鸝)
  한국명 : 꾀꼬리

- 63. 팔가(八哥)
  그림 6-65 팔가조(八哥鳥)
  한국명 : 팔가조

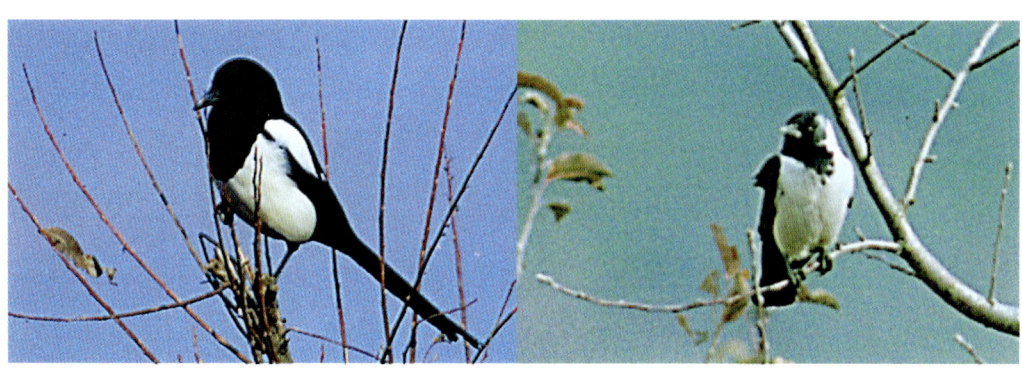

- 64. 희작(喜鵲)
  그림 6-66 까치(喜鵲)
  한국명 : 까치

- 65. 자오(慈烏)
  그림 6-67 서부갈까마귀(寒鴉)
  한국명 : 서부갈까마귀

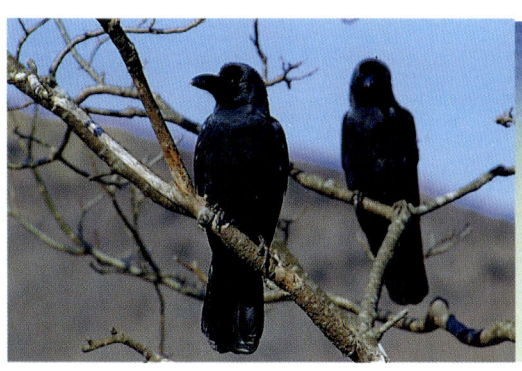

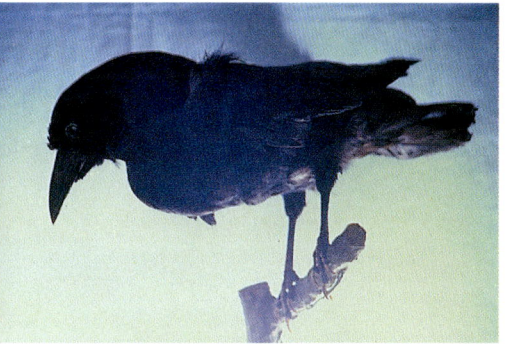

- 66. 오아(烏鴉)
  그림 6-68 큰부리까마귀(大嘴烏鴉)
  한국명 : 큰부리까마귀

- 66. 오아(烏鴉)
  떼까마귀(禿鼻烏鴉)
  한국명 : 떼까마귀

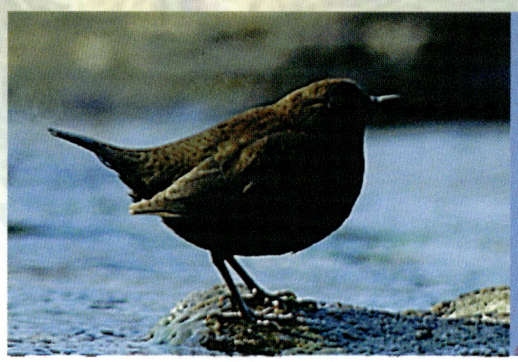

◉ 68. 수로괄(水老鴰)
    그림 6-70 물까마귀(河鳥)
    한국명 : 물까마귀

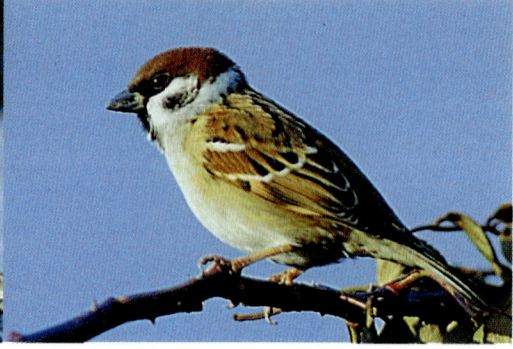

◉ 71. 마작(麻雀)
    그림 6-71 참새(麻雀)
    한국명 : 참새

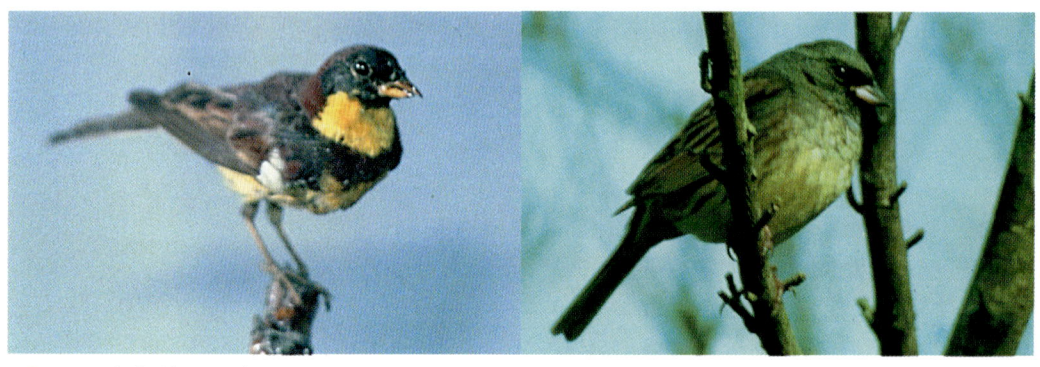

◉ 74. 화화작(禾花雀)
    그림 6-76 검은머리촉새(黃胸鴉)
    한국명 : 검은머리촉새

◉ 75. 청두작(靑頭雀)
    그림 6-77 촉새(灰頭鴉)
    한국명 : 촉새

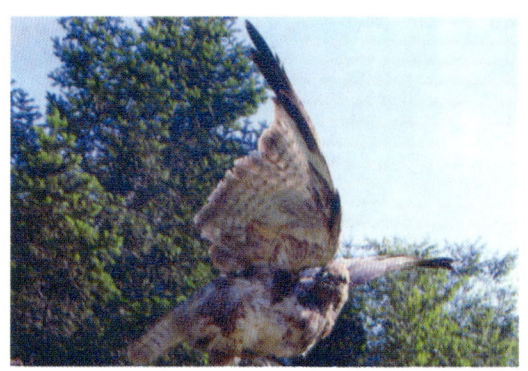

◉ 76. 대광(大鵟)
    그림 6-78 큰말똥가리(大鵟)
    한국명 : 큰말똥가리

제7장

포 유 류

생물학계 공동편저자명단

포 유 류 서울대 오창영교수

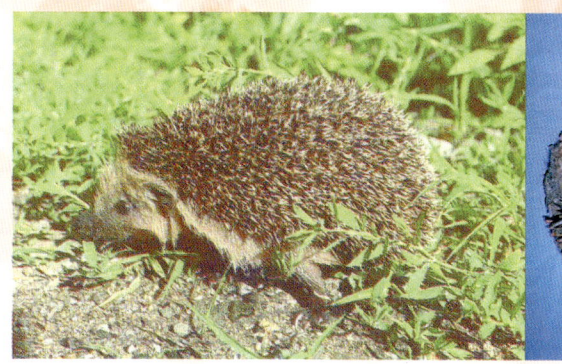
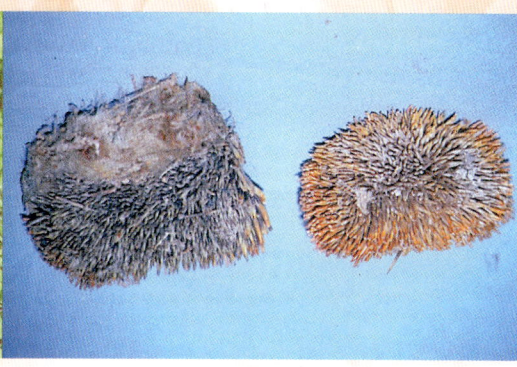

1. 자위피(刺猬皮)
   그림 7-1 아무르고슴도치(普通刺猬)
   한국명 : 아무르고슴도치의 모피

1. 자위피(刺猬皮)
   그림 7-3 자위피(刺猬皮)약재
   한국명 : 아무르고슴도치의 모피

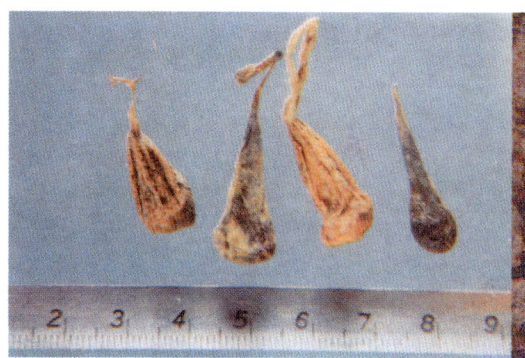
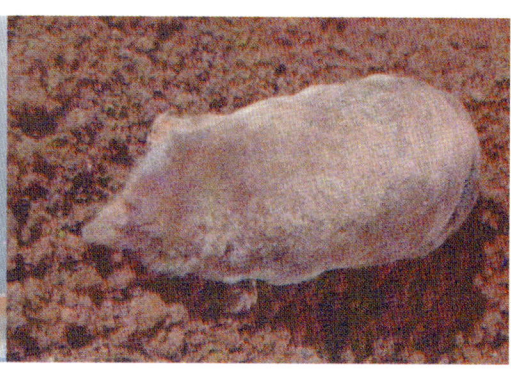

2. 자위담(刺猬膽)
   그림 7-4 자위담(刺猬膽)약재
   한국명 : 아무르고슴도치의 쓸개

3. 언서(鼴鼠)
   그림 7-5 큰두더지(缺齒鼴)
   한국명 : 큰두더지

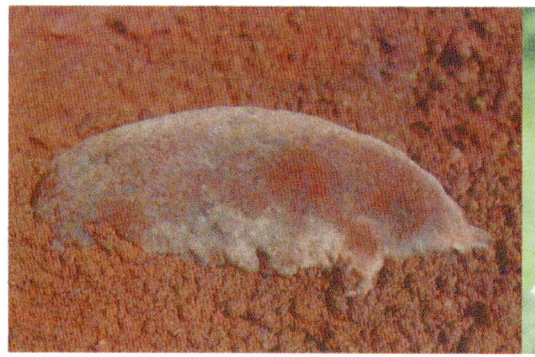
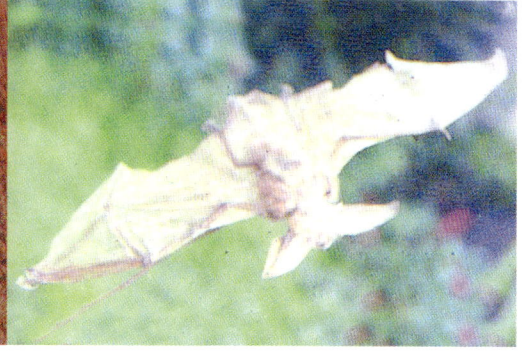

3. 언서(鼴鼠)
   그림 7-6 작은얼굴두더지(麝鼴)
   한국명 : 큰두더지

4. 야명사(夜明砂)
   그림 7-8 토끼박쥐(大耳蝠)
   한국명 : 관박쥐의 똥

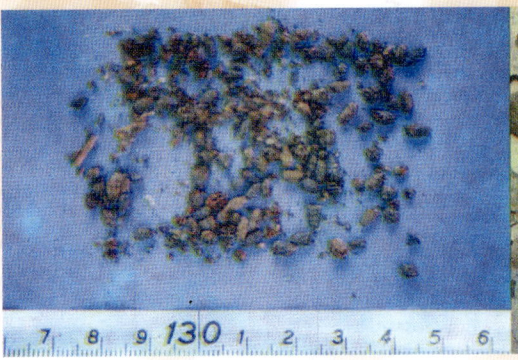
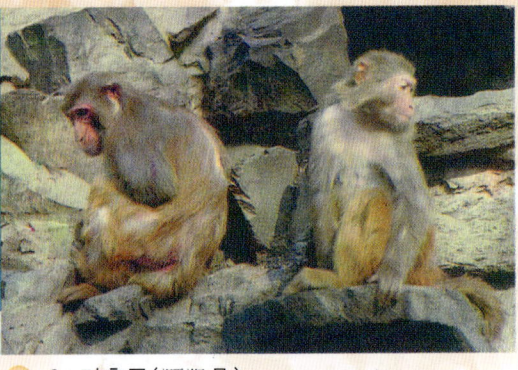

- 4. 야명사(夜明砂)
  그림 7-9 야명사(夜明砂)약재
  한국명 : 관박쥐의 똥

- 6. 미후골(獼猴骨)
  그림 7-11 히말라야 원숭이(獼猴)
  한국명 : 히말라야원숭이의 뼈

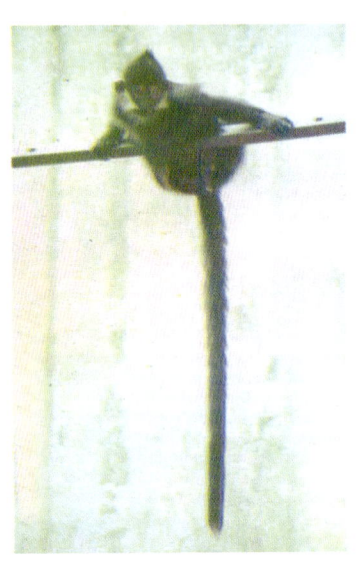
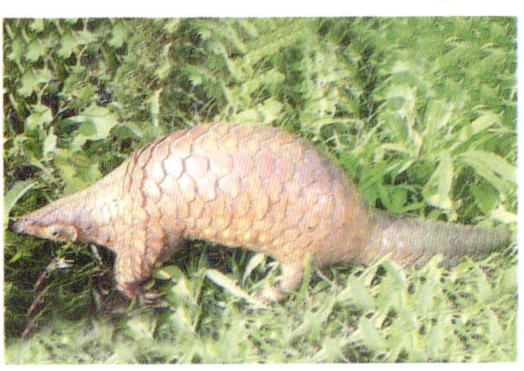

- 8. 천산갑(穿山甲)
  그림 7-14 중국귀천산갑(穿山甲)
  한국명 : 중국천산갑의 비늘

- 7. 오원골(烏猿骨)
  그림 7-13 검정리프몽키(黑葉猴)
  한국명 : 검정리프몽키의 뼈

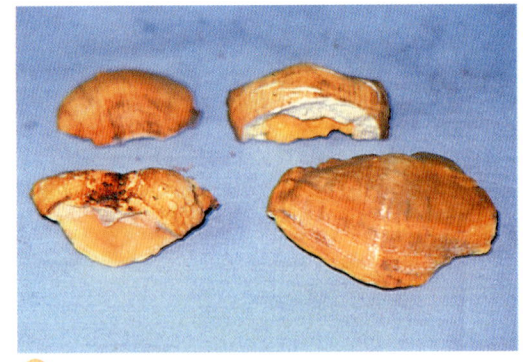

- 8. 천산갑(穿山甲)
  그림 7-15 천산갑(穿山甲珠) 약재
  한국명 : 중국천산갑의 비늘

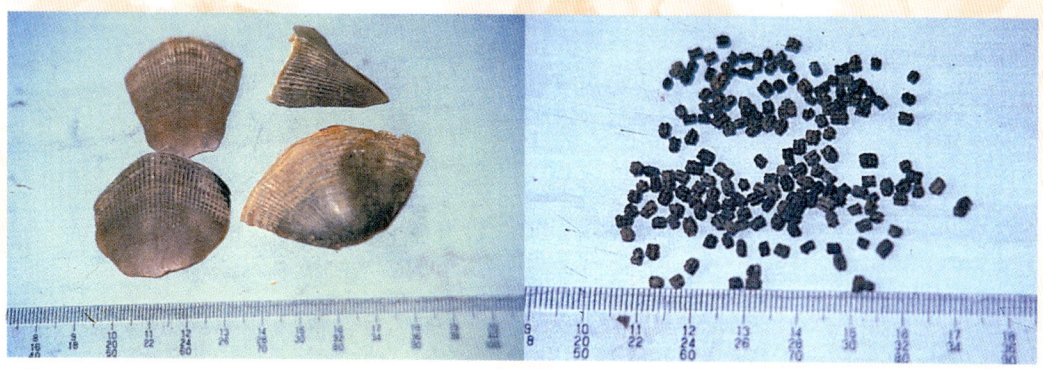

◉ 8. 천산갑(穿山甲)
    그림 7—15 천산갑(穿山甲片) 약재
    한국명 : 중국천산갑의 비늘

◉ 9. 초령지(草靈脂)
    그림 7—18 초령지(草灵脂)약재
    한국명 : 티벳우는토끼의 똥

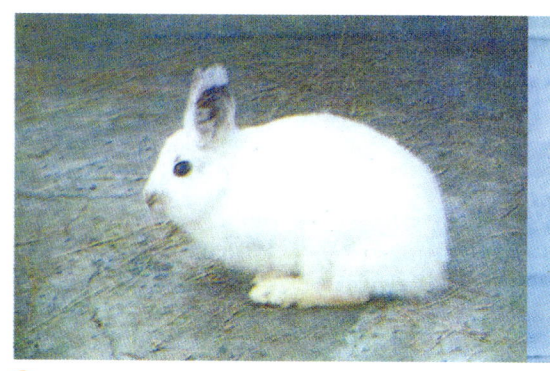 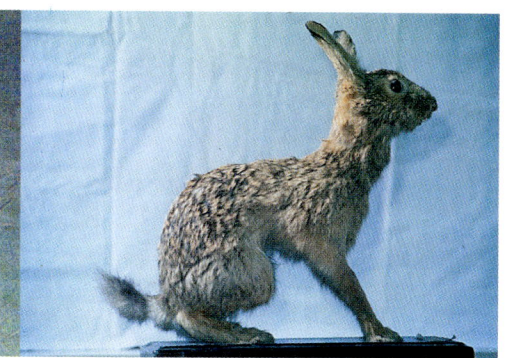

◉ 10. 동북서토(東北鼠兎)
    그림 7—19 우는토끼(생토끼)(東北鼠兎)
    한국명 : 우는토끼(생토끼)

◉ 11. 망월사(望月砂)
    그림 7—22 중국멧토끼(華南兎)
    한국명 : 토끼똥

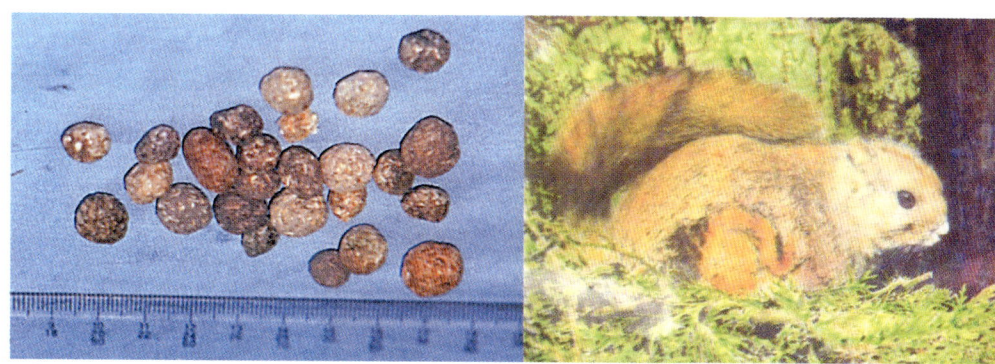

◉ 11. 망월사(望月砂)
    그림 7—23 망월사(望月砂)약재
    한국명 : 토끼똥

◉ 12. 오령지(五靈脂)
    그림 7—24 귀털하늘다람쥐(復齒鼯鼠)
    한국명 : 복치(귀털)하늘다람쥐똥

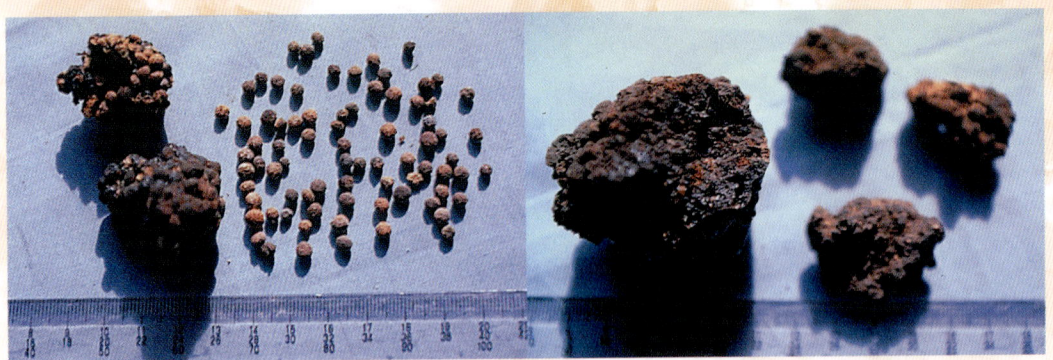

- 12. 오령지(五靈脂)
  그림 7-25 령지미(靈脂米)약재
  한국명 : 복치(귀털)하늘다람쥐똥

- 12. 오령지(五靈脂)
  그림 7-26 당령지(糖靈脂)약재
  한국명 : 복치(귀털)하늘다람쥐똥

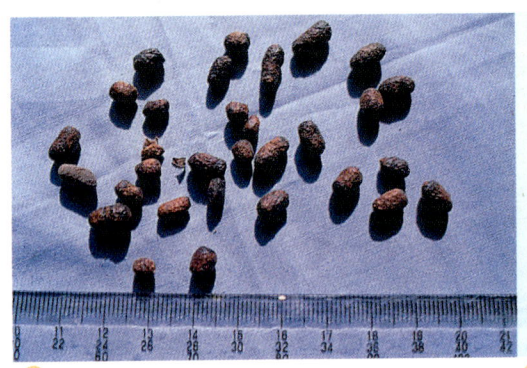
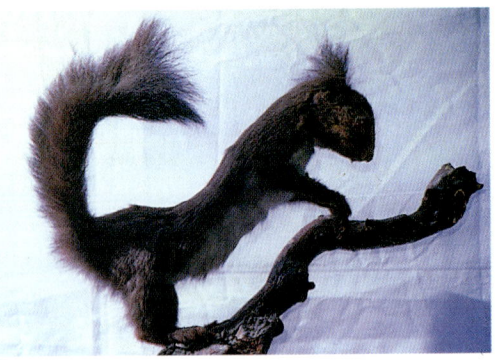

- 12. 오령지(五靈脂)
  그림 7-25 영지미(靈脂米)약재
  한국명 : 복치(귀털)하늘다람쥐똥

- 13. 송서(松鼠)
  그림 7-27 청설모(灰鼠)
  한국명 : 청설모(灰鼠)

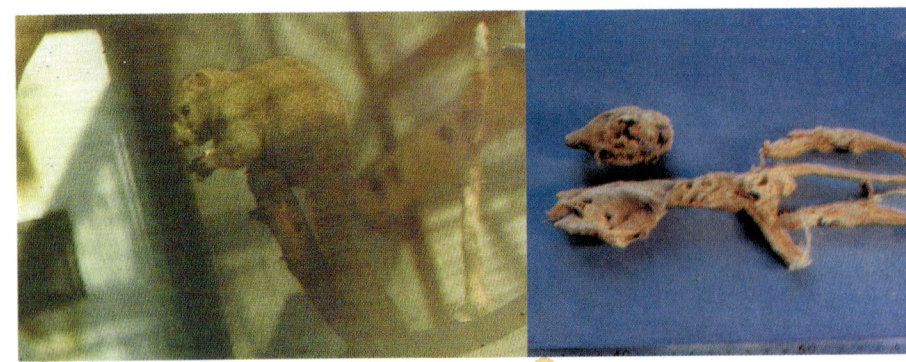

- 14. 암송서골(岩松鼠骨)
  그림 7-28 데이빗바위다람쥐(岩松鼠)
  한국명 : 데이빗바위다람쥐뼈

- 14. 암송서골(岩松鼠骨)
  岩松鼠骨藥材
  한국명 : 데이빗바위다람쥐뼈

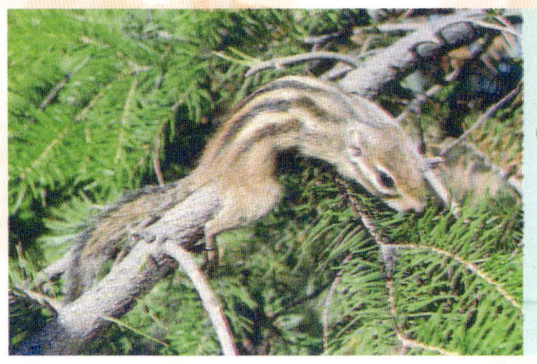

15. 화서뇌(花鼠腦)
    그림 7-29 다람쥐(花鼠)
    한국명 : 다람쥐의 뇌

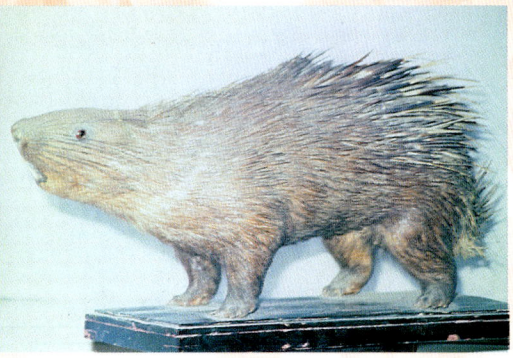

16. 호저극자(豪猪棘刺)
    그림 7-30 히말라야호저(喜馬拉雅毫猪)
    한국명 : 히말라야호저가시(포큐파인)

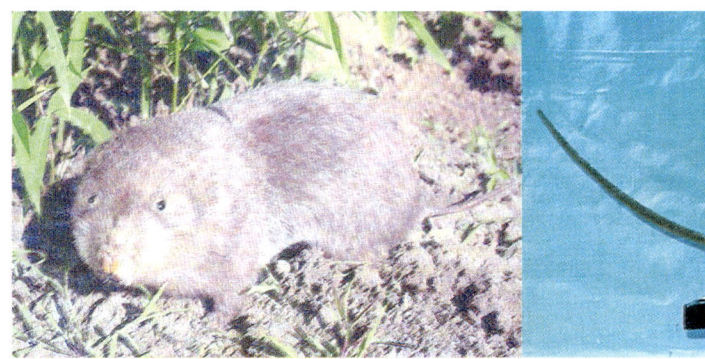

17. 죽류유(竹鰡油)
    그림 7-31 중국대쥐(竹鼠)
    한국명 : 중국대쥐기름

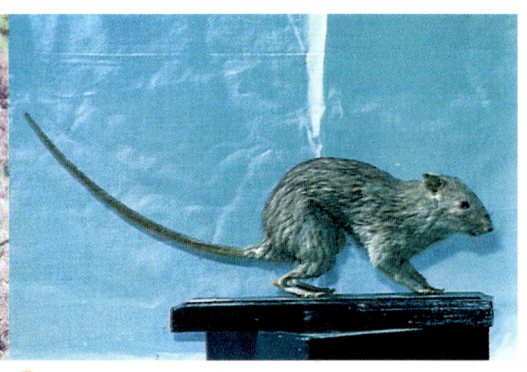

18. 갈가서(褐家鼠)
    그림 7-32 시궁쥐(褐家鼠)
    한국명 : 시궁쥐(집쥐)

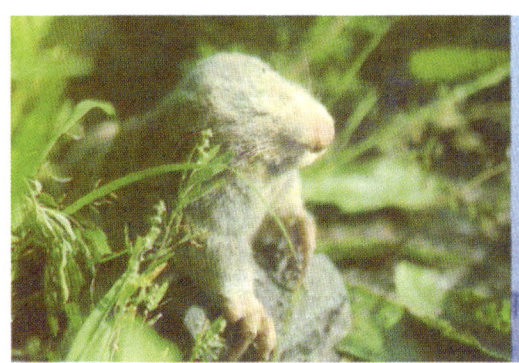

19. 분서(鼢鼠)
    그림 7-34 몽골두더지쥐(草原鼢鼠)
    한국명 : 만주두더지쥐

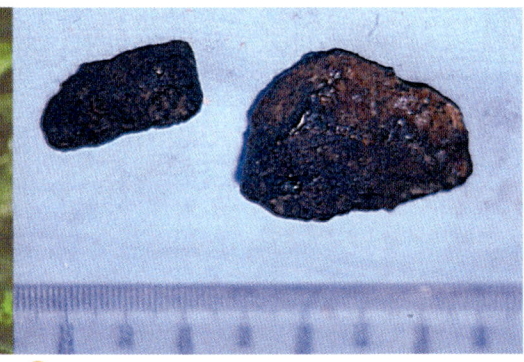

20. 용연향(龍涎香)
    용연향(龍涎香)약재
    한국명 : 향고래의 향유(용연향)

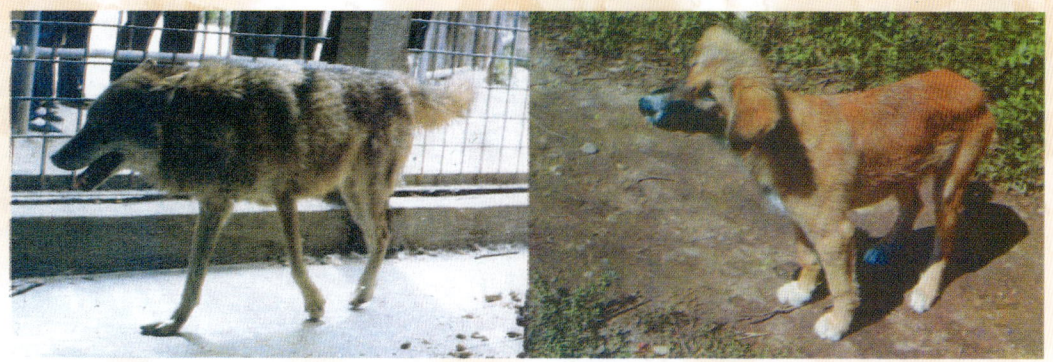

● 21. 낭유(狼油)
　　그림 7-36 대륙늑대(狼)
　　한국명 : 늑대기름

● 22. 구보(狗寶)
　　그림 7-37 개(犬)
　　한국명 : 개의 위·신 또는 방광결석

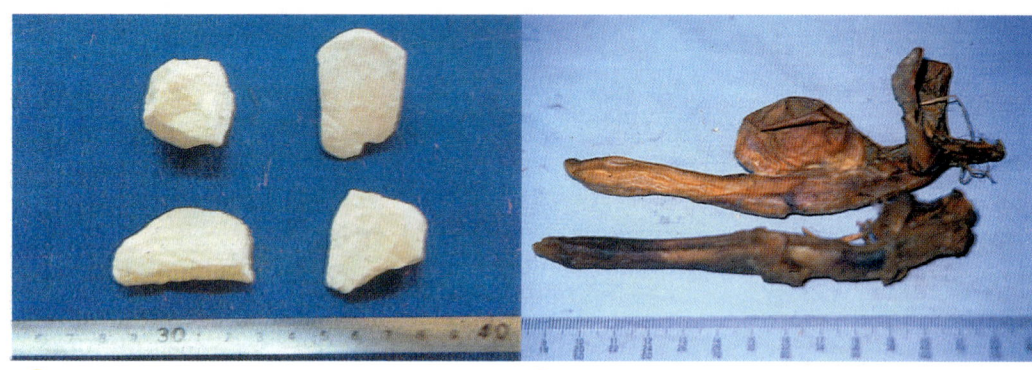

● 22. 구보(狗寶)
　　그림 7-38 구보(狗寶)약재
　　한국명 : 개의 위·신 또는 방광결석

● 23. 구신(狗腎)
　　그림 7-39 구신(狗腎)약재
　　한국명 : 개의 음경과 고환

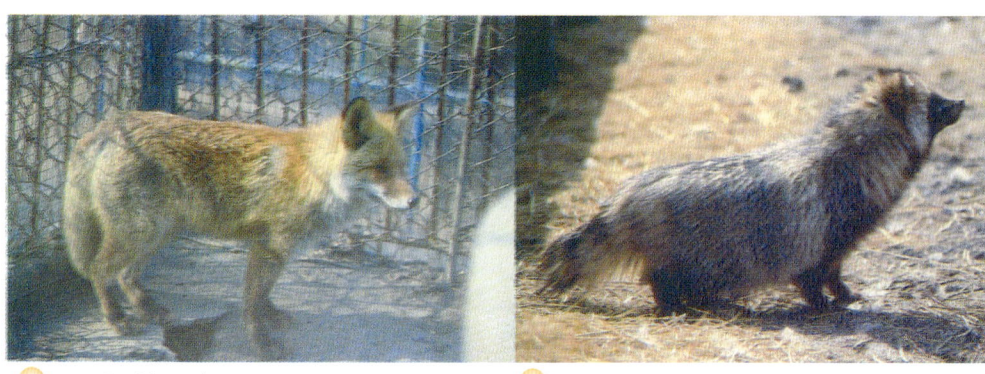

● 25. 호심(狐心)
　　그림 7-40 여우(狐)
　　한국명 : 여우

● 26. 학육(貉肉)
　　그림 7-41 대륙목도리담비(貉)
　　한국명 : 대륙목도리담비의 살

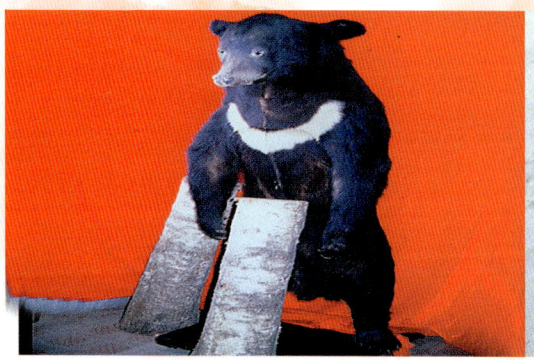

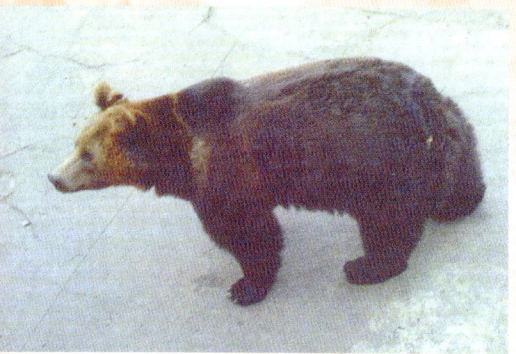

- 27. 웅담(熊膽)
  그림 7-42 반달가슴곰(黑熊)
  한국명 : 반달가슴곰의 쓸개(웅담)

- 27. 웅담(熊膽)
  그림 7-43 불곰(큰곰)(棕熊)
  한국명 : 반달가슴곰의 쓸개(웅담)

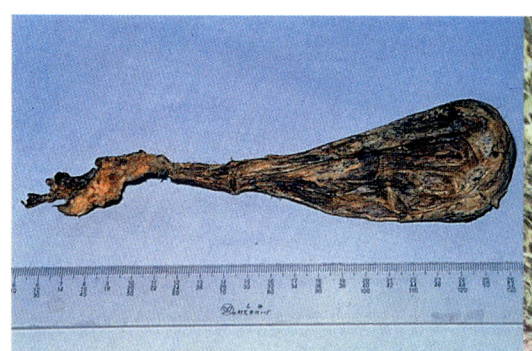

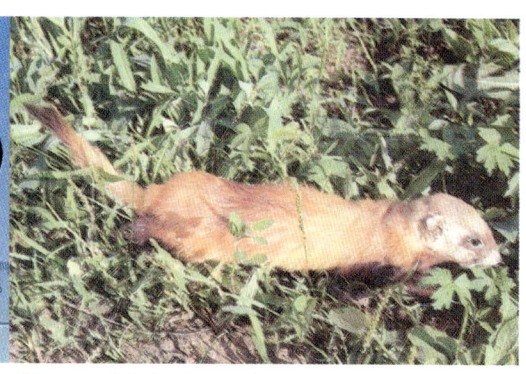

- 27. 웅담(熊膽)
  그림 7-44 웅담(熊膽)약재
  한국명 : 반달가슴곰의 쓸개(웅담)

- 29. 황유분(黃鼬粉)
  그림 7-45 족제비(대륙족제비)(黃鼬)
  한국명 : 족제비가루

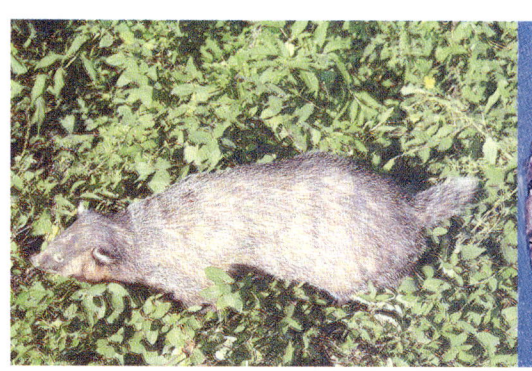

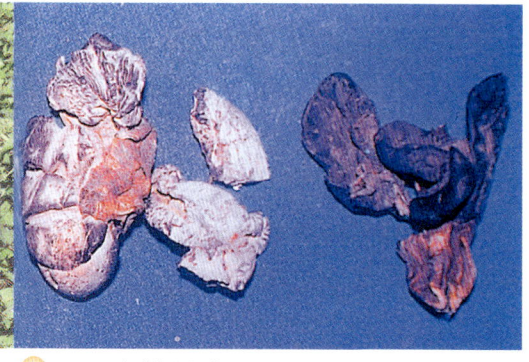

- 30. 환유(獾油)
  그림 7-46 오소리(狗獾)
  한국명 : 오소리기름

- 32. 달간(獺肝)
  그림 7-49 달간(獺肝)약재
  한국명 : 수달의 간

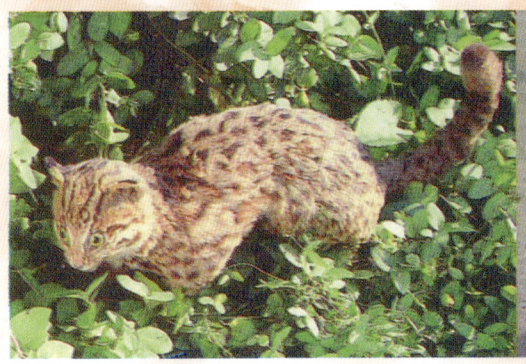
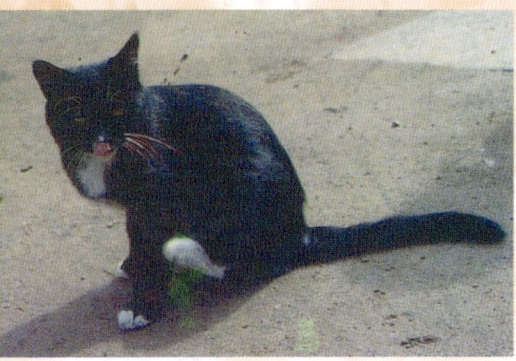

- 34. 이골(狸骨)
  그림 7-51 삵(豹猫)
  한국명 : 삵의 뼈

- 35. 묘육(猫肉)
  그림 7-52 고양이(집고양이)(家猫)
  한국명 : 고양이 고기

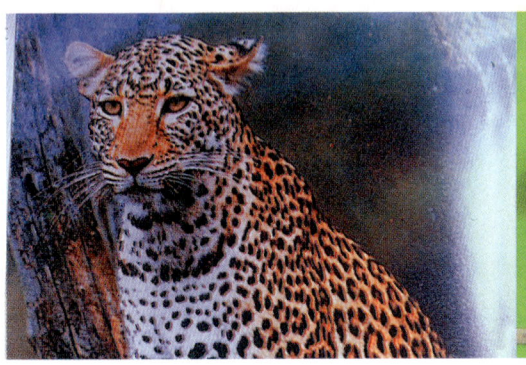
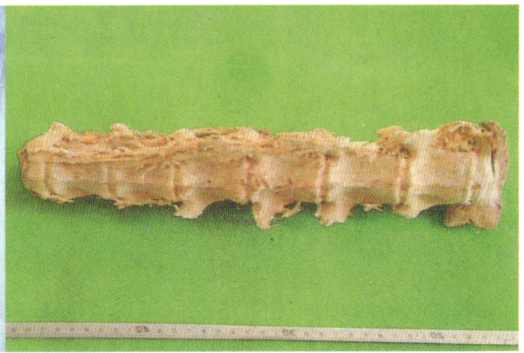

- 36. 표골(豹骨)
  그림 7-53 표범(金錢豹)
  한국명 : 표범뼈

- 36. 표골(豹骨)
  그림 7-54 표골(豹骨)약재
  한국명 : 표범뼈

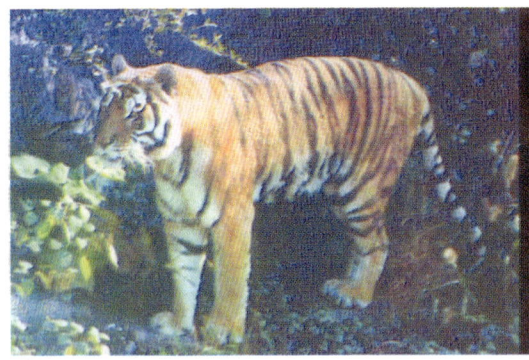
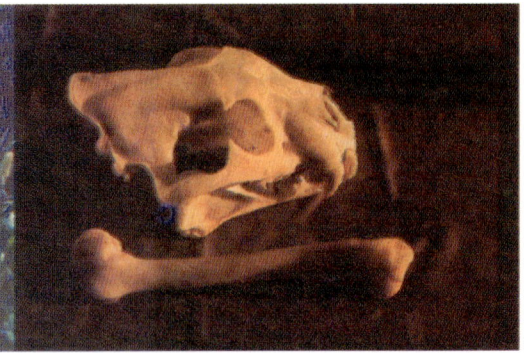

- 37. 호골(虎骨)
  그림 7-55 호랑이(虎)
  한국명 : 호랑이뼈

- 37. 호골(虎骨)
  그림 7-56 호골(虎骨)약재
  한국명 : 호랑이뼈

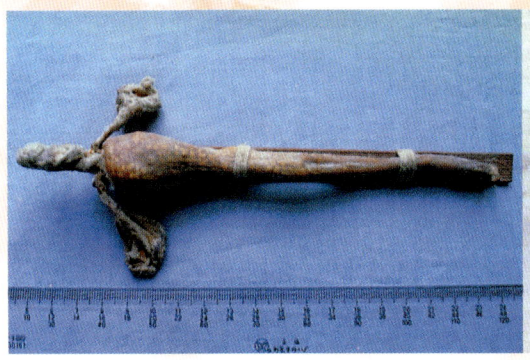
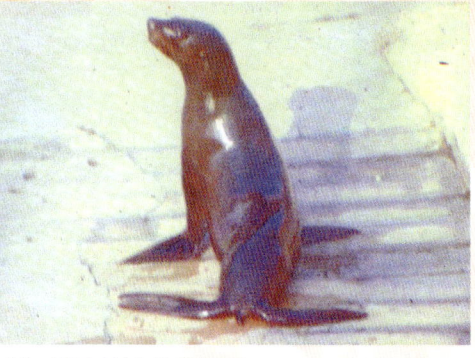

- 39. 해구신(海狗腎)
  그림 7—58 해구신(海狗腎)약재
  한국명 : 물개(북방옷토세이)의 음경과 고환

- 39. 해구신(海狗腎)
  그림 7—59 물개(海狗, 북방옷토세이)
  한국명 : 물개(북방옷토세이)의 음경과 고환

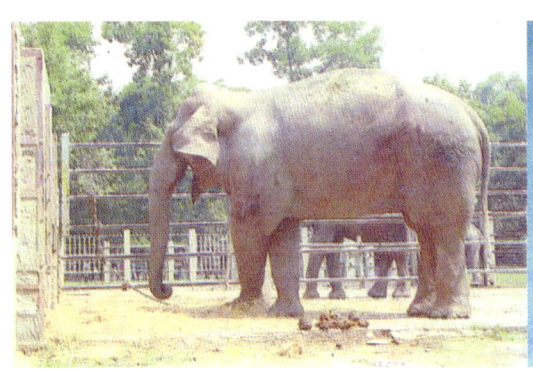
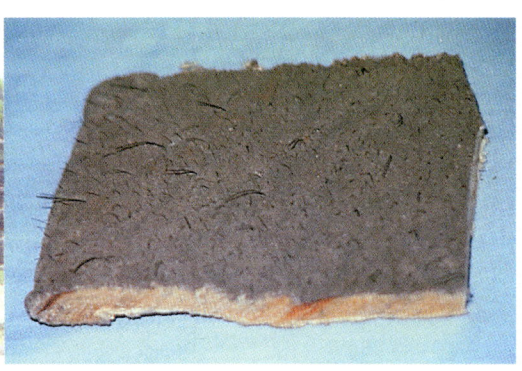

- 40. 상피(象皮)
  그림 7—60 아시아코끼리(亞洲象)
  한국명 : 아시아코끼리의 외피

- 40. 상피(象皮)
  그림 7—61 상피(象皮)약재
  한국명 : 아시아코끼리의 외피

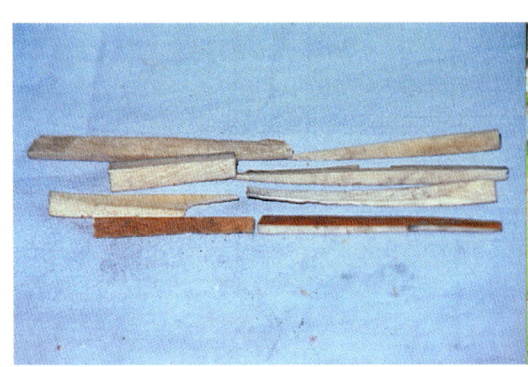
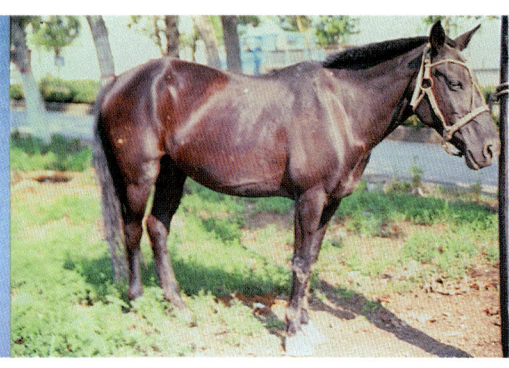

- 40. 상피(象皮)
  상아(象牙)약재
  한국명 : 아시아코끼리의 외피

- 41. 마보(馬寶)
  그림 7—62 마(馬)
  한국명 : 말의 위장결석

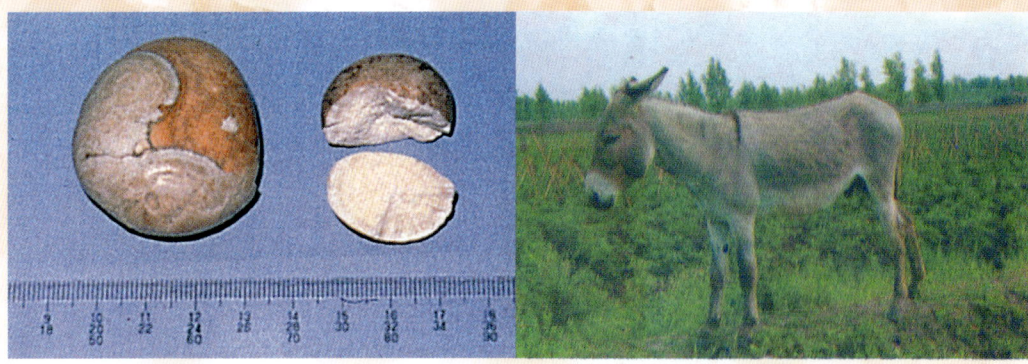

41. 마보(馬寶)
    그림 7-63 마보(馬寶)약재
    한국명 : 말의 위장결석

42. 여신(驢腎)
    그림 7-64 나귀(驢)
    한국명 : 나귀의 음경과 고환

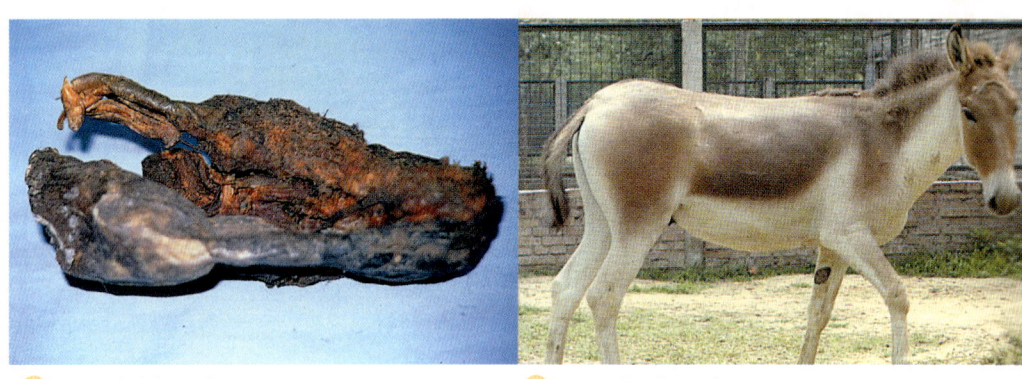

42. 여신(驢腎)
    그림 7-65 여신(驢腎)약재
    한국명 : 나귀의 음경과 고환

43. 아교(阿膠)
    멧나귀(野驢)
    한국명 : 나귀아교

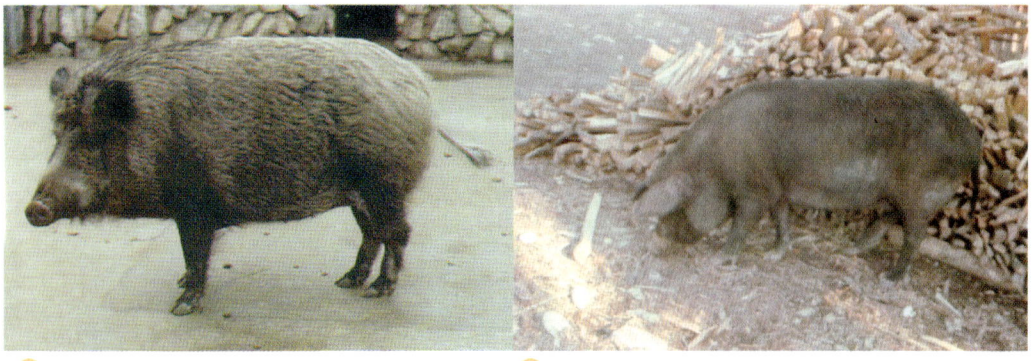

44. 야저담(野猪膽)
    그림 7-67 아시아멧돼지(野猪)
    한국명 : 멧돼지 쓸개

46. 저담즙(猪膽汁)
    그림 7-68 집돼지(猪)
    한국명 : 집돼지 쓸개즙

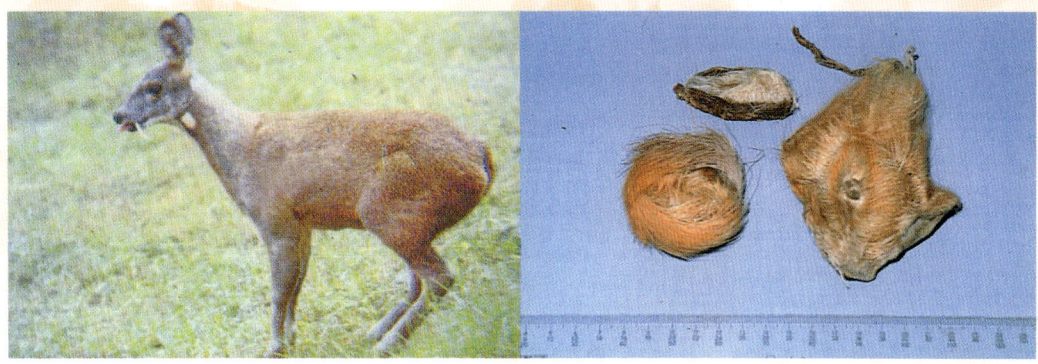

48. 사향(麝香)
    그림 7-72 쇠사향노루(난장이사향노루)(林麝)
    한국명 : 시베리아사향노루의 사향

48. 사향(麝香)
    그림 7-73 사향(麝香)약재
    한국명 : 시베리아사향노루의 사향

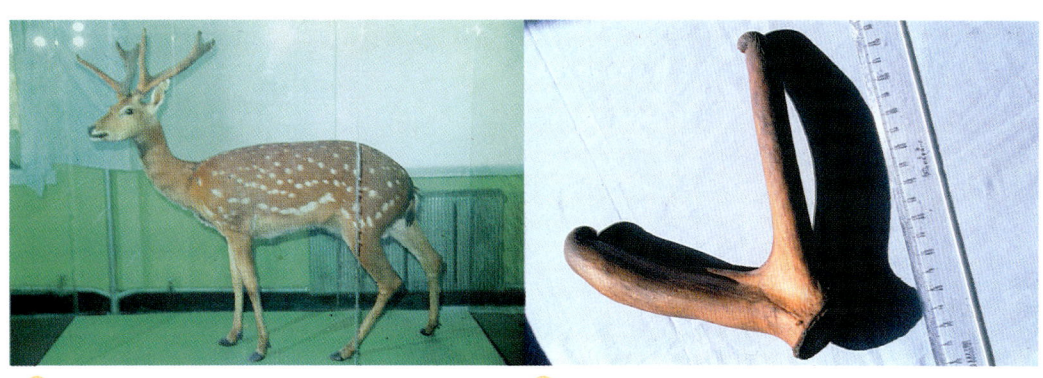

49. 녹용(鹿茸)
    그림 7-74 꽃사슴(梅花鹿)
    한국명 : 녹용

49. 녹용(鹿茸)
    한국명 : 녹용

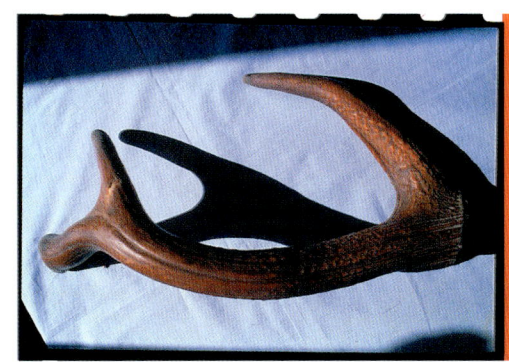
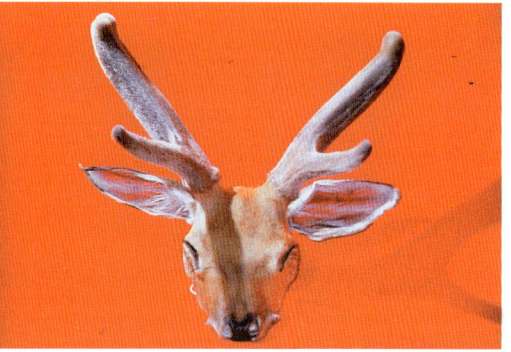

49. 녹용(鹿茸)
    三岔
    한국명 : 녹용

49. 녹용(鹿茸)
    頭二杠茸
    한국명 : 녹용

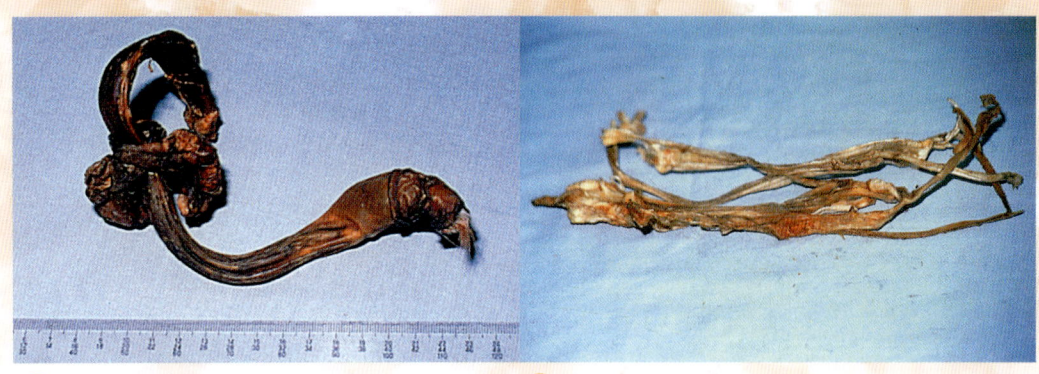

- 50. 녹신(鹿腎)
  그림 7-78 녹신(鹿腎)약재
  한국명 : 사슴 음경 및 고환

- 50. 녹신(鹿腎)
  鹿筋
  한국명 : 사슴 음경 및 고환

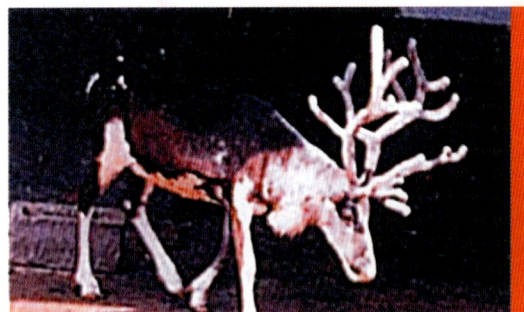
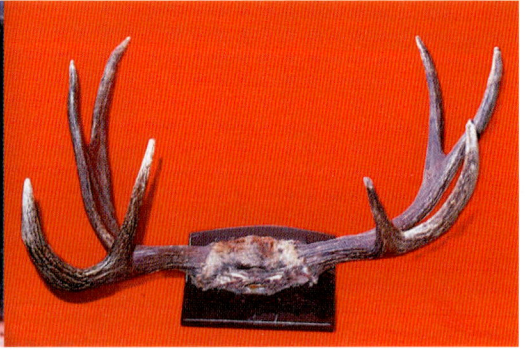

- 51. 녹각(鹿角)
  그림 7-80 순록(馴鹿)
  한국명 : 녹각

- 51. 녹각(鹿角)
  순록각(馴鹿角)
  한국명 : 녹각

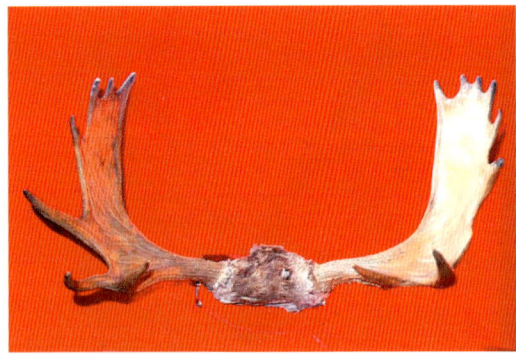
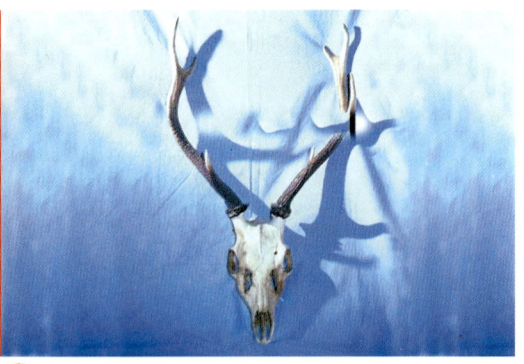

- 51. 녹각(鹿角)
  타록각(駝鹿角)
  한국명 : 녹각

- 51. 녹각(鹿角)
  매화록각(梅花鹿角)
  한국명 : 녹각

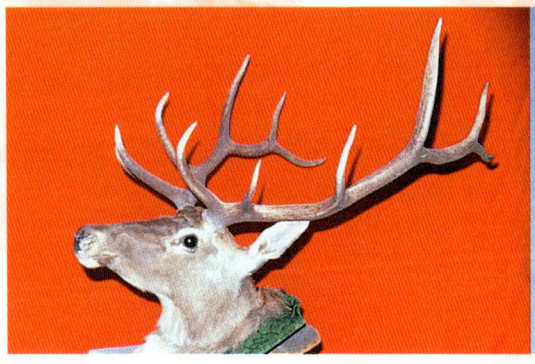

51. 녹각(鹿角)
    馬鹿帶頭角
    한국명 : 녹각

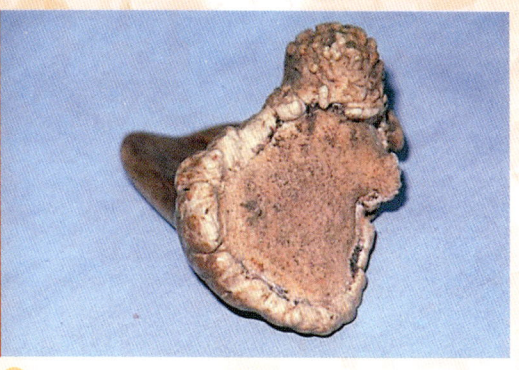

51. 녹각(鹿角)
    梅花鹿托盤
    한국명 : 녹각

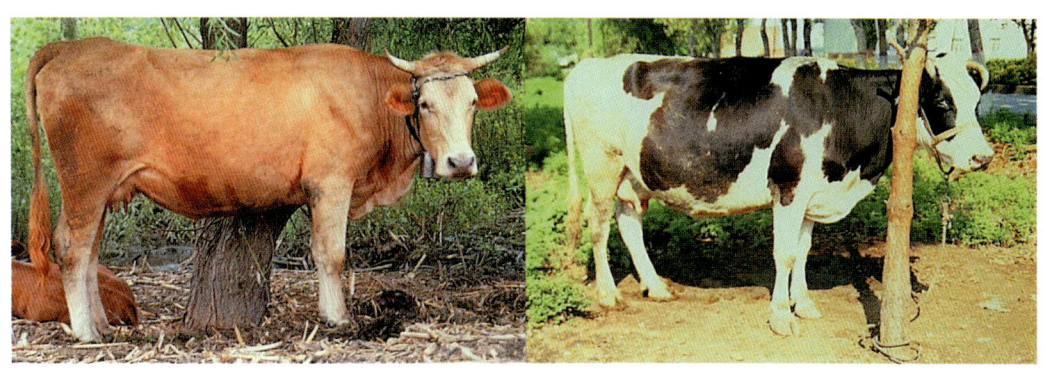

52. 우황(牛黃)
    그림 7-82 황우(黃牛)
    한국명 : 우황

52. 우황(牛黃)
    그림 7-82 황우(黃牛)
    한국명 : 우황

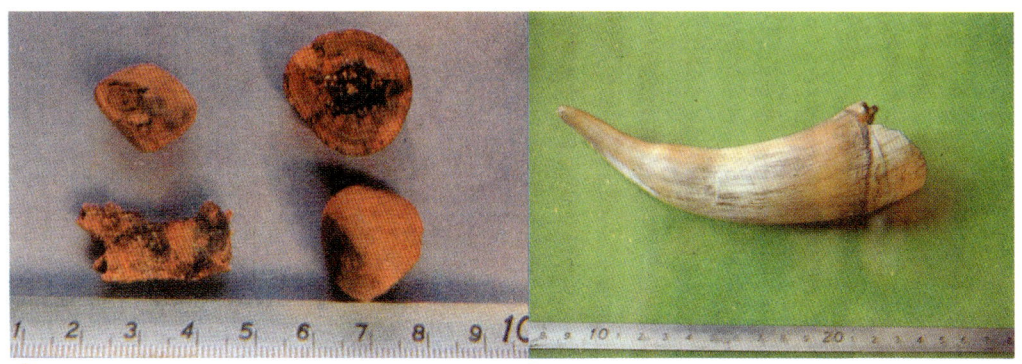

52. 우황(牛黃)
    그림 7-83 우황(牛黃)약재
    한국명 : 우황

54. 우각(牛角)
    그림 7-85 우각(牛角)약재
    한국명 : 쇠뿔

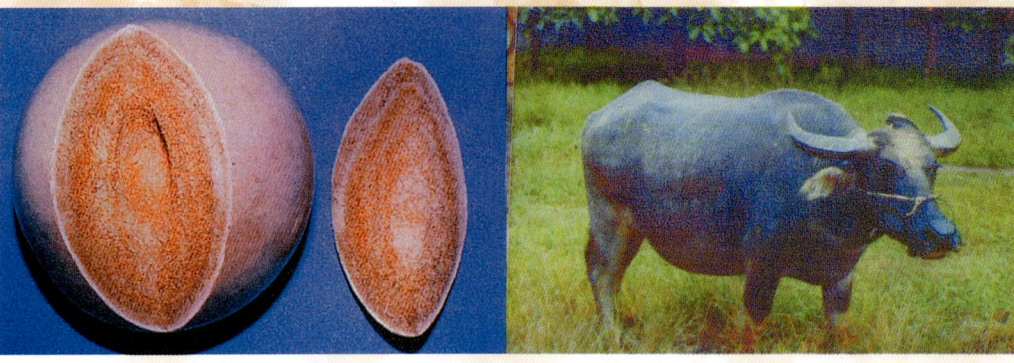

- 57. 우초결(牛草結)
  그림 7-87 우초결(牛草結)약재
  한국명 : 소의 胃內草纖維뭉치

- 59. 수우각(水牛角)
  그림 7-88 물소(水牛)
  한국명 : 물소뿔

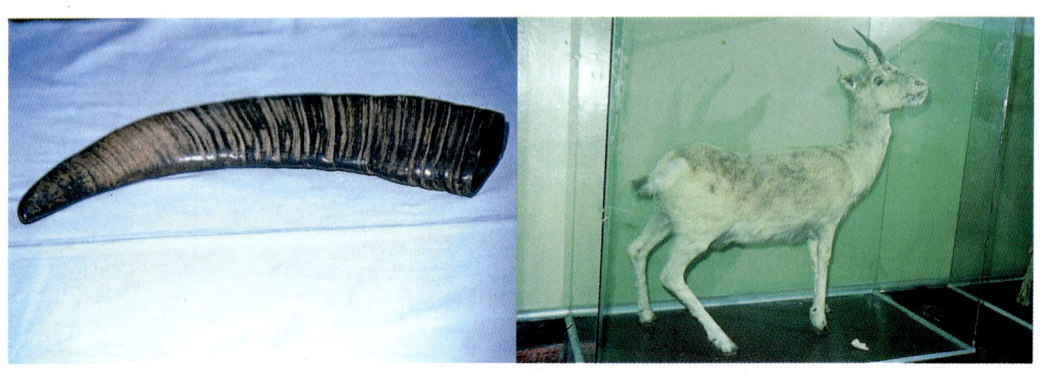

- 59. 수우각(水牛角)
  그림 7-89 수우각(水牛角)약재
  한국명 : 물소뿔

- 60. 황양각(黃羊角)
  그림 7-90 몽골가젤(黃羊)
  한국명 : 몽골가젤의 뿔

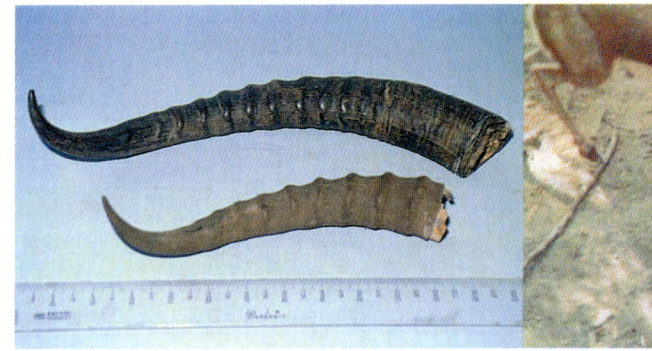
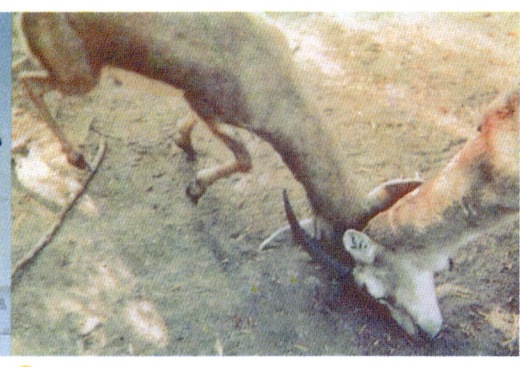

- 60. 황양각(黃羊角)
  그림 7-91 황양각(黃羊角)약재
  한국명 : 몽골가젤의 뿔

- 61. 영양각(羚羊角)
  鵝喉羚羊角
  한국명 : 사이가뿔(영양뿔)

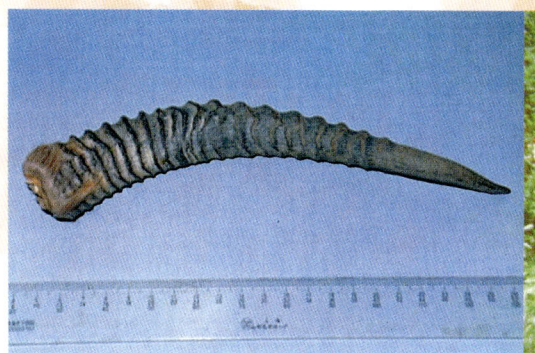 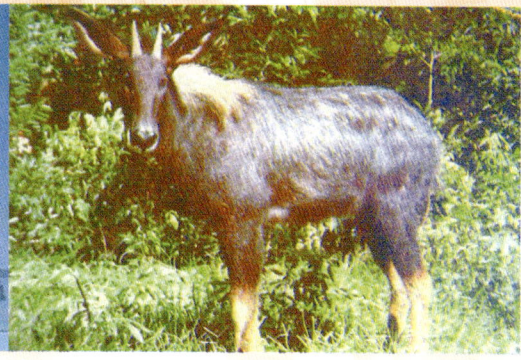

61. 영양각(羚羊角)
    그림 7-93 사이가뿔(羚羊角)약재
    한국명 : 사이가뿔(영양뿔)

62. 엽령골(鬣羚骨)
    그림 7-94 수마트라영양(시이로우, 鬣羚)
    한국명 : 수마트라영양뼈

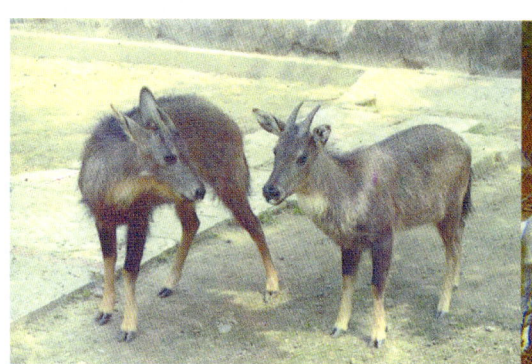 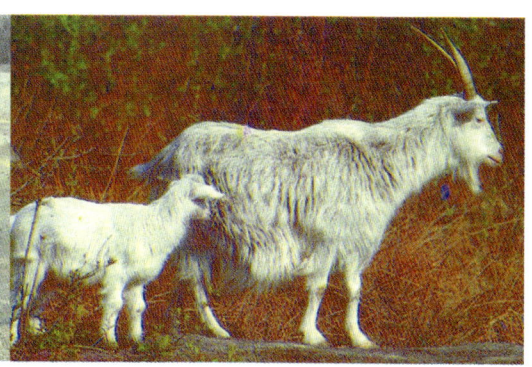

63. 청양각(靑羊角)
    그림 7-95 청양(靑羊)
    한국명 : 산양각(山羊角)

64. 양골(羊骨)
    그림 7-96 염소(山羊)
    한국명 : 염소뼈

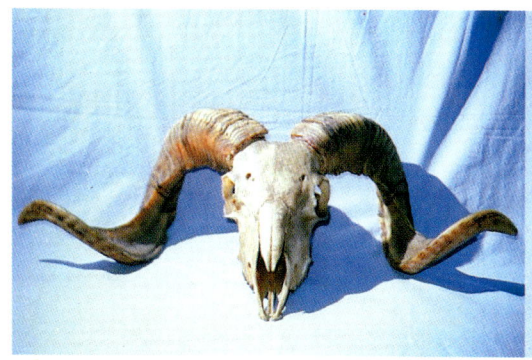 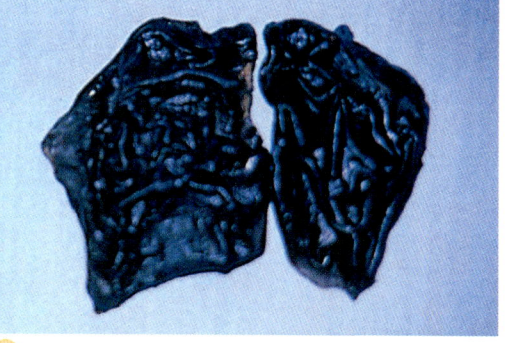

64. 양골(羊骨)
    綿羊角
    한국명 : 염소뼈

65. 양간(羊肝)
    그림 7-98 양간(羊肝)약재
    한국명 : 면양, 염소의 간

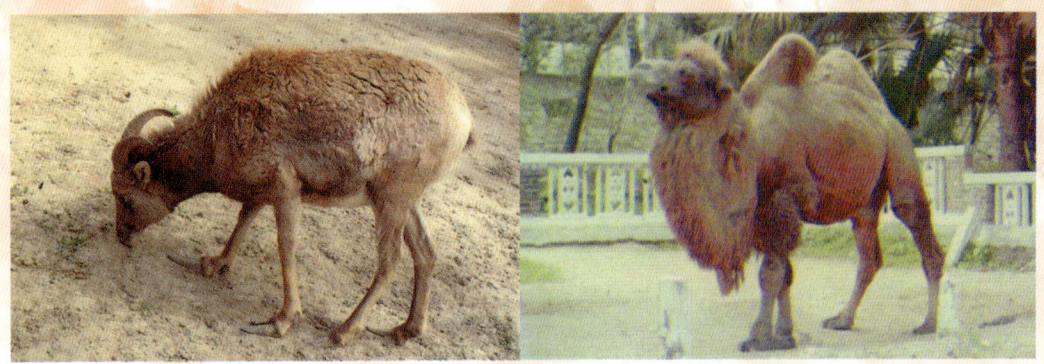

- 66. 산양혈(山羊血)
  그림 7-99 아르갈리(盤羊)
  한국명 : 아르갈리

- 71. 낙타지(駱駝脂)
  그림 7-105 쌍봉낙타(雙峰駱駝)
  한국명 : 낙타기름

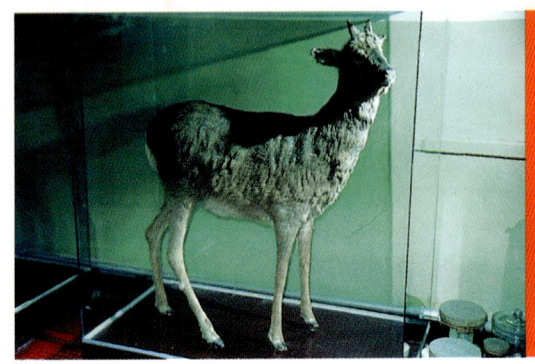
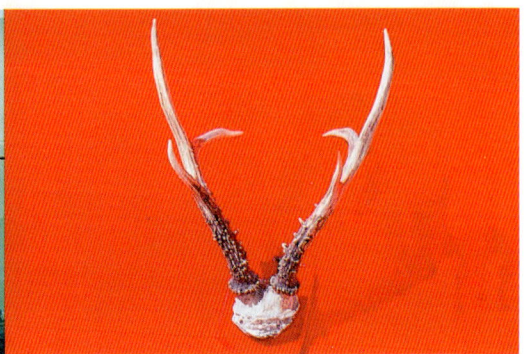

- 72. 포각(麅角)
  그림 7-106 노루(麅)
  한국명 : 노루의 뿔

- 72. 포각(麅角)
  노룽의 뿔(麅角)약재
  한국명 : 노루의 뿔

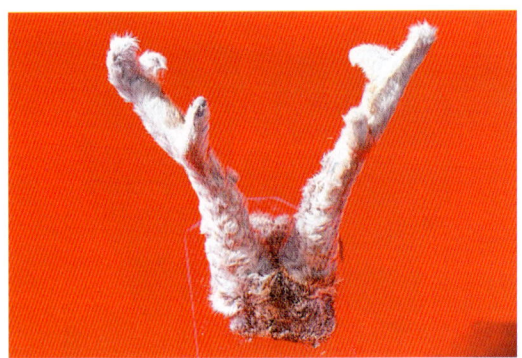

- 72. 포각(麅角)
  노루의 뿔(麅角)약재
  한국명 : 노루의 뿔

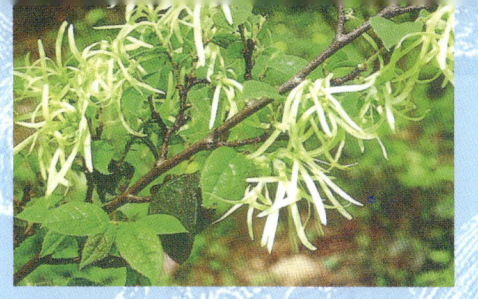

제8장

기 타 류

생물학계 공동편저자명단

기 타 류   중국동물약학회장 鄧明魯교수

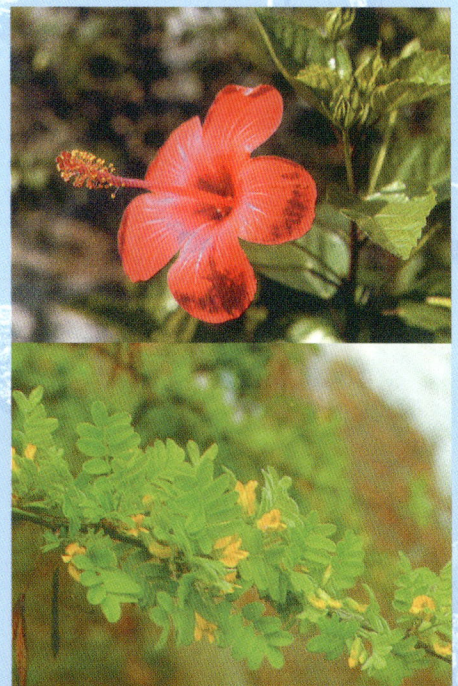

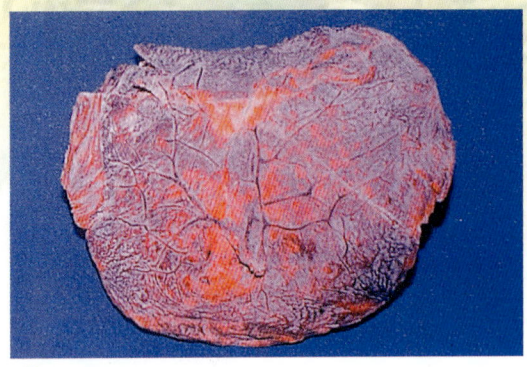

1. 자하거(紫河車)
    그림 8—1 자하거(紫河車)약재
    한국명 : 사람의 태, 태반

찾아보기

中藥名

ㄱ

家猫(猫肉) 620
家白蟻(白蟻) 158
家雀(麻雀) 548
家蠶蛾(白殭蠶) 180,186
家鴿(鴿子肉) 513
蝌蚪蟲(蝌蚪) 367,368
角倍蚜(五倍子) 165
角燕, 角鰶(鰶魚) 311
角鴟(猫頭鷹) 522
殼菜(淡菜) 54,55
葛上亭長 204,205
褐家鼠 593,594
褐背金絲燕(土燕窩) 526
褐背地鴉(地鴉) 544
褐腹啄木鳥(啄木鳥) 532
褐翅鴉鵑(紅毛鷄) 520,521
褐翅紅娘子(紅娘子) 165
褐河鳥(水老鴰) 544,545
蠍(全蝎) 90
蚶殼, 蚶子殼(瓦楞子) 52
堪達罕(鹿角) 655
砍茸(鹿茸) 650,651
甲魚(鱉甲) 396
甲珠(穿山甲) 575,576
甲香 33,34

羌活魚 353,354
姜公魚(針魚) 282
江豚(眞海豚) 684
蜣螂, 蜣蜋 214,216,217
殭蛹, 殭蛹粉 .... 182~184
殭蠶(白殭蠶) 163,179,180181,184
巨斧螳螂, 拒斧螳螂(桑螵蛸) 147
鋸魚, **鋸魚膽** 307
鋸茸(鹿茸) ...... 650~652,654~656
乾蟾 .... 362~364
犬(狗寶) 600,604
繭蛹(柞蠶蛹) 186
缺齒鼴(鼴鼠) 565
鏡魚(鯧魚) 339
鯨鯊(魚肝油) 305,307
鷄, 鷄肝, 鷄腦, 鷄膽, 鷄嗉, 鷄腸, 鷄血 ‥
.... 464,495
鷄內金 274,471,488,496,585
鷄蛋淸, 鷄蛋殼, 鷄蛋黃 499
鷄冠鳥(屎咕咕) 529
叩頭蟲 209,210
庫氏硨磲(海扇) 70
枯蟬(蟬蛻) 161
高鼻羚羊(羚羊角) 670
高粱條螟(鑽稈蟲) 178
高原蝮(蝮蛇) 437
高原兎(望月砂) 580,581
高地鼴鼠(五靈脂) 586
蛐蛐(蟋蟀) 153
鵠, 鵠絨毛(天鵝毛) 463
滾山蟲, 滾山珠, 滾山球馬陸 84,85
骨螺 .... 43~46
公魚 274,275

孔雀尾	492~494
瓜螺(紅螺塔)	49,50
瓜黑蝽(九香蟲)	173
蜾蠃(蠮螉)	234
蝌蚪	367~369
寬吻海豚(眞海豚)	684
寬體金線蛭(水蛭)	14,15
棺頭蟋蟀, 棺材頭(蟋蟀)	154
管角螺(響螺厴)	48
鸛骨, 鸛肉	460,461
廣地龍(地龍)	12,13
魁蚶(瓦楞子)	52,53
蛐蛐	150,151
巧婦(鷦鷯)	546
巧燕(燕窩泥)	536
鮫魚	303
蛟蜻蛉(地牯牛)	175
九官鳥(八哥)	538
九龍蟲(洋蟲)	210
九斑刺魨(刺魨)	297
九香蟲	173,174
勾魚(狼牙鱔)	321
狗肝(狗骨)	603
狗棍	318
狗骨	602,603,624
狗寶, 狗膽汁	132,599~603
狗腎, 狗鞭	57,601,602,654
狗熊(熊膽)	606
狗獾(獾油)	611~614
溝牙鼯鼠(五靈脂)	586
鷗(釣魚郞)	511
鴝鵒(八哥)	538
菊頭蝠(夜明砂)	567

菊花蛇(百花錦蛇)	419
卷折饅頭蟹(饅頭蟹)	107
龜脚, 龜足(石蜐)	105
龜板, 龜殼, 龜甲	
	121,386~389,514
龜板膠, 龜膠	389,390
鬼鮋(老虎魚)	341
叫姑姑	151,152
鯢魚(河豚)	293
棘胸蛙	373,374
近江牡蠣(牡蠣)	66
筋退(指甲)	698
金鷄	491,492
金鼓(海猴, 金錢魚)	330,335
金龜蚓(蠐螬)	218
金頭鵝(天鵝毛)	463
金絲燕(燕窩)	525
金線蛙(蝌蚪 靑蛙)	368~372
金蛇(脆蛇)	413
金魚	266~268
金烏賊(海螵蛸)	79
金腰燕(燕窩泥)	536
金仔花	27
金錢白花蛇	428,429,435
金錢魚	335
金錢豹(豹骨)	622,623
金鵰	476
金蛤蟆	366,367
金環蛇	426,427,429,435,441
氣泡魚(河豚)	293
寄居蟲, 寄蟲蝦, 寄居蟹, 寄居蝦	
	100,101

ㄴ

裸胸鱔	347
騾, 騾寶, 騾蹄甲(馬寶)	633,634
癩蛤蟆(蟾酥)	358
駱駝, **駱駝脂**	687,688
亂髮(血餘炭)	697
卵殼中白皮(鳳凰衣)	498
藍尾石龍子(石龍子)	410
蝲蛄石	98,99
辣螺	44,45
南方大斑螯(斑螯)	201
南方螻蛄(螻蛄)	156
藍鯨(眞海豚)	684
藍尾石龍子(石龍子)	410
藍斑背肛海兔(海粉)	21
蠟嘴, 蠟嘴雀	550,551
蠟皮蜥	447~449
狼, 狼膏, 狼骨, 狼糞, **狼油**	599
狼牙鱔	321
老家賊(麻雀)	548
老鷹(鳶腦)	473
老蟑(蜚蠊)	140
老兔(猫頭鷹)	522
老虎魚	341
鷺肉	459,460
鸕鶿, 鸕鶿骨, 鸕鶿嗉囊, 鸕鶿涎, 鸕鶿肉	457~459
鱸魚	286~288
鱸子魚(鱸魚)	287
露蜂房	236~238
鹿角, 鹿角膠, 鹿角霜	121,632,654~657
鹿骨, 鹿筋, 鹿尾, 鹿胎, **鹿腎**	
鹿筋	653,654
鹿鞭	602,653
鹿茸, 鹿茸血	648,650,652~656,689
綠孔雀(孔雀尾)	493
綠頭鴨(水鴨毛)	466
綠刺蔘(海蔘)	121
綠蜻蜓(蜻蜓)	138,139
綠海龜(蠵龜)	393
綠海葵(海菊花)	9
螻蛄	155~158,371
鯔魚	252,253
鯪鯉(穿山甲)	574
鯪鰭(重脣魚)	270

ㄷ

多毛隱翅蟲(花蟻蟲)	199
多疣壁虎(守宮)	404,405
多齒蛇鯔(狗棍)	319
茶婆蟲(蜚蠊)	140
丹頂鶴(鶴骨)	503
團魚(鱉甲)	396
短蛸(章魚)	83,84
獺, **獺骨**	613,614
獺肝	614~616
淡水海綿群體(紫梢花)	3
淡水蟹(蟹)	102,103
淡菜	54,56,57
塘虱魚, 塘虱魚肉	301~303
塘鵝(鵜鶘)	456
糖靈脂(五靈脂)	584~586
螳螂, 螳螂子(桑螵蛸)	145~147
大鵠(天鵝毛)	463

大角羊(山羊血)	679	戴勝	529
大鴇, 大鴇骨, 大鴇肉	554~556	袋子蟲	191
大腦袋蟲子(蠐螬)	219	臺灣油葫蘆(蟋蟀)	155
大刀螂(桑螵蛸)	145	刀螂(桑螵蛸)	145
大杜鵑(布穀鳥)	517	**刀鱭**	253~255
大頭龜(平胸龜)	385	叨木冠子(啄木鳥)	531
大頭金蠅(五穀蟲)	193,194	跳百丈(叩頭蟲)	209
大頭豆芫青(葛上亭長)	205,206	稻葉大劍角蝗(蚱蜢)	149
大頭腥(鱈魚)	324	稻蝗(蚱蜢)	148,149
大靈猫(靈猫香)	617	淘鵝, 淘河, 逃河(鵜鶘)	456
大螻蛄(螻蛄)	157	禿鼻烏鴉(烏鴉)	543
大馬哈, **大馬哈魚**	255,256	禿鷲(坐山鵰)	477
大斑芫青(斑蝥)	201	獨角牛, 獨角仙(蜣螂)	214
大壁虎(蛤蚧)	407	突厥雀(沙牛雞)	512
大鴇(鴇油)	508	**東方鈴蟾**	380,381
大蜚蠊(蜚蠊)	140	東方斑鳩(斑鳩)	514
大鬚鯨(眞海豚)	684	東方蜚蠊(蜚蠊)	141
大蟋蟀(叫姑姑)	152	**東方蠑螈**	356,357
大雁(雁脂)	462	東北大黑鰓金龜(蠐螬)	217
大鯢	354~356	東北鼢鼠(鼢鼠)	595
大耳蝠(夜明砂)	567	**東北鼠兔**	578,579
大竹蟶(馬刀)	77	東北雨蛙(雨蛙)	365
大蜻蜓(蜻蜓)	138	東北兔(望月砂)	580
大嘴烏鴉(烏鴉)	542	**東風螺**	46,47
大杓鷸(鷸肉)	509,510	**冬蟲夏草**	163,187~189,408,474
大避債蛾(袋子蟲)	191	同型巴蝸牛(蝸牛)	25
大蛤(蛤殼)	70	銅盆魚(海猴)	330
大鵟子鵰	478,479	銅楔蜥, 銅石龍子(石龍子)	409
大黃魚	332	童便	698,699
大黑螞蟻	240	豆斑蝥(葛上亭長)	204
對蝦	92~94	豆雁(雁脂)	463
玳瑁, 瑇瑁	69,394,395	豆芫青(葛上亭長)	204
帶魚	336,337	杜鵑	517~520

頭髮(血餘炭)	697
蠹魚(衣魚)	137
橙䴉(五靈脂)	586

ㅁ

馬, 馬寶	632,633
馬大頭(蜻蜓)	138,139
馬刀	76,77
馬來斑鮃(比目魚)	292
馬鹿, 馬鹿茸(鹿茸, 鹿角)	648~650,
馬麝(麝香)	645,646
馬蛇子(蜥蜴)	411
馬熊(熊膽)	607
馬蹄甲(馬寶)	634
馬蹄螺	31,32
馬鬃蛇	400~402
馬鞭魚	325
馬蛤(馬刀)	76
麻雀, 麻禾雀, 麻雀腦, 麻雀卵, 麻雀血	548~550,552,553
麻雀糞(白丁香)	549
曼氏無針烏賊(海螵蛸)	80
鰻魚, 鰻鱺, 鰻鱺魚	256
饅頭蟹	107~109
抹香鯨(龍涎香)	597
望月砂	579~581
蟒蛇	414~416
網紋裸胸鱔(裸胸鱔)	347
梅花鹿, 梅花鹿茸(鹿茸, 鹿角)	648,650,651,653~656
虻蟲	16,194,196
鮸魚(魚鰾)	249

綿羊(羊骨)	676
明月砂(望月砂)	580
蟎蟲(鑽稈蟲)	178
毛蚶(瓦楞子)	52
毛痢子(雀甕)	176
毛衣魚(衣魚)	138
毛腿沙鷄(沙半鷄)	512
牡狗陰莖(狗腎)	601
牡蠣	49,64~67,231,518,
森氏七鰓鰻(七星魚)	246
牦牛, 牦牛角, **牦牛臁**	689~691
鶩肪(雁脂)	462
猫, **猫肉**	531,620~622,624,661
猫頭鷹	522,523
無斑雨蛙(雨蛙)	365
無蹼壁虎(守宮)	404
墨魚骨(海螵蛸)	79,80
文鰩魚(飛魚)	322
文蛤(蛤殼)	70~72
紋鱧(黑魚)	290
美洲蜚蠊(蜚蠊)	141,142
迷路漏斗網蛛(草蜘蛛)	116
獼猴, **獼猴骨**, 獼猴肉	570~572
密鱗牡蠣(牡蠣)	65
密点麻蜥(蜥蜴)	412
蜜蠟(蜂蠟)	233
蜜蜂	221,224,231~233,236
蜜蜂房	232,233
蜜蜂子	231,232

ㅂ

薄翅螳螂(桑螵蛸)	146

胖頭(鱅魚)	261	白脣鹿, 白脣鹿茸(鹿茸)	652
盤大鮑(石決明)	28,29	白背啄木鳥(啄木鳥)	532
盤羊(山羊血)	679,680	白鱔(鰻鱺魚)	256,321
斑鳩	514,515	白線蛇	417,418
斑頭鵂鶹(山鴞)	523,524	白鵝膏	470
斑羚(靑羊角)	674	白眼(鯔魚)	283
斑靈猫(靈猫香)	618	白額雁(雁脂)	463
斑蝥	200~207,209	白蟻	158,159
斑猫(斑蝥)	200	白丁香	549,550
斑飛蜥(飛龍)	446	白條草蜥(蜥蜴)	412
斑嘴鵜鶘(鵜鶘)	456	白昌(鯧魚)	339
斑啄木鳥(啄木鳥)	532	白脊蛇(白線蛇)	416
斑腿樹蛙(射尿蚓)	378,379	白蟲倉(五倍子)	165
斑海馬(海馬)	326,327	白貝齒(貝齒)	40,41
斑胡蜂(蠮螉)	238	白鵬	486,487
拔楔子(蝤蠐)	101	白花蛇	420,427,429,432~435
方格星蟲(沙腸子)	19	百舌鳥	547
方形環棱螺	35	百花蛇, **百花錦蛇**	419~421
紡織娘(叫姑姑)	152	翻車魚	298
背殼無齒蚌(珍珠)	59,60	壁錢	113~115
背甲(龜板)		壁錢巢(壁錢)	115
	90,94,385~387,390~393,396~398	壁虎(守宮)	403~407,514
倍蚜(五倍子)	165	鷺鷀(油鴨)	455,456
白殭蠶	92,178~184	變色沙蜥(草原沙蜥)	450
白頸蚯蚓(地龍)	11	變色樹蜥(馬鬃蛇)	401
白鸛(鸛骨)	460,461	鷩雉(金鷄)	491
白鱀豚, 白鰭豚	681,682	鱉, **鱉甲**, 鱉膽, 鱉肉, 鱉血	
白短鲉	348,349		396~400,514,524
白蠟蟲(蟲白蠟)	170~172	鱉甲膠	399,400
白螺螄殼	35	鱉首, 鱉頭	398,399
白鷺(鷺肉)	459,460	秉氏環毛蚓(地龍)	14
白鹿, 白鹿茸(鹿茸)	652	**鴇油**, 鴇, 鴇肉	507,508
白蜜(蜂蜜)	220	普通刺猬(刺猬皮)	561,562

伏翼(蝙蝠)	569
腹甲(龜板)	96,128,385~391
復齒鼯鼠(五靈脂)	583,584,586
蝮蛇, 蹼趾壁虎(守宮)	
	410,426,435~437,443,444
鳳尾魚(刀鱭)	253
鳳凰衣, 鳳凰退	498,499,664
棒錐螺(錐子螺)	38,39
蜂膠	226,227
蜂毒	89,223~226
蜂蠟	227,232~234,238
蜂蜜	
	220,222~224,226,228,231~233,647
蜂乳	227~230
蜂子(蜜蜂子)	231
蜂腸(露蜂房)	236
浮石(海浮石)	4,597
鳬(油鴨)	455,466
北國壁錢(壁錢)	114
北方螻蛄(螻蛄)	157
北山羊(山羊血)	681
北太領航鯨(眞海豚)	684
糞金龜(蜣螂)	215
盼鼠	594,596
佛光虯(蛇蟲)	195
比目魚	291
非洲螻蛄(아프리카루고)	156
飛龍, 飛龍肉, 飛蛇	446,447
飛魚	322
飛蝗(蚱蜢)	148
蜚蠊	140~142
蜚虻(蛇蟲)	194
鯡魚	313

蟦蠐(蠐螬)	217
緋胸鸚䳇(鸚䳇)	516

ㅅ

四脚蛇(草綠龍蜥)	402
四角蛤蜊(蛤蜊)	74,75
四聲杜鵑(布谷鳥)	518
似鮊(小白魚)	269
沙半鷄	511~513
沙魚, 鯊魚(刺鰕虎魚)	300,303
沙牛(地牯牛)	174
沙腸子	19,20
沙蠋(海蚯蚓)	17,18
沙蟲(沙腸子)	19,20
砂挼子(地牯牛)	174,175
射尿蚵	378~380
射尿龜(龍蝨)	197
梭魚(鯔魚)	283
蛇膽	441,442
蛇毒	442~444
蛇目白尼蔘(海蔘)	121
蛇魚(鰻鱺魚)	256
蛇蛻	437,438,440,441
蛇婆(海蛇)	431
蛇皮鳥	530
鯊魚, 鯊魚骨, 鯊魚翅, 鯊魚鰭,	
鯊魚肉, 鯊魚胎	300,303
麝䶄(䶄鼠)	565,566
麝香	4,446,450,582,
597,598,601,618,643,644,646~648,659	
麝香猫(靈猫香)	616
山鷄, 山雉	487~490

한자	페이지
山溪鯢(羌活魚)	353
山菌子(竹鷄)	485
山狸子(狸骨)	619
山驢骨(鬣羚骨)	673
山斑鳩, 山鴿子(斑鳩)	514,515
山瑞鱉(鱉甲)	398
山羊(羊骨, **山羊血**)	415,476,479,674,676,679~681
山鯽魚	273,274
山地廳蜥(蜥蜴)	412
山和尙(屎咕咕)	529
山鴉	523,524
珊瑚	5~7,418
三角帆蚌(珍珠)	58,59
三疣梭子蟹(蟹殼)	104,105
三線閉殼龜(龜板, 攝龜)	389,392
參環毛蚓(地龍)	12
喑岸(馬刀)	76
相思蟲(芫靑)	206
桑天牛(天牛)	212
桑鳸(蠟嘴)	551
桑螵蛸	145~147,527,591
象牙, **象皮**	630~632
賽加羚羊(羚羊角)	670,671
西藏鼠兎(草靈脂)	576,577,585
西藏原羚(羚羊角)	672
鼠婦, 鼠負	132~134
鼠海豚(眞海豚)	684
石姜(蜌蠊)	140
石決明	28,30,31,34,67
石蚴	105,107
石龍子	409,410
石蜜(蜂蜜)	220
石螃蟹	111,112
石首魚鯗(黃魚鯗)	334
石鱖(鯰魚)	279
石淸(蜂蜜)	220
石花(牡蠣)	65
蜥蜴	147,409,410~413
蟬蛻, 蟬殼, 蟬花	161~163,182,679
鱔魚, 鱔魚骨, 鱔魚頭, 鱔魚肉, 鱔魚皮, **鱔魚血**	285,286
雪鷄	481,482
雪豬, 雪豬骨	691,692
雪豹(豹骨)	623
鱈魚, 鱈魚骨, 鱈魚胰腺, 鱈魚鰾	324
蟾頭蜥(草原沙蜥)	449
蟾蜍, 蟾蜍膽, 蟾蜍眉酥, 蟾蜍眉脂, **蟾酥**	358~364,422,661,669,672
攝龜	390,391
星天牛(天牛)	213
細蛇蜥(脆蛇)	414
細腰蜂(蠮螉)	234
細長竹蟶(馬刀)	77
小刀螂(桑螵蛸)	147
小杜鵑(杜鵑)	518
小靈猫(靈猫香)	618
小白魚	269,270
小鷺鷈(油鴨)	455
小飛鼠(五靈脂)	585,586
小鬚鯨(眞海豚)	684
小鴉鵑(鴉鵑)	521
小爪水獺(獺肝)	616
小靑花潛(五靈脂)	585
小皺蝽	174
小黃魚	332,333

蘇門羚(鬣羚骨)	673	雙峰駱駝(駱駝脂)	687

ㅇ

蘇門羚(鬣羚骨) ········· 673
松鼠 ············ 586~589,691
水獺, 水獺膽汁 ········ 615,616,692
水老鴉 ············· 544,545
水老鴨(鸕鶿) ·········· 457,458
水鹿, 水鹿茸(鹿茸) ········· 652
水母(海蜇) ············ 9,82
水黽 ············ 90,159,160
水鵪鶉 ············· 501,502
水鴨, **水鴨毛**, 水鴨脚掌, 水鴨肉, 水鴨血, 水鴨子 ········· 466,467
水牛, **水牛角** ····· 661,662,666~668
水蛭 ·············· 14~17
水天牛(天牛) ··········· 212
水葫蘆(油鴨) ··········· 455
守宮 ············· 403~407
睡蟲(地牯牛) ········· 174,175
銹凹螺(馬蹄螺) ··········· 32
鬚子鮎(塘虱魚) ·········· 301
鱝魚(刀鱭) ············ 253
馴鹿, 馴鹿角(鹿茸, 鹿角) ······ 656
笋錐螺(錐子螺) ··········· 39
褶牡蠣(牡蠣) ············ 66
褶紋冠蚌(珍珠) ··········· 59
屎咕咕 ············ 529,530
鰣魚 ·············· 252,317
鳲鳩(布谷鳥) ············ 517
食蜜(蜂蜜) ············ 220
腎精子 ·········· 642,643,665
蟋蟀 ············ 153~155
蟫(蠨蛸) ············· 101
鱘魚, **鱘魚肉** ········· 249,250
雙斑黃虻(虻蟲) ·········· 194

雙峰駱駝(駱駝脂) ·········· 687
牙辣茄魚(紅甲魚) ·········· 346
牙鮃, 牙偏(比目魚) ······· 291,292
阿紋綬貝(貝齒) ··········· 41
亞洲象(象皮) ·········· 630,631
阿膠, 阿膠珠 ······ 234,400,636,637,652,666
阿鷚(雲雀) ············ 533
鵝, 鵝內金, 鵝膽, 鵝毛, 鵝涎, 鵝肉, 鵝血(白鵝膏) ········ 470,471
鵝喉羚(羚羊角) ·········· 672
鶚, 鶚骨(魚鷹骨) ··········· 480
眼鏡蛇, 眼鏡玉蛇 ·· 426~431,441,443,444
眼球貝(貝齒) ············ 41
眼斑水龜(龜板) ··········· 389
眼斑芫菁(斑蝥) ········· 200,201
雁脂, 雁肉, 雁毛 ······· 462,463
鵪(水鵪鶉) ············ 501
嘎牙子 ············ 277,278
岩松鼠, **岩松鼠骨** ······· 588,589
岩茸(鹿茸) ············ 652
暗釘魚(塘虱魚) ·········· 301
鵪鶉, 鵪鶉卵 ······· 483~485,502
鴨, **鴨血**, 鴨膽, 鴨涎, 鴨油 ······ 455,463,464,466,467,469,470,471,472
秧鷄, 鷄(秋鷄) ········· 505,506
艾虎, 艾虎肉 ········· 684,685
縊蟶 ············· 77,78
鶯(黃鶯) ············· 537
鸚鵡, 鸚哥 ········ 515,516,538
夜明砂 ········ 510,514,566~569,579

夜鳴蟲(蟋蟀)	153	燕窩, 燕蔬菜	524~526
野鷄, **野鷄肉**, 野鷄腦	488~490	燕卵, 燕糞	537
野鷄脖子(虎斑游蛇)	421	燕窩泥	535~537
野猫(狸骨)	619	燕兒魚, 燕鷁魚(飛魚)	322
野鴨(水鴨毛)	466	蜒蚰蠃(蝸牛)	25
野猪, **野猪膽**, **野猪糞**	638~640	蠮螉	234,235
野蛞蝓(蛞蝓)	23,24	蚺蛇(蟒蛇)	415
羊角, **羊骨**, 羊膽汁, 羊肉, 羊脂	675~678	鮾魚	279,280
羊肝	678,679	鼇羚, 鼇羚角, **鼇羚骨**	673,674
羊鮑(石決明)	31	羚羊角	668,670,672,674
羊胘子(牛草結)	665	鈴蛙(東方鈴蟾)	380
兩頭烏(艾虎)	684	靈猫, 靈猫肉, 靈猫陰, **靈猫香**	616~618
揚子鰐(鼉甲)	451	靈脂米, 靈脂塊(五靈脂)	584
楊枝魚(海龍)	328	蠑螺(甲香)	34
楊癩子(雀甕)	176	鱧魚, 黑魚	289
陽雀(杜鵑)	518	五穀蟲	192~194
洋蟲	210,211	五靈脂	576,583,585,586,597
魚肝油	256,295,296,305,306,307,324,683	五倍子, 五倍子蚜	165~168
魚怪, 魚寄生, 魚蝨子	130,131,132	五步蛇(白花蛇)	432,434
魚狗	528,529	烏骨鷄	500,501
魚膠, 魚鰾	246,248	烏龜(龜板, 龜板膠)	386,389
魚腦石	132,331,332.333.334	烏蛇(烏梢蛇)	424
魚鴨子	467,468	烏鴉, 烏鴉頭, 烏鴉腦, 烏鴉膽, 烏鴉肉, 烏鴉翅羽	541~543
魚鷹(鸕鷀)	457,480		
魚鵰, **魚鷹骨**	480,481	烏魚, 烏鱧, 黑鱧魚(黑魚)	289
魚鰾	246,248,249	烏猿, **烏猿骨**	572~573
蜥蜓(石龍子)	409	烏賊魚骨, 烏賊骨(海螵蛸)	79
鼯鼠	564,565,594,595	烏梢蛇	424~426,441
驢, **驢腎**, 驢陰莖, 驢鞭	602,634~636	烏鰡(鯔魚)	283
驢皮(阿膠)	636	蜈蚣	87,88,89,91,92,140,147,239,406,434
蠣敵荔枝螺(辣螺)	44	鼯鼠(五靈脂)	583~586
鳶, **鳶腦**, 鳶膽, 鳶油, 鳶肉, 鳶爪	473,474	玉足海蔘(海蔘)	121
鉛点圓魨(河豚)	295	膃肭臍(海狗腎)	628

瓦楞子	51~54	鴛鴦	468,469
蝸牛	24~26	鯇魚(草魚)	258
蛙(靑蛙)	367,369	越雉(花鷄)	482
羱羊(山羊血)	679	蝟皮(刺猬皮)	561
莞靑	206,207	有溝叩頭蟲(叩頭蟲)	209
王錦蛇(蛇蛻)	438,439,441	乳漿(峰乳)	228
王漿(峰乳)	228	油鴨	455,456
王八鴨子(油鴨)	455	油桐魚(鮊巴魚)	338
尿缸賊(龍蝨)	197	油葫蘆(蟋蟀)	154
鵒鷹(鳶腦)	473	油螞蚱(蚱蜢)	149
龍江草蜥(蜥蜴)	413	柳葉魚(靑鱗魚)	251
龍蝨	144,196,197,198	鼬鼠(黃鼬粉)	610
龍涎, 龍涎香	596,597	儒艮	685~687
龍子衣(蛇蛻)	438	六斑刺魨(刺魨)	296
龍蝦	94,95	銀鯧(鯧魚)	339,340
鱅魚, 鱅魚膽, 鱅魚頭	260~262	銀環蛇(金錢白花蛇, 白花蛇)	
牛角	228,661,662		428,429,432,435
牛角䚡	662,663	鷹骨	474,475
牛骨, 牛骨髓	663,664	鷹嘴龜(平胸龜)	385
牛膽汁	659,660,677	衣魚	137,138
牛屎了, 牛屎八, 牛屎咧哥(百舌鳥)	547	蟻蛳, 蟻地獄(地牯牛)	175
牛草結, 牛羊草結, 牛嘽草	664,665	蟻鴷(蛇皮鳥)	530,531
牛黃	61,305,335,633,657,658,659	二斑白尼蔘(海蔘)	121
雨蛙	364,365,366	二蠶沙(蠶砂)	184
雲斑天牛(天牛)	212	鯉魚, 鯉魚骨, 鯉魚膽, 鯉魚鱗, 鯉魚皮, 鯉魚血	262,264
雲雀	533,534	意太利蜂(蜂蜜)	221
雲豹(豹骨)	623	耳鮑(石決明)	29
雄雀矢(白丁香)	549	泥螺(吐鐵)	51
熊膽, 熊骨, 熊掌, 熊脂	606,608,609,610,624	泥鰍魚, 泥鰍	280,281
熊猴(獼猴骨)	572	泥滑滑(竹鷄)	485
原鷄(山鷄)	487,488	貽貝(淡菜)	55,56
原麝(麝香)	644,645	狸, 狸骨	605,619,628

鮧魚(鯰魚)	279
人尿, 人中白(童便)	699
人指甲(指甲)	591,598
人胞(紫河車)	695
鱗砗磲(海扇)	70
日本東風螺(東風螺)	47
日本醫蛭(水蛭)	15
日本海馬(海馬)	327

ㅈ

子魚(鯔魚)	283
刺魨, 刺歸	296
子魚, 刺龜	296
刺毛蟲(雀甕)	176
刺蔘(海蔘)	118,121
刺猬, 刺猬皮, 刺猬膽	561,562,563,564
刺鰕虎魚	300,301
慈烏, 慈烏膽	541,542
紫色東方魨(河豚)	295
紫草茸, 紫膠蟲, 紫礦	168~170
紫梢花	3,4
紫貝齒(貝齒)	40,41
紫河車	695
鮓荅(馬寶)	632
鷓鴣(花鷄)	482,483
蟅蟲(土鱉蟲)	16,142,144,197,198
雀甕	176~178
柞蠶, 柞蠶蛹	186~188
蠶繭, 蠶衣(殭蛹)	184
蠶砂, 蠶沙	184,185
蠶蛹(殭蛹)	182,183
雜色鮑(石決明)	29
長脚黃蜂(蠮螉)	237
長牡蠣(牡蠣)	65
長尾雉, 長尾鷄(鸐雉)	490
長蛇鯔, 長條蛇鯔(狗棍)	319
長鬚鯨(眞海豚)	684
長竹蟶(馬刀)	77
長地膽(地膽)	208
長砗磲(海扇)	70
長蛸(章魚)	82
張氏魚怪(魚怪)	132
將軍(蟋蟀)	153
章魚	81~83
蟑螂(蜚蠊)	140
藏雪鷄(雪鷄)	481
藏魷	275~277
藏蛤蚧	444~446
猪, **猪膽汁**, 猪骨鎦油, 猪毛, 猪胰, 猪皮, 猪蹄甲	364,641,642,679,
猪獾, 猪獾油(貒骨)	613,614
蛆(五穀蟲)	192,193
樗鷄(紅娘子)	163~165
赤棟蛇(火赤鏈蛇)	418,419
赤麻鴨(黃鴨)	464,465
赤魟(海鷂魚)	309
鸐雉, 鸐鷄	490,491
田螺	36,37,38,504
全蝎	14,90,91,92,118,163,174,178,182,434,474
錢串子(海龍)	328
節蠑螺(甲香)	33
蛈蝪(草蜘蛛)	116
鮎魚(鯰魚)	279
廷巴魚(河豚)	293

鱭魚(刀鱭)	253	中華靑鱗魚(靑鱗魚)	251
蠐螬	217,219,220	重脣魚	270,271
鵜鵬	456,457	鯽, **鯽魚**, 鯽魚骨, 鯽魚膽, 鯽魚頭, 鯽魚鰾, 鯽魚鱗片	265,266
刁鴨(油鴨)	455	地牯牛	174,175,176,410
刁海龍(海龍)	329	地狗, 地蜊蛄(螻蛄)	156,684
爪甲(指甲)	698	地膽	203,207,208
條紋斑竹鯊	304,306	地羅漢(滾山蟲)	84
釣魚郞	510,511	地龍	11,13,14,434
曹白魚(鰳魚)	252	地鱉, 地烏龜(土鱉蟲)	142,143
鵰骨, 鵰肉	476,477	地鴉	543,544
鵰鴞(猫頭鷹)	522	地蠶(蠐螬)	217,219
縱斑蜥虎(守宮)	406	地鵏(鴇油)	508
縱條肌海葵(海菊花)	9	指甲	698
棕熊(熊膽)	607	蜘蛛	112~116
螽斯(蟈蟈)	148,150	珍珠	28,57,58,60,61,62,659
鰻魚	271~273	珍珠母	42,62,63
左偏口(比目魚)	291	眞蛸(章魚)	82,83
坐山鵰, 坐山鵰骨, 坐山鵰膽汁	477,478	眞海豚	682~684
座頭鯨(眞海豚)	684	嗔魚(河豚)	293
珠母貝(珍珠)	58		
竹鷄	485,486	ㅊ	
竹蜂	235,236		
竹鼬, **竹鼬油**, 竹鼬齒, 竹鼬肉	592,593	鑽稈蟲	178,179
中國螺螹(東方蠑螈)	357	蒼鷹(鷹骨)	475
中國龍蝦(龍蝦)	94	槍烏賊(海螵蛸)	81
中國林蛙(蛤蟆油)	375,377	鯧魚, 鯧鯿, 昌侯魚	339,340
中國雨蛙(金蛤蟆)	366	蚱蜢	147~150
中國圓田螺(田螺)	36	脊突苔蟲(海浮石)	4
中國鱉(鱉肉)	128	天鼠, 天鼠屎(夜明砂)	566,567,569
中華大蟾蜍(蟾酥)	358,362	天鵝, **天鵝毛**, 天鵝油, 天鵝肉	463,464
中華豆芫靑(葛上亭長)	205	天牛	212~214
中華蜜蜂(蜂蜜)	221,222	天漿子(雀甕)	176,177
中華圓田螺(田螺)	37		

天蟲(白殭蠶)	179	鶄鶄	545,546
穿山甲	328,563,574,575,576,578	促織(蟋蟀)	153
尖吻蝮(白花蛇)	432,433,436	秋鷄	505,506
尖細金線蛭(水蛭)	17	秋沙鴨(魚鴨子)	467
尖齒鋸鱝(鋸魚)	307	推糞蟲(蜣螂)	214
尖海龍(海龍)	329	錐子螺	38
靑娘子(莞靑)	206	蛐蟀	101~103
靑丹(白丁香)	549	鰍魚, 鰌魚(泥鰍魚)	280
靑頭鴉(靑頭雀)	553	鰷鯤(魚鰾)	246
靑頭雀	553,554	春茸(鹿茸)	652
靑鱗魚	250,251	蟲白蠟	170~172
靑鱓(鰻鱺魚)	256	蟲草蝙蝠蛾(冬蟲夏草)	187
靑羊, 靑羊角, 靑羊血	670,674,675	吹風蛇(眼鏡蛇)	430
靑魚, 靑魚膽	283,314~316	臭咕咕(屎咕咕)	529
靑蛙, 靑蛙膽	368~372,375	脆蛇, 脆蛇蜥	413,414,680
靑蟲(莞靑)	206	翠鳥, 翠雀兒(魚狗)	528
靑皮(靑鱗魚)	251	致神(桑螵蛸)	145
靑蝦	95~97	鴟鴞	521
靑蛤(蛤殼)	71	鯔魚	283,284
靑蟹	109~111	飴草(牛結草)	664,665
靑海沙蜥(草原沙蜥)	450	七星魚, 七星鰻, 七鰓鰻	245,246
靑花魚(鮐巴魚)	338	針魚, 鱵魚	282,283
蜻蜓, 蜻蛉	138,139,175		
鸕(油鴨)	455,456		
草根(草魚)	258	**E**	
草靈脂	576~578		
草綠龍蜥	402,403	打魚郎(魚狗)	528
草魚, 草魚膽, 草魚腸	258~260,262	駝鹿, 駝鹿角(鹿茸, 鹿角)	656
草茸(鹿茸)	652	駝峰(駱駝脂)	655,658
草原鼢鼠(鼢鼠)	595	鼉甲, 鼉魚甲	451,452
草原沙蜥	449,450	啄木鳥	530~533
草蜘蛛	115,116	揮子蟲	85~87
炒內金, 焦內金(鷄內金)	497	太平洋鯡(鯡魚)	313
		鮐巴魚, 鮐魚	338

胎盤(紫河車) ········· 695,696
土斑螫(地膽) ········· 207
土拔鼠(雪猪) ········· 691
土鱉蟲, 土蟲, 土元 ········· 142,144
土燕, 土燕肺, 土燕卵, 土燕糞 ·········
  ········· 527,534,535
土燕窩 ········· 526,527
土牛兒(蝸牛) ········· 25
土蠶(蟒蛑) ········· 217,219
土地龍(地龍) ········· 12,13
吐鐵 ········· 50,51
兎腦, 兎屎, 兎糞(望月砂) ········· 580,582
鬪鷄, 鬪蟋蟀(蟋蟀) ········· 154

ㅍ

八哥 ········· 538,539
八目鰻(七星魚) ········· 245
貝齒 ········· 39~42
鯯魚, 鯯魚鰓 ········· 311,312
扁頭哈那鯊(魚肝油) ········· 305,306
偏頂蛤(淡菜) ········· 55,56
蝙蝠, **蝙蝠粉**(夜明砂) ········· 568~570
平甲蟲(鼠婦) ········· 132,134
平頸海蛇(海蛇) ········· 431
平胸龜 ········· 385,386
布谷鳥 ········· 517,518
蒲蘆(蠮螉) ········· 234
狗, **狗角** ········· 688,689
豹骨 ········· 621~624
豹猫(狸骨) ········· 619
豹紋東方魨(河豚) ········· 295
鰾, 魚鰾 ········· 246,248,249

ㅎ

河豚 ········· 293,295,296
河烏(水老鴉) ········· 545
河蟹(蟹) ········· 102
河蜆(蜆殼) ········· 68
夏候(燕窩泥) ········· 536
蝦蟆(乾蟾) ········· 362,367,369
鰕(青蝦) ········· 96
鰕虎魚肉(刺鰕虎魚) ········· 301
貉, **貉肉** ········· 605
鶴骨 ········· 503,504
寒鴉(慈烏) ········· 541
旱獺(雪猪) ········· 692
呷蛇龜(攝龜) ········· 390
哈螞魚 ········· 342,343
哈螞油, 哈士蟆 ········· 374
鴿子肉, 鴿卵, 鴿糞 ········· 513,514
蛤殼 ········· 70~72
蛤蚧 ········· 328,407~409,449,529
蛤蜊 ········· 63,74,75
蛤仔 ········· 73,74
海蝎子(老虎魚) ········· 341
海決明(馬蹄螺) ········· 32
海狗, **海狗腎** ········· 628~630
海蚯蚓 ········· 17,18
海菊花 ········· 7~9
海龜(蠵龜) ········· 392~394
海南坡龍(蠟皮蜥) ········· 447
海膽 ········· 124~127
海豚, 海豚魚(眞海豚) ········· 682~684
海螺 ········· 42,43
海馬 ········· 122,326,327,602

海鰻(狼牙鱔)	321	虎骨膠	626,627
海龍	328,329	虎鯨(眞海豚)	684
海麻雀, 海蛾魚	344,345	虎紋蛙(棘胸蛙)	374
海浮石	4,5,67	虎斑游蛇	421,422
海粉	21,22	胡燕(燕窩泥)	536
海蛇, 海蛇膽	251,328,431,432	胡兀鷲(大鵟子鵰)	479
海蔘	118,120,121	胡子鯰(塘鯴魚)	301,302
海石鱉	26~28	狐, 狐心	604,605
海扇	69,70	縞蚯蚓(地龍)	12
海星	123	鶘夷魚(河豚)	293
海燕	121,122,344	豪猪, 豪猪棘刺	590,591
海鰪魚	309	紅角鴞(鴟鵂)	521
海月	9,63,64	紅脚鷸(鷸肉)	509
海腸子(沙腸子)	19	紅甲魚	346
海蛇(海蜇)	9	紅骨頂	506,507
海蜇	9~11	紅鰭圓魨, 紅鰭東方魨(河豚)	295
海八節毛(海石鱉)	27	紅娘(葛上亭長)	204
海豹(海狗腎)	628~630	紅娘子	163~165
海蟣蛸	49,54,79~81,122	紅螺(海螺)	42,43
海蝦(對蝦)	92	紅螺塔	49,50
海蛤(蛤殼)	70~73	紅螺疣螈(東方蠑螈)	357
海黃鱔	347	紅面猴(獼猴骨)	572
蟹	101~105	紅毛鷄	519,520
蟹殼	104,105	紅白鼯鼠(五靈脂)	585
響螺厴	47~49	紅腹錦鷄(金鷄)	491,492
香娘子(蚰蜒)	140	紅耳鼠兎(五靈脂)	577,585,586
香獐子(麝香)	644	紅條毛膚石鱉(海石鱉)	27
蜆殼	68,69	紅嘴鷗(釣魚郎)	511
血餘炭	696,697	紅嘴山鴉	556,557
呼哼哼(屎咕咕)	529	紅蛤(淡菜)	54
虎, 虎骨, 虎肚, 虎眼, 虎膏, 虎肉, 虎膽, 虎齒, 虎腎, 虎鞭	603,609,622~627	鴻雁(雁脂)	462,463
		火赤鏈蛇, 火赤鏈	418,419
		禾花雀	552,553

花鷄	482,483	黃斑海蜇(海蜇)	11
花鷄肫皮(花鷄)	483	黃邊大龍蝨(龍蝨)	197
花龜(龜板)	389	黃鳳蝶(茴香蟲)	190
花鰱(鰱魚)	261	黃顙魚(嘎牙子)	277,278
花鱸(鱸魚)	287	黃鼠狼(黃鼬粉)	610
花背蟾蜍(乾蟾)	362,363	黃星長脚黃蜂(蠮螉)	237
花鼠, 花鼠腦	589,590	黃鮟鱇(哈蟆魚)	343
燕窩泥	535	黃鴨	464,465,469
花蟻蟲	199	黃鶯, 黃鸝, 黃伯勞	537,538
花刺蔘(海蔘)	121	黃羊, 黃羊角, 黃羊油	668～670
花蜘蛛	116	黃魚鯗	334
花蛤(蛤殼)	70	黃緣閉殼龜(攝龜)	390,391
花姬蛙	377	黃牛, 黃牛角	474,657,661,662
華南壁錢(壁錢)	114	黃鼬, 黃鼬粉	610,611
華南兎(望月砂)	581	黃刺蛾(雀甕)	176
華北大黑鰓金龜(蠐螬)	218	黃脊蛇(白線蛇)	416
華北螻蛄(螻蛄)	156	黃脊游蛇(白線蛇)	416,417
華鯨(山鯽魚)	273	黃梢蛇(灰鼠蛇)	423
華蝸牛(蝸牛)	25,26	黃頷蛇(蛇蛻)	438
貨貝(貝齒)	39,40	黃蛤(蛤殼)	70
環毛蚓(地料)	12	黃海葵(海菊花)	7,8
環紋貨貝(貝齒)	40	黃蛣蜣(蛣蜣)	23
環頸雉(野鷄)	489	黃喉水龜(龜板)	389
鯇魚(草魚)	258	黃胸鵐(禾花雀)	552
獾, 獾油	611,612	黃黑小斑蝥(斑蝥)	200
蛣蜣	22,23	荒漠沙蜥(草原沙蜥)	450
滑蟲(蜚蠊)	140	鰉魚(魚鰾)	247
黃脚三趾鶉(水鵪鶉)	502	灰鯨(眞海豚)	684
黃狗腎(狗腎)	602	灰頭鵐(靑頭雀)	553
黃鰭東方魨(河豚)	295	灰沙燕(土燕)	534,535
黃蠟(蜂蠟)	233,240	灰鼠(松鼠)	586,587
黃螞蟻(花蟻蟲)	198	灰鼠蛇	422,423
黃明膠	665,666	灰星鯊	303

灰雁(雁脂)	463
回嚼(牛草結)	664, 665
茴香蟲, 懷香蟲	132, 189~191
鱠魚, 膾魚(鰤魚)	252
橫帶髭鯛(海猴)	330
橫斑蜥虎(守宮)	406
橫紋金蛛(花蜘蛛)	117
鴉(山鴉)	523
厚殼貽貝(淡菜)	55
鱟肉, 鱟殼, 鱟膽, 鱟尾	128, 129
鮾鮧魚(河豚)	293
蠵龜, 蠵龜膽汁, 蠵龜血	392, 393
鷸肉, 鷸鳥	509, 510
黑頸鶴, 黑頸鶴骨	504, 505
黑眶蟾蜍(蟾酥)	359
黑露脊鯨(眞海豚)	684
黑鶇(百舌鳥)	547
黑豆芫青(葛上亭長)	205
黑頭鶴骨	504, 505
黑兜蟲(九香蟲)	173
黑老鴉(烏鴉)	542
黑龍江林蛙(蛤蟆油)	376
黑眉錦蛇(蛇蛻)	438
黑尾蠟嘴雀(蠟嘴)	551
黑白飛鼠(五靈脂)	586
黑水鷄(紅骨頂)	506
黑翅紅娘子(紅娘子)	163
黑魚, 黑鱧魚, 黑魚骨, 黑魚頭, 黑魚血	289, 291
黑葉猴(烏猿骨)	573
黑凹螺(馬蹄螺)	31
黑牛兒(蜣螂)	214
黑熊(熊膽)	606
黑乳蔘, 黑海蔘(海蔘)	121
黑蟻(大黑螞蟻)	240
黑耳鳶(鳶腦)	473
黑蚱(蟬蛻)	161
喜山鬣蜥(蛤蚧, 藏蛤蚧)	408, 409, 445
喜鵲	510, 539, 540
喜馬拉雅旱獺(雪猪)	691

韓 國 名

ㄱ

항목	쪽
가뢰	200
가막조개(또는 재첩조개)	68
가무락조개껍데기	70
가물치	289
가슴가시개구리	373
가시복	296
가시상어	249
간유(肝油)	305
갈상어	249
갈색제비	534
갈치속	336
강준치	269
개량조개	74
개리(原動物)	462
개미귀신	174
개미반날개	198
개미새, 개미잡이	530
개미지옥	174
개의 뼈	602
개의 위·신 또는 방광결석	599
개의 음경과 고환	601
갯장어속	321
갯지렁이	17
거머리	14
거미	112
거북손	105
거위(原動物)	470
거치민물게	111
검독수리(原動物)	476
검은머리촉새	552
검은목두루미(原動物)	504
검정리프몽키의 뼈	573
고등어	338
고산도롱뇽	353
고양이고기	620
곰기름	609
곰치속	347
공노래기	84
공벌레	132
관박쥐의 똥	566
괄태충(括胎蟲)	22
구더기	192
구룡충(구룡거저리)	210
구멍벌	234
군노의 알	21
군평선이	330
굴뚝새	545
굴조개	64
굼벵이 1	214
굼벵이 2	217
귀뚜라미	153
귀제비(原動物)	535
금계	491
금띠무늬우산뱀	426
금띠무늬크레이트의 쓸개	441

금붕어	266	납작전어	317
기름도치	197	넙치	291
긴꼬리꿩	490	노고지리	533
까막꿩	519	노랑가오리속	309
까치	539	노랑쐐기나방 고치(原動物)	176
까치상어속	303	노루의 뿔	688
깍지벌레	170	노린재	173
깍지벌레류	168	녹각	654
꼬마맹꽁이	377	녹용	648
꼬막	51	논병아리	455
꽃거미	116	논우렁이	36
꽃게	104	농어	286
꾀꼬리	537	누에나방 번데기(백강균을 감염시킴)	182
꿀	220	누에똥	184
꿀벌 유충	231	누치	270
꿀벌집	232	느시(原動物)	507
꿩(原動物)	488	늑대기름	598
		능구렁이	418

ㄴ

나귀아교	636		
나귀의 음경과 고환	634	다람쥐의 뇌	589
나사고둥	38	달걀속껍질	498
낙지	81	달걀흰자위	499
낙타기름	687	달팽이	25
날도마뱀	446	닭	494
날치속	322	닭의 모래주머니 점막(껍질)	496
남가뢰	207	담치	54
남생이 갑아교	389	대구	324
남생이의 딱지(背·腹甲)	386	대두어	260
납거미	113	대륙검은지빠귀	547
납작돔	335	대륙목도리담비의 살	605

ㄷ

대륙풀거미	115
대모거북의 등껍질	394
대왕조개	69
대하	92
데이빗바위다람쥐뼈	588
도마뱀	409
도요새(原動物)	509
독수리	477
돌기해삼	118
동방영원	356
동자개	277
동죽	74
돼지방광결석	643
돼지코오소리뼈	613
되새	482
두견새(두견이)	518
두꺼비	362
두꺼비독	358
두드럭고둥류의 껍데기	44
두루미뼈	503
둥근등궤거북	390
둥근전복	28
듀곤기름	685
드렁허리	285
등에	194
땅강아지	155
띠노래기	85

ㄹ

로열제리	227

ㅁ

만두게류	107
만주가재	98
만주두더지쥐	594
말똥성게	124
말린 참조기(굴비) 또는 부세	334
말미잘	7
말벌집	236
말의 위장결석	632
맛조개	77
매끈비늘아가마	447
매리복	293
매미허물	161
매퉁이속	318
먹가뢰	204
먹구렁이	424
먹장어	256
메기	279
메뚜기	147
메추리	483
멧돼지 쓸개	638
멧돼지똥	639
면양, 염소의 간	678
명나방	178
명주달걀고동	50
모래아가마	449
모시조개	73
몽골가젤의 뿔	668
묄렌돌프구렁이	419
무당개구리	380
무른개비	50

문어	81	뱀독	443
문절망둑	300	뱀장어	256
물개(북방옷토세이)의 음경과 고환	628	벌집막이	226
물개복치	298	벌침독	223
물까마귀	544	베짱이	151
물방개	197	별벌레	19
물소뿔	667	별불가사리	121
물수리(原動物)	480	별상어속	303
물총새	527	병어속	339
미꾸리	280	보말고둥	31
민꽃게	101	복치(귀털)하늘다람쥐똥	583
민물가마우지(原動物)	457	부레	246
민물장어	256	부치과	346
민어과 어류(부세, 참조기)의 이석(耳石)	331	분홍사다새	456
		붉은등칼새집	526
민챙이	50	붉은바다거북	392
민칭이	50	붉은부리갈매기	510
밀랍	233	붉은부리까마귀	556
밀화부리	550	붕어	265
		비오리	467
		빗고둥	45
		뻐꾸기	517

ㅂ

바지락조개	73	뽕나무하늘소	211
바퀴	140	뾰족민달팽이	22
박쥐나방 유충 동충하초	187	뿔소라	45
반달가슴곰의 쓸개(웅담)	606	뿔소라 뚜껑	33
밤고둥	31		
방아벌레	209		

ㅅ

배꼽달팽이	25	사람어린이의 오줌	698
백강균에 감염된 누에	179	사람의 태, 태반	695
백한	486	사람의 태운머리털	696
백합	70		

사마귀(原動物)	145
사막꿩	511
사슴 음경 및 고환	653
사이가뿔(영양뿔)	670
산누에나방 번데기	185
산비둘기(또는 멧비둘기)	514
산양각(山羊角)	674
산청개구리	378
산호	5
산호랑나비	189
살모사	435
삵의 뼈	619
새꼬막	51
서부갈까마귀	541
섭조개	54
세가락메추라기	501
소 뼈	663
소 쓸개즙	659
소가죽아교	665
소금쟁이	159
소의 胃內草纖維뭉치	664
소쩍새	521
손톱	698
솔개(原動物)	473
쇠물닭고기	506
쇠백로(原動物)	459
쇠뿔	661
쇠뿔의 속뼈	662
수달의 간	615
수랑	46
수리부엉이	522
수마트라영양뼈	673
수염메기	301
수염수리	478
수염패러키트 앵무새	515
숭어	283
스윈호도마뱀붙이	403
스텝긴털족제비	684
시궁쥐(집쥐)	593
시베리아사향노루의 사향	643
시어	252
식용곤봉근구해파리	9
실고기속	328
쑤기미(범치)	341

ㅇ

아귀과	343
아르갈리	679
아무르고슴도치의 모피	561
아무르고슴도치의 쓸개	563
아므르불가사리	123
아시아코끼리의 외피	630
안주애기박쥐가루	569
알달팽이	22
애기털군부	27
야크(Yak; 原動物)	689
양자강 돌고래	681
양자강악어	451
어슬	130
여우	604
여치	150
연어	255

염소뼈	675
오골계	500
오배자면충	165
오색딱다구리	531
오소리기름	611
오징어뼈	79
왕개미	240
왕수궁(王守宮; 토케이도마뱀붙이)	407
왕잠자리	138
왕지네	87
왜문어	81
우는토끼(생토끼)	578
우황	657
웅어	253
원앙새	468
유리無足도마뱀	413
유리조개	63
유혈목이	421
은띠무늬크레이트(우산뱀)	428
인도구렁이	441
인도사향고양이의 사향	616
인도왕뱀	415
인도흡혈도마뱀	401
잉어	262

ㅈ

자팔루아아가마	402
장수도롱뇽	354
적색야계	487
전갈	90
전어	252

족제비가루	610
좀	137
좀매미류	163
종다리	533
주둥치	288
주머니나방	191
죽봉	235
준어	252
준치	252
줄꼬리뱀 허물	437
줄상어	249
중고기	273
중국 대자고	485
중국 자라머리	398
중국닭새우	94
중국대쥐기름	592
중국산개구리기름	374
중국자라의 갑아교	400
중국자라의 배갑(背甲)	396
중국천산갑의 비늘	574
중국청개구리	366
쥐가오리 속	311
지렁이	11
진주	57
진주조개의 껍데기	62
집돼지 쓸개즙	640
집비둘기(原動物)	513
집오리(原動物)	471
징거미새우	95

ㅊ

참개구리	369	큰두더지	564
참개구리 쓸개	372	큰말똥가리	554
참개구리 올챙이	367	큰머리거북	385
참게	102	큰부리까마귀	542
참돌고래	682	큰참새 올빼미	523
참맛	77		
참매의 뼈	474	**ㅌ**	
참새	548	털탑고둥의 뚜껑	47
참새똥	549	테두리개오지	39
참장어	256	토끼똥	579
참전복 등 전복껍데기(조가비)	28	톱가오리의 쓸개	307
참집게류	100	톱날꽃게	109
채찍뱀	416	투구게	128
철갑상어	249	티벳설계	481
철써기	151	티벳우는토끼의 똥	576
청가뢰	206		
청개구리	364	**ㅍ**	
청둥오리(原動物)	466	팔가조(八哥鳥)	538
청설모(灰鼠)	586	표문장지뱀	411
청어	313	표범뼈	621
청어(原動物)	314	피뿔고둥	42
초록공작	492		
초어	258	**ㅎ**	
촉새	553	하드빅바다뱀	431
칠성장어	245	학공치	282
		해마속	326
ㅋ		향고래의 향유(용연향)	596
칼조개	76	호랑이뼈	624
코브라	429,441	호랑이뼈 아교	626
콩조개	68	홍대치	325
큰고니(原動物)	463		

황새(原動物)	460
황오리	464
회색쥐잡이뱀	422
후투티	529
흄사막까마귀	543
흉상어속	303
흙바퀴	142
흰개미	158
흰눈썹뜸부기	505
흰배굴칼새집	524
흰빨판이	348
흰우렁이 껍데기	35
히말라야 마못	691
히말라야살모사	432
히말라야아가마	445
히말라야원숭이의 뼈	570
히말라야호저가시(포큐파인)	590

英 名

Acanthochitona rubrolineata ········ 27
Acanthogobins flavimanus Temminck
　et Schlegel ·················· 300
Accipiter gentilis ··············· 474
Acipenser schrencki Brandt ······ 246
Acipenser sinensis Gray ········· 249
Acridoidea(메뚜기上科) ·········· 147
Adeps camelus bactrianus ········ 687
Aegypius monachus ············· 477
Aeshnidae(왕잠자리科) ············ 138
Agama himalayana Steindachner ·· 445
Agelena Labyrinthica ············ 115
Agkistrodon acutus Günther ······ 432
Agkistrodon halys Pallas ········ 435
Aix Galericulatae ··············· 468
Alauda arvensis ················ 533
Alcedo atthis ·················· 527
Alces alces ···················· 654
Alligator sinensis Fauvel ········ 451
Anas domesticae ··········· 470,471
Anas platyrhynchos ············· 466
Anguilla japonica Temminck et
　Schlegel ····················· 256
Anser cygnoides ················ 462
Apidae(꿀벌科) 1 ················· 220
Apidae(꿀벌科) 2 ················· 223
Apidae(꿀벌科) 3 ················· 226
Apidae(꿀벌科) 4 ················· 227
Apidae(꿀벌科) 5 ················· 231
Apidae(꿀벌科) 6 ················· 232
Apidae(꿀벌科) 7 ················· 233
Apoidea(꿀벌上科) ··············· 235
Aquila Chrysaetos ··············· 476
Aranea ························· 112
Aristichthyis nobilis Richardson ·· 260
Armadillidium vulgare Latreille ·· 132
Asterias amurensis ·············· 123
Asterina pectinifera ············· 121
Babylonia 속 고둥 ················ 46
Batilus(소라류)의 뚜껑(operculum) · 33
Batrachuperus pinchonii David ··· 353
Bellamya(우렁이)속의 껍데기 ······ 35
Blattaria(바퀴目) ················· 140
Blattaria(바퀴目) ················· 142
Bombina orientalis Boulenger ····· 380
Bombycidae(누에나방科) 1 ········ 179
Bombycidae(누에나방科) 2 ········ 182
Bombycidae(누에나방科) 3 ········ 184
Bos taurus domesticus
　················· 657,659,661~665
Bos(=Poephagus) grunniens ······· 689
Brabybaena, Cathaica ············· 25
Bubalus bubalus ················· 667
Bubo bubo ······················ 522
Bufo bufo gargorizens Cantor ···· 362
Bullacta exarata Philippi ········· 50
Bungarus fascatus Scheneider ····· 426

Bungarus multicinctus Blyth ……… 428
Buteo hemilasius ……………………… 554
Buthus martensii ………………………… 90
Calappa ………………………………… 107
Calliphoridae(검정파리科) …………… 192
Callorhinus ursinus ………………… 628
Calotes versicolor …………………… 401
Cambaroides dauricus ……………… 98
Canis familiaris ……………… 599,601,602
Canis lupus …………………………… 598
Capreolus capreolus ………………… 688
Carapax Trionycis …………………… 396
Carassius auratus Linnaeus ……… 265
Carassius auratus Linnaeus ……… 266
Caretta caretta Linnaeus …………… 392
Carpricornis sumatraensis ………… 673
Cerambycidae(하늘소科) …………… 211
Cervus nippon ………………… 648,653
Chaetura caudacuta ………………… 524
Channa argus Cantor ……………… 289
Charybdis japonica ………………… 101
Chinemys reevesii ……………… 386,389
Chlorostoma argyrostoma lischkei
 ……………………………………………… 31
Chryslophus pictus ………………… 491
Cicadoidea(매미上科) ………………… 161
Cicadoidea(매미上科) ………………… 163
Ciconiae ciconiae …………………… 460
Cipangopaludina chinensis Gray … 36
Clarias Fuscus ……………………… 301
Clupea pallasii Valenciennes …… 313

Coccidae(밀깍지벌레科) ……………… 170
Coccoidea(깍지벌레上科) …………… 168
Coilia nasus Temminck et
 Schlegel ……………………………… 253
Coluber spinaris Peters …………… 416
Columba rupestris …………………… 513
Corbicula ………………………………… 68
Corium Elephatis …………………… 630
Cornu Saiga tatarica ……………… 670
Coruvs monedula …………………… 541
Corvus macrorhynchos …………… 542
Costazia aculeata Canu et Bassler · 4
Coturnicis coturnicis ……………… 483
Crassostrea, Ostrea ………………… 64
Ctenopharyngodon idellus Cuvier
 et Valenciennes …………………… 258
Cuculus canorus …………………… 517
Cuculus poliocephalus …………… 518
Cuora flavomargianata Gray ……… 390
Cygnus cygnus ……………………… 463
Cynops orientalis David …………… 356
Cyprinus carpio Linnaeus ………… 262
Cypselurus …………………………… 322
Dasyatis ……………………………… 309
Delphinus delphis …………………… 682
Dendrocopos major ………………… 531
Dinodon rufozonatus Cantor ……… 418
Diodon holocanthus Linnaeus …… 296
Draco maculatus Gray ……………… 446
Dugong dugon ……………………… 685
Dytiscidae(물방개科) ………………… 197

Egrettae garzetta	459	Gerridae(소금쟁이과)	159
Elaphe moellenderffi Boetteger	419	*Glomeris*	84
Emberiza aureola	552	*Grus Japonensis*	503
Emberiza spodocephara	553	*Grus nigrjcollis*	504
Endothelium Corneum Gigeriae Gallinus	496	Grylloidea(귀뚜라미上科)	153
Equus asinus	634,636	Gryllotalpiclae(땅강아지과)	155
Equus caballus	632	*Gymnothorax*	347
Eremias argus Peters	411	*Gypaeti barbati*	478
Eretmochelys imbricata	394	Haliotidis(남반구 전복류, 북반구 전복류 : Nordotis)속의 전복류	28
Erinaceus amurensis	561,563	*Hapalogenys mucronatus* Eydoux et Souleyet	330
Eriocheir sinensis	102	*Hemibarbus labeo* Pallas	270
Etateridae(방아벌레과)	209	*Hemicentrotus pulcherrimus*	124
Eumenidae(호리병벌과)	234	Hepialidae(박쥐나방과)	187
Eunapius fragilis Leidy	3	*Hippocampus*	326
Euphona migratoria	550	*Hirudo whtmania pigra* whitman	14
Eutamiatis sibiricus(=asiaticus)	589	*Hirundo daurica*	535
Fel myloparyngodontis picei	314	*Homo sapiens*	695,696,698
Fel Ranae	372	*Hyla arborea immaculata* Boettage	364
Felis catus	620	*Hyla chinensis* Günther	366
Felis(=Prionailurus) bengalensis	619	*Hyporhamphus sajori* Temminck et Schlegel	282
Fistularia petimba Lacépède	325	*Ichthyoxenus Japonensis* Richardson	130
Formicidae(개미과)	240	*Ilisha elongata* Bennett	252
Fringilla montifringilla	482	*Inimicus japonicus* Cuvier & Valenciennes	341
Gadus macrocephalus Tilesius	324	*Japalura flaviceps* Barbour et Dum	402
Gallinulae chloropus	506	*Jecur Capra hircus, Ovis aries*	678
Gallinus domestica	494		
Gallinus gallinus	499		
Gallus gallus domesticus	500		
Gekko gecko	407		
Gekko swinhonis Günther	403		

Jynx torquilla	530
Kronopolites svenhedini	85
Lampetra japonica Martens	245
Lanceolaria 속 조개	76
Lapemis hardwickii Gray	431
Larus ridibundus	510
Larvae Ranae	367
Lateolabrax japonicus Cuvier	286
Leiognathus nuchalis Temminck et Sehlegel	288
Leiolepis belliana rubritaeniata Mertens	447
Lepismatidae(좀科)	137
Leps mandshuricus	579
Limacodidae(쐐기나방科)	176
Limax, Agriolimax	22
Lipotes vexillifer	681
Lophiidae	343
Lumbricus	11
Lutra lutra	615
Lygosoma indicum Gray	409
Macaca mullatta	570
Macrobrachium nipponense	95
Macrura reevesii Richardson	317
Mactra veneriforwis Deshayes	74
Mactra 속 조개	74
Manis pentadactyla	574
Manta, Mobula	311
Mantodea(사마귀目)	145
Marmota himalayana	691
Martes charronia flavigula	605
Megarobatrachus davidianus Blanchard	354
Meles meles	611
Melitodos Corallium rubrum	5
Melo melo Lightfoot	49
Meloidae(가뢰科) 1	200
Meloidae(가뢰科) 2	204
Meloidae(가뢰科) 3	206
Meloidae(가뢰科) 4	207
Membrana Folliculais Ovi	498
Mergus merganser	467
Mierohyla pulehra Hallowell	377
Milvus migrans	473
Misgurnus anguillicaudatus Cantor	280
Mogera robusta	564
Mola mola Linnaeus	298
Monetaria moneta Linne	39
Monopterus albus Zuiew	285
Moschus mosohiferus	643
Mugil cephalus Linnaeus	283
Muraenesox	321
Murex 속 고둥의 껍데기	45
Musculus acridotheris	538
Musculus bambusicolae	485
Musculus cincli	544
Musculus galli Galli	487
Musculus Glaucidii Cuculoidis	523
Musculus Harengnlae seu Sardinllae	250
Musculus lophurae	486
Musculus Psittaculae	515

Musculus Pyrrhocoracis	556	*Ovis ammon*	679
Musculus Schizothoracis Yunnanensis	274	*Ovum Notarchi*	21
Musculus symatici Reevesii	490	*Pagurus*	100
Musculus tetraogalli	481	*Pampus*	339
Musculus, Mytilus, Modiolus	54	*Pandion haliaetus*	480
Musculus; Phasianus colchicus	488	*Panther tigris*	624
Musculus; syrrhaptes	511	*Panthera pardus*	621
Mustelae eversmannis	684	*Panthera tigris*	626
Mustelus, Triakis, Carcharhinus	303	*Panulirus stimpsoni*	94
Mustera sibirica	610	Papilionidae(호랑나비科)	189
Myospalax psilurus	594	*Paralichthys olivaceus* Temminck et Schlegel	291
Myrmeleontidae(명주잠자리科)	174	*Passer montanus*	548
Naemorhedus goral	674	*Passeris montanus*	549
Naja naja Linnaeus	429	*Pegasus*	344
Naja naja, Bungarus fasciatus, Ptyas korros	441	*Pelecanus onocrotalus*	456
Nidus collocaliae	526	Pemphigidae(면충科)	165
Ochotona hyperborea	578	*Penaeus chinensis*	92
Ochotona thibetana	576	Pentatomomorpha(노린재下目)	173
Octopus 속의 두족류	81	*Periostracum Serpentis*	437
Ogcocephalidae	346	*Phalacrocoraciax Carbo*	457
Oncorhynchus keta Walbaum	255	*Phrynocephalus frontalis* Strauch	449
Ophisaurus harti Boulenger	413	*Physeter catodon*	596
Oriolus chinensis	537	*Pica pica*	539
Os Arctonyx collaris	613	Pinctada 속의 껍데기	62
Os Capra hircus, Ovis aries	675	*Pinna pavinis*	492
Os et Musculus centropi	519	*Placuna placenta* Linné	63
Otis tarda	507	*Platysternon megacephalum* Gray	385
Otus scops	521	*Podiceps ruficollis*	455
Oviductus Ranae	374	*Pollicipes mitella*	105
		Portunus trituberculatus	104

Potamon denticulatum	111	A. Adams et Reeve	73
Presbytis francoisi	573	Saturniidae(산누에나방科)	185
Procapra gutturosa	668	*Saurida*	318
Pseudobagrus fulvidraco Richardson	277	*Scapharca, Tegillarca, Arca*	51
		Scarabaeoidea(풍뎅이上科) 1	214
Pseudopodoces humilis	543	Scarabaeoidea(풍뎅이上科) 2	217
Psychidae(주머니나방科)	191	*Scatophagus argus* Linnaeus	335
Pteria, Cristaria, Hyriopsis, Anodonta, Margaritana	57	*Sciurus vulgaris*	586
		Scolopendra subespimipes mutilans	87
Ptyas korros Schlegel	422		
Pugilina ternata Gmelin	47	*Scomber japonicus* Houttuyn	338
Pyralidae(명나방科)	178	*Scylla serrata*	109
Python molurus bivittatus Schlegel	415	*Selenarotos(ursus) thibetanus*	606,609
Rallus Aquaticus	505	*Sepia, Sepiella*	79
Rana nigromaculata Hallowell	369	Sepiae 속 갑오징어	79
Rana spinosa David	373	*Silurus asotus* Linnaeus	279
Rapana 속의 고둥	42	*Sinonovacula constricta* Lamarck	77
Rattus norvegicus	593	*Soiurotamias davidianus*	588
Reishia 속의 고둥	44	*Spina Hystrix hodgsoni*	590
Remorina albescens (Temminck et Schlegel)	348	Staphylinidae(반날개科)	198
		Stichopus Japonicus Selenka, 1867	118
Rhabdophis tigrinus Berthord	421	*Streptoperiae orientalis*	514
Rhacophorus Leucomystax Cravenhorst	378	*Sus domestica*	640
		Sus domesticus	643
Rhinolophus ferrumequinum	566	*Sus vittatus*	638,639
Rhinotermitidae(흰개미科)	158	*Syngnathus*	328
Rhizomys sinensis	592	Tabanidae(등에科)	194
Rhopilema esculenta Kishinouye	9	*Tachypleus tridentatus*	128
Riparia riparia	534	*Tadorna ferruginea*	464
Ruditapes philippinarum		*Takifugu vermicularis*	

Temminck et Schlegel	293
Tenebrionidae(거저리科)	210
Tettigonioidea(여치上科) 1	150
Tettigonioidea(여치上科) 2	151
Trichiurus	336
Tridacna maxima Roding	69
Tringa totanus	509
Trionyx sinensis	398, 400
Troglodytes troglodytes	545
Trogopterus xantipes	583
Trudus merula	547
Turnix tanki	501
Turritellidae(나사고둥과)의 패각과 뚜껑(operculum)	38
Upupa epops	529
Venenum Bufonis	358
Venenum Serpentis	443
Veneridae, Meretrix, Cyclina	70
Vespertilio superans	569
Vespidal(말벌科)	236
Viverra zibetha	616
Vulpes vulpes	604
Zaocys dhumnades Cantor	424

> 판 권
> 소 유

藥用動物學

2002. 11. 10. 인 쇄
2002. 12. 10. 초판발행

著者代表 : 이 장 천 외
發 行 者 : 柳 大 善
發 行 處 : 도서출판 醫聖堂

서울시 강서구 화곡동 159-40
1969. 12. 19 제11-204호
TEL : (02)2666-7771~5
(02)2607-7771~3
E-mail : esdang@hanmail.net

ISBN : 89-88676-24-6-93510

정가 92,000원

> 本書의 部分 複製도 금함.